# 中医医师规范化培训
# 结业理论考核指导用书

## 中医专业 （上册）

国家中医药管理局中医师资格认证中心　组织编写

化学工业出版社

·北京·

## 内容简介

　　中医医师规范化培训结业理论考核是对中医住院医师能否顺利完成从理论到临床过渡的一次系统性检验，旨在评价该医师是否具有良好的职业道德、扎实的中医基础理论、专业知识和临床技能，是否掌握必要的西医学临床知识和技术，是否具备规范独立处理本专业常见病、多发病及某些疑难危重病症的能力。

　　本书由国家中医药管理局中医师资格认证中心组织编写，为全国中医医师规范化培训结业理论考核指导用书，涉及9个科目，包括中医内科学、中医外科学、中医妇科学、中医儿科学、针灸推拿康复学、中医骨伤科学、中医眼科学、中医耳鼻咽喉科学、卫生法规与医学伦理学等。

**图书在版编目（CIP）数据**

中医医师规范化培训结业理论考核指导用书. 中医专业 / 国家中医药管理局中医师资格认证中心组织编写.
北京：化学工业出版社，2025. 1. -- ISBN 978-7-122
-47244-1

Ⅰ. R2

中国国家版本馆CIP数据核字第2025NW0797号

---

责任编辑：满孝涵　邱飞婵　　　　　　　　文字编辑：李　平　张晓锦
责任校对：杜杏然　　　　　　　　　　　　装帧设计：关　飞

---

出版发行：化学工业出版社（北京市东城区青年湖南街13号　邮政编码100011）
印　　装：大厂聚鑫印刷有限责任公司
880mm×1230mm　1/16　印张84½　字数3061千字　2025年1月北京第1版第1次印刷

---

购书咨询：010-64518888　　　　　　　　　售后服务：010-64518899
网　　址：http://www.cip.com.cn
凡购买本书，如有缺损质量问题，本社销售中心负责调换。

---

定　　价：498.00元

# 中医医师规范化培训结业理论考核指导用书

## 中医专业

## 编委会

**主　审**　张伯礼　刘清泉

**主　编**（按姓氏汉语拼音排序）

陈达灿　陈新宇　高兆旺　龚　利　黄欲晓　霍　勤　霍增辉　金阿宁
刘　胜　刘春香　刘建华　刘清泉　潘　涛　苏　和　谈　勇　田　理
仝警安　王凤珍　王鹏琴　王艳君　肖　臻　肖和印　杨鹅祥　张永涛
赵　勇　周　嘉

**副主编**（按姓氏汉语拼音排序）

白　鹏　陈守强　陈宪海　冯　煜　冯秀云　郭少武　孔　立　李　俊
李新民　李　雁　梁雪芳　苗华为　曲剑华　任献青　沈　潜　沈卫东
史晓光　滕秀香　王　军　王志强　魏丽娟　吴拥军　吴振起　徐春军
姚啸生　尹　丹　尤耀东　詹红生　张婷婷

**编　委**（按姓氏汉语拼音排序）

包　扬　曹　晖　陈岚榕　陈　理　陈　青　陈青扬　陈　庆　陈日兰
陈向东　崔　霞　邓建洪　丁邦晗　董秋梅　杜月辰　冯晓东　高天雨
戈言平　葛茂军　关宏刚　郭　凯　郭盛君　郭玉红　韩丽琳　何伟平
胡仕祥　黄　瑾　黄　平　黄　勇　姜庆丹　姜之炎　焦　强　金　伟
井夫杰　居　丽　李桂平　李和根　李红毅　李　蕾　李梅娇　李润生
李伟莉　梁　朝　梁方琪　廖为民　林丽莉　林　颖　刘　华　刘建和
刘　南　刘　维　刘晓菲　刘雁峰　刘音吟　娄必丹　马芬俞　孟　月
潘一滨　彭　康　彭　玉　齐文升　秦伟凯　秦艳虹　任青玲　芮庆林
单　玮　沈若冰　孙慧悦　孙吉尧　孙丽平　陶　琳　童　毅　汪　蕾
王宝婕　王嘉玺　王金环　王　玫　王　敏　王　平　王　萍　王　倩
王万春　王一品　王轶蓉　王有鹏　王章林　文爱珍　向希雄　谢晓如
谢心军　徐莲薇　徐　昱　徐　跃　薛明新　薛　征　闫小宁　闫　颖
闫占峰　杨　丹　杨逢柱　杨洪娟　杨舒雯　叶　勇　尹蔚萍　岳远雷
张葆青　张翠珍　张　芳　张海波　张海荣　张　红　张　琥　张建伟
张丽华　张　玲　张瑞芬　张　霆　张殷建　张治军　张卓一　赵建勇
赵梦雪　赵　霞　赵　因　周国平　周尚昆　周　毅　朱　梅　朱晓林
朱镇华

# 出版说明

中医医师规范化培训（以下称"中医规培"）是中医专业学生毕业后教育的重要组成部分，其目标是为各级医疗机构培养优秀的中医临床人才，在加强完善卫生人才队伍建设，提高中医临床医疗水平及中医人员专业素质方面发挥着重要作用。中医规培结业考核是对中医住院医师是否顺利完成从理论到临床过渡的一次系统性检验，旨在评价其是否具有良好的职业道德、扎实的中医基础理论、专业知识和临床技能，是否掌握必要的西医临床知识和技术，是否具备规范独立处理本专业常见病、多发病及某些疑难危重病症的能力。

为贯彻落实《中医住院医师规范化培训实施办法（试行）》《中医类别全科医生规范化培养标准（试行）》相关精神，自2017年起，国家中医药管理局中医师资格认证中心受国家中医药管理局人事教育司委托组织开展中医规培结业理论考核，负责大纲制定、试题命制、题库建设、理论考核组织实施等相关工作。目前，中医规培共分为中医和中医全科2个专业，结业理论考核均采取计算机化、闭卷考核方式。考核题型分为A1、A2、A3、A4和C型题，前4种为单项选择题，即只有1个最佳选项，答对得分，答错不扣分；C型题为不定项选择题，即有1个及以上最佳选项，选择正确答案得分，选择错误答案扣分，选择无关选项既不得分也不扣分，扣分扣至本问得分为0。题型间不可回看，C型题需按步骤回答，不可回看。通过不同题型，全面考查考生对临床常见病、多发病的病因、病机、临床表现、诊断和鉴别诊断、辨证论治等知识的熟悉、了解和掌握程度，对必须掌握的基础知识、专业知识的理解能力以及运用所学知识处理临床实际问题的综合应用能力。

为做好该项工作，我中心在全国数十家医疗机构及大学的400余位申报专家中，选定200余位编委，多次召开编写会议，组织各学科专家编写了《全国中医住院医师规范化培训结业考核指导用书》，共分11册。2022年，我中心组织专家全面修订了该系列指导用书，形成了现行《中医医师规范化培训结业理论考核指导用书》，修订后的指导用书共分两类。

## 一、2025年版指导用书修订重点

在总结几年来全国中医医师规范化培训结业理论考核工作经验的基础上，坚持以习近平新时代中国特色社会主义思想为指导，紧密结合《中医住院医师规范化培训实施办法（试行）》《中医类别全科医生规范化培养标准（试行）》的具体要求，依据《2017年中医（3500）住院医师规范化培训结业理论考核大纲（试行）》《2017年中医全科（3600）住院医师规范化培训结业理论考核大纲（试行）》对指导用书进行了修订：一是注重整体性和系统性；二是立足临床，突出体现疾病的诊断思维过程、鉴别诊断思路及理法方药的辨证过程；三是重视经典；四是依据最新修订的法律法规和部门规章，增加和修订相关章节内容；五是增加附加服务内容。将部分内容及模拟试题放入附加服务中，考生通过购买正版图书可获得相关权限。

## 二、2025 年版指导用书的特点

本系列指导用书具有三个鲜明的特点。一是权威性，以《中医住院医师规范化培训实施办法（试行）》《中医类别全科医生规范化培养标准（试行）》要求为依据，紧扣 2017 年版大纲，由我中心组织相关科目权威专家编写。二是全面性，该指导用书为 2017 年版大纲的细化、扩展，覆盖全部考点，是题库建设的依据。三是实用性，充分体现国家中医药法律法规及相关政策，适应当前疾病谱变化及中医、西医临床诊疗技术发展，并结合了毕业后教育特点，方便考生全面复习备考，提升专业能力与素质。

## 三、2025 年版指导用书种类

本系列指导用书包括《中医医师规范化培训结业理论考核指导用书（中医专业）》和《中医医师规范化培训结业理论考核指导用书（中医全科专业）》两类，其中中医专业理论考核分上下两册，中医全科专业理论考核一册。

## 四、2025 年版指导用书购买途径

2025 年版指导用书由国家中医药管理局中医师资格认证中心授权，化学工业出版社独家出版。考生可直接到化学工业出版社官方旗舰店购买正版图书。

## 五、2025 年版指导用书使用建议

考生购得指导用书后，可采取以下备考措施：一是认真复习考核大纲，熟悉考核内容与范围；二是结合自身实际情况，按照轻重缓急制订阶段性复习计划；三是突出重点，系统学习指导用书；四是科学复习，逐步消化吸收知识要点，不放过难点和自身的弱项，适当拓展复习范围；五是重视医师职业素质，不可忽视人文关怀；六是按照考核指导用书内容，突出理解和应用，不以简单记忆为主；七是通过练习做题检验复习效果，找到薄弱环节，循序渐进提高能力。

本系列指导用书的编审得到了张伯礼院士、刘清泉教授的悉心指导，以及中华中医药学会医师规范化培训与考核分会的大力支持，在此谨示感谢！同时，衷心感谢所有参与编写的专家、学者！感谢各位专家所在单位的大力支持！

由于时间仓促，本系列指导用书难免有不足之处，真诚希望各位考生及其他读者在使用过程中提出宝贵意见。

国家中医药管理局中医师资格认证中心
2024 年 11 月

# 目录

## 中医内科学

### 第一部分 中医内科

# 中医妇科学

# 中医儿科学

# 卫生法规与医学伦理学

中医内科学

# 第一部分　中医内科

# 第一章　肺系病证

"肺为气之主"，肺主宣发肃降，肺气宣发，浊气得以呼出；肺气肃降，清气得以吸入。

肺为娇脏，不耐寒热，其开窍于鼻，外合皮毛，外感六淫之邪易从口鼻或皮毛而入，肺首当其冲。肺位于胸腔，左右各一，覆盖于五脏六腑之上，其位最高，故有"华盖"之称。肺为五脏之华盖，其气贯百脉而通他脏。故无论外感、内伤或其他脏腑病变，皆可病及于肺。外感六淫之邪致卫表不和，肺失宣肃则发为感冒；内外之邪干肺，肺气上逆、宣降失常则病为咳嗽或喘证；肺为贮痰之器，伏痰遇感引触，痰阻气道，肺气上逆，气道挛急发为哮；肺虚久病，肺气胀满，不能敛降则为肺胀。

本章主要介绍感冒、咳嗽、哮病、喘证、肺胀、肺痈和肺痨。

## 第一节　感　冒

### 一、概述

感冒系外感风邪，客于肺卫，以恶寒、发热、鼻塞、流涕、咳嗽、头身疼痛为主要临床表现。

本病四季均可发生，尤以春冬两季为多。病情轻者多为感受当令之气，称为伤风、冒风、冒寒；病情较重者多为感受非时之邪，称为重伤风。在一个时期内广泛流行、病情相类似者，称为时行感冒。

凡普通感冒（伤风）、流行性感冒（时行感冒）及其他上呼吸道感染而表现感冒者，均可按照本节辨证施治。

### 二、临床诊断要领

#### （一）四诊要点

**1. 问诊**

（1）起病时间　包括本次发病的时间和整个病程的时间，如反复发病多属虚体感冒。

（2）诱发因素　如受凉或劳累等，因感染时行疫毒所致，则病情重而多变，往往相互传染，造成广泛的流行，且不限于季节性。夹湿者多见于梅雨季节，夹暑者多见于长夏，夹燥者多见于秋季。

（3）主证特点　恶寒重，发热轻，头痛身痛，鼻塞流清涕多为风寒感冒；发热重，恶寒轻，头痛，口渴，鼻塞流涕黄稠，咽痛或红肿多为风热感冒。

（4）伴随症状　①夹湿则见头重体倦，胸闷泛恶，纳呆腹泻。②夹痰浊见咳嗽痰多，胸闷食少。③寒包火者，见心烦口渴，咽喉疼痛，咳嗽气急，痰黄黏稠，溲赤便秘等内热证。④风热重证或感受时行疫毒，见高热不退，寒战，头痛，鼻咽干燥，口渴心烦。⑤风热夹湿可见头重体倦，胸闷，泛恶，小便赤。⑥秋令夹燥邪者，可见口唇鼻咽干燥，口渴，干咳无痰或痰少质黏，咳吐不爽。⑦暑湿感冒多见头昏重胀痛，身重倦怠，心烦口渴，或口中黏腻，渴不多饮，胸闷泛恶，大便或溏，小便短赤。⑧气虚感冒多见老年人或体虚久病者，平素神疲体弱，气短懒言，恶风，易汗出，反复发作。⑨阴虚感冒多见久病之体，平时反复易感，伴口干咽燥心烦失眠等。

**2. 望诊**　望全身，观察患者神情烦躁惊恐或平静淡漠，气息轻松平和或急促困难，体位是否自主或倦怠乏力，对病情轻重缓急作出初步评估。

（1）望咽喉　咽喉乳蛾红肿疼痛者多属风热感冒。

（2）望舌　舌苔薄白而润，多属风寒感冒；舌苔薄白微黄，舌边尖红，多属风热感冒；舌苔薄黄而腻，多属暑湿伤表；舌淡苔白多属气虚感冒；舌红少苔，多属阴虚感冒。

3. **切诊**　脉浮紧多为风寒束表，脉浮数多为风热犯表，脉濡数多为暑湿伤表，脉浮而无力多属虚体感冒。

### （二）诊断标准

1. 鼻塞流涕，喷嚏，咽痒或痛，咳嗽。
2. 恶寒发热，无汗或少汗，头痛，肢体酸楚。
3. 四时皆有，以冬春季节为多见。
4. 血白细胞总数正常或偏低，中性粒细胞减少，淋巴细胞相对增多。

### （三）辨证要点

本病邪在肺卫，故属表实证。但须究其病邪的性质，区别风寒、风热及其兼夹。

1. **辨风寒风热**　一般而言，风寒感冒以恶寒重、发热轻、头痛身痛、鼻塞流清涕为特征；风热感冒以发热重、恶寒轻、头痛、口渴、鼻塞流涕黄稠、咽痛或红肿为特征。其中咽部肿痛与否，常为风寒风热辨证主要依据。亦有初起属风寒感冒，数日后出现咽喉疼痛，流涕由清涕转为黄稠，此为寒邪郁而化热。

2. **辨不同兼夹**　夹湿者多见于梅雨季节，以身热不扬、头胀如裹、骨节疼重、胸闷、口淡或甜等为特征；夹暑者多见于炎夏，以身热有汗、心烦口渴、小便短赤、舌苔黄腻等为特征；夹燥者多见于秋季，以身热头痛、鼻燥咽干、咳嗽无痰或少痰、口渴、舌红等为特征。

3. **辨偏实偏虚**　一般而言发热、无汗、恶寒、身痛者属表实，发热、汗出、恶风者属表虚。虚体感冒，往往反复发作，缠绵不愈。

## 三、类病鉴别

感冒主要与风温、时行感冒相鉴别。

1. **风温**　本病与诸多温病早期症状相类似，尤其是风热感冒与风温初起颇为相似。但风温病势急骤，寒战发热甚至高热，汗出后热虽暂降，但脉数不静，身热旋即复起，咳嗽胸痛，头痛较剧，甚至出现神志昏迷、惊厥、谵妄等传变入里的证候。而感冒发热一般不高或不发热，病势轻，不传变，服解表药后，多能汗出脉静身凉，病程短，预后良好。

2. **时行感冒**　普通感冒病情较轻，全身症状不重，少有传变。在气候变化时发病率可以升高，但无明显流行特点。若感冒1周以上不愈，发热不退或反见加重，应考虑感冒继发他病，传变入里。时行感冒病情较重，发病急，全身症状显著，可以发生传变，化热入里，继发或合并他病，具有广泛的传染性、流行性。

## 四、辨证论治

感冒的病位在肺系卫表，治疗上应因势利导，从表而解，遵《素问·阴阳应象大论》"其在皮者，汗而发之"之义，宜采用解表达邪的治疗原则。风寒证治以辛温发汗，风热证治以辛凉清解，暑湿夹杂者又当清暑祛湿解表。

临证之要有四。一需鉴别普通感冒与时行感冒，普通感冒病情较轻，全身症状不重，少有传变；四时气候变化时发病率可升高，但无明显流行性特点。二应辨清病邪之性质。治疗感冒宜先分清寒热二证，风寒者辛温解表，风热者辛凉解表，若风寒外感，表尚未解，内郁化热，或肺有蕴热，复感风寒之证，可取温清并施，辛温与辛凉合用之法，以解表清里，表里双解。三应谨守病机，须灵活辨证而不拘泥于教材。四在选用药时应遵循"治上焦如羽，非轻不举"。

### 1. 风寒束表证

证候：恶寒重，发热轻，无汗，头痛，肢节酸痛，鼻塞声重或鼻痒喷嚏，时流清涕，咽痒，咳嗽，痰液稀薄色白，口不渴或渴喜热饮，舌苔薄白而润，脉浮或浮紧。

治法：辛温解表，宣肺散寒。

方药：荆防败毒散加减。若表寒重，头痛身痛，憎寒发热，无汗者，配麻黄、桂枝以增强发表散寒之功用；表湿较重，肢体酸痛，头重头胀，身热不扬者，加羌活、独活；湿邪蕴中，脘痞食少、苔白腻者，加苍术、厚朴、半夏；头痛甚者，配白芷、川芎散寒止痛；身热较甚者，加柴胡、薄荷疏表解肌。

### 2. 风热犯表证

证候：身热较著，微恶风，汗泄不畅，头胀痛，面赤，咳嗽，痰黏或黄，咽燥，或咽喉乳蛾红肿疼痛，鼻塞，流黄浊涕，口干欲饮，舌苔薄白微黄，舌边尖红，脉浮数。

治法：辛凉解表，疏风清热。

方药：银翘散加减。若风热上壅，头胀痛较甚，加桑叶、菊花；痰阻于肺，咳嗽痰多者，加贝母、前胡、苦杏仁；痰热较盛，咳痰黄稠者，加黄芩、知母、瓜蒌皮；气分热盛，身热较著，恶风不显，口渴多饮，尿黄者，加石膏、鸭跖草；热毒壅阻咽喉，乳蛾红肿疼痛，加一枝黄花、土牛膝、玄参清热解毒利咽；时行感冒热毒较盛，壮热恶寒，头痛身痛，咽喉肿痛，咳嗽气粗者，配大青叶、蒲公英、草河车等；若肺热素盛，风寒外束，热为寒遏，烦热恶寒，少汗，咳嗽气急，痰稠，声哑者，可用石膏合麻黄内清肺热，外散表寒；风热化燥伤津，或秋令感受温燥之邪，伴有呛咳痰少，口、咽、唇、鼻干燥，苔薄舌红少津等燥象者，可酌配南沙参、天花粉、梨皮。

### 3. 暑湿伤表证

证候：身热，微恶风，汗少，肢体酸重或疼痛，头昏重胀痛，咳嗽痰黏，鼻流浊涕，心烦口渴，或口中黏腻，渴不多饮，胸闷脘痞，泛恶，腹胀，大便或溏，小便短赤，舌苔薄黄而腻，脉濡数。

治法：清暑祛湿解表。

方药：新加香薷饮加减。若暑热偏盛者，加黄连、栀子、黄芩、青蒿；湿困卫表，肢体酸重疼痛较甚者，加大豆黄卷、藿香、佩兰等；里湿偏盛，口中黏腻，胸闷脘痞，泛恶，腹胀，便溏者，加苍术、白蔻仁、半夏、陈皮；小便短赤者，加滑石、甘草、赤茯苓清热利湿。

## 附：虚体感冒

体虚之人，卫外不固，感受外邪，常缠绵难愈，或反复不已。其病邪属性仍不外四时六淫。但阳气虚者，感邪多从寒化，且易感受风寒之邪；阴血虚者，感邪多从热化、燥化，且易感受燥热之邪。临床表现肺卫不和与正虚症状并见。治疗不可过于辛散，单纯祛邪，强发其汗，重伤正气，当扶正祛邪，在疏散药中酌加补正之品。

### 1. 气虚感冒

证候：恶寒较甚，或并发热，无汗，头痛身楚，咳嗽，痰白，咳痰无力，平素神疲体弱，气短懒言，反复易感，舌淡苔白，脉浮而无力。

治法：益气解表，调和营卫。

方药：参苏饮加减。若表虚自汗，易伤风邪者，可常服玉屏风散以益气固表，以防感冒。若见恶寒重，发热轻，四肢欠温，语音低微，舌质淡胖，脉沉细无力，为阳虚外感，当助阳解表，用再造散加减。

### 2. 阴虚感冒

证候：身热，微恶风寒，少汗，头昏，心烦，口干，干咳少痰，舌红少苔，脉细数。

治法：滋阴解表。

方药：加减葳蕤汤加减。若阴伤较重，口渴咽干明显者，加沙参、麦冬；血虚，面色无华，唇甲色淡，脉细，加地黄、当归。

### 3. 阳虚感冒

证候：恶寒重，发热轻，头痛身痛，无汗，面色白，语声低微，四肢不温；舌质淡胖，苔白，脉沉细无力。

治法：助阳解表。

方法：麻黄附子细辛汤加减。若咳嗽痰白，咳痰无力，可加苦杏仁、干姜、法半夏；若全身酸痛，头重如裹，可加苍术、薏苡仁、羌活、独活。

# 五、调护

1. 预防感冒生活上应慎起居、适寒温，冬春注意防寒保暖，盛夏不可贪凉露宿。锻炼身体，增强体质，增强抵抗力。

2. 在感冒流行季节须积极防治，如用贯众、板蓝根、生甘草等药煎服。室内可用食醋熏蒸法，每立方米空间用食醋 5～10mL，加水 1～2 倍，加热熏蒸 2 小时，每日或隔日 1 次，作空气消毒。

3. 患病期间应认真护理，对时感重症患者及老年人、婴幼儿、体虚者须加强观察，注意病情变化，如高热动风、邪陷心包，合并或继发其他疾病者应积极救治。

4. 须注意煎药和服药方法，汤剂煮沸后 5～10 分钟即可，趁温热服，服后避风覆被取汗，或进热粥、米汤以助药力。

# 第二节 咳 嗽

## 一、概述

咳嗽是因邪客肺系，肺失宣肃，肺气不清所致，以咳嗽、咳痰为主要症状的病证。咳嗽是指肺失宣降，肺气上逆作声，咳吐痰液而言，为肺系疾病的主要证候之一。分别言之，有声无痰为咳，有痰无声为嗽，一般多为痰声并见，难以截然分开，故以咳嗽并称。

咳嗽按病因分外感咳嗽和内伤咳嗽两大类。外感咳嗽为六淫外邪侵袭肺系；内伤咳嗽为脏腑功能失调，内邪干肺。不论邪从外而入，或自内而发，均可引起肺失宣肃，肺气上逆而致咳嗽。

咳嗽既是独立性的病证，又是肺系多种疾病的一个症状。西医学中急慢性支气管炎、部分支气管扩张症、慢性咽炎等可参考本节辨证论治。其他疾病如肺痈、肺痿、风温、肺痨等兼见咳嗽者，须参阅有关章节辨证求因，进行处理，亦可与本节互参。部分慢性咳嗽经久反复，可发展至喘，称为咳喘，多表现为寒饮伏肺或肺气虚寒的证候，属痰饮病中的"支饮"或"喘证"，当参阅有关章节辨证论治。

## 二、临床诊断要领

### （一）四诊要点

#### 1. 问诊

（1）发病时间 问清咳嗽的时间，是初次发病还是反复发病。有无季节相关因素。

（2）诱因 问清与起病相关的内伤或外感因素，可因情志不畅、饮食不节而发，或因外感而诱发。饮食肥甘、生冷加重者多属痰湿；情志郁怒加重者因于气火；劳累、受凉后加重者多为痰湿、虚寒。问诊时应根据起病特点全面而有重点地询问，并问清诱因与咳嗽起病或加重的时间关系，是诱发咳嗽还是加重咳嗽，诱因消除，咳嗽是否可渐缓甚至消失。

（3）咳嗽的时间、节律、性质、声音 咳嗽时作，白天多于夜间，咳而急剧，声重，或咽痒则咳作者，多为外感风寒、风热或风燥引起；若咳声嘶哑，病势急而病程短者，为外感风寒、风热或风燥，病势缓而病程长者为阴虚或气虚；咳声粗浊者，多为风热或痰热伤津所致；早晨咳嗽，阵发加剧，咳嗽连声重浊，痰出咳减者，多为痰湿或痰热咳嗽；午后、黄昏咳嗽加重，或夜间有单声咳嗽，咳声轻微短促者，多属肺燥阴虚；夜卧咳嗽较剧，持续不已，少气或伴气喘者，为久咳致喘的虚寒证；咳而声低气怯者属虚，洪亮有力者属实。

（4）咳痰特点 咳而少痰者多属燥热、气火、阴虚；痰多者常属湿痰、痰热、虚寒；痰白而稀薄者属风、属寒；痰黄而稠者属热；痰白质黏者属阴虚、燥热；痰白清稀，透明呈泡沫样者属虚、属寒；咳吐血痰者，多为肺热或阴虚；如脓血相兼者，为痰热瘀结成痈之候；咳嗽，咳吐粉红色泡沫样痰，咳而气喘，呼吸困难者，多属心肺阳虚，气不主血；咳痰有热腥味或腥臭气者为痰热，味甜者属痰湿，味咸者属肾虚。

（5）伴随症状 ①伴咽痒，气急，鼻流清涕，头痛，肢体酸痛或见恶寒发热等证多属外感风寒之邪。②伴气粗，咳声嘶哑，喉燥咽痛，咳痰色黄黏稠，或见鼻流黄涕，口渴，身热等证多属风热犯肺。③伴呛咳，咽痒，口鼻干燥，咽喉干痛者多属风燥伤肺。④伴咳痰较多，晨起或食后尤甚，进食甘甜油腻食物加重，胸闷脘痞，体倦者多属痰湿蕴肺。⑤伴咳痰黏厚黄稠或有热腥味，胸胁胀满，面赤，身热，口干而黏者多属痰热郁肺之证。⑥伴咽干口苦，胸胁胀痛，症状可随情绪波动而增减多属肝火犯肺之证。⑦伴咳声短促，痰少黏白，口干舌燥，或见颧红，盗汗，午后潮热者多属肺阴亏耗之证。

#### 2. 望诊

（1）望神志 观察患者神情烦躁惊恐或平静淡漠，气息轻松平和或急促困难，体位是否自主或倦怠乏力，对病情轻重缓急作出初步评估。

（2）望面色 满面通红多属实热证；两颧潮红多属阴虚阳亢，为阴虚火旺之象；面色淡白多属气血不足；面色与口唇青紫多属血行不畅，气滞血瘀。

（3）望舌 舌苔薄白多为外感风寒之象，薄黄多为外感之象，外感风燥之邪，苔薄白与薄黄均可见；苔白腻主痰湿蕴肺，黄腻主痰热郁肺，苔薄黄少津多为肝火犯肺之证，舌红少苔多主肺阴亏耗。

#### 3. 闻诊
咳嗽声重，咳痰量多者，多属实热，为痰湿蕴肺、痰热郁肺、外感湿邪等证；患者咳声短促、语声低微、少言懒语，为肺阴亏耗之属。

#### 4. 切诊
脉浮或浮数或浮紧，属外感。脉滑主痰浊，滑数主痰热郁肺，濡滑主痰湿蕴肺。脉象弦数主肝火犯肺，脉细数为肺阴亏耗象。病情重笃而脉象散乱模糊者，为病危之象。

## （二）诊断标准

1. 咳逆有声，或伴咽痒咳痰。
2. 外感咳嗽，起病急，可伴有恶寒发热等表证。
3. 内伤咳嗽，每因外感反复发作，病程较长，可伴喘及其他脏腑失调症状。
4. 急性期检查血白细胞总数和中性粒细胞增高。
5. 两肺听诊可闻及呼吸音增粗，或伴散在干湿啰音。
6. 血细胞分析、X线胸部摄片、胸部CT等检查有助于明确诊断。

## （三）辨证要点

1. **辨外感内伤** 外感咳嗽，多为新病，起病急，病程短，常伴恶寒、发热、头痛等肺卫表证。内伤咳嗽，多为久病，常反复发作，病程长，可伴他脏见症。

2. **辨证候虚实** 外感咳嗽以风寒、风热、风燥为主，一般均属邪实。而内伤咳嗽多为虚实夹杂，本虚标实，其中痰湿、痰热、肝火多为邪实正虚；肺阴亏耗咳嗽则属正虚，或虚中夹实。应分清标本主次缓急。

# 三、类病鉴别

主要与肺痨、肺胀相鉴别。

1. **肺痨** 咳嗽为其四大主症之一，以干咳，或痰中带血，或咳血痰为特征，常伴有低热、盗汗、形体消瘦。X线胸部检查能确定病灶所在。

2. **肺胀** 肺胀多见于老年人，有慢性肺系疾患病史，以咳嗽、咳痰、喘息气促、胸部膨满、憋闷如塞、面色晦暗为特征，或见唇舌发绀，颜面四肢浮肿，症状反复发作，时轻时重，经久不愈。咳嗽则不同年龄均可罹患，症状以咳嗽、咳痰为主，病程可长可短，但咳嗽日久可发展为肺胀。

# 四、辨证论治

咳嗽的主要病机为邪犯于肺，肺气上逆。病变主脏在肺，与肝、脾有关，久则及肾。外感咳嗽属于邪实，为六淫外邪犯肺，肺气壅遏不畅所致。内伤咳嗽病理因素主要为"痰"与"火"。而痰有寒热之别，火有虚实之分。痰火可互为因果，痰可郁而化火（热），火能炼液灼津为痰。因其常反复发作，迁延日久，脏气多虚，故病理性质属邪实与正虚并见。虚实之间尚有先后主次的不同。他脏有病而及肺者，多因实致虚。

外感咳嗽与内伤咳嗽可相互为病。外感咳嗽如迁延失治，邪伤肺气，更易反复感邪，而致咳嗽屡作，逐渐转为内伤咳嗽。内伤咳嗽，肺脏有病，卫外不强，易受外邪引发或加重，在气候转冷时尤为明显。久则肺脏虚弱，阴伤气耗，由实转虚。咳嗽治疗须分清邪正虚实。咳有六淫为患，也有内伤之异，故分为外感与内伤咳嗽。外感咳嗽可分为风寒、风热、燥邪等证候，内伤咳嗽又可分为痰湿、痰热、肝火犯肺及肺阴亏虚等证候。治随证出，除止咳之外，还有疏风、散寒、宣肺、清热、润燥、缓急、泻肝、化痰、养阴等法。外感咳嗽，多为实证，按病邪性质多以风寒、风热、风燥为主，治应祛邪利肺为主，邪去则正安。因肺居高位，用药宜轻扬，当因势利导以宣畅肺气，使药力易直达病所。外感咳嗽一般忌敛邪留，同时还需注意化痰顺气，痰清则气顺，则咳嗽趋于痊象，内伤咳嗽，多为邪实内虚。标实为主者，以痰、火为主，治应祛邪止咳，但需注意防止宣散过度，正气更伤；本虚为主者，有肺虚、脾虚、肾虚等区分，需从调护正气着手，治应扶正补虚，兼顾主次。

## （一）外感咳嗽

### 1. 风寒袭肺证

证候：咳嗽声重，气急，咽痒，咳痰稀薄色白，常伴鼻塞，流清涕，头痛，肢体酸痛，或见恶寒发热，无汗等表证，舌苔薄白，脉浮或浮紧。

治法：疏风散寒，宣肺止咳。

方药：三拗汤合止嗽散加减。两方均能宣肺止咳化痰，但前方以宣肺散寒为主，用于风寒闭肺；后方以疏风润肺为主，用于咳嗽迁延不愈或愈而复发者。胸闷、气急等肺气闭实之象不显著而外有表证者，可去麻黄之辛散，加荆芥、紫苏叶、生姜以疏风解表；若咽痒咳嗽较甚，加金沸草、细辛、五味子；若鼻塞声重较甚，加辛夷、苍耳子；若咳痰黏腻、胸闷、苔腻，加法半夏、厚朴、茯苓；表寒未解，里有郁热，热为寒遏，咳嗽音哑，气急似喘，痰黏稠，口渴，心烦，或有身热，加生石膏、桑白皮、黄芩以解表清里。若素有寒饮伏肺，兼见咳嗽上气、痰液清稀、胸闷气急、舌淡红、苔白而滑、脉浮紧或弦滑者，治以疏风散寒，温化寒饮，可改投小青龙汤。

### 2. 风热犯肺证

证候：咳嗽频剧，气粗或咳声嘶哑，喉燥咽痛，咳痰不爽，痰黏稠或黄，咳时汗出，常伴鼻流黄涕，口渴，头痛，或见恶风，身热等表证，舌红苔薄黄，脉浮数或浮滑。

治法：疏风清热，宣肺止咳。

方药：桑菊饮加减。本方疏风清热，宣肺止咳，用于咳嗽痰黏，咽干，微有身热者。肺热内盛，身热较著，恶风不显，口渴喜饮，加黄芩、知母清肺泄热；热邪上壅咽痛，加射干、山豆根、锦灯笼、赤芍清热利咽；若咳甚，加浙贝母、枇杷叶；若热伤肺津，咽燥口干，舌质红，加南沙参、天花粉、芦根清热生津；若痰中带血，加白茅根、藕节；若夏令兼夹暑湿，症见咳嗽胸闷、心烦口渴、尿赤、舌红苔腻、脉濡数，加滑石、鲜荷叶。

### 3. 风燥伤肺证

证候：干咳无痰，或痰少而黏连成丝，不易咳出，或痰中带有血丝，连声作呛，咽喉干痛，口鼻干燥，初起或伴鼻塞、头痛、微恶寒、身热等表证，舌尖红，苔薄白或薄黄而干，脉浮数或小数。

治法：疏风清肺，润燥止咳。

方药：桑杏汤加减。本方清宣凉润，用于风燥伤津，干咳少痰，外有表证者。津伤较甚，干咳，咳痰不多，舌干红少苔，配麦冬、北沙参滋养肺阴；热重不恶寒，心烦口渴，酌加石膏、知母、黑山栀清肺泄热；肺络受损，痰中夹血，配白茅根清热止血。若痰黏难出，加紫菀、瓜蒌子；若咽痛明显，加玄参、马勃。若属温燥伤肺重证，症见身热头痛，干咳无痰，气逆而喘，咽干鼻燥，心烦口渴，可改投清燥救肺汤。

另有凉燥证，乃燥证与风寒并见，表现为干咳少痰或无痰，咽干鼻燥，兼有恶寒发热、头痛无汗、舌苔薄白而干等症，用药当以温而不燥、润而不凉为原则，方取杏苏散加减。若恶寒甚，无汗，可配荆芥、防风以解表发汗。

## （二）内伤咳嗽

### 1. 痰湿蕴肺证

证候：咳嗽反复发作，咳声重浊，痰多，因痰而嗽，痰出咳平，痰黏腻或稠厚成块，色白或带灰色，每于早晨或食后则咳甚痰多，进甘甜油腻食物加重，胸闷脘痞，呕恶食少，体倦，大便时溏，舌苔白腻，脉象濡滑。

治法：燥湿化痰，理气止咳。

方药：二陈平胃散合三子养亲汤加减。二陈平胃散燥湿化痰，理气和中，用于咳而痰多，痰质稠厚，胸闷脘痞，苔腻者。三子养亲汤降气化痰，用于痰浊壅肺，咳逆痰涌，胸满气急，苔浊腻者。两方同治痰湿，前者重点在胃，痰多脘痞者适用；后者重点在肺，痰涌气急者较宜。咳逆气急，痰多胸闷，加白前、紫苏子、莱菔子化痰降气；寒痰较重，痰黏白如沫，怯寒背冷，加干姜、细辛、白芥子温肺化痰；久病脾虚，神疲倦怠，加党参、白术、炙甘草。病情平稳后可服六君子丸以资调理，或合杏苏二陈丸标本兼顾。

### 2. 痰热郁肺证

证候：咳嗽，气息粗促，或喉中有痰声，痰多质黏厚或稠黄，咳吐不爽，或有热腥味，或咳血痰，胸胁胀满，咳时引痛，常伴有面赤，或有身热，口干而黏，欲饮水，舌质红，舌苔薄黄腻，脉滑数。

治法：清热化痰，肃肺止咳。

方药：清金化痰汤加减。本方功在清热化痰，用于咳嗽气急，胸满，痰稠色黄者。痰热郁蒸，痰黄如脓或有热腥味，加鱼腥草、鲜竹沥、冬瓜子、薏苡仁等清热化痰；痰热壅盛，腑气不通，胸满咳逆，痰涌，便秘，配葶苈子、大黄泻肺通腑逐痰；痰热伤津，口干，舌红少津，配北沙参、天冬、天花粉养阴生津。

### 3. 肝火犯肺证

证候：上气咳逆阵作，咳时面赤，引胸胁作痛，咽干口苦，常感痰滞咽喉而咯之难出，量少质黏，或如絮条，胸胁胀痛，咳时引痛，症状可随情绪波动而增减，舌红或舌边红，舌苔薄黄少津，脉弦数。

治法：清肺泄肝，化痰止咳。

方药：黛蛤散合黄芩泻白散加减。前方清肝化痰，后方泻白散顺气降火，清肺化痰，二方相合，使气火下降，肺气得以清肃，咳逆自平。若咳嗽频作，痰黄，加栀子、牡丹皮、浙贝母；若肺气郁滞，胸闷气逆，加瓜蒌、桔梗、枳壳利气降逆；咳时引胸胁作痛，配郁金、旋覆花、丝瓜络理气和络；痰黏难咳，加海浮石、知母、贝母清热豁痰；火郁伤津，咽燥嗽日久不减，酌加北沙参、麦冬、天花粉、诃子养阴生津敛肺。

### 4. 肺阴亏虚证

证候：干咳，咳声短促，痰少黏白，或痰中带血丝，或声音逐渐嘶哑，口干咽燥，午后潮热，颧红，盗汗，口干，常伴有日渐消瘦，神疲乏力，舌红少苔，脉细数。

治法：养阴清热，润肺止咳。

方药：沙参麦冬汤加减。本方有甘寒养阴、润燥生津之功，可用于阴虚肺燥，干咳少痰。肺气不敛，咳而气促，加五味子、诃子以敛肺气；阴虚潮热，酌加功劳叶、银柴胡、青蒿、鳖甲、胡黄连以清虚热；阴虚盗汗，加乌梅、牡蛎、浮小麦收敛止涩；肺热灼津，咳吐黄痰，加海蛤粉、知母、黄芩清热化痰；热伤血络，痰中带血，加牡丹皮、栀子、藕节清热止血。若手足心热，腰膝酸软，加黄柏、女贞子、墨旱莲；若倦怠无力，少气懒言，加党参、五味子。

## 五、调护

1. 关心患者，耐心对患者进行健康宣教和心理疏导，避免惊恐刺激及忧思恼怒等使病情加重的因素。

2. 注意气候变化，防寒保暖，保持心情舒畅，精神乐观。

3. 咳嗽痰多者应尽量鼓励患者将痰排出。咳而无力者，可翻身拍背以助痰排出，尤其是长时间卧床者。

4. 生活作息有规律，饮食有节，宜进食营养丰富而易消化吸收的食物，宜低脂、低盐饮食，忌烟酒、浓茶。阴虚肺燥者可适当选用百合、莲子、荸荠、雪梨、银耳以滋阴生津润肺。实证患者饮食宜清淡，多食新鲜蔬菜和水果。肺热痰黄者应禁食辛辣、油腻等助火生痰之品，痰浊阻肺者切忌生冷、肥腻厚味及甜食，以防助湿生痰而致咳嗽加剧。

5. 适当参加体育锻炼，提高机体卫外功能。平素易于感冒者，可予玉屏风散服用，配合做防感冒保健操，按摩面部迎香，夜间艾灸足三里等。

6. 定期复诊，配合医生治疗原发病等。

# 第三节　哮　病

## 一、概述

哮病系宿痰伏肺，因外邪、饮食、情志、劳倦等因素，致气滞痰阻，气道挛急、狭窄而发病。以发作性喉中哮鸣有声，呼吸困难，甚则喘息不得平卧为主要表现。

本节所论述哮病为一种发作性疾病，西医学中的支气管哮喘、喘息性支气管炎，以及其他急性肺部过敏性疾患所致的以哮喘为主要临床表现者，可参考本节辨证论治。

## 二、临床诊断要领

### （一）四诊要点

#### 1.问诊

（1）起病时间　包括本次发病的时间和整个病程的时间，初次发病还是反复发病。

（2）诱发因素　由外感、饮食不当、情志不调而发多属实证。因劳欲久病而作多属虚证。

（3）主证特点　实证症见呼吸困难，呼气延长，喉中痰鸣有声，痰黏量少，咯吐不利，甚则张口抬肩，不能平卧，端坐俯伏，胸闷窒塞，烦躁不安，或伴寒热，苔腻，脉实。虚证者，肺虚者症见气短声低，咳痰清稀色白，喉中常有轻度哮鸣音，自汗恶风；脾虚者症见食少，便溏，痰多；肾虚者症见平素短气息促，动则为甚，吸气不利，腰酸耳鸣。

（4）伴随症状　①伴喉咳痰清稀，或色白如泡沫，口不渴，舌质淡，苔白滑，脉浮紧多属冷哮证。②伴胸高气粗，咳痰黄稠胶黏，咳吐不利，口渴喜饮，舌质红，苔黄腻，脉滑数多属热哮证。③伴胸膈烦闷，呼吸急促，喘咳气逆，咳痰不爽，痰黏色黄，或黄白相兼，烦躁，发热，恶寒，无汗，身痛，口干欲饮，大便偏干，舌苔白腻罩黄，舌尖边红，脉弦紧。多属寒包热哮证。④发时寒热征象不明显，喘咳胸满，但坐不得卧，痰涎涌盛，喉如拽锯，咳痰黏腻，自觉鼻、咽、眼、耳发痒，喷嚏、流涕、胸部憋闷，随之迅即发作，舌苔厚浊，脉滑实。多属风痰哮证。⑤伴声低，气短息促，动则喘甚，发作频繁，甚则持续哮喘，口唇爪甲青紫，咳痰无力，脉沉细或细数。多属虚哮证。⑥伴痰多质稀色白，自汗，怕风，常易感冒，倦怠无力，食少便溏，舌质淡，苔白，脉濡软。多属缓解期肺脾气虚证。⑦伴短气息促，动则为甚，吸气不利，脑转耳鸣，腰酸腿软心慌，不耐劳累。或五心烦热，颧红，口干，舌红少苔，脉细数；或畏寒肢冷，面色苍白，舌淡苔白质胖，脉沉细。多属于肺肾两虚证。

2. **望诊**　先望全身，观察患者神情烦躁惊恐或平静淡漠，气息轻松平和或急促困难，体位是否自主或倦怠乏力，对病情轻重缓急作出初步评估。

（1）望神志　精神不振，气怯声低，多为虚证。烦躁不安，神志恍惚，发绀明显，甚至昏迷，当属病危之象。

（2）望面色　面颧潮红多为肺肾阴虚，面青唇紫多为肾虚不纳甚则正虚喘脱。

3. **闻诊**　呼吸深长有余，呼出为快，气粗声高多为实证；呼吸短促难续，深吸为快多为虚证；肺虚者操劳后则喘，肾虚者静息时亦苦气息喘促，动则尤甚，若心气虚衰，可见喘息持续不已。

4. **切诊**　脉浮多为邪在表，脉滑为内有痰邪，脉细为虚证，脉浮大无根，或见歇止，或模糊不清为正虚喘脱病危之象。

## （二）诊断标准

1. 发作时喉中哮鸣有声，呼吸困难，甚则张口抬肩，不能平卧，或口唇指甲发绀。

2. 呈反复发作性。常因气候突变、饮食不当、情志失调、劳累等因素诱发。发作前多有鼻痒、喷嚏、咳嗽、胸闷等先兆。

3. 有过敏史或家族史。

4. 两肺可闻及哮鸣音，或伴有湿啰音。

5. 血嗜酸性粒细胞可增高。

6. 痰涂片可见嗜酸性细胞。

7. 胸部 X 线检查一般无特殊改变，久病可见肺气肿征。

## （三）辨证要点

1. **辨已发未发**　哮病发作期和缓解期临床表现不同。发作期以喉中哮鸣有声，呼吸急促困难，甚则喘息不能平卧等为典型临床表现。一般发作和缓解均迅速，多由气候变化、饮食不当、情志刺激、劳累等因素诱发。突然起病，亦可有鼻痒、喷嚏、咳嗽、胸闷、情绪不宁等先兆症状。继则咽痒胸闷，微咳干呛，以至呼吸困难，呼气延长，喉中痰鸣有声，痰黏量少，咳吐不利，甚则张口抬肩，目睛胀突，不能平卧，端坐俯伏，烦躁不安，面色苍白，唇甲青紫，额汗淋漓，或伴寒热。若能将大量黏痰畅利吐出，则窒闷之势得以渐减，呼吸渐感通畅，痰鸣气憋随之缓解，即如常人，或感疲劳，纳差。发作可持续数分钟、数小时，或更长。缓解期无典型症状，若病程日久，反复发作，导致身体虚弱，平时可有轻度哮病，而以肺、脾、肾虚损为主要表现，或肺气虚，或肺气阴两虚，或脾气虚、肾气虚、肺脾气虚、肺肾两虚等。

2. **辨证候虚实**　哮病属邪实正虚，发作时以邪实为主，症见呼吸困难，呼气延长，喉中痰鸣有声，痰黏量少，咳吐不利，甚则张口抬肩，不能平卧，端坐俯伏，胸闷室塞，烦躁不安，或伴寒热、苔腻、脉实。未发时以正虚为主，肺虚者，气短声低，咳痰清稀色白，喉中常有轻度哮鸣音，自汗恶风；脾虚者，食少，便溏，痰多；肾虚者，平素短气息促，动则为甚，吸气不利，腰酸耳鸣。但久病正虚者，发时每多虚实错杂，故又当按病程新久及全身症状以辨别其主次。虚证应审其阴阳之偏衰，区别脏腑之所属。

3. **辨痰性质**　发作期痰阻气道，气道挛急，肺失肃降，以邪实为主，痰有寒痰、热痰、痰湿、风痰之异，分别引起寒哮、热哮、痰哮、风哮。一般寒哮内外皆寒，症见喉中哮鸣如水鸡声，咳痰清稀，或色白如泡沫，口不渴，舌质淡，苔白滑，脉浮紧；热哮痰热壅盛，症见喉中哮鸣如吼，胸高气粗，咳痰黄稠胶黏，咳吐不利，口渴喜饮，舌质红，苔黄腻，脉滑数；发时寒热征象不明显，喘咳胸满，但坐不得卧，痰涎涌盛，喉如拽锯，咳痰黏腻难出者，为痰哮；反复发作，时发时止，发时喉中哮鸣，痰少或无痰，止时如常人为风哮。

# 三、类病鉴别

主要与喘证、支饮相鉴别。

1. **喘证**　喘证与哮病的病因病机不同，喘证由外感六淫，内伤饮食、情志，或劳欲、久病，致邪壅于肺，宣降失司，或肺不主气，肾失摄纳而成；哮病乃宿痰伏肺，遇诱因引触，致痰阻气道、气道挛急、肺失肃降而成。临床表现亦有明显区别，正如《医学正传·哮喘》指出："哮以声响名，喘以气息言，夫喘促喉间如水鸡声者谓之哮，气促而连续不能以息者谓之喘。"哮病与喘证都有呼吸急促的表现，但哮必兼喘，而喘未必兼哮。哮指声响言，喉中有哮鸣声，是一种反复发作的独立性疾病；喘指气息言，为呼吸急促困难，是多种急慢性疾病的一个症状。

2. **支饮**　支饮为受寒饮冷，久咳致喘，迁延反复伤肺，肺气不能布津，阳虚不运，饮邪留伏，支撑胸膈，上逆迫肺之证，以"咳逆倚息，短气不得卧，其形如肿"（《金匮要略·痰饮咳嗽病脉证并治》）为典型表现，可有痰鸣气喘症状，与哮病发作期相似，但多系部分慢性咳喘经久不愈，逐渐加重而成，病势时轻时重，发作与间歇界限不清，咳喘重于哮鸣，与哮病之间歇发作，突然发病，迅速缓解，哮吼声重而咳轻，或不咳，两者有显著不同。但如胸膈之痰饮留伏，又可成为哮病之因。

## 四、辨证论治

哮病的发生为痰伏于肺。伏痰主要由于脏腑功能失调，肺不能布散津液，脾不能运化精微，肾不能蒸化水液，以致津液凝聚成痰，伏藏于肺，成为发病的"夙根"。每因外感、饮食、情志、劳倦等诱因引动而触发，致痰阻气道，肺气上逆，气道挛急所致。

当宗丹溪"未发以扶正气为主，既发以攻邪气为急"之说，以"发时治标，平时治本"为基本原则。发时攻邪治标，祛痰利气，寒痰宜温化宣肺，热痰当清化肃肺，寒热错杂者，当温清并施，表证明显者兼以解表，属风痰为患者又当祛风涤痰。反复日久，正虚邪实者，又当兼顾，不可单纯拘泥于祛邪。若发生喘脱危候，当急予扶正救脱。平时应扶正治本，阳气虚者应予温补，阴虚者则予滋养，分别采取补肺、健脾、益肾等法，以冀减轻、减少或控制其发作。

### （一）发作期

#### 1. 寒哮证

证候：喉中哮鸣如水鸡声，呼吸急促，喘憋气逆，胸膈满闷如塞，咳不甚，痰少咳吐不爽，色白而多泡沫，口不渴或渴喜热饮，形寒怕冷，天冷或受寒易发，面色晦青，舌苔白滑，脉弦紧或浮紧。

治法：宣肺散寒，化痰平喘。

方药：射干麻黄汤加减。表寒明显，寒热身痛，配桂枝、生姜辛散风寒；痰涌气逆，不得平卧，加葶苈子泻肺降逆，并酌加苦杏仁、紫苏子、白前、陈皮等化痰利气；咳逆上气，汗多，加白芍以敛肺。

#### 2. 热哮证

证候：喉中痰鸣如吼，喘而气粗息涌，胸高胁胀，咳呛阵作，咳痰色黄或白，黏浊稠厚，咳吐不利，口苦，口渴喜饮，汗出，面赤，或有身热，甚至有好发于夏季者，舌苔黄腻，质红，脉滑数或弦滑。

治法：清热宣肺，化痰定喘。

方药：定喘汤加减。若表寒外束，肺热内郁，加石膏配麻黄解表清里；肺气壅实，痰鸣息涌，不得平卧，加葶苈子、广地龙泻肺平喘；肺热壅盛，痰吐稠黄，加海蛤壳、射干、知母、鱼腥草以清热化痰；兼有大便秘结者，可用大黄、芒硝、全瓜蒌、枳实通腑以利肺；病久热盛伤阴，气急难续，痰少质黏，口咽干燥，舌红少苔，脉细数者，当养阴清热化痰，加沙参、知母、天花粉。

### （二）缓解期

#### 1. 肺虚证

证候：喘促气短，语声低微，面色白，自汗畏风；咳痰清稀色白，多因气候变化而诱发，发前喷嚏频作，鼻塞流清涕；舌淡苔白，脉细弱或虚大。

治法：补肺益气。

方药：玉屏风散加减。若恶风明显，加用桂枝汤；阳虚甚者，加附子；痰多，加前胡、苦杏仁。若气阴两虚，呛咳，痰少质黏，口咽干，舌质红，可用生脉散加沙参、玉竹、黄芪。

#### 2. 脾虚证

证候：倦怠无力，食少便溏，面色萎黄无华；痰多而黏，咳吐不爽，胸脘满闷，恶心纳呆；或食油腻易腹泻，每因饮食不当而诱发；舌质淡，苔白滑或腻，脉细弱。

治法：健脾益气。

方药：六君子汤加减。若脾阳不振，形寒肢冷者，加附子、干姜；若中虚喘哮，痰壅气滞者，加三子养亲汤；若脾虚气陷，少气懒言者，可改用补中益气汤加减治疗。

#### 3. 肾虚证

证候：平素息促气短，动则为甚，呼多吸少；咳痰质黏起沫，脑转耳鸣，腰酸腿软，心慌，不耐劳累；或五心烦热，颧红，口干；或畏寒肢冷，面色苍白；舌淡苔白质胖，或舌红少苔，脉沉细或细数。

治法：补肾纳气。

方药：金匮肾气丸或七味都气丸加减。阳虚甚，酌加附片、肉桂、补骨脂、淫羊藿、鹿角片；阴虚甚，加生地黄、冬虫夏草；若肾失潜纳，气不归原，加蛤蚧、核桃仁、沉香。

## 五、调护

1. 强调缓解期调治。哮病缓解期适当的调治，是减少哮病复发或减轻发作症状或根治哮病的重要措施。充分抓住哮病缓解期肺、脾、肾三脏虚弱及宿痰内伏的病机特点，合理使用调补肺、脾、肾和祛痰方药，及运用冬病夏治法，都是哮病治疗的重要环节。

2. 调节饮食起居。适应气候变化，随时增减衣服，避免接触刺激性气体及易导致过敏的灰尘、花粉、食物、药物和其他可疑异物。平时饮食宜清淡而富有营养，忌生冷、肥甘、厚味、辛辣、海膻发物等。宜戒烟酒。鼓励患者根据个人状况，选择太极拳、内养功、八段锦、散步或慢跑、呼吸体操等方法长期锻炼，增强体质，预防感冒。劳逸结合，防止疲劳过度。

# 第四节　喘　证

## 一、概述

喘证是因久患肺系疾病或他脏病变影响，致肺气上逆，肃降无权，出现气短喘促，呼吸困难，甚则张口抬肩，不能平卧为特征的病症。

喘证既可以作为一个独立的病症，亦可见于多种急慢性疾病过程中。它所涉及的范围很广，不仅多见于肺系疾病，且可因其他脏腑病变影响于肺所致，因此应结合辨病，西医学中如肺炎、喘息性支气管炎、肺气肿、肺源性心脏病、心源性哮喘、肺结核、肺尘埃沉着病（硅肺）以及癔症等发生呼吸困难时，均可按照本节辨证施治。

## 二、临床诊断要领

### （一）四诊要点

#### 1. 问诊

（1）起病时间　包括本次发病的时间和整个病程的时间，初次发病还是反复发病。

（2）诱发因素　由外感、饮食不当、情志不调而发多属实证。因劳欲久病而作多属虚证。

（3）主证特点　症见呼吸深长有余，呼出为快，气粗声高，伴有痰鸣咳嗽，多为实证；久病迁延，或劳欲损伤所致，病程较长，常反复发作，症见呼吸短促难续，深吸为快，气怯声低，少有痰鸣咳嗽多为虚证。因于外感者，发病急骤，病程短，多有表证；因于内伤者，病程多久，反复发作，外无表证。

（4）伴随症状　①伴头痛，鼻塞，喷嚏，流清涕，无汗，恶寒，或伴发热，口不渴者，多属风寒壅肺。②伴形寒身热，烦闷身痛，口渴，咳而不爽，咳痰黏稠，有汗或无汗，口渴，溲黄，便干者，多属表寒肺热。③伴胸中烦闷，身热汗出，口渴饮冷，面赤咽干，尿赤，或便秘者，多属痰热郁肺。④伴胸满闷，呕恶食少，口黏不渴者，多属痰浊阻肺。⑤伴多忧思抑郁，或失眠、心悸，或不思饮食，大便不爽，或心烦易怒，面红目赤者，多属肺气郁痹。⑥伴自汗畏风，或咳呛，痰少质黏，烦热口干，咽喉不利，面色潮红者，多属肺气虚耗。⑦伴形疲神惫，跗肿肢冷，面青唇紫；舌淡苔薄或黑润，或干咳，面红烦躁，口咽干燥，足冷，汗出如油者，多属肾虚不纳。⑧伴心慌动悸，烦躁不安，面青唇紫，汗出如珠，肢冷，多属正虚喘脱。

#### 2. 望诊
先望全身，观察患者神情烦躁惊恐或平静淡漠，气息轻松平和或急促困难，体位是否自主或倦怠乏力，对病情轻重缓急作出初步评估。

（1）望神志　精神不振，气怯声低，多为肺气虚耗。烦躁不安，神志恍惚，发绀明显，甚至昏迷，当属病危之象。

（2）望面色　面颧潮红多为肺肾阴虚，面青唇紫多为肾虚不纳甚则正虚喘脱。

#### 3. 闻诊
症见呼吸深长有余，呼出为快，气粗声高多为实证；症见呼吸短促难续，深吸为快多为虚证；肺虚者操劳后则喘，肾虚者静息时亦苦气息喘促，动则尤甚，若心气虚衰，可见喘息持续不已。

#### 4. 切诊
脉浮多为邪在表，脉滑为内有痰邪，脉弦为肺气郁痹，脉细为虚证，脉浮大无根，或见歇止，或模糊不清为正虚喘脱病危之象。

### （二）诊断标准

1. 以气短喘促，呼吸困难，甚至张口抬肩，鼻翼扇动，不能平卧，口唇发绀为特征。

2. 多有慢性咳嗽、哮病、肺痨、心悸等疾病史，每遇外感及劳累而诱发。

3. 呈桶状胸。叩诊胸部呈过清音，心浊音界缩小或消失，肝浊音界下移。肺呼吸音减低，可闻及干、湿啰音或哮鸣音。或肝肿大、下肢浮肿、颈静脉怒张。

4. 合并感染者，白细胞总数及中性粒细胞可增高。必要时查血钾、血钠、二氧化碳结合力及 X 线胸部摄片，心电图，心、肺功能测定，血气分析等。

### （三）辨证要点

**1. 首当分清虚实** 实喘者呼吸深长有余，呼出为快，气粗声高，伴有痰鸣咳嗽，脉数有力，病势多急；虚喘者呼吸短促难续，深吸为快，气怯声低，少有痰鸣咳嗽，脉象微弱或浮大中空，病势徐缓，时轻时重，遇劳则甚。明·张介宾《景岳全书·喘促》云："实喘者，气长而有余；虚喘者，气短而不续。实喘者，胸胀气粗，声高息涌，膨膨然若不能容，惟呼出为快也；虚喘者，慌张气怯息短，惶惶然若气欲断，提之若不能升，吞之若不能及，劳动则甚，而惟急促似喘，但得引长一息为快也。"

**2. 实喘当辨外感内伤** 外感起病急，病程短，多有表证；内伤病程久，反复发作，无表证。

**3. 虚喘应辨病变脏器** 肺虚者劳作后气短不足以息，喘息较轻，常伴有面色㿠白，易汗出感冒；肾虚者静息时亦有气喘，动则更甚，伴有面色苍白、颧红，怕冷，腰酸膝软；心气、心阳衰弱时，喘息持续不已，伴有发绀，心悸，浮肿，脉结代。

## 三、类病鉴别

主要与气短、哮病相鉴别。

**1. 气短** 喘证与气短同为呼吸异常，喘证呼吸困难，张口抬肩，摇身撷肚，实证气粗声高，虚证气弱声低；短气亦即少气，主要表现为呼吸浅促，或短气不足以息，似喘而无声，亦不抬肩撷肚。清·李用粹《证治汇补·喘病》说："若夫少气不足以息，呼吸不相接，出多入少，名曰气短。气短者，气微力弱，非若喘证之气粗奔迫也。"可见气短不若喘证呼吸困难之甚。但气短进一步加重，亦可呈虚喘表现。

**2. 哮病** 喘证与哮病均可见呼吸困难，喘指气息而言，为呼吸急促困难，甚则张口抬肩，摇身撷肚。哮指声响而言，必见喉中痰鸣有声，有时亦伴有呼吸困难。正如清·程钟龄《医学心悟》曰："夫喘促喉间如水鸡声者谓之哮，气促而连续不能以息者谓之喘。"喘未必兼哮，而哮必兼喘。

## 四、辨证论治

喘证常由多种疾患引起，病因复杂，既有外感，又有内伤，外感为六淫外邪侵袭肺系；内伤为痰浊内蕴、情志失调、久病劳欲等，致使肺气上逆，宣降失职，或气无所主，肾失摄纳而成。病位主要在肺和肾，但与肝脾心有关。

喘证的治疗应分清虚实邪正。实喘治肺，以祛邪利气为主，区别寒、热、痰、气的不同，分别采用温化宣肺、清化肃肺、化痰理气的方法。虚喘以培补摄纳为主，或补肺，或健脾，或补肾，阳虚则温补之，阴虚则滋养之。至于虚实夹杂，寒热互见者，又当按具体情况分清主次，权衡标本，辨证选方用药。此外，由于喘证多继发于各种急慢性疾病中，所以还应当注意积极地治疗原发病，不能见喘治喘。

### （一）实喘

**1. 风寒犯肺**

证候：喘息咳逆，呼吸急促，胸部胀闷，痰多稀薄而带泡沫，色白质黏，常有头痛，恶寒，或有发热，口不渴，无汗，舌苔薄白而滑，脉浮紧。

治法：宣肺散寒。

方药：麻黄汤合华盖散加减。前方宣肺平喘，解表散寒力强，适用于咳喘，寒热身痛者；后方宣肺化痰，降气化痰功著，适用于喘咳胸闷，痰气不利者。若表证明显，寒热无汗，头身疼痛者，加桂枝配麻黄；寒痰较重，痰白清稀，量多起沫者，加细辛、生姜；若咳喘重，胸满气逆者，加射干、前胡、厚朴、紫菀宣肺降气。

**2. 表寒肺热**

证候：喘逆上气，胸胀或痛，息粗，鼻扇，咳而不爽，吐痰稠黏，伴形寒，身热，烦闷，身痛，有汗或无汗，口渴，舌苔薄白或罩黄，舌边红，脉浮数或滑。

治法：解表清里，化痰平喘。

方药：麻杏石甘汤加减。表寒重者，加桂枝；痰热重，痰黄黏稠量多者，加瓜蒌、贝母；痰鸣息涌者，加葶苈子、射干泻肺化痰。

### 3. 痰热郁肺证

证候：喘咳气涌，胸部胀痛，痰多质黏色黄或夹有血色，伴胸中烦闷，身热有汗，口渴而喜冷饮，面赤咽干，小便赤涩，大便或秘，舌质红，舌苔薄黄或腻，脉滑数。

治法：清热化痰，宣肺平喘。

方药：桑白皮汤加减。如身热重者，可加石膏辛寒清气；喘甚痰多，黏稠色黄者，可加葶苈子、海蛤壳、鱼腥草、冬瓜仁、薏苡仁清热泻肺，化痰泄浊；腑气不通，便秘者，加瓜蒌子、大黄或玄明粉。

### 4. 痰浊阻肺

证候：喘而胸满闷塞，甚则胸盈仰息，咳嗽，痰多黏腻色白，咳吐不利，兼有呕恶食少，口黏不渴，舌苔白腻，脉滑或濡。

治法：祛痰降逆，宣肺平喘。

方药：二陈汤合三子养亲汤加减。痰湿较重，舌苔厚腻者，可加苍术、厚朴燥湿理气，以助化痰定喘；脾虚，纳少，神疲，便溏者，加党参、白术；痰从寒化，色白清稀，畏寒者，加干姜、细辛；痰浊郁而化热，按痰热证治疗。

### 5. 肝气乘肺

证候：每遇情志刺激而诱发，发时突然呼吸短促，息粗气憋，胸闷胸痛，咽中如窒，但喉中痰鸣不著，或无痰声。平素常多忧思抑郁，失眠，心悸。舌苔薄，脉弦。

治法：开郁降气平喘。

方药：五磨饮子加减。肝郁气滞较著者，可加用柴胡、郁金、青皮等；若有心悸、失眠者，加百合、合欢皮、酸枣仁、远志等宁心安神；若气滞腹胀，大便秘结者，可加用大黄以降气通腑，即六磨汤之意。在本证治疗中，宜劝慰患者心情开朗，配合治疗。

### 6. 水凌心肺

证候：喘咳气逆，倚息难以平卧，咳痰稀白，心悸，全身浮肿，尿少；怯寒肢冷，面色瘀暗，唇甲青紫；舌淡胖或胖暗，或有瘀斑、瘀点，舌下青筋显露，苔白滑，脉沉细或涩。

治法：温阳利水，泻肺平喘。

方药：真武汤合葶苈大枣泻肺汤加减。可酌加泽兰、桂枝、益母草、黄芪、防己等益气温阳、活血行水之品。若唇舌紫暗，瘀血内阻，加丹参、当归、红花等；阳虚明显，加肉桂、干姜；全身浮肿者，可合五皮饮治疗。

## （二）虚喘

### 1. 肺虚证

证候：喘促短气，气怯声低，喉有鼾声，咳声低弱，痰吐稀薄，自汗畏风，或见咳呛，痰少质黏，烦热而渴，咽喉不利，面颧潮红，舌质淡红或有苔剥，脉软弱或细数。

治法：补肺益气。

方药：生脉散合补肺汤加减。若咳逆，咳痰稀薄者，加紫菀、款冬花、紫苏子、钟乳石等温肺止咳定喘；偏阴者，加沙参、玉竹、百合、诃子；咳痰稠黏，加川贝母、百部、桑白皮化痰肃肺；病重时常兼肾虚，喘促不已，动则尤甚，加山茱萸、核桃仁等；中气虚弱，肺脾同病，清气下陷，食少便溏，腹中气坠者，配合补中益气汤。

### 2. 肾虚证

证候：喘促日久，动则喘甚，呼多吸少，气不得续，形瘦神惫，跗肿，汗出肢冷，面青唇紫，舌淡苔白或黑而润滑，脉微细或沉弱；或见喘咳，面红烦躁，口咽干燥，足冷，汗出如油，舌红少津，脉细数。

治法：补肾纳气。

方药：金匮肾气丸合参蛤散加减。若脐下筑筑跳动，气从少腹上冲胸咽，为肾失潜纳，加紫石英、磁石、沉香等；喘剧气怯，稍动喘甚者，加人参、五味子、蛤蚧益气纳肾。肾阴虚者，不宜辛燥，宜用七味都气丸合生脉散加减以滋阴纳气，药用生地黄、天冬、麦冬、龟甲胶、当归养阴，五味子、诃子敛肺纳气。本证一般以阳气虚者为多见，若阴阳两虚者应分清主次治之。若喘息渐平，善后可常服紫河车、核桃仁以补肾固本纳气。

### 3. 喘脱证

证候：喘逆剧甚，张口抬肩，鼻扇气促，端坐不能平卧，稍动则咳喘欲绝，或有痰鸣，心慌动悸，烦躁不安，面青唇紫，汗出如珠，肢冷，脉浮大无根，或见歇止，或模糊不清。

治法：扶阳固脱，镇摄肾气。

方药：参附汤送服黑锡丹加减，配合蛤蚧粉。若阳虚甚，气息微弱，汗出肢冷，舌淡，脉沉细者，加附子、干姜；阴虚甚，气息急促，心烦内热，汗出黏手，口干舌红，脉沉细数者，加麦冬、玉竹，人参改用西洋参；神昧不清者，加丹参、远志、石菖蒲安神祛痰开窍；浮肿者，加茯苓、炙蟾皮、万年青根强心利水。

## 五、调护

1. 平时要慎风寒，适寒温，节饮食，少食黏腻和辛热刺激之品，以免助湿生痰动火。

2. 已病则应注意早期治疗，力求根治，尤需防寒保暖，防止受邪而诱发，忌烟酒，远房事，调情志，饮食清淡而富有营养。加强体育锻炼，增强体质，提高机体的抗病能力，但活动量应根据个人体质强弱而定，不宜过度疲劳。

# 第五节　肺　胀

## 一、概述

肺胀是多种慢性肺系疾患反复发作，迁延不愈，导致肺气胀满，不能敛降的一种病证。临床以喘息气促、咳嗽咳痰、胸部膨满、胸闷如塞，或唇甲发绀、心悸浮肿，甚至出现喘脱、昏迷为主要表现。

本病多因久病肺虚，痰瘀潴留所致，每因复感外邪诱使本病发作加剧。病位在肺，涉及脾、肾、心等多个脏腑。邪气壅肺，肺气宣肃不利，或咳，或喘，或哮，或津液失于输化而成痰，久则肺虚，气阴耗伤，导致肺的主气功能失常，遂使六淫乘袭或他脏之邪干肺，而成肺胀。

相当于西医的慢性阻塞性肺疾病、慢性肺源性心脏病等，当支气管扩张、肺结核等疾病出现肺胀的临床表现时，可参考肺胀论治。

## 二、临床诊断要领

### （一）四诊要点

#### 1. 问诊

（1）问病史　肺胀多见于内伤久咳、久哮、肺痨等肺系慢性疾患迁延失治，逐步发展所致，是慢性肺系疾患的一种结局，因此患者往往有比较长的病史。有些患者缓慢进展造成对运动耐力下降、胸闷等症状的耐受而不自觉，症状隐匿，询问时注意与患者以往健康情况作比较。

（2）问诱因　问清与起病相关的内伤或外感因素，本病的主要诱发因素为外感、劳累，还可因情志不畅、饮食不节而诱发，或因暴怒、思虑等因素而发。问诊时应根据起病特点全面而有重点地询问。外感因素诱发者往往早期出现实证或虚实夹杂证，劳累等因素诱发往往病机以脏腑精气亏虚为主，而情志等因素诱发要注意肺脏与肝、脾、心等其他脏器的关系。

（3）症状发作特点　如憋喘的加重特点，进行性加重或突然加重，活动或其他因素是否加重，持续和缓解时间等；咳嗽的节律特点；痰量、色、质。憋喘休息后或用药后缓解快者多病轻，邪实为多；憋喘持续时间长，久久不能缓解，虚证为多；憋喘不能平卧，张口抬肩，属病重，要防治喘脱发生从而危及生命。

（4）伴随症状　①伴发热，恶风寒，咽痛，身痛者，多属外感之邪。②伴气短汗出，神疲乏力，眩晕耳鸣、纳谷欠馨、面色不华，或吐血、便血者，多为脾胃虚弱，气血不足而心脉失养。③伴善惊易怒，心情怫郁，心烦少寐者，多属肝郁气滞，心虚胆怯。④伴口舌干燥，五心烦热，多饮多尿，多属阴虚火旺。⑤伴形寒肢冷，浮肿少尿，多属心肾阳虚水泛。⑥伴眩晕烦躁，失眠多梦者，多属痰火内扰。⑦发作时伴神昏谵语、撮空理线，属痰蒙神窍，为病情危重，救治不及时可造成死亡。

#### 2. 望诊

（1）望喘息症状　若喘息明显，喉间哮鸣，张口抬肩，多为肺肾气虚，肾不纳气，病情较重；若喘息不重，呼吸节律规整属病轻，预后较好。

（2）望体形　肺胀患者或体形肥胖，或瘦削，胸部往往胀满呈桶状，乃长期喘息，吸多呼少所致，造成肺气不利，主气功能失调。

（3）望神志　精神不振、倦怠乏力、少气懒言，多为心肾阳虚、气血不足；精神萎靡、反应迟钝、目无光泽，多为精亏神衰。神昏谵语、答非所问，烦躁，为痰蒙神窍。

（4）望面色　面红多属外感发热；两颧潮红多属阴虚阳亢；面色淡白多属心阳虚衰或气血不足；面色、唇甲青紫多属瘀血阻滞。

（5）望舌 舌苔薄白，多属气血两虚或阳虚，为阳气不振、水饮内停；舌红苔黄腻多属实热，为痰热蕴肺；舌质紫暗或有瘀斑，多属瘀血阻滞，为瘀血内阻；舌红少津、苔薄或少苔，多属虚热，为阴虚火旺。

**3.闻诊** 喘促声高、喉间哮鸣声有力，烦躁易怒，多属实热；患者喘促声低微、少言懒语、话语断续不连贯，多属阳气虚衰或气血亏虚。

**4.切诊** 脉浮或浮数或浮紧，属外感。脉滑主痰浊，滑且数考虑痰热郁肺，脉细滑数，为痰蒙神窍。脉象弦滑主瘀血与痰浊内阻郁肺，气血运行不利。脉沉细而无力，或缓，为气血虚弱之象。病情重笃而脉象散乱模糊者，为病危之象。

### （二）诊断标准

1. 有长期慢性咳喘病史及反复发作，发病年龄多为老年，中青年少见。典型的临床表现为喘息气促，咳嗽咳痰，胸闷如塞，心悸等，以咳、喘、痰、胀为特征。

2. 病程缠绵，时轻时重，日久可见面色晦暗，唇甲发绀，脘腹胀满，肢体浮肿，甚则喘脱等危重症候，病重可发神昏、动风、出血等症。

3. 常因外感而诱发，其中以寒邪为主，过劳、暴怒、炎热也可诱发本病。

4. 肺功能、胸部 CT 检查有助于本病的诊断。

### （三）辨证要点

肺胀的辨证首辨标本虚实的主次；其偏实者分清痰浊、水饮、血瘀的偏盛，偏虚者区别气（阳）虚、阴虚以及肺、心、肾、脾病变的主次。

**1.辨偏虚偏实** 辨证总属本虚标实，但有偏实、偏虚的不同，因此应分清标本虚实的主次。一般感邪时偏于标实，平时偏于本虚。

**2.实者分清痰浊、水饮、血瘀的偏盛** 偏实者分清痰浊、水饮、血瘀的偏盛。早期以痰浊为主，渐而痰瘀并重，并可兼见气滞、水饮错杂为患。后期痰瘀壅盛，正气虚衰，本虚与标实并重。

**3.虚者分辨气虚、阴虚以及病变脏腑主次** 偏虚者当区别气（阳）虚、阴虚及肺、心、肾、脾病变的主次。早期以气虚为主，或为气阴两虚，病在肺、脾、肾；后期气虚及阳，甚则可见阴阳两虚，病变以肺、肾、心为主。

## 三、类病鉴别

主要与哮病、喘证相鉴别。

**1.哮病** 哮病是一种发作性的痰鸣气喘疾患，发病年龄较轻，发作时以喉中哮鸣有声，呼吸急促困难，甚则喘息不能平卧为主要表现，常突然发病，迅速缓解，且以夜间发作多见；如哮病进一步发展而伴持续的气喘、咳嗽、痰鸣，则归为肺胀。肺胀是包括哮病在内的多种慢性肺系疾病后期转归而成，每次因外感诱发而逐渐加重，经治疗后逐渐缓解，发作时痰瘀阻痹的症状较明显，两病有显著不同。

**2.喘证** 喘证是以呼吸困难，甚则张口抬肩，鼻翼煽动，不能平卧为主要临床表现；可见于多种急慢性疾病的过程中，常为某些疾病的重要主症和治疗的重点。但肺胀是由多种慢性肺系疾病迁延不愈，导致肺气胀满，不能敛降的一种疾病，喘咳上气仅是肺胀的一个症状。

## 四、辨证论治

肺胀病变首先在肺，继则影响脾、肾，后期病及于心。肺胀的基本病机为久病肺虚，六淫侵袭，以致痰饮瘀血，结于肺间，肺气胀满，不能敛降。肺胀的病理因素主要为痰浊、水饮与血瘀，且相互影响，兼见同病。肺胀的病理性质多属标实本虚，但有偏实、偏虚的不同，且多以标实为急。

病程中由于肺虚卫外不固，尤易感受外邪而使病情诱发或加重。若复感风寒，则可成为外寒里饮之证。感受风热或痰郁化热，可表现为痰热证。如痰浊壅盛，或痰热内扰，闭阻气道，蒙蔽神窍，则可发生烦躁、嗜睡、昏迷等变证。若痰热内郁，热动肝风，可见肉瞤、震颤，甚则抽搐，或因动血而致出血。治疗应抓住治标、治本两个方面，祛邪与扶正共施，依其标本缓急，有所侧重。标实者，根据病邪的性质，分别采取祛邪宣肺，降气化痰，温阳利水甚或开窍、息风、止血等法。本虚者，当以补养心肺、益肾健脾为主，或气阴兼调，或阴阳两顾。正气欲脱时则应扶正固脱，救阴回阳。

**1.外寒内饮**

证候：咳逆喘满不得卧，气短气急，咳痰白稀量多，呈泡沫状，胸部膨满，口干不欲饮，面色青暗，周身酸楚，头痛，恶寒，无汗，舌质暗淡，苔白滑，脉浮紧。

治法：温肺散寒，降逆涤痰。

方药：小青龙汤加减。若见咳而上气，喉中水鸡声，表寒不著者，可用射干麻黄汤；若饮郁化热，烦躁而喘，脉浮，用小青龙加石膏汤。

### 2. 痰浊壅肺

证候：咳嗽痰多，色白黏腻或呈泡沫，短气喘息，稍劳即著，怕风汗多，脘痞纳少，倦怠乏力，舌暗，苔薄腻或浊腻，脉滑。

治法：化痰降气，健脾益气。

方药：苏子降气汤合三子养亲汤加减。如痰多胸满，气喘难平，加葶苈子；兼见面唇紫暗、舌下青筋显露、舌苔浊腻者，可用涤痰汤加丹参、地龙、桃仁、红花、赤芍、水蛭等；痰壅气喘减轻，倦怠乏力，纳差、便溏，加党参、黄芪、砂仁、木香等；兼怕风易汗者，合用玉屏风散。

### 3. 痰热郁肺

证候：咳逆喘息气粗，痰黄或白，黏稠难咳，胸满烦躁，目胀睛突，或发热汗出，或微恶寒，溲黄便干，口渴欲饮，舌质暗红，苔黄或黄腻，脉滑数。

治法：清肺化痰，降逆平喘。

方药：越婢加半夏汤或桑白皮汤加减。若痰热内盛，痰质黏稠不易咳出，加鱼腥草、黄芩、瓜蒌皮、海蛤粉、贝母；痰热壅肺，便秘腹满者，加大黄、玄明粉；痰鸣喘息，不能平卧者，加射干、葶苈子；若痰热伤津，口干舌燥，加天花粉、知母、麦冬。

### 4. 痰蒙神窍

证候：咳逆喘促日重，咳痰不爽，表情淡漠，嗜睡，甚或意识朦胧，谵妄，烦躁不安，入夜尤甚，神志恍惚，昏迷，撮空理线，或伴肢体瞤动、抽搐，舌质暗红或淡紫，或紫绛，苔白腻或黄腻，脉细滑数。

治法：涤痰开窍。

方药：涤痰汤合安宫牛黄丸或至宝丹加减。如舌苔白腻而有寒象者，以制天南星易胆南星，开窍可用苏合香丸；若痰热内盛，身热，烦躁，谵语，神昏，舌红苔黄者，加黄芩、桑白皮、葶苈子、天竺黄、竹沥；热结大肠，腑气不通者，加大黄、玄明粉，或用凉膈散或增液承气汤；若痰热引动肝风而有抽搐者，加钩藤、全蝎、羚羊角粉；唇甲发绀，瘀血明显者，加红花、桃仁、水蛭；若热伤血络，见皮肤黏膜出血、咯血、便血色鲜红者，配清热凉血止血药，如水牛角、生地黄、牡丹皮、紫珠草、生大黄等；如血色晦暗，肢冷，舌淡胖，脉沉微，配温经摄血药，如炮姜、侧柏炭、童便或黄土汤、柏叶枝汤。

### 5. 痰瘀阻肺

证候：咳嗽痰多，色白或呈泡沫，喉间痰鸣，喘息不能卧，胸部膨满，憋闷如塞，面色灰白而暗，唇甲发绀；舌质紫或暗，舌下瘀筋增粗，苔腻或浊腻，脉弦滑。

治法：涤痰祛瘀，泻肺平喘。

方药：葶苈大枣泻肺汤合桂枝茯苓丸加减。痰多可加三子养亲汤；若腑气不利，大便不畅者，加大黄、厚朴。

### 6. 阳虚水泛

证候：面浮，下肢浮肿，甚则一身悉肿，脘痞，或腹部胀满有水，尿少，心悸，喘咳不能平卧，咳痰清稀，怕冷，面唇青紫，舌体胖质暗，舌苔白滑，脉沉细或结代。

治法：温阳化饮利水。

方药：真武汤合五苓散加减。若水肿势剧，上凌心肺，心悸喘满，倚息不得卧者，加沉香、牵牛子、川椒目、葶苈子。

### 7. 肺肾气虚

证候：呼吸浅短难续，声低气怯，胸满短气，甚则张口抬肩，倚息不能平卧，咳嗽，痰白如沫，咳吐不利，心慌，形寒汗出，面色晦暗，舌淡或暗紫，苔白润，脉沉细无力。

治法：补肺纳肾，降气平喘。

方药：补虚汤合参蛤散加减。如肺虚有寒，怕冷，舌质淡，加桂枝、细辛。兼阴伤，低热，舌红苔少，加麦冬、玉竹、知母；如见面色苍白，冷汗淋漓，四肢厥冷，血压下降，脉微欲绝等喘脱危象者，急用参附汤送服蛤蚧粉或黑锡丹补气纳肾，回阳固脱。喘促重者加白果；浮肿者可加生姜、大腹皮。

### 8. 肺脾两虚

证候：咳嗽，痰白泡沫状，少食乏力，自汗怕风，面色少华，腹胀，便溏，舌体胖大、齿痕，舌质淡，舌苔白，脉细或脉缓或弱。

治法：补肺健脾，降气化痰。

方药：六君子汤合玉屏风散加减。如气喘者加炙麻黄、紫苏子；痰多色黄稠者加桑白皮、芦根、黄芩、鱼腥草。

## 五、调护

预防本病的关键，是重视对原发病的治疗。一旦罹患咳嗽、哮病、喘病、肺痨等肺系疾病，应积极治疗，以免迁延不愈，发展为本病。加强体育锻炼，平时常服用扶正固本方药，有助于提高抗病能力。既病之后，宜适寒温，预防感冒，避免接触烟尘，以免诱发、加重本病。如因外感诱发，立即治疗，以免加重。肺胀患者，应根据体质情况调饮食。虚证患者应加强饮食营养，肺气虚当忌寒凉之品，多进食有温补肺气作用的食物，如羊肉、狗肉、猪肺等。阴虚肺燥者可适当选用百合、莲子、山药、荸荠、鲜藕、雪梨、银耳、甲鱼以滋阴生津润肺。实证患者饮食宜清淡，多食新鲜蔬菜和水果。肺热痰黄者应禁食辛辣、油腻等助火生痰之品，宜选食萝卜、梨、枇杷等以清热化痰。痰浊阻肺者切忌生冷、肥腻厚味及甜食，以防助湿生痰而致咳喘加剧。同时患者应正确面对此疾病，保持乐观开朗的情绪，避免忧思恼怒对人体的不利影响。

# 第六节　肺　痈

## 一、概述

肺痈是以咳嗽、胸痛、发热、咳吐腥臭浊痰，甚则脓血相兼为主要表现的病症，属内痈之一。本病的主要病机为邪热郁肺，蒸液成痰，痰热壅阻肺络，血滞为瘀，而致痰热与瘀血互结，蕴酿成痈，血败肉腐化脓，肺络损伤，脓疡内溃外泄。根据病情的发展，其病理演变分为初期、成痈期、溃脓期、恢复期四个阶段。成痈化脓的病理基础在于热壅血瘀，溃脓期是病情顺和逆的转折点。若溃后脓毒不尽，邪恋正虚，则病情迁延，日久不愈，而转成慢性。西医学中的支气管扩张合并感染、肺脓肿属本病范畴，可参照本节辨证论治。

## 二、临床诊断要领

### （一）四诊要点

**1. 问诊**

（1）病史　有感受外邪的病史，且往往有原肺系其他痼疾。

（2）诱因　问诊时应根据起病因素，全面而有重点地询问，并问清诱因与肺痈起病或加重的时间关系。

（3）症状　重点询问目前咳嗽、咳痰、胸闷、胸痛、气促等症状，初步评估肺痈的分期。

（4）伴随症状　①伴恶寒、发热、咳嗽等肺卫表证，多属初期。②伴高热、振寒、咳嗽、气急、胸痛等，多为成痈期。③咳吐大量脓血痰，伴身热，面赤，烦渴喜饮，胸中烦满而痛，甚则气喘不能卧，多属排脓期。④脓排出之后，伴气短乏力，自汗，盗汗，低热，午后潮热，心烦，口干咽燥，面色不华，形瘦神疲者，多属恢复期。

**2. 望诊**　先望全身，观察患者神情烦躁惊恐或平静淡漠，气息轻松平和或急促困难，体位是否自主或倦怠乏力，对病情轻重缓急作出初步评估。

（1）望痰　注意痰的多少及颜色等。咳吐白色黏痰，痰量由少渐多，多为初期；咳吐黄稠痰或黄绿色痰，多为成痈期；咳吐大量脓血痰，或如米粥，或咯血，多为溃脓期；咯吐脓血渐少，痰液转为清稀，多为恢复期。

（2）望肢体　指甲紫而带弯，指端形如鼓槌，多为迁延之慢性患者。

（3）望舌　舌尖红，苔薄黄或薄白少津，多属初期；舌质红，苔黄腻，多为成痈期或溃脓期；舌质红或淡红，苔薄，多为恢复期。

**3. 闻诊**　咳声高亢洪亮有力、烦躁易怒者，多属实热；咳声低微、少言懒语、话语断续不连贯，多属虚证。

**4. 切诊**　患者的脉象是辨证的重要客观依据。阳热为数，热盛肉腐则滑，细数而无力为虚，久病体虚而脉象细弱。病情重笃而脉滑数或数实者，为病危之象。

### （二）诊断标准

1. 发病急骤，常突然寒战高热、胸痛咳嗽，咳吐黏浊痰，继则咳痰量多如脓，有腥味，或脓血相兼。

2. 有感受外邪的病史，且往往有原肺系其他痼疾。

**3. 传统诊断方法** ①验痰法：脓血浊痰吐入水中，沉者是痈脓，浮者是痰。②验口味：口嚼生黄豆或生豆汁不觉有腥味者。③验爪甲：可见"爪甲紫而带弯"，指端呈鼓槌样。

**4.** 血液白细胞总数、胸部 X 线摄片及支气管碘油造影、纤维支气管镜检查有助于诊断。

### （三）辨证要点

**1. 辨病期** 根据病程的不同阶段和临床表现，可分为初期、成痈期、溃脓期、恢复期四个阶段。通过了解痰的量、色、质、味的变化及临床表现，辨其病程所属：初期痰白或黄，量少，质黏，无特殊气味，出现恶寒、发热、咳嗽等肺卫表证；成痈期痰呈黄绿色，量多，质黏稠，有腥臭，出现高热、振寒、咳嗽、气急、胸痛等痰热瘀毒蕴肺的证候；溃脓期表现为排出大量腥臭脓痰或脓血痰，质如米粥，气味腥臭异常；恢复期痰色较黄，量减少，其质清稀，臭味渐轻，若正气逐渐恢复，痈疡渐告愈合。若溃后脓毒不尽，邪恋正虚，则病情迁延。

**2. 辨顺逆** 溃脓期是病情顺和逆的转折点。顺证为溃后声音清朗，脓血稀而渐少，臭味转淡，饮食知味，胸胁少痛，身体不热，脉象缓滑。逆证为溃后音哑无力，脓血如败卤，腥味异常，气喘鼻煽，胸痛，食少，身热不退，颧红，指甲青紫，脉弦涩或弦急，为肺叶腐败之恶候。

## 三、类病鉴别

主要与风温、肺痿相鉴别。

**1. 风温** 风温初起多表现为发热、恶寒、咳嗽、气急、胸痛等，但经正确及时的治疗，一般邪在气分而解，多在一周内身热下降，病情向愈。如病经一周，身热不退或更盛，或退而复升，咳吐浊痰，喉中腥味明显，应考虑有肺痈的可能。

**2. 肺痿** 病程长而发病缓，形体多虚，肌肉消瘦，咳唾涎沫，脉数虚。另一方面，若肺痈久延不愈，误治失治，痰热塞结上焦，熏灼肺阴，也可转成肺痿。

## 四、辨证论治

肺痈的发生与机体内在因素有密切关系，肺经痰热素盛或原有肺系疾病复感风热，内外合邪，则更易引发本病。本病初期多为邪热郁肺，蒸液成痰，痰热壅阻肺络，血滞为瘀，而致痰热与瘀血互结，进一步则蕴酿成痈，血败肉腐化脓，肺络损伤，脓疡内溃外泄。本病的病位在肺，其病性主要表现为邪盛的实热证候，后期可出现气阴两伤。

肺痈属实热证，脓毒为邪气盘踞之根，故清肺要贯穿始终。脓未成应着重清肺消痈；脓已成应排脓解毒。要重视"有脓必排"的原则，在溃脓期，脓液是否能畅利排出，是治疗成败的关键，必要时配合体位引流。补肺重在清养，肺痈病久，正气受损，脓液瘀血为人体精气阴血所化，大量排出，更伤正气，治当补肺扶正，但本病为热毒所伤，正损以阴伤气耗为主，补肺应重在清养，不可滥用温补，以免伤阴助热，加重病情。

**1. 初期**

证候：恶寒发热，咳嗽，胸痛，咳时尤甚，咳吐白色黏痰，痰量由少渐多，呼吸不利，口干鼻燥；舌尖红，苔薄黄或薄白少津，脉浮数而滑。

治法：疏散风热，清肺化痰。

方药：银翘散。

本方由金银花、连翘、竹叶、芦根、桔梗、甘草、牛蒡子、荆芥、淡豆豉、薄荷组成。内热转甚，身热较重，咳痰黄，口渴者加生石膏、炒黄芩；咳甚痰多加苦杏仁、川贝母、前胡、桑白皮、枇杷叶；胸痛，呼吸不利，加瓜蒌皮、广郁金；若头痛者，可加菊花、桑叶；燥热伤津者，可加麦冬、天花粉。

**2. 成痈期**

证候：身热转甚，汗出身热不解，胸满作痛，转侧不利，咳吐黄稠痰，或黄绿色痰，自觉喉间有腥味，咳嗽气急，口干咽燥，烦躁不安；舌质红，苔黄腻，脉滑数有力。

治法：清热解毒，化瘀消痈。

方药：苇茎汤合如金解毒散。

苇茎汤由苇茎、冬瓜子、薏苡仁、桃仁组成；如金解毒散由桔梗、黄芩、黄连、黄柏、栀子、甘草组成。前方重在化痰泄热，通瘀散结消痈；后方则以降火解毒、清肺消痈为长。热毒内盛者，加金银花、连翘、鱼腥草、金荞麦、蒲公英等；痰热郁肺，咳痰黄稠，可加桑白皮、瓜蒌、射干、海蛤壳；胸闷喘满、咳唾浊痰量多者，宜加瓜蒌、桑白皮、葶苈子；便秘者，加大黄、枳实；胸痛甚者，加枳壳、丹参、延胡索、郁金。

**3. 溃脓期**

证候：咳吐大量脓血痰，或如米粥，腥臭异常，有时咯血，身热，面赤，烦渴喜饮，胸中烦满而痛，甚则气喘不能卧；舌质红，苔黄腻，脉滑数或数实。

治法：排脓解毒。

方药：加味桔梗汤。

本方由桔梗、金银花、甘草、贝母、薏苡仁、橘红、葶苈子、白及组成。可另加黄芩、鱼腥草、野荞麦根、败酱草、蒲公英；脓出不畅者，加皂角；气虚无力排脓者，可加生黄芪；咯血者，加白茅根、藕节、丹参、侧柏叶等。

**4. 恢复期**

证候：身热渐退，咳嗽减轻，咯吐脓血渐少，臭味亦减，痰液转为清稀，精神渐振，食欲改善，或见胸胁隐痛，难以久卧，气短乏力，自汗，盗汗，低热，午后潮热，心烦，口干咽燥，面色不华，形瘦神疲；舌质红或淡红，苔薄，脉细或细数无力。

治法：益气养阴清肺。

方药：沙参清肺汤合竹叶石膏汤。

沙参清肺汤由北沙参、黄芪、太子参、合欢皮、白及、桔梗、薏苡仁、冬瓜子、甘草组成；竹叶石膏汤由竹叶、麦冬、石膏、人参、半夏、甘草、粳米组成。溃处不敛者，可加阿胶、白蔹；脾虚食少便溏者，配白术、山药、茯苓。如有低热，可酌配功劳叶、青蒿、白薇、地骨皮；若邪恋正虚，咳痰腥臭脓浊，反复迁延，日久不净，当扶正祛邪，治以益气养阴，排脓解毒，酌加鱼腥草、败酱草、金荞麦等。

## 五、调护

1. 关心患者，耐心对患者进行健康宣教。

2. 自我调护，保持心情舒畅，注意室温的调节，做好防寒保温。

3. 生活作息有规律，饮食宜清淡，忌油腻厚味及一切辛辣刺激海腥之物，如辣椒、韭菜、海虾等。

4. 在病程中，应做到安静卧床休息，每天观察记录体温、脉象的变化，咳嗽情况，痰的色、质、量、味。

5. 定期复诊，配合医生治疗原发病等。

# 第七节　肺痨

## 一、概述

肺痨是以咳嗽、咯血、潮热、盗汗及身体逐渐消瘦为主要表现的病症。由痨虫感染肺脏所致，具有传染性。肺痨是由于正气不足，感染痨虫，侵蚀肺脏所致的具有传染性的一种慢性虚弱性疾患，临床以咳嗽、咯血、潮热、盗汗及身体逐渐消瘦为其主要特征。本病的发生，痨虫传染是发病的唯一外因，正气虚弱是发病的内因。其基本病机为阴虚，病位主要在肺；发展与脾肾两脏的关系最为密切，同时也可涉及心肝。病程长短不一，轻者及时治疗，很快痊愈，重者失治误治，病程长，可能变生他证。

西医学中的肺结核属本病范畴，可参照本节辨证论治。

## 二、临床诊断要领

### （一）四诊要点

**1. 问诊**

（1）病史　有与肺痨患者密切接触史。

（2）症状　重点询问目前咳嗽、咯血、潮热、盗汗、身体明显消瘦等症状，初步评估肺痨的分期。

（3）伴随症状　①伴午后手足心热，皮肤干灼，口干咽燥，或有轻微盗汗，多为肺阴亏损。②伴午后潮热，骨蒸，五心烦热，颧红等，多为虚火灼肺。③伴有畏风、怕冷，自汗与盗汗并见，纳少神疲，便溏，多属气阴耗伤。④伴面浮肢肿，心慌，唇紫，肢冷，形寒，大肉尽脱者，多属阴阳虚损。

**2. 望诊**　先望全身，观察患者气息轻松平和或急促困难，体位是否自主或倦怠乏力，对病情轻重缓急作出初步评估。

（1）望痰　注意痰的多少及颜色等。咳少量黏痰，或痰中带血丝或血点，多为肺阴亏损；痰少质黏，或吐稠黄痰，量多，时时咯血，多为虚火灼肺；咳痰清稀色白，偶或夹血，多为气阴耗伤或阴阳虚损。

（2）望舌　舌边尖红，苔薄，多属肺阴亏损；舌红而干，苔薄黄或剥，多为虚火灼肺；舌质光淡、边有齿印，苔薄，多为气阴耗伤；舌质光淡隐紫，少津，脉微细而数，多为阴阳虚损。

**3. 闻诊**　咳声短促，呛咳气急者，多属阴虚；咳声低微、少言懒语、话语断续不连贯，多属气阴耗伤、阴阳虚损。

**4. 切诊**　患者的脉象是辨证的重要客观依据。脉细或兼数，多为阴虚，脉细而弱，多为气阴两虚；若脉微细而数，虚大无力，则为阴阳虚损。

**（二）诊断标准**

1. 咳嗽、咯血、潮热、盗汗、身体明显消瘦。
2. 常有与肺痨患者的长期接触史。
3. 痰涂片或培养是诊断肺痨的最可靠依据。X线片有助于了解病情的发展程度。红细胞沉降率、结核菌素试验有助于诊断。

**（三）辨证要点**

**1. 辨病变部位**　病变初期在肺，阴虚火旺者常肺肾两虚，气阴耗伤者多肺脾同病；久延病重，由气及阳，阴阳两虚者属肺脾肾三脏皆损，并涉及心肝。

**2. 辨顺证逆证**　顺为元气未衰，胃气未伤，无大热，低热轻，无咯血，无短气不续，脉来有根，凡顺证一般均较易治；逆证为胃气大伤，大热或低热不退，大量咯血，反复发作，大骨枯槁，大肉陷下，骨枯发焦，短气不续，动则大汗，声音低微，唇色紫，脉浮大无根，或细而数疾等，凡逆证均较难治。

## 三、类病鉴别

主要与肺痿、肺痈鉴别。

**1. 肺痿**　肺痿是由肺部多种慢性疾患，如肺痈、肺痨、咳嗽等病日久导致肺叶痿弱不用而成，临床以咳吐浊唾涎沫为主症，不具传染性。

**2. 肺痈**　肺痈是肺叶生疮，形成脓疡，临床以咳嗽、发热、胸痛、咳吐腥臭浊痰，甚则脓血相兼为主要特征的一种疾病，为急性病，病程较短。

## 四、辨证论治

肺痨的病位主要在肺，基本病机为阴虚，发展与脾肾两脏的关系最为密切，同时也可涉及心肝。初起病变在肺，以阴虚为主（由于痨虫从口鼻吸入，直接侵蚀肺脏，损伤肺阴），继可导致阴虚火旺，肺肾两虚，相火内炽；或阴伤及气，肺脾同病，甚则阴损及阳，故后期多发展为肺脾肾三脏同病，此外，也可涉及心肝，致肝火偏旺，上逆侮肺，甚则肺虚不能佐心治节血脉之运行而心肝肺脾肾同病。病程长短不一，轻者及时治疗，很快痊愈，重者失治误治，病程长，可能变生他证。

补虚培元和治痨杀虫是肺痨的基本治疗原则。论治要点有三：其一是根据"主乎阴虚"的病理特点，治疗以滋阴润肺为主，火旺者兼以降火，若合并气虚、阳虚见症者，则当同时兼顾；其二是重视补脾助肺，培土生金；其三是虚中多夹实，治疗宜兼顾，禁用燥热、苦寒、升散、攻伐等易耗气伤阴的药。

**1. 肺阴亏损**

证候：干咳，咳声短促，或咳少量黏痰，或痰中带血丝或血点，色鲜红，胸部隐隐闷痛，午后手足心热，皮肤干灼，口干咽燥，或有轻微盗汗；舌边尖红，苔薄，脉细或兼数。

治法：滋阴润肺。

方药：月华丸。

本方由沙参、麦冬、天冬、生地黄、熟地黄、阿胶、山药、茯苓、桑叶、菊花、百部、川贝母、三七、獭肝组成。若咳嗽频而痰少质黏者，可酌加甜杏仁、贝母、海蛤壳、竹茹；痰中带血较多者，宜加白及、仙鹤草、白茅根、藕节等；若低热不退，可配银柴胡、地骨皮、功劳叶、胡黄连等；若久咳不已，声音嘶哑者，加诃子皮、木蝴蝶、凤凰衣等。

**2. 虚火灼肺**

证候：呛咳气急，痰少质黏，或吐稠黄痰，量多，时时咯血，血色鲜红，午后潮热，骨蒸，五心烦热，颧红，盗汗量多，口渴，心烦，失眠，性情急躁易怒，或胸胁掣痛，男子可见遗精，女子月经不调，形体日渐消瘦；舌红而干，苔薄黄或剥，脉细数。

治法：滋阴降火。

方药：百合固金汤合秦艽鳖甲散。

百合固金汤由生地黄、熟地黄、百合、麦冬、贝母、当归、白芍、玄参、桔梗、甘草组成；秦艽鳖甲散由秦艽、青蒿、柴胡、地骨皮、鳖甲、知母、乌梅、当归组成。前方滋养肺肾；后方滋阴清热除蒸。若火旺较甚，热象明显者，当增入胡黄连、黄芩；若咳痰黄稠量多，酌加桑白皮、竹茹、海蛤壳、鱼腥草等；咯血较著者，加牡丹皮、藕节、紫珠草、醋制大黄等，或配合十灰散；盗汗较著，酌加五味子、瘪桃干、糯稻根、浮小麦、煅龙骨、煅牡蛎等；胸胁掣痛者，加川楝子、广郁金等；烦躁不寐加酸枣仁、首乌藤、龙齿；若遗精频繁，加黄柏、山茱萸、金樱子。服本方碍脾腻胃者可酌加佛手、香橼。

### 3. 气阴耗伤

证候：咳嗽无力，气短声低，咳痰清稀色白，偶或夹血，或咯血，血色淡红，午后潮热，伴有畏风、怕冷，自汗与盗汗并见，纳少神疲，便溏，面色白，颧红；舌质光淡、边有齿印，苔薄，脉细弱而数。

治法：益气养阴。

方药：保真汤。

本方由人参、黄芪、白术、白茯苓、赤茯苓、麦冬、天冬、生地黄、五味子、当归、白芍、熟地黄、陈皮、知母、黄柏、地骨皮、柴胡、厚朴、莲须、生姜、甘草、大枣组成。并可加百部、冬虫夏草、白及。若咳嗽痰白者，可加姜半夏、橘红等；咳嗽痰稀量多，可加白前、紫菀、款冬花、紫苏子；咯血色红量多者，加白及、仙鹤草、地榆等；若骨蒸盗汗者，酌加鳖甲、牡蛎、五味子、地骨皮、银柴胡等；若纳少腹胀，大便溏薄者，加白扁豆、薏苡仁、莲子、山药、谷芽等。

### 4. 阴阳虚损

证候：咳逆喘息少气，咳痰色白，或夹血丝，血色暗淡，潮热，自汗，盗汗，声嘶或失音，面浮肢肿，心慌，唇紫，肢冷，形寒，或见五更泄泻，口舌生糜，大肉尽脱，男子滑精、阳痿，女子经少、经闭；舌质光淡隐紫，少津，脉微细而数，或虚大无力。

治法：滋阴补阳。

方药：补天大造丸。

本方由人参、黄芪、白术、山药、茯苓、枸杞子、熟地黄、白芍、龟甲胶、鹿角胶、紫河车、当归、酸枣仁、远志组成。另可加百合、麦冬、阿胶、山茱萸。若肾虚气逆喘息者，配冬虫夏草、蛤蚧、紫石英、诃子；心悸者加柏子仁、龙齿、丹参；见五更泄泻，配煨肉蔻、补骨脂；阳虚血瘀，唇紫水停肢肿者，加红花、泽兰、益母草、北五加皮。

## 五、调护

1. 关心患者，耐心对患者进行健康宣教。
2. 自我调护，保持心情舒畅，注意室温的调节，做好防寒保温。
3. 生活作息有规律，饮食宜清淡，忌油腻厚味及一切辛辣刺激海腥之物，如辣椒、韭菜、海虾等。
4. 定期复诊，配合医生治疗原发病等。

# 第二章　心系病证

心为"君主之官"，位于胸中，两肺之间，隔膜之上，属火而为阳中之太阳，称为"阳脏""火脏"。《灵枢·邪客》云："心者，五脏六腑之大主也，精神之所舍也。其脏坚固，邪弗能容也。容之则心伤，心伤则神去，神去则死矣。"

心为君主，在五脏六腑中居于首要地位，统摄、协调其他脏腑的生理活动；藏神明，主宰人体一切的生命活动。心主血脉，藏神明，其华在面，在窍为舌，与小肠相表里，其主通明，心脉以通畅为本，心神以清明为要。心的阴阳气血是心进行生理活动的基础，但以阳气为用。心气心阳主要推动血液运行（主血脉），心阴心血则可濡养心神（主神志）。

心的病理表现主要是血脉运行的障碍和情志思维活动的异常。心的病理性质主要有虚、实两个方面，虚证为气血阴阳的亏损，实证为痰、饮、火、瘀等阻滞。正虚邪扰，血脉不畅，心神不宁，则为心悸；寒、痰、瘀等邪痹阻心脉，胸阳不展，则为胸痹；气虚至竭、血瘀日甚、瘀血化水，则为心衰；阳盛阴衰，阴阳失调，心肾不交则为不寐。临床上，根据心的生理功能和病机变化特点，将心悸、胸痹心痛、心衰、不寐归属为心系病证范畴。

心系病证的诊断主要采取四诊合参，同时结合现代医学诊疗技术，如实验室检查、影像学检查等，获取相关信息明确诊断，并辨证论治。

# 第一节　胸　痹

## 一、概述

胸痹心痛是由邪痹心络，气血不畅而致胸闷心痛，甚则心痛彻背，短气喘息不得卧等为主症的心脉疾病。多见于冠状动脉硬化性心脏病。

真心痛，是胸痹进一步发展的严重病证，其特点为剧烈而持久的胸骨后疼痛，伴心悸、肢冷、喘促、汗出、面色苍白等症状，甚至危及生命。

根据本证的临床特点，西医学中所指的冠状动脉粥样硬化性心脏病之心绞痛、心肌梗死与本病密切相关，可参照本节内容辨证论治。

## 二、临床诊断要领

### （一）四诊要点

#### 1. 问诊

（1）发病年龄　本病多见于中老年人，年过半百，脏气渐亏，精血虚衰，凡此均可在本虚的基础上形成标实，心脉阻滞，发生胸痹。故中老年人更要多加关注。

（2）病因与诱因　问清与起病相关的内伤或外感因素，问诊时应根据起病特点全面而有重点地询问，如素体阳衰，胸阳不足者，因外感寒邪，寒凝气滞，痹阻胸阳，而成胸痹。痰浊的产生与肥胖、高脂血症等致病因素相关，若过食肥甘厚味，或嗜烟酒，脾胃损伤，聚湿生痰，痰阻血瘀，心脉闭阻，而成胸痹。七情失调可致气血耗逆，心脉失畅，痹阻不通而发心痛。并问清诱因与胸痛起病或加重的时间关系，是诱发胸痛还是加重胸痛，诱因消除胸痛是否可渐缓甚至消失。遇阴雨天而易发作或加重者，为痰浊；遇情志不遂时容易诱发或加重，为气滞。

（3）持续时间与病程　疼痛持续时间短暂，瞬息即逝者多病轻；持续时间长，反复发作者多病重；若持续数小时甚至数日不休者常为重症或危候。疼痛遇劳发作，休息或服药后能缓解者多为顺证；服药后难以缓解者常为危候。

（4）着重询问心痛的情况　闷重而痛轻，多属气滞；胸部窒闷而痛，多属痰浊；胸痛如绞，遇寒则发，或得冷加剧，为寒凝心脉所致；刺痛固定不移，痛有定处，夜间多发，由心脉瘀滞所致；心胸隐痛而闷，因劳累而发，多属心气不足。

（5）伴随症状　①伴胸胁胀满，善太息，憋气，多属气滞。②伴唾吐痰涎，多属痰浊。③伴畏寒肢冷，得冷加剧，或胸痛如绞，遇寒则发，多属寒凝心脉。④伴心慌，气短，乏力，多属心气不足。⑤伴胸闷气短，四肢厥冷，多属心阳不振。

**2. 望诊**　先望全身，观察患者神情烦躁惊恐或平静淡漠，气息轻松平和或急促困难，体位是否自主或倦怠乏力，对病情轻重缓急作出初步评估。

（1）望神志　精神不振、倦怠乏力、少气懒言，多为心阳虚衰、气血不足；精神萎靡、反应迟钝、目无光泽，多为精亏神衰，见于病重状态。

（2）望面色　面色淡白，多属心阳虚衰或气血不足；面色与口唇青紫，多属心血瘀阻、气虚血瘀。

（3）望舌　苔薄白，多属气滞；苔腻，多属痰浊；舌淡苔白，为寒凝心脉所致；舌紫暗或有瘀斑，由心脉瘀滞所致。舌淡胖嫩，边有齿痕，多属心气不足或心阳不振；舌淡红而少苔，则属气阴两虚。

**3. 闻诊**　患者语声低微，少言懒语，话语断续不连贯，多属心阳虚衰或气血亏虚，为心脾两虚、心阳不振、水饮凌心。

**4. 切诊**　脉弦者，多属气滞；脉弦滑或弦数者，多属痰浊；脉结代或涩，由心脉瘀滞所致；脉沉细或结代者，多属心气不足或心阳不振；脉沉细而数，则属气阴两虚。

**（二）诊断标准**

1. 膻中或心前区憋闷疼痛，甚则痛彻左肩背、咽喉、左上臂内侧等部位。呈发作性或持续不解。常伴有心悸气短，自汗，甚则喘息不得卧。

2. 胸闷胸痛一般几秒到几十分钟而缓解。严重者可有疼痛剧烈，持续不解，汗出肢冷，面色苍白，唇甲青紫，心跳加快，或心律失常等危象，可发生猝死。

3. 多见于中年以上，常因操劳过度，抑郁恼怒或多饮暴食，感受寒冷而诱发。

4. 查心电图、动态心电图、运动试验等以明确诊断。必要时做心肌酶谱测定，心电图动态观察。

**（三）辨证要点**

**1. 辨标本虚实**　胸痹总属本虚标实之证，辨证首先辨别虚实，分清标本。标实应区别气滞、痰浊、血瘀、寒凝的不同，本虚又应区别阴阳气血亏虚的不同。

**2. 辨病情轻重**　疼痛持续时间短暂，瞬息即逝者多病轻；持续时间长，反复发作者多病重；若持续数小时甚至数日不休者常为重症或危候。疼痛遇劳发作，休息或服药后能缓解者多为顺证；服药后难以缓解者常为危候。一般疼痛发作次数多少与病情轻重程度成正比，但亦有发作次数不多而病情较重的情况，尤其在安静或睡眠时发作疼痛者病情较重，必须结合临床表现，具体分析判断。

## 三、类病鉴别

主要与悬饮、胃脘痛、真心痛相鉴别。

**1. 悬饮**　为胸胁胀痛，持续不解，多伴有咳唾、转侧、呼吸时疼痛加重，肋间饱满，并有咳嗽咳痰等肺系证候。

**2. 胃脘痛**　与饮食相关，以胀痛为主，局部有压痛，持续时间较长，常伴有泛酸、嘈杂、嗳气、呃逆等胃部症状。

**3. 真心痛**　是胸痹的进一步发展，症见心痛剧烈，甚则持续不解，伴有汗出、肢冷、面白唇紫、手足青至节，脉微或结代等的危重急症。

## 四、辨证论治

胸痹的主要病机为心脉痹阻，病位在心，涉及肝、肺、脾、肾等脏，为本虚标实，虚实夹杂，发作期以标实为主，缓解期以本虚为主，其治疗原则应先治其标，后治其本，先从祛邪入手，再予扶正，必要时可根据虚实标本的主次，兼顾同治。标实当泻，针对气滞、血瘀、寒凝、痰浊而疏理气机、活血化瘀、辛温通阳和泄浊豁痰，尤重活血通脉治法；本虚宜补，权衡心脏阴阳气血之不足，有无兼见肺、肝、脾、肾等脏之亏虚，补气温阳，滋阴益肾，纠正脏腑之偏衰，尤其重视补益心气之不足。

谨守病机，分清标本缓急，以通为补，通补结合。治疗标实，当健脾化痰、活血化瘀、芳香温通相结合。治疗本虚，以补肾为主，常以制何首乌、枸杞子、女贞子、墨旱莲、生地黄等滋肾阴；用黄精、菟丝子、山茱萸、杜仲、桑寄生等补肾气；肉桂、淫羊藿、补骨脂等温肾。在治疗上除上述辨证论治外，尚可行辨病治疗，可选用蝮蛇抗栓酶、蚓激酶、丹参注射液、丹红注射液、川芎嗪注射液等。一旦发现脱证之先兆，必须尽早投用益气固脱之品。

### 1. 心血瘀阻

证候：心胸疼痛，如刺如绞，痛有定处，入夜为甚，甚则心痛彻背，背痛彻心，或痛引肩背，伴有胸闷，日久不愈，可因暴怒、劳累而加重，舌质紫暗，有瘀斑，苔薄，脉弦涩。

治法：活血化瘀，通脉止痛。

方药：血府逐瘀汤加减。瘀血痹阻重证，胸痛剧烈，可加乳香、没药、郁金、降香、丹参等；若血瘀气滞并重，胸闷痛甚者，可加沉香、檀香、荜茇等；若寒凝血瘀或阳虚血瘀，伴畏寒肢冷，脉沉细或沉迟者，可加桂枝、肉桂、细辛、高良姜、薤白等，或人参、炮附子等；若气虚血瘀，伴气短乏力，自汗，脉细弱或结代者，当益气活血，用人参养营汤合桃红四物汤加减，重用人参、黄芪等；若猝然心痛发作，可含服复方丹参滴丸、速效救心丸。

### 2. 气滞心胸

证候：心胸满闷，隐痛阵发，痛有定处，时欲太息，情志不遂时容易诱发或加重，或兼有胸部胀闷，得嗳气或矢气则舒，苔薄或薄腻，脉细弦。

治法：疏肝理气，活血通络。

方药：柴胡疏肝散加减。胸闷心痛明显，为气滞血瘀之象，可合用失笑散；气郁日久化热，心烦易怒，口干便秘，舌红苔黄，脉弦数者，用加味逍遥散。

### 3. 痰浊闭阻

证候：胸闷重而心痛微，痰多气短，肢体沉重，形体肥胖，遇阴雨天而易发作或加重，伴有倦怠乏力，纳呆便溏，咳吐痰涎，舌体胖大且边有齿痕，苔浊腻或白滑，脉滑。

治法：通阳泄浊，豁痰宣痹。

方药：瓜蒌薤白半夏汤合涤痰汤加减。若痰浊郁而化热者，用黄连温胆汤加郁金；如痰热兼有郁火者，加海浮石、海蛤壳、栀子炭、天竺黄、竹沥；大便干结加桃仁、大黄；痰浊与瘀血往往同时并见，因此通阳豁痰和活血化瘀法亦经常并用。

### 4. 寒凝心脉

证候：猝然心痛如绞，心痛彻背，喘不得卧，多因气候骤冷或骤感风寒而发病或加重，伴形寒，甚则手足不温，冷汗自出，胸闷气短，心悸，面色苍白，苔薄白，脉沉紧或沉细。

治法：辛温散寒，宣通心阳。

方药：枳实薤白桂枝汤合当归四逆汤加减。若为阴寒极盛之胸痹重症，表现为胸痛剧烈，痛无休止，伴身寒肢冷，气短喘息，脉沉紧或沉微者，当用温通散寒之法，予乌头赤石脂丸加荜茇、高良姜、细辛等；若痛剧而四肢不温，冷汗自出，舌下含化苏合香丸或麝香保心丸。

### 5. 气阴两虚

证候：心胸隐痛，时作时休，心悸气短，动则益甚，伴倦怠乏力，声息低微，面色㿠白，易汗出，舌质淡红，舌体胖且边有齿痕，苔薄白，脉虚细或结代。

治法：益气养阴，活血通脉。

方药：生脉散合人参养荣汤加减。兼有气滞血瘀者，可加川芎、郁金；若兼见痰浊之象者，可合用茯苓、白术、白蔻仁；若兼见纳呆、失眠等心脾两虚者，可并用茯苓、茯神、远志、半夏曲、柏子仁、酸枣仁。

### 6. 心肾阴虚

证候：心痛憋闷，心悸盗汗，虚烦不寐，腰酸膝软，头晕耳鸣，口干便秘，舌红少津，苔薄或剥，脉细数或促代。

治法：滋阴清火，养心和络。

方药：天王补心丹合炙甘草汤加减。若阴不敛阳，虚火内扰心神，虚烦不寐，舌尖红少津者，可用酸枣仁汤；若兼见风阳上扰，加用珍珠母、磁石、石决明、琥珀等；若心肾阴虚，兼见头晕目眩，腰酸膝软，遗精盗汗，心悸不宁，口燥咽干，可用左归饮。

### 7. 心肾阳虚

证候：心悸而痛，胸闷气短，动则更甚，自汗，面色㿠白，神倦怯寒，四肢欠温或肿胀，舌质淡胖，边有齿痕，苔白或腻，脉沉细迟。

治法：温补阳气，振奋心阳。

方药：参附汤合右归饮加减。若肾阳虚衰，不能制水，水饮上凌心肺，症见水肿、喘促、心悸，用真武汤加黄芪、汉防己、猪苓、车前子；若虚阳欲脱厥逆者，用四逆加人参汤；或参附注射液 40～60mL 加入 5% 葡萄糖注射液 250～500mL 中静脉滴注，可增强疗效。

## 五、调护

1. 注意调摄精神，避免情绪波动，精神情志变化可直接影响于心，导致心脏损伤，故防治本病必须高度重视精神调摄，避免过于激动或喜怒忧思无度，保持心情平静愉快。

2. 注意生活起居，寒温适宜。本病的诱发或发生与气候异常变化有关，故本病不宜感受寒冷，居处除保持安静、通风外，还要注意寒温适宜。

3. 生活作息有规律，饮食有节，多吃水果及富含纤维素的食物，保持大便通畅，宜低脂、低盐饮食，忌烟酒、浓茶。

4. 坚持适当活动。发作期患者应立即坐位或半卧位休息，缓解期要注意适当休息，保证充足的睡眠，坚持力所能及的活动，做到动中有静。

5. 发病时应加强巡视，密切观察舌脉、体温、呼吸、血压及精神情志变化，必要时给予吸氧，心电监护及保持静脉通道。并做好各种抢救设备及药物准备。

# 第二节　心　悸

## 一、概述

心悸是因外感或内伤致气血阴阳亏虚，心脉失养；或痰饮瘀血阻滞，心脉不畅，引起以心中急剧跳动，惊慌不安，甚则不能自主为主要临床表现的一种病证。病情轻者为惊悸，重者为怔忡。

心悸是临床常见病证之一，也是胸痹心痛、不寐、眩晕、水肿、喘证等多种病症的主要证候之一，临床上应注意加以鉴别，以防以症代病，贻误了对病患本质的认识及病因治疗。

心悸是多种疾病的常见症状，与其关系最密切的基础原发病有各种心律失常、器质性心脏病、心脏神经症、贫血、甲状腺功能亢进症（简称甲亢）及各种原因引起的发热、缺氧、低血压等。

## 二、临床诊断要领

### （一）四诊要点

#### 1. 问诊

（1）诱因　问清与起病相关的内伤或外感因素，可因情志不畅、饮食不节而发，或因外感而诱发。因劳累、思虑而发多为正虚，因外感而发多为邪实。问诊时应根据起病特点全面而有重点地询问，并问清诱因与心悸起病或加重的时间关系，是诱发心悸还是加重心悸，诱因消除心悸是否可渐缓甚至消失。

（2）持续时间与病程　心悸有偶发而不持久，常发常消；有反复发而时轻时重；有偶发而合并诸症等多种表现。有诱因偶发，稍后可自行缓解者多病轻，邪实为多；病程久长，发作持续日久不解，或诸证杂参，病有宿疾，虚实夹杂之证为多；诸病证出现心悸怔忡、胸闷气促、心痛彻背、持续不解者，病属危重。

（3）伴随症状　①伴发热，恶风寒，咽痛，身痛者，多属外感之邪内扰心脉。②伴气短汗出，神疲乏力，眩晕耳鸣、纳谷欠馨、面色不华，或经水崩漏，或吐血、便血者，多为脾胃虚弱，气血不足而心脉失养。③伴善惊易怒，心情怫郁，心烦少寐者，多属肝郁气滞，心虚胆怯。④伴口舌干燥，五心烦热，多饮多尿，多属阴虚火旺，扰动心脉。⑤伴形寒肢冷、胸闷气促，浮肿少尿，多属心阳虚衰，心脉失养。⑥伴胸闷痰多、眩晕烦躁，失眠多梦者，多属痰火扰心，心脉失守。

#### 2. 望诊　先望全身，观察患者神情烦躁惊恐或平静淡漠，气息轻松平和或急促困难，体位是否自主或倦怠乏力，对病情轻重缓急作出初步评估。

（1）望神志　精神不振、倦怠乏力、少气懒言，多为心阳虚衰、气血不足；精神萎靡、反应迟钝、目无光泽，多为精亏神衰。见于各种病因病机引起的心悸的病重状态。

（2）望面色　满面通红多属外感发热，为外感之邪内扰心脉；两颧潮红多属阴虚阳亢，为阴虚火旺、扰动心脉；面色淡白多属心阳虚衰或气血不足，心脉失养；面色与口唇青紫多属心气、心阳虚衰而血行不畅，为心血瘀阻、气滞血瘀。

（3）**望舌** 舌苔薄白，多属气血两虚或阳虚，多属心阳不振、水饮凌心；舌红苔黄腻多属实热，为痰火扰心；舌质紫暗或有瘀斑，多属瘀血阻滞，为心血瘀阻；舌红少津、苔薄或少苔，多属虚热，为阴虚火旺、扰动心脉。

**3. 闻诊** 心悸患者语声高、烦躁易怒，多属实热，为痰火扰心、外感之邪内扰心脉；患者语声低微、少言懒语、话语断续不连贯，多属心阳虚衰或气血亏虚，为心脾两虚、心阳不振、水饮凌心。

**4. 切诊** 心悸患者的脉象是辨证的重要客观依据，常见的异常脉象有促脉、结脉、代脉、涩脉等。阳盛则促，阳热为数，阴盛则结，细数而无力为虚，久病体虚而脉象弦滑。病情重笃而脉象散乱模糊者，为病危之象。

### （二）诊断标准

1. 自觉心慌不安，心跳剧烈，神情紧张，不能自主，心搏或快速，或心跳过重，或忽跳忽止，呈阵发性或持续不止。

2. 伴有胸闷不适，易激动，心烦，少寐多汗，颤动，乏力，头晕等。中老年发作频繁者，可伴有心胸疼痛，甚至喘促，肢冷汗出，或见晕厥。

3. 常由情志刺激、惊恐、紧张、劳倦过度、饮酒饱食等原因诱发。

4. 可见脉象有数、疾、促、结、代、沉、迟等变化。

5. 心电图、血压、胸部 X 线片等检查有助于明确诊断。

### （三）辨证要点

**1. 辨虚实** 心悸证候特点多为虚实夹杂，虚者指脏腑气血阴阳亏虚，实者多指痰饮、瘀血、气滞、火邪之类。辨证时，应分清虚实的多寡主次，虚实夹杂的特点，以指导治疗用药之主次。随诊辨证时应注意主证与兼证之变化。

**2. 辨脉象** 心悸者脉促而数，为阳热之证；数而沉细、舌淡者，为虚证；脉迟、结或代者，一般多属虚寒证，其中结脉提示气血凝滞，代脉多为元气虚衰、脏气衰微。

## 三、类病鉴别

主要与胸痹心痛、真心痛、心衰相鉴别。心悸是胸痹心痛的重要临床兼症。

**1. 胸痹心痛** 患者常有心慌不安，心搏快速，乏力头晕等证候，脉结或代，但以胸闷不适，心痛频作为主症。

**2. 真心痛** 以心前区或胸骨后刺痛，牵及肩胛两背为主症，并常伴较突出的心搏快速，神情紧张，不能自主，脉或数，或迟，或脉律不齐，常因劳累、受寒、饱餐、情绪过激等而诱发，多突然发作，甚者心痛剧烈不止，唇甲发绀或手足青冷至节，呼吸急促，大汗淋漓，脉微欲绝，直到晕厥，病情岌岌可危。

**3. 心衰** 心衰各证型均以心慌喘息、不能自主为主症，多为虚证，阳虚、气虚、心肺气虚、气阴两虚、心肾阳虚、阴阳两虚，心悸动则加重，多伴有不同程度的水肿、疲乏倦怠、不思饮食，患者可问及原发病史，心悸是其证候之一。

## 四、辨证论治

心悸以心的气血阴阳不足，心神失养，或气滞、痰浊、血瘀、水饮扰动心神而发病。病位在心，与脾、肾、肝、肺有关。可由心之本脏阴阳失调引起，也可是他脏病理改变及心而发，多为虚实夹杂之证。心悸虚证由脏腑气血阴阳亏虚、心神失养所致者，治当补益气血，调理阴阳，以求气血充沛调畅，阴平阳秘，并配合应用养心安神之药，促进脏腑功能的恢复。心悸实证常因于痰饮、瘀血等所致，治当化痰涤饮、活血化瘀，并配合应用重镇安神之药，以达邪去正安，心神得宁。辨证首当辨病，首先分清是心悸病还是其他病之症状之一。心悸辨证施治应先辨主证虚实，再辨兼证，抓住主要病理因素。治则应病症兼治，兼顾主证兼证，消除主要病理因素。

### 1. 心虚胆怯

证候：心悸不宁，善惊易恐，坐卧不安，少寐多梦而易惊醒，食少纳呆，恶闻声响，苔薄白，脉细略数或细弦。

治法：镇惊定志，养心安神。

方药：安神定志丸加减。心虚胆怯证常兼心神不宁，少寐多梦，夜梦惊醒，应重镇安神，可加琥珀、磁石；心虚常始于心血虚，进展后常兼心阴虚。兼心血不足可加当归、龙眼肉等；兼心阳不足可加桂枝等；兼心阴不足可加五味子、酸枣仁等；兼阴虚者可加麦冬、生地黄等。

### 2. 心脾两虚

证候：心悸气短，头晕目眩，少寐多梦，健忘，面色无华，神疲乏力，纳呆食少，腹胀便溏，舌淡红，脉细弱。

治法：补血养心，益气安神。

方药：归脾汤加减。心脾两虚证临床上常以气血亏虚为主，进一步发展常兼气阴两虚，若病因不除，易兼心神情志病变。气虚甚者加党参；血虚甚者加熟地黄；阳虚甚而汗出肢冷，脉结或代者，加附片、肉桂；阴虚甚者，加麦冬、阿胶、玉竹；自汗、盗汗者，加麻黄根、浮小麦。若心悸气短，神疲乏力，心烦失眠，五心烦热，自汗盗汗，胸闷，面色无华，舌淡红少津，苔少或无，脉细数，为兼气阴两虚证，治以益气养阴，养心安神，用炙甘草汤加减。

### 3. 阴虚火旺

证候：心悸易惊，心烦失眠，五心烦热，口干，盗汗，思虑劳心则症状加重，伴有耳鸣，腰酸，头晕目眩，舌红少津，苔薄黄或少苔，脉细数。

治法：滋阴清火，养心安神。

方药：黄连阿胶汤加减。阴虚火旺证常始于心阴虚，进一步发展可致肾阴虚，出现阴虚火旺，久病还可出现阴损及阳，出现阴阳俱损之候。兼阴虚但火热不明显者，可改用天王补心丹滋阴养血，养心安神；兼心阴亏虚、心火偏旺者，可改服朱砂安神丸养阴清热，镇心安神；兼阴虚夹有瘀热者，可加丹参、赤芍、牡丹皮等清热凉血，活血化瘀；兼肾阴亏虚、虚火妄动、遗精腰酸者，可加龟甲、熟地黄、知母、黄柏，或加服知柏地黄丸以滋补肾阴，清泻虚火；兼有痰热者，可加用黄连温胆汤，清热化痰。欲强安神定悸之功可加酸枣仁、珍珠母、生牡蛎等。

### 4. 心阳不振

证候：心悸不安，胸闷气短，动则尤甚，面色苍白，形寒肢冷，舌淡苔白，脉虚弱，或沉细无力。

治法：温补心阳，安神定悸。

方药：桂枝甘草龙骨牡蛎汤加减。心阳不振，心阳虚衰，无力推动血脉运行，易兼瘀血内结。若阳损及阴，可出现阴阳俱损之候。心阳虚衰大汗出者，重用人参、黄芪，加煅龙骨、煅牡蛎、山茱萸，或用独参汤煎服；心阳不振兼寒象重者，加黄芪、人参、附子益气温阳；兼瘀血内结者，加丹参、赤芍、桃仁、红花等。

### 5. 水饮凌心

证候：心悸，胸闷痞满，渴不欲饮，下肢浮肿，形寒肢冷，伴有眩晕，恶心呕吐，流涎，小便短少，舌淡苔滑，脉沉弦或细滑。

治法：温阳化饮，利水宁心。

方药：苓桂术甘汤加减。水饮凌心证源于脾肾阳虚，不能蒸化水液停聚为饮，上凌于心，治疗后水饮得化则心悸得平，则可兼阳虚证。兼水饮内停而恶心呕吐者，加半夏、陈皮、生姜皮和胃降逆止呕；兼阳虚而尿少肢肿者，加泽泻、猪苓、防己、大腹皮、车前子利水渗湿；兼水湿上凌于肺，肺失宣降，出现咳喘，加苦杏仁、桔梗以宣肺气，加葶苈子、五加皮、防己以泻肺利水。

### 6. 心血瘀阻

证候：心悸，胸闷不适，心痛时作，痛如针刺，唇甲青紫，舌质紫暗或有瘀斑，脉涩或结或代。

治法：活血化瘀，理气通络。

方药：桃仁红花煎加减。心病可致血行不畅，心脉痹阻，血滞为瘀，极易耗伤心气而兼心气虚、血虚、阴虚、心阳不振。兼气虚者，去理气之青皮，加黄芪、党参、黄精补中益气；兼血虚者，加何首乌、枸杞子、熟地黄滋养阴血；兼阴虚者，加麦冬、玉竹、女贞子滋阴；兼阳虚者，加附子、肉桂、淫羊藿温补阳气；兼痰浊者，胸满闷痛，苔浊腻者，加瓜蒌、薤白、半夏理气宽胸化痰。胸部室闷重者，可去生地黄，加沉香、檀香、降香利气宽胸；胸痛甚者，加没药、五灵脂、蒲黄、三七粉等活血化瘀，通络止痛。

### 7. 痰火扰心

证候：心悸时发时止，受惊易作，胸闷烦躁，失眠多梦，口干苦，大便秘结，小便短赤，舌红苔黄腻，脉弦滑。

治法：清热化痰，宁心安神。

方药：黄连温胆汤加减。痰瘀化火，蓄结阳明而扰乱神明，故而痰火扰心证多受惊易作，少寐多梦；痰浊瘀阻损及心脾，兼气血不足；耗伤心阴、伤及肝肾则可兼虚证。兼痰浊者，可加栀子、黄芩、全瓜蒌，以加强清火化痰之功；兼神明失养者，可加生龙骨，生牡蛎、珍珠母、石决明镇心安神；兼火热伤阴者，加沙参、麦冬、玉竹、天冬、生地黄滋阴养液。

## 五、调护

1. 关心患者，耐心对患者进行健康宣教，进行心理疏导，避免惊恐刺激及忧思恼怒等使病情加重的因素。
2. 自我调护，保持心情舒畅，精神乐观。
3. 生活作息有规律，饮食有节，宜进食营养丰富而易消化吸收的食物，宜低脂、低盐饮食，忌烟酒、浓茶。
4. 轻症可从事适当体力活动，以不觉劳累、不加重症状为度，避免剧烈活动。重症心悸应卧床休息，还应及早发现变证、病情进展的先兆症状，做好急救准备。
5. 定期复诊，配合医生治疗原发病等。

# 第三节　心　衰

## 一、概述

心衰是以心悸、气喘、肢体水肿为主症的一种病证。为多种慢性心系疾病反复发展，迁延不愈的最终归宿。多由痰、瘀、水等病理因素长期积聚，耗损心阳，心阳不振，无力扫清阴邪，终致阳损阴盛，发为本病。阳化气、阴成形，本病病机关键在于阳气虚衰不能驱散阴邪，故临床多用温阳、扶阳、回阳之法培补阳气治其本，兼用滋阴、化痰、散饮、活血之法治其标。此外，本病多因外感、劳倦和情志等因素使病情急剧加重，若未及时控制和治疗，预后较差。

西医学中的冠心病、病毒性心肌炎、肥厚型或扩张型心肌病、心瓣膜病、肺源性心脏病等导致的急、慢性心力衰竭均可参照本节进行辨证论治。

## 二、临床诊断要领

### （一）四诊要点

**1. 问诊**

（1）问病史　在心衰的问诊中询问患者的既往原发病是十分重要的，如是否患有胸痹心痛病、眩晕等。

（2）问症状　需要询问患者是否存在心悸、喘促、肢体水肿，从西医的角度上而言，肢体水肿的出现标志着右心衰竭，而喘促则为左心衰竭的临床表现。

（3）问伴随症状　有助于诊断原发病，具体如下。①伴发热，恶风寒，咽痛，身痛者，属外感之邪内扰心脉。西医诊断应考虑病毒性心肌炎、感染性心内膜炎等。②伴气短汗出，神疲乏力，眩晕耳鸣、纳谷欠馨、面色不华，或经水崩漏，或吐血、便血者，多为脾胃虚弱，气血不足而心脉失养。西医诊断应考虑中、重度贫血、慢性肾衰竭等。③伴善惊易怒，心情怫郁，心烦少寐者，多属肝郁气滞。西医诊断应考虑甲状腺功能亢进症、心脏神经症、焦虑症等。④伴口舌干燥，五心烦热，多饮多尿，属阴虚火旺，扰动心脉。西医诊断应考虑风湿性心脏病合并心房颤动、糖尿病性心肌病、系统性红斑狼疮性心脏病等。⑤伴形寒肢冷、胸闷气促，浮肿少尿，属心阳虚衰，西医诊断应考虑尿毒症性心肌病等。⑥伴胸闷痰多、眩晕烦躁，失眠多梦者，属痰火扰心，西医诊断应考虑冠心病、高血压心脏病等。

**2. 望诊**　观察患者体位是否自主或高枕卧位还是端坐位，对病情轻重缓急作出初步评估。

### （二）诊断标准

1. 有慢性心系疾患病史多年，反复发作，时轻时重，经久难愈。多见于中老年人。
2. 临床轻者可仅表现为气短、不耐劳累，重者可见喘息心悸，不能平卧，或伴咳吐，尿少肢肿，或口唇发绀，胁下癥块，颈脉显露，甚至出现端坐呼吸，喘悸不休，汗出肢冷等厥脱危象。
3. 常因外感、劳倦、情志等刺激诱发。

### （三）辨证要点

**1. 辨轻重缓急**　心衰是多种慢性心系疾患的终末阶段，临床需首辨病情的轻重缓急。轻者仅表现为气短、乏力，活动耐量下降，重者则可见喘息心悸、不能平卧、尿少肢肿、口唇发绀，甚至端坐呼吸、汗出肢冷等厥脱危象。病轻者可缓治其本；病重者需急治其标。

**2. 辨标本虚实**　心衰的病位在心，属本虚标实之证，总以心气亏虚为本，瘀血、水饮为标，病理演变可从心、肺渐及脾、肾，并逐步损阴伤阳，但终以心虚为主。本虚需辨气、血、阴、阳及脏腑之异，标实需明瘀血的程度和饮邪的有无。气虚血瘀是本病的基本证候，随病情进展可渐次出现"瘀久成积"和"瘀血化水"的标实重症。

## 三、类病鉴别

**1. 喘证**　心衰常见喘促短气之症，需与喘证鉴别。《素问·逆调论》云："若心气虚衰，可见喘息持续不已。"心衰一般存在心系基础病，发作时除喘促外，尚可伴见心悸、浮肿、尿少等水饮内停表现；而喘证多是由外感诱发或加重的急慢性呼吸系统疾病，实者起病急，多有表证，虚者常反复发作，遇劳尤甚，平素亦可见气怯声低、脉弱等肺肾气虚之证，多伴不同程度的呼吸功能受限。

**2. 鼓胀、水肿**　心衰后期出现阳虚水泛时可见浮肿、尿少，或胁下痞块坚硬，或颈脉显露等水饮内停、瘀血阻滞之证，易与鼓胀、水肿混淆。鼓胀是气、血、水结于腹中，以腹大、肢细、腹壁脉络显露为主，病在肝脾，晚期方伴肢体浮肿和尿少等症，类似《金匮要略》"五脏水"之"肝水"，其云："肝水者，其腹大，不能自转侧……小便继通。"水肿是因肺、脾、肾功能失调，全身气化功能障碍，而致水湿泛溢。五脏水之"肺水""脾水""肾水"可兼见，以身肿、腹大、小便难为主要见症，其肿多从眼睑或下肢开始，继及全身，皮肤光亮或按之如泥，病轻者无喘促、心悸表现，后期水凌心肺才并见"喘、悸"之症。病机上，心衰之肿是因心之气阳亏虚导致"先病血结而水随蓄"，水肿后期影响及心则多是"先病水肿而（心）血随败"所致。

## 四、辨证论治

心衰病位在心，涉及肺、肝、脾、肾等脏。慢性心衰的最根本病机为心气不足、心阳亏虚。临床表现多为本虚标实，虚实夹杂之证。本虚有气虚、气阴两虚及阳虚；标实主要为血瘀、痰浊、水饮。病变早期、中期和后期瘀血贯穿始终，因此，慢性心衰的病机可用"虚""瘀""水"三者概括，心气心阳亏虚是病理基础，血瘀是中心病理环节，痰浊和水饮是主要病理产物。

心衰的总体治疗原则为补气温阳，活血利水，兼顾阴津。辨心衰基础病，在辨证用药基础上力求病证结合。如冠心病之心衰常因冠脉阻塞或挛缩而出现胸痛时作，可酌加芳香温通之品（桂枝、降香、檀香、细辛等）；肺源性心脏病、心肌炎之心衰常因感受外邪诱发或加重，可加清热解毒之品（金银花、玄参、板蓝根等）以祛邪；风心病之心衰多有风寒湿邪留伏，常酌加祛风除湿之品（威灵仙、豨莶草、桑寄生等），辅以定悸复律验效药（苦参、甘松、葶苈子等）、破血逐瘀虫类药（水蛭、土鳖虫等）防治房颤引起的血栓栓塞。

因气虚血瘀是贯穿心衰始终的核心病机，益气活血需时时兼顾并贯穿心衰病治疗始终。

心衰多发于中老年人，阴虚是该年龄段患者的常态，兼顾阴津是心阳得复的前提，故扶正不可忽略"养阴"。预防在于养心育心，在辨证用药的基础上加红景天、刺五加、黄精等平补肾气之品以上资心阳，心阳得充，则血运有力，水饮得化。中药中益气、养阴、活血、化痰、散结之品在准确辨证的基础上均被证实可不同程度地抑制神经体液系统的异常激活，阻断心室重构（归属于"络积"范畴）。加强心脏的康复训练，可改善患者的运动耐力，延缓心功能恶化。

**1. 气虚血瘀**

证候：胸闷气短，心悸，活动后诱发或加剧，神疲乏力，自汗，面色㿠白，口唇发绀，或胸部闷痛，或肢肿时作，喘息不得卧；舌淡胖或淡暗有瘀斑，脉沉细或涩、结、代。

治法：补益心肺，活血化瘀。

方药：保元汤合血府逐瘀汤加减。血瘀重者加三七；心悸、自汗者，用龙骨、牡蛎；若见喘咳咯痰者，病位及肺，夹有痰浊，可用葶苈子、半夏；尿少肢肿，病位及肾，加茯苓、泽泻、车前子，或可加五苓散；胁下积块，为瘀血阻于经脉，用膈下逐瘀汤加减。

**2. 气阴两虚**

证候：胸闷气短，心悸，动则加剧，神疲乏力，口干，五心烦热，两颧潮红，或胸痛，入夜尤甚，或伴腰膝酸软，头晕耳鸣，或尿少肢肿；舌暗红少苔或少津，脉细数无力或结、代。

治法：益气养阴，活血化瘀。

方药：生脉散合血府逐瘀汤加减。人参可酌情选用红参、西洋参或党参。若偏于心气不足、劳则喘悸者，可用红参，酌加黄芪；若偏于心阴亏虚、虚烦不寐者，可用西洋参，酌加酸枣仁、首乌藤；若心动悸、脉结代者，合用炙甘草汤；兼血虚者，面白无华、唇甲色淡者，合用当归补血汤。

### 3. 阳虚水泛

证候：心悸，喘息不得卧，面浮肢肿，尿少，神疲乏力，畏寒肢冷，腹胀，便溏，口唇发绀，胸部刺痛，或胁下痞块坚硬，颈脉显露；舌淡胖有齿痕，或有瘀点、瘀斑，脉沉细或结、代、促。

治法：益气温阳，化瘀利水。

方药：真武汤合葶苈大枣泻肺汤加减。若病程日久，夹有瘀血，口唇青紫，舌紫，可加活血化瘀之品，如桃仁、牡丹皮、泽兰等，此"血不利则为水"，当活血利水并用；若饮邪暴盛，泛溢肌肤，宜加椒目、防己、香加皮、大腹皮等，并酌加活血药，以加强利水之力，可选用益母草、泽兰、牛膝、生大黄等；若畏寒肢冷、腰膝酸软等肾阳虚证明显者，可加仙茅、淫羊藿、鹿角霜等；若兼胁下痞块坚硬，乃血瘀日久，积块已成，可加鳖甲煎丸。

### 4. 喘脱危证

证候：面色晦暗，喘悸不休，烦躁不安，或额汗如油，四肢厥冷，尿少肢肿；舌淡苔白，脉微细欲绝或疾数无力。

治法：回阳固脱。

方药：参附龙骨牡蛎汤加减。若大汗不止，可加山茱萸、五味子；若肢冷如冰，为阳虚暴脱危象，急用参附注射液。

## 五、调护

1. 心衰每因外感、情志或过劳等因素诱发或加重，故应调摄精神，避免情绪过激，保持心情平和；冬春季节交替，气候骤变时注意增减衣服，戴口罩，预防感冒；同时需劳逸适度，避免过度劳累造成心气骤然耗散。

2. 平素饮食清淡，不过食咸味及膏粱之品，限烟控酒。

3. 可适度进行有氧运动，如选择散步，打太极拳、五禽戏等方式，以提高心肌对缺氧的耐受能力。

4. 做到勤监护（呼吸、尿量）、慢调理、长维持，促病情的长期稳定。

# 第四节　不　寐

## 一、概述

不寐是指脏腑功能紊乱，气血亏虚，阴阳失调，导致不能获得正常睡眠为主要临床表现的一种病证。

不寐是临床常见病证之一，亦兼见于各类心脑血管疾病等多种疾病的兼症，临床上应注意把握主次，以防以症代病，贻误了对原发病的治疗。

不寐是各科疾病的常见症状，与其关系最密切的基础原发病有神经官能症、更年期综合征、慢性消化不良、贫血、动脉粥样硬化症等。

## 二、临床诊断要领

### （一）四诊要点

#### 1. 问诊

（1）诱因　问清与起病相关的内伤因素，可因情志不畅、饮食不节而发，或因劳累而诱发。因劳累、惊吓而发多为正虚，因情志、饮食而发多为邪实。饮食除暴饮暴食外，浓茶、咖啡、酒之类的饮料也可造成不寐。问诊时应根据起病特点全面而有重点地询问，并问清诱因与不寐起病或加重的时间关系。

（2）病史　详细询问患者除失眠外的其他症状和阳性体征，对疾病诊断有重要指导意义。必要时做相关检查，排除如肿瘤、癥病、呼吸衰竭、心力衰竭、骨折等引起不寐的器质性病变。

（3）表现类型与病程　不寐有入睡困难，或寐而不酣，时寐时醒，或醒后不能再寐，甚则彻夜不寐等多种表现。有诱因偶发，稍后可自行缓解者多病轻，邪实为多；病程久长，发作持续日久不解，或诸证杂参，病有宿疾，虚实夹杂之证为多；若出现神志恍惚，烦躁不安，情绪激动，甚则精神错乱，诱发或加重心脑血管疾病者，则当及时救治。

（4）伴随症状　①伴急躁易怒，头晕头胀，目赤耳鸣者，多属肝火扰心。②伴胸闷脘痞，泛恶嗳气，伴头重，目眩者，多为痰热扰心。③伴心悸健忘，食少，肢倦者，多属心脾两虚。④伴腰膝酸软，潮热盗汗，五心烦热，男子遗精，女子月经不调，多属心肾不交。⑤伴胆怯心悸，触事易惊，终日惕惕，伴气短自汗，倦怠乏力，多属心胆气虚。

**2. 望诊** 先望全身，观察患者神情烦躁惊恐或平静淡漠，体位是否自主或倦怠乏力，对病情作出初步评估。

（1）**望神志** 精神不振、倦怠乏力、少气懒言，多为气血不足；精神萎靡、反应迟钝、目无光泽，多为精亏神衰，见于长期未得睡眠的状态。

（2）**望面色** 满面通红多属实热，为肝火扰心；两颧潮红多属阴虚阳亢，为心肾阴虚火旺、扰动心神；面色淡白多属气血不足，心神失养。

（3）**望舌** 舌苔薄白，多属气血两虚；舌红苔黄腻多属实热，为肝火、痰火扰心；舌红少津、苔薄或少苔，多属虚热，为阴虚火旺。

**3. 闻诊** 不寐患者语声高、烦躁易怒，多属实热，为肝火扰心、心神不宁；患者语声低微、少言懒语、话语断续不连贯，多属气血亏虚，为心脾两虚、心胆气虚。

**4. 切诊** 脉象是辨证的重要客观依据，脉弦或数多为肝火扰心，脉滑数多为痰热扰心；弦而细为心胆气虚；脉细无力多为气血亏虚；脉细数，多为心肾不交。

### （二）诊断标准

1. 轻者入寐困难或寐而易醒，醒后不寐，重者彻夜难眠。
2. 常伴有头痛、头昏、心悸、健忘、多梦等症。
3. 经各系统实验室检查未见异常。
4. **可采用多导联睡眠图进行确诊** 测定其平均睡眠潜伏期时间延长大于30分钟；测定实际睡眠时间减少，小于6.5小时/夜；测定觉醒时间增多，大于30分钟/夜。

### （三）辨证要点

**1. 辨受病脏腑** 由于受累脏腑不同，临床表现的兼证亦各有差别，不寐主要病位在心，但肝胆脾胃肾等脏腑若出现阴阳气血失调，亦可扰动心神而发不寐。若兼有急躁易怒多为肝火内扰；若有不思饮食、腹胀、便溏、面色少华多为脾虚不运；若有腰酸、心烦、心悸、头晕、健忘多为肾阴虚，心肾不交；嗳腐吞酸多为胃气不和。

**2. 辨病情轻重久暂** 本病轻者仅有少眠或不眠，病程短，舌苔腻、脉弦滑数多见，以实证为主。重者则彻夜不眠，病程长，易反复发作，舌苔较薄，脉沉细无力，多以虚证为主。

## 三、类病鉴别

主要与一过性失眠、生理性少寐相鉴别。

**1. 一过性失眠** 在日常生活中常见，可因一时性情志不舒、生活环境改变，或因饮用浓茶、咖啡和服用药物等引起。一般有明显诱因，且病程不长。一过性失眠不属病态，也不需任何治疗，可通过身体自然调节而复常。

**2. 生理性少寐** 多见于老年人，虽少寐早醒，而无明显痛苦，属生理现象。

## 四、辨证论治

不寐多为情志所伤，饮食不节，劳倦、思虑过度及病后、年迈体虚等因素引起的脏腑功能紊乱，气血失和，阴阳失调，阳不入阴而发病。不寐的病理变化，总属阳盛阴衰，阴阳失交。病位主要在心，涉及肝、脾、肾，病理性质有虚有实，且虚多实少或虚实夹杂。其实证者，多因肝郁化火，痰热内扰证，引起心神不安所致，治当清肝泻火，清热化痰，佐以宁心安神；其虚证者，多由心脾两虚，气血不足，或由心胆气虚，或阴虚火旺，心肾不交，水火不济，引起心神失常或心不安宁所致。

治疗以补虚泻实，调整阴阳为原则，安神定志是本证的基本治法。实则清心泻火、清火化痰、清肝泻热，虚证则补益心脾、滋阴降火、益气镇惊。安神的方法有养血、清心、育阴、益气、镇惊安神、安神定志等。不同不寐证型均应佐以茯神、柏子仁、珍珠母、龙骨、首乌藤、远志、合欢皮以安神定志。长期顽固性不寐，伴心烦，舌质偏暗，属瘀血者，可从瘀论治。若情志失调所致不寐，在治疗上应给予心理指导。

**1. 肝火扰心证**

证候：不寐多梦，甚则彻夜不眠，急躁易怒，伴头晕头胀，目赤耳鸣，口干而苦，不思饮食，便秘溲赤；舌红苔黄，脉弦而数。

治法：疏肝泻热，镇心安神。

方药：龙胆泻肝汤加减。气滞甚则见胸闷胁胀，善叹息，加香附、郁金、佛手；肝火上炎之重症则见头痛欲裂、大便秘结，可服当归龙荟丸；心神不安重者，可加朱茯神、生龙骨、生牡蛎镇心安神。

### 2. 痰热扰心证

证候：心烦不寐，胸闷脘痞，泛恶嗳气，伴头重，目眩；舌偏红，苔黄腻，脉滑数。

治法：清化痰热，和中安神。

方药：黄连温胆汤加减。心神严重被扰则见心悸动惊惕不安，加琥珀、珍珠母、朱砂；痰热盛则可见彻夜不眠，大便秘结不通者，加大黄；实热顽痰胶结则见经久不寐，或彻夜不寐，大便秘结者，或用礞石滚痰丸降火泻热，逐痰安神。

### 3. 心脾两虚证

证候：不易入睡，多梦易醒，心悸健忘，神疲食少，伴头晕目眩，面色少华，四肢倦怠，腹胀便溏；舌淡苔薄，脉细无力。

治法：补益心脾，养血安神。

方药：归脾汤加减。心血虚甚者可加熟地黄、白芍、阿胶；气虚湿甚则见脘闷纳差，苔滑腻，加二陈汤；若有腹泻者减当归加苍术之类；不寐较重加柏子仁、五味子、首乌藤、合欢皮等养心安神之品。

### 4. 心肾不交证

证候：心烦不寐，入睡困难，心悸多梦，伴头晕耳鸣，腰膝酸软，潮热盗汗，五心烦热，咽干少津，男子遗精，女子月经不调；舌红少苔，脉细数。

治法：滋阴降火，交通心肾。

方药：六味地黄丸合用交泰丸加减。以心阴不足为主者，可用天王补心丹；阴虚兼有相火妄动者则见心烦心悸，梦遗失精，可合用交泰丸引火归原；心烦不寐，彻夜不眠者，加朱砂、磁石、龙骨、龙齿镇静安神。

### 5. 心胆气虚证

证候：虚烦不寐，胆怯心悸，触事易惊，终日惕惕，伴气短自汗，倦怠乏力；舌淡，脉弦细。

治法：益气镇惊，安神定志。

方药：安神定志丸合用酸枣仁汤加减。兼有心肝血虚者，见惊悸、汗出者，重用人参，加白芍、当归、黄芪；若木不疏土，见胸闷，善太息，纳呆腹胀者，加柴胡、陈皮、山药、白术；若心悸甚惊惕不安者，加生龙骨、生牡蛎、朱砂镇静安神。

## 五、调护

1. 不寐属心神病变，重视精神调摄具有实际的预防意义，关心患者，耐心对患者进行健康宣教。

2. 进行心理疏导，帮助患者建立有规律的作息制度。从事适当的体力活动或体育锻炼，增强体质，持之以恒，促进身心健康。

3. 积极进行心理情志调整，克服过度的紧张、兴奋、焦虑、抑郁、惊恐、愤怒等不良情绪，做到喜怒有节，保持精神舒畅，尽量以放松的、顺其自然的心态对待睡眠，反而能较好地入睡。

4. 养成良好的睡眠习惯。晚餐要清淡，不宜过饱，更忌浓茶、咖啡及吸烟。睡前避免从事紧张和兴奋的活动，养成定时就寝的习惯。另外，要注意睡眠环境的安宁，床铺要舒适，卧室光线要柔和，并努力减少噪声，去除各种可能影响睡眠的外在因素。

5. 定期复诊，配合医生治疗原发病等。

# 第三章　脑系疾病

头为"诸阳之会"，手足三阳经上会于头，足阳明经、足太阳经、督脉和跷脉等经络通过眼系、颠顶部、风府穴和腮部等出入于脑。眼、耳、口、鼻、舌等外窍皆位于头面，与脑相通。

脑的生理功能主要是藏髓、主元神、司知觉运动，为诸阳之会。脑的主要病理表现为经气壅遏或经脉失养，则发为头痛；风阳上扰，或阴血不承，则发为眩晕；气血逆乱，横窜经脉，脑脉痹阻或血溢脉外则发为中风；髓海不足，元神失养，或痰瘀火扰，脑气不通，神明不清，则发痴呆；七情内伤，使气机不畅，出现湿、痰、瘀等病理产物，致使脏腑功能失调，加之机体脏气易郁，最终发为郁证；肝气逆乱，神不守舍，则发为痫证；筋脉失养，虚风内动，则发为颤证。

本章主要介绍头痛、眩晕、中风、痴呆、郁证、痫证、颤证。

# 第一节　头　痛

## 一、概述

头痛是临床常见的自觉症状，可单独出现，也可见于多种急慢性疾病的过程中。头痛是指由于外感与内伤而引起的以头部疼痛为主要临床特征的一类病证。

头痛的发生，一般可分为外感、内伤两类。本病病位在脑，常涉及肝、脾、肾诸脏。外感头痛一般起病较急，痛势剧烈，病程较短，多属实证，预后较好。内伤头痛多因脏腑功能失调所致，常起病较慢，痛势较缓，病程较长，临床有实证，有虚证，且虚实在一定条件下可相互转化。若头痛日久不愈，则可由实转虚或见本虚标实、虚实夹杂证候。内伤头痛还常常因情志、劳倦、饮食等诱因而反复发作，缠绵不愈。各种头痛若迁延不愈，可致久病入络，多见本虚标实之瘀血头痛。

现代医学中的紧张性头痛、丛集性头痛、偏头痛、三叉神经痛、外伤后头痛、神经症及某些感染性疾病、五官科疾病的头痛等，凡符合头痛证候特征者均可参考本节辨证论治。

## 二、临床诊断要领

### （一）四诊要点

#### 1.问诊

（1）头痛的时间和病程　了解头痛发病的时间长短，是新发病，起病急，一天或几天，或是外感后发生；还是病程较长，有时一年或十几年，缓解间隙期不等，反复发作。

（2）头痛的部位和性质　询问头痛的部位，头痛可发生在前额、两颞、颠顶、枕部或全头，或一侧。疼痛根据性质可分为胀痛、跳痛、刺痛、灼痛、重痛、空痛、昏痛、隐痛等。

（3）疼痛的持续时间　可长可短，可数分钟、数小时或数天、数周，甚则长期头痛不已，或时轻时重。

（4）伴随症状　头痛伴恶寒发热、鼻塞流涕、咽痛等，多为外感头痛；伴心烦易怒、夜寐欠安多为肝阳头痛；伴眩晕、神疲乏力、面色无华、心悸失眠多为血虚头痛；伴胸脘痞闷、纳呆呕恶多为痰浊头痛；伴眩晕耳鸣、腰膝酸软多为肾虚头痛。女性头痛患者与月经有关者，经前头痛发作，伴痛经、经色暗或有瘀块者多为肝郁气滞、血行不畅；经期后头痛，伴月经量多，经色淡，多为血虚。

**2.望诊**　神疲倦怠、精神萎靡、少气懒言、面色无华、舌质淡、苔白者多为气血不足；面色潮红、舌质红、苔黄者为肝阳偏亢；面色晦暗、舌质紫暗，或有瘀斑、瘀点者多为瘀血阻滞。

**3.闻诊**　头痛而语声低微多为内伤不足；头痛而烦躁易怒、语声高亢者多为肝阳上亢。

**4.切诊**　外感头痛，脉浮紧多为风寒，脉浮数为分热，脉濡为风湿。内伤头痛，脉弦数为肝阳头痛，脉滑或弦滑多为痰浊头痛，脉细涩为瘀血头痛，脉细弱多为血虚或肾虚头痛。

### （二）诊断标准

1.头痛部位多在头部一侧额颞、前额、颠顶，或左或右辗转发作，或呈全头痛。头痛的性质多为跳痛、刺痛、胀痛、昏痛、隐痛，或头痛如裂等。头痛每次发作可持续数分钟、数小时、数天，也有持续数周者。

2. 隐匿起病，逐渐加重或反复发作。

3. 应查血常规，测血压，必要时做腰穿、骨穿，脑电图。有条件时做经颅多普勒、CT、磁共振等检查，以明确头痛的病因，排除器质性疾病。

### （三）辨证要点

1. **辨外感内伤**　可根据起病方式、病程长短、疼痛性质等特点进行辨证。外感头痛，一般发病较急，病势较剧，多表现掣痛、跳痛、胀痛、重痛、痛无休止，每因外邪所致。内伤头痛，一般起病缓慢，痛势较缓，多表现隐痛、空痛、昏痛、痛势悠悠，遇劳则剧，时作时止。但亦有虚实夹杂者，如痰浊、瘀血头痛等。

2. **辨病因**　辨疼痛性质有助于分析病因，掣痛、跳痛多为阳亢、火热所致；重痛多为痰湿；冷感而刺痛，为寒厥；刺痛固定，或日轻夜重者，常为瘀血；痛而胀者，多为阳亢；隐痛绵绵或空痛者，多精血亏虚；痛而昏晕者，多气血不足。

3. **辨疼痛部位与脏腑经络关系**　头为诸阳之会，手足三阳经络皆循于头面，辨疼痛部位有助于分析与之相关的脏腑经络。一般气血、肝肾阴虚者，多以全头作痛；阳亢者痛在枕部，多连颈肌；寒厥者痛在颠顶；肝火者痛在两颞。就经络而言，前额部及眉棱骨处痛为阳明经；头后部或连及项部痛为太阳经；两侧或连及耳部为少阳经；颠顶痛，或连及目系为厥阴经。

4. **辨诱因**　因劳倦而发，多为内伤，气血阴精不足；因气候变化而发，常为寒湿所致；因情志波动而加重，与肝郁气滞或肝火有关；因饮酒或暴食而加重，多为阳亢；外伤之后而痛，应属瘀血。

## 三、类病鉴别

主要与眩晕、真头痛等病证相鉴别。

1. **眩晕**　头痛发病与外感六淫、饮食劳倦、情志失调，或病后体虚有关，其主症为头部疼痛，以实证居多。眩晕之病因多与内伤有关，其主症为头部昏眩，轻者闭目自止，重者如坐车船，旋转不定。

2. **真头痛**　表现为起病急骤，头痛剧烈，持续不解，阵发性加重，手足逆冷，甚至呕吐如喷、抽搐。如《灵枢·厥病》曰："真头痛，头痛甚，脑尽痛，手足寒至节。"《辨证录·头痛门》指出："人有头痛连脑，双目赤红，如破如裂者，所谓真正头痛也。"真头痛是一种特殊急危重症，与一般头痛相鉴别。

对突然发生的头痛，或逐渐加重的头痛，应做头颅的影像学检查、腰椎穿刺等，注意可能的疾病，蛛网膜下腔出血、脑出血、脑血管畸形、颅内占位性病变、颅内感染等。

## 四、辨证论治

头痛的病位在脑，与肝、脾、肾三脏关系密切。外感头痛的病机为风寒湿热之邪外袭，上扰清窍，清窍不利。外感头痛，头痛暴起，病程短，以实证为主。内伤头痛的病机为肝脾肾功能失调，风、火、痰、瘀上扰清窍，气血阴精亏损，清窍失养。内伤头痛反复发作，病程长，以虚证、虚实夹杂证为主。本虚为气血亏虚、肝肾阴精不足、脾虚失运为主；标实以肝阳、痰浊、瘀血、火热为常见。风、火、痰、瘀、虚为主要致病因素。

治疗原则，外感头痛以风邪为主，属实证，疏风兼以散寒、清热、祛湿。内伤头痛，虚证以滋阴养血、益肾填精为主；实证当平肝息风、化痰、活血化瘀；虚实夹杂者，标本兼治。

### （一）外感头痛

#### 1. 风寒头痛

证候：头痛连项背，常有拘急紧束感，或伴恶风畏寒，遇风尤剧，口不渴。舌质淡红，苔薄白，脉浮紧。

治法：疏风散寒止痛。

方药：川芎茶调散加减。若鼻塞流清涕，加苍耳子、辛夷散寒通窍。项背强痛，加葛根疏风解肌。呕恶苔腻，加藿香、半夏和胃降逆。颠顶痛加藁本祛风止痛，若颠顶痛甚，干呕，吐涎，甚则四肢厥冷，苔白，脉弦，为寒犯厥阴，治当温散厥阴寒邪，方用吴茱萸汤加半夏、藁本、川芎之类。寒邪客于少阴经脉，症见头痛、足寒，方用麻黄附子细辛汤加白芷、川芎温经散寒止痛。

#### 2. 风热头痛

证候：头痛而胀，甚则头痛如裂，伴发热或恶风，口渴欲饮，面红目赤，大便秘结，小便黄。舌质红，苔黄，脉浮数。

治法：疏风清热，通络止痛。

方药：芎芷石膏汤加减。若风热较甚者，可去羌活、藁本，改用黄芩、栀子、薄荷辛凉清解。发热甚，加金银花、连翘清热解毒。若热盛津伤，症见舌红少津，可加知母、石斛、天花粉清热生津。若大便秘结，口鼻生疮，腑气不通者，可合用黄连上清丸，苦寒降火，通腑泄热。

### 3. 风湿头痛
证候：头痛如裹，肢体困重，胸闷纳呆，小便不利，或大便溏。舌质淡红，苔白腻，脉濡。

治法：祛风胜湿，通窍止痛。

方药：羌活胜湿汤加减。因湿邪在表，若湿浊中阻，症见胸闷纳呆、便溏，可加苍术、厚朴、陈皮等燥湿宽中。若恶心呕吐者，可加生姜、半夏、藿香等芳香化浊，降逆止呕。若见身热汗出不畅，胸闷口渴者，为暑湿所致，宜清暑化湿，用黄连香薷饮加藿香、佩兰等。

### （二）内伤头痛

#### 1. 肝阳头痛
证候：头胀痛而眩，心烦易怒，面赤口苦，或兼耳鸣胁痛，夜眠不宁。舌质红，苔薄黄，脉弦数。

治法：平肝潜阳息风。

方药：天麻钩藤饮加减。若见肝肾阴虚，症见朝轻暮重，或遇劳加重，脉弦细，舌红苔薄少津者，酌加生地黄、何首乌、女贞子、枸杞子、墨旱莲等滋养肝肾。若头痛甚、口苦、胁痛，肝火偏旺者，加郁金、龙胆、夏枯草以清肝泻火，火热较甚，亦可用龙胆泻肝汤清降肝火。

#### 2. 痰浊头痛
证候：头痛昏蒙沉重，胸脘满闷，纳呆呕恶。舌质淡胖或有齿痕，苔白腻，脉滑或弦滑。

治法：健脾化痰，降逆止痛。

方药：半夏白术天麻汤加减。若痰湿阻滞，胸脘满闷，纳呆，加厚朴、枳壳以降逆和中；若痰湿久郁化热，出现口苦，大便不畅，舌苔黄腻，宜去白术，加黄连、枳实、竹茹、胆南星以清化痰热，或用黄连温胆汤。

#### 3. 瘀血头痛
证候：头痛如刺，痛处固定不移，入夜尤甚，经久不愈，或头部有外伤史，舌质紫暗，或有瘀斑、瘀点，苔薄白，脉细或细涩。

治法：活血化瘀，通窍止痛。

方药：通窍活血汤加减。若头痛较剧，久痛不已，可加全蝎、蜈蚣、土鳖虫、地龙、乳香、没药、五灵脂以搜风剔络，祛瘀止痛；若头痛，头部畏寒明显，酌加桂枝、细辛、制附子等温经散寒；若兼见神疲乏力，少气懒言，脉细弱无力为气虚血瘀，可酌加黄芪、党参补气以助血运。

#### 4. 肾虚头痛
证候：头痛而空，眩晕耳鸣，腰膝酸软，遗精，带下，少寐健忘。舌质红，苔少，脉沉细。

治法：滋阴补肾，填精生髓。

方药：大补元煎加减。若头痛畏寒，面白，四肢不温，舌淡，脉沉细而缓，证属肾阳不足，可用右归丸温补肾阳，填精补髓。若兼见外感寒邪者，可投麻黄附子细辛汤散寒温里，表里兼治。若头痛兼头面烘热，面颊红赤，此为肾阴亏虚，虚火上炎，可用知柏地黄丸加减。

#### 5. 血虚头痛
证候：头痛隐隐，伴昏晕，畏风，遇劳加重，面色少华，心悸不宁，神疲乏力。舌质淡，苔薄白，脉细弱。

治法：养血滋阴，和络止痛。

方药：加味四物汤加减。若血虚气弱，见气短、自汗者，可加党参、黄芪、白术；若阴血亏虚，阴不敛阳，肝阳上扰者，可加熟地黄、天麻、钩藤、石决明等；若心悸失眠者，可加酸枣仁、龙骨、牡蛎以潜阳安神。

## 五、调护

1. 头痛的预防在于针对病因，外感头痛多因外邪侵袭所致，平时当顺应四时变化，寒温适宜，起居定时，适当运动，增强体质，抵御外邪侵袭。内伤头痛者，宜情绪舒畅，避免情志过激，勿过食肥甘，慎劳倦，注意休息。各类头痛患者均应禁烟戒酒。

2. 头痛急性发作期，应适当休息，不宜食用炸烤辛辣的厚味食品，以防生热助火，有碍治疗。若患者精神紧张，情绪波动，可疏导劝慰以稳定情绪，适当保证环境安静，有助缓解头痛。

3. 可选择合适的头部保健按摩方法，以疏通经脉，调畅气血，有助于防止头痛的发生。

4. 食疗辅助，平时可根据体质情况，选择川芎、白芷、当归、菊花等与猪脑、鱼头煲汤、煮粥食用。

# 第二节 眩 晕

## 一、概述

眩晕是由风阳上扰、痰瘀内阻等导致脑窍失养，脑髓不充，引起以头晕目眩，视物旋转为主要表现的一种病证。

眩是眼花，晕是头晕，二者常同时并见，故统称为"眩晕"。轻者闭目即止，重者如坐车船，不能站立，或伴有恶心、呕吐甚至昏倒等症状。

眩晕是各科疾病的常见症状，与其关系最密切的基础原发病有内耳性眩晕，颈椎病，椎 - 基底动脉系统血管病，及高血压病、脑动脉硬化症、贫血等。

## 二、临床诊断要领

### （一）四诊要点

**1.问诊**

（1）诱因　问清与起病相关的因素，因劳累、思虑而发多为正虚，因外感、情志、饮食而发多为邪实。问诊时应根据起病特点全面而有重点地询问，并问清诱因与眩晕起病或加重的时间关系，是诱发或是加重，诱因消除眩晕是否可渐缓甚至消失。如遇烦劳郁怒诱发而加重者多为肝阳上亢；若平素嗜酒，暴饮暴食，或过食肥甘厚味者，多为痰湿中阻；遇劳即发者，多为气血亏虚。

（2）持续时间与病程　眩晕有偶发而不持久，常发常消；有反复发而时轻时重；有偶发而合并诸症；有眩而不晕、晕而不眩、眩晕并见等多种表现。有诱因偶发，稍后可自行缓解者多病轻，邪实为多；病程久长，发作持续日久不解，或诸证杂参，病有宿疾，虚实夹杂之证为多；头晕时不能挪动或反复发作或有晕厥、跌倒、乏力、胸闷等为重；诸病证出现眩晕频作、眩晕头胀、面赤头痛、肢麻震颤，甚则昏倒者，病属危重。

（3）伴随症状　①伴头目胀痛，急躁易怒者，多为肝阳上亢。②伴头重如蒙，胸闷恶心，呕吐痰涎者，多为痰湿中阻。③伴头痛有定处，为瘀血内阻。④伴神疲自汗，倦怠懒言，心悸少寐，为气血亏虚。⑤伴腰酸膝软，少寐多梦，健忘，两目干涩，耳鸣齿摇，为肾精不足。

**2.望诊**　先望全身，观其步态是否平稳或需人搀扶或需坐轮椅、躺平车，观察患者神志清晰，是否闭目如睡，观察肢体有无颤抖或无力下垂或抽搐拘急，对病情轻重缓急作出初步评估。

（1）望神志　精神不振、倦怠乏力、少气懒言，多为气血亏虚；精神亢旺、情绪激动者，多为肝阳上亢。

（2）望面色　颜面潮红多属肝阳上亢，为肝阳化风上亢，清窍不宁；面色淡白多属气血不足，脑窍失养；面色与口唇青紫多属血行不畅，为瘀血阻络。

（3）望舌　望舌态有无强硬、偏斜，有之为重；舌苔薄白，多属气血两虚；舌红苔黄多属实热，为肝阳上亢；舌质紫暗或有瘀斑，多属瘀血阻滞；舌红少津、苔薄或少苔，多属肾精不足。

**3.闻诊**　眩晕患者语声高、烦躁易怒，多属实热，为肝阳上亢、扰乱清窍；患者语声低微、少言懒语、话语断续不连贯，多属气血亏虚。

**4.切诊**　脉象是辨证的重要客观依据，脉弦或数多为肝阳亢旺；脉濡滑多为痰湿停滞；脉涩或细涩多为瘀血阻络；脉细弱多为气血亏虚；脉细数或脉沉细无力，多为肾精不足。

### （二）诊断标准

1.头晕目眩，视物旋转，轻者闭目即止，重者如坐车船，甚则仆倒。

2.可伴恶心呕吐、眼球震颤、耳鸣耳聋、汗出、面色苍白等。

3.慢性起病逐渐加重，或急性起病，或反复发作。

4.测血压，查血红蛋白、红细胞计数及心电图，电测听，脑干诱发电位。眼震电图及颈椎 X 线摄片，经颅多普勒超声等易明确诊断，有条件做 CT、MRI 检查。

### （三）辨证要点

**1.辨相关脏腑**　眩晕乃风眩内动、清窍不宁或清阳不升，脑窍失养所致，其病位在脑，与肝、脾、肾三脏功能失调相关，但与肝关系尤为密切。于肝者，如肝气郁结、肝火上炎、肝阴不足及肝风内动，以肝阳上亢者多见；因于脾者，有脾胃虚弱、气虚不足及脾失健运、痰湿中阻之不同；于肾者，多属肾精不足。

**2.辨虚实标本**　眩晕临证以虚证居多，或虚实夹杂，虚证多关乎气、血、精之亏；实证多关乎风、火、痰、瘀之邪。凡眩晕反复发作，症状较轻，多属虚证，由肾精不足或气虚亏虚导致，实证眩晕较重，有痰湿、瘀血及肝阳、肝风、肝火之别。

**3. 辨缓急轻重** 眩晕临证病势多缓急不一。因虚而发者，病势绵绵，症状较轻，多见于久病、老人及体虚之人；因实而发者，病势急骤，症状较重，多见于初病及壮年、肥人。若久稽不愈而成本虚标实、虚实互见之势，症状时轻时重，缠绵难愈，当注意或有变生中风、厥证之虞。

## 三、类病鉴别

主要与厥证、中风相鉴别。

**1. 厥证** 以突然昏仆，不省人事，或伴见四肢厥冷为特征，一般可在短时间内苏醒，严重者亦可一厥不复甚至死亡。

**2. 中风** 以猝然昏仆、不省人事，伴口舌歪斜、半身不遂、失语，或不经昏仆，仅以喝僻不遂为特征。部分中风患者以眩晕、头痛为先兆表现，应当注意二者的区别及联系。

## 四、辨证论治

眩晕因内生风、痰、瘀、虚，导致风眩内动、清窍不宁，或清阳不升，脑窍失养而发病。病位在脑，与肝、脾、肾密切相关。本病因清窍被扰所致，病性有虚、实两端，脾胃不足，肾虚髓空，皆可导致脑窍失养而作眩，是为虚证；若痰湿上蒙清窍，或瘀血痹阻经脉，导致清窍不利而作眩，是为实证。临床以虚证居多，常反复发作，病程较长。辨治眩晕首当辨明脏腑虚实，再辨轻重缓急及相关病理因素。

治则为补虚泻实，调整阴阳，眩晕虚者当辨明脏腑亏耗，治当补益气血、滋养肝肾、填精益髓，以养清空；眩晕实者由风火痰瘀所致，治当潜阳息风、清肝泻火、化痰祛瘀，以清窍复宁，眩晕自止。滋肝之法应根据病机应用疏肝、清肝、养肝、平肝、理肝诸法，同时在辨证论治的基础上创新从痰、从瘀治疗眩晕的思路。

### 1. 肝阳上亢证

证候：眩晕，耳鸣，头目胀痛，急躁易怒，口苦，失眠多梦，遇烦劳郁怒而加重，甚则仆倒，颜面潮红，肢麻震颤；舌红苔黄，脉弦或数。

治法：平肝潜阳，清火息风。

方药：天麻钩藤饮加减。若阳亢甚则见口苦目赤，烦躁易怒者，加龙胆、川楝子、夏枯草；若阴亏甚则目涩耳鸣，腰酸膝软者，加枸杞子、生地黄、玄参；兼津液亏耗则见目赤便秘者，加大黄、芒硝，或佐用当归龙荟丸；阴虚动风则眩晕剧烈，兼见手足麻木或震颤者，加磁石、珍珠母、羚羊角粉等。

### 2. 痰湿中阻证

证候：眩晕，头重如蒙，或伴视物旋转，胸闷恶心，呕吐痰涎，食少多寐；舌苔白腻，脉濡滑。

治法：化痰祛湿，健脾和胃。

方药：半夏白术天麻汤加减。冲逆甚而呕吐频作者，加胆南星、天竺黄、竹茹、旋覆花；困于中焦，脾胃受损而脘闷纳呆，加砂仁、豆蔻、佩兰；化风甚则耳鸣重听，加郁金、石菖蒲、磁石；久而不治则化热，可见头痛头胀，心烦口苦，渴不欲饮者，宜改用黄连温胆汤。

### 3. 瘀血阻窍证

证候：眩晕，头痛，且痛有定处，兼见健忘，失眠，心悸，精神不振，耳鸣耳聋，面唇紫暗；舌暗有瘀斑，多伴见舌下脉络迂曲增粗，脉涩或细涩。

治法：祛瘀生新，活血通窍。

方药：通窍活血汤加减。神疲乏力，少气自汗为气虚，可加入黄芪、党参；心烦面赤，舌红苔黄为火盛，加栀子、连翘、薄荷、菊花；畏寒肢冷，感寒加重为寒凝，加附子、桂枝；头颈部不能转动为瘀血阻络，加威灵仙、葛根、豨莶草等。

### 4. 气血亏虚证

证候：眩晕动则加剧，劳累即发，面色㿠白，神疲自汗，倦怠懒言，唇甲不华，发色不泽，心悸少寐，纳少腹胀；舌淡苔薄白，脉细弱。

治法：补益气血，调养心脾。

方药：归脾汤加减。气虚甚者见气短乏力，神疲便溏者，可合用补中益气汤；或见自汗时出，易于感冒，当重用黄芪，加防风、浮小麦；脾气虚不运湿者见腹胀纳呆者，加薏苡仁、白扁豆、泽泻等；兼有阳虚者见形寒肢冷，腹中隐痛，可加肉桂、干姜；血虚甚者见面色㿠白，唇舌色淡者，可加熟地黄、阿胶；血虚不养心神则见心悸怔忡，少寐健忘者，可酌加柏子仁、酸枣仁、首乌藤及龙骨、牡蛎。

**5. 肾精不足证**

证候：眩晕日久不愈，精神萎靡，腰酸膝软，少寐多梦，健忘，两目干涩，视力减退；或遗精滑泄，耳鸣齿摇；或颧红咽干，五心烦热，舌红少苔，脉细数；或面色㿠白，形寒肢冷；舌淡嫩，苔白，脉沉细无力，尺脉尤甚。

治法：滋养肝肾，填精益髓。

方药：左归丸加减。兼阴虚火旺则五心烦热，潮热颧红，可加鳖甲、知母、黄柏、牡丹皮等；兼肾失封藏则见遗精滑泄，可加芡实、莲须、桑螵蛸、紫石英等；兼心肾不交则见失眠，多梦，健忘者，加阿胶、鸡子黄、酸枣仁、柏子仁等；兼阴损及阳则见四肢不温，形寒怕冷，精神萎靡者，加巴戟天、淫羊藿、肉桂，或予右归丸；兼肾不化气则见下肢浮肿，尿少等症，可加桂枝、茯苓、泽泻等。若兼见便溏、腹胀、少食，可酌加白术、茯苓、薏苡仁等。

## 五、调护

1. 关心患者，耐心对患者进行健康宣教，进行心理疏导，避免惊恐刺激及忧思恼怒等使病情加重的因素。保持心情舒畅，精神乐观。

2. 饮食清淡有节，防止暴饮暴食，少食肥甘厚味及过咸伤肾之品，尽量戒烟戒酒，作息节律尽量合理。

3. 轻症患者可适当配合手法治疗，并注意颈肩部肌肉锻炼，以缓解临床症状。平素要坚持适当的体育锻炼，注意劳逸结合，避免体力、脑力和心理的过度劳累；已罹患眩晕的患者，要避免突然、剧烈的体位改变和头颈部运动，以防症状反复或加重，并应当积极施治并预防中风的发生，注意避免从事高空作业。

4. 定期复诊，配合医生治疗原发病等。

# 第三节 中 风

## 一、概述

中风是以突然昏仆，不省人事，半身不遂、口眼歪斜、语言不利为主症的病证。病轻者可无昏仆而仅半身不遂及口眼歪斜等症状。中风起病急骤，变化迅速，证见多端，与风"善行"而"数变"的特征相似，故古代医家取类比象而称之为"中风"；又因其发病突然，又名"卒中"。

中风的发生主要因内伤积损、情志过极、饮食不节、体态肥盛等，引起虚气留滞，或肝阳暴张，或痰热内生，或气虚痰湿，引起内风旋动，气血逆乱，横窜经脉，直冲犯脑，导致血瘀脑脉或血溢脉外，发为中风。

现代医学的急性脑血管疾病与之相似，包括缺血性脑卒中和出血性脑卒中，如短暂性脑缺血发作、脑血栓形成、脑梗死、脑出血等，以及脑血管痉挛、面神经麻痹等，均可参照本病辨证施治。

## 二、临床诊断要领

### （一）四诊要点

**1. 问诊**

（1）问病史 询问年龄，既往是否有高血压、高血脂等慢性病史，既往是否发生过心脑血管意外，发病前是否有头晕、头痛、肢体麻木等先兆症状。

（2）问诱因 问清与起病相关的内伤或外感因素，可因恼怒、劳累、酗酒、寒冷而诱发。问诊时应根据起病特点全面而有重点地询问，并问清诱因与中风起病的时间关系。

（3）问伴随症状 如头晕、目眩、头痛、行走不稳、呛水呛食、目偏不瞬等相关伴随症状。

**2. 望诊** 望神志与气色。中风分中经络和中脏腑，中经络者神志清楚，可见口眼歪斜、舌体偏向一侧、口角流涎等；中脏腑者神志昏迷，闭证见牙关紧闭、两手握固、肢体强痉；阳闭多见面赤，阴闭则面白唇暗；脱证见目合口开、四肢瘫软、手撒、汗多等。

**3. 闻诊** 中脏腑有闭证与脱证，如阳闭有瘀热、痰火之象者，身热面赤、气粗鼻鼾，痰声如拽锯；脱证为正气外脱，目合口开，鼻息低微，为五脏之气衰微欲绝表现，属虚证，多为中风危候。

**4. 切诊** 中脏腑闭证，肢体强痉，多属实证，脉多弦滑数；脱证，四肢松懈瘫软，脉细弱或脉微欲绝。

### （二）诊断标准

1. 以半身不遂，口舌歪斜，舌强言謇，偏身麻木，甚则神志恍惚、迷蒙、神昏、昏愦为主症。

2. 发病急骤，有渐进发展过程。病前多有头晕头痛、肢体麻木等先兆。

3. 常有年老体衰，劳倦内伤，嗜好烟酒，膏粱厚味等因素。每因恼怒、劳累、酗酒、感寒等诱发。

4. 血压、神经系统、脑脊液及血常规、眼底等检查。头颅 CT、MRI 检查，可有异常表现。

### （三）辨证要点

**1. 辨中经络与中脏腑**　临床按有无神识昏蒙分为中经络与中脏腑两大类型。两者根本区别在于，中经络一般无神志改变，表现为不经昏仆而突然发生口眼歪斜、言语不利、半身不遂；中脏腑则出现突然昏仆，不省人事，半身不遂、口舌歪斜、舌强言謇或不语、偏身麻木、神识恍惚或迷蒙为主症，并常遗留后遗症。中经络者，病位较浅，病情较轻；中脏腑者，病位较深，病情较重。

**2. 中脏腑辨闭证与脱证**　闭证与脱证均为危重证候。闭者，邪气内闭清窍，症见神昏、牙关紧闭、口噤不开、肢体痉强，属实证，根据有无热象，又有阳闭、阴闭之分。阳闭为痰热闭阻清窍，症见面赤身热，气粗口臭、躁扰不宁，舌苔黄腻，脉弦滑而数；阴闭为湿痰内闭清窍，症见面白唇暗，静卧不烦，四肢不温，痰涎壅盛，舌苔白腻，脉象沉滑或缓。阳闭和阴闭可相互转化，当依据临床表现、舌象、脉象的变化综合判断。脱证是五脏真阳散脱于外，症见昏愦无知，目合口开，四肢松懈瘫软，手撒肢冷汗多，二便自遗，鼻息低微，为中风危候。另外，临床上尚有内闭清窍未开而外脱虚象已露，即所谓"内闭外脱"者，此时往往是疾病安危演变的关键时机，应高度重视。

**3. 辨病期**　根据病程，分为三期。急性期为发病后 2 周以内，中脏腑可至 1 个月；发病 2 周后或 1 个月至 6 个月以内为恢复期；6 个月以上者为后遗症期。

## 三、类病鉴别

**1. 口僻**　俗称吊线风，主要症状是口眼歪斜，多伴有耳后疼痛，因口眼歪斜有时伴流涎、言语不清。多由正气不足，风邪入中脉络，气血痹阻所致，不同年龄均可罹患。中风口舌歪斜者多伴有肢体瘫痪或偏身麻木，病由气血逆乱，血随气逆，上扰脑窍而致脑髓神机受损，且以中老年人为多。

**2. 痫证**　痫证与中风中脏腑均有猝然昏仆的见症。而痫证为发作性疾病，昏迷时四肢抽搐，口吐涎沫，双目上视，或作异常叫声，醒后一如常人，且肢体活动多正常，发病以青少年居多。中风昏仆倒地后无声，一般无四肢抽搐及口吐涎沫，其昏迷时间较长，难以自行苏醒，醒后多伴有半身不遂、口眼歪斜等后遗症。

**3. 厥证**　厥证神昏常伴有四肢逆冷，但无四肢抽搐，一般移时苏醒，醒后无半身不遂、口舌歪斜、言语不利等症。

**4. 痉证**　痉证以四肢抽搐，项背强直，甚至角弓反张为主症。病发亦可伴神昏，但痉证神昏多出现在抽搐之后，抽搐时间较长，但无半身不遂、口舌歪斜、言语不利等症状。

**5. 痿证**　痿证以手足软弱无力，筋脉弛缓不收、肌肉萎缩为主症，起病缓慢，起病时无突然昏倒不省人事，口舌歪斜，言语不利。以双下肢或四肢为多见，或见有患肢肌肉萎缩，或见筋惕肉瞤。中风病亦有见肢体肌肉萎缩者，多见于后遗症期由半身不遂而废用所致。

## 四、辨证论治

中风的基本病机是脏腑功能失调，气血逆乱，上冲犯脑，脑之神明失用。素虚或痰浊、瘀血内生，加之劳倦内伤、忧思恼怒、饮酒饱食、用力过度、气候骤变等诱因，而致瘀血阻滞、痰热内蕴，或阳化风动、血随气逆，导致脑脉痹阻或血溢脉外，引起昏仆不遂，发为中风。其病位在脑，与心、肾、肝、脾密切相关。主要有虚、火、风、痰、气、血六端，此六端在一定条件下相互影响，相互作用。病性多为本虚标实，上盛下虚。在本为肝肾阴虚，气血衰少，在标为风火相煽，痰湿壅盛，瘀血阻滞，气血逆乱。

中风病急性期标实症状突出，急则治其标，治疗当以祛邪为主，常用平肝息风、清化痰热、化痰通腑、活血通络、醒神开窍等治疗方法。闭、脱二证当分别治以祛邪开窍醒神和扶正固脱、救阴回阳。内闭外脱则醒神开窍与扶正固本可以兼用。在恢复期及后遗症期，多为虚实夹杂，邪实未清而正虚已现，治宜扶正祛邪，常用育阴息风、益气活血等法。

### （一）中经络

#### 1. 风痰入络

证候：肌肤不仁，手足麻木，突然口眼歪斜，口角流涎，舌强言謇或不语，其则半身不遂，或兼见手足拘挛，肢体酸痛。舌质暗淡，舌苔薄白或白腻，脉弦滑。

治法：祛风化痰通络。

方药：化痰通络汤加减。无热象者，可去掉天竺黄，加全蝎、僵蚕、白附子以加强祛风化痰之力；语言不利者，加石菖蒲、远志祛痰开窍；若眩晕者，加钩藤、菊花助平肝息风之功；有瘀血征象，舌质紫暗者，加桃仁、红花、赤芍以活血化瘀。

### 2. 风阳上扰

证候：半身不遂，偏身麻木，舌强言謇或不语，或口舌歪斜，眩晕头痛，面红目赤，口苦咽干，心烦易怒，尿赤便干，舌质红或红绛，苔薄黄，脉弦数。

治法：平肝息风，活血通络。

方药：天麻钩藤饮。伴头晕、头痛，加菊花、桑叶以疏风清热；心烦易怒，加牡丹皮、郁金以凉血开郁；便秘，加生大黄。若症见神识恍惚，迷蒙者，为风火上扰清窍，由中经络向中脏腑转化，可配合灌服牛黄清心丸或安宫牛黄丸以开窍醒神。

### 3. 阴虚风动

证候：半身不遂，口舌歪斜，舌强言謇或不语，偏身麻木，烦躁失眠，眩晕耳鸣，手足心热，舌质红绛或暗红，少苔或无苔，脉弦细或弦细数。

治法：滋养肝肾，潜阳息风。

方药：镇肝熄风汤加减。夹有痰热者，加天竺黄、竹沥、川贝母以清化痰热；心烦失眠者，加黄芩、栀子以清心除烦，加首乌藤、珍珠母以镇心安神；头痛重者，加生石决明、夏枯草以清肝息风。

### （二）中脏腑

### 1. 闭证

（1）痰热腑实

证候：半身不遂，口舌歪斜，言语謇涩或不语，神识欠清或昏糊，肢体强直，腹胀、便秘，头晕目眩，咳痰或痰多，舌质暗红或暗淡，苔黄或黄腻，脉弦滑。

治法：通腑泄热，化痰息风。

方药：大承气汤加味。热象明显者，加栀子、黄芩；年老体弱津亏者，加生地黄、麦冬、玄参。头痛、眩晕严重者，加钩藤、菊花、珍珠母平肝降逆。

（2）痰火瘀闭

证候：起病骤急，神昏或昏愦，半身不遂，鼻鼾痰鸣，肢体强痉拘急，项背身热，躁扰不宁，甚则手足厥冷，频繁抽搐，偶见呕血，舌质红绛，舌苔黄腻，脉弦滑数。

治法：清火化痰，辛凉开窍。

方药：羚角钩藤汤加减合安宫牛黄丸。灌服或鼻饲安宫牛黄丸以辛凉透窍开闭醒神。若痰热内盛，喉间有痰声，可加服竹沥水，或猴枣散以豁痰镇痉；肝火旺盛，面红目赤，脉弦有力者，可加龙胆、栀子以清肝泻火；腑实热结，腹胀便秘，苔黄厚者，宜加生大黄、枳实、芒硝以通腑导滞。

（3）痰浊瘀闭

证候：突发神昏，不省人事、牙关紧闭，口噤不开，两手握固，肢体强痉，大小便闭，面白唇暗，静卧不烦，四肢不温，痰涎壅盛，舌质暗淡，苔白腻，脉沉滑或沉缓。

治法：化痰息风，辛温开窍。

方药：涤痰汤加减合苏合香丸。兼有动风者，加天麻、钩藤平肝息风，同时灌服或鼻饲苏合香丸芳香化浊，开窍醒神。寒象明显，加桂枝温阳化饮。

### 2. 脱证

证候：突然神昏或昏愦，不省人事，目合口开，鼻鼾息微，肢体瘫软，手撒肢冷，汗多，二便失禁，舌痿，舌质紫暗，苔白，脉沉细或脉微欲绝。

治法：回阳救阴，益气固脱。

方药：参附汤合生脉汤加减。汗出不止加山茱萸、黄芪、龙骨、牡蛎以敛汗固脱；兼有瘀象者，加丹参。

中风病中脏腑属内科急症，其发病急，变化快，急性发作期中闭证与脱证要以开闭、固脱为要，并应中西医结合救治。

### （三）后遗症

中风中脏腑经过急性期救治，神志清醒后，多留有半身不遂、语言不利或失语、口眼歪斜等后遗症，仍要抓紧时机治疗，在运用药物治疗的同时，配合针灸、推拿等疗法，以提高疗效，促进康复。

#### 1.气虚血瘀证

证候：半身不遂，口眼歪斜，口角流涎，言语謇涩或失语，偏身麻木，面色无华，气短乏力，心悸，自汗，便溏，手足肿胀，舌质暗淡，苔薄白或白腻，脉沉细或濡缓。

治法：益气活血，化瘀通络。

方药：补阳还五汤加减。气虚明显者，加党参、太子参以益气通络；言语不利，加远志、石菖蒲、郁金以祛痰利窍；心悸、喘息，加桂枝、炙甘草以温经通阳；肢体麻木加木瓜、伸筋草、防己以舒筋活络；上肢偏废者，加桂枝以通络；下肢瘫软无力者，加续断、桑寄生、杜仲、牛膝以强壮筋骨；小便失禁加桑螵蛸、益智仁以温肾固涩。

#### 2.风痰瘀阻证

证候：口眼歪斜，言语謇涩或失语，半身不遂、肢体麻木，舌质暗紫，苔白滑腻，脉弦滑。

治法：搜风化痰，化瘀通络。

方药：解语丹加减。若瘀阻络脉，半身不遂日久难复，可加丹参、红花、鸡血藤等以活血通络；兼有阴虚阳亢，风阳上扰，头痛头晕者，加钩藤、夏枯草、石决明以平肝潜阳息风。风痰留阻，以口眼歪斜为主要表现者，可选用牵正散。

#### 3.肝肾亏虚证

证候：半身不遂，患侧肢体僵硬，拘挛变形，舌强不语，或偏瘫，肢体肌肉萎缩。舌质暗红，苔少，脉沉细或细数。

治法：滋养肝肾。

方药：左归丸和地黄饮子加减。若腰酸腿软较甚，加杜仲、桑寄生、牛膝补肾壮腰；若肾阳虚，加巴戟天、肉苁蓉补肾益精，加附子、肉桂引火归原；夹有痰浊，加石菖蒲、远志、茯苓化痰开窍。

## 五、调护

1.重视预防，防胜于治，特别是对有高血压、脑动脉硬化、糖尿病、高脂血症的人，要慎起居、节饮食、远房室、调情志。慎起居，生活要有规律，注意劳逸适度，重视进行适宜的体育锻炼；节饮食是指避免过食肥甘厚味、烟酒及辛辣刺激食品；远房室是指节制性生活；调情志是指经常保持心情舒畅，稳定情绪，避免七情伤害。要重视中风先兆症的观察，对经常有头晕、肢体发麻等表现的，要积极进行干预治疗，这是预防中风发生的关键。

2.加强护理和康复，是提高临床治愈率、减少合并症、降低死亡率和病残率的重要环节。急性期患者宜卧床休息，尤其是中脏腑患者要密切观察病情，重点注意神志、瞳神、气息、脉象等情况，以了解闭、脱的转化。保持呼吸道通畅和肠道的通畅。防止肺部、口腔、皮肤、会阴等部位感染。语言不利者，宜加强语言训练，循序渐进。病情稳定后，可配合针灸、推拿及功能训练，并指导患者自我锻炼，促进患肢功能的恢复。

3.定期复查，防止再次中风。中风首次发作，也许一般症状较轻，恢复也快，然而再次发作，病情加重，致死致残率增加。

4.顺应四时，注重调养，冬季寒冷易诱发中风，高血压、冠心病、高脂血症、糖尿病等患者要特别注意控制好血压、血糖、血脂等；夏季也应防"热中风"，夏季高温，中风的发生率也大幅上升。

# 第四节　痴　呆

## 一、概述

痴呆是由于髓减脑消，神机失用而致的以呆傻愚笨、智能低下，性情改变、善忘为主要临床表现的一种神志异常疾病。其轻者可见寡言少语，反应迟钝，善忘等症；重则表现为神情淡漠，终日不语，哭笑无常，分辨不清昼夜，外出不知归途，不欲食，不知饥，二便失禁等，生活不能自理。

本节所讨论的内容以成年人痴呆为主，小儿先天性痴呆不在讨论之列。现代医学的痴呆综合征，包括阿尔茨海默病（Alzheimer disease，AD）、血管性痴呆（vascular dementia，VD）、混合型痴呆、脑萎缩、脑肿瘤、麻痹性痴呆、中毒性脑病等疾病出现类似本节的证候者，可参考本节进行辨证论治。

## 二、临床诊断要领

### （一）四诊要点

#### 1.问诊

（1）问病史　起病隐匿，发展缓慢，渐进加重，病程一般较长。可有中风、头晕、外伤史或其他全身疾病史。也有少数急性发病者。

（2）了解智力情况　患者反应迟钝，判断认知力、计算力、理解力、抽象思维能力不同程度减退。

（3）问家属　患者性格改变，孤僻，自私狭隘，顽固固执，或无理由的欣快，易于激动或暴怒，道德伦理缺乏，不知羞耻，生活不能自理等。

**2.望诊**　望神志，可见神情淡漠、寡言少语、反应迟钝，或哭笑无常。痴呆属虚证者，神气不足，面色失荣，形体消瘦，言行迟弱；属实证者，多见情绪亢奋，烦躁易怒。

**3.闻诊**　痴呆属虚者，多沉默寡言，或语言啰唆重复；虚中夹实者，易于激动或暴怒，语声高亢。

**4.切诊**　痴呆属虚者，脉多沉细弱；如虚中夹实，痰浊蒙窍者，脉滑；瘀血内阻者，脉细涩。

### （二）诊断标准

1. 智能缺损，其严重程度足以妨碍工作学习和日常生活。轻度，工作学习和社交能力下降，尚保持独立生活能力。中度，除进食、穿衣及大小便可自理外，其余生活靠他人帮助。重度，个人生活完全不能自理。

2. 近事遗忘，记忆近事能力减弱，对新近发生的事件常有遗忘。

3. 抽象概括能力明显减退，或判断力明显减退，或失语、失用、失认，计算、构图困难等。

4. 性格改变，孤僻，表情淡漠，语言啰唆重复，自私狭隘，顽固固执，或无理由的欣快，易于激动或暴怒，道德伦理缺乏，不知羞耻等。

5. 起病隐匿，发展缓慢，渐进加重，病程一般较长。但也有少数病例起病较急。

6. 辅助检查。颅脑 CT、MRI 影像学检查；临床痴呆评定量表（CDR）、Hachinski 缺血评分量表、简易精神状态量表（MMSE-R）、韦氏记忆量表（WMS）和日常生活活动（ADL）量表等有助于诊断。

### （三）辨证要点

**1.辨虚实**　本虚者，辨明是气血亏虚，还是阴精衰少；标实者，辨明是痰浊或痰火为病，还是瘀血为患。本虚标实，虚实夹杂者，应分清标本主次。

**2.辨病位**　辨主病之脏腑。痴呆病位主要在脑，与心、肝、肾密切相关。若年老体衰，头晕目眩，记忆认知能力减退，神情呆滞，齿枯发焦，腰膝酸软、步履艰难，病位在脑与肾；若兼见双目无神，筋惕肉瞤，毛甲无华，病位在脑与肝肾；若见食少纳呆，气短懒言、口涎外溢，四肢不温，五更泄泻，病位在脑与脾肾；若兼见失眠多梦，五心烦热，病位在脑与心肾。

## 三、类病鉴别

痴呆主要与郁证、癫证、健忘等病证相鉴别。

**1.郁证**　痴呆的神志异常需与郁病中的脏躁一证相鉴别。脏躁多发于青中年女性，多在精神因素的刺激下呈间歇性发作，不发作时可如常人，且无智能、人格方面的变化。而痴呆可见于任何年龄，尤多见于中老年人，男女发病无明显差异，且病程迁延，其心神失常症状不能自行缓解，并伴有明显的智力、记忆力、计算力及人格情感的变化。

**2.癫证**　癫证以沉默寡言、情感淡漠、语无伦次、静而多喜为特征，俗称"文痴"，以成年人多见。而痴呆则属智能活动障碍，是以神情呆滞、愚笨迟钝为主要临床表现的神志疾病，多发于老年人。痴呆的部分症状可自制，治疗后有不同程度的恢复。重症痴呆患者与癫病在精神症状上有许多相似之处，临床难以区分。精神检查、头颅影像学检查等有助于鉴别。

**3.健忘**　健忘是指记忆力差，遇事善忘的一种病证。而痴呆则以神情呆滞，反应迟钝，动作笨拙为主要表现，其不知前事或问事不知等表现，与健忘之"善忘前事"有根本区别。痴呆根本不知前事，而健忘则晓其事而易忘，且健忘不伴有神志障碍。健忘可以是痴呆的早期临床表现，这时可不予鉴别。由于外伤、药物所致健忘，一般经治疗后可以恢复。精神检查、头颅影像学检查等有助于两者的鉴别。

## 四、辨证论治

痴呆的形成以内因为主，其病因多以七情内伤、久病不复、年迈体虚为主，病位在脑，与心、肝、脾、肾相关，基本病机为髓减脑消，神机失用，病性则以虚为本，本虚为阴精、气血亏虚；标实为气、火、痰、瘀内阻于脑，临床多见虚实夹杂证。痴呆的辨证要分清虚实，辨明脏腑。

治疗原则为虚则补之，以补益气血和补益阴精为主，由于肾与髓密切相关，因而补肾是治疗虚证痴呆不可忽视的一面；实则泻之，以豁痰化瘀为主，又因痰瘀之邪阻滞，脑之神机不用，故应适当配伍开窍通络之法。至于虚实夹杂证，当分清主次，或先祛邪，后扶正；或标本同治，虚实兼顾。

### （一）平台期

#### 1. 髓海不足

证候：智能减退，记忆力和计算力明显减退，头晕耳鸣，神情呆滞，懒惰思卧，齿枯发焦，腰酸骨软，步行艰难，舌瘦色淡，苔薄白，脉沉细弱。

治法：补肾益髓，填精养神。

方药：七福饮加减。本方填补脑髓之力尚嫌不足，可选加鹿角胶、龟甲胶、阿胶、紫河车等血肉有情之品，以填精补髓。还可以本方制蜜丸或膏滋以图缓治，也可用河车大造丸大补精血。

#### 2. 脾肾亏虚

证候：表情呆滞，沉默寡言，记忆减退，失认失算，口齿含糊，词不达意，伴气短懒言，肌肉萎缩，食少纳呆，口涎外溢，腰膝酸软，或四肢不温，腹痛喜按，泄泻，舌质淡白，舌体胖大，苔白，或舌红，苔少或无苔，脉沉细弱。

治法：补肾健脾，益气生精。

方药：还少丹加减。如见气短乏力较著，甚至肌肉萎缩，可配伍紫河车、阿胶、续断、杜仲、鸡血藤、何首乌、黄芪等以益气养血。若脾肾两虚，偏于阳虚者，出现四肢不温，形寒肢冷，五更泄泻等症，方用金匮肾气丸温补肾阳，再加紫河车、鹿角胶、龟甲胶等血肉有情之品，填精补髓。若伴有腰膝酸软，颧红盗汗，耳鸣如蝉，舌瘦质红，少苔，脉弦细数者，是为肝肾阴虚，可用知柏地黄丸滋养肝肾。

#### 3. 气血不足

证候：善忘茫然，找词困难，不识人物，言语颠倒；多梦易惊，少言寡语；倦怠少动，面唇无华，爪甲苍白；纳呆食少，大便溏薄；舌淡苔白，脉细弱。

治法：益气健脾，养血安神。

方药：归脾汤加减。若脾虚日重，加茯苓、山药；若入睡困难或夜间行为异常，加柏子仁、首乌藤、珍珠粉、煅牡蛎、莲子心。

### （二）波动期

#### 1. 痰浊蒙窍

证候：多忘不慧，表情呆滞，迷路误事，不言不语；忽歌忽笑，洁秽不分，亲疏不辨；口吐痰涎，纳呆呕恶，体肥懒动；舌苔黏腻浊，脉弦而滑。

治法：化痰开窍，醒神益智。

方药：洗心汤加减。若舌红苔黄腻，可加清心滚痰丸；若言语颠倒，歌笑不休，甚至反喜污秽，或喜食炭，可改用转呆丹。

#### 2. 瘀阻脑络

证候：喜忘，神呆不慧或不语，反应迟钝，动作笨拙，或妄思离奇；头痛难愈，面色晦暗；常伴半身不遂，口眼歪斜，偏身麻木，言语不利；舌紫瘀斑，脉细弦或沉迟。

治法：活血化瘀，通窍醒神。

方药：通窍活血汤加减。通血非虫蚁所不能，常加全蝎、蜈蚣之类以助通络化瘀之力；化络瘀非天麻、三七所不能，可加天麻、三七以助化瘀通络之力；病久气血不足，加当归生地黄、党参、黄芪；久病血瘀化热，加钩藤、菊花、夏枯草、竹茹。

#### 3. 心肝火旺

证候：急躁易怒，烦躁不安；妄闻妄见，妄思妄行，或举止异常，噩梦或梦幻游离或梦寐喊叫；头晕目眩、头痛、耳鸣如潮；口臭、口疮、尿赤、便干；舌红或绛，苔黄或黄腻，脉弦滑或弦数。

治法：清心平肝，安神定志。

方药：天麻钩藤饮加减。若失眠多梦，减杜仲、桑寄生，加莲子心、丹参、酸枣仁、合欢皮；若妄闻妄见、妄思妄行，减杜仲、桑寄生，加生地黄、山茱萸、牡丹皮、珍珠粉；若苔黄黏腻，加天竺黄、郁金、胆南星；若便秘，加酒大黄、枳实、厚朴；若烦躁不安，加黄连解毒汤或口服安宫牛黄丸。

### （三）下滑期

**热度内盛**

证候：无欲无语，迷蒙昏睡，不识人物；神呆遗尿，或二便失禁，身体蜷缩不动；躁扰不宁，甚则狂越，或谵语妄言；肢体僵硬，或颤动，或痫痉；舌红绛少苔，苔黏腻浊，或腐。

治法：清热解毒，通络达邪。

方药：黄连解毒汤加减。若痰迷热闭，神愦如寐，加石菖蒲、郁金、天竺黄，或合用至宝丹；若脾肾虚极，知动失司，合用还少丹；若火毒内盛，形神失控，合用安宫牛黄丸；若阴虚内热，虚极生风，合紫雪丹或生地黄、天麻、地龙、全蝎、蜈蚣等。

## 五、调护

1. 医护人员应帮助患者正确认识和对待疾病，解除思想顾虑，积极面对生活。对轻症患者应进行耐心细致的智能训练，使之逐渐掌握一定的生活及工作技能；对重症患者则应注意生活照顾，防止因大小便自遗及长期卧床引发褥疮、感染等。要防止意外发生，如患者自我伤害或伤人、跌倒骨折、外出走失、误服药物等。

2. 精神调摄，智能训练，调节饮食起居既是预防措施，又是治疗的重要环节。患者家人要多方面地关心与关怀，家人对患者是否关心，是否配合治疗，直接关系到治疗的成败。不能放弃治疗，也不能对患者持厌恶或敌视的态度，要多与之交流，鼓励其多参加社会活动，或适当体育运动，练习气功、太极拳。

3. 对由其他疾病所致的痴呆，应积极查明病因，及时治疗。良好的环境和有规律的生活习惯及饮食调养等一般处理，颇为重要，适当的医护措施可促进其健康及生活的水平，延缓疾病的进程。

4. 辅助食疗，平时多食核桃、黑芝麻、大豆制品、猪脑、猪肝、牛骨髓以及滋补肝肾、填精髓药食同源之品，如枸杞子、桑椹、黄精、山药、龙眼肉、百合、莲子、茯苓等。

# 第五节　郁　证

## 一、概述

郁证是以心情抑郁、情绪不宁、胸部满闷、胁肋胀痛，或易怒易哭，或咽中如有异物梗阻等症为主要临床表现的一类病证。郁有广义和狭义之分。广义的郁包括外邪、情志等因素所致之郁。狭义的郁，单指情志不舒之郁。本节所论之郁主要为狭义之郁。

郁证是临床常见病证之一，也常见于心悸、不寐等病证，临床上应注意加以鉴别，以防以症代病，贻误了对病患本质的认识及病因治疗。

西医学中的抑郁症、焦虑症、癔症等均属于本病范畴，可参考本病辨证论治。

## 二、临床诊断要领

### （一）四诊要点

**1. 问诊**

（1）病因　郁证的发生常与情志因素密切相关。患者大多数有忧愁、焦虑、悲哀、恐惧、愤懑等情志所伤史。

（2）病程　郁证常反复发作，时轻时重。本病初起多为实证；病程日久易伤正气，多为虚证。

（3）伴随症状　①伴胁肋胀痛，痛无定处者，多为肝气郁结。②伴急躁易怒，口干苦者，多为气郁化火。③伴胸部满闷，咽中如有异物梗塞者，多为痰气郁结。④伴心神不宁，多疑易惊，悲忧善哭，喜怒无常者，多为心神失养。⑤伴多思善虑，心悸胆怯，失眠健忘，神疲乏力，纳差者，多为心脾两虚。⑥伴虚烦少寐，惊悸，五心烦热，腰膝酸软，盗汗者，多为心肾阴虚。

**2. 望诊**　观察神志，情绪，气息，面色，有助于判断患者的病情轻重缓急。

（1）望神志　精神抑郁、胸胁胀痛、咽中梗塞、时欲太息，多为实证。精神不振、心神不宁、虚烦不寐、悲忧善哭，多为虚证。

（2）望面色　面红目赤，多为气郁化火；面色不华，多为心脾两虚。

（3）望舌　舌红、苔黄，多为气郁化火；舌淡红、苔白腻，多为痰气郁结；舌红、苔少，多为心肾阴虚。

**3. 闻诊**　善太息，多为肝气郁结；悲忧善哭，多为心神失养。

**4. 切诊**　脉弦，多为肝气郁结；脉弦数，多为气郁化火；脉弦滑，多为痰气郁结；脉细弱，多为心脾两虚；脉细数，多为心肾阴虚。

### （二）诊断标准

1. 忧郁不畅，精神不振，胸闷胁胀，善太息，或不思饮食，失眠多梦，易怒善哭等症。
2. 有郁怒、多虑、悲哀、忧愁等情志所伤史。
3. 经各系统检查和实验室检查可排除器质性疾病。

### （三）辨证要点

**1. 辨受病脏腑**　郁证的发生主要为肝失疏泄，但病变影响的脏腑有所侧重，应依据临床症状，结合六郁，辨明受病脏腑。一般来说，气郁、血郁、火郁主要关系于肝；食郁、湿郁、痰郁主要关系于脾；而虚证则与心的关系最为密切。

**2. 辨证候虚实**　实证病程较短，表现为精神抑郁、胸胁胀痛、咽中梗塞、时欲太息、脉弦或滑。虚证则病已久延，症见精神不振、心神不宁、虚烦不寐、悲忧善哭。或表现为气血不足，或表现为阴精亏虚，同时又伴有气滞、血瘀、痰结、火郁等病变，则成为虚实夹杂之证。

## 三、类病鉴别

**1. 郁证梅核气与虚火喉痹、噎膈相鉴别**　梅核气为自觉咽中有物梗塞，咽之不下，咯之不出，但无咽痛，进食无阻塞，不影响吞咽，咽中梗塞的感觉与情绪波动有关，当心情抑郁或注意力集中于咽部时，则梗塞感觉加重。虚火喉痹，咽部除有异物感外，尚觉咽干、灼热、咽痒，咽部症状与情绪无关，但过度辛劳或感受外邪则易加剧。噎膈以吞咽困难为主，吞咽困难的程度日渐加重，且梗塞的感觉主要在胸骨后而不在咽部。

**2. 郁证脏躁与癫证相鉴别**　脏躁多在精神因素刺激下呈间歇性发作，在不发作时可如常人，主要表现为情绪不稳定、烦躁不宁、易激惹、易怒易哭、时作欠伸，但有自知自控能力。而癫证则主要表现为表情淡漠、沉默痴呆、出言无序或喃喃自语、静而多喜、缺乏自知自控能力，心神失常的症状极少自行缓解。

## 四、辨证论治

郁证多因郁怒、忧思、恐惧等七情内伤，使气机不畅，出现湿、痰、瘀等病理产物，进而损伤心、脾、肾，致使脏腑功能失调，加之机体脏气易郁，最终发为本病。病位主要在肝，可涉及心、脾、肾等脏。基本病理因素为气、血、火、痰、食、湿。

理气开郁、调畅气机、怡情易性是治疗郁证的基本原则。郁证初起多以气滞为主，为肝郁气结证，应首当理气开郁，并应根据是否兼有血瘀、火郁、痰结、湿滞、食积等而分别采用活血、降火、祛痰、化湿、消食等法。虚证则应根据损及的脏腑及气血阴精亏虚的不同情况而补之，或养心安神，或补益心脾，或滋养肝肾。对于虚实夹杂者，则又当根据虚实的偏重而兼顾。

**1. 肝气郁结证**

证候：精神抑郁，情绪不宁，善太息，胸部满闷，胁肋胀痛，痛无定处，脘闷嗳气，不思饮食，大便不调，女子月事不行，舌质淡红，苔薄腻，脉弦。

治法：疏肝解郁，理气和中。

方药：柴胡疏肝散加减。胁肋胀满疼痛较甚者，可加郁金、青皮、佛手；兼有食滞腹胀者，可加神曲、山楂、麦芽、鸡内金；脘闷不舒者，可加旋覆花、赭石、法半夏；腹胀、腹痛、腹泻者，可加苍术、厚朴、茯苓、乌药；兼有血瘀而见胸胁刺痛、舌质有瘀点瘀斑，可加当归、丹参、桃仁、红花、郁金。

**2. 气郁化火证**

证候：急躁易怒，胸闷胁胀，口干苦，或头痛、目赤、耳鸣，或嘈杂吞酸，大便秘结，舌质红，苔黄，脉弦数。

治法：疏肝解郁，清肝泻火。

方药：加味逍遥散。口苦、便秘者，可加龙胆、大黄；胁肋疼痛、嘈杂吞酸、嗳气、呕吐者，可加黄连、吴茱萸；头痛、目赤、耳鸣者，可加菊花、钩藤；热盛伤阴，而见舌红少苔、脉细数者，可去原方温燥之当归、白术、生姜，酌加生地黄、麦冬、山药滋阴健脾。

### 3. 痰气郁结证

证候：精神抑郁，胸部满闷，胁肋胀满，咽中如有异物梗塞，吞之不下，咯之不出，舌淡，苔白腻，脉弦滑。

治法：行气开郁，化痰散结。

方药：半夏厚朴汤加减。湿郁气滞而兼胸脘痞闷、嗳气、苔腻者，可加香附、佛手、苍术；兼有瘀血，而见胸胁刺痛、舌质紫暗或有瘀点瘀斑、脉涩者，可加丹参、郁金、降香、片姜黄；痰郁化热而见烦躁、口苦、呕恶、舌红、苔黄腻者，可去生姜，加竹茹、瓜蒌子、黄连。

### 4. 心神失养证

证候：精神恍惚，心神不宁，多疑易惊，悲忧善哭，喜怒无常，时时欠伸，舌质淡，苔薄白，脉弦。

治法：甘润缓急，养心安神。

方药：甘麦大枣汤加减。躁扰失眠者，可加酸枣仁、柏子仁、茯神、远志；血虚生风，而见手足蠕动或抽搐者，可加当归、生地黄、珍珠母、钩藤；兼有喘促气逆者，可合五磨饮子开郁散结，理气降逆。

### 5. 心脾两虚证

证候：多思善虑，心悸胆怯，失眠健忘，头晕神疲，面色无华，纳差，舌质淡，苔薄白，脉细弱。

治法：健脾养心，益气补血。

方药：归脾汤加减。心胸郁闷、情志不舒者，可加郁金、香附、佛手；头晕头痛者，可加川芎、白芷、天麻。

### 6. 心肾阴虚证

证候：虚烦少寐，惊悸，健忘，多梦，头晕耳鸣，五心烦热，腰膝酸软，盗汗，口干咽燥，男子遗精，女子月经不调，舌红，少苔或无苔，脉细数。

治法：滋养心肾。

方药：天王补心丹合六味地黄丸加减。心肾不交而见心烦失眠、多梦遗精者，可合交泰丸；烦渴者，可加天花粉、知母；遗精较频者，可加芡实、莲须、金樱子。

## 五、调护

1. 深入了解患者病史、发病诱因，针对诱因进行有效的预防措施，做到"未病先防"。既病者要及早治疗，防止病情的进一步蔓延，做到"既病防变"。以诚恳、耐心的态度对待患者，取得患者的充分信任，帮助患者克服精神方面的不良因素，使患者能充分配合医务人员的治疗工作，树立战胜疾病的信心。

2. 树立正确的人生观，积极对待各种事物，避免忧思郁怒。

3. 饮食宜清淡，应以蔬菜和营养丰富的鱼、水果、瘦肉、乳类为宜，忌生冷、辛辣、油腻、烟酒等，建立良好的生活作息习惯。

# 第六节　痫　证

## 一、概述

痫证是以发作性神情恍惚，甚则突然仆倒，昏不知人，口吐涎沫，两目上视，肢体抽搐，或口中怪叫，移时苏醒，一如常人为主要临床表现的一种病证。发作前可伴眩晕、胸闷等先兆，发作后常有疲倦、乏力等症状。

痫证是临床常见病证之一，也是中风等病证的常见证候之一，临床上应注意加以鉴别，以防以症代病，贻误了对病患本质的认识及病因治疗。

西医学的癫痫与痫证的临床表现基本相同，无论大发作、小发作，还是局限性发作或精神运动性发作等，均可参照本节辨证论治。

## 二、临床诊断要领

### （一）四诊要点

#### 1. 问诊

（1）病因　问清与起病相关的因素，可因先天禀赋异常、情志不调、饮食不节、脑窍损伤而发。因劳累诱发者多为虚证，因大怒诱发者多为肝气上逆。问诊时应根据起病特点全面而有重点地询问，并问清诱因与痫证起病或加重的时间关系，诱因消除痫证是否可渐缓甚至消失。

（2）时间与病程　从时间方面看，一是病发持续时间之长短，一般持续时间长则病重，短则病轻；二是发作间隔时间之久暂，即间隔时间短则病重，间隔时间长则病轻。从病机方面看，病情轻重与痰浊浅深和正气盛衰密切相关，病初正气未衰，痰浊不重，病情相对较轻，多易愈。如若反复发作，正气衰弱，痰浊不化，愈发愈频，正气更衰，互为因果，病情亦渐重。

（3）伴随症状　①伴面红，痰鸣声粗，多为阳痫。②面色晦暗或萎黄，肢冷，叫声低微者，多为阴痫。③伴急躁易怒，面红目赤，口苦咽干，便秘溲黄，多为肝郁化火。④伴面色晦滞或白，四肢不温，纳差便溏，多为脾虚不运。⑤伴两目干涩，耳轮焦枯不泽，腰膝酸软，多为肝肾阴虚。⑥平素头晕头痛，痛有定处，颜面口唇青紫，多为瘀血阻窍。

2.**望诊**　先望全身，患者抽搐剧烈，失神，短时间不能自止，多为实证，抽搐轻微，可自止，面色无华，多为虚证。对疾病虚实，病情轻重缓急作出初步评估。

（1）望神志　痫证频发，神思恍惚，伴头晕目眩、腰膝酸软，多为肝肾阴虚；伴神疲乏力、少气懒言、纳差便溏，多为脾虚不运。

（2）望面色　面色晦滞或㿠白，神疲乏力，胸脘痞闷，多为脾虚湿盛；面红目赤，急躁易怒，心烦失眠，多为肝郁痰火扰神；面色晦暗，两目干，耳轮焦枯不泽，多为肝肾阴虚；颜面口唇青紫，平素头晕头痛，痛有定处，多为瘀血阻窍。

（3）望舌　舌红、苔黄腻，多属肝火痰热；舌质淡、苔白腻，多属脾虚湿盛；舌红、苔薄白或薄黄少津，多属肝肾阴虚；舌质暗红或有瘀斑、舌苔薄白，多属瘀血阻窍，脑络闭塞。

3.**闻诊**　可闻及喉间痰鸣，或发怪叫，语声粗，多属实证，为肝风夹痰，痰火扰心；口无怪叫或叫声低微者，多属虚证，为寒痰湿浊，上蒙清窍。

4.**切诊**　痫证患者的脉象是辨证的重要客观依据，常见的异常脉象有弦脉、沉脉、滑脉、濡脉、数脉、细脉等。脉弦、滑、数而有力为实证，脉沉、细、虚为虚证。

**（二）诊断标准**

1.全面性发作时突然昏倒，项背强直，四肢抽搐，或仅两目瞪视，呼之不应，或头部下垂，肢软无力。

2.部分性发作时可见多种形式，如口、眼、手等局部抽搐而无突然昏倒，或幻视，或呕吐，多汗，或言语障碍或有无意识的动作等。

3.起病急骤，醒后如常人，反复发作。

4.多有家族史或产伤史或脑部外伤史，老年人可有中风史，每因惊恐、劳累、情志过极等诱发。

5.发作前常有眩晕、胸闷等先兆，发作后常伴疲乏无力。

6.脑电图检查有阳性表现，脑 CT、MRI 等可以排除中风、占位等病变。

**（三）辨证要点**

1.**辨病情轻重**　痫证发作有轻重之别，判断本病之轻重，可从以下几个方面加以区分。从时间方面看，一般持续时间长则病重，短则病轻；间隔时间短则病重，间隔时间长则病轻。从症状方面看，轻者仅有呆若木鸡，不闻不问，不动不语，可无抽搐，或突然中断活动，手中物体突然落下，或头突然向前倾下而又迅速抬起，或两目上视，经数秒钟或数分钟后即可恢复。重者则来势迅急，猝倒号叫，四肢抽搐，小便自遗，昏不知人。从病机方面看，病情轻重与痰浊浅深和正气盛衰密切相关，病初正气未衰，痰浊不重，病情相对较轻，多易愈。如若反复发作，正气衰弱，痰浊不化，愈发愈频，正气更衰，互为因果，病情亦渐重。

2.**辨病性虚实**　痫证发病初期多属实证，反复发作日久则为虚实夹杂。发作期多实或实中夹虚，休止期多虚或虚中夹实。阳痫发作多实，阴痫发作多虚。实者当辨风、痰、火、瘀之别，如来势急骤，神昏猝倒，不省人事，口噤牙紧，颈项强直，四肢抽搐者，属风；发作时口吐涎沫，气粗痰鸣，呆木无知，属痰；如猝倒啼叫，面赤身热，平素或发作后有大便秘结，口臭苔黄者，属火；发作时面色潮红、紫红，继则青紫，口唇发绀，或有颅脑外伤、产伤等病变者，属瘀。虚者则当区分脾虚不运、心脾两虚、心肾两虚、肝肾阴虚等不同。

3.**辨阳痫、阴痫**　痫证发作时有阳痫、阴痫之分。发作时牙关紧闭，伴面红、痰鸣声粗、舌红、脉数有力者，多为阳痫；面色晦暗或萎黄、肢冷、口无怪叫或叫声低微者，多为阴痫；阳痫发作多属实，阴痫发作多属虚。

# 三、类病鉴别

主要与中风、厥证、痉证相鉴别。痫证是中风的重要临床兼症。

1. **中风** 痫证典型大发作与中风均有突然仆倒、昏不知人等症状，但痫证有慢性、反复发作史，发时口吐涎沫、两目上视、四肢抽搐，或口中怪叫，可自行苏醒，无半身不遂、口舌歪斜等症状，而中风无口吐涎沫、两目上视、四肢抽搐，或口中怪叫等症状，醒后常有半身不遂等后遗症。

2. **厥证** 厥证除见突然仆倒、昏不知人等症状外，还有面色苍白、四肢厥冷，而无痫证之口吐涎沫、两目上视、四肢抽搐和口中怪叫等症状，临床上不难区别。

3. **痉证** 两者都具有时发时止、四肢抽搐拘急症状，但痫证多兼有口吐涎沫、口中怪叫、醒后如常人，多无发热，而痉证多见身体强直、角弓反张、不能自止，常伴发热，多有原发疾病的存在。

## 四、辨证论治

痫证以积痰内伏，经风火触动，痰瘀互结，上蒙清窍而发病。病位在脑，与心、肝、脾、肾等脏密切相关。病理因素涉及风、火、痰、瘀等，尤以痰邪作祟最为重要。病理性质属虚实夹杂。早期以实为主，主要表现为风痰闭阻，或痰火阻窍，或痰瘀互结。后期因病情迁延，正气损伤，多为虚实夹杂。幼年即发病者多为先天禀赋不足，病性多属虚或虚中夹实。痫证发作期多实或实中夹虚，休止期多虚或虚中夹实。休止期仅是风、火、痰、瘀等邪气暂时安静，但由于病因未除，宿痰未净，脏腑功能未能恢复，随时可能再次发作。

辨证首当辨病情轻重，痫证发作有轻重之别，再辨病性虚实，最后辨阳痫、阴痫。治疗首当分清标本虚实，轻重缓急。发作期病急以开窍醒神定痫以治其标，治宜清泻肝火，豁痰息风，开窍定痫；休止期病缓以祛邪补虚以治其本，治宜健脾化痰，滋补肝肾，养心安神等。

### （一）发作期

#### 1. 阳痫

证候：突然昏仆，不省人事，面色潮红、紫红，继之转为青紫或苍白，口唇青紫，牙关紧闭，两目上视，项背强直，四肢抽搐，口吐涎沫，或喉中痰鸣，或发怪叫，甚则二便自遗，移时苏醒，病发前多有眩晕，头痛而胀，胸闷乏力，喜欠伸等先兆症状，平素多有情绪急躁，心烦失眠，口苦咽干，便秘尿黄，舌质红，苔白腻或黄腻，脉弦数或弦滑。

治法：急以开窍醒神，继以泻热涤痰息风。

方药：黄连解毒汤合定痫丸加减。风邪偏盛，加羚羊角粉（冲服）、白芍粉（冲服）；痰邪偏盛，加瓜蒌、胆南星；热甚者，可选用安宫牛黄丸或紫雪丹；大便秘结，加生大黄、芒硝、枳实、厚朴。

#### 2. 阴痫

证候：突然昏仆，不省人事，面色晦暗青灰而黄，手足清冷，双眼半开半合，肢体拘急，或抽搐时作，口吐涎沫，一般口不啼叫，或声音微小，醒后周身疲乏，或如常人，或仅表现为一过性呆木无知，不闻不见，不动不语，数秒至数分钟即可恢复，恢复后对上述症状全然不知，多则一日数次或十数次发作，平素多见神疲乏力，恶心泛呕，胸闷咳痰，纳差便溏，舌质淡，苔白腻，脉多沉细或沉迟。

治法：急以开窍醒神，继以温化痰涎，顺气定痫。

方药：五生丸合二陈汤加减。时有恶心欲呕者加生姜、紫苏梗、竹茹；胸闷痰多者，加瓜蒌、枳实、胆南星；纳差便溏者，加党参、炮姜、诃子。痫证重症，持续不省人事，频频抽搐者，属病情危重，应予以中西医结合抢救治疗，注意及时防治其急性并发症。偏阳衰者，见面色苍白，汗出肢冷，鼻鼾息微，脉微欲绝等表现，可辅以参附注射液静脉滴注；偏阴虚者，见面红身热，躁动不安，息粗痰鸣，呕吐频频等表现，可辅以参麦注射液静脉滴注；抽搐甚者，可予紫雪丹，或配合针灸疗法，促其苏醒。

### （二）休止期

#### 1. 肝火痰热证

证候：平时急躁易怒，面红目赤，心烦失眠，咳痰不爽，口苦咽干，便秘溲黄，发作时昏仆抽搐，吐涎，或有吼叫，舌红，苔黄腻，脉弦滑而数。

治法：清肝泻火，化痰宁心。

方药：龙胆泻肝汤合涤痰汤加减。有肝火动风之势者，加天麻、钩藤、地龙、全蝎以平息肝风；大便秘结者，加大黄、芒硝以泻下通便；彻夜难寐者，加酸枣仁、柏子仁、五味子以养心安神；心中烦热明显者，加淡竹叶、莲子心以清心除烦。

#### 2. 脾虚痰盛证

证候：平素神疲乏力，少气懒言，胸脘痞闷，纳差便溏，发作时面色晦滞或㿠白，四肢不温，蜷卧拘急，呕吐涎沫，叫声低怯，舌质淡，苔白腻，脉濡滑或弦细滑。

治法：健脾化痰。

方药：六君子汤加减。痰浊盛，呕吐痰涎者，加胆南星、瓜蒌、旋覆花；便溏者，加薏苡仁、炒白扁豆、炮姜等；脘腹胀满，饮食难下者，加神曲、谷芽、麦芽；兼见心脾气血两虚者，合归脾汤加减；若精神不振，久而不复，宜服河车大造丸；夜游者，加生龙骨、生牡蛎、生铁落等镇心安神。

### 3. 肝肾阴虚证

证候：痫证频发，神思恍惚，面色晦暗，头晕目眩，伴两目干涩，耳轮焦枯不泽，健忘失眠，腰膝酸软，大便干燥，舌红，苔薄白或薄黄少津，脉沉细数。

治法：滋养肝肾，填精益髓。

方药：大补元煎加减。若神思恍惚，持续时间长者，可合酸枣仁汤加阿胶、龙眼肉以养心安神；精神恍惚、恐惧、焦虑、忧郁者，可合甘麦大枣汤以缓急养心安神润燥；若水不制火，心肾不交者，合交泰丸加减以交通心肾；大便干燥者，加玄参、天花粉、肉苁蓉、火麻仁以养阴润肠通便；心中烦热者，加焦栀子、莲子心清心除烦；久病入络者，可加僵蚕、全蝎等虫类药，以活血通络。若腰膝酸软较甚，加桑寄生、牛膝、狗脊等滋补肝肾。

### 4. 瘀阻脑络证

证候：平素头晕头痛，痛有定处，常伴单侧肢体抽搐，或一侧面部抽动，颜面口唇青紫，舌质暗红或有瘀斑，舌苔薄白，脉涩或弦。多继发于中风、颅脑外伤、产伤、颅内感染性疾患后。

治法：活血化瘀，息风通络。

方药：通窍活血汤加减。肝阳上亢者，加钩藤、石决明、白芍以平肝潜阳；痰涎偏盛者，加半夏、胆南星、竹茹以化痰泄浊；纳差乏力，少气懒言、肢体瘫软者，加黄芪、党参、白术以补中益气；瘀血日久，瘀血不去，新血不生，血虚明显者，可加当归、鸡血藤、三七以养血活血；瘀血日久，郁而化热者，加丹参、牡丹皮、竹茹、栀子以清热凉血；久病气血不足，可加黄芪、当归以助活络化瘀之力。

## 五、调护

1. 关心患者，耐心对患者进行健康宣教，进行心理疏导，避免惊恐刺激及忧思恼怒等使病情加重的因素。

2. 保持精神愉快，避免精神刺激，怡养性情，劳逸适度。

3. 妇女在怀孕前积极治疗原发病，避免胎儿头颅外伤、颅内感染等发生。

4. 休止期患者应避免近水、近火、近电、高空作业及驾驶车辆，以免突然发病时发生危险。

5. 调理饮食、情志和起居，饮食宜清淡，多吃素菜，少食肥甘之品，切忌过冷过热、辛温刺激的食物，如羊肉、酒浆等，以减少痰涎及火热的滋生。可选用山药、薏苡仁、赤小豆、绿豆、小米煮粥，可收健脾化湿化痰之功效。

6. 应针对患者病后存在不同程度的正虚予以调补，如调脾胃，和气血，健脑髓，顺气涤痰，活血化瘀等，切忌不加辨证，一概投人参、鹿茸大补之品或其他温燥补品。

7. 对昏仆抽搐的患者，注意保持呼吸道通畅，凡有义齿均应取出，放置牙垫，以防窒息和咬伤，同时加用床栏，以免翻坠下床。应耐心坚持长期服药，以图根治。

8. 定期复诊，配合医生治疗原发病等。

# 第七节　颤　证

## 一、概述

颤证是以头部或肢体摇动、颤抖，不能自制为主要临床表现的一种病证。轻者表现为头摇动或手足微颤，重者可见头部振摇、肢体颤动不止，甚则肢节拘急、失去生活自理能力。

颤证是临床常见病证之一，也常见中风、痴呆等病证，临床上应注意加以鉴别，以防以症代病，贻误了对疾患本质的认识及病因治疗。

西医学中的震颤麻痹（帕金森病）、肝豆状核变性、小脑病变的姿势性震颤、原发性震颤、甲状腺功能亢进症等，具有颤证临床特征的锥体外系疾病和某些代谢性疾病，均属本病范畴，可参照本节辨证论治。

## 二、临床诊断要领

### （一）四诊要点

**1.问诊**

（1）病因　问清与起病相关的内伤因素，可因年老体虚、情志过极、饮食不节、劳逸失当而发。因年老体虚、劳累而发多为正虚，因郁怒而发多为邪实。问诊时应根据起病特点全面而有重点地询问，并问清颤证加重的诱因。

（2）病程　本病多发于中老年人，病程一般较长，初期本虚之象不明显，多见风火相煽、痰热壅阻之标实证，日久则肝肾亏虚、气血不足等本虚之象逐渐突出。

（3）伴随症状　①伴头晕耳鸣，面赤烦躁，易激动，多属风阳内动。②伴头晕目眩，胸脘痞闷，口苦口黏，多属痰热风动。③伴面色㿠白，神疲乏力，动则气短，心悸，纳呆者，多属气血两虚。④伴腰膝酸软，头晕耳鸣，痴傻善忘，多属髓海不足。⑤伴畏寒肢冷，四肢麻木，动则气短，小便清长者，多属阳气虚衰。

**2.望诊**　先望全身，观察患者神情烦躁惊恐或平静淡漠，气息轻松平和或急促困难，体位是否自主或倦怠乏力，对病情轻重缓急作出初步评估。

（1）望神志　表情淡漠，神疲乏力，多为气血亏虚；老年患者伴有神呆、痴傻表现，多为髓海不足。

（2）望面色　面红目赤，多属风阳内动；面色㿠白，多属气血亏虚。

（3）望舌　舌质红、苔黄，多属风阳内动；舌质红、苔黄腻，多属痰热风动；舌淡红、苔薄白，多属气血亏虚。

**3.闻诊**　气短懒言，为虚证表现，多属气血亏虚、髓海不足或阳气虚衰。

**4.切诊**　脉弦滑数，属风阳内动或痰热风动；脉沉濡无力或沉细弱，属气血亏虚证；脉细数，为髓海不足证；脉沉迟无力，属阳气虚衰。

### （二）诊断标准

1. 头部及肢体颤抖、摇动、不能自制，甚者颤动不止，四肢强急。

2. 常伴动作笨拙、活动减少、多汗流涎、语言缓慢不清、烦躁不寐、神识呆滞等症状。

3. 多发生于中老年人，一般呈隐匿起病，逐渐加重，不能自行缓解。部分患者发病与情志有关，或继发于脑部病变。

4. 颅脑 CT、MRI、PET 或 SPECT 等影像学检查，有助于因脑部疾病引起颤证的诊断。眼底角膜色素环（K-F 环）检查，血铜、尿铜的测定和肝功能的检查，有助于因铜代谢异常性疾病引起颤证的诊断。检测 $T_3$、$T_4$ 及甲状腺功能，有助于内分泌疾病的诊断。

### （三）辨证要点

颤证重在辨清标本虚实，本病为本虚标实。肝肾阴虚、气血不足为病之本，属虚；风、火、痰、瘀等病理因素多为病之标，属实。一般震颤较剧、肢体僵硬、烦躁不宁、胸闷体胖、遇郁怒而发者，多为实证；颤抖无力、缠绵难愈、腰膝酸软、体瘦眩晕、遇烦劳而加重者，多为虚证。但病久常标本虚实夹杂，临证需仔细辨别其主次偏重。

## 三、类病鉴别

主要与瘛疭相鉴别。

瘛疭即抽搐，多见于急性热病或某些慢性疾病急性发作，抽搐多呈持续性，有时伴短阵性间歇，手足屈伸牵引，弛纵交替。部分患者可有发热、两目上视、神昏等症状，结合病史分析，二者不难鉴别。

## 四、辨证论治

颤证的主要病机概而论之，有风、火、痰、瘀四端，在一定条件下相互影响，相互转化，而致肢体拘急颤动而发颤证。本病的病变部位在筋脉，与肝、肾、脾等脏关系密切。本病的病机演变常见于本虚标实。本为气血阴阳亏虚，其中以阴津精血亏虚为主；标为风、火、痰、瘀为患。

本病的初期，本虚之象并不明显，常见风火相煽、痰热壅阻之标实证，治疗当以清热、化痰、息风为主；病程较长，年老体弱，其肝肾亏虚、气血不足等本虚之象逐渐突出，治疗当以滋补肝肾、益气养血、调补阴阳为主，兼以息风通络。由于本病多发于中老年人，常在本虚的基础上导致标实，因此，治疗更应重视补益肝肾，治病求本。

### 1. 风阳内动证

证候：肢体颤动粗大，程度较重，不能自制，头晕耳鸣，面赤烦躁，易激动，心情紧张时颤动加重，伴有肢体麻木，口苦而干，语言迟缓不清，流涎，尿赤，大便干，舌质红，苔黄，脉弦滑数。

治法：镇肝息风，舒筋止颤。

方药：天麻钩藤饮合镇肝熄风汤加减。若肾阴不足、虚火上扰、眩晕耳鸣者，加知母、黄柏、牡丹皮；若肝火偏盛、焦虑心烦者，加龙胆、夏枯草；痰多者，加竹沥、天竺黄；心烦失眠者，加炒酸枣仁、柏子仁；颤动不止者，加僵蚕、全蝎。

### 2. 痰热风动证

证候：头摇不止，肢麻震颤，重则手不能持物，头晕目眩，胸脘痞闷，口苦口黏，甚则口吐痰涎，舌体胖大，有齿痕，舌质红，舌苔黄腻，脉弦滑数。

治法：清热化痰，平肝息风。

方药：导痰汤合羚角钩藤汤加减。痰湿内聚，胸闷恶心、咳吐痰涎、苔厚腻、脉滑者，加煨皂角、白芥子；震颤较重者，加珍珠母、生石决明、全蝎；心烦易怒者，加天竺黄、牡丹皮、郁金；胸闷脘痞者，加瓜蒌皮、厚朴、苍术；肌肤麻木不仁者，加地龙、丝瓜络、竹沥；神识呆滞者，加石菖蒲、远志。

### 3. 气血亏虚证

证候：头摇肢颤；面色㿠白，表情淡漠，神疲乏力，动则气短，心悸健忘，眩晕，纳呆，舌体胖大，舌质淡红，舌苔薄白滑，脉沉濡无力或沉细弱。

治法：益气养血，濡养筋脉。

方药：人参养荣汤加减。若血虚心神失养，心悸、失眠、健忘者，加炒酸枣仁、柏子仁；肢体颤抖、疼痛麻木者，加鸡血藤、丹参、桃仁、红花；若气虚运化无力、湿聚成痰，应化痰通络止颤，加半夏、白芥子、胆南星；脾胃虚弱、食少纳呆者，加焦三仙（焦山楂、焦神曲、焦麦芽）、砂仁。

### 4. 髓海不足证

证候：头摇肢颤，持物不稳，腰膝酸软，失眠心烦，头晕，耳鸣，善忘，老年患者常兼有神呆、痴傻，舌质红，舌苔薄白，或红绛无苔，脉象细数。

治法：填精补髓，育阴息风。

方药：龟鹿二仙膏加减。若肝风甚，肢体颤抖、眩晕较著，加天麻、全蝎、石决明；若阴虚火旺，兼见五心烦热、躁动失眠、便秘溲赤，加黄柏、知母、牡丹皮、玄参；若肢体麻木、拘急强直，加木瓜、僵蚕、地龙，重用白芍、甘草；神呆痴傻者，加核桃仁、石菖蒲；善忘者，加远志、茯神。

### 5. 阳气虚衰证

证候：头摇肢颤，筋脉拘挛，畏寒肢冷，四肢麻木，心悸懒言，动则气短，自汗，小便清长或自遗，大便溏，舌质淡，舌苔薄白，脉沉迟无力。

治法：补肾助阳，温煦筋脉。

方药：地黄饮子加减。若大便稀溏者，加干姜、肉豆蔻；若心悸者，加远志、柏子仁；神疲乏力者，加黄芪、黄精益气健脾；小便自遗者，加桑螵蛸、益智仁暖肾缩尿。

## 五、调护

1. 嘱患者注意增强人体正气，如应注意生活调摄，保持情绪稳定，心情舒畅，避免忧思郁怒等不良精神刺激。

2. 若发现患者暴躁、愤怒时，要进行劝慰。

3. 在生活起居方面，应尽量使环境保持安静舒适，居处通风良好，避免受风、受热、受潮，生活有规律，饮食宜清淡而富有营养，忌暴饮暴食或嗜食肥甘厚味，戒除烟酒等不良嗜好。此外，避免中毒、中风、颅脑损伤对预防颤证的发生有重要意义。

4. 颤证患者平时注意加强肢体功能锻炼，适当参加力所能及的体育活动，如太极拳、八段锦、内养功等。

5. 对颤证较重者，应帮助患者做适量被动运动，按摩肢体，以促进气血的运行，下地行走时，应注意走路姿势、技巧和速度，注意安全，对卧床不起的患者，注意帮助患者翻身，经常进行肢体按摩，以防发生褥疮。一旦发生褥疮，要及时处理，按时换药，保持创口干燥，使褥疮早日愈合。护理应注意详细观察病情，予以辨证施护。

# 第四章　脾胃肝胆系病证

脾胃在中焦，为后天之本，气血生化之源，五脏六腑四肢百骸皆赖以所养。脾胃的主要生理表现：脾主运化，主升清，主统血，主肌肉，主四肢；胃主受纳、腐熟水谷，主通降。

若脾运化水谷精微的功能减退，则消化吸收功能失常，出现泄泻；若胃受纳、腐熟水谷及通降功能失常，可致食欲不振，并影响中气之运行，以致发生胃痛、腹痛、胃痞及便秘等病证；若胃失和降、胃气上逆，则可出现呕吐等病证。

肝胆的主要生理表现为肝主疏泄，其性刚强，喜条达而恶抑郁，凡精神情志之调节功能，与肝密切相关；肝主藏血，有贮藏和调节血量的作用；肝主筋，司全身筋骨关节之屈伸；肝开窍于目，目受肝血滋养而视明。胆附于肝，与肝互为表里，其内藏"精汁"，主要功能为贮存和排泄胆汁，主决断。

肝胆的主要病理表现为调畅气机、贮藏血液、胆汁疏泄功能的异常。若湿邪壅滞，肝胆失泄，胆汁泛溢，则发生黄疸病证；气血壅结，肝体失和，腹内结块，形成积聚病证；肝脾肾失调，气血水互结，则酿生鼓胀病证；肝主调畅气机，若肝气郁结，气滞血瘀，或气不布津，凝成痰，致肝郁气滞，痰瘀互结，颈前喉结两旁结块肿大，发为瘿病。

本章主要介绍脾胃系疾病之胃痛、胃痞、呕吐、腹痛、泄泻、便秘及肝胆系疾病之黄疸、积聚、鼓胀、瘿病和脾心痛。

# 第一节　胃　痛

## 一、概述

胃痛，又称胃脘痛，是指以上腹胃脘部近心窝处疼痛为主症的病证。

胃痛内因多为饮食伤胃，情志不畅，素体脾虚；外因多为外邪犯胃，包括寒、热、湿诸邪。胃痛的病机可归结为"不通则痛"和"不荣则痛"。一方面，各种原因如外感寒邪、饮食失节、情志恼怒、湿热或瘀血内阻等引起胃气失和，不通则痛；另一方面，素体亏虚，气血津液不足，胃失所养，不荣则痛。胃痛的病位在胃，主要与肝脾相关，可涉及胆肾。

胃痛是胃部病变的常见症状，现代医学急性胃炎、慢性胃炎、胃溃疡、十二指肠溃疡、功能性消化不良、胃黏膜脱垂等病以上腹部疼痛为主要症状者，属于中医学"胃痛"范畴。

## 二、临床诊断要领

### （一）四诊要点

1. 问诊　问诊是中医四诊中的重要组成部分，对胃痛的证型的判别有重要的意义。

（1）主症的性质　胀满、胀痛者多属气滞；灼痛者多属热证；刺痛者多属血瘀；隐痛者多属虚证。

（2）症状的诱发、加重和缓解因素　拒按者多属实证；喜按者多属虚证；由情志因素引起的病位多在肝胃；劳累诱发或加重的多属虚证；饮食后诱发，嗳腐吞酸者多属食滞；受寒引起的多属寒邪犯胃。

（3）病程的长短　病程短，病势急迫者多属实证或热证；病程较长者多虚证或虚实夹杂证，多伴血瘀。

（4）整体精神状态与体力　平素精神倦怠，体力不足者多属虚证；畏寒，手足不温者多属寒证；肢体困倦感明显者多属湿困。

（5）食欲、饮食喜好　食欲不振，口淡乏味者多属虚证、寒证；喜热食者多属寒证；喜冷食者多属热证。

（6）大便的质地、色泽、气味　大便溏薄者多属虚证；完谷不化者多属虚寒证；大便干者多属实热或阴虚；大便不畅者多属气滞；大便有黏液且气味臭秽者多属湿热证；大便发黑者多兼血瘀。

2. 望诊

（1）望神志　精神不振伴倦怠乏力、少气懒言，多为脾气亏虚、脾胃虚寒证。

（2）望面色　面色㿠白，为阳虚内寒；面色淡青或青黑，多属阴寒内盛；面色红赤多为胃腑热盛，脾胃湿热；面色与口唇青紫多属血行不畅，为瘀血内阻、气滞血瘀。

（3）望舌　舌淡苔薄白多属寒邪客胃；舌红苔黄腻多属脾胃湿热；舌质紫暗或有瘀斑，多属瘀血阻滞，为瘀血停胃；舌红少津、苔薄或少苔，多属虚热，为阴虚火旺，胃阴不足。

**3. 闻诊**　语声高、烦躁易怒，多属肝气犯胃或肝胃郁热；患者语声低微、少言懒语，多属脾气亏虚、脾胃虚寒。

**4. 切诊**　脉沉迟多为寒邪客胃；脉滑数多为脾胃湿热、饮食积滞；脉弦滑多为肝气犯胃或肝胃郁热；脉涩多为瘀血内阻；脉细数多为胃阴不足；脉虚弱或迟缓多为脾胃虚寒。

### （二）诊断标准

1. 胃脘部疼痛，常伴痞闷或胀满、嗳气、泛酸、嘈杂、恶心呕吐等症。
2. 发病常与情志不畅、饮食不节、劳累、受寒等因素有关。
3. 上消化道钡餐X线检查、纤维胃镜及组织病理活检等，可见胃、十二指肠黏膜炎症、溃疡等病变。
4. 大便或呕吐物隐血试验强阳性者，提示并发消化道出血。
5. B超、肝功能、胆道X线造影有助于鉴别诊断。

### （三）辨证要点

**1. 辨虚实寒热**　实者多疼痛较剧，拒按，脉实；虚者多痛势徐缓，喜按，脉虚。痛遇寒则痛甚，得温则痛减，多为寒证；胃脘灼痛，痛势急迫，遇热痛甚，得寒痛减多为热证。

**2. 辨在气在血**　一般初病在气，久病在血。在气者，多见胀痛，或涉及两胁，或兼见嗳气频频，恶心呕吐，疼痛与情志因素密切相关；在血者，疼痛部位固定，痛如针刺，舌质紫暗或有瘀斑，脉涩，或兼见呕血、便血。

## 三、类病鉴别

主要与真心痛、胁痛、腹痛相鉴别。

**1. 真心痛**　是心系病变所引起的心痛证，多见于老年人，为当胸而痛，其多刺痛，动辄加重，痛引肩背，常伴心悸气短、汗出肢冷，病情危急，其病变部位、疼痛程度与特征、伴随症状及其预后等方面，与胃痛有明显区别。

**2. 胁痛**　是以胁部疼痛为主症，可伴发热恶寒，或目黄肤黄，或胸闷太息，极少伴嘈杂泛酸，嗳气吐腐。肝气犯胃的胃痛有时亦可攻痛连胁，但仍以胃脘部疼痛为主症。两者具有明显的区别。

**3. 腹痛**　是以胃脘部以下，耻骨毛际以上部位疼痛为主症。胃痛是以上腹胃脘部近心窝处疼痛为主症。两者仅就疼痛部位来说，胃处腹中，与肠相连，因而在个别特殊病证中，胃痛可以影响及腹，而腹痛亦可牵连于胃，这就要从其疼痛的主要部位和如何起病来加以辨别。

## 四、辨证论治

胃痛内因多为饮食伤胃，情志不畅，素体脾虚；外因多为外邪犯胃，包括寒、热、湿诸邪。胃痛的病机可归结为"不通则痛"和"不荣则痛"。一方面，各种原因如外感寒邪、饮食失节、情志恼怒、湿热或瘀血内阻等引起胃气失和，不通则痛；另一方面，素体亏虚，气血津液不足，胃失所养，不荣则痛。胃痛的病位在胃，主要与肝脾相关，可涉及胆肾。

胃痛治疗以理气和胃止痛为法，邪盛以祛邪为急，正虚以扶正为先，虚实夹杂者，则当祛邪扶正并举。对于"通则不痛"，当从广义理解和运用，诚如叶天士所谓"通字须究气血阴阳"。属于胃寒者，散寒即所谓通；属于食停者，消食即所谓通；属于气滞者，理气即所谓通；属于热郁者，泄热即所谓通；属于血瘀者，化瘀即所谓通；属于阴虚者，益胃养阴即所谓通；属于阳虚者，温运脾阳即所谓通。

**1. 寒邪客胃**

证候：胃痛暴作，恶寒喜暖，得温痛减，遇寒加重，口淡不渴，或喜热饮，舌淡苔薄白，脉弦紧。

治法：温胃散寒，行气止痛。

方药：香苏散合良附丸加减。若兼见胸脘痞闷、胃纳呆滞、嗳气或呕吐者，是为寒夹食滞，可加枳实、神曲、鸡内金、制半夏、生姜消食导滞，降逆止呕；若寒邪郁久化热，寒热错杂，可用半夏泻心汤辛开苦降，寒热并调。

**2. 宿食积滞**

证候：胃脘疼痛，胀满拒按，嗳腐吞酸，或呕吐不消化食物，其味腐臭，吐后痛减，不思饮食，大便不爽，得矢气及便后稍舒，舌苔厚腻，脉滑。

治法：消食导滞，和胃止痛。

方药：保和丸加减。若脘腹胀甚者，可加枳实、砂仁、槟榔行气消滞；若胃脘胀痛而便闭者，可合用小承气汤或改用枳实导滞丸通腑行气；胃痛急剧而拒按，伴见苔黄燥、便秘者，为食积化热成燥，可合用大承气汤以泄热解燥，通腑荡积。

### 3. 肝气犯胃

证候：胃脘胀痛，痛连两胁，遇烦恼则痛作或痛甚，嗳气、矢气则痛舒，胸闷嗳气，喜长叹息，大便不畅，舌苔薄白，脉弦。

治法：疏肝解郁，理气止痛。

方药：柴胡疏肝散加减。如胃痛较甚者，可加川楝子、延胡索理气止痛；嗳气较频者，可加沉香、旋覆花顺气降逆；泛酸者加海螵蛸、煅瓦楞子中和胃酸；痛势急迫，口干口苦，舌红苔黄，脉弦或数，乃肝胃郁热之征，改用化肝煎或丹栀逍遥散加黄连、吴茱萸疏肝泄热和胃。

### 4. 肝胃郁热

证候：胃脘灼痛，烦躁易怒，烦热不安，胁胀不舒，泛酸嘈杂，口干口苦；舌红苔黄，脉弦或数。

治法：平逆散火，泄热和胃。

方药：化肝煎加减。若胃痛甚者，加延胡索、川楝子；若胸胁胀满，烦躁易怒甚者，加柴胡、香附、川芎等；若口干、口苦、小便短赤者，加玉竹、麦冬、淡竹叶等。

### 5. 湿热中阻

证候：胃脘疼痛，痛势急迫，脘闷灼热，口干口苦，口渴而不欲饮，身重疲倦，纳呆恶心，小便色黄，大便不畅，舌苔黄腻，脉滑数。

治法：清化湿热，理气和胃。

方药：清中汤加减。湿偏重者加苍术、藿香燥湿醒脾；热偏重者加蒲公英、黄芩清胃泄热；伴恶心呕吐者，加竹茹、陈皮清胃降逆；大便秘结不通者，加大黄通下导滞；气滞腹胀者加厚朴、枳实理气消胀；纳呆食少者，加神曲、谷芽、麦芽消食导滞。

### 6. 瘀血停滞

证候：胃脘疼痛，如针刺、似刀割，痛有定处，按之痛甚，痛时持久，食后加剧，入夜尤甚，或见吐血黑便，舌质紫暗或有瘀斑，脉涩。

治法：化瘀通络，理气和胃。

方药：失笑散合丹参饮加减。若胃痛甚者，可加延胡索、木香、郁金、枳壳以加强活血行气止痛之功；若四肢不温，舌淡脉弱者，为气虚无以行血，加党参、黄芪等益气活血；便黑可加三七、白及化瘀止血，出血不止应参考血证有关内容辨证论治；若口干咽燥，舌光无苔，脉细，为阴虚无以濡养，加生地黄、麦冬滋阴润燥。

### 7. 胃阴不足

证候：胃脘隐隐灼痛，似饥而不欲食，口燥咽干，五心烦热，消瘦乏力，口渴思饮，大便干结，舌红少津，脉细数。

治法：养阴益胃，和中止痛。

方药：一贯煎合芍药甘草汤加减。若见胃脘灼痛、嘈杂泛酸者，可加珍珠粉、牡蛎、海螵蛸或配用左金丸以制酸；胃脘胀痛较剧，兼有气滞，加厚朴花、玫瑰花、佛手行气止痛；大便干燥难解，加火麻仁、瓜蒌子等润肠通便；若阴虚胃热，加石斛、知母、黄连养阴清胃。

### 8. 脾胃虚寒

证候：胃痛隐隐，绵绵不休，喜温喜按，空腹痛甚，得食则缓，劳累或受凉后发作或加重，泛吐清水，神疲纳呆，四肢倦怠，手足不温，大便溏薄，舌淡苔白，脉虚弱或迟缓。

治法：温中健脾，和胃止痛。

方药：黄芪建中汤加减。泛吐清水较多，加干姜、制半夏、陈皮、茯苓温胃化饮；泛酸，可去饴糖，加黄连、炒吴茱萸、海螵蛸、煅瓦楞子制酸和胃；胃脘冷痛，里寒较甚，呕吐肢冷，加理中丸温中散寒；兼有形寒肢冷，腰膝酸软，用附子理中汤温肾暖脾，和胃止痛；无泛吐清水、手足不温者，可改用香砂六君子汤健脾益气，和胃止痛。

## 五、调护

1. 关心患者，耐心对患者进行健康宣教，进行心理疏导，避免惊恐刺激及忧思恼怒等使病情加重的因素。
2. 自我调护，保持心情舒畅，精神乐观，避免过度劳累与紧张。
3. 生活作息有规律，饮食有节，宜进食清淡而易消化吸收的食物，饮食以七分饱为宜，宜低脂、低盐饮食；忌粗糙多纤维饮食，尽量避免食用浓茶、咖啡、烟酒和辛辣等，进食宜细嚼慢咽，慎用非甾体抗炎药、肾上腺皮质激素等西药。
4. 适当运动。
5. 定期复诊，必要时复查胃镜及 $^{13}C$ 呼气试验。

# 第二节　胃　痞

## 一、概述

胃痞，又称痞满，是因感受外邪、内伤饮食、情志失调、体虚久病等，引起以自觉心下痞塞，触之无形，按之柔软，压之无痛为主要症状的一种病证。

胃痞的发生主要因感受外邪、内伤饮食、情志失调、体虚久病等，引起营卫不和，气机不畅，进而导致脾胃纳运失职，清阳不升，浊阴不降，升降失司，发为胃痞。病位在胃，与肝、脾关系密切。胃痞的基本病机为中焦气机不利，脾胃升降失宜。治疗以调理脾胃升降、行气除痞消满为基本法则。

胃痞是临床常见病证之一，也是胃痛、呕吐、噎膈、呃逆、泄泻等多种病证的主要证候之一，临床上应注意加以鉴别，以防以症代病，贻误了对疾患本质的认识及病因治疗。

胃痞是多种疾病的常见症状，与其关系最密切的基础原发病有慢性胃炎、胃下垂和功能性消化不良等。

## 二、临床诊断要领

### （一）四诊要点

**1. 问诊**

（1）诱因　问清与起病相关的内伤或外感因素，可因情志失调、饮食不节而发，或因感受外邪而诱发。因劳累、思虑而发多为正虚，因外感而发多为邪实。问诊时应根据起病特点全面而有重点地询问，并问清诱因与胃痞起病或加重的时间关系，是诱发胃痞还是加重胃痞，诱因消除后胃痞是否可渐缓甚至消失。

（2）持续时间与病程　胃痞发病缓慢，时轻时重，反复发作，病程漫长。初病多为实证，久病不愈耗气伤阴而为虚证，临床多为虚实兼夹，寒热错杂。

（3）伴随症状　①伴恶寒发热、嗳腐吞酸、纳呆呕恶、身重困倦者，多属外邪入里，食滞内停，痰湿中阻等诸邪干胃。②伴胸胁胀满、心烦易怒、口苦咽干者，多为肝郁气滞，横逆犯胃。③伴神疲乏力、少气懒言，甚或四肢不温，按揉觉舒等者，多属气虚阳虚。④伴饥不欲食，大便秘结，多属胃阴虚。⑤伴胃痛，或见吐血、黑便，多属气血运行不畅，脉络瘀滞，血络损伤。

**2. 望诊**　先望全身，观察患者神情烦躁惊恐或平静淡漠，气息轻松平和或急促困难，体位是否自主或倦怠乏力，对病情轻重缓急作出初步评估。

（1）望神志　神疲乏力、少气懒言，多为脾胃虚弱，健运失司，升降失司；焦躁不安、善太息，多见于肝气犯胃，胃气郁滞。

（2）望舌　舌苔白厚腻，多属痰湿中阻；舌红苔黄腻，多属实热，为湿热阻胃；舌质淡，苔薄白，多属脾胃虚弱；舌红少苔，为胃阴亏虚、胃失濡养。

**3. 闻诊**　胃痞患者矢气频作、味臭如败卵，多属饮食内停，为饮食停滞、胃腑失和、气机壅塞；患者善太息、呕恶嗳气，多属肝胃不和，为肝气犯胃，胃气郁滞；患者少气懒言、语声低微，多属脾胃虚弱。

**4. 切诊**　胃痞病切诊包括脉诊与按腹部两部分。

（1）脉诊　胃痞患者的脉象是辨证的重要客观依据，常见的异常脉象有滑脉、沉脉、数脉、弦脉、细脉等。

（2）按腹部　胃痞患者的按腹部亦是辨证的重要客观依据：拒按者多属实痞；喜温喜按者多属虚痞。

### （二）诊断标准

1. 临床以胃脘痞塞，满闷不舒为主症，或伴纳呆、早饱、嗳气，并有按之柔软，压之不痛，望无胀形的特点。

2. 发病缓慢，时轻时重，反复发作，病程漫长。

3. 多由饮食、情志、寒温等因素诱发。

4. 电子胃镜、X线钡餐检查、B超、腹部CT、病理组织活检、幽门螺杆菌检查有助于临床诊断与鉴别诊断。

### （三）辨证要点

1. **辨实痞与虚痞** 外邪所犯，食滞内停，痰湿中阻，湿热内蕴，气机失调等所成之痞皆为实痞；脾胃气虚，无力运化，或胃阴不足，失于濡养所致之痞，则属虚痞。痞满能食，食后尤甚，饥时可缓，伴便秘，舌苔厚腻，脉实有力者为实痞；饥饱均满，食少纳呆，大便清利，脉虚无力者属虚痞。

2. **辨热痞与寒痞** 热痞多因饮食、痰湿、气郁阻于胃腑，而阳明热盛，化为热邪，兼见面色潮红、自汗面垢、嗳腐吞酸、口中异味、口干口苦、矢气臭秽、大便秘结或黏腻不爽等症；或胃阴不足，兼见饥不欲食、口干咽燥、形体消瘦等症。治当泻热消痞或养阴。寒痞多因外寒直中，如表寒入里，饮食生冷，寒邪凝滞，困阻脾阳，气机不利，兼见面色㿠白、口润泛恶、形寒肢冷、后背拘紧、大便稀溏等症；或脾阳不足，兼见喜温喜按、神疲乏力、精神不振。治当温中消痞。

3. **辨在经（气）与在络（血）** 初得病者，气机不畅，病位表浅，责之在经，或每于情志不畅时加重，嗳气觉舒；失治误治，气滞血瘀，病位入里，络脉瘀阻，舌质紫暗，或见瘀斑瘀点，身体消瘦，甚则聚为有形实邪，产生噎膈等变证。

4. **辨胃痞与腹胀** 胃痞病位在胃脘，属上腹部，腹胀病位在中下腹部，若二者同时出现，则称为脘腹胀满。腹胀的病机为腑气不畅，传导失司，故治疗上总以行气消胀为法则，使气下行，通畅腑气。

## 三、类病鉴别

主要与聚证、气鼓相鉴别。

1. **聚证** 以腹中气聚、攻窜胀痛、时作时止为主症，发作时可见腹部有气聚胀满的表现，但一般扪不到包块。与胃痞鉴别明显。

2. **气鼓** 以腹部胀大如鼓，中空无物，小便不利为主症，甚或全身肿胀，但按之皮肉不如泥。从病位及表现不难鉴别。

## 四、辨证论治

胃痞的发生主要因感受外邪、内伤饮食、情志失调、体虚久病等，引起营卫不和，气机不畅，或食滞内停，痰湿中阻，或肝郁气滞，横逆犯脾，或运化无力，气机呆滞，进而导致脾胃纳运失职，清阳不升，浊阴不降，升降失司，发为胃痞。病位在胃，与肝、脾关系密切。胃痞的基本病机为中焦气机不利，脾胃升降失宜。治疗总以调理脾胃升降，行气除痞消满为基本法则。

根据胃痞之虚、实分治，实者泻之，虚者补之，虚实夹杂者补消并用，寒热错杂者寒热平调。扶正重在健脾益胃，补中益气，或养阴益胃。祛邪则视具体证候，分别施以消食导滞、除湿化痰、理气解郁、清热除湿之法。

### （一）实痞

#### 1. 外寒内滞

证候：脘腹痞闷，不思饮食，嗳气呕恶，恶寒发热，头痛无汗，身体疼痛，大便溏薄；舌苔薄白或白腻，脉浮紧或濡。

治法：理气和中，疏风散寒。

方药：香苏散加减。脘痞较甚，痰多苔腻者，加半夏、砂仁；纳呆食少，加焦三仙、鸡内金、佛手；鼻塞声重，时欲叹息者，加羌活、苍术、紫苏梗、防风；头痛较甚，可加川芎、白芷、细辛。

#### 2. 饮食内停

证候：脘腹痞胀，进食尤甚，嗳腐吞酸，恶食呕吐，或大便不调，矢气频作，臭如败卵；舌苔厚腻，脉滑。

治法：消食和胃，行气消痞。

方药：保和丸加减。食积较重，加鸡内金、谷芽、麦芽；脘腹胀满，加枳实、厚朴、槟榔；食积化热，大便秘结，加大黄、枳实，或合用枳实导滞丸；脾虚便溏，加白术、白扁豆，或合用枳实消痞丸。

#### 3. 痰湿中阻

证候：脘腹痞塞不舒，胸膈满闷，头晕目眩，身重困倦，呕恶纳呆，口淡不渴，小便不利；舌苔白厚腻，脉沉滑。

治法：燥湿健脾，化痰理气。

方药：二陈平胃散加减。痰湿盛而胀满甚，加枳实、紫苏梗、桔梗；气逆不降，嗳气不止者，加旋覆花、赭石、枳实、沉香；痰湿郁久化热而口苦、舌苔黄者，改用黄连温胆汤；嘈杂不舒，苔黄腻，脉滑数，改用大黄黄连泻心汤合连朴饮；兼脾胃虚弱者加党参、白术、砂仁。

#### 4. 寒热错杂

证候：心下痞满，纳呆呕恶，嗳气不舒，肠鸣下利；舌淡苔腻，脉濡或滑。

治法：辛开苦降，寒热平调。

方药：半夏泻心汤加减。恶心呕吐明显者，加生姜、竹茹、旋覆花；纳呆不食，加鸡内金、谷芽、麦芽；嘈杂不舒，可合用左金丸；舌苔厚腻，可去人参、大枣，加砂仁、枳实、瓜蒌；下利较甚，完谷不化者，重用炙甘草，可配合陈皮、炒白术、茯苓。

#### 5. 肝郁气滞

证候：脘腹痞闷，胸胁胀满，心烦易怒，善太息，呕恶嗳气，或吐苦水，大便不爽；舌淡红，苔薄白，脉弦。

治法：疏肝解郁，和胃消痞。

方药：越鞠丸合枳术丸加减。前方长于疏肝解郁，善解气、血、痰、火、湿、食六郁；后方消补兼施，长于健脾消痞。若气郁明显，胀满较甚者，酌加柴胡、郁金、厚朴等，或加用五磨饮子；郁而化火，口苦而干者，加黄连、黄芩；呕恶明显，加制半夏、生姜；嗳气甚者，加竹茹、沉香。

### （二）虚痞

#### 1. 脾胃虚弱

证候：脘腹满闷，时轻时重，喜温喜按，纳呆便溏，神疲乏力，少气懒言，语声低微；舌质淡，苔薄白，脉细弱。

治法：补气健脾，升清降浊。

方药：补中益气汤加减。闷胀较重者，加枳壳、木香、厚朴；四肢不温，便溏泄泻者，加制附子、干姜，或合用理中丸；纳呆厌食者，加砂仁、神曲；舌苔厚腻，湿浊内蕴，加制半夏、茯苓，或改用香砂六君子汤。

#### 2. 胃阴不足

证候：脘腹痞闷，嘈杂，饥不欲食，恶心嗳气，口燥咽干，大便秘结；舌红少苔，脉细数。

治法：养阴益胃，调中消痞。

方药：益胃汤加减。津伤较重者，加石斛、天花粉；腹胀较著者，加枳壳、香橼、厚朴花；食滞者，加谷芽、麦芽；便秘者，加火麻仁、玄参。

## 五、调护

1. 关心患者，耐心对患者进行健康宣教，进行心理疏导，避免惊恐刺激及忧思恼怒等使病情加重的因素。

2. 自我调护，保持心情舒畅，精神乐观。

3. 生活作息有规律，饮食有节，宜进食营养丰富而易消化吸收的食物，不能暴饮暴食、嗜食辛辣生冷、醇酒厚味，忌烟酒、浓茶。

4. 轻症可从事适当体力活动，以不觉劳累、不加重症状为度，避免剧烈活动。

5. 定期复诊，配合医生治疗原发病等。

# 第三节　呕　吐

## 一、概述

呕吐是由于胃失和降，气逆于上，迫使胃内容物从口而出的病证。古代文献将呕与吐进行了区别：有物有声谓之呕，有物无声谓之吐，无物有声谓之干呕。临床呕与吐常同时发生，很难截然分开，故统称为"呕吐"。呕吐可以单独出现，亦可伴见于多种急慢性疾病中。

本病虽以呕吐为主要表现，但往往伴有胃痛、痞满、腹痛等胃肠道症状，反之呕吐也可出现在其他胃肠病证之中，辨证时需分清主次。

呕吐是各科疾病的常见症状，如消化系统的急慢性胃炎、急性胰腺炎、幽门梗阻、食源性呕吐、十二指肠壅积症等疾病，亦可见于其他系统疾病如尿毒症、颅脑疾病、酸碱平衡失调、电解质紊乱以及一些传染性疾病早期，当这些疾病以呕吐为主要临床表现时，可参考本病辨证论治，同时结合辨病处理。

## 二、临床诊断要领

### （一）四诊要点

#### 1. 问诊

（1）诱因　问清与起病相关的内伤或外感因素，可因饮食不节、情志不畅或禀赋不足而发，或因外感而诱发。因劳倦过度、久病体虚而发多为正虚，因外感、饮食及情志而发多为邪实。

（2）起病缓急　呕吐暴作，多属邪实，治疗较易预后良好；若久病呕吐，多属正虚，故虚证或虚实夹杂者，病程较长，且易反复发作，较为难治；若呕吐不止，饮食难进，易生变证，预后不良；如久病、大病之中，出现呕吐，食不能进，面色㿠白，肢厥不回，脉微细欲绝，此为阴损及阳，脾胃之气衰败，真阳欲脱之危证。正如《中藏经·脏腑虚实寒热》所说："病内外俱虚，卧不得安，身冷，脉细微，呕而不入食者，死。"

（3）伴随症状　①伴发热恶寒，头身疼痛者，多属外邪犯胃，中焦气滞，浊气上逆。②伴嗳气厌食，脘腹胀满，得食更甚，大便秘结或溏稀者，多为饮食停滞，气机受阻，浊气上逆。③伴胃部如囊裹水，胸脘痞闷，纳食不佳，头眩，心悸，或逐渐消瘦，或呕而肠鸣者，多属痰饮内阻，中阳不振，胃气上逆。④伴吞酸，泛恶，脘胁胀痛，烦闷不舒，嗳气频频，每因情志不遂而发作或加重者，多属肝气不疏，横逆犯胃，胃失和降。⑤伴四肢不温，倦怠乏力，面色㿠白，口干不欲饮或喜热饮，大便溏稀，多属脾胃虚寒，失于温煦，运化失司。⑥伴胃中嘈杂，似饥而不欲食，口燥咽干者，多属胃阴亏虚，胃失濡润，和降失司。

#### 2. 望诊　
呕吐由胃气上逆所致，吐出物或为清水，或痰涎，或不消化食物等，通过观察呕吐物形、色、质、量的变化，有助于辨别病因和病性。

（1）望呕吐物　呕吐物清稀无臭，或清水者，多为寒呕，因胃阳不足或寒邪犯胃所致；呕吐物酸腐，夹杂不消化食物者，多为伤食，因食滞胃脘，胃气上逆所致；呕吐黄绿色苦水者，多属肝胆湿热或郁热，胃失和降；呕吐物暗红有血块，或吐血鲜红，夹有食物残渣者，多属胃有积热，或肝火犯胃，或胃腑瘀血；呕吐清水痰涎，伴胃脘振水声者，为痰饮，饮停胃脘，胃失和降所致。

（2）望舌　舌苔厚腻，多为邪实，多属外邪犯胃、食滞胃脘或痰饮内阻；舌边红，苔薄腻或薄黄，多为肝气犯胃；舌白苔滑，多属脾胃气虚，纳运无力，胃虚气逆；舌质淡苔薄白，多为脾胃阳虚，失于温煦；舌红少津、苔薄或少苔，多为胃阴亏虚。

#### 3. 闻诊

（1）呕吐物之气　呕吐物清稀无臭味者，多属胃寒；气味腐臭而秽浊者，多属胃热；呕吐未消化食物，气味酸腐者，多为食滞胃脘；呕吐脓血而腥臭者，多为内有痈脓。

（2）呕吐声音的强弱　呕声微弱，吐势徐缓，吐物呈清水痰涎，多属虚寒证，多因脾胃阳虚，运化失司，胃失和降，胃气上逆所致；呕声壮厉，吐势较猛，吐物呈黏痰黄水，或酸或苦，多属实热证，多因热邪伤胃，胃失濡润，胃气上逆所致；呕吐呈喷射状，多属病重，多为热扰神明或头颅外伤，颅内有瘀血、肿瘤所致。

#### 4. 切诊　
呕吐患者的脉象多用以辅助辨别病证虚实。实证多见滑脉、濡缓脉或弦脉；虚证多见虚脉、弱脉或细数脉。

### （二）诊断标准

1. 临床以饮食、痰涎、水液等胃内容物从胃中上涌，自口而出为主症，也有干呕无物者。

2. 常兼有脘腹疼痛或胀满不适，恶心纳呆、反酸嘈杂，腹泻等症。

3. 体格检查依据疾病不同，可出现上腹部或中上腹部压痛阳性，胃肠型、蠕动波或振水音，肠鸣音亢进或减弱等体征。

4. 疾病或缓或急，常先有恶心欲吐之感，多由饮食、情志、寒温不适，闻及不良气味等因素而诱发，也有由服用化学药物、误食毒物所致者。

5. 上消化道造影、电子胃十二指肠镜检、呕吐物的实验室检查，颅脑 CT 或 MRI 等，有助于不同疾病的诊断。

### （三）辨证要点

#### 1. 辨虚实　
实证多由感受外邪、饮食停滞、肝气犯胃所致，常发病急骤，病程较短，呕吐量多，呕吐物多酸腐臭秽，或伴有表证，脉实有力。虚证多属内伤，有气虚、阴虚及阳虚之分，常起病缓慢，病程较长，呕而无力，时作时止，呕吐物不多，酸臭味不甚，常伴有倦怠乏力，精神萎靡，脉弱无力。

**2. 辨呕吐物** 呕吐物酸腐难闻，多为食积内腐；黄水味苦，多为胆热犯胃；酸水绿水，多为肝气犯胃；痰浊涎沫，多为痰饮中阻；泛吐清水，多为胃中虚寒，或为虫积；黏沫量少，多为胃阴不足。

## 三、类病鉴别

主要与反胃、噎膈、关格、霍乱相鉴别。

**1. 反胃** 因脾胃虚寒，胃中无火，难以腐熟，食入不化所致。以朝食暮吐，暮食朝吐，终致完谷尽吐出而始感舒畅为主症。

**2. 噎膈** 因气、痰、瘀交结，阻隔于食管所致。以进食哽噎不顺或食不得入，或食入即吐，甚则因噎废食为特征。病程较长，治疗困难，预后不良。

**3. 关格** 以小便不通与呕吐并见为临床特征，病机为脾肾衰惫，气化不利，湿浊毒邪内蕴三焦。本病病程较长，病情危重，治疗困难，预后极差。

**4. 霍乱** 以猝然发作上吐下泻，吐泻物为米泔水样，腹痛或不痛为主症，本病病位在肠腑，一般发病急，病程短，病情较重，且具有很强的传染性，若治疗不及时，预后欠佳。

## 四、辨证论治

胃居中焦，为仓廪之官，主受纳和腐熟水谷，其气下行，以和降为顺。外邪犯胃、饮食不节、情志失调、素体脾胃虚弱等病因，扰动胃腑或胃虚失和，气逆于上则出现呕吐。呕吐病位在胃，与肝脾关系密切，其基本病机为胃失和降，胃气上逆。

呕吐实证多由外邪、饮食、痰饮等邪气犯胃，致胃失和降，胃气上逆而发，治疗重在祛邪，分别施以解表、消食、化痰、降气之法，并配合和胃降逆之品，以求邪去胃安呕止；虚证多由气虚、阴虚、阳虚等正气不足，使胃失温养、濡润，致胃气不降，治疗重在扶正，分别施以益气、养阴、温阳之法，并配合降逆止呕之药，以求正复胃和呕止之功。虚实夹杂者当审其标本缓急之主次而治之。在辨证论治的同时，当辨病与辨证相结合，明确发病原因，对因治疗以消除致呕之源。呕吐辨证施治应先辨主证虚实，再辨兼证，抓住主要病理因素。治则为病症兼治，兼顾主证兼证，消除主要病理因素。

**1. 外邪犯胃证**

证候：突然呕吐，频频泛恶，胸脘痞闷，或心中懊恼，伴有恶寒发热，头身疼痛；舌苔白腻，脉濡。

治法：疏邪解表，化浊和中，降逆止呕。

方药：藿香正气散加减。外邪有风寒、风热、暑湿、暑热之分，风寒偏重者，恶寒无汗，加荆芥、防风疏风散寒；暑湿犯胃者，可用新加香薷饮解暑化湿；暑热犯胃，壮热口渴者，可用连朴饮。

**2. 饮食停滞证**

证候：呕吐酸腐量多，或吐出未消化的食物，嗳气厌食，脘腹胀满，得食更甚，吐后反快，大便秘结或溏泄，气味臭秽；舌苔白腻，脉滑实有力。

治法：消食化积，和胃降逆。

方药：保和丸加减。食积易化热者，加连翘清热而散结；积滞化热，腹胀便秘者，可加小承气汤通腑泻热，使浊气下行，呕吐自止。

**3. 痰饮内阻证**

证候：呕吐物多为清水痰涎，或胃部如囊裹水，胸脘痞闷，纳食不佳，头眩，心悸，或逐渐消瘦，或呕而肠鸣；舌苔白滑而腻，脉沉弦滑。

治法：温化痰饮，和胃降逆。

方药：小半夏汤合苓桂术甘汤加减。脾胃运化失常，水湿内停，阻滞气机，胃气不降而发为此病，若脾虚湿困，脘闷不食者，可加砂仁、豆蔻、苍术开胃醒脾；痰浊上蒙清窍，头晕目眩者，可用半夏白术天麻汤；郁而化热，烦闷口苦，苔黄腻者，可用黄连温胆汤；兼气滞腹胀者，可加厚朴、枳壳行气除满；兼阳虚而尿少肢肿者，可用真武汤。

**4. 肝气犯胃证**

证候：呕吐吞酸，或干呕泛恶，脘胁胀痛，烦闷不舒，嗳气频频，每因情志不遂而发作或加重，舌边红，苔薄腻或微黄，脉弦。

治法：疏肝和胃，降逆止呕。

方药：四七汤加减。若呕吐较甚者，可加陈皮、旋覆花、竹茹、炙枇杷叶等以增强和胃降逆之力；若胸胁胀满疼痛较甚者，加柴胡、香附、郁金、延胡索疏肝解郁止痛；若呕吐酸水，心烦口渴，可加栀子、牡丹皮、黄芩或左金丸等清泻肝火；若兼腑气不通，大便秘结者，可用大柴胡汤清热通腑；若日久气滞血瘀见胸胁刺痛，舌有瘀斑者，可加生蒲黄、五灵脂、红花、莪术、丹参活血化瘀。

### 5.脾胃虚寒证

证候：饮食稍多即欲吐，时发时止，食入难化，胸脘痞闷，不思饮食，面色㿠白，疲怠乏力，四肢不温，口干不欲饮或喜热饮，大便稀溏；舌质淡，苔薄白，脉濡弱或沉。

治法：温中健脾，和胃降逆。

方药：理中丸加减。脾阳亏虚，胃脘怕冷者，加良姜、荜澄茄温中止呕；若脾阳亏虚损及肾阳，致使肾阳不足，出现汗出肢冷，腰膝酸软，可加制附子、肉桂、淫羊藿温补脾肾等；呕吐甚者，加砂仁、半夏、公丁香、旋覆花等理气降逆止呕；若中气不足，少气乏力，可用补中益气汤补中益气。

### 6.胃阴亏虚证

证候：呕吐反复发作，或时作干呕，恶心，胃中嘈杂，似饥而不欲食，口燥咽干；舌红少津，苔少，脉细数。

治法：滋养胃阴，和胃降逆。

方药：麦门冬汤加减。若呕吐较甚，加陈皮、竹茹、枇杷叶、代赭石降气止呕；若阴虚火旺，五心烦热者，可加天花粉、知母、芦根养阴清热；余热未清者，加连翘、黄芩清热止呕；大便干结者，加瓜蒌子、玄参、火麻仁润肠通便。

## 五、调护

1. 关心患者，耐心对患者进行健康宣教，对情志抑郁或易怒患者可予以必要的心理疏导，避免情绪因素使病情加重。

2. 自我调护，保持心情舒畅，避免精神刺激，对肝气犯胃者，尤当注意。

3. 生活起居有常，避免腹部受凉，适时增减衣物；饮食有节，不暴饮暴食，不食变质腐秽食物；脾胃虚弱者勿过食生冷、肥甘厚味等食物，胃中有热者忌食辛辣、香燥之品。呕吐者应少食多餐，以清淡流质或半流质饮食为主，并注意营养的均衡。

4. 呕吐不止者宜卧床休息，保证睡眠，重症、昏迷或体力差的患者要侧卧，防止呕吐物进入气道，吐后用温水漱口，清洁口腔。

5. 定期复诊，配合医生治疗原发病等。

# 第四节　腹　痛

## 一、概述

腹痛是指胃脘以下、耻骨毛际以上部位发生的疼痛。

腹痛多为感受外邪、饮食所伤、情志失调及素体虚弱、劳倦内伤等，致气机阻滞、脉络阻或经脉失养而发生。

腹痛病机为脏腑气机不利，气血阻滞，"不通则痛"；或气血不足，经脉失养，脏失煦，"不荣则痛"。总之，本病的基本病机为"不通则痛"或"不荣则痛"。其病位在脾、胃、肝、胆、肾、膀胱及大肠、小肠等多个脏腑。

腹痛是各科疾病的常见症状，肠易激综合征、消化不良、胃肠痉挛、不完全性肠梗阻、肠粘连、肠系膜和腹膜病变、腹型过敏性紫癜、泌尿系结石、急慢性胰腺炎、肠道寄生虫等以腹痛为主要表现的疾病均属本病范畴。

## 二、临床诊断要领

### （一）四诊要点

#### 1.问诊

（1）诱因　问清与起病相关的外感或内伤因素，可因外感而发，也可因情志失调、饮食不节、体虚劳倦、跌扑损伤而发。因外感时邪、饮食不节、情志不遂而发多为邪实，因劳倦、体虚、产后而发多为正虚。

（2）持续时间及病程　腹痛初发，诱因消除后可自行缓解者多病轻，邪实为多；病程持久，发作持续，时作时止者，虚实夹杂之证为多。

（3）疼痛性质及缓解方式　腹痛暴痛拒按，痛势急剧，或窜痛、刺痛、胀痛，均为邪实；痛势绵绵，喜温喜按，时作时止，多为隐痛，此为正虚；亦有病程日久，邪实未除，正气已虚者，时缓时急，多为虚实夹杂。

（4）伴随症状　①伴有发热、恶寒、身痛，多为寒邪内扰，经络不畅。②伴有心烦，口渴，大便秘结，潮热汗出，小便短黄，多为湿热壅滞，气机阻滞。③伴有嗳腐吞酸，厌食呕恶，痛而欲泻，泻后痛减，或大便秘结，多为饮食积滞，脾胃升降失常。④伴忧思恼怒，善太息，多为肝郁气滞。⑤伴畏寒怕冷、神疲乏力，气短懒言，纳食不佳，多为中虚脏寒，气血不足。

**2. 望诊**

（1）望神志　精神不振、嗜睡健忘、目光乏神、双目少动、倦怠乏力、动作迟缓、少气懒言，多为气血不足，中虚脏寒；精神萎靡，意识模糊，目暗睛迷，瞳神呆滞，表情淡漠，气息微弱，提示人体精气大伤，脏腑功能严重受损，多属于腹痛的危重状态。

（2）望面色　面色淡青或青黑者，为寒邪内盛，鼻柱色青者多属肝气郁滞；面色黄而枯槁无光，多属脾胃气虚，气血不足。面色与口唇青紫多为瘀血内停。凡面色荣润光泽者，为脏腑精气未衰，属无病或病轻；凡面色晦暗枯槁者，为脏腑精气已衰，属病重。

（3）望形态　腹痛者，立时多以手护腹，俯身前倾，卧时常喜向内，蜷卧缩足，喜加衣被者，身重不能转侧，多属气血不足，中虚脏寒；卧时常喜向外，躁动不安，坐卧不宁者，多属邪实证。

（4）望舌　舌红苔黄腻体胖，多属湿热壅滞；舌红苔厚腻，多属饮食停滞；舌淡白苔薄白体胖湿润者，多属中虚脏寒；舌质紫暗或有瘀斑，或舌下络脉怒张，多属瘀血阻滞。若舌质枯晦，舌苔无根，舌态异常者，为正气亏虚，胃气衰败，病情多凶险。

**3. 闻诊**

（1）声音　腹痛者，凡语声高亢洪亮有力、声音连续者，多属实证，为寒邪内阻、湿热壅滞、饮食积滞；语声低微细弱，声音断续而懒言者，多属虚证，为中虚脏寒。

（2）气味　大便臭秽难闻者，多为湿热壅滞；大便溏泄而腥者，多属脾胃虚寒；大便泄泻臭如败卵，或夹有未消化食物，矢气酸臭者，为伤食。

**4. 切诊**

脉迟而有力为寒邪内阻；沉迟无力而细者，多属中虚脏寒；脉滑者多属湿热壅滞、饮食积滞；脉涩者多属瘀血内停；脉弦者多属肝气郁滞。

### （二）诊断标准

1. 凡是在胃脘以下、耻骨毛际以上部位的疼痛，即为腹痛。

2. 根据性别、年龄、婚况，与饮食、情志、受凉等关系，起病经过，其他伴发症状，鉴别何脏腑受病，明确病理性质。

3. 血、尿、便常规检查，血、尿淀粉酶检测，电子胃镜、肠镜、腹腔镜、腹部 X 线、CT、MRI、B 超等检查有利于明确诊断。

### （三）辨证要点

**1. 辨虚实**　腹痛发病过程中病机变化复杂，往往互为因果，互相转化，互相兼夹。外感时邪，经脉痹阻；饮食不节，脾胃升降失调；情志不遂，肝气郁滞；跌扑损伤，瘀血内停均致气血运行不畅，"不通则痛"，多为实证；禀赋不足，劳倦内伤，脏腑经脉失养，则"不荣而痛"，多为虚证。病程日久，实证可致虚证，而致虚实夹杂。辨证时需分清虚实多寡，指导选方用药。

**2. 辨腹痛性质**　腹痛拘急，疼痛暴作，痛无间断，坚满急痛，遇冷痛剧，得热则减者，为寒痛；痛在脐腹，痛处有热感，时轻时重，或伴有便秘，得凉痛减者，为热痛；腹痛时轻时重，痛处不定，攻冲作痛，伴胸胁不舒，腹胀，嗳气或矢气则胀痛减轻者，属气滞痛；少腹刺痛，痛无休止，痛处不移，痛处拒按，夜间加剧，伴面色晦暗者，为血瘀痛；因饮食不慎，脘腹胀痛，嗳气频作，嗳后稍舒，痛甚欲便，便后痛减者，为伤食痛。

## 三、类病辨别

主要与胃痛、积证相鉴别。

**1. 胃痛**　胃痛在心下胃脘之处，腹痛在胃脘以下、耻骨毛际以上；其次伴随症状不同，胃痛常伴有恶心、嗳气等胃病见症，腹痛可伴有便秘、腹泻或尿频、尿急等症状。

**2. 积证** 积证腹中有结块，且结块固定不移，腹痛瘀血型腹中无结块。腹痛可伴有便秘、腹泻或尿频、尿急等症状；积证可伴有胁痛、黄疸、鼓胀等病证。

## 四、辨证论治

腹痛治疗以"通"字立法，在临床上应根据辨证的虚实寒热，实则攻之，虚则补之，热者寒之，寒者热之，滞者通之。对于虚实夹杂及寒热错杂证，应随病机兼夹变化，或寒热并用，或攻补兼施，灵活运用。

### 1. 寒邪内阻

证候：腹痛拘急，痛势急暴，遇寒痛甚，得温痛减，口淡不渴，形寒肢冷，小便清长，大便清稀或秘结；舌质淡，苔白腻，脉沉紧。

治法：温中散寒，理气止痛。

方药：良附丸合正气天香散加减。寒邪凝滞，中阳被遏，脉络痹阻，可见寒凝肝脉；寒邪阻滞气机运行，可兼气滞、痰阻。寒凝肝脉者，少腹拘急冷痛，加吴茱萸、小茴香、沉香暖肝散寒；兼气滞者，加厚朴、木香理气止痛；兼痰阻者，可加半夏、豆蔻燥湿化痰。

### 2. 湿热壅滞

证候：腹痛拒按，烦渴引饮，大便秘结，或溏滞不爽，潮热汗出，小便短黄；舌质红，苔黄燥或黄腻，脉滑数。

治法：泄热通腑，行气导滞。

方药：大承气汤合（或）枳实导滞丸加减。湿热壅滞所致腹痛，主因中焦气机不畅，辨证需看是否兼夹上焦、下焦湿热症状。兼上焦湿热者，可伴咳嗽、胸闷，可加藿香、佩兰芳香化湿；兼下焦湿热者，可伴小便黄、大便黏滞，可加车前子、黄柏清热利湿。

### 3. 饮食积滞

证候：脘腹胀满，疼痛拒按，嗳腐吞酸，厌食呕恶，痛而欲泻，泻后痛减，或大便秘结；舌苔厚腻，脉滑。

治法：消食导滞，理气止痛。

方药：枳实导滞丸加减。饮食停滞，食在中焦者，常兼脾气虚，运化不利；若气恼后得食，或食后着气，常兼气滞；食滞日久生痰、化热，常兼痰证、热证。兼脾气虚者，加党参、黄芪补中益气；兼气滞者，加厚朴、木香理气导滞；兼痰者，加半夏、陈皮燥湿化痰；兼郁热者，加栀子清化郁热。

### 4. 肝郁气滞

证候：腹痛胀闷，痛无定处，痛引少腹，或兼痛窜两胁，时作时止，得嗳气或矢气则舒，遇忧思恼怒则剧，善太息；舌质红，苔薄白，脉弦。

治法：疏肝解郁，理气止痛。

方药：木香顺气散加减。肝气郁结，中焦气机不调，脾不升清，胃不降浊，肺不宣降，故常兼有嗳气、腹泻或咳嗽。肝郁气滞损及中焦脾土，可见脾气虚；损及肺脏，可见肺气宣降不利；气郁日久则可兼血虚、热证或痰证。兼脾气虚者，可加白术、党参、黄芪补中益气；兼肺气不利者，可加桔梗、枇杷叶、桑白皮宣肺理气；兼血虚者，可加当归、熟地黄滋养阴血；兼热证，可加郁金、牡丹皮、栀子清化郁热；兼痰者，可加半夏、紫苏子化痰理气。

### 5. 瘀血内停

证候：腹痛较剧，痛如针刺，痛处固定，经久不愈，入夜尤甚；舌质紫暗，脉细涩。

治法：活血化瘀，和络止痛。

方药：少腹逐瘀汤加减。瘀血内停，气血津液运行不畅，可兼有气虚、血虚、血热、痰浊、阴虚、阳虚。兼气虚者，可去青皮，加黄芪、党参；兼血虚者，可加何首乌、枸杞子、熟地黄滋养阴血；兼血热者，可加丹参、牡丹皮清化郁热；兼痰浊者，可加半夏、陈皮化痰理气；兼阴虚者，可加麦冬、玉竹、女贞子滋阴；兼阳虚者，加小茴香、干姜、肉桂温经散寒。

### 6. 中虚脏寒

证候：腹痛绵绵，时作时止，喜暖喜按，畏寒怯冷，神疲乏力，气短懒言，纳食不佳，面色萎黄，大便溏薄；舌质淡，苔白，脉弱或沉缓。

治法：温中补虚，缓急止痛。

方药：大建中汤或小建中汤加减。中虚脏寒，无力推动血脉运行，易兼瘀血内结，若阳损及阴，可出现阴阳俱损之候。中脏虚寒，寒象重者，加黄芪、附子益气温阳；兼瘀血内结者，加丹参、赤芍、桃仁、红花等。

## 五、调护

1. 关心患者，耐心对患者进行健康宣教，避免愤怒、忧思恼怒等使病情加重的因素。

2. 平素注意起居有常，饮食有节（洁），勿食生冷、肥甘厚味及不洁食物，戒烟忌酒，进食后避免立即奔走或从事其他剧烈活动。

3. 适寒温，避免外邪侵袭，寒痛者尤需注意腹部保暖，寒证可予热敷疗法。

4. 轻症可从事适当体力活动，以不觉劳累、不加重症状为度，避免剧烈活动。重症应卧床休息，还应及早发现变证、病情进展的先兆症状，做好急救准备。

5. 定期复诊，配合医生治疗基础病等。

# 第五节　泄　泻

## 一、概述

泄泻是以排便次数增多、粪便稀溏，甚至泻出如水样为主要表现的疾病。古代将大便溏薄而势缓者称为泄，大便清稀如水而势急者称为泻，现统称为"泄泻"。

泄泻的病因主要为感受外邪，饮食所伤，情志不调，禀赋不足及年老体弱、大病久病之后脏腑虚弱。

泄泻基本病机为脾虚湿盛，脾失健运，水湿不化，肠道清浊不分，传化失司。同时与肝、肾也有关。明·李中梓《医宗必读·泄泻》有"无湿不成泻"之说。

泄泻是一个病证，也可作为一个症状见于多种疾病。西医中器质性疾病如急性肠炎、炎症性肠病、吸收不良综合征、肠道肿瘤、肠结核等，功能性疾病如肠易激综合征、功能性腹泻等以泄泻为主症的疾病，可以参照本节辨证论治。

## 二、临床诊断要领

### （一）四诊要点

**1. 问诊**

（1）诱因　泄泻的病因有感受外邪、饮食所伤、情志不调、禀赋不足及久病脏腑虚弱等。暴泻多为实证，起病急，多有暴饮暴食及误食不洁食物的病史；迁延日久，时发时止者为久泻，常由先天禀赋不足，久病体虚，脏腑脾胃虚弱或命门火衰所致。

（2）持续时间及病程　起病较急，病程较短，泄泻次数频多，为暴泻；起病较缓，病程较长，泄泻呈间歇性发作，为久泻。

（3）伴随症状　①如伴恶寒、发热、头痛、肢体酸痛，多为外感寒湿；②如伴腹痛肠鸣、粪便臭如败卵、泻后痛减，多为食滞泄泻；③如每因情志郁怒而诱发，伴胸胁胀闷、嗳气食少，多为肝气乘脾之泄泻；④如大便时溏时泻，伴神疲肢倦，多为脾虚泄泻；⑤如多发于五更，大便稀溏，完谷不化，伴形寒肢冷，多为肾阳虚衰之泄泻。

**2. 望诊**　先望全身，观察患者神情烦躁惊恐或平静淡漠，气息轻松平和或急促困难，体位是否自主或倦怠乏力，对病情轻重缓急作出初步评估。

（1）望神志　情志不畅，精神抑郁多见于肝郁脾虚证；精神萎靡、意识模糊，甚至神昏谵语、猝倒神昏等失神表现，多见于暴泻不止，伴高热、呕吐、热毒，出现痉、厥、闭、脱等危证。

（2）望面色　面白或青可见于寒湿泄泻患者；面色萎黄见于久泻脾虚患者；面色㿠白见于肾阳虚衰；两目晦暗、面色无华等精气大伤之象，可见于暴泻不止，伴高热、呕吐、热毒，出现痉、厥、闭、脱等危证。

（3）望舌　舌苔白或白腻多见于感受湿邪；舌红苔黄腻见于湿热内阻；苔垢浊或厚腻多见于食积；舌淡红苔薄可见于肝郁；舌淡苔白见于脾胃、肾阳亏虚。

**3. 闻诊**　闻及肠鸣多见于寒湿内盛、肝气乘脾、肾阳虚衰患者；粪便气味臭秽多见于湿热泄泻患者；粪便臭如败卵，嗳腐酸臭多见于食滞泄泻患者。

**4. 切诊**　泄泻患者的脉象是辨证的重要客观依据，常见脉象有濡脉、滑脉、弦脉、沉细脉等。感受湿邪，可见濡脉；湿热或食积，则可见滑数脉；肝气乘脾见弦脉；脾胃虚弱、肾阳虚衰则见沉细弱脉。

### （二）诊断标准

1. 大便稀薄，或如水样，次数增多。可伴腹胀腹痛等症。

2. 急性暴泻，起病突然，病程短。可伴有恶寒、发热等症。

3. 慢性久泻，起病缓慢，病程较长，反复发作，时轻时重。

4. 饮食不当、受寒凉或情绪变化可诱发。

5. 大便常规检查，可见少许红细胞、白细胞，大便培养致病菌阳性或阴性。

6. 必要时做 X 线钡剂灌肠或纤维肠镜检查。

### （三）辨证要点

**1. 辨轻重**　泄泻而饮食如常，说明脾胃未败，多为轻症，预后良好；泻而不能食，形体消瘦，或暴泻无度，或久泄滑脱不禁，转为厥脱，津液耗伤，阴阳衰竭，均属重症。

**2. 辨缓急**　暴泻者起病较急，病程较短，一般在数小时至 2 周以内，泄泻次数每日 3 次以上；久泻者起病较缓，病程较长，持续时间多在 2 个月以上甚至数年，泄泻呈间歇性发作。

**3. 辨寒热**　大便色黄褐而臭，泻下急迫，肛门灼热者，多属热证；大便清稀甚至水样，气味腥秽者，多属寒证；大便溏垢，臭如败卵，完谷不化，多为伤食之证。

**4. 辨虚实**　急性暴泻，病势急骤，脘腹胀满，腹痛拒按，泻后痛减，小便不利者，多属实证；慢性久泻，病势较缓，病程较长，反复发作，腹痛不甚，喜暖喜按，神疲肢冷，多属虚证。

## 三、类病鉴别

主要与痢疾、霍乱进行鉴别。

**1. 痢疾**　泄泻与痢疾共同特点是大便稀溏，大便次数增加，可伴有腹痛发作，完谷不化。但泄泻发作时大便中无脓血，不伴里急后重。而痢疾是以腹痛、便下赤白脓血、里急后重为特征。

**2. 霍乱**　霍乱是一种上吐下泻并作的病证，发病特点是来势急骤，变化迅速，病情凶险，有饮食不洁史或患者接触史，呈地区流行。起病时常突然腹痛，继则吐泻交作，所吐之物均为未消化之食物，气味酸腐热臭，所泻之物多为黄色粪水，或吐下如米泔水，可伴恶寒、发热，无里急后重。部分患者在剧烈吐泻之后，迅速出现皮肤松弛，目眶凹陷，下肢痉挛转筋，可伴心烦口渴，精神萎靡，少尿或尿闭，腹中绞痛，面色苍白，汗出肢冷等津竭阳衰之危候，预后很差。而泄泻是以大便稀溏、次数增多为特征，一般预后良好。

## 四、辨证论治

泄泻病性有虚实之分，实证多因湿盛伤脾，或饮食伤脾，暴泻以实证为主。虚证见于劳倦内伤、大病久病之后，或他脏及脾，如肝木克脾，或肾阳亏虚，不能温煦脾脏，久泻以虚证为主。急性泄泻，经及时治疗，可在短期内痊愈。一些急性泄泻因失治或误治，迁延日久，可由实转虚，转为久泻。

### （一）暴泻

**1. 寒湿内盛**

证候：泄泻清稀，甚则如水样，脘闷食少，腹痛肠鸣，或兼恶寒，发热，头痛，肢体酸痛；舌苔白或白腻，脉濡缓。

治法：芳香化湿，解表散寒。

方药：藿香正气散加减。若表邪偏重，寒热身痛，可加荆芥、防风，或用荆防败毒散；若湿邪偏重，腹满肠鸣，小便不利，可用胃苓汤；若寒重于湿，腹胀冷痛者，可用理中丸。

**2. 湿热中阻**

证候：泄泻腹痛，泻下急迫，或泻而不爽，粪色黄褐臭秽，肛门灼热，烦热口渴，小便短黄；舌质红，苔黄腻，脉滑数或濡数。

治法：清热燥湿，分消止泻。

方药：葛根芩连汤加减。如有发热、头痛、脉浮等风热表证，可加金银花、连翘、薄荷；若湿邪偏重者，加藿香、厚朴、茯苓、猪苓、泽泻；如在夏暑期间，症见发热头重、烦渴自汗、小便短赤、脉濡数等，是暑湿入侵，表里同病，可用新加香薷饮合六一散。

**3. 食滞肠胃**

证候：腹痛肠鸣，泻下粪便臭如败卵，泻后痛减，脘腹胀满，嗳腐酸臭，不思饮食；舌苔垢浊或厚腻，脉滑。

治法：消食导滞，和中止泻。

方药：保和丸加减。若食滞较重，脘腹胀满，可因势利导，据"通因通用"的原则，用枳实导滞丸，以大黄、枳实为主；食积化热可加黄连清热燥湿止泻；兼脾虚可加白术、白扁豆健脾祛湿。

### （二）久泻

#### 1.肝气乘脾

证候：平时心情抑郁，或急躁易怒，每因抑郁恼怒，或情绪紧张而发泄泻，伴有胸胁胀闷，嗳气食少，腹痛攻窜，肠鸣矢气；舌淡红，脉弦。

治法：抑肝扶脾。

方药：痛泻要方加减。若肝郁气滞，胸胁脘腹胀痛者，可加枳壳、香附、延胡索、川楝子；若脾虚明显，神疲食少者，加黄芪、党参、白扁豆；若久泻不止，可加酸收之品，如乌梅、诃子、石榴皮等。

#### 2.脾胃虚弱

证候：大便时溏时泻，迁延反复，稍进油腻食物，则大便溏稀，次数增加，或完谷不化，伴食少纳呆，脘闷不舒，面色萎黄，倦怠乏力；舌质淡，苔白，脉细弱。

治法：健脾益气，化湿止泻。

方药：参苓白术散加减。若脾阳虚衰，阴寒内盛，亦可用附子理中汤；若久泻不愈，中气下陷，而兼有脱肛者，可用补中益气汤，并重用黄芪、党参；还可以辨证选用升阳益胃汤、黄芪建中汤等。

#### 3.肾阳虚衰

证候：黎明前腹部作痛，肠鸣即泻，泻后痛减，完谷不化，腹部喜暖喜按，形寒肢冷，腰膝酸软；舌淡苔白，脉沉细。

治法：温肾健脾，固涩止泻。

方药：附子理中丸合四神丸加减。若年老体弱，久泻不止，中气下陷，加黄芪、升麻、柴胡，亦可合桃花汤。

## 五、调护

1. 避风寒，慎起居，调饮食，调情志。

2. 忌生冷油腻、肥甘厚味。注意保暖。调节情志，勿悲恐忧伤。

3. 暴泻者要减少饮食，可给予米粥以养护胃气。若虚寒腹泻，可予姜汤饮之，以振奋脾阳，调和胃气。如有泄泻严重者，甚至一日十余次者，应及时就医，防止发生厥脱重症。暴泻停止后也要注意清淡饮食，调养脾胃至少一周时间。久泻者尤应注意平素避风寒，勿食生冷食物。脾胃素虚患者可食用药食同源的食疗方以健脾补气，如将山药、薏苡仁、莲子、白扁豆、芡实、大枣等熬粥，日常服用以调理脾胃，亦可艾灸或隔姜灸足三里、神阙等穴位，以温中健脾。

# 第六节　便　秘

## 一、概述

便秘是以大便排出困难，排便周期延长，或周期不长，但粪质干结，排出艰难，或粪质不硬，虽颇有便意，但排便不畅为主要表现的病证。

便秘主要病因是外感寒热之邪，内伤饮食、情志，病后体虚，阴阳气血不足等。热结、气滞、寒凝、气血阴阳亏虚，致使邪滞胃肠、壅塞不通，肠失温润，推动无力，糟粕内停，大便排出困难，发为便秘。

便秘病位主要在大肠，涉及脾、胃、肺、肝、肾等多个脏腑，基本病机为大肠传导失常。

便秘是临床常见病证之一，由多种原因引起，临床分证虽较复杂，不外虚实寒热。各证既可单发，也易相兼，辨证时不可忽略，故临证时应审慎其因，详辨其病，权衡轻重主次，灵活变通治疗。

便秘既可作为功能性疾病独立存在，也可作为症状见于多种器质性疾病，临床应注意鉴别。常见表现为便秘的功能性疾病主要包括便秘型肠易激综合征、功能性便秘、功能性排便障碍、阿片剂诱导性便秘等；常见引起便秘的器质性疾病有结直肠肿瘤、肠腔梗阻或狭窄、内痔、脊髓损伤、嗜铬细胞瘤等疾病。

## 二、临床诊断要领

### （一）四诊要点

#### 1.问诊

（1）诱因　问清与起病相关的内伤或外感因素，可因精神紧张、工作压力、饮食及生活习惯改变等诱发，或年老体虚、病后产后所致。因劳倦过度、年老体虚及病后产后所致，多为虚证；饮食、情绪及外感而发，多为实证。

（2）发病与病程　便秘有因诱因偶发，诱因消除后可自行缓解者病程短，多病轻，实证为多；亦有反复发作，时发时止者多虚实夹杂；抑或常年便秘不解，时重时轻者多病重，虚证为主。此外，患者的自主排便频次与病情轻重密切相关，自主排便频次越少，病情越重。

（3）伴随症状　①伴口干口臭，面红心烦，身热，小便短赤者，多属燥热内结肠腑，津伤便结。②伴肠鸣矢气，腹中胀痛，胸胁痞满，嗳气频作者，多属肝脾气滞，腑气不通。③伴腹痛拘急，手足不温者，多属阴寒内盛，凝滞胃肠。④伴用力努挣则汗出短气，便后乏力，肢倦懒言者，多属肺脾气虚，传送无力。⑤伴头晕目眩，心悸气短，口唇色淡者，多属血液亏虚，肠道失荣。⑥伴形体消瘦，头晕耳鸣，两颧红赤，潮热盗汗，腰膝酸软者，多属阴津不足，肠失濡润。⑦伴小便清长，面色㿠白，四肢不温，腹中冷痛者，多属阳气虚衰，阴寒凝结。

2. **望诊**　本病主要通过观察大便的形、色、质、量、次数等变化，及面色、舌象等辅助判断病情的寒热虚实。

（1）望大便　大便干燥硬结，排出困难，甚则燥结如羊屎状者，多因热盛伤津，肠道失润所致；大便干稀不调或不干者，多因气机不畅所致，或肝脾气滞，腑气不通，或肺脾气虚，传送无力；大便量少，多因纳食量少，传导无物所致。

（2）望面色　满面通红多属实热，为燥热之邪内结肠腑；两颧潮红多属阴虚，为阴津不足、肠失濡润；面色㿠白多属阳虚，为阳气虚衰、阴寒内结、积滞不行；面色无华与口唇色淡多属血虚，为血液亏虚、肠道失荣；神疲乏力多属气虚，为肺脾气虚、传送无力。

（3）望舌　舌红苔黄燥，多属实热，为肠道燥热；舌苔白腻，多属实寒，为阴寒内盛，凝滞肠道；舌苔薄腻，多属气滞，为肝脾气滞，腑气不通；舌红少苔，多属虚热，为阴津不足，肠失濡润；舌淡苔白，多属气虚、血虚或阳虚，为肠道失荣，阳虚寒凝。

3. **闻诊**

（1）便秘患者因其大便为宿便，多臭秽，其中酸臭难闻者，多属肠中郁热。

（2）语声高、烦躁易怒者，多属实证，为实热内结肠腑，气机郁滞，传导失司；语声低微、少言懒语者，多属虚证，为气血阴阳亏虚，肠道失荣，传送无力。

4. **切诊**　便秘患者的脉象是辅助辨证的客观依据。脉滑数者，多为实热；脉弦者，多为气滞；脉紧者，多为实寒；脉弱或沉迟者，多为气血亏虚或阳虚；脉细数者，多为阴虚。

**（二）诊断标准**

1. 排便次数每周少于3次，或周期不长，但粪质干结，排出艰难，或粪质不硬，虽颇有便意，但排便不畅。
2. 粪便的望诊及腹部的触诊、大便常规、隐血试验、肛门指诊、钡灌肠或气钡造影、纤维结肠镜检查等有助于便秘的诊断。

**（三）辨证要点**

1. **辨虚实**　便秘的辨证当分清虚实。虚者指脏腑气血阴阳亏虚，肠失濡养，推动无力；实者多指热结、气滞、寒凝之类，邪滞胃肠，壅塞不通。临床多有虚实夹杂之便秘，当分清虚实的多寡主次，虚实夹杂的特点，以指导治疗立法用药。

2. **辨寒热**　便秘的辨证亦分寒热。大便干结，舌淡苔白，脉沉迟或紧，多属冷秘，为阴寒内结；大便干燥坚硬，伴肛门灼热，舌红苔黄，脉滑数或细数，多属热秘，为燥热内结。

## 三、类病鉴别

本病主要与肠结、积聚相鉴别。

1. **肠结**　两者皆有大便秘结。肠结多为急症，患者主要表现为腹部疼痛拒按，大便完全不通，且无矢气和肠鸣音，严重者可吐出粪便。

2. **积聚**　两者皆有腹部包块。积聚的包块在腹部各处均可出现，形状不定，多与肠形不一致，与排便无关。

## 四、辨证论治

便秘当分虚实，实证主因热结、气滞、寒凝之类，致使邪滞胃肠，壅塞不通，发为便秘；虚证主因气血阴阳不足，致使肠道失于温煦与濡养，传导失司，发为便秘。病性可概括为寒、热、虚、实四大类，随着病情变化，四者之间常相互兼夹或转化。实证多因热结、气滞、寒凝所致，以祛邪为治疗原则，治以泻热、通导、温散之法，以求邪去便通；虚证主因气血阴阳亏虚所致，以扶正为先，治以益气温阳、滋阴养血之法，使气血调和、阴平阳秘，并配合应用行气类药物，促进肠道传导功能的恢复。虚实夹杂者，当攻补兼施，如热秘兼有气虚者，当攻下泄热与补益气血同用等。六腑以通为用，大便干结难行，可用下法，但不可一味急攻竣下，应在辨证论治基础上以润下、缓下为主，以大便软为度。

## （一）实秘

### 1.热秘

证候：大便干结，腹胀或痛，口干口臭，面红心烦，或身有热，小便短赤；舌质红，苔黄燥，脉滑数。

治法：泻热导滞，润肠通便。

方药：麻子仁丸加减。热邪多伤津液，津液已伤兼见口渴欲饮者，应辅以滋阴生津，养护津液，可加生地黄、玄参、麦冬等；若热势较甚，痞满燥实坚者，可用大承气汤加减；肺与大肠相表里，肺热气逆，兼见喘咳者，可加瓜蒌子、桑白皮、厚朴、黄芩等；兼郁怒伤肝，易怒目赤者，加用更衣丸；燥热不甚，或药后大便不爽者，可用青麟丸；兼痔疮、便血，可加地榆、槐花、黄芩等。

### 2.气秘

证候：大便干结，或不甚干结，欲便不得出，或便后不爽，肠鸣矢气，嗳气频作，胁腹痞满胀痛；舌苔薄腻，脉弦。

治法：顺气导滞，降逆通便。

方药：六磨汤加减。气秘者多因情志不遂、思虑过度而致气机郁滞，或饮食积滞、瘀血阻滞导致气机闭阻。气机运行不畅，兼见腹部胀痛甚，可加厚朴、枳壳、莱菔子等；气郁化火兼见便秘腹痛，舌红苔黄，可加黄芩、栀子、龙胆草等；气机阻滞，腑气当降反升兼见呕吐者，可加半夏、陈皮、代赭石等；因七情郁结致气行不畅，兼见忧郁寡言者，可加白芍、柴胡、郁金、合欢皮等；跌扑损伤，腹部术后，便秘不通，属气滞血瘀者，可加红花、赤芍、桃仁等。

### 3.冷秘

证候：大便艰涩，腹痛拘急，胀满拒按，胁下偏痛，手足不温，呃逆呕吐；苔白腻，脉弦紧。

治法：温里散寒，通便止痛。

方药：温脾汤合半硫丸加减。冷秘常由阴寒内盛，凝滞胃肠而致。寒邪易伤阳气，进一步发展可致阳虚，兼见腹部冷痛，手足不温，可加高良姜、干姜、附子等；寒凝气滞兼见胀满甚者，可加沉香、枳壳、乌药等。

## （二）虚秘

### 1.气虚秘

证候：大便干或不干，虽有便意，但排出困难，用力努挣则汗出气短，便后乏力，面白神疲，肢倦懒言；舌淡苔白，脉弱。

治法：补脾益气，润肠通便。

方药：黄芪汤加减。气虚者多为肺脾气虚，兼见乏力汗出者，可加白术、党参、人参等；兼见小腹坠胀者，可合用补中益气汤；兼见气息低微，懒言少动者，可加用生脉散；兼见脘腹痞满，舌苔白腻者，可加白扁豆、生薏苡仁；脾虚气弱，运化无力，兼见脘胀纳少者，可加山楂、神曲、炒麦芽、砂仁等；气虚推动无力、运化无权，后期又可兼见血虚、气滞，兼见头晕目眩，妇女经少色淡之气血两虚者，可加当归、熟地黄、党参等；兼见腹胀明显者，可加用枳壳、木香等。

### 2.血虚秘

证候：大便干结，面色无华，皮肤干燥，心悸气短，健忘少寐，口唇色淡；舌淡苔少，脉细。

治法：养血滋阴，润燥通便。

方药：润肠丸加减。血虚者血液亏虚，上不能濡养头目，常兼见面白、眩晕目眩，可加玄参、何首乌、阿胶等；心血虚兼见心悸、失眠多梦者，可加用酸枣仁、炙甘草、龙眼肉等；血虚进一步发展可见手足心热，午后潮热等阴虚证，可加知母、胡黄连、熟地黄、银柴胡、地骨皮等；阴血已复，便仍干燥，可用五仁丸。

### 3.阴虚秘

证候：大便干结，形体消瘦，头晕耳鸣，两颧红赤，心烦少寐，潮热盗汗，腰膝酸软舌红少苔，脉细数。

治法：滋阴增液，润肠通便。

方药：增液汤加减。阴虚者多见于热病后期，杂病日久，耗伤阴液；或年老体虚，阴液亏虚所致。阴不制阳，虚热内生，更伤阴液。兼见口干面红，心烦盗汗者，可加芍药、玉竹等；阴伤较甚兼见大便干结如羊屎，可加火麻仁、柏子仁、瓜蒌子等；阴亏燥结，热盛津伤，兼见口唇干燥，大便燥结难下者，可加用增液承气汤；胃阴不足而口干口渴者，可加用益胃汤；肾阴不足之腰膝酸软者，可加用六味地黄丸。

#### 4. 阳虚秘

证候：大便干或不干，排出困难，小便清长，面色㿠白，四肢不温，腹中冷痛，腰膝酸冷；舌淡苔白，脉沉迟。

治法：补肾助阳，润肠通便。

方药：济川煎加减。阳气虚衰，肠道失于温煦，易致阴寒内结，推动无力又易致气机不畅，故阳虚秘常兼见寒凝、气虚、气滞等证。寒凝气滞，腹痛较甚者，可加肉桂、沉香、陈皮等；阳气虚衰，汗出乏力者，可加用白术、黄芪等；胃气不和，恶心呕吐者，可加半夏、砂仁等。

## 五、调护

1. 注意饮食结构，合理膳食，清淡饮食为主，避免过食辛辣刺激、油腻、生冷、厚味等食物，增加粗粮果蔬摄入，多饮水。

2. 生活作息有规律，养成定时排便的习惯，避免久坐，宜适当增加运动。

3. 加强宣教，自我调护，避免精神过度紧张焦虑，保持心情舒畅，精神乐观。

4. 不可滥用泻药，使用不当，反而加重便秘，同时造成泻药依赖。由于进食少而不大便者，不必急于通便，可先扶养胃气，待饮食增加，大便可逐渐恢复正常；年老体弱者，不可用力排便，以防诱发心脑血管疾病、便血、痔疮等病，可配合药物灌肠等外治法治疗。

5. 此外，便秘患者可配合生物反馈训练改善便秘症状。

# 第七节　黄　疸

## 一、概述

黄疸是指因肝失疏泄，胆汁外溢，或血败不华于色，引发以目黄、身黄、小便黄为主要临床表现的病证。其中以目黄尤为重要。

黄疸的病因包括内因和外因。内因为内伤饮食劳倦或病后续发；外因为外感湿热、疫毒。黄疸的病位在脾胃肝胆。基本病机为湿邪困遏，脾胃运化失健，肝胆疏泄失常，胆汁泛溢肌肤。病理性质有阴阳之分。湿热交蒸，发为阳黄；寒湿瘀滞，发为阴黄。病理因素有湿邪、热邪、寒邪、疫毒、气滞、瘀血六种，其中以湿邪为主。

本证可涉及西医学中肝细胞性黄疸、阻塞性黄疸和溶血性黄疸。如临床常见的急慢性肝炎、病毒性肝炎、酒精性肝炎、脂肪性肝炎、自身免疫性肝炎、肝硬化、胆囊炎、胆结石、肝癌、胰腺癌、胆管癌消化系统肿瘤等。凡出现黄疸者，均可参照本节辨证施治。

## 二、临床诊断要领

### （一）四诊要点

#### 1. 问诊

问诊对黄疸的证型和病因鉴别有重要的临床意义，以下问诊要点对黄疸证候判断可起到提纲挈领的作用。

（1）基础疾病　具有急慢性病毒性肝炎、自身免疫性肝病、肝衰竭、肝癌基础疾病，则可见肝胆湿热证、疫毒炽盛证、瘀血内结证以及寒湿阻遏证；药物及化学、物理因素等引起肝损伤，多见肝胆湿热证、疫毒炽盛证；胆石症、胆囊癌、胰腺癌，以胆腑郁热证多见。

（2）病程的长短　病程短者，多见肝胆湿热证、疫毒炽盛证；病程长者，多见瘀血内结证和寒湿阻遏证。

（3）大便的质地、色泽、气味、频次　大便溏薄者多为湿重；大便干结者多为热重；大便有黏液且气味臭秽者多属湿热证；大便呈陶土色，多属胆郁证；大便发黑者多兼血瘀证。

（4）伴随症状　伴有低热、乏力、厌油腻、恶心呕吐多为肝胆湿热证；伴有腹胀腹痛，高热口渴，甚或烦躁易怒、神志不清，齿鼻衄血，皮肤瘀斑，多为疫毒炽盛证；伴有发热，右上腹痛，牵及肩背，或大便呈陶土色，消瘦，需考虑胆腑郁热证；伴有胁肋痞块，身体消瘦，午后低热，齿鼻衄血等多为瘀血内结证；伴腹胀脘闷，乏力便溏，神疲畏寒等多为寒湿阻遏证。

**2. 望诊**

望诊在中医四诊中具有重要的临床意义，通过观察患者面目皮肤颜色能够对黄疸的证型进行初步分类。

面目全身发黄，颜色鲜明如橘皮色，舌苔黄腻多为肝胆湿热证热重于湿；颜色不甚鲜明，舌苔厚腻微黄多为肝胆湿热证湿重于热；颜色鲜明如金，舌质红绛，苔黄而燥可见于疫毒炽盛证；黄疸其色晦暗，或如烟熏，舌淡，苔腻，多为寒湿阻遏证；黄疸身目发黄，甚则面色黧黑，舌暗瘀多见于瘀血内结证。

**3. 闻诊** 语声高、烦躁易怒，多属湿热实证；患者语声低微、少言懒语，多属脾胃虚寒、气血不足。

**4. 切诊** 脉象弦数多为阳黄热重于湿证；脉象濡数或濡缓多为阳黄湿重于热；脉弦滑数多为胆腑郁热证或疫毒炽盛证；脉濡缓或沉迟为阴黄寒湿阻遏证。

**（二）诊断标准**

1. 目黄、肤黄、尿黄，以目黄为主。

2. 初起有恶寒发热，纳呆厌油，恶心呕吐，神疲乏力，或大便颜色变淡。黄疸严重者皮肤瘙痒。

3. 有饮食不节，肝炎接触或应用化学制品药物等病史。

4. 肝脏、脾脏或胆囊肿大，伴有压痛或触痛。

5. 血清胆红素（直接或间接），尿胆原、尿胆红素检查，血清谷丙转氨酶，谷草转氨酶，γ- 谷氨酰转肽酶，碱性磷酸酶以及 B 超、胆囊造影、X 线胃肠造影等有助病因诊断。

6. 必要时做甲胎蛋白测定，胰、胆管造影，CT 等检查，以排除肝、胆、胰等恶性病变。

**（三）辨证要点**

**1. 辨阳黄、阴黄、急黄与虚黄** 阳黄多由湿热所致，其黄色鲜明并伴湿热蕴蒸之证；阴黄由脾胃虚寒、寒湿内阻或肝郁血瘀所致，其黄色晦暗并伴有虚、寒湿及血瘀之证；急黄是由疫毒所致，起病急，色黄如金，伴热扰神明，内陷心包之证；虚黄为血败而不华，黄色较淡并伴气血亏虚的表现。

**2. 辨阳黄之湿热轻重** 热重于湿者，身目俱黄，色泽鲜明，发热口渴，大便燥结，舌苔黄腻，脉弦数；湿重于热者，身目俱黄，色泽不如热甚者鲜明，头身困重，胸脘痞满，苔白腻微黄，脉弦滑。

**3. 辨阴黄之寒湿与血瘀** 若黄色晦暗不泽，或如烟熏，神疲畏寒，苔白腻，脉濡缓，为脾胃虚弱，寒湿内阻所致；若色黄晦暗，面色黧黑，舌质紫暗，可见瘀斑，或胁下积块，脉弦涩，为瘀血内阻，胆汁外泄所致。

## 三、类病鉴别

主要与萎黄、黄胖相鉴别。

**1. 萎黄** 黄疸的主要病因为湿邪、疫毒或脾胃虚弱或肾精不足，其基本病机为湿浊阻滞脾胃，肝胆失疏，胆汁外溢；萎黄之病因与饥饱劳倦、食滞虫积或病后失血有关，其病机为脾胃虚弱，气血不足，肌肤失养。两者均有气血不足的病机，但黄疸的病机重在血败，而萎黄的病机重在血虚。从症状上黄疸与萎黄皆有肌肤发黄的临床表现，但萎黄之皮肤萎黄不华，而目睛不黄，而黄疸目睛发黄。

**2. 黄胖** 两者同有皮肤色黄之症，亦有气血耗伤之相似病机。但黄胖是由于肠中钩虫匿伏，蚕食血气所致。其表现为面部肿胀色黄，肌肤色黄带白而目不黄；黄疸则由胆汁外溢肌肤或气血之败，血不华色使然，并伴目睛黄染。

## 四、辨证论治

黄疸的治疗大法，主要为化湿邪，利小便。化湿可以退黄，如属湿热，当清热化湿，必要时还应通利腑气，以使湿热下泄；如属寒湿，应予健脾温化。利小便，主要是通过淡渗利湿，达到退黄的目的。至于急黄热毒炽盛，邪入心营者，又当以清热解毒、凉营开窍为主。

**（一）急黄**

**疫毒炽盛**

证候：发病急骤，黄疸迅速加深，其色如金，皮肤瘙痒，高热口渴，胁痛腹满，神昏谵语，烦躁抽搐，或见衄血、便血，或肌肤瘀斑，舌质红绛，苔黄而燥，脉弦滑或数。

治法：清热解毒，凉血开窍。

方药：《千金》犀角散加减。如神昏谵语，加服安宫牛黄丸凉开透窍；动风抽搐者，加钩藤、石决明，另服羚羊角粉或紫雪丹息风止痉；衄血、便血、肌肤瘀斑重者，加黑地榆、侧柏叶、紫草、茜根炭凉血止血；腹大有水，小便短少不利，加马鞭草、木通、白茅根、车前草，并另吞琥珀、沉香粉通利小便。

### （二）阳黄

#### 1. 热重于湿

证候：身目俱黄，黄色鲜明，发热口渴，腹部胀闷，口干而苦，恶心呕吐，小便短少黄赤，大便秘结。舌苔黄腻，脉象弦数。

治法：清热通腑，利湿退黄。

方药：茵陈蒿汤加减。如胁痛较甚，加柴胡、郁金、川楝子、延胡索疏肝理气止痛；热毒内盛，心烦懊恼，加黄连、龙胆草增强清热解毒作用；恶心呕吐，加陈皮、竹茹、半夏和胃止呕。

#### 2. 湿重于热

证候：身目俱黄，黄色不及前者鲜明，头重身困，胸脘痞满，食欲减退，恶心呕吐，腹胀或大便溏垢，舌苔厚腻微黄，脉象濡数或濡缓。

治法：利湿化浊运脾，佐以清热。

方药：茵陈五苓散合甘露消毒丹加减。如湿阻气机，胸腹痞胀，呕恶纳差较著，加苍术、厚朴、半夏健脾燥湿，行气和胃；阳黄初起见邪郁肌表，寒热头痛之表证者，宜疏表清热，宜散外邪，利湿退黄，方用麻连翘赤小豆汤。如热留未退，乃湿热未得透泄，宜增强泄热利湿之功，可加栀子柏皮汤。病中见阳明热盛，灼伤津液，积滞成实，大便不通者，宜泻热去实，急下存阴，方用大黄硝石汤。本证迁延日久或过用苦寒，可转为阴黄，按照阴黄进行辨治。

#### 3. 胆腑郁热

证候：身目发黄，黄色鲜明，上腹右胁胀闷疼痛，牵引肩背，身热不退，或热往来，口苦咽干，呕吐呃逆，尿黄赤，大便秘，苔黄舌红，脉弦滑数。

治法：疏肝泄热，利胆退黄。

方药：大柴胡汤加减。若砂石阻滞，加金钱草、海金沙、玄明粉利胆化石；恶心、呕逆明显，加厚朴、竹茹、陈皮和胃降逆。

### （三）阴黄

#### 1. 寒湿阻遏

证候：身目俱黄，黄色晦暗，或如烟熏，脘腹痞胀，纳谷减少，大便不实，神疲畏寒，口淡不渴，舌淡，苔腻，脉濡缓或沉迟。

治法：温中化湿，健脾和胃。

方药：茵陈术附汤加减。脘腹胀满，胸闷呕恶显著，加苍术、厚朴、半夏、陈皮健脾燥湿，行气和胃；胁腹疼痛作胀，肝脾同病者，加柴胡、香附疏肝理气。

#### 2. 瘀血阻滞

证候：黄疸日久，肤色暗黄、苍黄，甚则黧黑，胁下癥结刺痛、拒按，面颈部见有丝红纹；舌有紫斑或紫点，脉涩。

治法：活血化瘀消癥。

方药：鳖甲煎丸加减。若胁下癥积胀痛，腹部胀满，属浊邪瘀阻者，可服硝石矾石散。若脾气虚弱者，可加黄芪、茯苓、白术等健脾益气；肝血不足者，酌加当归、何首乌、枸杞子等养血柔肝；若兼见出血者，适减方中破血行血之品，而加茜草、三七等化瘀止血之物。

### （四）黄疸消退后的调治

#### 1. 湿热留恋

证候：脘痞腹胀，胁肋隐痛，饮食减少，口中干苦，小便黄赤，苔腻，脉濡数。

治法：清热利湿。

方药：茵陈四苓散加减。若热较盛，可加黄芩、黄柏；若湿邪较重，可加萆薢、车前草。

#### 2. 肝脾不调

证候：脘腹痞闷，肢倦乏力，胁肋隐痛不适，饮食欠香，大便不调；舌苔薄白，脉来细弦。

治法：调和肝脾，理气助运。

方药：柴胡疏肝散或归芍六君子汤加减。此外，逍遥散亦可用于黄疸消退后之肝脾不调者。若脾虚胃弱明显者，可配服香砂六君子汤以健脾和胃。

## 五、调护

1. 关心患者，耐心对患者进行健康宣教，进行心理疏导，正确认识和对待疾病，树立乐观精神，自我调护，保持心情舒畅，精神乐观，避免过度劳累与紧张。

2. 避免使用肝损伤药物，禁酒类、生冷、油腻、辛辣、坚硬食物，宜进食清淡而易消化吸收的食物，高蛋白及富含维生素、低脂肪的食物，忌暴饮暴食以免损伤脾胃。

3. 疾病恢复期可适当运动，根据体力情况适当运动，如打太极拳等。

4. 定期复诊，复查肝功能、胆红素、腹部 B 超等。

# 第八节　积　聚

## 一、概述

积聚是由于体虚复感外邪，情志饮食所伤，以及他病日久不愈等原因引起的，以正气亏虚，脏腑失和，气滞、血瘀、痰浊蕴结腹内为基本病机，以腹内结块，或胀或痛为主要临床特征的疾病。若结块固定不移，痛有定处为积证，若腹中结块，或痛或胀，聚散无常，痛无定处则为聚证。

积聚涉及腹腔脏器多种疾病，在临床比较常见。经过长期的临床实践，中医学对积聚的治疗积累了丰富的经验，并在此基础上形成了具有自身特色的理论认识，尤其是扶正祛邪、攻补兼施的治疗思想及有关的一系列方药，对减轻甚至治愈积聚，具有重要的意义。

根据积聚的临床表现，也见于主要包括西医的腹部肿瘤、肝脾肿大，以及增生型肠结核、胃肠功能紊乱、不完全性肠梗阻等疾病。

## 二、临床诊断要领

### （一）四诊要点

**1. 问诊**

（1）诱因　问清与起病相关的因素，可因情志不畅、酒食内伤而发，或因邪毒侵袭诱发，亦可由他病转归而得。因劳累、思虑而发多为正虚，因外感而发多为邪实。问诊时应根据起病特点全面而有重点地询问，明确患者的既往病史及家族相关史。

（2）症状　问情患者症状出现之前是否相应部位常有疼痛，或兼恶心、呕吐、腹胀，以及倦怠乏力、胃纳减退等症状。积证腹内结块常表现为由小渐大，由软渐硬，固定不移，初觉胀痛，继则疼痛逐渐加剧。一般病程较长，病情较重。腹内病变的同时，常出现饮食减少，倦怠乏力，病情较重者甚至面色萎黄，形体日渐消瘦。而积证的后期，一般虚损症状较为突出。聚证则表现为腹中气聚，攻窜胀痛，时聚时散，或有如条状物聚在腹部。一般病程较短，病情较轻，全身症状亦不如积证明显。

**2. 望诊**　先望全身，观察患者神情烦躁惊恐或平静淡漠，气息轻松平和或急促困难，体位是否自主或疼痛蜷缩，对病情轻重缓急作出初步评估。

（1）望神志体态　精神不振、倦怠乏力、形体消瘦，多为正衰邪盛；精神萎靡、目无光泽、面色萎黄或黧黑、明显消瘦，多为正气大虚而邪气实甚。

（2）望舌　舌苔薄白，多属气血两虚或阳虚，多属心阳不振、水饮凌心；舌红苔黄腻多属实热，为痰火扰心；舌质紫暗或有瘀斑，多属瘀血阻滞，为心血瘀阻；舌红少津、苔薄或少苔，多属虚热，为阴虚火旺、扰动心脉。

**3. 闻诊**　患者语声高、烦躁易怒，多属实证，为肝气瘀滞、食浊阻滞；患者语声低微、少言懒语、话语断续不连贯，多属正虚瘀结。

**4. 切诊**　脉象是辨证的重要客观依据，常见的异常脉象有弦脉、滑脉、细脉、涩脉、数脉等。气滞则弦，热证为数，浊阻则滑，细数而无力为虚，气结血瘀而脉象弦滑或细涩。

### （二）诊断标准

1. 积证以腹部可扪及或大或小、质地或软或硬的包块，部位固定不移，并有胀痛或刺痛为临床特征。随着积块的出现及增大，相应部位常有疼痛，或兼恶心、呕吐、腹胀，以及倦怠乏力、胃纳减退等症状。而积证的后期，除上述症状加剧外，虚损症状也较为突出。

2.聚证以腹中气聚、攻窜胀痛、时作时止为临床特征。其发作时可见病变部位有气聚胀满的现象，但一般扪不到包块；缓解时则气聚胀满的现象消失。聚证发作之时，以实证的表现为主，反复发作，常出现倦怠乏力、纳差、便溏等脾胃虚弱的证候。

3.结合病史，做 B 超、CT、胃肠钡餐 X 线检查及纤维内窥镜检查等有助于诊断。

### （三）辨证要点

1.**辨积与聚**　积与聚虽合称为一个病证，但两者是有明显区别的。积证具有积块明显，固定不移，痛有定处，病程较长，多属血分，病情较重，治疗较难等特点；聚证则无积块，腹中气时聚时散，发有休止，痛无定处，病程较短，多属气分，一般病情较轻，相对地治疗亦较易。至于古代文献以积为脏病，聚为腑病，则不可拘泥，实际上不少积证的积块就发生在胃、肠。

2.**辨部位**　积块的部位不同，标志着所病的脏腑不同，临床症状、治疗方药也不尽相同，故有必要加以鉴别。从大量的临床观察来看，在内科范围的脘腹部积块主要见于胃和肝的病变。右胁腹内积块，伴见胁肋刺痛、黄疸、纳差、腹胀等症状，病在肝；胃脘部积块伴见反胃、呕吐、呕血、便血等症状者，病在胃；右腹积块伴腹泻或便秘、消瘦乏力，以及左腹积块伴大便次数增多、便下脓血者，病在肠。

3.**辨虚实**　积证大体可分为初、中、末三期，一般初期正气未至大虚，邪气虽实而不甚，表现为积块较小、质地较软，虽有胀痛不适，而一般情况尚可。中期正气渐衰而邪气渐甚，表现为积块增大、质地较硬、疼痛持续，并有饮食日少、倦怠乏力、形体消瘦等症。末期正气大虚而邪气实甚，表现为积块较大、质地坚硬、疼痛剧烈，并有饮食大减、神疲乏力、面色萎黄或黧黑、明显消瘦等症。

## 三、类病鉴别

主要与腹痛、鼓胀、胃痞相鉴别。

1.**腹痛**　两者皆可由气滞血瘀、瘀血内结、脉络不通引起腹部疼痛。腹痛之瘀血阻滞型，可出现少腹疼痛，部位固定不移，痛势较剧，痛如针刺，甚则腹部包块等症，而腹痛病证以腹部疼痛为主要表现。

2.**鼓胀**　鼓胀以腹部胀大、脉络暴露为临床特征，疼痛不显，以胀为主，病机可有水饮内停，因而腹中有无水液停聚是积聚与鼓胀鉴别之关键所在。

3.**胃痞**　两者均可因情志失调而致气滞痰阻，出现脘腹满闷之症。胃痞临床表现为满闷不适，系自觉症状，而外无形征可见，更无包块可扪及。

## 四、辨证论治

正气亏虚是积聚发病的内在因素，积聚的形成及演变，均与正气的强弱密切相关。正如《医宗必读·积聚》说："积之成也，正气不足，而后邪气踞之。"《景岳全书·积聚》亦说："凡脾肾不足及虚弱失调之人，多有积聚之病。"即是说，积聚是正虚感邪、正邪斗争而正不胜邪的情况下，邪气踞之，逐渐发展而成。积聚的发生主要关系到肝、脾两脏；气滞、血瘀、痰结是形成积聚的主要病理变化。其中聚证以气机阻滞为主，积证则气滞、血瘀、痰结三者均有，而以血瘀为主。

辨证首当辨积与聚，辨部位，辨虚实，抓住主要病理因素。聚证重调气，积证重活血。聚证病在气分，以疏肝理气、行气消聚为基本治则，重在调气；积证病在血分，以活血化瘀、软坚散结为基本治则，重在活血。要注意区分不同阶段，掌握攻补分寸。

### （一）积证

**1.气滞血阻**

临床表现：积块软而不坚，固定不移，胁肋疼痛，脘腹痞满；舌暗，苔薄白，脉弦。

治法：理气活血，通络消积。

方药：大七气汤加减。若兼烦热口干，舌红，脉细弦，加牡丹皮、栀子、赤芍、黄芩；如腹中冷痛，畏寒喜温，舌苔白，加肉桂、吴茱萸、当归。

**2.瘀血内结**

临床表现：腹部积块明显，硬痛不移，时有寒热，面色晦暗黧黑，面颈胸臂或有血痣赤缕，女子可见月事不下；舌质紫暗或有瘀点，脉细涩。

治法：祛瘀软坚。

方药：膈下逐瘀汤加减。可与六君子汤间服，共同组成攻补兼施之法，或配合服用鳖甲煎丸增强化瘀软坚、兼顾正气之效。积块疼痛甚者，加五灵脂、延胡索、佛手；痰瘀互结，舌紫苔白腻者，可加白芥子、半夏、苍术。

### 3. 正虚瘀阻

临床表现：积块坚硬，疼痛逐渐加剧，面色萎黄或黧黑，形脱骨立，饮食大减，神疲乏力，或呕血、便血、衄血；舌质淡紫，舌光无苔，脉细数或弦细。

治法：补益气血，活血化瘀。

方药：八珍汤合化积丸加减。若伤阴较甚，头晕目眩，舌光无苔，脉细数者，加生地黄、玄参、枸杞子、石斛；若牙龈出血、鼻衄者，加牡丹皮、白茅根、茜草、三七；畏寒肢肿，舌淡苔白，脉沉细者，加黄芪、附子、肉桂、泽泻。

## （二）聚证

### 1. 肝郁气滞

临床表现：腹中气聚，攻窜胀痛，时聚时散，脘胁之间时或不适，常随情绪波动而起伏；舌淡红，苔薄，脉弦。

治法：疏肝解郁，行气散结。

方药：逍遥散加减。若兼瘀象者，加延胡索、莪术；若兼热象者，加左金丸；若寒湿中阻，腹胀，舌苔白腻者，可加木香顺气散。

### 2. 食滞痰阻

临床表现：腹胀或痛，腹部时有条索状物聚起，重按则胀痛更甚，便秘，纳呆；舌苔腻，脉弦滑。

治法：导滞通便，理气化痰。

方药：六磨汤加减。痰浊中阻，呕恶苔腻者，加半夏、陈皮、生姜。若伴有脘腹胀痛、下痢泄泻，或大便秘结、小便短赤等表现，可予枳实导滞丸；若脘腹痞满胀痛加剧，赤白痢疾，里急后重者，则可予木香槟榔丸。

## 五、调护

1. 饮食有节，起居有时，调畅情志，保持正气充足，气血流畅。

2. 在血吸虫流行区域，要整治疫水，做好预防工作，防止虫毒感染。对黄疸、胁痛、胃脘痛、泄泻等病证经久不愈者，应及时检查，以期早期发现积证，早期治疗。

3. 忌食肥甘厚味及辛辣刺激之品。注意保暖，以免寒湿损伤脾胃，凝滞气血。有湿热、郁热、阴伤、出血者，要忌食辛辣酒热，防止进一步积热伤阴动血。

4. 保持情志舒畅，有助于气血流通，积聚消散。

5. 定期复诊，配合医生治疗原发病等。

# 第九节　鼓　胀

## 一、概述

鼓胀是因肝脾受伤，疏运失常，气血交阻，致气、血、水内停，出现腹部膨胀如鼓为主要临床表现的病证。鼓胀病因复杂，主要是由酒食不节、虫毒感染、他病继发转化、情志刺激等因素引发，致肝脾肾俱损或功能失调，气血搏结，水湿内停。

鼓胀是临床常见病证之一，其发生与肝、脾、肾三脏密不可分，与气、血、水相互搏结、停于腹内息息相关，临床以腹部胀大如鼓为主要临床表现，可兼见皮色苍黄、腹壁脉络暴露，或胁下、腹部痞块，四肢枯瘦等表现。临床上应注意加以鉴别，以防以症代病，贻误了对疾患本质的认识及病因治疗。

鼓胀常见于各种原因导致的肝硬化失代偿期，临床常反复发作，迁延难愈，或可兼见吐血、便血、昏迷等变证，甚至危及生命。

## 二、临床诊断要领

### （一）四诊要点

#### 1. 问诊

（1）诱因　问清与起病相关的内伤或外感因素，可因黄疸、胁痛、积聚迁延日久而发，或因情志不畅、饮食不节而发，亦可因外感而诱发。因迁延、劳累、思虑而发多为正虚，因外感而发多为邪实。问诊时应根据起病特点全面而有重点地询问。

（2）伴随症状　①伴两胁胀满，善太息，嗳气，或得矢气后腹胀稍缓者，多属肝郁气滞。②伴口干不欲饮，知饥而不能纳，形体消瘦，五心烦热者，多为气阴两虚。③伴形寒肢冷、胸闷气促，浮肿少尿，多属阳虚水泛。④伴头晕耳鸣，腰膝酸软，心烦少寐，颧赤烘热，齿鼻衄血者，多属肝肾阴虚。

**2. 望诊**　先望全身，观察患者神情烦躁或平静，气息平和或急促，观察患者身形四肢胖瘦，有无肢体浮肿，对病情轻重缓急作出初步评估。

（1）望皮肤　观察全身皮肤色泽有无黄染，巩膜有无黄染，有无瘀斑、瘀点，腹部皮色是否如常，颈胸部有无赤丝血缕、血痣，手部有无肝掌，以判断病情进展。

（2）望腹部　观察腹部胀满程度及形状，有无脐突，腹部有无青筋暴露，以判断鼓胀分期分型。

（3）望舌　舌苔白腻，多属气滞湿阻，兼有苔水滑者多属寒湿困脾；舌边尖红，苔黄腻或灰黑而润者，多属湿热蕴结；舌质紫暗或边有瘀斑者多属肝脾血瘀；舌淡胖边有齿痕，苔厚腻水滑者多属脾肾阳虚；舌红绛少津者多属肝肾阴虚。

**3. 闻诊**　患者语声高、烦躁易怒，多属实热，为湿热蕴结；患者语声低微、少言懒语、话语断续不连贯，多属脾肾阳虚；患者烦躁狂叫、口臭谵语者多属鼓胀神昏。依据叩击患者腹部鼓胀处所产生的移动性浊音或鼓音，可判断患者鼓胀之程度。

**4. 切诊**　依据患者脉象辨证分型，判断疾病进展。常见的鼓胀脉象有弦脉、数脉、涩脉、沉脉等，气滞为弦，热象则数，血瘀为涩，脾肾阳虚则见沉细。病情重笃而脉象散乱模糊者，为病危之象。

**（二）诊断标准**

1. 初起脘腹做胀、腹部膨大，食后尤甚，叩之呈鼓音或移动性浊音，继而腹部胀大如鼓，重者腹壁青筋显露，脐孔突起。

2. 常伴有乏力、纳差、尿少及齿衄、鼻衄、皮肤紫斑等出血征象，可见面色萎黄、皮肤或巩膜黄染、手掌殷红、面颈胸部红丝赤缕、血痣及蟹爪纹。

3. 本病常有情志内伤、酒食不节、虫毒感染或黄疸、积聚久病不愈等病史。

4. 常用检查有 B 超、CT，发现腹水有助于本病诊断。

**（三）辨证要点**

**1. 辨标实**　鼓胀证候特点多为本虚标实，偏于气滞者，兼次症常有两胁胀满，善太息，嗳气，或得矢气后腹胀稍缓，口苦脉弦等；偏于血瘀者，兼次症常有四肢消瘦，腹壁脉络显露，胁下或腹部痞块，面色黧黑，面颊、胸臂血痣或血缕，肌肤甲错不润，手掌赤痕，唇及爪甲色暗，舌边尖瘀点、瘀斑等；偏于水停者，兼次症常有腹胀之形如囊裹水，或腹中有振水音，周身困乏无力，溲少便溏，或有下肢浮肿等。随诊辨证时应注意主证与兼证之变化。

**2. 辨脏腑之虚**　偏于脾气虚者，兼次症常有面色萎黄，神疲乏力，纳少不馨，舌淡，脉缓等；偏于气阴两虚者，兼次症除脾气虚症外，还可见口干不欲饮，知饥而不能纳，形体消瘦，五心烦热，舌红体瘦而少津等；偏于脾阳虚者，兼次症常有面色苍黄，畏寒肢冷，大便溏薄，舌淡体胖，脉沉细无力等；偏于脾肾阳虚者，兼次症除有脾阳虚症外，还可见腰膝冷痛，男子阴囊湿冷、阳痿早泄，女子月经短期、量少色淡等；偏于肝肾阴虚者，兼次症常有头晕耳鸣，腰膝酸软，心烦少寐，颧赤烘热，齿鼻衄血，舌红少苔，脉弦细而数等。

## 三、类病鉴别

主要与水肿、积聚、痞满相鉴别。

**1. 水肿**　水肿指体内水液潴留，泛滥肌肤，引起局部或全身浮肿的病证。严重的水肿患者也可以出现胸腔积液、腹水。水肿病因为外感六淫、饮食不节或劳倦太过。病变脏腑在肺脾肾。其病机为肺失宣降，脾失健运，气化不利。其临床表现以颜面、四肢浮肿为主，水肿多在肌肤，从眼睑部开始，继则延及头面四肢以至全身，亦有从下肢开始水肿，后及全身，皮色一般不变。后期病势严重，可见腹胀满，不能平卧等症。

**2. 积聚**　积聚是指腹内结块，或气机郁滞，或胀或痛的病证。鼓胀以腹部胀大，腹壁脉络暴露为主症，而积证以腹中结块或胀或痛为主症，二者有别。但腹中积块又多为诱发鼓胀的原因之一。

**3. 痞满**　痞满是指腹中自觉有胀满之感，而按之柔软无物，虽有胀满而无胀急之象。鼓胀可兼有痞满之症，且有胀急之状，病程长，腹内有积块等有形之物，故而可与痞满相鉴别。

## 四、辨证论治

本病为本虚标实之证，以攻补兼施为治则。标实为主者，当根据气、血、水的偏盛，分别采用行气、活血、祛湿利水或暂用攻逐之法，同时配以疏肝健脾；本虚为主者，当根据阴阳的不同，分别采取温补脾肾或滋养肝肾之法，同时配合行气活血利水。辨证首当辨病，首先分清是鼓胀还是其他病症之症状之一。其次，辨证施治应先辨主证虚实，再辨兼证，抓住主要病理因素。应病症兼治，兼顾主证兼证，消除主要病理因素。

### （一）常证

#### 1. 气滞湿阻

证候：腹胀按之不坚，胁下胀满或疼痛，饮食减少，食后胀甚，得嗳气、矢气稍减，小便短少；舌苔薄白腻，脉弦。

治法：疏肝理气，运脾利湿。

方药：胃苓汤合柴胡疏肝散加减。若胸脘痞闷，腹胀，嗳气为快，气滞偏甚者，可酌加佛手、木香、沉香；如尿少，腹胀，苔腻者，可加砂仁、大腹皮、泽泻、车前子；若神倦，便溏，舌质淡者，宜加党参、黄芪、附片、干姜、川椒；若兼胁下刺痛，舌紫，脉涩者，可加延胡索、莪术、丹参、鳖甲等。

#### 2. 水湿困脾

证候：腹大胀满，按之如囊裹水，甚则颜面微浮，下肢浮肿，脘腹痞胀，得热则舒，精神困倦，怯寒懒动，小便少，大便溏；舌苔白腻，脉缓。

治法：温中健脾，行气利水。

方药：实脾饮加减。若浮肿较甚，小便短少，可加肉桂、猪苓、车前子；若兼胸闷咳喘，可加葶苈子、紫苏子、半夏；若胁腹胀痛，可加郁金、香附、青皮、砂仁；若脘闷纳呆，神疲，便溏，下肢浮肿，可加党参、黄芪、山药、泽泻、白术、茯苓等。

#### 3. 湿热蕴结

证候：腹大坚满，脘腹胀急，烦热口苦，渴不欲饮，小便赤涩，大便秘结或溏垢；舌边尖红，苔黄腻或兼灰黑，脉象弦数。

治法：清热利湿，攻下逐水。

方药：中满分消丸加减。若热势较重，加连翘、龙胆、半边莲、半枝莲；小便赤涩不利者，加陈葫芦、蟋蟀粉；若胁痛明显者，可加柴胡、川楝子；若见面、目、皮肤发黄，可合用茵陈蒿汤。

#### 4. 肝脾血瘀

证候：脘腹坚满，青筋显露，胁下癥结痛如针刺，面色晦暗鳌黑，或见赤丝血缕，面、颈、胸、臂出现血痣或蟹爪纹，口干不欲饮水，或见大便色黑；舌质紫暗或有紫斑，脉细涩。

治法：活血化瘀，行气利水。

方药：调营饮加减。若胁下癥积肿大明显，可加土鳖虫、牡蛎；如病久体虚，气血不足，或攻逐之后，正气受损，可加当归、黄芪、党参；如大便色黑，可加三七、茜草、侧柏叶；如病势恶化，大量吐血、下血，或出现神志昏迷等危象，当辨阴阳之衰脱予以生脉注射液或参附注射液滴注。

#### 5. 脾肾阳虚

证候：腹大胀满，形似蛙腹，朝宽暮急，面色苍黄，或呈苍白，脘闷纳呆，神倦怯寒，肢冷浮肿，小便短少不利；舌体胖，质紫，苔淡白，脉沉细无力。

治法：温补脾肾，化气利水。

方药：附子理苓汤加减。若神疲乏力，少气懒言，纳少，便溏者，可加黄芪、山药、薏苡仁、白扁豆；若面色苍白，怯寒肢冷，腰膝酸冷疼痛者，酌加肉桂、仙茅、淫羊藿。

#### 6. 肝肾阴虚

证候：腹大胀满，或见青筋暴露，面色晦滞，唇紫，口干而燥，心烦失眠，时或鼻衄，牙龈出血，小便短少；舌质红绛少津，苔少或光剥，脉弦细数。

治法：滋肾柔肝，养阴利水。

方药：一贯煎合六味地黄丸加减。若津伤口干明显者，可加石斛、玄参、芦根；如青筋显露，唇舌紫暗，小便短少，可加丹参、益母草、泽兰、马鞭草；如腹胀甚，加枳壳、大腹皮、槟榔；兼有潮热、烦躁，酌加地骨皮、白薇、栀子；齿鼻衄血，加鲜茅根、藕节、仙鹤草；如阴虚阳浮，症见耳鸣、面赤、颧红，宜加龟甲、鳖甲、牡蛎；湿热留恋不清，溲赤涩少，酌加知母、黄柏、金钱草、茵陈。若兼腹内积聚痞块，痛不移处，卧则腹坠，肾虚久泻者，可加用膈下逐瘀汤。

### （二）变证

#### 1. 黄疸

证候：身目黄染如金，倦怠乏力，烦躁不宁，纳食欠佳或不欲食，恶心厌油，肝区胀痛，腹部膨隆，双下肢水肿，尿少如浓茶，大便溏；舌暗红，苔黄腻，脉弦滑。

治法：清热解毒，利湿退黄。

方药：甘露消毒丹加减。若兼有神志不清，目不识人者，可加犀角（用水牛角代）、石菖蒲、郁金；若气虚乏力，少气懒言者，可加黄芪、党参、山药、白术；腹部胀大、小便不出者，可酌情加以车前子、通草、猪苓、泽泻。临证可参见黄疸病证进行辨治。

#### 2. 出血

证候：轻者可见牙龈出血、鼻衄或肤下瘀斑，重者病势突变，大量呕吐鲜血或大便下血；舌红苔黄，脉弦数。

治法：泻火解毒，凉血止血。

方药：犀角地黄汤加减。若实热较甚者，可加黄连、黄芩、黄柏、栀子；出血不止，血色鲜红者，可加白茅根、侧柏叶、茜草；若疾病后期，气阴两虚者，可加沙参、西洋参、太子参、山药。临证可参见血证进行辨治。

#### 3. 神昏

证候：神昏谵语，昏不识人，发热，黄疸，烦躁不宁，口臭便秘，溲赤尿少；舌质红绛，苔黄燥，脉细数。

治法：清热解毒，醒脑开窍。

方药：清营汤合安宫牛黄丸加减。若神志昏迷较甚者，可加郁金、石菖蒲；出血严重者，加大蓟、栀子炭、血余炭；若痰涎壅盛，可加竹沥、瓜蒌、胆南星。若邪热偏盛而身热较重者，选用安宫牛黄丸；若热动肝风而痉厥抽搐者，可改用紫雪丹；若痰浊偏盛而昏迷较重者，可改用至宝丹。

## 五、调护

1. 注意休息，病重者以卧床休息为主。

2. 饮食有节，宜低盐饮食，禁食生冷、油腻、辛辣刺激性食物，以及油炸、粗糙、坚硬类食物。注意饮食营养，食用蔬菜水果等富有维生素的食物。

3. 忌饮酒，少吸烟，避免与血吸虫疫水接触，避免接触对肝有害的毒性物质。

4. 保持情绪稳定，避免精神刺激，消除恐惧心理，增强治疗信心。

5. 定期复诊，配合医生治疗原发病等。

# 第十节　瘿　病

## 一、概述

瘿病，又名瘿气、瘿瘤，是颈前喉结两旁结块肿大的一种病证。病情轻者颈前结块肿大不明显，重者状若瓮瓮，下坠至胸。

瘿病是临床常见的病证之一。辨证时应着重辨明瘿病的类型、证候的虚实及兼见症状的不同，且不同瘿病分类间可相互转化，需详加辨别。

西医学中单纯性甲状腺肿、甲状腺结节、甲状腺功能亢进症、甲状腺炎、甲状腺肿瘤、甲状腺癌均属本病范畴，可参照本节辨证论治。

## 二、临床诊断要领

### （一）四诊要点

#### 1. 问诊

（1）诱因　问清与起病相关的因素，如饮食失调，或居住高山地区，水土失宜，则气血痰壅结而成瘿病。此外以肝为先天的妇女或素体阴虚之人易患瘿病，也应注意询问。问诊时应根据起病因素，全面而有重点地询问，并问清诱因与瘿病起病或加重的时间关系。如瘿病病情常随情志波动者，多属气郁痰阻证。

（2）伴随症状　①伴胸闷，喜太息，或兼胸胁窜痛，多属气郁痰阻。②伴结块肿大，按之较硬或有结节，肿块经久未消，胸闷，纳差者，多为痰结血瘀。③伴眼球突出，手指颤抖，面部烘热，口苦，易出汗，性情急躁者，多属气郁化火，肝火旺盛。④伴倦怠乏力，心悸不宁，心烦少寐，易出汗，手指颤抖，眼干目眩者，多属气火内结，心肝之阴耗伤。

**2. 望诊** 先望全身，观察患者神情烦躁惊恐或平静淡漠，气息轻松平和或急促困难，体位是否自主或倦怠乏力，对病情轻重缓急作出初步评估。

（1）望神志 若出现烦躁不安、谵妄神昏，伴高热汗出、脉疾等症状时，为病情危重的表现，当属阴虚火旺之重症表现；精神不振、倦怠乏力，多为阴损及阳，气血不足；精神萎靡、反应迟钝、目无光泽，多为精亏神衰。见于各种病因病机引起的瘿病的病重状态。

（2）望面色 面部烘热，伴有性情急躁者，多为肝郁气滞化火之象；两颧潮红多属阴虚阳亢，为肝火旺盛，阴虚火旺之征。

（3）望舌 舌苔薄白，多属气机郁滞；舌质暗或紫，苔薄白或白腻，多为痰结血瘀之象；舌质红，苔薄黄，多为内有郁热；舌红少津、苔薄或少苔，多属虚热，为气郁火结，心肝阴虚火旺。

（4）望瘿肿 注意瘿肿大小、皮肤颜色、与吞咽活动的关系等。皮肤颜色红赤，为脏腑火热炽盛；皮肤黧黑紫暗，乃瘀血阻络所致。

**3. 闻诊** 语声高亢洪亮有力、烦躁易怒者，多属实热；语声低微、少言懒语、话语断续不连贯，多属虚证。

**4. 切诊**

（1）脉象 患者的脉象是辨证的重要客观依据。阳热为数，气机郁滞则涩，细数而无力为虚，久病体虚而脉象细弱。病情重笃而脉微欲绝者，为病危之象。

（2）瘿肿大小及软硬度 甲状腺弥漫性肿大，一侧或两侧有肿块，可随吞咽动作上下移动，据此可诊断为瘿病。进一步根据肿块质地可分为气瘿、肉瘿、石瘿、瘿痈四类。如甲状腺弥漫性肿大，质地柔软，无痛，肿大可随喜怒而略有消长者为气瘿；甲状腺一侧或两侧肿块，范围局限，质地柔韧者为肉瘿；肿块坚硬如石，活动度差或不能活动者为石瘿；甲状腺一侧或两侧同时出现肿块，伴局部疼痛、灼热者为瘿痈。

**（二）诊断标准**

1. 以颈前喉结两旁结块肿大为临床特征。初作可如樱桃或指头大小，一般生长缓慢，大小不一，大者可如囊如袋，触之多柔软、光滑，病程日久则质地较硬，或可扪及结节。

2. 多发于女性，常有饮食不节、情志不舒的病史，或发病有一定的地域性。

**（三）辨证要点**

**1. 辨痰与瘀** 本病初期，多为气机郁滞，津凝痰聚，痰气搏结颈前，临床表现为颈前喉结两旁结块肿大，质软不痛，颈部觉胀，多属痰气交阻；本病日久，深入血分，血液运行不畅，血脉瘀阻于颈前，临床表现为颈前喉结两旁结块肿大，按之较硬或有结节，肿块经久未消，多属瘀血阻滞。

**2. 辨火旺与阴伤** 本病常表现为肝火旺盛及阴虚火旺之证。如兼见烦热，易汗，性情急躁易怒，眼球突出，手指颤抖，面部烘热，口苦，舌红苔黄，脉数者，为火旺；如见心悸不宁，心烦少寐，易汗出，手指颤动，两目干涩，头晕目眩，耳鸣，腰膝酸软，倦怠乏力，舌红，苔少或无苔，脉弦细数者，为阴虚。

## 三、类病鉴别

主要与瘰疬相鉴别。

两病均可在颈项部出现肿块，但二者的具体部位及肿块的性状不同。瘿病肿块在颈部正前方，肿块一般较大。瘰疬的病变部位在颈项的两侧或颌下，肿块一般较小，每个约黄豆大，数目多少不等。

## 四、辨证论治

瘿病的发生主要是因为情志内伤、饮食及水土失宜、体质因素等。本病初期多为气机郁滞，津凝痰聚，痰气搏结颈前，日久则可引起血脉瘀阻，进而气、痰、瘀三者合而为患。瘿病的基本病机是气滞、痰凝、血瘀壅结颈前。本病的病变部位主要在肝、脾，与心有关。瘿病日久，在损伤肝阴的同时，也会伤及心阴，出现心悸动、烦躁、脉数等症。

瘿病治疗应以理气化痰、消瘿散结为基本治则。瘿肿质地较硬及有结节者，配合活血化瘀；火郁阴伤而表现阴虚火旺者，以滋阴降火为主。

若患者确系碘缺乏引起的单纯性甲状腺肿大，消瘿散结药物（海带、海藻、海螵蛸、海蛤壳等碘含量都较高）可以适量使用，若属甲状腺功能亢进症，则使用时需谨慎。

**1. 气郁痰阻证**

证候：颈前喉结两旁结块肿大，质软不痛，颈部觉胀，胸闷，喜太息，或兼胸胁窜痛，病情常随情志波动；苔薄白，脉弦。

治法：理气舒郁，化痰消瘿。

方药：四海舒郁丸加减。若肝气不疏明显而见胸闷、胁痛者，加柴胡、枳壳、香附、延胡索、川楝子；咽部不适，声音嘶哑者，加牛蒡子、木蝴蝶、射干。

**2. 痰结血瘀证**

证候：颈前喉结两旁结块肿大，按之较硬或有结节，肿块经久未消，胸闷，纳差；舌质暗或紫，苔薄白或白腻，脉弦或涩。

治法：理气活血，化痰消瘿。

方药：海藻玉壶汤加减。若胸闷不舒加郁金、香附、枳壳；纳差、便溏者，加白术、茯苓、山药；结块较硬或有结节者，可酌加黄药子、三棱、莪术、蜂房、僵蚕等；若结块坚硬且不可移者，可酌加土贝母、莪术、山慈菇、天葵子、半枝莲、犀黄丸等。

**3. 肝火旺盛证**

证候：颈前喉结两旁轻度或中度肿大，一般柔软光滑，烦热，容易出汗，性情急躁易怒，眼球突出，手指颤抖，面部烘热，口苦；舌质红，苔薄黄，脉弦数。

治法：清肝泻火，消瘿散结。

方药：栀子清肝汤合消瘰丸加减。若肝火旺盛、烦躁易怒，脉弦数者，可加龙胆、黄芩、青黛、夏枯草；手指颤抖者，加石决明、钩藤、白蒺藜、天麻；兼见胃热内盛而见多食易饥者，加生石膏、知母；火郁伤阴，阴虚火旺而见烦热，多汗，消瘦乏力，舌红少苔，脉细数等症者，可合用二冬汤。眼突早期，多为肝火痰气凝结，加夏枯草、菊花、青葙子、石决明等，后期为脉络涩滞，瘀血内阻，加丹参、赤芍、枸杞子等。

**4. 心肝阴虚证**

证候：颈前喉结两旁结块或大或小，质软，病起较缓，心悸不宁，心烦少寐，易出汗，手指颤动，眼干，目眩，倦怠乏力；舌质红，苔少或无苔，舌体颤动，脉弦细数。

治法：滋阴降火，宁心柔肝。

方药：天王补心丹或一贯煎加减。若虚风内动，手指及舌体颤抖者，加钩藤、白蒺藜、鳖甲、白芍；脾胃运化失调致大便稀溏、便次增加者，加白术、薏苡仁、山药、麦芽；肾阴亏虚而见耳鸣、腰酸膝软者，酌加龟甲、桑寄生、牛膝、女贞子；病久正气伤耗，精血不足，而见消瘦乏力，妇女月经量少或经闭，男子阳痿者，可酌加黄芪、太子参、山茱萸、熟地黄、枸杞子、制何首乌等。

## 五、调护

1. 关心患者，耐心对患者进行健康宣教。

2. 自我调护，保持心情舒畅，精神乐观，避免惊恐刺激及忧思恼怒等使病情加重的因素。

3. 生活作息有规律，饮食有节。在容易发生瘿瘤的地区，可经常食用海带，采用碘化食盐预防，在高碘或碘充足地区停止供应碘盐。

4. 在病程中，要密切观察瘿肿的形态、大小、质地软硬及活动度等方面的变化。如瘿肿经治不消，增大变硬，应高度重视，防止恶变。

5. 定期复诊，配合医生治疗原发病等。

# 第十一节　脾心痛

## 一、概述

脾心痛是以腹痛腹胀，恶心呕吐，痞满燥实，伴有微热或壮热甚则出现寒热往来、口干渴、尿短赤等为主要临床表现的病证。病重者，腹痛持续难忍，且呈阵发性加剧，脘腹胀闷，呕吐剧烈，壮热不退，甚者面色苍白，四肢厥冷，喘促，脉微欲绝。严重者，可见肌肤紫斑，神昏，抽搐。脾心痛始见于《黄帝内经》，《灵枢·厥病》云："脾心痛，痛如以锥刺其心，心痛甚者，脾心痛者也。"本病多由暴饮暴食、酗酒过度或情志失调、蛔虫窜扰等，导致气机郁滞所致。本病的病变以脾胃为主，与肝、胆关系密切，并涉及心、肺、肾、脑、肠。其病机为气滞、湿热、积热壅阻中焦，气机不利，不通则痛，以实证、热证为主。本病起病急骤，轻症患者经3～5天积极治疗多可治愈。重症患者病势凶险，若治之不当或抢救不及时，可危及生命，宜采取中西医结合救治。近年来中西医结合治疗本病效果较好，即在西医抑制胰腺分泌、对症治疗、防治感染等基础上，配合通腑泻实法，用大柴胡汤、清胰汤等方药治疗，可缩短病程，提高疗效。西医学中的急性胰腺炎可参照本节辨证论治。

## 二、临床诊断要领

### （一）四诊要点

#### 1. 问诊

（1）问病史　询问患者的既往病史、饮食史、饮酒史是十分重要的，如既往是否患有胆道疾病，起病是否急骤，是否有酗酒、暴饮暴食等。

（2）问症状　需要询问患者是否存在腹痛腹胀、恶心呕吐，重点询问腹痛的部位、性质、程度、时间等。腹痛为主要表现和首发症状，多于暴饮暴食、酗酒后突然发生，腹痛多位于上腹中部，程度不一，可为钝痛、刀割样痛、钻痛或绞痛，呈阵发性加剧，可向腰背部呈带状放射，取弯腰抱膝体位可减轻疼痛，进食可加剧。

（3）问伴随症状　①伴有发热，多为中度以上发热，一般 3 ～ 5 天恢复正常。若发热持续不退或逐日升高，持续 3 周以上，西医诊断应考虑重症胰腺炎或继发感染。②伴有黄疸，病情较轻的患者可无黄疸，不同原因的黄疸持续时间也不一样。③其他伴随症状，多有不同程度的脱水、呕吐频繁，西医上应考虑可能出现代谢性碱中毒。重症胰腺炎有明显脱水与代谢性酸中毒，伴有血钾、血镁、血钙降低；由于有效血容量不足等原因，可出现休克。

#### 2. 望诊

（1）观察患者神志、基本生命体征，是否出现神昏抽搐、面色苍白、四肢厥冷、大汗淋漓、皮肤呈斑点状等厥脱危象，对病情轻重缓急作出初步评估。若患者双目无神、精神不振，提示病重。

（2）观察患者腹痛部位、肌紧张程度等情况。

（3）观察有无脐周或左腰背部皮下瘀斑，有无黄疸、出血征象等。若腰部及腹部皮肤出现瘀斑青紫，提示病情危重。

（4）观察有无手足抽搐，定时测定血钙。

#### 3. 闻诊　语声低微或不能言语，则属危重。语言清晰、对答切题，则病情轻浅。肠鸣音消失提示病情重。

#### 4. 切诊　中腹部多有疼痛，拒按。如从心下至少腹硬满，痛不可近，提示病情危重。

### （二）诊断标准

1. 本病大多与胆道疾病、蛔虫病史、暴饮暴食、酗酒过度有关。

2. 临床表现　①主要症状：脘腹疼痛胀满，拒按，痞满燥实，恶心呕吐。②次要症状：微热或壮热甚则出现寒热往来、口干渴、尿短赤、肌肤紫斑。③舌脉：舌质红或淡红，苔黄腻或黄厚，或薄黄，或燥，脉弦数或洪数，或弦滑，或细，或紧。

3. 本病起病急骤，轻症患者经 3 ～ 5 天积极治疗多可治愈。重症患者病势凶险，甚至出现厥脱危象，若治之不当或不及时，可危及生命。

血、尿、便常规检查，血脂肪酶、血尿淀粉酶、血钙、血糖、C 反应蛋白检测，腹部 X 线、B 超、CT、MRI、腹腔诊断性穿刺等检查有利于明确诊断。

### （三）辨证要点

1. 辨脾心痛之虚实　脾心痛虽多表现为邪热实证，但若失治误治，正气不支，邪毒内陷，伤阴损阳，亦表现为厥脱等虚证者。①实证：腹痛剧烈，全腹作痛，按之痛甚，或伴见口干口苦、恶心呕吐、烦渴不欲饮等。②虚证：腹痛绵绵，喜温喜按，呕恶身热，烦渴多饮，面色苍白，肢冷抽搐或冷汗淋漓。

2. 辨脾心痛之轻重　脾心痛之轻重，当视其症状如疼痛程度、气息及汗出变化、神志有无异常、尿之有无等而定。一般而论，腹痛较轻，气粗声高，神志清晰，有尿者为轻症；腹痛剧烈，大汗淋漓，气粗息微，神志模糊，无尿者为重症。

## 三、类病鉴别

1. 真心痛　真心痛是心经病变所引起的心痛证。多见于老年人，为当胸而痛，其多为刺痛，动辄加重，痛引肩背，常伴有心悸气短，汗出肢冷，病情危重。正如《灵枢·厥论》曰："真心痛，手足青至节，心痛甚，旦发夕死，夕发旦死。"其病变部位、疼痛程度与特征、伴有症状及预后等方面，与脾心痛有明显区别。

2. 胃痛　胃痛是以上腹近心窝处胃脘部疼痛为特征，其疼痛以钝痛、隐痛为常见，且疼痛一般不如脾心痛剧烈。胃痛与脾心痛相比两者的伴随症状不同，胃痛常伴有食欲不振、恶心、嗳气吞腐、嘈杂泛酸等胃病见症，脾心痛可伴有发热、黄疸、便秘、肌肤紫斑等症状。

**3. 急性胆胀**　以右胁下或右上腹部剧烈疼痛为主症，常突然发病，阵发性加重，牵及右肩胛，兼有寒战发热，恶心呕吐，厌食油腻。胆区多有压痛。超声波检测有助于诊断。

**4. 胁痛**　胁痛是以一侧或两侧胁肋部疼痛为主症，属临床较常见自觉症状，可伴发热恶寒，或胸闷太息，极少伴嘈杂泛酸、嗳气吐腐。而脾心痛出现的腹痛多位于上腹中部，程度不一，可为钝痛、刀割样痛、钻痛或绞痛，呈阵发性加剧，可向腰背部呈带状放射，取弯腰抱膝体位可减轻疼痛，进食可加剧。

## 四、辨证论治

脾心痛多由情志不舒、暴饮暴食、胆结石、创伤、虫积或感受六淫之邪等因素而致病。病位在脾、胃、肝、胆，并涉及心、肺、肾、脑、肠。病机演变以湿、热、瘀、毒蕴结中焦而致脾胃升降传导失司、肝失疏泄为主。基本病机为不通则痛。辨证以里、实、热证为主。情志不畅，肝气郁结，横犯脾胃，肝脾气滞；酒食不节，虫石内积，积滞生湿热；外邪侵袭，内传中焦，邪热内结。继而热毒炽盛，气滞血瘀，气滞、湿热、瘀毒互结，可入营血，侵扰心神，或热盛阴竭阳亡，产生厥脱危证。后期正虚邪恋，出现气血阴阳不足。

### 1. 肝郁气滞证

证候：突然中上腹疼痛，痛引两胁，或向右肩背部放射，恶心呕吐，口干苦，大便不畅，舌淡红，苔薄白，脉弦细或紧。

治法：疏肝利胆，行气止痛。

方药：小柴胡汤加减。疼痛剧烈者，加延胡索、川楝子行气止痛；大便不通者，加芒硝、炒莱菔子、厚朴通腑泄浊。

### 2. 肝胆湿热证

证候：上腹胀痛拒按，胁痛，或有发热，恶心呕吐，目黄身黄，小便短黄，大便不畅，舌红，苔薄黄或黄腻，脉弦数。

治法：清利肝胆湿热。

方药：清胰汤合龙胆泻肝丸加减。黄疸明显者，加茵陈、虎杖、金钱草利胆退黄；恶心呕吐者，加竹茹清热止呕；有结石者，加金钱草、海金沙、鸡内金利胆排石。

### 3. 肠胃热结证

证候：全腹疼痛，痛而拒按，发热，口苦而干，脘腹胀满，大便秘结，小便短黄，舌质红，苔黄腻，脉沉实或滑数。

治法：通腑泄热，行气止痛。

方药：大承气汤加减。疼痛剧烈者，加蒲黄、五灵脂、延胡索通络止痛；有黄疸者，加茵陈、虎杖利胆退黄；若高热不退者，可合用五味消毒饮。

## 五、其他疗法

**1. 针刺**　取上脘、脾俞、足三里、胃俞、胆俞、胰俞穴。

**2. 中药外敷**　①艾叶、延胡索、黄柏、细辛各5g。研细末，贴敷于胰俞、脾俞穴。②六合丹（大黄、黄柏、白及、薄荷叶、白芷、乌梅丸、蜂蜜）外敷于上腹部及腰肋部。

**3. 中药灌肠**　大承气汤或大柴胡汤煎剂200～400mL，每日1～2次保留灌肠。

## 六、调护

1. 平素注意起居有常，饮食有节（洁），勿食生冷、肥甘厚味及不洁食物，戒烟忌酒，中药汤剂宜温服。避风寒，调情志。

2. 腹痛剧烈应禁食，好转后改为流质食物，逐渐恢复普食，注意饮食清淡，忌食生冷辛辣、肥甘厚腻食品。若患者出现腹痛甚、腹痛拒按、冷汗淋漓、四肢不温、呕吐不止、面色苍白等症状，应警惕出现脱证，立即予以中西医结合急诊治疗处理，以免贻误病情。

3. 积极防治胆道疾患如胆囊炎、胆石症、胆道蛔虫病等，不要酗酒及暴饮暴食。

4. 避免或慎用能诱发胰腺炎的药物，如肾上腺皮质激素、噻嗪类利尿剂、硫唑嘌呤等，是防治本病的重要措施。

5. 劳逸结合，避免劳累，有异常征象及时就诊。

# 第五章　肾系病证

肾主水，即肾主津液。

肾中精气蒸腾气化，对于尿液的生成，津液的输布和排泄，以及维持体内津液的代谢平衡起着主宰和调节作用。若肾中精气蒸腾气化失司，可导致水液运行障碍，出现水肿；肾与膀胱相表里，若肾与膀胱气化失司，水道不利，可出现淋证、尿浊；水肿、淋证、癃闭等病证日久不愈，可致脾肾衰惫，气化不利，浊毒壅塞而致关格。

本章主要介绍水肿、淋证、尿浊和关格。

## 第一节　水　肿

### 一、概述

水肿是由肺脾肾三脏对水液宣化输布功能失调，致体内水湿滞留，泛溢肌肤，引起头面、四肢、腹部甚至全身浮肿的病证。

水肿严重的还可能伴有胸腔积液、腹水等。阳水治疗及时，则病可向愈。若先天禀赋不足，或他病久病，或得病之后拖延失治，则难向愈。应积极治疗防止发生水凌心肺、关格、癃闭等。

西医学中的急慢性肾小球肾炎、肾病综合征、继发性肾小球疾病等以水肿为主要表现者，可参照本节内容进行辨证论治。

### 二、临床诊断要领

#### （一）四诊要点

**1. 问诊**

（1）诱因　问清与起病相关的内伤或外感因素，因外感而诱发者，如风寒或风热之邪诱发的风水相搏证；肌肤疮毒或咽喉肿烂而致的疮毒内归证；冒雨涉水和湿衣裹身的水湿浸渍证。

（2）持续时间与病程　病程短，发病迅速，肿势急剧，多属实；病程长，年老体衰，多属虚。阳水病久，失治误治形成阴水，由实转虚；阴水复感外邪，而致水肿加剧，则转阳水，但证属本虚标实。此外阳水中亦有水湿浸渍证，起病缓慢、病程较长。

（3）伴随症状　①伴恶寒，发热，肢节酸楚，小便不利等症，偏于风热者，伴咽喉红肿疼痛；偏于风寒者，兼恶寒，咳喘，多属风水相搏。②伴尿少色赤，身发疮痍，甚则溃烂，恶风发热，属于湿毒浸淫。③伴小便短少，身体困重，胸闷，纳呆，泛恶，起病缓慢，病程较长，属于水湿浸渍。④伴胸脘痞闷，烦热口渴，小便短赤，大便干结，属于湿热壅盛。⑤伴脘腹胀闷，纳减便溏，面色不华，神疲乏力，四肢倦怠，小便短少，属于脾阳虚衰。⑥伴腰酸冷痛，四肢厥冷，怯寒神疲，面色苍白，心悸胸闷，喘促难卧，腹大胀满，属于肾阳衰微。⑦伴皮肤瘀斑，腰部刺痛，或伴血尿，属于瘀水互结。

**2. 望诊**　先望全身，以观察水肿部位，若以面目浮肿为主多为阳水，若以下肢浮肿为主多为阴水。

（1）望神志　若神疲乏力，声低懒言，多属脾虚；神昏欲寐，考虑肾阳虚衰，浊毒内闭。

（2）望面色　面部皮肤绷急光亮，多为表、实、热证，多属阳水；面部皮肤松弛，按之凹陷不易恢复，甚则按之如泥，多为里、虚、寒证，多属阴水；面色黑多是寒重或血瘀的表现，面色暗黑多是慢性病的征兆，慢性肾功能不全可出现面色黧黑的现象。

（3）望舌　舌红苔薄白多为风水相搏；舌红苔黄腻，多为湿热壅盛或湿毒浸淫；舌质淡，苔白腻或白滑多为脾阳虚衰；舌紫暗苔白，多为瘀水互结；舌质淡胖，苔白多为肾阳衰微。

（4）望排泄物　大多水肿患者小便短少或不利，若小便短赤，大便干结，属于湿热壅盛；小便清长反多，属于肾阳衰微；若伴血尿，属于瘀水互结。

**3. 闻诊**　若恶心口泛尿臭，且尿闭者，多属肾阳虚衰，浊毒内闭。

**4. 切诊**　脉浮滑或浮紧多为风水相搏；脉浮数或滑数或沉数或濡数，多为湿热或湿毒；脉沉缓或沉弱多为脾阳或肾阳不足；脉沉细涩多为瘀水互结。此外水肿处按之凹陷即起者为阳水，若水肿处皮肤松弛，按之凹陷不易恢复，甚则按之如泥，多属阴水。

### （二）诊断标准

1. 水肿先从眼睑或下肢开始，继及四肢、全身。
2. 轻者仅眼睑或足胫浮肿，重者全身皆肿，甚则腹大胀满，气喘不能平卧。
3. 严重者可见尿闭或尿少，恶心呕吐，口有秽味，齿衄鼻衄，甚则头痛、抽搐、神昏谵语等危象。
4. 可有乳蛾、心悸、疮毒、紫癜以及久病体虚史。
5. 应做尿常规，24 小时尿蛋白定量，血常规，红细胞沉降率，血浆白蛋白，血尿素氮，肌酐，体液免疫检测，以及心电图、心功能测定、超声、影像等，以助明确诊断。

### （三）辨证要点

**1. 辨阳水阴水**　宋·严用和将水肿分为阴水、阳水两大类。阳水多由感受风邪、疮毒而来，发病较急，每成于数日之间，浮肿由面目开始，自上而下，继及全身，肿处皮肤绷急光亮，按之凹陷即起，身热烦渴，小便短赤，大便秘结，脉滑有力。阴水多因饮食劳倦、先后天脏腑亏损，或阳水失治、误治转化所致，发病缓慢，浮肿由足踝开始，自下而上，继及全身，肿处皮肤松弛，按之凹陷不易恢复，甚则按之如泥，身冷不热，不渴，小便或短但不赤涩，大便溏薄，脉沉细无力。

**2. 辨虚实**　年轻体壮，病程短，发病迅速，肿势急剧，咽喉肿痛或皮肤疮疡，小便短赤或不通，大便秘结，多属实；病程长，年老体衰，病程长，浮肿按之如泥，畏寒肢冷，腰膝酸软，小便清长，大便稀溏，多属虚。阳水病久，失治误治形成阴水，由实转虚；阴水复感外邪，而致水肿加剧，则转阳水，但证属本虚标实。

**3. 辨病邪性质**　水肿以头面为主，恶风头痛者，多属风；水肿以下肢为主，纳呆身重者，多属湿；水肿伴有咽痛、溲赤者，多属热；因疮痍、猩红赤斑而致水肿者，多属疮毒。

**4. 辨脏腑**　水肿有在肺、脾、肾、心之差异。若水肿较甚，咳喘少气，不能平卧者，病变部位多在肺；水肿日久，纳食不佳，身重倦怠，苔腻者，病变部位多在脾；水肿反复，腰膝酸软者，病变部位多在肾；水肿下肢明显，心悸怔忡，甚则不能平卧者，病变部位多在心。

## 三、类病鉴别

水肿应与鼓胀、饮证相鉴别，详见表 1-5-1。

表 1-5-1　水肿与鼓胀、饮证鉴别表

| 病证 | 影响脏腑 | 病因病机 | 症状 |
|---|---|---|---|
| 水肿 | 肺、脾、肾 | 水气通调失职，水泛肌肤 | 四肢皮色不变，发病时头面或下肢先肿，甚者全身浮肿，可有喘息但先肿后喘，多伴有尿量减少 |
| 鼓胀 | 肝、脾、肾 | 脾虚木贼，湿热相乘 | 水聚腹腔，单腹肿胀，青筋暴露；病重时或兼下肢肿，或先有积聚后成鼓胀，有时小便减少 |
| 饮证 | 肺 | 水气射肺，水凌胸肺 | 久咳喘逆后面目浮肿，其形如肿，实不是肿；严重时可见身肿，先喘，久喘才成肿胀，小便初正常，后偶有不适 |

## 四、辨证论治

水肿病位在肺、脾、肾，而关键在肾。基本病理变化为肺失通调、脾失转输、肾失开阖、三焦气化不利。病理因素为风邪、水湿、疮毒瘀血。由于致病因素及体质的差异，水肿的病理性质有阴水、阳水之分，并可相互转化或兼夹。

水肿的治疗，《黄帝内经》提出"开鬼门""洁净府""去菀陈莝"三条基本原则。阳水，可发汗、利小便或攻逐，以祛邪为主。临床应用时配合清热解毒、理气化湿等法；阴水治以健脾温肾扶正为主，同时配以利水、养阴、活血、祛瘀等法；对于虚实夹杂者，则当兼顾，或先攻后补，或攻补兼施。

治疗宜活血利水、补气温阳，并慎用肾毒性药物，如服用含有马兜铃酸的中药（如马兜铃、关木通、木防己、青木香等）可导致肾脏损伤，应尽量避免大剂量、长时间使用。

## （一）阳水

### 1. 风水相搏

证候：眼睑浮肿，继则四肢及全身皆肿，来势迅速。可兼恶寒，发热，肢节酸楚，小便不利等症。偏于风热者，伴咽喉红肿疼痛；舌质红，脉浮滑数。偏于风寒者，兼恶寒，咳喘；舌苔薄白，脉浮滑或浮紧。

治法：疏风清热，宣肺行水。

方药：越婢加术汤加减。风热偏盛，可加连翘、桔梗、板蓝根、鲜芦根；风寒偏盛，去石膏，加紫苏叶、桂枝、防风；一身悉肿，小便不利，加茯苓、泽泻；若咳喘较甚，可加苦杏仁、前胡。

### 2. 湿毒浸淫

证候：眼睑浮肿，延及全身，皮肤光亮，尿少色赤，身发疮痍，甚则溃烂，恶风发热；舌质红，苔薄黄，脉浮数或滑数。

治法：宣肺解毒，利湿消肿。

方药：麻黄连翘赤小豆汤合五味消毒饮加减。如脓肿毒甚者，当重用蒲公英、紫花地丁；湿盛糜烂者，加苦参、茯苓；皮肤瘙痒者，加白鲜皮、地肤子、蝉蜕；疮疡色红肿痛者，加牡丹皮、赤芍；大便不通，加大黄、芒硝。

### 3. 水湿浸渍

证候：全身水肿，下肢明显，按之没指，小便短少，身体困重，胸闷，纳呆，泛恶，起病缓慢，病程较长；苔白腻，脉沉缓。

治法：运脾化湿，通阳利水。

方药：五皮饮合胃苓汤加减。外感风邪，肿甚而喘者，可加麻黄、苦杏仁、葶苈子；面肿，胸满，不得卧，加紫苏子、葶苈子；若湿困中焦，脘腹胀满者，加椒目、大腹皮、干姜。

### 4. 湿热壅盛

证候：遍体浮肿，皮肤绷急光亮，胸脘痞闷，烦热口渴，小便短赤，大便干结；舌红，苔黄腻，脉沉数或濡数。

治法：分利湿热。

方药：疏凿饮子加减。若肿势严重，兼见喘促不得平卧者，加葶苈子、桑白皮；湿热化燥伤阴，口燥咽干，可加白茅根、芦根，不宜过用苦温燥湿、攻逐伤阴之品；腹满不减，大便不通者，可合己椒苈黄丸。

## （二）阴水

### 1. 脾阳虚衰

证候：身肿日久，腰以下为甚，按之凹陷不易恢复，脘腹胀闷，纳减便溏，面色不华，神疲乏力，四肢倦怠，小便短少；舌质淡，苔白腻或白滑，脉沉缓或沉弱。

治法：健脾温阳利水。

方药：实脾饮加减。气虚甚，症见气短声弱者，加人参、黄芪；若小便短少，加桂枝、泽泻。

### 2. 肾阳衰微

证候：水肿反复消长不已，面浮身肿，腰以下甚，按之凹陷不起，尿量减少或反多，腰酸冷痛，四肢厥冷，怯寒神疲，面色苍白，心悸胸闷，喘促难卧，腹大胀满；舌质淡胖，苔白，脉沉细或沉迟无力。

治法：温肾助阳，化气行水。

方药：真武汤加减。小便不利，水肿较甚者，合五苓散并用；神疲肢冷者，加巴戟天、肉桂；咳喘面浮，汗多，不能平卧，加党参、蛤蚧、五味子、山茱萸、煅牡蛎、黑锡丹；心悸，唇发绀，脉虚数，加肉桂、炙甘草，加重附子剂量；肾阳虚患者，浊毒内闭，见神昏欲寐、溲闭、泛恶，甚至口泛尿臭或兼头痛烦躁，加大黄、半夏、黄连。

### 3. 瘀水互结

证候：水肿延久不退，肿势轻重不一，四肢或全身浮肿，以下肢为主，或有皮肤瘀斑，腰部刺痛，或伴血尿；舌紫暗，苔白，脉沉细涩。

治法：活血祛瘀，化气行水。

方药：桃红四物汤合五苓散加减。对于久病水肿者，虽无明显瘀阻之象，临床上亦常合用益母草、泽兰等以活血利水，可重用赤芍；若全身肿甚，气喘烦闷，小便不利，此为血瘀水盛，肺气上逆，可加葶苈子、椒目、泽兰；如见腰膝酸软，神疲乏力，可合用济生肾气丸；对气阳虚者，可配黄芪、附子。

## 五、调护

1. 劳逸结合，调畅情志。

2. 水肿常因感受外邪而发病或加重，故应注意适寒温、避风邪；注意调摄饮食，平素宜清淡；体虚易于外感者，可服用玉屏风散以补气固表，适当参加体育锻炼，提高机体抗病能力。

3. 水肿患者宜戒烟、戒酒，避辛辣；肿甚者，断盐酱；定期验尿、复查肾功能，泡沫尿者尤应注意；水肿而尿少者，每日记录液体出入量。

4. 乐律治疗，适当练习八段锦、五禽戏。

# 第二节　淋　证

## 一、概述

淋证是以小便频数，淋沥刺痛，欲出未尽，小腹拘急，或痛引腰腹为主症的病证。

热淋是下焦感受湿热病邪，膀胱气化不利所致，以小便频急、解时滴沥涩痛为主要表现。石淋由湿热久蕴，煎熬尿液成石，阻滞肾系所致，以小便排出砂石为主症，或排尿时突然中断，尿道窘迫疼痛，或腰腹绞痛难忍。血淋是由膀胱湿热，灼伤血络，迫血妄行致血随尿出所致，以溺血而痛为主症。气淋是因肝气失于疏泄，气火郁于膀胱所致，以小腹胀满较明显，小便艰涩疼痛，尿后余沥不尽为主症。劳淋因久淋不愈，湿热留恋膀胱由腑及脏，继则由肾及脾，脾肾受损，正虚邪弱遂成，以小便不甚赤涩，溺痛不甚，但淋沥不已，时作时止，遇劳即发为主症。膏淋是由湿热蕴久，阻滞经脉，脂液不循常道致小便浑浊，以小便浑浊如米泔水，或滑腻如膏脂为主症。

西医学中的急慢性尿路感染、泌尿道结核、尿路结石、急慢性前列腺炎、化学性膀胱炎、乳糜尿以及尿道综合征等病具有淋证表现者，可参照本节内容进行辨证论治。

## 二、临床诊断要领

### （一）四诊要点

**1. 问诊**

（1）诱因　问清与起病相关的外感或内伤因素，外感多为外感湿热、外感寒湿；内伤多为饮食不节、情志失调、禀赋不足或劳伤久病，或外感正气不足，治用苦寒所致。

（2）持续时间与病程　询问病程，起病时间短，发病急骤，或初起阶段多属实。以膀胱湿热、砂石结聚、气滞不利为主；如病程长，发病时间久，而久淋不愈，或久病缠绵，多属虚。

（3）伴随症状　①如伴发热、口苦、呕恶，腰痛拒按，大便秘结多属于热淋。②如伴尿中夹砂石，排尿涩痛，一侧腰腹绞痛难忍，甚则牵及外阴，尿中带血多属于石淋。③如伴尿色深红，或夹有血块，心烦，多属血淋。④如发病与情志有关，有少腹胀满疼痛，胁肋不舒，多属于气淋。⑤如小便浑浊，乳白或如米泔水，上有浮油，置之沉淀，或伴有絮状凝块物，口干，多属膏淋。⑥如伴面色萎黄，少气懒言，神疲乏力，小腹坠胀，里急后重或大便时小便点滴而出，腰膝酸软，或畏寒肢冷，面色潮红，五心烦热多属劳淋。

**2. 望诊**　先望全身，如表情痛苦、呼吸急促，强迫体位，多为实证，多见于石淋、血淋、热淋。如精神倦怠，面色萎黄，喜温喜卧，多为虚证，多见于劳淋。

（1）望神志　如尿痛而烦躁不安，多属急证、实证；如病痛绵绵，喜温喜按，精神不振，怠惰乏力，动作迟缓多属虚证。

（2）望面色　面部发红，面色润泽，多为实证、热证；面色发青，多因疼痛剧烈，多属寒证；面色发黄，为脾胃虚弱、脾虚湿蕴；面色黑为阴寒盛，水饮不化，与肾阳虚衰有关。

（3）望舌　热淋多见舌红，苔黄腻；石淋多见舌红；热淋多见苔薄黄；血淋多见舌尖红，苔黄；气淋多见舌薄白；膏淋多见舌质红，苔黄腻；劳淋多见舌质淡，苔白。

（4）望排泄物　尿色深红，或夹有血块多为血淋；小便频数短涩，溺色黄赤，多为热淋；小便浑浊，乳白或如米泔水，上有浮油，多为膏淋。

**3. 闻诊**　如呕恶口臭多见于热淋，多属湿热证；如语声低微、少言懒语多见于劳淋，多属脾肾两虚证。

**4. 切诊**　热淋、血淋脉多滑数；石淋脉多弦数；气淋多脉弦；膏淋脉多濡数；劳淋脉多细弱或沉细无力。

### （二）诊断标准

**1. 热淋**

（1）发病骤急，小便频急不畅，滴沥涩痛，尿黄浑浊，或见血尿，小腹拘急，腰部酸痛，伴恶寒发热，心烦口苦，恶心呕吐等症。

（2）病久或反复发作后，常伴有低热、腰痛、小腹坠胀、疲劳等症。

（3）多见于已婚女性，每因疲劳、情志变化、不洁房事而诱发。

（4）膀胱俞、肾俞等穴位有压痛及叩击痛。

（5）尿常规检查有白细胞、红细胞少许，可见尿蛋白。清洁中段尿培养有致病菌生长，菌落计数 $\geq 10^5/mL$。

（6）慢性期做肾盂造影、B超、肾图扫描等检查。

**2. 石淋**

（1）发作时腰腹绞痛，痛及前阴，面色苍白，冷汗，恶心呕吐。可伴有发热恶寒，小便涩痛频急，或有排尿中断。

（2）肉眼可见血尿，或小便有砂石排出。

（3）尿常规检查有红细胞。

（4）做肾系B超检查，或腹部X线片、肾盂造影等可明确结石部位。必要时做膀胱镜逆行造影。

**3. 血淋**

（1）以溺血而痛为主症。

（2）肉眼可见血尿、血块。

（3）尿常规检查有大量红细胞（+++ ～ ++++）。

（4）做肾系B超检查。

**4. 气淋**

（1）以小腹胀满较明显，小便艰涩疼痛，尿后余沥不尽为主症。

（2）每因情志不畅而诱发或加重。

（3）尿常规、尿培养可辅助诊断。

**5. 膏淋**

（1）以小便混浊，乳白如泔浆，解时无疼痛为主症。可伴见血尿、血块。

（2）每因进食油腻、蛋白饮食或劳累过度而诱发或加重。

（3）体检可伴见睾丸肿大、阴囊积液及象皮腿。

（4）小便乳糜定性试验阳性，查尿常规有蛋白、红细胞。尿离心沉淀或可查到微丝蚴。

（5）必要时做膀胱镜检查，可明确病位。

**6. 劳淋**

（1）病程较长，缠绵难愈，时轻时重，遇劳加重或诱发。尿液赤涩不甚，溺痛不著，淋沥不已，余沥难尽，乏力，不耐劳累。

（2）病久或反复发作后，常伴有低热、腰痛、小腹坠胀等。

（3）尿常规可见白细胞。清洁中段尿培养有致病菌生长，菌落计数 $\geq 10^5/mL$。

（4）做肾系B超检查，必要时可做膀胱穿刺尿培养协助确诊。

### （三）辨证要点

**1. 辨淋证类别**　六种淋证均有小便频涩，滴沥刺痛，小腹拘急引痛。此外各种淋证又有不同的特殊表现。热淋起病多急骤，小便赤热，溲时灼痛，或伴有发热，腰痛拒按；石淋以小便排出砂石为主症，或排尿时突然中断，尿道窘迫疼痛，或腰腹绞痛难忍；气淋小腹胀满较明显，小便艰涩疼痛，尿后余沥不尽；血淋为溺血而痛；膏淋症见小便浑浊如米泔水，或滑腻如膏脂；劳淋小便不甚赤涩，溺痛不甚，但淋沥不已，时作时止，遇劳即发。

**2. 辨证候虚实**　根据病程、症状、脉象等辨别淋证的虚实。初起或在急性发作阶段属实，以膀胱湿热、砂石结聚、气滞不利为主，主要表现为小便涩痛不利、舌红苔黄、脉实数；久病多虚，病在脾肾，以脾虚、肾虚、气阴两虚为主，表现为小便频急，痛涩不甚，舌淡苔薄，脉细软。同一种淋证，也有虚实之分。如气淋，既有实证，又有虚证，实证由于气滞不利，虚证源于气虚下陷。同一血淋，由于湿热下注、热盛伤络者，属实；由于阴虚火旺、扰动阴血者，属虚。再如热淋经过治疗，有时湿热尚未祛尽，又出现肾阴不足或气阴两伤等虚实并见的证候。石淋日久亦可伤及正气，阴血亏虚，而表现为气血俱虚的证候。在淋证虚实转化中，每多虚实夹杂，故必须分清标本虚实的主次和证情之缓急。

3. **辨标本缓急** 各种淋证可以互相转化，也可以同时存在，这就有一个标本缓急的问题。一般是以正气为本，邪气为标；病因为本，证候为标；旧病为本，新病为标，来进行分析判断。治疗上急则治其标，缓则治其本。如劳淋复感外邪，发作时治标为主，缓解时固本为主。

## 三、类病鉴别

1. **癃闭** 二者都有小便量少、排尿困难之症状。但淋证尿频而尿痛，且每日排尿总量多为正常；癃闭则无尿痛，每日排尿量少于正常，严重时甚至无尿。诚如《医学心悟·小便不通》所说："癃闭与淋证不同，淋则便数而茎痛，癃闭则小便点滴而难出。"但癃闭复感湿热，常可并发淋证，而淋证日久不愈，亦可发展成癃闭。

2. **尿血** 血淋与尿血都有小便出血，尿色红赤，甚至溺出纯血等症状。其鉴别的要点是有无尿痛。如《丹溪心法·淋》所说："痛者为血淋，不痛者为尿血。"

3. **尿浊** 膏淋与尿浊在小便浑浊症状上相似，但后者在排尿时无疼痛滞涩感，可资鉴别。即如《临证指南医案·淋浊》所言："大凡痛则为淋，不痛为浊。"

## 四、辨证论治

淋证的发生主要因外感湿热、饮食不节、情志失调、禀赋不足或劳伤久病引起；其主要病机为湿热蕴结下焦，肾与膀胱气化不利。淋证的病位在膀胱与肾，与肝、脾相关；基本病理变化为湿热蕴结下焦，肾与膀胱气化不利；病理因素主要为湿热之邪。由于湿热导致病理变化的不同，及累及脏腑器官之差异，临床上乃有六淋之分。

1. **热淋**

证候：小便频数短涩，灼热刺痛，溺色黄赤，少腹拘急胀痛，寒热起伏，口苦，呕恶，腰痛拒按，大便秘结；苔黄腻，脉滑数。

治法：清热利湿通淋。

方药：八正散加减。若大便秘结、腹胀者，可重用生大黄、枳实；伴寒热、口苦、呕恶者，可合小柴胡汤；若湿热伤阴者见口干、舌红少苔、脉细者，去大黄，加生地黄、知母、白茅根；若小便色红，舌尖红，可加牡丹皮、赤芍。

2. **石淋**

证候：尿中夹砂石，排尿涩痛，或排尿时突然中断，尿道窘迫疼痛，少腹拘急，往往突发，一侧腰腹绞痛难忍，甚则牵及外阴，尿中带血；舌红，苔薄黄，脉弦或代数。

治法：清热利湿，排石通淋。

方药：石韦散加减。临证应用时多加金钱草、海金沙、鸡内金等；腰腹绞痛者，加芍药、甘草；若尿中带血，可加小蓟、生地黄、藕节；小腹胀痛加木香、乌药；绞痛缓解，多无明显自觉症状，可常用金钱草煎汤代茶；若少腹自觉发凉，加小茴香、肉桂；若自觉腰部畏寒怕冷，减冬葵子、滑石，加制附片、巴戟天；若结石过大，阻塞尿路，肾盂严重积水者，宜手术治疗。

3. **血淋**

证候：小便热涩刺痛，尿色深红，或夹有血块，疼痛满急加剧，心烦；舌尖红，苔黄，脉滑数。

治法：清热通淋，凉血止血。

方药：小蓟饮子加减。舌暗或有瘀点，脉细涩者，加三七、牛膝、桃仁以化瘀止血；若出血不止，可加仙鹤草、琥珀粉；若少腹及阴道下坠疼痛，加艾叶、黄芪、党参；尿痛涩滞不显著，腰膝酸软，神疲乏力，舌淡红，脉细数，当滋阴清热，补虚止血，补中益气汤合知柏地黄汤加减。

4. **气淋**

证候：郁怒之后，小便涩滞，淋沥不已，少腹胀满疼痛；苔薄白，脉弦。

治法：理气疏导，通淋利尿。

方药：沉香散加减。胸胁胀满者，加青皮、乌药、小茴香、广郁金；若气滞日久，舌暗有瘀斑，脉涩者，加红花、赤芍、益母草；若久病少腹坠胀，若伴头痛、呕恶，加吴茱萸、干姜；尿有余沥，面色萎黄，舌质淡，脉虚细无力，可用补中益气汤。

**5. 膏淋**

证候：小便浑浊，乳白或如米泔水，上有浮油，置之沉淀，或伴有絮状凝块物，尿道热涩疼痛，尿时阻塞不畅，口干；舌质红，苔黄腻，脉濡数。

治法：清热利湿，分清泄浊。

方药：程氏萆薢分清饮加减。小腹胀，尿涩不畅，加乌药、青皮；伴有血尿，加小蓟、藕节、白茅根；小便黄赤，热痛明显，加甘草梢、竹叶、通草；伴腰膝酸软，加桑寄生、杜仲；病久湿热伤阴，加生地黄、麦冬、知母；病久畏寒怕冷，腰部沉重，加苓桂术甘汤或桂附地黄汤；若小便浑浊迁延不愈，加山药、山茱萸。

**6. 劳淋**

证候：小便不甚赤涩，溺痛不甚，但淋沥不已，时作时止，遇劳即发，病程缠绵；面色萎黄，少气懒言，神疲乏力，小腹坠胀，里急后重或大便时小便点滴而出，腰膝酸软，肾阳虚见畏寒肢冷，肾阴虚见面色潮红，五心烦热；舌质淡，脉细弱。

治法：补脾益肾。

方药：无比山药丸加减。若中气下陷，症见少腹坠胀，尿频涩滞，余沥难尽，不耐劳累，面色无华，少气懒言，舌淡，脉细无力，可用补中益气汤加减；若伴纳差、腹部胀满，加附子理中汤；若畏寒怕冷伴四肢厥冷，大便稀溏加制附片、补骨脂、肉豆蔻。

## 五、调护

1. 保持乐观情绪，心情舒畅。

2. 注意休息，禁房事，饮食宜清淡；热淋、血淋者忌肥腻辛辣酒醇之品；石淋者多饮水；久淋患者忌劳累。

3. 初起尿频、疼痛，继之出现高热、寒战、腰痛者，需及时诊治。

4. 注意外阴清洁，不憋尿，多饮水，每2～3小时排尿1次。房事后即行排尿，防止秽浊之邪从下阴上犯膀胱。妇女在月经期、妊娠期、产后更应注意外阴卫生，以免虚体受邪。

5. 虚证患者注意保暖，艾灸关元、三阴交、肾俞、命门、八髎穴。

# 第三节　尿　浊

## 一、概述

尿浊是以小便浑浊，白如泔浆，尿时无涩痛不利感为主症的疾患。

西医学中的乳糜尿，多属本病范围，可参照本节内容进行辨证论治。

## 二、临床诊断要领

### （一）四诊要点

**1. 问诊**

（1）诱因　问清与起病相关的外感或内伤因素，外感多与湿热下注，或某些疾病（如血丝虫病）病后有关；内伤多为进食肥甘油腻，或湿邪蕴久，脾肾两伤，或热盛灼络，络损血溢。

（2）持续时间与病程　病程短，发病初起，多属实；病程长，久病不愈多属虚。

（3）伴随症状　①如伴尿有灼热感，尿黄，口苦，口干多属于湿热。②如伴小腹坠胀，神倦无力，面色无华多属脾气虚。③如伴头晕耳鸣，面色潮红，腰膝酸软多属肾阴亏虚。④如面色白，形寒肢冷，多属肾阳亏虚。

**2. 望诊**　先望全身，如表情痛苦、呼吸急促，多为实证、热证。如精神倦怠，面色萎黄，喜温喜卧，多为虚证、寒证。

（1）望神志　如烦躁不安，多属急证、实证；精神不振，怠惰乏力，动作迟缓，多属久病或脾肾两虚、肾阳不足。

（2）望面色　面部发红，多为热证；两颧潮红，为阴虚有热；面色萎黄憔悴，多属脾虚；面色发白、晦暗，多为肾阳不足。

（3）望舌　舌质红，苔黄腻多为湿热证；舌光红无苔，多见于阴虚有热证；舌淡或淡红，苔白多见于脾气虚或肾阳虚。

（4）望排泄物　小便浑浊，色白或黄或红，或夹凝块，上有浮油，或伴血块，多为湿热下注；小便状如白浆，多为脾虚气陷；小便乳白如脂膏，多为肾虚不固。

3. **闻诊** 如呕恶、口臭多属湿热证；如语声低微、少言懒语多见于脾气虚或肾阳虚。

4. **切诊** 脉濡数多见于湿热下注；脉虚软多见于脾气虚；脉细数多见于肾阴虚；脉沉细多见于肾阳虚。

### （二）诊断标准

1. 以小便浑浊，乳白如泔浆，解时无疼痛为主症。可伴见血尿，血块。

2. 每因进食油腻、蛋白饮食或劳累过度而诱发或加重。

3. 体检可伴见睾丸肿大、阴囊积液及象皮腿。

4. 小便乳糜定性试验阳性，查尿常规有蛋白、红细胞。尿离心沉淀或可查到微丝蚴。

5. 必要时做膀胱镜检查，可明确病位。

### （三）辨证要点

1. **辨尿的颜色** 小便浑浊，色白或黄或红，或夹凝块，上有浮油，或伴血块，多为湿热下注；小便状如白浆多为脾虚气陷；小便乳白如脂膏多为肾虚不固。湿热下注，脾肾亏虚，多因过食肥甘油腻食物，脾失健运，酿湿生热，或某些疾病（如血丝虫病）病后，湿热余邪未清，蕴结下焦，清浊相混，而成尿浊。或热盛灼络，络损血溢，则尿浊伴血。如久延不愈，或屡经反复，湿热邪势虽衰，但精微下泄过多，导致脾肾两伤，脾虚中气下陷，肾虚固摄无权，封藏失职，病情更为缠绵。此外，脾肾气虚阳衰，气不摄血，或阴虚火旺，伤络血溢，还可引起尿浊夹血。多食肥腻食物，或劳累过度，可使本病加重或复发。

2. **辨证候虚实** 本病初起以湿热下注、过食肥甘油腻，或某些疾病（如血丝虫病）病后，属实证，湿热下注主要表现为尿有灼热感，口苦，口干，舌质红，苔黄腻，脉濡数；过食肥甘油腻食物，导致脾失健运，酿湿生热；或某些疾病（如血丝虫病）病后，湿热余邪未清，蕴结下焦，清浊相混，而成尿浊。病程日久，渐变为虚证，或虚证为本，脾肾气虚阳衰，主要表现为神倦无力，面色无华，精神萎靡，消瘦无力，头晕耳鸣，腰膝酸软，形寒肢冷，舌淡苔白，脉细无力。同时在病情转化过程中，可出现虚实夹杂证候，故必须分清标本虚实的主次和证情之缓急。

3. **辨标本缓急** 同淋证一样，尿浊辨证也需注意标本缓急的问题。一般是以正气为本，邪气为标；病因为本，证候为标；旧病为本，新病为标，来进行分析判断。治疗上急则治其标，缓则治其本。

## 三、类病鉴别

1. **血淋** 尿浊可伴有小便发红，或伴血块，小便可有灼热感，但不伴尿痛，血淋除有尿色深红，或夹有血块等症状外，同时伴有尿痛。

2. **膏淋** 膏淋与尿浊在小便浑浊症状上相似，膏淋在排尿时有疼痛滞涩感，可资鉴别。即如《临证指南医案·淋浊》所言："大凡痛则为淋，不痛为浊。"

## 四、辨证论治

1. **湿热下注**

证候：小便浑浊，色白或黄或红，或夹凝块，上有浮油，或伴血块，尿有灼热感，口苦，口干；舌质红，苔黄腻，脉濡数。

治法：清热利湿，分清泄浊。

方药：程氏萆薢分清饮加减。若小腹胀，尿涩不畅，加乌药、青皮、郁金；伴有血尿，加小蓟、侧柏叶、藕节、白茅根；若大便秘结、腹胀者，可重用生大黄、枳实；伴寒热、口苦、呕恶者，可合小柴胡汤；若湿热伤阴见口干、舌红少苔、脉细者，去大黄，加生地黄、知母、白茅根；若小便色红，舌尖红，可加牡丹皮、赤芍。

2. **脾虚气陷**

证候：尿浊反复发作，日久不愈，状如白浆，小腹坠胀，神倦无力，面色无华，劳累后发作或加重，舌淡苔白，脉虚软。

治法：健脾益气，升清固摄。

方药：补中益气汤加减。尿浊夹血，加藕节、阿胶、墨旱莲；若见肢冷便溏，加附子、炮姜；伴腰膝酸软，加桑寄生、杜仲；病久腹胀午后加重，加干姜、厚朴；病久畏寒怕冷，腰部沉重，加苓桂术甘汤或桂附地黄汤；若小便浑浊迁延不愈，加山药、山茱萸。

3. **肾虚不固**

证候：尿浊日久不愈，小便乳白如脂膏，精神萎靡，消瘦无力，头晕耳鸣，腰膝酸软。肾阴亏虚者兼见烦热，口干；舌质红，脉细数。肾阳亏虚者兼面色白，形寒肢冷；舌质淡红，脉沉细。

治法：偏肾阴虚者，宜滋阴益肾；偏肾阳虚者，宜温肾固摄。

方药：偏肾阴虚者，用知柏地黄丸；偏肾阳虚者，用鹿茸补涩丸。前方滋养肾阴；后方温肾固摄。尿浊夹血，加阿胶、生地黄、墨旱莲；小便涩痛、舌苔黄腻，加知母、黄柏；若中气下陷，症见少腹坠胀，面色无华，少气懒言，舌淡，脉细无力，可用补中益气汤加减；若伴纳差、腹部胀满，加附子理中汤；若畏寒怕冷伴四肢厥冷，大便稀溏，加吴茱萸、肉豆蔻。

上述诸证型的治疗，不论虚实，均可加用玉米须、马鞭草、飞廉、葵花心以增强疗效。

## 五、调护

1. 保持乐观情绪，心情舒畅。

2. 注意休息，忌劳累，禁房事，饮食宜清淡；避免过食寒凉，忌肥腻辛辣酒醇之品。

3. 妇女在月经期、妊娠期、产后更应注意外阴卫生，以免体虚受邪。

4. 南方地区注意预防血丝虫病。

# 第四节 关 格

## 一、概述

关格是以脾肾虚衰，气化不利，浊邪壅塞三焦，致小便不通与呕吐并见为主要表现的危重病证。小便不通谓之关，呕吐时作谓之格。多见于水肿、淋证、癃闭的晚期。

西医学中各种原因引起的急慢性肾衰竭终末期均属于本病范围，可参照本病辨证论治。

## 二、临床诊断要领

### （一）四诊要点

1. 问诊

（1）诱因 问清是否存在水肿、淋证、癃闭等病证久治不愈，或失治误治，迁延日久等，问清是否存在外感或恶心、呕吐、腹泻、熬夜、劳累过度等加重病情因素。

（2）持续时间与病程 询问病程长短，起病急骤或逐渐加重的过程。是否有水肿、淋证、癃闭迁延不愈。

（3）伴随症状 ①伴形寒肢冷，神疲乏力，浮肿以腰以下为主，纳差，腹胀，大便溏薄，多为脾肾阳虚。②伴头晕头痛，面部烘热，手足抽搐，多属于肝肾阴虚。③伴全身浮肿，面白唇暗，四肢厥冷，口中尿臭，神识昏蒙，循衣摸床，多属于肾气衰微，邪陷心包。

2. 望诊 先望全身，望是否存在水肿，端坐呼吸，呼多吸少，手足抽搐，腰膝酸软，畏寒衣厚，或常欲揭衣，循衣摸床，撮空理线。

（1）望神志 如精神不振，怠惰乏力，动作迟缓多属脾肾两虚；神志不清甚至神识昏蒙多属肾气衰微，邪陷心包。

（2）望面色 面黑暗淡者，多属肾阳虚；面黑干焦者，多属肾阴阳俱虚；面色萎黄多属脾气虚；午后两颧潮红，多为阴虚内热证。

（3）望舌 舌淡体胖，边有齿印，苔白腻，多属脾肾阳虚，湿浊内蕴；舌红，苔黄腻多属肝肾阴虚，虚风内动；舌卷缩，淡胖，苔白腻或灰黑，多属肾气衰微，邪陷心包。

（4）望排泄物 呕吐物为黄绿色多为湿热内蕴；呕吐物秽浊多为热呕；呕吐物清稀多为寒呕；小便清长或色清尿少，大便清稀，完谷不化多考虑脾肾两虚。

3. 闻诊 喜呻吟，呕吐物酸臭多为热呕；呕吐物无味多为寒呕；口中尿臭考虑肾气衰败。

4. 切诊 脉沉细多见于脾肾阳虚；脉弦细多见于肝肾阴虚；脉沉细欲绝多见于肾气衰败。

### （二）诊断标准

1. 呕吐及小便不通为关格主症，但须先有小便不通，而后出现呕吐，方可诊断为关格。

2. 病程中可出现神疲乏力，腰膝酸痛，头晕，头痛，严重者伴喘促、抽搐，甚至谵语、昏迷。

3. 一般起病较缓慢，多有水肿、淋证、癃闭等病史。

### （三）辨证要点

**1. 分清本虚标实**　本虚主要是脾肾阴阳衰惫，标实主要是湿浊毒邪。以本虚为主者，应分清是脾肾阳虚还是肝肾阴虚；以标实为主者，应区分寒湿与湿热的不同。

**2. 辨明病位**　浊毒之邪犯脾以神疲乏力、身重、水肿为主；浊毒之邪犯胃以恶心频作、呕吐不止为主；浊毒之邪凌心射肺，可见心悸、喘脱或昏迷、谵语；浊毒之邪犯肝，则头晕头痛，手足抽搐；浊毒之邪犯肾，则腰膝酸软，下肢肿甚。

## 三、类病鉴别

**1. 癃闭**　二者都有小便量少或闭塞不通，但关格常由水肿、淋证、癃闭等经久不愈发展而来，是小便不通与呕吐并见的病证，常伴有皮肤瘙痒，口中尿味，四肢搐搦，甚或昏迷等症状。而癃闭不伴有呕吐，部分患者有水蓄膀胱之证候，以此可鉴别。但癃闭进一步恶化，可转变为关格。癃闭病情轻于关格。

**2. 走哺**　走哺是以呕吐伴有大小便不通为主症的一类疾病。往往先有大便不通，而后出现呕吐，呕吐物可以是胃内的饮食痰涎，也可带有胆汁，常伴有腹痛，最后出现小便不通，由于大小便不通，浊气上冲，而饮食不得入，属于实热证，其病位在肠。关格属于脾肾衰败，湿浊毒邪壅塞三焦，是虚中夹实的病证，故与走哺有本质的区别。从预后来看，一般关格属危重疾病，预后较差，走哺只要治疗得当，预后一般较好。

## 四、辨证论治

关格的辨证应首辨虚实，本虚主要是脾肾阴阳衰惫，标实主要是湿浊毒邪。以本虚为主者，应分清是脾肾阳虚还是肝肾阴虚；以标实为主者，应区分寒湿与湿热的不同。次辨病位，应分清在脾胃、在肾、在心、在肝的不同。关格的治疗补泻两难，治宜攻补兼施，标本兼顾。早期以补为先，兼以化浊利水；晚期应补中有泻，补泻并重，泻后即补，或长期补泻同用，灵活掌握。

**1. 脾肾阳虚，湿浊内蕴**

证候：小便短少，色清，甚则尿闭，面色晦滞，形寒肢冷，神疲乏力，浮肿以腰以下为主，纳差，腹胀，泛恶呕吐，大便溏薄；舌淡体胖，边有齿印，苔白腻，脉沉细。

治法：温补脾肾，化湿降浊。

方药：温脾汤合吴茱萸汤加减。临床呕吐严重，水饮上泛常加半夏、茯苓。如水气凌心者，加己椒苈黄丸；尿少或小便不通，合用滋肾通关丸；皮肤瘙痒，加土茯苓、地肤子、白鲜皮。大便黏滞不爽加厚朴、枳实；头汗多加羌活；痰浊较多，加陈皮、清半夏。

**2. 肝肾阴虚，虚风内动**

证候：小便短少，呕恶频作，头晕头痛，面部烘热，腰膝酸软，手足抽搐；舌红，苔黄腻，脉弦细。

治法：滋补肝肾，平肝息风。

方药：杞菊地黄丸合羚角钩藤汤加减。如痰多者，加胆南星、竹沥；便秘者，加大生地黄用量，加玄参、火麻仁；若失眠多梦，加酸枣仁、生龙骨；若头晕头痛，加天麻；若手足心热、烦躁，加知母、黄柏；若风阳内动，导致中风者，按中风论治。

**3. 肾气衰微，邪陷心包**

证候：无尿或少尿，全身浮肿，面白唇暗，四肢厥冷，口中尿臭，神识昏蒙，循衣摸床；舌卷缩，淡胖，苔白腻或灰黑，脉沉细欲绝。

治法：温阳固脱，豁痰开窍。

方药：急用参附汤合苏合香丸，继用涤痰汤。如昏迷不醒者，可用醒脑静注射液静脉滴注；狂躁痉厥，可服紫雪丹；心阳欲脱者，急用参附龙牡汤。呕吐严重加鲜姜、吴茱萸；腹胀大便闭结加大黄、厚朴、枳实。

此外，关格患者，还可用保留灌肠法加强通腑降浊解毒的作用。

## 五、调护

1. 关格患者应绝对卧床休息，以减轻体力的消耗。
2. 注意保暖，预防感冒。
3. 饮食宜清淡少盐，忌冷食、牛羊肉及海鲜等发物。
4. 注意口腔卫生，勤漱口；保持皮肤清洁。
5. 消除紧张情绪，树立战胜疾病的信心。

# 第六章　气血津液病证

气、血、津、液是构成人体的基本物质，也是维持生命活动的重要精微物质。如《素问·调经论》云："人之所有者，血与气耳。"此处的"血"包含了津液的概念。气、血、津、液在人体之中遍布全身，无处不到。气和血既是人体生命活动的动力和源泉，又是脏腑功能活动的产物。《难经·二十二难》概括了气与血的生理功能："气主煦之，血主濡之。"两者相互依存，相互资生，相互为用。津、液是人体正常水液的总称，对维持人体生理活动至为重要，诸如脏腑之濡润、肌肤之润泽、关节之滑利、骨髓之充盈，无不与津液的濡润滋养有关。

津液代谢失常多继发于脏腑病变，而由津液代谢失常所形成的病理产物又可加重脏腑病变，使病情进一步发展。外感或内伤等致病因素导致脏腑功能失调，进而出现气、血、津、液运行失常、输布失度、生成不足或亏损过度，是气血津液病证的基本病机。内科的多种病证均不同程度地与气血津液有关，本章着重讨论病机与气、血、津、液密切相关的病证，若先天禀赋不足或外感邪毒所致，易感受邪气发病，为急劳；若精血生化无源，或因药毒、邪毒及理化等因素伤及正气，导致骨髓瘀阻，新血不生，继而引起气血阴阳虚损，五脏功能失调，并伴有血不循经的出血，为髓劳；外感六淫毒邪一旦侵袭人体，气火亢盛或气虚不能摄血，血液不循常道，上溢于口鼻诸窍，或下泄于前后二阴，或渗出于肌肤所形成的一类出血性疾患，统称为血证；其中血渗于肌肤之间，皮肤出现点状或片状青紫斑块的病证，为紫癜；若气血逆乱，阴阳气不能相接，为厥证；若阴液亏耗引起的消渴；若津液外泄过度引起的汗证；若水液停聚引起的饮证；若阴液亏耗引起的内伤发热；若气血阴阳亏损、日久不复引起的虚劳。若津液稠黏，为痰为饮，积久渗入脉中，生成血浊。若气虚不能布散津液，内生痰湿，气虚痰湿偏盛，引起的肥胖。

此章主要介绍急劳、髓劳、血证、紫癜、厥证、消渴、汗证、饮证、内伤发热、虚劳、血浊和肥胖。

## 第一节　急　劳

### 一、概述

急劳是造血干细胞的恶性克隆性疾病。克隆中的白血病细胞在骨髓和其他造血组织中大量累积，并浸润其他器官和组织，由此产生贫血、出血、感染、肝脾大及淋巴结肿大等一系列症状和体征。

急劳起病急，发展快，高热不休，咽喉肿痛，口舌生疮，头晕心悸，气短乏力，面色苍白，皮肤大片瘀斑，严重鼻衄，齿衄，崩漏，吐血，便血，尿血，皮肤可见脓疡肿痛，烦躁不安，甚则神昏谵语。舌淡或舌尖红，可见血疱，脉虚大无力，或脉数无力。

急劳或因阴虚内热，或外感热毒所致，另与先天禀赋、劳役过度、情志、饮食、环境等因素有关，其他如家族遗传、胎中失养、接触大量放射线或苯、长期服用氯霉素等化学药品，都可引起本病。因此，中医对其病因、病机的认识主要是机体正气不足，感受毒邪，邪毒内蕴，伤及营血，骨髓受损，引起瘀血。血不循经，迫血妄行又发生各种出血征象。瘀血不去新血不生，故可见贫血血虚之证。血为气之母，在血虚基础上可致气虚，进一步发展可为阴阳两竭。

在中医古籍文献中并无"白血病"这一称谓，但根据该病的发病机制和临床表现，将其归属于"热劳""急劳""虚劳""癥瘕""血证""温病""痰核"等范畴。根据古代医家的论述，并参照现代医学对急性白血病的认识认为，急劳相当于急性白血病。

### 二、临床诊断要领

#### （一）四诊要点

1. 问诊　大多数急劳患者起病急骤，往往以发热、多部位出血或骨关节疼痛为首发症状。起病缓慢者则以面色苍白、乏力、虚弱和食欲减退等症状开始，呈进行性加重，之后出现发热和出血，少数患者以视物不清、牙龈肿胀为主诉而就诊，应充分询问患者了解其既往病史。

2. **望诊** 先望全身，观察患者神情烦躁惊恐或平静淡漠，气息轻松平和或急促困难，体位是否自主或倦怠乏力，对病情轻重缓急作出初步评估。

（1）望神志 多数患者精神不振、倦怠乏力、少气懒言、精神萎靡、反应迟钝、目无光泽，为正气虚弱的表现；也有患者呈谵语烦躁、壮热口渴等邪热炽盛的表现。

（2）望面色 多数急劳患者面色苍白无华，颜面或其他部位有出血倾向，面色暗淡无光，一望便知。

（3）望舌 舌质淡，苔薄白多属于邪盛正虚证；舌质红，苔黄多属于邪热炽盛证；舌质暗，苔腻患者多为痰瘀互结证。

3. **闻诊** 急劳患者一般乏力倦怠、语声低微、少言懒语或话语断续不连贯。

4. **切诊** 脉虚大无力或脉沉细多为邪盛正虚证，脉数或弦数多属于邪热炽盛证，脉弦细或涩多为痰瘀互结证。

**（二）诊断标准**

1. **发病特点** 急性起病者多见于儿童或35岁以下人群，病情变化多端，进展迅速。慢性起病者多见于中老年患者，病情进展相对缓慢。急性变者，则进展明显加快，常以出血、发热、面色苍白而就诊。

2. **临床表现** 主要有出血（齿衄、鼻衄、紫斑、月经过多，甚则便血、尿血等），低热或高热，面色苍白，气短懒言，体倦乏力，胸骨压痛。病变进一步发展可出现心悸心慌，头目眩晕，咽干口燥，形体消瘦，五心烦热，自汗盗汗，上腹饱胀，食欲减退，体表肿核，腹内积块坚硬等症。

3. **实验室检查** 大多数患者外周血白细胞升高，分类可见数量不等的原始和幼稚细胞。少数患者白细胞减少，外周血中仅有极少甚至没有原始或幼稚细胞出现。此外，多数病例有不同程度的血红蛋白、红细胞及血小板减少。多数患者骨髓呈高度增生或极度活跃，正常造血细胞被白血病细胞取代，可见各阶段的幼稚细胞、原始细胞。少数患者骨髓增生低下，但原始细胞仍在30%以上。免疫组织化学能帮助对急性白血病的分型。常用的有过氧化酶染色，粒细胞系列为阳性反应，单核细胞系列呈弱阳性或阴性反应，淋巴细胞系列则为阴性反应。

**（三）辨证要点**

本病辨证要从整体观念入手，对表里、标本、虚实、气血、阴阳、脏腑进行综合分析。本病局部表现为实，整体为虚。其实者有气滞、血瘀、痰浊、湿聚、毒火之别；其虚者则为全身气血阴阳的虚衰。在疾病发展迅速时又常见瘀热、痰热、湿热化火之病机。毒火与气血、痰湿互结，又进一步耗伤了正气，故形成正虚、邪实的局面。因此在诊治急性白血病时要准确辨别病因、病机和证型。

## 三、类病鉴别

急劳诊断常与虚劳、急髓劳相鉴别，还可与瘟疫鉴别。

1. **虚劳** 虚劳是气血阴阳亏虚，脏腑功能失调，患者以慢性虚损性疾病症状为主要临床表现的疾病，又称虚损。虚，气血阴阳亏虚，损，五脏六腑亏损，是多种慢性虚损性疾病的总称；急劳表现为乏力，心悸气短，面色苍白，食少纳呆等症时，中医常诊断为虚劳，以气血阴阳为目，五脏六腑为纲，病位在五脏，患者在化疗恢复期，病情较重，病程长时多以虚损症状为主。急劳更多以虚劳、发热与出血并见，并多伴有痰瘀内停的表现，如痰核瘰疬、腹部积块等。

2. **急髓劳** 急髓劳是由多种致病因素导致的骨髓空虚，血液生化极度乏源的急危重病，其发病急、进展快，具有典型的发热、出血、血亏等症状，与急劳临床表现非常类似，但急髓劳无骨痛、癥块、痰核或瘀斑等体征，可以鉴别。

3. **瘟疫** 瘟疫是感受疫疠之气而发生的急性、流行性传染病。初起临床表现为憎寒而后发热，头身疼痛，胸痞呕恶，日后但热而不憎寒，昼夜发热，日晡益甚，苔白如积粉，脉数。而急劳虽与瘟疫发热病状相似，但无传染性，可与之鉴别。

## 四、辨证论治

急劳的发生常为先天禀赋不足或后天失养，导致正气虚损，邪毒直中骨髓，致使毒邪丛生，气血生化失司。因此本病多为标实本虚之邪盛正虚证，为临床常见证型。疾病之初毒邪充斥骨髓，气血逆乱，邪实为主，常表现为邪热炽盛证，以发热、出血为临证特点。该型为正气尚存，邪正亢争剧烈，为疾病过程中的气血两燔证。

治疗急劳，应针对病因不同、证候虚实、病情轻重而辨证论治。《明医杂著》曰："若见血证，或吐衄火盛者，宜先治血。"因此，治疗本病应当遵循治火、治气、治血3个基本原则。

### 1. 气滞血瘀

证候：胁下癥块，或体表肿核，按之坚硬，时有胀痛，形体消瘦，头晕乏力，面色不华，皮肤瘀斑，胸骨压痛。舌质暗红或见瘀点、瘀斑，舌苔白，脉弦涩。

治法：行气活血，祛瘀消癥。

方药：膈下逐瘀汤加减。若胁下癥块坚硬者加三棱、莪术、鳖甲（先煎）；肢节疼痛者加桑枝、丝瓜络。

### 2. 热毒炽盛

证候：壮热口渴，皮现紫癜，齿鼻渗血、血色鲜红，舌质红，苔黄，脉数。

治法：清热解毒，凉血止血。

方药：清瘟败毒饮加减。若鼻衄、齿衄明显加生侧柏叶、鲜茅根；便血加地榆炭、三七粉（冲服）；高热者加生石膏（先煎）；高热神昏加安宫牛黄丸或至宝丹。

### 3. 痰浊凝滞

证候：瘰疬痰核，胁下包块，按之坚硬，时有胀痛，或伴有低热、盗汗，面色不华，舌质暗，苔腻，脉弦细或涩。

治法：化痰散结，软坚散结。

方药：海藻玉壶汤合二陈汤加减。若体表肿核加浙贝母；肿核明显者加急性子、鬼臼；衄血、紫斑者加紫草、鲜芦根。

### 4. 气血两虚

证候：面色苍白，神疲乏力，唇甲苍白，头晕目眩，心悸气短，胃纳减少，时有鼻衄、齿衄、皮下出血，时有低热，腹内积块或体表肿核局限，腰酸肢冷。舌质淡白，苔白，脉沉细无力。

治法：益气养血，扶正祛邪。

方药：八珍汤合三才封髓丹加减。若头晕目眩加枸杞子、菊花、珍珠母；鼻衄、齿衄加水牛角（先煎）、生石膏（先煎）；乏力、纳差加党参、白术、鸡内金。

## 五、调护

1. 改变不良生活习惯，如起居有节，饮食规律，戒烟酒，适当运动，以增加抗病能力。

2. 保持心情舒畅，避免烦躁、焦虑、抑郁等不良情绪，树立战胜疾病信心。

3. 生活护理。避外邪，避风寒，减少公共场所活动，必要时采取保护性隔离措施，以防外邪再次入侵，导致病情加重。

4. 定期复诊，配合医生治疗提高生活质量等。

# 第二节　髓　劳

## 一、概述

髓劳又称髓枯，是指因先、后天不足，精血生化无源；或因药毒、邪毒及理化等因素伤及正气，导致骨髓瘀阻，新血不生，继而发生气血阴阳虚损，五脏功能失调，并伴有血不循经的出血，正气亏虚外感等为主要表现的疾病。该病名以"髓"代表病位，以"劳"代表病情与病性。慢性起病者命名"慢髓劳"，急性起病者命名"急髓劳"。

再生障碍性贫血（aplastic anemia，AA，简称再障）是由多种病因引起的骨髓造血功能衰竭，导致骨髓有核细胞增生低下，红骨髓容量减少，脂肪组织增多，全血细胞减少为临床表现一组综合征。国内将其分为急性和慢性两种类型。国外分极重型、重型和非重型三种类型。因再障临床以虚损证候为特点，血液病相关中医著作中用"虚劳""虚损"等中医病名，并对其合并症分别采用了不同证名。如出血用"血证"，感染用"温病"。2009年由中国中西医结合学会血液病专业委员会、中华中医药学会内科分会血液病专业委员会组织全国部分高校、科研院所从事血液病临床与科研专家就常见血液病中医病证名进行了专题讨论，并达成共识，确定用"髓劳"为中医命名。

## 二、临床诊断要领

### （一）四诊要点

**1. 问诊**

（1）持续时间和病程　急性起病者，多见面色苍白、乏力、头晕、心悸、气短等症状进行性加重；多数伴发热，体温在39℃以上，个别患者死于难以控制的感染；不同程度的皮肤、黏膜及内脏出血。慢性起病者，呈慢性过程，常见面色苍白、乏力、头晕、心悸、气短等；高热少见，感染相对易于控制，很少持续1周以上；出血倾向较轻，以皮肤、黏膜出血为主，内脏出血少见。

（2）伴随症状　①伴腰膝酸软，畏寒肢冷者，多属肾阳亏虚，失于温煦。②伴腰膝酸软，五心烦热，夜间盗汗者，多为肾阴不足，失于濡润，虚热内生。

**2. 望诊**　先望全身，观察患者神情烦躁惊恐或平静淡漠，气息轻松平和或急促困难，体位是否自主或倦怠乏力，对病情轻重缓急作出初步评估。

（1）望神志　精神不振、倦怠乏力、少气懒言，多为正气亏虚。

（2）望面色　多数患者面色无华，萎黄或苍白。

（3）望舌　舌苔白滑，多属阳虚，多为肾阳不足，水饮内停；舌红苔黄腻多属实热，为热毒壅盛；舌质紫暗或有瘀斑，多属瘀血阻滞，为心血瘀阻；舌红少津、苔薄或少苔，多属虚热，为肾虚不足，阴虚火旺。

**3. 闻诊**　髓劳病患者多语声低微、少气懒言。

**4. 切诊**　髓劳病患者的脉象是辨证的重要客观依据，常见的异常脉象有数脉、细脉、弱脉、洪脉等。脉洪大数疾多为髓枯温热证，脉细弱多为肾阳虚证，脉细数多为肾阴虚证。

### （二）诊断标准

**1. 常见症状与体征**　多数患者常见面色无华，萎黄或苍白，体倦乏力，心悸气短，失眠健忘，头目眩晕，月经过多，皮下瘀斑、瘀点或鼻衄或齿衄等。部分患者在上述症状基础上，有畏寒肢冷，腰膝酸软，或五心烦热，夜间盗汗等。

**2. 特异性症状与体征**

（1）急髓劳　急髓劳具有起病急骤，进展迅速，病势凶险，死亡率高等特征。临床除见有常见症状与体征外，还见有下列特征。①发热：多数患者发病时即见高热或壮热持续不退，或汗出热不解，或热退后复升等。过高热者可见神识昏迷或谵语，头痛如裂或抽搐等。②出血：出血多为急性，表现为皮肤可见大片瘀斑、瘀点或血疱，或见严重的鼻衄、齿衄、尿血、便血，或其他内脏出血（咯血、吐血、脑出血、崩漏等）。③耗血：血虚（贫血）呈进行性加重，表现为面色如白纸，爪甲苍白，心慌心悸，失眠多梦等。④伤津：多数患者在发病过程中有烦躁易怒、烦渴欲饮、大便干结、小便黄赤等。

（2）慢髓劳　慢髓劳具有起病与进展相对缓慢，病情较轻，病程长等特征。除临床常见症状与体征相对急髓劳要轻外，还见或并发以下特征。①心病：长期气血亏虚，阴阳失调可导致心脏病变，表现为心慌心悸，胸胁满闷，心脏扩大，严重者可见心阳不振，导致心血瘀阻而发生心痛。②肾病：长期气血亏虚而导致肾脏失养，功能衰竭，水液代谢紊乱，可见水肿、少尿等。③血瘀：长期输血或久病入络，可以导致血脉瘀阻（血色病），可见面色黧黑（青铜色或灰色）、胁下癥块（肝脾大）、骨节疼痛、关节不利等。

患者除具备临床常见共性症状外，具备急髓劳特异性症状或体征两条以上，可诊断急髓劳；具有慢髓劳特异性症状或体征两条以上，可诊断为慢髓劳。在临床实际中，除症状外，还要结合现代医学检测指标（外周血象、骨髓象、骨髓活检及其染色体等）予以定性诊断。

### （三）辨证要点

**1. 辨缓急**　一般说来，起病急、病程短，高热，出血严重，乏力、头晕、心悸等症状明显甚至神昏为急性，多属急劳髓枯温热证；而发病隐匿，病程长，病情较少见危重表现者多为慢性型。

**2. 辨病辨脏腑**　其中以神疲乏力、心悸怔忡、夜寐不安、食欲不振、面色苍白、唇甲色淡、轻度出血者属心脾血虚；而见腰膝酸软、头晕耳鸣、五心烦热、盗汗或形寒肢冷、夜尿频多、有或无出血者，则为肾虚之象。同时根据其阴虚、阳虚偏重辨为肾阴虚、肾阳虚及阴阳两虚证；因疾病日久，久病入络，可出现面色黧黑、舌有瘀点瘀斑、肌肤甲错等瘀血症状，应参考血瘀辨证。

### 三、类病鉴别

本病主要与虚劳、紫癜、髓毒相鉴别。

**1. 虚劳** 虚劳又称虚损，是由于禀赋不足、后天失养及外感内伤等多种原因引起以脏腑功能衰退，气血阴阳亏损，日久不复为主要临床表现的多种慢性虚弱证候的总称。其发病具有典型虚、损、劳、极的动态发病过程，病位在五脏，虚损在气血，失调于阴阳。而"髓劳"病位在骨髓，累及五脏。急性发病者，病因直中骨髓，精髓空虚，髓不生血，病情危重，进展迅速；慢性发病者，虽可见到虚、损、劳、极的动态病理变化过程，但病位在骨髓，病程慢长，症状相对较轻。

**2. 紫癜** 紫癜主要以皮肤紫斑为主，急性发病者可见肌肤大片瘀斑、瘀点或血疱，或见严重的鼻衄、齿衄、尿血、便血，或其他内脏出血（咯血、吐血、脑出血、崩漏等）；慢性发病者仅见肌肤瘀斑、瘀点。无论急性或慢性发病除以出血为特征外，并无明显精亏、血虚以及五脏虚损等临床症状。而"髓劳"除严重（急髓劳）或轻微（慢髓劳）出血症状外，还具有典型的气血阴阳、五脏亏虚等临床表现。

**3. 髓毒（白血病）** 髓毒发病过程虽然具有典型的"髓劳"临床表现，病位也在骨髓，有典型的发热、出血、虚弱等症状。但髓毒发病急骤，进展迅速，死亡率高，特别是在疾病发生或进展过程中，颌下、颈部、腋窝可触及痰核、瘰疬，胁下癥块（肝脾大）等能明确区别于"急髓劳"或"慢髓劳"。

### 四、辨证论治

髓劳发病可由外因的误治失治，用药不当或接触毒物，或直接邪毒内侵，深伏少阴，发为伏热，耗伤气血引起；内部因素可由先天禀赋不足，或因劳伤其肾，或因情志失调引动。外因诱发者往往起病较急，约半数患者初期可有发热，伴皮肤瘀点、瘀斑或鼻腔、齿龈出血，心烦易怒，舌红苔黄等实热证候；内因诱发者往往起病较缓，多见腰酸膝软、乏力头晕，神形疲惫等虚象。髓劳病的病机以"肾虚髓枯为本，脾虚气血不足为标"，病位在骨髓。

本病的治疗以补益为原则，即《素问·阴阳应象大论》所说："形不足者，温之以气；精不足者，补之以味。"以补肾填精为基本大法。根据辨证不同分别采用清热解毒，补气养血，健脾补血，滋阴益肾，温补肾阳及平补肾阴肾阳之法。病程日久而见瘀血证候，可同时合用活血化瘀之法。

**1. 热毒壅盛，破血妄行**

证候：起病急，壮热不退或持续发热，皮肤瘀斑、瘀点，斑色紫红，鼻衄、齿衄，烦躁，口渴，便干，溲赤，面色苍白，头晕乏力，舌苔黄，脉洪大数疾。

治法：清热解毒，凉血止血。

方药：清瘟败毒饮加减。头痛者加菊花、夏枯草；热盛动风者加羚羊角、钩藤；出血严重者加生地榆、鸡血藤、丹参、仙鹤草、白茅根。

**2. 肾阴虚**

证候：面色苍白、心悸气短、头晕乏力，颜面潮红，腰膝酸软，五心烦热，潮热盗汗，口干咽燥。兼有鼻衄、齿衄，心烦口渴，两目干涩，眩晕乏力，失眠多梦，便干尿黄。舌淡红，少苔或无苔，脉细数。

治法：滋阴补肾，填精益髓。

方药：左归丸加减。神疲乏力者加太子参、黄芪益气；血虚明显者加紫河车、阿胶滋阴补血；出血明显者可加生地榆、水牛角、三七、鸡血藤、丹参、仙鹤草、白茅根等凉血活血以止血；潮热盗汗明显者可加五味子、浮小麦等收敛止汗；低热者可加地骨皮、青蒿、鳖甲、银柴胡等退虚热；便秘者可加生何首乌、肉苁蓉润肠通便。

**3. 肾阳虚**

证候：面色苍白、心悸气短、头晕乏力，面目虚浮，腰膝酸软，畏寒肢冷，夜尿频多，食少便溏，舌体胖大边有齿痕，苔白滑，脉细弱。

治法：温阳补肾，填精益髓。

方药：右归丸加减。腹胀、腹泻者去熟地黄、当归、肉苁蓉，加煨木香、苍术、白术以行气助运；血虚重者加紫河车、阿胶以补精血；脾虚便溏可加党参、白术、肉豆蔻、茯苓等健脾化湿止泻；鼻衄、肌衄、月经量多者可加三七、小蓟、白及等活血止血。

**4. 肾阴阳两虚**

证候：肾阴虚、肾阳虚症状兼备。

治法：滋阴济阳，填精益髓。

方药：桂附地黄丸加减。鼻衄、肌衄、月经量多者可加三七、小蓟、白及等活血止血；腹胀纳呆者可加白术、茯苓、焦三仙、陈皮等理气健脾消食；失眠多梦者可加酸枣仁、首乌藤等养心安神。

## 五、调护

1. 关心患者，耐心对患者进行健康宣教。
2. **饮食护理**　宜清洁软质饮食。
3. **生活护理**　避风寒，慎起居，适劳逸。
4. **情志护理**　保持心情舒畅，避免烦躁、焦虑等不良情绪。
5. **专科护理**　保持口腔、肛周、皮肤清洁。

# 第三节　血　证

## 一、概述

凡血液不循常道，或上溢于口鼻诸窍，或下泄于前后二阴，或渗出于肌肤所形成的一类出血性疾患，统称为血证。在古代医籍中，亦称为血病或失血。

引起血证的原因较多，分为外感六淫毒邪、内伤七情、饮食所伤、起居失调四大类。血证病机可分为虚、实两大类。虚证主要是气虚不能摄血和阴虚火旺灼伤血络，血溢脉外而出血；实证主要是气火亢盛，血热妄行而致出血。此外，出血后的"留瘀"也使血脉瘀阻、血行不畅、血不循经，成为出血不止或反复出血的原因之一。

血证的范围相当广泛，凡以出血为主要临床表现的内科病证，均属本证的范围，对于外伤、皮肤斑疹等导致的出血表现应注意加以区分。根据出血部位不同可分为齿衄、鼻衄、咳血、吐血、便血、尿血、紫斑，根据《中医临床诊疗术语——疾病部分》的标准，将紫斑单独列为"紫癜"，其余仍归入血证范畴讨论。

### （一）齿衄

齿龈出血即齿衄，又称牙衄、牙宣。胃热、肾虚是其最主要的病机，尤以胃热所致者多见。齿衄可由齿龈局部病变或全身疾病所引起。

内科范围的齿衄，多由血液病、维生素缺乏症及肝硬化等疾病所引起，由齿龈局部病变引起者，属于口腔科范围。

### （二）鼻衄

鼻衄是由肺热上蒸，逼血逆行，或燥气外袭所致，以鼻腔出血为主要症状的病证，是耳鼻喉科常见急症。

鼻衄多由火热迫血妄行所致，其中以肺热、胃热、肝火为常见，但也可因血失统摄或阴虚火旺引起。鼻衄的病机主要为火与虚两个方面。如《景岳全书·血证·论证》说："盖动者多由于火，火盛则逼血妄行；损者多由于气，气伤则血无以存。"火有实火与虚火之分，虚主要为气虚及阴虚。

鼻衄可因鼻腔局部疾病及全身疾病而引起。内科范围的鼻衄主要见于某些传染病、发热性疾病、血液病、风湿热、高血压、维生素缺乏症、化学药品及药物中毒等引起的鼻出血。至于鼻腔局部病变而引起者，属于五官科范畴。

### （三）咳血

咳血是肺络受伤，血溢脉外，经咳嗽而出，以咳嗽、咯血，或痰中带血等为主要表现。亦称咯血或嗽血。

咳血总由肺络受损所致，感受热邪，热伤肺络，是咳血最常见的原因。其次为情志郁结，郁久化火，肝火犯肺，以及肺肾阴虚，虚火内炽，损伤肺络而致。

咳血见于多种疾病，内科范围的咳血，主要见于呼吸系统疾病，如支气管扩张症、急性气管-支气管炎、慢性支气管炎、肺炎、肺结核、肺癌等。其中由肺结核、肺癌所致者，参照肺痨及肺癌论述。

### （四）吐血

吐血是胃络受损，络伤血溢，出现血从口中呕吐而出的病证。吐血一般发病急骤，吐血前多有恶心、胃脘不适、头晕等症。血随呕吐而出，常伴有食物残渣等胃内容物，血色多为咖啡色或紫暗色，也可为鲜红色，大便可黑如柏油或呈暗红色。亦称为呕血。多有胃痛、胁痛、黄疸、癥积等病史。

其发病概由胃络受损所致，因胃腑本身或他脏疾患的影响，导致胃络损伤，血溢胃内，以致胃气上逆，血随气逆，经口吐出，其中以暴饮暴食、饥饱失常、过食辛辣厚味，致使胃中积热，胃络受损；或肝气郁结，脉络阻滞，郁久化火，逆乘于胃，胃络损伤；以及劳倦过度，中气亏虚，气不摄血，血溢胃内等三种情况所致的吐血为多见。

吐血主要见于上消化道出血，其中以消化性溃疡出血及肝硬化所致的食管、胃底静脉曲张破裂最为多见，其次见于食管炎、急慢性胃炎、胃黏膜脱垂症以及某些全身性疾病（如血液病、尿毒症、应激性溃疡）引起的出血。

### （五）便血

便血系胃、肠络脉受损，出现血液随大便而下，或大便呈柏油样为主要临床表现的病证。

便血的原因多样，但以热灼血络和脾虚不摄两类所致者为多。

便血者血色鲜红、暗红或紫暗，甚至黑如柏油样，大便次数增多。可发生在便前、便后或血便混杂。多有胃痛、胁痛、黄疸、积聚、泄泻、痢疾等病史。便血有远近之别，先便后血者为远血，远血病位在胃（上消化道：胃、十二指肠），血与粪便相混，血色如黑漆色或暗紫色。先血后便者为近血，近血来自肠道（下消化道：结肠、直肠、肛门），血便分开或便外裹血，血色多鲜红或暗红。

内科杂病的便血主要见于胃肠道的炎症、溃疡、肿瘤、息肉、憩室炎、肝病等。

### （六）尿血

小便中混有血液或夹有血丝甚或血块，排尿时无疼痛。因出血量及病位不同，小便可呈淡红色、鲜红色或茶褐色。

尿血是一种比较常见的病证。以往所谓尿血，一般指肉眼血尿而言。现在随着检测手段的发展，出血量微少、用肉眼不易观察到而仅在显微镜下才能发现红细胞的"镜下血尿"，也包括在尿血之中。西医学所称的尿路感染、肾结核、肾小球肾炎、泌尿系肿瘤，以及全身性疾病（如血液病、结缔组织病等）出现的血尿，均可参照本病辨证论治。

## 二、临床诊断要领

### （一）齿衄

#### 1. 四诊要点

（1）问诊

① 诱因：有无外伤、起居劳累、受热、过食辛热。

② 病程：时间长短，起病缓急、发作频率，出血部位、量、色、质。

③ 伴随症状：a. 牙龈红肿热痛，口苦口臭，头痛畏热，消谷善饥、口渴喜冷饮、大便秘结，多属胃热炽盛。b. 齿摇不固、腰膝酸软、耳鸣耳聋、潮热盗汗，多属阴虚内热。

（2）望诊　首先要注意血是从齿龈渗溢，还是从舌面溢出，以明确是否属于齿衄；观察牙龈是否红肿、血色是鲜红色还是淡红色来区分虚实；面色红赤、舌色红苔黄多属实热证，舌红苔少则见于阴虚内热证。

（3）闻诊　胃热者多见声洪气粗，伴口臭。

（4）切诊　脉洪数为阳明热盛之象，脉细数为阴虚动火之象。

#### 2. 诊断标准

（1）血液不循常道，从齿龈溢出，色红，可反复发作。

（2）可伴齿龈肿痛、口苦口臭、口渴喜饮、便秘等，反复慢性发作者可伴齿摇不固、腰膝酸软、潮热盗汗。

（3）可由劳累、受热、进食辛热等原因诱发。

（4）脉象一般可见洪数或细数。

（5）血常规、凝血、肝功能、口腔局部检查有助于明确诊断，必要时骨髓穿刺。

#### 3. 辨证要点

（1）辨虚实　实火发病多急，伴牙龈红肿疼痛，血色鲜红等；虚火则起病较缓，病程较长，血色淡红，量少。

（2）辨脏腑　胃热可见烦热、口渴、便秘等阳明热盛表现，肾虚则常伴齿摇不坚，腰膝酸软、耳鸣耳聋。

（3）辨脉象　齿衄患者无论虚实，都有热象，故而多见数脉，唯实热脉洪，胃热则关上益甚，虚热则细，肾虚尺部沉取无力。

## （二）鼻衄

### 1.四诊要点

（1）问诊

① 诱因：询问发病前有无外感，有无外伤、挖鼻，有无情绪暴怒、过食辛热，长期劳累等诱因。

② 病程：时间长短，起病缓急、发作的频率，出血的量、色、质，问病程中有无出现冷汗、黑矇、心悸，有无呼吸不畅。

③ 伴随症状：a.有无鼻干咽痛、发热恶寒、咳嗽等外邪犯肺的表现。b.是否伴有口臭，畏热，消谷善饥、口渴喜冷饮、大便秘结等阳明实热症状。c.有无头痛、口苦易怒、耳鸣目眩等肝火上炎等症状，有无自觉乏力倦怠、眩晕心悸、夜寐不安等。d.是否伴有齿衄、肌衄。

（2）望诊 观察面色，观察出血是鲜红色还是淡红色，面色红赤、舌色红多属实证、热证，肝火者易见目赤，面白、舌淡则见于虚证。

（3）闻诊 伴有咳嗽者多为热邪犯肺；胃热者多伴声洪气粗，口臭；气血不足者语音低弱。

（4）切诊 脉数为热盛之象，肺热则浮数，胃热见洪数，肝火为弦数；脉细无力为气血不足之象。

### 2.诊断标准

（1）以鼻腔出血为主要症状。一般发病较急，出血严重者可致休克。

（2）气候干燥、恼怒、饮酒、鼻部外伤等所致或诱发。

（3）鼻腔检查有出血病灶。

（4）尽可能做引起鼻衄疾病的有关实验室检查。

（5）应与出血性疾病、肿瘤引起的鼻衄相鉴别。

### 3.辨证要点

（1）辨虚实 实证多见出血色鲜红、量多、口干口苦、舌红、脉数；起病较缓，症见乏力、头晕、面色㿠白，出血色淡红，量少，舌淡苔薄白，脉细无力属于虚证。

（2）辨脏腑 在肺则鼻咽干燥，伴咳嗽、痰少；在胃则烦渴、口臭、便秘，可兼见齿衄；及肝则口苦、易怒、胁胀、脉弦。

## （三）咳血

### 1.四诊要点

（1）问诊

① 诱因：起病前是否有外感，如咽痒、鼻塞、流涕、发热、恶风等。

② 询问咳血病程长短，起病缓急，发作频率，咳血的量、色、质，是否易于咳出。咳嗽的程度、规律，咳痰的色、质、量等情况。

③ 伴随症状：a.发热鼻塞、鼻干咽燥，多属燥热伤肺。b.胸胁引痛，烦躁易怒，口苦，多属肝火犯肺。c.潮热盗汗、五心烦热，多属阴虚火旺。

（2）望诊 望咽部、乳蛾是否红肿；望面色有无红赤或两颧潮红；观察是痰中带血或痰血相兼，或纯血鲜红，或兼夹泡沫；如有痰则观察痰色白还是黄，质地清稀或黏稠。

（3）切诊 咳血多为热伤肺络，故多见数脉，当分辨浮数为风热，滑数属痰热，弦数见于肝火，细数则为阴虚。

### 2.诊断标准

（1）咯（咳）鲜红血，常呈泡沫状或与痰液混杂。

（2）多数患者有反复咯（咳）血史。可由外感、情绪波动等诱发。

（3）可有发热、头痛、鼻塞等外感前驱症状，常见伴有咳嗽、咽痒。可见胸胁隐痛、急躁易怒等，久病者见潮热、盗汗等症状。

（4）脉象可见浮数、滑数、弦数、细数等。

（5）血常规、痰培养、结核菌素检查，胸部 X 线或 CT，气管碘油造影或支气管镜检查可见特异性改变。

### 3.辨证要点

（1）辨外感内伤 初发，有发热、鼻塞、头痛、咽痛等表征者多为外感引发，无外感、久病者属于内伤。

（2）辨虚实 一般实证患者病程较短，出血较急，血色鲜红，可见烦躁易怒、口渴、大便秘结等症状；而病程较长，出血较少，干咳、少痰或无痰多属虚证。

（四）吐血

**1.四诊要点**

（1）问诊

① 诱因：询问有无饮酒过度、强食过饱、饮啖辛热、忧思恚怒、体虚久病等诱因。

② 问病程长短，起病缓急、吐血的次数，出血的量、色、质，有无食物残渣，问病程中有无出现头晕黑矇、四肢厥冷、汗出淋漓等。

③ 问是否与进食有关；有无胃脘灼热、疼痛拒按、口臭，口渴、畏热大便秘结等症状；有无口苦易怒、胁胀不舒等肝火郁结的症状，有无乏力倦怠、眩晕心悸、夜寐不安等。

（2）望诊　面色红赤、舌色红多属实证、热证，肝火者易见目赤；面白、舌淡则见于虚证。望出血，色鲜红色，量多属火热；色淡红量少为气血不足。

（3）闻诊　呕声高亢、持续为实证，呕声低微、断续属虚证。

（4）切诊　脉数为热盛之象，胃热见洪数，肝火为弦数；脉细无力为气血不足之象。按腹部有无压痛，喜按或拒按，有无包块。

**2.诊断标准**

（1）呕吐液呈咖啡色或暗红色，吐血量多者可呈鲜红色，多夹有食物残渣，混有胃液。

（2）初起常有恶心，胃脘不适或疼痛。吐血量多者头晕心慌，汗出肢冷，甚或晕厥。脘腹有压痛，肠鸣音活跃。出血量多者心率增快，血压下降，面色苍白。

（3）多由饮食不节、饮酒、暴怒等诱发。

（4）呕吐物或大便隐血试验、胃肠 X 线钡餐造影、胃镜检查，肝功能、甲胎蛋白测定、癌胚抗原，胆、胰、肝、脾 B 超等检查可明确出血部位及引起吐血的疾病。

**3.辨证要点**

（1）辨虚实　实证吐血起病较急，吐血量多色红，畏热口渴，舌红脉数；虚证吐血缠绵不止，时轻时重，血色暗淡，伴乏力心悸，面色苍白，舌淡脉细弱。

（2）辨脏腑　伴烦渴喜饮、胃脘灼热、嘈杂不适、脘腹胀闷，甚则作痛，口臭便秘，脉滑数属胃热壅盛；在肝见口苦胁痛，心烦易怒，耳鸣目眩，脉弦数。

（五）便血

**1.四诊要点**

（1）问诊

① 询问便血前有无饮食不节、生冷或辛热刺激等诱因。

② 询问便血起病缓急、便血的频率，便血色、质、量，血是随大便而出还是先血后便或先便后血，问是否出血头晕心悸、四肢厥冷、汗出淋漓，甚至昏厥。

③ 伴随症状：a.胃脘不适、胃痛、恶心呕吐、吐血等，多属热灼胃络。b.腹痛腹胀，肠鸣泄泻，大便次数增加，里急后重，大便稀溏或伴赤白黏冻，多属寒湿内盛。c.便血淡红或紫暗不稠，伴倦怠食少，面色萎黄，心悸少寐，多属气虚不摄。

（2）望诊　望血色是鲜红、暗红、淡红还是柏油色，质地清稀或黏稠；精神是否萎软，面色有无苍白或萎黄。

（3）切诊　腹部是否压之疼痛，腹部能否扪及包块。脉象数而有力，或见滑数为血热或湿热，脉细弱属脾胃气血不足。

**2.诊断标准**

（1）血液随大便而下，或血与粪便夹杂，或下纯血。出血部位偏下消化道者多见便下鲜血；出血部位偏上消化道者，血色污浊而暗，色黑呈柏油状。

（2）可伴有畏寒，头晕，心慌，气短及腹痛等症。出血过多可现昏厥，肢冷汗出，心率增快，血压下降，腹部按痛。

（3）脉象可见滑、数、弦、细、弱等。

（4）大便常规＋隐血试验＋培养、内窥镜、X 线钡剂造影、B 超、肛门指检及乙肠直肠镜检查，可助明确出血的部位及性质。

**3.辨证要点**

辨寒热虚实：血色淡红、畏寒、肢冷、口渴喜热饮、腹部喜温喜按、舌淡为寒证、虚证；血色鲜红、黏稠，口苦、喜冷饮，大便欠畅，舌红苔黄腻，腹痛拒按等症状属热证、实证。

### （六）尿血

#### 1. 四诊要点

（1）问诊

① 诱因：问起病前是否有发热咽痛、腰部外伤，有无烦劳过度、饮食不节、年老体衰及久病迁延等诱因。

② 问起病缓急、尿量的多少、尿血颜色，与饮水、饮食、睡眠的关系：是否有尿频尿急、排尿淋漓涩痛、尿液混浊、排尿中止，甚或排出砂石；是否伴有泡沫尿、颜面或肢体肿胀；有无低热、消瘦、盗汗。

③ 伴随症状：a. 如伴见排尿灼热、心烦口渴、口舌生疮，属于下焦湿热。b. 头晕耳鸣、潮热盗汗、腰膝酸软为肾虚火旺。c. 食少便溏、倦怠乏力、气短声低见于脾不统血。d. 伴精神困惫、腰脊酸痛为肾气不固。

（2）望诊　观察尿色是淡红、鲜红、深茶色或洗肉水样；是否混有砂石；望有无咽红，口舌生疮；面色无华或两颧潮红。

（3）切诊　脉滑、数多属湿热；脉象见细属虚，细数为虚热，细弱为脾虚，沉弱属肾虚。

#### 2. 诊断标准

（1）血液不循常道，从小便中排出，排尿时无疼痛或中断，尿色可见淡红、鲜红、深茶色甚至洗肉水色。

（2）可伴排尿灼热、口舌生疮、乏力倦怠、腰膝酸软、潮热盗汗等症状。

（3）起病可因外感、劳累、久病等诱因。

（4）脉象可见滑、数、细、沉、弱。

（5）血常规、凝血功能、尿常规、尿液细菌学检查、泌尿系超声检查、X线检查、输尿管、膀胱镜检查、骨髓穿刺等，可帮助明确出血部位和原因。

#### 3. 辨证要点

辨虚实：新病、尿血鲜红、脉滑数属实证，久病、血色淡、倦怠乏力、腰膝酸软、头晕耳鸣、脉细沉弱属虚证。

## 三、类病鉴别

### （一）齿衄

齿衄须与舌衄相区别，前者血从齿龈或齿缝溢出，后者为血从舌面溢出，部位不同，观察之前可先清洁口腔，以利于区别。

### （二）鼻衄

主要与外伤鼻衄、经行衄血相鉴别。

**1. 外伤鼻衄**　多由外伤、挖鼻导致，出血量少或中等，出血在损伤侧，局部治疗易快速好转。

**2. 经行衄血**　经行衄血又名倒经、逆经，其发生与月经周期有密切关系，多于经行前期或经期出现，与内科所论鼻衄机制不同。

### （三）咳血

应与吐血、口腔出血相鉴别。

**1. 吐血**　血液均从口而出，但咳血之血由肺而来，咳血之前多有咳嗽、胸闷、喉痒等症状，血色多鲜红，经气道随咳嗽而出，常混有痰液；大量咳血后，可见痰中带血数天，少量咳血或没有将较多咳到口腔的血吞咽入胃则粪便不呈黑色。吐血之血自胃而来，吐血之前，多有胃脘不适或胃痛、恶心等症，血经呕吐而出，常夹有食物残渣，色鲜红或紫暗，粪便多呈黑色，吐血之后无痰中带血。

**2. 口腔出血**　口腔出血是鼻咽部、齿龈及口腔其他部位的出血，常为纯血或随唾液而出，血量少，并有口腔、鼻咽部病变的相应症状可寻，无伴咳嗽，可与咳血相区别。

### （四）吐血

与鼻腔、口腔及咽喉出血鉴别。吐血为经呕吐而出，血色紫暗，夹杂食物残渣，常有胃病史。鼻腔、口腔及咽喉出血，血色鲜红，不夹食物残渣，五官科做相关检查即可明确具体部位。

### （五）便血

便血应与痢疾、痔疮相鉴别，其中肠风应与脏毒相鉴别。

**1. 与痢疾、痔疮**　痢疾便血为脓血相兼，且有腹痛、里急后重、肛门灼热等症候，初起有发热、恶寒等。便血无腹痛、里急后重、脓血相兼，与痢疾不同。痔疮属外科疾病，其大便下血的特点为便时或便后出血，常伴有肛门异物感或疼痛，做肛门直肠检查时，可发现内痔或外痔。

**2. 肠风与脏毒**　两者均属近血，但肠风血色鲜泽清稀，其下如溅，属风热为患。脏毒血色暗浊黏稠，点滴不畅因湿热（毒）所致。明•戴元礼《秘传证治要诀及类方》明示："血清而色鲜者为肠风，浊而暗者为脏毒。"

### （六）尿血

尿血应与血淋、石淋相鉴别。

**1. 血淋**　二者均有血随尿出，以小便时痛与不痛为其鉴别要点，不痛者为尿血，滴沥刺痛者为血淋。

**2. 石淋**　石淋为尿中时有砂石夹杂，小便涩滞不畅，时有小便中断，或伴腰腹绞痛等症，可以鉴别。

## 四、辨证论治

### （一）齿衄

齿衄辨证总属于热，有虚实之分。肾主骨，齿为骨之余，阳明经脉入于齿龈，因此齿衄主要与胃、肾相关。常见胃火炽盛、阴虚火旺之证，尤以胃热所致者多见。

齿衄的辨证应着重辨明病变所累及的脏腑和证候的虚实，阳明热盛属实火，发病多急，伴牙龈红肿疼痛；肾虚火旺属虚火，起病较缓，病程较长，常伴齿摇不坚。齿衄治疗实火宜清胃泻火，虚火宜滋阴降火，但均宜伍用凉血止血之品。

**1. 胃火炽盛**

证候：齿龈出血，血色鲜红，伴齿龈红肿疼痛，口渴口臭，舌红，苔黄，脉洪数。

治法：清胃泻火，凉血止血。

方药：加味清胃散合泻心汤加减。烦热、口渴者，加石膏、知母，便秘加大黄。

**2. 阴虚火旺**

证候：齿龈出血，血色淡红，起病较缓，常因受热及烦劳而诱发，伴齿摇不坚，舌红，苔少，脉细数。

治法：滋阴降火，凉血止血。

方药：六味地黄丸合茜根散加减。虚火较甚而见低热、手足心热者，加地骨皮、白薇、知母，出血多者加白茅根、仙鹤草、藕节。盗汗明显，加五味子、玉米须敛汗。

### （二）鼻衄

鼻衄多由火热迫血妄行所致，其中以肺热、胃热、肝火为常见，但也可因血失统摄或阴虚火旺引起。

对于鼻衄的辨证论治，应着重辨明火热之有无、证候之虚实、脏腑之不同，在此基础上采用清热泻火、凉血止血、益气摄血、滋阴降火等治法。

**1. 热邪犯肺**

证候：鼻燥衄血，口干咽燥或兼有身热、恶风、头痛、咳嗽、痰少，舌质红，苔薄，脉数。

治法：清泄肺热，凉血止血。

方药：桑菊饮加减。出血明显加牡丹皮、白茅根、侧柏叶；肺热盛而无表证者，去薄荷、桔梗，加黄芩、桑白皮、栀子；阴伤较甚，口、鼻、咽干燥显著者，加玄参、麦冬、生地黄、天花粉。咽喉痛加玄参、马勃清咽利喉；咳甚加象贝母、枇杷叶润肺止咳。

**2. 胃热炽盛**

证候：鼻干衄血，或兼齿衄，血色鲜红，口渴欲饮，口干臭秽，烦躁，便秘，舌红，苔黄，脉数。

治法：清胃泻火，凉血止血。

方药：玉女煎加减。若热势甚者，加栀子、牡丹皮、黄连；大便秘结，加生大黄；阴伤较甚，口渴，舌红苔少，脉细数者，加天花粉、石斛、玉竹。

**3. 肝火上炎**

证候：鼻衄，口苦，烦躁易怒，两目红赤，耳鸣目眩，舌红，苔黄，脉弦数。

治法：清肝泻火，凉血止血。

方药：龙胆泻肝汤加减。出血明显加白茅根、蒲黄、大蓟、小蓟、藕节；阴液亏耗，口鼻干燥，舌红少津，脉细数者，可去车前子、泽泻、当归，酌加玄参、麦冬、女贞子、墨旱莲；阴虚内热，手足心热加玄参、龟甲、地骨皮、知母；寐梦多者加磁石、龙齿、珍珠母、远志清肝安神。

### 4. 气血亏虚

证候：鼻血淡红，或兼齿衄、肌衄，伴神疲乏力，面色白，头晕心悸，夜寐不宁，舌淡，脉细无力。

治法：补气摄血。

方药：归脾汤加减。若出血不止可加仙鹤草、阿胶、茜草；气虚明显重用人参。

对鼻衄除辨证内服汤药治疗外，出血时应结合局部用药治疗，以期及时止血。可选用局部喷洒云南白药，或用棉花蘸青黛粉塞入鼻腔止血等。

## （三）咳血

咳血总由肺络受损所致。感受热邪，热伤肺络是咳血最常见的原因。其次为情志郁结，郁久化火，肝火犯肺，以及肺肾阴虚，虚火内炽，损伤肺络而致。

治则为清热润肺，凉血止血，但应据其分属外感、内伤、实火、虚火的不同，采用不同的方药。此外咳血大多伴有咳嗽，因而不同程度兼夹肺失清肃、宣降失调的病变，治疗时应予兼顾。

### 1. 燥热伤肺

证候：喉痒咳嗽，痰中带血，口干鼻燥，或有身热，舌质红，苔薄黄少津，脉数。

治法：清热润肺，宁络止血。

方药：桑杏汤加减。风热犯肺兼见发热、头痛、咳嗽、咽痛等症，加金银花、连翘、牛蒡子；津伤较甚而见干咳无痰，或痰黏不易咳出、苔少、舌红乏津者，可加麦冬、玄参、天冬、天花粉等；痰热蕴肺，肺络受损，症见发热面赤、咳嗽咳血、咳痰黄稠、舌红苔黄、脉数者，可加桑白皮、黄芩、知母、栀子、大蓟、小蓟、茜草等；热势较甚，咳血较多者，加连翘、黄芩、白茅根、芦根，冲服三七粉。

### 2. 肝火犯肺

证候：咳嗽阵作，痰中带血或纯血鲜红，胸胁胀痛，烦躁易怒，口苦，舌质红，苔薄黄，脉弦数。

治法：清肝泻肺，凉血止血。

方药：泻白散合黛蛤散加减。热象明显可加生地黄、墨旱莲、大蓟、小蓟凉血止血。肝火较甚，头晕目赤、心烦易怒者，加龙胆、黄芩、牡丹皮、栀子；咳血量较多、纯血鲜红，可用犀角地黄汤加三七粉冲服。

### 3. 阴虚肺热

证候：咳嗽痰少，痰中带血或反复咳血，血色鲜红，伴口干咽燥，颧红，潮热盗汗，舌红苔少，脉细数。

治法：滋阴润肺，宁络止血。

方药：百合固金汤。咳血量多可合用十灰散、白及、藕节、白茅根、茜草。反复或咳血量多者，加阿胶、三七；潮热、颧红者，加青蒿、鳖甲、地骨皮、白薇滋阴清热；潮热、盗汗、颧红者，加糯稻根、浮小麦、五味子、牡蛎等。

## （四）吐血

吐血发病由胃络受损所致，因胃腑本身或他脏疾患的影响，导致胃络损伤，血溢胃内，以致胃气上逆，血随气逆，经口吐出。其中以暴饮暴食、饥饱失常、过食辛辣厚味，致使胃中积热，胃络受损；或肝气郁结，脉络阻滞，郁久化火，逆乘于胃，胃络损伤；以及劳倦过度，中气亏虚，气不摄血，血溢胃内等三种情况所致的吐血为多见。

吐血治疗当辨证候之缓急、病性之虚实、火热之有无。吐血初起以热盛所致者为多，故当清火降逆，但应注意治胃、治肝之别；吐血量多时容易导致气随血脱，当急用益气固脱之法；气虚不摄者，则当用大剂益气固摄之品，以复统摄之权；吐血之后或日久不止者，则需补养心脾，益气生血。

### 1. 胃热壅盛

证候：吐血色红或紫暗，常夹有食物残渣，伴脘腹胀闷，嘈杂不适甚则作痛，口臭便秘，大便色黑，舌质红，苔黄腻，脉滑数。

治法：清胃泻火，化瘀止血。

方药：泻心汤合十灰散加减。若胃气上逆而见恶心呕吐者，加赭石、竹茹、旋覆花；热伤胃阴而表现为口渴、舌红而干、脉象细数者，加麦冬、石斛、天花粉。

### 2. 肝火犯胃

证候：吐血色红或紫暗，伴口苦胁痛，心烦易怒，寐少梦多，舌质红，脉弦数。

治法：泻肝清胃，凉血止血。

方药：龙胆泻肝汤加减。若胁痛甚者，加郁金、制香附；血热妄行，吐血量多，加水牛角、赤芍，大黄粉、白及粉、三七粉冲服；瘀血阻络，胃脘刺痛，加失笑散或十灰散。

### 3. 气虚血溢

证候：吐血缠绵不止，时轻时重，血色暗淡，伴神疲乏力，心悸气短，面色苍白舌质淡，脉细弱。

治法：健脾益气摄血。

方药：归脾汤。若气损伤阳，脾胃虚寒，症见肤冷、畏寒、便溏者，可加柏叶炭、干姜，或合用理中丸。

## （五）便血

便血的原因多样，但以热灼血络和脾虚不摄两类为多。故清热凉血、健脾温中为便血的主要治法。

### 1. 肠道湿热

证候：血色红黏稠，伴大便不畅或稀溏，或有腹痛，口苦，舌质红苔黄腻，脉滑数。

治法：清化湿热，凉血止血。

方药：地榆散合槐角丸加减。若便血日久，湿热未尽而营阴已亏，可酌情选用清脏汤或脏连丸。若为脏毒，下血浊而暗，可加苍术、萆薢。

### 2. 热灼胃络

证候：便色如柏油，或稀或稠，常有饮食伤胃史，伴胃脘疼痛，口干，舌淡红，苔薄黄，脉弦细。

治法：清胃止血。

方药：泻心汤合十灰散。也可以选用生大黄粉调蜂蜜口服。若出血较多，增加大蓟、小蓟的用量，酌加仙鹤草、白及、地榆炭、紫草等。

### 3. 气虚不摄

证候：便血淡红或紫暗不稠，伴倦怠食少，面色萎黄，心悸少寐，舌淡，脉细。

治法：益气摄血。

方药：归脾汤加减。若中气下陷，神疲气短、肛坠，加柴胡、升麻、葛根、枳壳。

### 4. 脾胃虚寒

证候：便血紫暗，甚则色黑伴脘腹隐痛，素喜热饮，面色不华，神倦懒言，便溏，舌淡，脉细。

治法：健脾温中，养血止血。

方药：黄土汤加减。若阳虚较甚，畏寒肢冷者，去黄芩、地黄，加鹿角霜、炮姜、艾叶、红参。出血较多，可加白及、海螵蛸收敛止血，三七、花蕊石活血止血。

## （六）尿血

尿血的病位在肾及膀胱，其主要病机是热伤脉络或脾肾不固，血入水道而成尿血。脾肾不固所致则主要由饮食不节、劳伤过度、年老体衰及久病迁延等原因引起。脾虚则中气不足，统血无权，血随气陷，治当补脾摄血；肾虚则下元空虚，封藏失职，血随尿出，治当补肾固摄。

临证治疗当辨证候之缓急、病性之虚实、火热之旺盛。实热多由感受热邪所致，治应清热泻火；虚热则多由烦劳过度，耗伤阴精，或热邪耗阴，正虚邪恋所致，治应滋阴降火。

### 1. 下焦湿热

证候：小便黄赤灼热，尿血鲜红，伴心烦口渴，面赤口疮，夜寐不安，舌质红，脉数。

治法：清热利湿，凉血止血。

方药：小蓟饮子加减。若热盛而心烦口渴者，加黄芩、天花粉；尿血较甚者，加槐花、白茅根；尿中夹有血块者，加桃仁、红花、牛膝；大便秘结者，酌加大黄。

### 2. 肾虚火旺

证候：小便短赤带血，伴头晕耳鸣，颧红潮热，腰膝酸软，舌红，苔少，脉细数。

治法：滋阴降火，凉血止血。

方药：知柏地黄丸加减。若颧红潮热者，加地骨皮、白薇。可加墨旱莲、大蓟、小蓟、藕节、蒲黄等凉血止血。

### 3. 脾不统血

证候：久病尿血，量多色淡，甚或兼见齿衄、肌衄，伴食少便溏，体倦乏力，气短声低，面色不华，舌质淡，脉细弱。

治法：补中健脾，益气摄血。

方药：归脾汤加减。若气虚下陷而少腹坠胀者，酌加升麻、柴胡。

### 4. 肾气不固

证候：久病尿血，血色淡红，伴头晕耳鸣，精神困惫，腰脊酸痛，舌质淡，脉沉弱。

治法：补益肾气，固摄止血。

方药：无比山药丸加减。若尿血较重者，加仙鹤草、蒲黄、槐花、紫草等止血，牡蛎、金樱子、补骨脂固涩止血；腰脊酸痛、畏寒神怯者，加鹿角片、狗脊。

## 五、调护

1. 对患者进行健康宣教，避免惊恐刺激或忧思恼怒等使病情加重。

2. 起居有常，劳逸适度，避六淫，适寒温，畅情志。

3. 饮食有节，宜进食新鲜、清淡、细软、适温食物，忌烟酒、生冷、辛辣。吐血、便血者宜少量进食易于消化、富有营养的食物。

4. 轻症患者可基本正常生活，避免重体力活动即可。出血量多者应卧床静养。注意观察出血的颜色、性状、次数，以及伴随症。若出血急、量多、鲜红，伴随头昏心慌、烦躁不安、汗出肢冷、面色苍白、脉细数等症状，常为大出血的征兆，应积极抢救。

5. 定期复诊，积极治疗原发病，防止病情加重或反复。

# 第四节　紫　癜

## 一、概述

紫癜是由血络受伤，血渗于肌肤之间，皮肤表现点状或片状青紫斑块的病证，亦称紫斑、肌衄。肌肤斑点小如针尖，大者融合成片，压之不褪色，好发于四肢，尤以下肢为甚，常反复发作。重者可伴有鼻衄、齿衄、尿血、便血及崩漏，部分患者可伴有发热、头痛、纳差、腹痛、肢体关节疼痛等症。小儿及成人皆可患病，但以女性多见。

多种外感及内伤的原因都会引起紫癜，外感温热病热入营血所出现的发斑称葡萄疫，本篇主要讨论内科杂病范围的紫癜，常见于西医学的原发性血小板减少性紫癜及过敏性紫癜，此外，药物、化学和物理因素等引起的继发性血小板减少性紫癜，亦可参考本病辨证论治，部分严重并发脑出血者归入"中风"范畴。

## 二、临床诊断要领

### （一）四诊要点

#### 1. 问诊

（1）诱因　有无饮食辛热、情志过极、久病体虚因素，询问起病前有无外感发热、腹泻、接触异物、服用特殊药物或食物等诱因。询问诱因与紫癜起病或加重的关系，诱因消除紫癜是否可减轻或消失。

（2）持续时间与病程　紫癜有新发、久病、时发时止、迁延不愈，或合并其他出血表现。初发、偶发者多较轻，以外邪引动、热入营血多见，属实热证；久病、常发、迁延者多属虚证，或因虚致实，虚实夹杂证。

（3）伴随症状　①伴发热恶寒者，多属外邪侵袭。②伴神疲乏力，头晕目眩，面色苍白或萎黄，食欲不振，多为脾胃虚弱，气不摄血。③伴有畏热，面赤，口渴，便秘，为热入营血。④伴潮热颧红，五心烦热，盗汗，属阴虚火旺。⑤伴腰膝酸软，耳鸣耳聋，为肾气亏虚。⑥伴腹痛、关节疼痛为热壅胃肠，阻滞经络。

#### 2. 望诊

（1）望神　精神不振、倦怠乏力、少气懒言，多为脾胃虚弱、气血不足。

（2）望面色　面色红赤多属外感或热入营血；两颧潮红多属阴虚火旺；面色少华、淡白或萎黄属气血不足，统摄无权。

（3）望舌　舌淡苔薄白，多属气血不足，摄血无力；舌红苔黄多属实热，血热妄行；舌红少津，苔薄或少苔，多属虚热，为阴虚火旺，迫血妄行；舌质紫暗或有瘀斑，多见瘀血阻滞，血不归经。

（4）望紫斑　紫斑色红、量少、分布稀疏、以下肢为主者多属新发，病情较轻；色紫黑、数量多、全身致密分布甚至融合者多见于久病，病情较重。

#### 3. 切诊　脉象数为热，浮数有风热，弦数为实热，细数多见于阴虚内热，如见沉细数则为肾阴不足；脉象细弱见于久病气血不足。

**（二）诊断标准**

1. 全身或四肢可见点状或斑块状出血，不高出皮肤，反复发作。或出血斑点略高出皮肤，色鲜红或暗红，微痒，可伴腹痛或关节酸痛等症。

2. 可伴低热，齿衄，鼻衄，月经过多。严重者可出现头痛，昏迷，便血，尿血。

3. 血小板计数低于正常，出血、凝血时间延长，束臂试验阳性。骨髓象：巨细胞正常或增多，血小板形成减少或缺如。若均正常者多为过敏性紫癜。

4. 必要时查免疫球蛋白 PAIgG 和 IgA，PAC3，有助原发性血小板减少性紫癜的诊断。

**（三）辨证要点**

1. **辨虚实** 初病多实，久病多虚；由火热迫血所致者属实，由阴虚火旺、气虚不摄所致者属虚。实热证，病势急，病程短，血色鲜红，兼见实热症状。阴虚证，病势缓，病程长，血色鲜红或淡红，时作时止，血量一般不多，兼见阴虚内热症状。气虚证，病多久延不愈，血色暗淡，质稀，出血量少亦可暴急量多，伴体质虚弱症状。

2. **辨脉象** 紫癜者脉数而有力为血热之证，若数脉兼浮为风热外感；数脉兼细多见于阴虚火旺，数而沉细为肾阴虚证；脉沉细弱为气血不足、久病肾气亏虚之证。

## 三、类病鉴别

1. **出疹** 均有局部肤色的改变，紫癜呈点状者需与出疹的疹点区别。紫斑隐于皮内，压之不褪色，触之不碍手；疹高出于皮肤，压之褪色，摸之碍手。且两者成因、病位均有不同。

2. **温病发斑** 皮肤斑块的表现类似，但病情、病势预后迥然有别。温病发斑发病急骤，常伴有高热烦躁、头痛如劈、昏狂谵语、四肢抽搐、鼻衄、齿衄、便血、尿血、舌质红绛等，病情险恶多变。紫癜发斑一般不如温病发斑急骤，常有反复发作史，也有突然发生者，虽时有热毒亢盛表现，但一般舌不红绛，不具有温病传变急速的特点。

## 四、辨证论治

紫癜是以血液溢出肌肤之间、皮肤呈现青紫斑点或斑块为临床特征，并常伴有齿衄、鼻衄的一种病证。多由热毒炽盛、阴虚火旺或气虚不摄所导致。

《血证论》中记载"止血、消瘀、宁血、补虚"是紫癜的基本治疗原则。治疗归纳为治火、治气、治血三个基本大法。紫癜由火热熏灼，血溢脉外所致者为多，治火应分虚实，实当清热泻火，虚应滋阴降火，并配伍凉血止血、化瘀消斑药物；治气实则清气降气，虚则补气益气；治血实则凉血宁血，虚则补血生血。急性发作、出血严重患者急以止血为要；对于慢性发作，久病不愈，或气血亏虚，气不摄血者，当益气摄血，并适当配伍养血止血、化瘀清斑的药物。久病离经之血导致瘀血，瘀血不去，新血不生，血不归经，加重出血，故应适当配伍化瘀之品。

1. **血热妄行**

证候：皮肤出现青紫斑点或斑块，甚则鼻衄、齿衄、便血、尿血，伴有发热，口渴，便秘，舌质红，苔黄脉弦数。

治法：清热解毒，凉血止血。

方药：十灰散加减。若热毒炽盛，发热出血广泛者，加生石膏、龙胆草、紫草、紫雪丹（冲服）；热壅胃肠，气血郁滞，症见腹痛、便血者，加白芍、甘草、地榆、槐花；邪热阻滞经络，兼见关节肿痛者，酌加秦艽、木瓜、桑枝。

2. **阴虚火旺**

证候：皮肤出现青紫斑点或斑块，时发时止，常伴鼻衄、齿衄或月经过多，颧红，口渴心烦，手足心热，或有潮热盗汗；舌红，苔少，脉细数。

治法：滋阴降火，宁络止血。

方药：茜根散加减。若阴虚较甚者，加玄参、龟甲、女贞子、墨旱莲；潮热可加地骨皮、白薇、秦艽；肾阴亏虚而火热不甚，症见腰膝酸软、头晕无力、手足心热、舌红少苔、脉细数者，可改用六味地黄丸，酌加茜草、大蓟、槐花、紫草。

3. **气不摄血**

证候：皮肤青紫斑点或斑块反复发生，久病不愈，伴神疲乏力，头晕目眩，面色苍白或萎黄，食欲不振，舌质淡，脉细弱。

治法：补气摄血。

方药：归脾汤加减。可加仙鹤草、棕榈炭、地榆、蒲黄、茜草、紫草等加强止血化瘀消斑之力。若兼肾气不足而见腰膝酸软者，可加山茱萸、菟丝子、续断、杜仲。

## 五、调护

1. 对患者进行健康宣教，避免惊恐刺激或忧思恼怒等使病情加重。

2. 起居有常，劳逸适度，避风寒，畅情志。

3. 饮食有节，宜进食新鲜、清淡、细软、适温食物，不宜过度温补。忌食腥膻发物，忌烟酒、生冷、辛辣。

4. 轻证患者避免重体力活动。紫斑量多者应卧床静养，避免用力，保持大便通畅。注意观察紫斑的颜色、分布以及伴随症，若出现出血量多，伴面色苍白、头昏心慌、汗出肢冷、脉细数等症状，或突然头痛目糊，剧烈呕吐，甚至神志不清，考虑大出血或颅内出血，应积极抢救。

5. 定期复诊，积极治疗原发病，防止病情加重或反复。

# 第五节　厥　证

## 一、概述

厥证是以突然昏倒，不省人事，伴有四肢逆冷为主症的疾病。病情轻者，可在短时间内苏醒，清醒后无偏瘫、失语、口眼歪斜等后遗症；病情重者，昏厥时间较长，严重者甚至一厥不复而死亡。本节重点介绍内伤杂病过程中所见厥证，外感病中以手足逆冷为主者或由感受暑热之邪发为暑厥者，不属本节讨论范围。

西医学中多种原因所致之晕厥，如癔症、高血压脑病、脑血管痉挛、低血糖、出血性或心源性休克等属于本病范畴，可参考本节辨证论治。

## 二、临床诊断要领

### （一）四诊要点

**1. 问诊**

（1）问病史　询问既往是否有心脑血管、糖尿病等慢性病史，发病前是否有头晕、恶心、心悸、视物模糊等先兆症状。

（2）问诱因　问清与起病相关的因素，可因久病体虚、饮食不节、暴怒、长期失眠而诱发。问诊时根据发病特点进行重点询问。

（3）症状发作特点　突然昏仆，不省人事，发病急骤，醒后自觉有头晕、疲乏、口干等症状。

（4）伴随症状　如恶心、汗出，或伴有四肢逆冷。

**2. 望诊**　望神志和面色，分虚实，实证者见面红气粗，口噤握拳，或痰涎壅盛；虚证者见面色苍白，口开手撒，或汗出肢冷。

**3. 闻诊**　实证见呼吸气粗，声高息促；虚证见声低息微。

**4. 切诊**　厥证以气厥、血厥为多见，应重点辨别气厥实证及血厥实证之不同。气厥实证脉沉而弦；血厥实证脉弦有力；痰厥脉沉滑；食厥脉滑。

### （二）诊断标准

1. 以突然昏仆，不省人事，或伴四肢逆冷等为主症，具有急骤性、突发性和一时性的特点。

2. 发病前常有先兆症状，如头晕、恶心、心悸、视物模糊、面色苍白、出汗等，而后突然发生昏仆，不省人事，移时苏醒。发病时常伴有恶心、汗出，或伴有四肢逆冷，醒后感头晕、疲乏、口干，但无失语、偏瘫等后遗症。

3. 发病前多有明显的诱发因素，如精神刺激、情绪波动等，或有大失血病史，或有饮食不节史，或有痰盛宿疾，应了解既往有无类似病证发生。注意询问发作时的体位、持续时间以及昏厥前后的表现。

4. 血压、血糖、脑血流图、脑电图、脑干诱发电位、动态心电图、颅脑 CT、MRI 等检查有助于本病的诊断。

### （三）辨证要点

**1. 辨病因**　厥证的发生常有明显的病因可寻。如气厥虚证，多发生于平素体质虚弱者，厥前常有过度疲劳、睡眠不足、饥饿受寒、突受惊恐等诱因；血厥虚证，则与失血有关，常继发于大出血之后；气厥实证及血厥实证，多发生于形壮体实者，而发作多与急躁恼怒、情志过极密切相关；痰厥好发于恣食肥甘、体丰湿盛之人，而恼怒及剧烈咳嗽常为其诱因。

**2. 辨虚实** 厥证不外虚实两端。实证者表现为突然昏仆，面红气粗，声高息促，口噤握拳，或痰涎壅盛，舌红苔黄腻，脉洪大有力。虚证者表现为眩晕昏厥，面色苍白，声低息微，口开手撒，或汗出肢冷，舌胖或淡，脉细弱无力。

**3. 分气血** 厥证以气厥、血厥为多见，应重点辨别气厥实证及血厥实证之不同。气厥实者，乃肝气升发太过所致。体质壮实之人，肝气上逆，由惊恐而发，表现为突然昏仆，呼吸气粗，口噤握拳，头晕头痛，舌红苔黄，脉沉而弦。血厥实者，乃肝阳上亢，阳气暴张，血随气升，气血并走于上，表现为突然昏仆，牙关紧闭，四肢厥冷，面赤唇紫，或鼻衄，舌质暗红，脉弦有力。

### 三、类病鉴别

厥证主要与中风、昏迷相鉴别。

**1. 中风** 中风以中老年人为多见，常有素体肝阳亢盛。其中脏腑者，突然昏仆，并伴有口眼歪斜、偏瘫等症；若神昏时间较长，苏醒后有偏瘫、口眼歪斜及失语等后遗症。厥证可发生于任何年龄，昏倒时间较短，醒后无后遗症，但血厥之实证重者可发展为中风。

**2. 昏迷** 昏迷为多种疾病发展到一定阶段所出现的危重证候。多发生缓慢，存在昏迷前的临床过程，先轻后重，多由烦躁、嗜睡渐次发展，昏迷后持续时间一般较长，恢复较难，苏醒后原发病仍然存在。厥证多为突然发生，昏倒时间较短，常因情志刺激、饮食不节、劳倦过度、亡血失津等诱发。

### 四、辨证论治

厥证乃危急之候，当以及时救治为要，发作时的治疗原则是回厥醒神，醒后则需辨证论治，调治气血。气厥实证顺气开郁，气厥虚证补气回阳；血厥实证活血顺气，血厥虚证补养气血；痰厥行气豁痰；食厥和中消导。对于失血、失津过急过多者，还应配合止血、输血、补液，以挽其危。

**（一）气厥**

**1. 实证**

证候：常由情志异常、精神刺激而诱发，突然昏倒，不省人事，或四肢厥冷，呼吸气粗，口噤握拳，舌苔薄白，脉伏或沉弦。

证机概要：肝郁不舒，气机上逆，壅阻心胸，内闭神机。

治法：开窍，顺气，解郁。

方药：通关散合五磨饮子加减。前方辛香通窍，散剂吹鼻取嚏以促其苏醒，后方开郁畅中，降气调肝。方中沉香、乌药降气调肝；槟榔、枳实、木香行气破滞；檀香、丁香、藿香理气宽胸。必要时可先鼻饲苏合香丸宣郁理气，开闭醒神。若肝阳偏亢，头晕而痛，面赤躁扰者，加钩藤、石决明、磁石；兼有痰热，见喉中痰鸣，痰壅气塞者，加胆南星、贝母、橘红、竹沥；醒后哭笑无常，睡眠不宁者，加茯神、远志、酸枣仁等安神宁志。

**2. 虚证**

证候：发病前有明显的情绪紧张、恐惧、疼痛或站立过久等诱发因素，发作时眩晕昏仆，面色苍白，呼吸微弱，汗出肢冷，舌淡，脉沉细微。

证机概要：元气素虚，清阳不升，神明失养。

治法：补气，回阳，醒神。

方药：生脉饮、参附汤、四味回阳饮加减。三方均能补益正气，生脉饮重在益气生津，参附汤及四味回阳饮重在益气固阳。若汗出多者，加黄芪、白术、煅龙骨、煅牡蛎益气固涩止汗；心悸不宁者，加远志、柏子仁、酸枣仁养心安神；纳谷不香，食欲不振者，加白术、茯苓、陈皮健脾和胃。

临床可先急用生脉注射液或参附注射液静脉推注或滴注，补气摄津醒神。苏醒后用四味回阳饮加味补气温阳，药用人参大补元气，附子、炮姜温里回阳，甘草调中缓急。

**（二）血厥**

**1. 实证**

证候：多因急躁恼怒而诱发，突然昏倒，不省人事，牙关紧闭，面赤唇紫，舌质暗红，脉弦有力。

证机概要：怒而气上，血随气升，菀阻清窍。

治法：平肝潜阳，理气通瘀。

方药：羚角钩藤汤或通瘀煎加减。前方平肝潜阳息风，后方活血顺气。方中：羚羊角粉（可先吞服）清心肝，息风潜阳；钩藤、桑叶、菊花、泽泻、生石决明平肝息风；乌药、青皮、香附、当归理气通瘀。若急躁易怒者，加菊花、牡丹皮、龙胆清泻肝火；晕头痛者，加生地黄、枸杞子、珍珠母育阴潜阳。

2. 虚证

证候：常因失血过多诱发，突然昏厥，面色苍白，口唇无华，四肢震颤，自汗肢冷，目陷口张，呼吸微弱，舌质淡，脉芤或细数无力。

证机概要：气随血脱，神明失养。

治法：补养气血。

方药：急用独参汤灌服，继服人参养荣汤。前方益气固脱，后方补益气血。独参汤即重用一味人参，大补元气，所谓"有形之血不能速生，无形之气所当急固"。后以人参养荣汤补养气血。人参、黄芪益气；当归、熟地黄养血；白芍、五味子敛阴；白术、茯苓、远志、甘草健脾安神；肉桂温养气血；生姜、大枣和中补益；陈皮行气。若自汗肤冷，呼吸微弱者，加附子、干姜回阳救逆；口干少津者，加麦冬、玉竹、沙参养阴生津；心悸少寐者，加龙眼肉、酸枣仁养心安神。

（三）痰厥

证候：素有咳喘宿痰，多湿多痰，恼怒或剧烈咳嗽后，突然昏厥，喉有痰声，或呕吐涎沫，呼吸气粗，舌苔白腻，脉沉滑。

证机概要：肝郁肺痹，痰随气升，上闭清窍。

治法：行气豁痰。

方药：导痰汤。陈皮、枳实理气降逆；半夏、胆南星、茯苓燥湿祛痰；紫苏子、白芥子化痰降气。若痰湿化热，症见便秘，舌苔黄腻，脉滑数者，加黄芩、栀子、竹茹、瓜蒌子。

（四）食厥

证候：暴饮暴食，突然昏厥，脘腹胀满，呕呃酸腐，头晕，舌苔厚腻，脉滑。证机概要：食填中脘，胃气不降，气逆于上，清窍闭塞。

治法：和中消导。

方药：昏厥若在食后未久，应用盐汤探吐以去实邪，再用神术散合保和丸加减治之。常用山楂、神曲、莱菔子消食；藿香、苍术、厚朴、砂仁理气化浊；半夏、陈皮、茯苓和胃化湿。若腹胀而大便不通者，用小承气汤导滞通腑。

## 五、调护

预防厥证，应避免情志过极，使其心情舒畅。对于情绪容易激动，思想狭隘者，平时注意加强思想修养，避免病情反复发作或加重。改变不良饮食起居习惯，加强锻炼，增强体质。注意劳逸结合，保持充足的睡眠，勿过度疲劳或饥饿等。

已发厥证者，宜采取针对性调护措施，密切观察病情的发展变化，注意保持呼吸道通畅，促进排痰，防止窒息。患者苏醒后，要消除其紧张情绪，针对不同的病因予以不同的康复指导。所有厥证患者均应严禁烟酒及辛辣香燥之品，以免助热生痰，加重病情。

# 第六节 消 渴

## 一、概述

消渴由禀赋不足，阴虚燥热所致。口渴引饮为上消；善食易饥为中消；饮一溲一为下消，统称消渴。包括糖尿病、尿崩症。

消渴是以多饮、多食、多尿、消瘦或尿有甜味为主要症状的病证。由于消渴易发生血脉瘀滞、阴损及阳的病变，故临床常见多种并发症，应注意及时诊断和治疗。

西医学的糖尿病属于本病范畴，可参照本病辨证论治；其他具有多尿、烦渴的临床特点，与消渴病有某些相似之处的疾病或症状，如尿崩症等，亦可参考本病辨证论治。

## 二、临床诊断要领

### （一）四诊要点

#### 1. 问诊

（1）病史 询问是否有长期过食肥甘、醇酒厚味、辛辣香燥之品，导致脾胃损伤以及长期过度的情志刺激史和房事过度的情况，并了解患者禀赋和体质情况，先天禀赋不足、阴虚体质者最易罹患本病。问清患者是否有多饮、多尿、多食、消瘦、乏力的症状，并了解以何种症状为主，以分清上、中、下之主次。另外还应询问有血缘关系的亲属中，是否有类似的患者。

（2）主症及伴随症状 以口渴多饮为主要表现者，伴有烦热多汗，多属肺热伤津；以多食易饥为主，若伴有大便干燥，多以胃热为主；若伴精神不振、四肢乏力，则为耗伤气阴；以尿频量多为主者，若伴有尿浊、腰膝酸软、头晕耳鸣等，多为肾阴虚；若伴四肢欠温、畏寒肢冷、阳痿或月经不调，则阴损及阳致阴阳两虚。

（3）并发症 少数中老年患者，上述症状并不明显，常因痈疽、眼疾、心脑病证等就诊。问诊时还应注意患者有无并发症的情况，如有无视物不清，有无小便浑浊如膏，双下肢是否水肿，有无四肢麻木、蚁走感或烧灼样疼痛，甚或肢体活动不利，有无尿潴留或尿失禁、腹泻与便秘交替、肢端溃烂坏死和皮肤溃疡等。

#### 2. 望诊

（1）望神志 精神不振、倦怠乏力、少气懒言，多为病程日久，耗伤气阴。若见神昏肢厥，脉微细者，则为阴竭阳亡之危象。

（2）望头面 消渴患者燥热为标，累及下焦，耗伤真阴，见口唇干燥；若见面容憔悴，耳轮干枯，则提示病程进入后期。并注意有无口角歪斜等情况。

（3）望形体 有学者根据形体将消渴分为脾瘅（形体肥胖）和消瘅（形体消瘦）。若形体消瘦者，多已累及中焦脾胃，运化失职，积热化燥，耗伤气阴。

（4）望舌 舌边尖红，苔薄黄，多为肺热伤津；肺热下移阳明，苔黄干；气阴亏虚者可见舌质淡红，苔白而干；病久阴虚则见舌红少苔；阴损及阳，热象不显，舌苔淡白而干。

#### 3. 闻诊 除了解患者是否有语言不利和耳聋情况外，消渴病危重者，有时可闻及室内有烂苹果样气味。

#### 4. 切诊 消渴患者主要病机为阴虚为本，燥热为标。热盛为数，初期有力为实，病久阴虚为主，脉细数而无力，病程后期沉细无力则为阴损及阳，预后较差。

### （二）诊断标准

1. 口渴多饮，多食易饥，尿频量多，形体消瘦。

2. 初起可"三多"症状不著。病久常并发眩晕，肺痨，胸痹，中风，雀目，疮疖等。严重者可见烦渴，头痛，呕吐，腹痛，呼吸短促，甚或昏迷厥脱危象。

3. 查空腹、餐后2小时尿糖和血糖，尿比重，葡萄糖耐量试验。必要时查尿酮体，血尿素氮、肌酐、二氧化碳结合力及血钾、血钠、血钙、血清氯化物等。

### （三）辨证要点

#### 1. 辨病位 消渴病的"三多"症状，往往同时存在，但根据其程度的轻重不同，而有上、中、下三消之分，及肺燥、胃热、肾虚之别。通常以肺燥为主，多饮症状较突出者，称为上消（膈消）；以胃热为主，多食症状较为突出者，称为中消（消中）；以肾虚为主，多尿症状较为突出者，称为下消（肾消）。

#### 2. 辨标本 本病以阴虚为主，燥热为标，两者互为因果。常因病程长短及病情轻重的不同，而阴虚和燥热之表现各有侧重。一般初病多以燥热为主，病程较长者则阴虚与燥热互见，日久则以阴虚为主，进而由于阴损及阳，导致阴阳俱虚。

#### 3. 辨本症与并发症 多饮、多食、多尿和乏力、消瘦为消渴病本症的基本临床表现，其显著程度有较大的个体差异，临证当注意细心分析辨别。本病的另一特点是易发生诸多并发症。一般以本症为主，并发症为次。多数患者，先见本症，随病情的发展而出现并发症。但亦有少数患者与此相反，如少数中老年患者，"三多一少"的本症不明显，常因痈疽、眼疾、心脑病证等为线索，最后确诊为本病。瘀血为患是消渴并发症的发病基础，如消渴眼疾、消渴肾劳、消渴脉痹、中风等。

## 三、类病鉴别

主要与口渴症、瘿病相鉴别。

1. **口渴症**　口渴症是指口渴饮水的一个临床症状，可出现于多种疾病过程中，尤以外感热病为多见。但这类口渴各随其所患病证的不同而出现相应的临床症状，不伴多食、多尿、尿甜、瘦削等消渴的特点。

2. **瘿病**　瘿病之气郁化火、阴虚火旺证，以情绪激动、多食易饥、形体日渐消瘦、心悸眼突、颈部一侧或两侧肿大为特征。其中多食易饥、消瘦，类似消病的中消，但眼球突出、颈前肿有形则与消渴有别，且无消渴病的多饮、多尿、尿甜等症。

## 四、辨证论治

消渴的病机主要为阴津亏损，燥热偏盛，阴虚为本，燥热为标。燥热与阴虚往往互为因果，燥热愈盛则阴愈虚，阴愈虚则燥热愈盛。病变脏腑关系到肺、胃、肾，但以肾为主。燥热在肺，肺燥津伤则口渴多饮；热郁于胃，消灼胃液，则多食善饥；虚火在肾，肾精亏虚，肾失封藏，则尿多而浑。肺、胃、肾脏又互有影响，终致肺燥、胃热、肾虚同病，多饮、多食、多尿兼见。

在治疗上，以清热润燥、养阴生津为基本治则，对上、中、下消有侧重润肺、养胃（脾）、益肾之别。由于本病常发生血脉瘀滞及阴损及阳的病变，应及时合理地选用活血化瘀、清热解毒、健脾益气、滋补肾阴、温补肾阳等治法。

消渴容易发生多种并发症，应在治疗本病的同时，积极治疗并发症。肝肾精血不足，不能上承耳目所致白内障、雀盲、耳聋，宜滋补肝肾、益精补血，可用杞菊地黄丸或明目地黄丸。对于并发疮毒痈疽者，则治宜清热解毒、消散痈肿，用五味消毒饮化裁，在痈疽的恢复阶段，治疗上应重视托毒生肌。并发肺痨、水肿、胸痹、中风者，可参考有关章节辨证论治。

对伴有舌质紫暗或有瘀斑，脉涩或结或代，兼见其他瘀血证候者，均可在辨证论治的基础上加活血化瘀之品，如三七、蒲黄、丹参、川芎、郁金、红花、泽兰、鬼箭羽等。可应用祝谌予总结的施今墨的用药特点，黄芪配生地黄降尿糖；苍术配玄参降血糖；葛根配丹参养阴化瘀，标本兼治。

### （一）上消

**肺热津伤**

证候：口渴多饮，口舌干燥，尿频量多，烦热多汗；舌边尖红，苔薄黄，脉洪数。

治法：清热润肺，生津止渴。

方药：消渴方加减。口渴多饮显著者，加地骨皮、天冬等养阴生津；若烦渴不止、小便频数，加麦冬、葛根；若兼多食易饥、大便干结、舌苔黄燥，可用白虎加人参汤；若热伤肺阴，脉细苔少者，方用玉泉丸或二冬汤。

### （二）中消

**1. 胃热炽盛**

证候：多食易饥，口渴，尿多，形体消瘦，大便干燥；苔黄，脉滑实有力。

治法：清胃泻火，养阴增液。

方药：玉女煎加减。若口苦，大便秘结不行，可重用石膏，加黄连、栀子，亦可用增液承气汤润燥通腑，增水行舟；若口渴难耐、舌苔少津，加乌梅；若火旺伤阴，舌红而干、脉细数，方用竹叶石膏汤。

**2. 气阴亏虚**

证候：口渴引饮，能食与便溏并见，或饮食减少，精神不振，四肢乏力，体瘦；舌质淡红，苔白而干，脉弱。

治法：益气健脾，生津止渴。

方药：七味白术散加减。若兼肺中燥热者，加地骨皮、知母、黄芩清肺；口渴明显者，加天花粉、生地黄、乌梅养阴生津；气短、汗多者，合生脉散敛气生津；食少腹胀者，加砂仁、鸡内金健脾助运。

### （三）下消

**1. 肾阴亏虚**

证候：尿频量多，浑浊如脂膏，或尿甜，腰膝酸软，乏力，头晕耳鸣，口干唇燥，皮肤干燥，瘙痒；舌红苔少，脉细数。

治法：滋阴固肾。

方药：六味地黄丸加减。五心烦热、盗汗、失眠者，加知母、黄柏滋阴泻火；尿量多而浑浊者，加益智仁、桑螵蛸益肾缩尿；气阴两虚而伴困倦、气短乏力、舌质淡红者，加党参、黄芪、黄精；若烦渴，头痛，唇红舌干，呼吸深快，阴伤阳浮者，用生脉散加天冬、鳖甲、龟甲育阴潜阳；若见神昏、肢厥、脉微细等阴竭阳亡危象者，合参附龙牡汤益气敛阴，回阳救脱。

**2.阴阳两虚**

证候：小便频数，浑浊如膏，甚至饮一溲一，面容憔悴，耳轮干枯，腰膝酸软，四肢欠温，畏寒肢冷，阳痿或月经不调；舌苔淡白而干，脉沉细无力。

治法：滋阴温阳，补肾固涩。

方药：金匮肾气丸加减。尿量多而浑浊者，加益智仁、桑螵蛸、覆盆子、金樱子益肾收摄；身体困倦、气短乏力者，可加党参、黄芪、黄精补益正气；兼阳痿，加巴戟天、淫羊藿、肉苁蓉；畏寒甚者，加鹿茸粉，以启动元阳，助全身阳气生化。

## 五、调护

关心患者，耐心对患者进行健康宣教，进行规律饮食控制、运动治疗、积极血糖监测以及坚持药物治疗。

1. 确诊后，患者易出现紧张、焦虑、悲观、恐惧等情绪，医生及家属应劝慰开导，解除其思想顾虑，使患者保持情志平和调畅。

2. 注重生活调摄，节制饮食具有基础治疗的重要作用。在保证机体合理需要的情况下，应限制粮食、油脂的摄入，忌食糖类，养成定时定量进餐的习惯。戒烟、酒、浓茶及咖啡等。并适当多食健脾利湿的食物。

3. 对于中年肥之人，加强运动，改善痰湿体质，对消渴的预防也具有积极的意义，应"以不疲劳为度"，根据病情选择散步、导引、游泳、舞蹈等健身方式。

4. 对于并发痹证、痿证患者，应注意衣着宽松、舒适、吸湿、柔软，保护患肢，防止冻伤、烫伤及生活中的其他意外伤害；并发痈疽者，应保持患处清洁，促进局部血液循环。

5. 定期复诊，配合医生治疗。

# 第七节  汗  证

## 一、概述

汗证是指人体阴阳失调，营卫不和，腠理失密而引起的汗液外泄。时时汗出，动则益甚者为自汗；睡眠中汗出，醒后汗止者为盗汗。

自汗、盗汗作为症状，既可单独出现，也常伴见于其他疾病过程中。本节着重讨论单独出现的自汗、盗汗。至于由其他疾病引起者，在治疗原发疾病的基础上，可参考本节辨证论治。

西医学中的甲状腺功能亢进、自主神经功能紊乱、风湿热、低血糖、虚脱、休克及结核病、肝病、黄疸等所致的自汗、盗汗为主要表现者，可参考本节辨证论治。

## 二、临床诊断要领

### （一）四诊要点

**1.问诊**

（1）问出汗情况　出汗为人体的生理现象。在天气炎热、穿衣过厚、饮用热汤、情绪激动、劳动奔走等情况下，出汗量增加，此属正常现象，问诊时要问清。

（2）问清与起病相关的因素　可因饮食失调、情志失节、病后而发。素体薄弱，病后体虚，表虚不固，腠理开泄而致自汗。或因表虚卫弱，复加微受风邪，导致营卫不和，卫外失司，而致汗出。思虑烦劳过度，损伤心脾，血不养心，心不敛营，则汗液外泄。或因耗伤阴精，虚火内生，阴津被扰，不能自藏而汗泄。亦有因恣郁恼怒，气机郁滞，肝郁化火，火热逼津外泄，而致自汗盗汗者。嗜食辛辣厚味，或素体湿热偏盛，以致湿热内盛，邪热郁蒸，津液外泄而致汗出增多。

**2.望诊**　主要是望舌。舌质淡，舌苔薄白，多属肺卫不固、心血不足；舌红少苔，多为阴虚火旺；舌红苔黄，多为邪热郁蒸。

**3.闻诊**　患者语声高、烦躁易怒，多属邪热郁蒸；患者语声低微、少言懒语、话语断续不连贯，多属虚证。

**4.切诊**　脉细、弱，多属肺卫不固、心血不足；脉细数多属阴虚火旺；脉象弦数，多为邪热郁蒸。

## （二）诊断标准

1. 不发外因外界环境影响，在头面、颈胸或四肢、全身出汗者。

2. 昼日汗出溱溱，动则益甚者为自汗；睡眠中汗出溱溱，醒后汗止者为盗汗。

3. 必要时做胸部 X 线片，痰涂片找抗酸杆菌以及做抗链球菌溶血素 O，红细胞沉降率，黏蛋白，$T_3$、$T_4$ 基础代谢等检查以排除肺痨、风湿痹、甲亢等。

## （三）辨证要点

应着重辨别阴阳虚实。自汗多属气虚不固，然实证也或有之；盗汗多属阴虚内热，然气虚、阳虚、湿热也或有之。

**1. 辨自汗、盗汗** 不因外界环境因素的影响，而白昼时时汗出，动辄益甚者为自汗；寐中汗出，醒来自止者为盗汗。

**2. 辨伴随症状** 动辄汗出、气短、平时易患感冒多属肺卫气虚。汗出伴有恶风、周身酸楚、时寒时热多属营卫不和。盗汗伴有五心烦热、潮热、颧红、口干多属阴虚火旺。自汗或者盗汗伴有心悸失眠、头晕乏力、面色不华多属心血不足；伴有脘腹胀闷、大便燥结或口苦、烦躁多属湿热肝火。

**3. 辨汗出部位** 头面汗出，食后尤甚，手足汗出，多为湿热蕴蒸；腋下、阴部汗出，多属肝经有热；半身或局部汗出，为营卫不和；心胸部汗出，多为心脾两虚、心血不足；遍身汗出，鼻尖尤甚，多为肺气不足。

# 三、类病鉴别

主要与脱汗、战汗、黄汗相鉴别。

**1. 脱汗** 脱汗发生于病情危重之时，正气欲脱，阳不敛阴，以致汗液大泄，表现为大汗淋漓或汗出如珠，常同时伴有声低息短、精神疲惫、四肢厥冷、脉微欲绝或散大无力等症状，为病势危急的征象，又称"绝汗"。其汗出的情况及病情的程度均较汗证为重。

**2. 战汗** 战汗则发生于急性热病过程中，症见发热烦渴，突然全身恶寒战栗，继而汗出，热势渐退；多为正气拒邪；若正胜邪退，乃属病趋好转之象；与阴阳失调、营卫不和之汗证迥然有别。

**3. 黄汗** 黄汗则以汗出色黄如柏汁、染衣着色为特点，多因湿热内蕴所致。可以为汗证中的邪热郁蒸型，但汗出色黄的程度较重。

# 四、辨证论治

总的病机是由于阴阳失调，腠理不固，而致汗液外泄失常。病变脏腑涉及肝、心、脾、胃、肺、肾。病理性质属虚者为多。自汗多属气虚不固；盗汗多属阴虚内热。因肝火、湿热等邪热所致者，则属实证。

虚证当根据证候的不同而治以益气、养阴、补血、调和营卫；实证当清肝泄热，化湿和营；虚实夹杂者，则根据虚实的主次而适当兼顾。此外，由于自汗、盗汗均以腠理不固，津液外泄为共同病变，故可酌加麻黄根、浮小麦、五味子、瘪桃干、牡蛎等固涩敛汗之品，以增强止汗的功能。汗证也可作为虚劳、痨瘵、失血、妇人产后血虚等病证中的一个常见症状出现，在辨证论治时要加以区别。而对于后者的治疗，在止汗的同时更应侧重于原发病的控制。

**1. 肺卫不固**

证候：汗出恶风，稍劳汗出尤甚，或表现半身、某一局部出汗，易于感冒，体倦乏力，周身酸楚，面色㿠白少华，苔薄白，脉细弱。

治法：益气固表。

方药：桂枝加黄芪汤或玉屏风散加减。兼有阴虚，而见舌红，脉细数者，加麦冬、五味子养阴敛汗；兼阳虚者，加附子温阳敛汗；汗多者加浮小麦、糯稻根、龙骨、牡蛎固涩敛汗；如半身或局部出汗者，可配合甘麦大枣汤甘润以缓急。

**2. 心血不足**

证候：自汗或盗汗，心悸少寐，神疲气短。面色不华，舌质淡，脉细。

治法：养血补心。

方药：归脾汤加减。血虚甚者，加制何首乌、枸杞子、熟地黄补益精血。

**3. 阴虚火旺**

证候：夜寐盗汗或有自汗，五心烦热，或兼午后潮热，两颧色红，口渴，舌红少苔，脉细数。

治法：滋阴降火。

方药：当归六黄汤加减。汗出多者，加牡蛎、浮小麦、糯稻根固涩敛汗。潮热甚者，加秦艽、银柴胡、白薇清退虚热。以阴虚为主，而火热不甚，潮热，脉数等不显著者，可改用麦味地黄丸补益肺肾，滋阴清热。

**4. 邪热郁蒸**

证候：蒸蒸汗出，汗黏，汗液易使衣服黄染，面赤烘热，烦躁，口苦，小便色黄，舌苔薄黄，脉象弦数。

治法：清肝泄热，化湿和营。

方药：龙胆泻肝汤加减。里热较甚，小便短赤者，加茵陈清解郁热；湿热内蕴而热势不盛，面赤烘热、口苦等症不显著者，可改用四妙丸清热除湿。方中以黄柏清热，苍术、薏苡仁除湿，牛膝通利经脉。

## 五、调护

1. 加强体育锻炼，注意劳逸结合，避免思虑烦劳过度，保持精神愉快，少食辛辣厚味，是预防自汗、盗汗的重要措施。

2. 汗出之时，腠理空虚，易于感受外邪，故当避风寒，以防感冒。汗出之后，应及时用干毛巾将汗擦干。

3. 出汗多者，需经常更换内衣，并注意保持衣服、卧具干燥清洁。由热邪而引起的汗证，应按发热患者观察和护理。

# 第八节　饮　证

## 一、概述

饮证是指体内饮邪停聚于腔隙或胃肠，以胸闷脘痞、呕吐清水、咳吐清稀痰涎、肋间饱满等为主要表现的病证。饮邪易停于胃肠、胸胁、心包、肺等部位。停留于胃肠，阻滞气机，胃失和降，可见脘腹痞胀，泛吐清水，脘腹部水声辘辘，是狭义之"痰饮"；饮停于胸胁，阻碍气机，则肋间饱满，咳唾引痛，胸闷息促，是为"悬饮"；饮停于心肺，阻遏心阳，则胸闷，心悸，息促不得卧，是为"支饮"；饮邪流行，溢于四肢，则身体、肢节疼痛，是为"溢饮"。西医学中的慢性支气管炎、支气管哮喘、渗出性胸膜炎、慢性阻塞性肺气肿、肺纤维化、慢性胃炎、心力衰竭、冠心病、心律失常、肾炎水肿等出现饮证表现者，可参照本节进行辨证论治。

## 二、临床诊断要领

### （一）四诊要点

**1. 问诊**

（1）起病时间　询问发病时长，此次是否为急性或慢性发病，有无季节性发病。

（2）诱发因素　问清与本病发病相关内伤或外感因素，可因感受外邪、饮食不当或劳欲所伤而诱发。

（3）主症特点　询问患者是否存在胸闷脘痞、呕吐清水、咳吐清稀痰涎、肋间饱满等症状。

（4）伴随症状　除主要症状外，判断饮犯部位。若饮停留于胃肠，可见脘腹痞胀，泛吐清水，脘腹部水声辘辘；若饮停于胸胁，可见肋间饱满，咳唾引痛，胸闷息促；若饮停于心肺，可见胸闷，心悸，息促不得卧；若饮溢于四肢，则身体、肢节疼痛。

**2. 望诊**　观察患者精神与神志，肢体水肿与否，对病情轻重缓急做出初步评估。若精神昏愦、面色晦暗、汗出如油、通身冰冷者属危急之象。

**3. 切诊**　《金匮要略》根据脉诊推断痰饮病的预后，认为久病正虚而脉弱，是脉证相符，可治；如脉反实大而数，是正衰邪盛，病为重危之候；脉弦而数，亦为难治之证，因饮为阴邪，脉当弦或沉，如脉数乃脉证相反之征。

### （二）诊断标准

1. 应根据四饮的不同临床特征确定诊断。

（1）痰饮　心下满闷，呕吐清水痰涎，胃肠沥沥有声，形体昔肥今瘦，属饮停胃肠。

（2）悬饮　胸胁饱满，咳唾引痛，喘促不能平卧，或有肺痨病史，属饮流胁下。

（3）溢饮　身体疼痛而沉重，甚则肢体浮肿，当汗出而不汗出，或伴咳喘，属饮溢肢体。

（4）支饮　咳逆倚息，短气不得平卧，其形如肿，属饮邪支撑胸肺。

2. 多有感受寒湿，或嗜食生冷，或冒雨涉水等经历；或多有反复发作的病史。

3. 胸部 X 线及 CT 检查有助于慢性支气管炎、支气管哮喘、渗出性胸膜炎的诊断；胃镜检查可明确慢性胃炎诊断；有心力衰竭临床表现者，颈静脉压或肺毛细血管楔压（PCWP）增高，有助于右心衰竭或左心衰竭的诊断；尿常规、肾功能等检查有助于肾炎等疾病的诊断。

### （三）辨证要点

**1. 辨清部位** 辨明饮邪停聚的部位，即可区分不同的证候。留于肠胃者为痰饮；流于胁下者为悬饮；溢于肢体者为溢饮；聚于胸肺者为支饮。

**2. 标本虚实** 掌握阳虚阴盛、本虚标实的特点。本虚为阳气不足；标实指水饮留聚。无论病之新久，都要根据症状辨别两者主次。

**3. 区分兼夹** 饮邪停积，影响气机升降，久郁又可化热，故本病有夹气滞、夹热的不同。饮邪内蓄，复染外邪，易诱发而使证情加剧。

## 三、类病鉴别

**1. 悬饮与胸痹** 两者均有胸痛，但胸痹为胸膺部或心前区闷痛，且可引及左侧肩背或左臂内侧，常于劳累、饱餐、受寒、情绪激动后突然发作，历时较短，休息或用药后得以缓解；而悬饮为胸胁胀痛，持续不解，多伴咳唾、转侧、呼吸时疼痛加重，肋间饱满，并有咳嗽、咳痰等肺系证候。

**2. 溢饮与风水证** 风水证即水肿之风水相搏证，可分为表实、表虚两个类型。表实者，水肿而无汗，身体疼重，与水泛肌表之溢饮基本相同；如见肢体浮肿而汗出恶风，则属表虚，与溢饮有异。

**3. 支饮、伏饮与肺胀、喘证、哮病** 上述病证均有咳逆上气、喘满、咳痰等表现。但肺胀是肺系多种慢性疾患日久渐积而成；喘证是多种急慢性疾病的重要主症；哮病是呈反复发作的一个独立疾病；支饮是痰饮的一个类型，因饮邪支撑胸肺而致；伏饮是指伏而时发的饮证。其发生、发展、转归均有不同，但其间亦有一定联系，如肺胀在急性发病阶段，可以表现支饮证候；喘证的肺寒、痰饮两证，又常具支饮特点。

**4. 痰证与饮证** 痰、饮均为津液不归正化，停聚而成。但二者亦有区别，从形质而言，饮多清涟，痰多稠厚。从病位而言，饮发于中，随处留积，多停聚于局部或走肠间，或留胁下，或归四肢，或上犯胸肺；痰之为病，无处不到，或在肺则咳，在胃为呕，在心则心悸，在头则眩，在肠则泻，在经络则肿，在四肢为痹，变化多端。从病理属性而言，饮多为阴邪，因寒积而成；痰多因热煎熬而成。

## 四、辨证论治

本病主要病机为中阳素虚，复加外感寒湿，或为饮食、劳欲所伤，致使三焦气化失常，肺、脾、肾通调、转输、蒸化无权，阳虚阴盛，津液停聚而成。病理性质总属阳虚阴盛，输化失调，因虚致实，水饮停积为患。虽然间有因时邪与里水相搏，或饮邪久郁化热，表现为饮热相杂之候，但究属少数。辨证应先从部位分别四饮：痰饮病在胃肠；悬饮病在胁下；溢饮外溢肌表；支饮病在胸肺。故中阳素虚，脏气不足，实是发病的内在病理基础。

饮证总属阳虚阴盛，本虚标实。因饮为阴邪，遇寒则凝，得温则行，因此阳虚阴盛，治疗应以温化为原则。通过温阳化气，可杜绝水饮之生成。故《金匮要略·痰饮咳嗽病脉证并治》篇提出："病痰饮者，当以温药和之。"温化是痰饮治则。痰饮为本虚标实，因此有治标、治本、善后调理等区别。若水饮壅盛，当采用汗、利、攻逐等法以祛其邪，衰其大半即止，水饮渐去，继则扶脾固肾以治其本，使饮邪不再复停。

治疗本病，应注意辨明有无兼夹之证，施治方可中的。痰饮停积，影响气机升降，久郁又可化热，故本病有夹气滞、夹热的不同。饮邪内蓄，复染外邪，易诱发而使证情加剧。注意痰饮的转归，主要有脾病及肺、脾病及肾、肺病及肾。若肾虚开阖不利，水饮也可凌心、射肺、犯脾。饮证多为慢性病，病程日久，常有寒热虚实之间的相互转化，而且饮积可以生痰，痰瘀互结，病情更加缠绵，故应注意对本病的早期防治。

### （一）痰饮

多由素体脾虚，运化不健，复加饮食不当，或为外湿所伤，而致脾阳虚弱，饮留胃肠引起。

**1. 脾阳虚弱**

证候：胸胁支满，心下痞闷，胃中有水声，伴脘腹喜温畏冷，泛吐清水痰涎，饮入易吐，口渴不欲饮水，头晕目眩，心悸气短，食少，大便或溏，形体逐渐消瘦；舌苔白滑，脉弦细而滑。

治法：温脾化饮。

方药：苓桂术甘汤合小半夏加茯苓汤。

苓桂术甘汤由茯苓、桂枝、白术、甘草组成；小半夏加茯苓汤由半夏、生姜、茯苓组成。前方温脾阳，利水饮，用于胸胁支满、目眩、气短；后方和胃降逆，用于水停心下、脘痞、呕吐、眩悸。水饮内阻，清气不升而见眩冒、小便不利者，加泽泻、猪苓；若脘部冷痛、吐涎沫者，加干姜、吴茱萸、椒目、肉桂；若心下胀满者，加枳实。

### 2. 饮留胃肠

证候：心下坚满或痛，自利，利后反快；或虽利，但心下续坚满；或水走肠间，沥沥有声，腹满，排便不畅；舌苔腻，色白或黄，脉沉弦或伏。

治法：攻下逐饮。

方药：甘遂半夏汤或己椒苈黄丸。

甘遂半夏汤由甘遂、半夏、芍药、甘草组成；己椒苈黄丸由防己、椒目、葶苈子、大黄组成；前方攻守兼施，因势利导，用于水饮在胃；后方苦辛宣泄，前后分消，用于水饮在肠，饮郁化热之证。饮邪上逆，胸脘满者，加枳实、厚朴，但不能图快一时，攻逐太过，损伤正气。

### （二）悬饮

多因素体不强，或原有其他慢性疾病，肺虚卫弱，时邪外袭，肺失宣通，饮停胸胁，络气不和。如若饮阻气郁，久则可以化火伤阴或耗损肺气。在病程发生发展中，可见如下证型。

### 1. 邪犯胸肺

证候：胸痛气急，伴寒热往来，身热起伏，汗少，或发热不恶寒，有汗而热不解，咳嗽，痰少，呼吸、转侧则疼痛加重，心下痞硬；舌苔薄白或黄，脉弦数。

治法：和解宣利。

方药：柴枳半夏汤。

本方由柴胡、枳壳、半夏、黄芩、瓜蒌子、桔梗、苦杏仁、青皮、甘草组成。痰饮内结，肺气失肃，见咳逆气急，加白芥子、桑白皮；胁痛甚者，加郁金、桃仁、延胡索；心下痞硬、口苦、干呕，加黄连；身热盛、汗出、咳嗽气粗，去柴胡，加麻黄、石膏。

### 2. 饮停胸胁

证候：胸胁疼痛，咳唾引痛，痛势较前减轻，而呼吸困难加重，伴咳逆气喘，息促不能平卧，或仅能偏卧于停饮一侧，病侧肋间胀满，甚则可见偏侧胸廓隆起；舌苔白，脉沉弦或弦滑。

治法：泻肺祛饮。

方药：椒目瓜蒌汤合十枣汤。

椒目瓜蒌汤方由椒目、瓜蒌子、桑白皮、葶苈子、橘红、半夏、茯苓、紫苏子、蒺藜、生姜组成；十枣汤由芫花、大戟、甘遂、大枣组成。前方主泻肺降气化痰；后方峻下逐水，用于形体壮实、积饮量多者，应从小量递增，一般连服 3～5 日，必要时停两三日再服。必须注意顾护胃气，中病即止，如药后出现呕吐、腹痛、腹泻过剧，应减量或停服。若痰浊偏盛，胸部满闷、舌苔浊腻者，加薤白、苦杏仁；如水饮久停难去，胸胁支满、体弱、食少者，加桂枝、白术、甘草，不宜再予峻攻；若见络气不和之候，可同时配合理气和络之剂，以冀气行水行。

### 3. 络气不和

证候：胸胁疼痛，如灼如刺，胸闷不舒，呼吸不畅，或有闷咳，甚则迁延，经久不已，阴雨天更甚，可见病侧胸廓变形；舌苔暗，质暗，脉弦。

治法：理气和络。

方药：香附旋覆花汤。

本方由生香附、旋覆花、苏子霜、半夏、薏苡仁、茯苓、陈皮组成。若痰气郁阻，胸闷、苔腻者，加瓜蒌、枳壳；久痛入络，痛势如刺者，加桃仁、红花、乳香、没药；饮留不净者，胁痛迁延，经久不已，可加通草、路路通、冬瓜皮等。

### 4. 阴虚内热

证候：咳呛时作，胸胁闷痛，咳吐少量黏痰，伴口干咽燥，或午后潮热，颧红，心烦，手足心热，盗汗，或伴胸胁闷痛，病久不复，形体消瘦；舌质偏红，少苔，脉小数。

治法：滋阴清热。

方药：沙参麦冬汤合泻白散。

沙参麦冬汤由北沙参、玉竹、麦冬、天花粉、生白扁豆、桑叶、甘草组成；泻白散由桑白皮、地骨皮、甘草、粳米组成。前方清肺润燥，养阴生津，用于干咳、痰少、口干、舌质红；后方清肺降火，用于咳呛气逆、肌肤蒸热。若阴虚内热，潮热显著，可加鳖甲、功劳叶；咳嗽者，可加百部、川贝母；胸胁闷痛者，可酌加瓜蒌皮、枳壳、郁金、丝瓜络；日久积液未尽，可加牡蛎、泽泻；兼有神疲、气短、易汗、面色㿠白者，酌加太子参、黄芪、五味子。

### （三）溢饮

多因外感风寒，玄府闭塞，以致肺脾输布失职，水饮流溢四肢肌肉，寒水相杂为患；或宿有痰饮，复加外寒客表而致。因此，多属表里俱寒，为表寒里饮证。

**表寒里饮**

证候：身体沉重而疼痛，甚则肢体浮肿，伴恶寒无汗，或有咳喘，痰多白沫，胸闷，干呕，口不渴；苔白，脉弦紧。

治法：发表化饮。

方药：小青龙汤。

本方由麻黄、芍药、细辛、炙甘草、干姜、桂枝、五味子、半夏组成。若表寒外束，内有郁热，伴有发热、烦躁、苔白兼黄，加石膏；若表寒之象已不著者，改用大青龙汤；水饮内聚而见肢体浮肿明显、尿少者，可配茯苓、猪苓、泽泻；饮邪犯肺，喘息痰鸣不得卧者，加苦杏仁、射干、葶苈子。

### （四）支饮

多由受寒饮冷，饮邪留伏；或因久咳致喘，迁延反复伤肺，肺气不能布津，阳虚不运，饮邪留伏，支撑胸膈，上逆迫肺。此证多反复发作，在感寒触发之时，以邪实为主；缓解期以正虚为主。

**1. 寒饮伏肺**

证候：咳逆喘满不得卧，痰吐白沫量多，经久不愈，天冷受寒加重，甚至引起面浮跗肿，或平素伏而不作，遇寒即发，发则寒热，背痛，腰痛，目泣自出，身体振振瞤动；舌苔白滑或白腻，脉弦紧。

治法：宣肺化饮。

方药：小青龙汤。

本方由麻黄、芍药、细辛、炙甘草、干姜、桂枝、五味子、半夏组成。若无寒热、身痛等表证症状，见动则喘甚、易汗，为肺气已虚，可改用苓甘五味姜辛汤，不宜再用麻黄、桂枝表散；若饮多寒少，外无表证，喘咳痰稀或不得息，胸满气逆，可用葶苈大枣泻肺汤加白芥子、莱菔子；饮邪壅实，咳逆喘急、胸痛烦闷，加甘遂、大戟；邪实正虚，饮郁化热，喘满胸闷、心下痞坚、烦渴、面色黧黑、苔黄而腻、脉沉紧，或经吐下而不愈者，用木防己汤；水邪结实者，去石膏，加茯苓、芒硝；若痰饮久郁化为痰热，伤及阴津，咳喘、咳痰稠厚、口干咽燥、舌红少津、脉细滑数，用麦冬汤加瓜蒌、川贝母、木防己、海蛤粉。

**2. 脾肾阳虚**

证候：喘促动则为甚，心悸气短，或咳而气怯，痰多胸闷，伴怯寒肢冷，神疲，少腹拘急不仁，脐下动悸，小便不利，足跗浮肿，或吐涎沫而头目昏眩；舌体胖大，质淡，苔白润或腻，脉沉细而滑。

治法：温脾补肾，以化水饮。

方药：金匮肾气丸合苓桂术甘汤。

金匮肾气丸由干地黄、山药、山茱萸、茯苓、牡丹皮、泽泻、桂枝、制附子组成；苓桂术甘汤由茯苓、桂枝、白术、甘草组成。前方补肾行水；后方温脾利水。二方主治各异，合用则温补脾肾，以化水饮。若痰涎壅盛、食少痰多，可加半夏、陈皮；水湿偏盛，足肿、小便不利、四肢沉重疼痛，可加茯苓、泽泻；脐下悸、吐涎沫、头目昏眩，是饮邪上逆，虚中夹实之候，可用五苓散。

## 五、调护

1. 本病的发生与肺脾肾密切相关，针对病因预防本病要注意调理脾胃，勿暴饮暴食，勿过食肥甘厚味、生冷，饮食宜清淡，戒烟、酒。

2. 平时应避免风寒湿冷，注意保暖，劳逸适度，以防诱发。

3. 若已感病，在应用发汗、利水、攻逐之法时，应注意中病即止勿伤正气。后期要使用豆蔻、砂仁、生姜之品健脾胃护正气。饮食要注意多进高蛋白如鸡蛋、瘦肉，及百合、银耳等食品以增强体质。

# 第九节　内伤发热

## 一、概述

内伤发热是指由七情内伤、劳倦过度、饮食失节、久病正虚、瘀血内停等因素而致阴阳气血虚损、脏腑功能失调所引起的，以发热为主要表现的病证。临床上多表现为低热（37.5～38℃），或自觉发热而体温正常，少数可出现高热，或随季节、昼夜变化定时发热。一般起病缓慢，病程较长，或有反复发作的病史。常伴有五心烦热、形体消瘦、乏力、少气懒言、头晕、心烦、失眠、自汗、盗汗等气血阴阳亏损症状。

西医学中的功能性低热、肿瘤、血液病、结缔组织疾病、内分泌疾病以及部分慢性感染性疾病所引起的发热，和某些原因不明的发热，具有内伤发热的临床表现时，可参照本节辨证论治。

## 二、临床诊断要领

### （一）四诊要点

#### 1. 问诊

（1）问病史　本病起病缓慢，病程较长。一般有情志、饮食失调、劳倦、久病、失血等内伤病史，或有反复发热的病史。

（2）问症状　需要询问患者是否存在反复低热，或自觉发热，而体温并不升高，或虽有怯冷，但得衣被则温等症状。

（3）问伴随症状　内伤发热的伴随症状以其病因、所伤脏腑之不同而表现各异。①伴面色无华、心悸、失眠多梦、心烦、盗汗、口咽不燥等，属阴亏血少发热。②伴体倦乏力，头晕自汗，少气懒言，食少便溏等，多为气虚发热。③伴急躁易怒、胸胁胀闷不舒、善叹息、口苦等，女子常伴有月经不调、痛经、乳房胀痛者，多属气郁发热。④伴口干漱水不欲咽，面色黧黑，口唇青紫或有斑点，脉细涩，身体或有肿块压痛，或有疼痛固定不移，状若针刺，且痛处拒按，或有全身肌肤甲错等，多属瘀血发热。⑤若伴有身热，但反欲近衣被，口渴喜热饮，尿清、便溏等，系阴寒盛于内，虚阳越于外之重证。

#### 2. 望诊

（1）望全身　观察患者神情烦躁惊恐或平静淡漠，气息轻松平和或急促困难，体位是否自主或倦怠乏力，对病情轻重缓急作出初步评估。

（2）望神志　若出现烦躁不安、谵妄神昏，伴高热汗出、脉疾等症状时，为病情危重的表现；精神不振、倦怠乏力，多为阴损及阳，气血不足。

（3）望面色　面部烘热，伴有性情急躁者，多为肝郁气滞化火之象；两颧潮红多属阴虚阳亢，为肝火旺盛、阴虚火旺之征；面白少华，唇甲色淡，为血虚失于濡养、阴不配阳的表现；面色萎黄或晦暗，多为瘀血发热。

（4）望舌　舌红、有裂纹、少苔为阴虚内热之象；舌淡、苔薄白，多为气血亏虚；舌胖、有齿痕、苔白润，多属阳虚发热；舌红、苔黄，多为内有郁热；舌青紫，或有瘀点、瘀斑，多为瘀血蓄积。

#### 3. 闻诊　语声高亢、烦躁易怒者，多属实证；语声低微、少言懒语、话语断续不连贯，多属虚证。

#### 4. 切诊　脉象沉细无力，多属阳虚；脉细数为阴虚火旺；脉细弱为气血亏虚；脉象弦数，多为肝气郁结；脉濡数为湿邪内盛之象；脉象弦涩，提示血瘀证。

### （二）诊断标准

1. 起病缓慢，病程较长，多为低热，或自觉发热，而体温并不升高。不恶寒，或虽有怯冷，但得衣被则温。常兼见头晕、神疲、自汗、盗汗、脉弱等症。

2. 一般有气、血、阴、阳亏虚或气郁、血瘀、湿阻的病史，或有反复发热史。

3. 无感受外邪所致的头身疼痛、鼻塞、流涕、脉浮等症。

4. 相关检查，如血、尿、大便常规检查、红细胞沉降率测定、抗链球菌溶血素 O 测定、红斑狼疮细胞检查、有关血清免疫学检查、肝功能、基础代谢检查、ECG、胸部 X 线片以及骨髓象检查等，有助于诊断。

### （三）辨证要点

**1. 辨证候虚实**　应依据病史、症状、脉象等辨明证候虚实，由气郁、血瘀、痰湿所致的内伤发热属实，由气虚、血虚、阴虚、阳虚所致的内伤发热属虚。若邪实伤正或因虚致实，表现虚实夹杂证候者，应分辨其主次。

**2. 辨气血病位**　内伤发热，有病在气分、血分之别。病在气分者，如虚热中的气虚、阳虚发热，实热中的气郁、痰郁发热；病在血分者，如虚热中的血虚发热，实证中的瘀血发热。气血分之间亦可相兼出现。气分病变主要关乎脾、肾、肝及胃肠，血分病变涉及心、肝，其虚证与脾相关。

3. 辨病情轻重　病程长久，热势亢盛，持续发热，或反复发作，经治不愈，胃气衰败，正气虚甚，兼夹证多，均为病情较重的表现，反之则病情较轻。若内脏无实质性病变，仅属一般体虚所致者，病情亦轻。

## 三、类病鉴别

内伤发热应与外感发热相鉴别。

外感发热由感受外邪所致，表现为高热，呈持续性，初期伴有恶寒恶风、头身疼痛、鼻塞流涕、咳嗽、脉浮等外感表证表现，其恶寒虽得衣被不减，起病较急，病程较短，发热较高，外邪不除，则发热不退。内伤发热起病缓慢，病程较长，呈间歇性，多为低热，或自觉发热而体温不升高，或五心烦热，发热而不恶寒，或虽有怯冷，但得衣被则除，多兼头晕、神疲、自汗、盗汗、脉弱无力等症。

## 四、辨证论治

内伤发热的基本病机主要为脏腑功能失调，阴阳失衡，气血阴阳亏虚，或气、血、湿郁遏化热，病位以肝、脾、肾为主。内伤发热的辨证最重要的是要依据病史、症状、舌脉等辨清证候虚实。由气机郁结、瘀血阻滞及痰湿停聚所致者属实，气、血、湿等郁结，壅遏化热，而引起发热；由中气不足、血虚失养、阴精亏虚及阳气虚衰所致者属虚，或因阴血不足，阴不制阳，水不济火而发热，或因中气不足，阴火内生而发热，或因阳气虚衰，虚阳外浮而发热。

不同病机之间可以相互转化，久病往往由实转虚，或因虚致实，后期症见虚实夹杂，疾病由轻转重。如气郁发热日久伤阴，可转化为气郁阴虚之发热；气虚发热日久，病损及阳，阳气虚衰，则发展为阳虚发热；气滞、痰湿、瘀血病久，损及气、血、阴、阳而分别兼见气虚、血虚、阴虚或阳虚，而以虚实兼夹之证较为多见。虚证亦可转为实证，如阴虚内热，血津稠厚，运行不畅，或气虚发热，气虚无力推动血行，或阳虚寒凝，均可致瘀血形成，而成虚实夹杂之证。又如气虚阳虚之发热，水失温化，痰湿内停，也可在本虚的基础上形成标实。此类变证，证候复杂，但总属脏腑功能失调，阴阳失衡所导致。

调理气血阴阳、补虚泻实是治疗内伤发热的基本原则。内伤发热的治疗，应根据证候、病机的不同而分别采用有针对性的治法。实证宜透达清宣，虚证宜补虚益损。属实者，治宜解郁、活血、除湿为主，适当配伍清热。属虚者，则应益气、养血、滋阴、温阳，除阴虚发热可适当配伍清退虚热的药物外，其余均应以补为主。对虚实夹杂者，则须分清主次兼顾之。

治疗中切忌一见发热便用发散解表及苦寒泻火之剂。发散易耗气伤阴；苦寒易败胃及化燥伤阴，使病情缠绵或加重。

### 1. 阴虚

证候：午后潮热，或夜间发热，不欲近衣，手足心热，烦躁，少寐多梦，盗汗，口干咽燥。舌质红，或有裂纹，苔少甚至无苔，脉细数。

治法：滋阴清热。

方药：清骨散加减。盗汗明显者，宜去青蒿，加煅牡蛎、浮小麦、糯稻根、五味子以敛汗；阴虚较甚者，加玄参、生地黄、制何首乌以滋阴；失眠者，加酸枣仁、柏子仁、首乌藤以养心安神；肝肾阴虚火旺而见低热、五心烦热、头晕目眩、耳鸣、腰膝酸软、遗精等症者，可选用知柏地黄丸。

### 2. 血虚

证候：发热多为低热，头晕目眩，心悸不宁，身倦乏力，面白少华，唇甲色淡，或妇女月经量少而色淡，甚至闭经。舌质淡，苔白，脉细弱。

治法：补益心脾，养血退热。

方药：归脾汤加减。血虚较甚者，加枸杞子、制何首乌、熟地黄；偏于脾气虚，纳差腹胀者，去龙眼肉等腻脾之药，重用黄芪、人参，加陈皮、神曲、谷芽、麦芽；低热持续者，可酌加牡丹皮、银柴胡、白薇；若慢性失血所致，酌加三七粉、仙鹤草、茜草、棕榈炭；兼阴虚者，酌加麦冬、生地黄、鳖甲。

### 3. 气虚

证候：发热，热势或低或高，常在劳累后发作或加重，头晕，倦怠乏力，气短懒言，食少便溏，自汗，易于感冒。舌质淡，苔薄白，脉细弱或细数。

治法：益气健脾，甘温除热。

方药：补中益气汤加减。若营卫不调，时冷时热、汗出恶风者，加桂枝、白芍；脾虚夹湿，而见胸闷脘痞、大便溏薄、舌苔白腻者，加苍术、厚朴、藿香；易患感冒者，可合用玉屏风散；自汗较多者，加煅牡蛎、浮小麦、糯稻根。

### 4. 阳虚

证候：发热而欲近衣被，形寒怯冷，四肢不温，少气懒言，头晕嗜卧，腰膝酸软，纳少便溏，面色㿠白。舌体胖或有齿痕，舌质淡，苔白润，脉沉细无力。

治法：温阳补肾，引火归原。

方药：金匮肾气丸加减。阳虚而气短乏力者，加人参、黄芪；阳虚较甚者加仙茅、淫羊藿；火不生土，便溏者，加白术、干姜、薏苡仁。

### 5. 气郁

证候：发热多为低热或潮热，热势常随情绪波动而起伏，精神抑郁，胁肋胀满，烦躁易怒，喜叹息，妇女常兼月经不调，经来腹痛，或乳房发胀，口干而苦，纳食减少。舌质红，苔黄，脉弦数。

治法：疏肝理气，解郁泻热。

方药：丹栀逍遥散加减。气郁较甚者，加郁金、川楝子、青皮；热象较甚，舌红口干、便秘者，可去白术，加龙胆草、决明子；妇女若兼月经不调，可加泽兰、益母草；素体阴虚，或肝郁发热日久伤阴，可选用滋水清肝饮。

### 6. 湿郁

证候：低热，午后热甚，热难速已，或身热不扬，心中烦热，胸闷脘痞，身体困重，头重如裹，不思饮食，渴不欲饮，呕恶，大便稀薄或黏滞不爽。舌苔白腻或黄腻，脉濡或濡数。

治法：除湿清热，宣畅气机。

方药：三仁汤加减。头痛如裹者，加藁本、苍术；呕恶者，加竹茹、藿香、陈皮；胸闷、苔腻者，加郁金、佩兰；湿热阻滞少阳枢机，症见寒热如疟，寒轻热重，口苦呕逆者，加青蒿、黄芩；低热，午后热甚，胸闷脘痞，不思饮食，呕恶，渴不欲饮，苔黄腻，脉濡数者，方选黄连温胆汤合中和汤加减。

### 7. 血瘀

证候：午后或夜晚发热，或自觉身体某些部位发热，口干咽燥，但不多饮，皮肤粗糙甚至肌肤甲错，肢体或躯干有固定痛处或肿块，面色萎黄或晦暗。舌质青紫，或有瘀点、瘀斑，脉弦或涩。

治法：养血活血，化瘀清热。

方药：血府逐瘀汤加减。热甚者，加白薇、牡丹皮、土鳖虫、大黄以清热凉血活血；若畏寒肢冷，可加桂枝以温通血脉。气虚明显，可加黄芪以益气行血；胁下有瘀块者，可加鳖甲煎丸；若有明显外伤史，可用复元活血汤治之。

## 五、调护

1. 内伤发热患者应注意休息，劳逸结合，体温高者应卧床。

2. 部分长期低热的患者，在体力许可的情况下，可做适当户外活动。

3. 保持乐观情绪，避免急躁、焦虑、忧思等不良刺激。

4. 饮食宜进清淡、富有营养而又易于消化之品。

5. 居室内宜温润适宜，保证空气流通，发热时应避开风口。

# 第十节　虚　劳

## 一、概述

虚劳又称虚损，是以脏腑亏虚，气血阴阳虚衰，久虚不复成劳为主要病机，以五脏虚症为主要临床表现的多种慢性虚弱证候的总称。病性以本虚为主，表现为气血阴阳亏损，病位涉及五脏，尤以脾肾为要。治疗以虚则补之为基本原则，可根据病性之不同，分别采取益气、养血、滋阴、温阳等治法，并要结合五脏定位的不同而选方用药，以加强治疗的针对性。在虚而有邪、虚实夹杂、寒热并见时，治当权衡标本、轻重、缓急，选用扶正祛邪，攻补兼施，寒温并用等法。

西医学中各系统、各器官发生的多种慢性消耗性和功能衰退性疾病，如出现类似虚劳的临床表现时，均可参照本节进行辨证论治。

## 二、临床诊断要领

### （一）四诊要点

#### 1. 问诊

（1）问病史　在虚劳病的问诊中，把握患者当前主诉极为重要，虚劳的临床表现纷繁复杂，患者主诉可能是患者首先叙述的主要不适，或许隐藏在众多临床表现中，不能把患者说出的第一个不适症状一概作为主诉。

（2）问症状　虚劳病归纳为气、血、阴、阳亏损四类。病程短者多伤及气血，可见气虚、血虚及气血两虚，病程长者多伤及阴阳，可见阴虚、阳虚及阴阳两虚。故在问诊时，应仔细询问患者病程，并根据症状辨别阴阳气血虚损的偏重。

（3）问伴随症状　虚劳病常两脏或多脏气血阴阳亏损合并出现，故临证常采取复合证辨治。例如，心肺气虚证见久咳、心悸、气短、咳痰，治以补心益肺、化痰通脉；肺肾阴虚证见咳嗽痰少、形体消瘦、腰膝酸软、潮热盗汗，治以滋法肾养肺、清热止咳；心脾肾三阳俱虚证见心悸惕动、面浮踝肿、小便不利、畏寒肢冷、唇舌暗紫，治以扶助心阳、温补脾肾等。对于气血同病，阴阳两虚，或数脏均损，须分清主次，兼顾治疗。

#### 2. 望诊
虚劳病临床望诊中，应注重望面色。阳气虚者面色苍白，阴虚者多见两颧潮红，血虚者面色萎黄无华；肺之损伤，多见面色㿠白；心之损伤，浮阳外越，多见面红如妆，脾之损伤，多见面色萎黄；肝之损伤，多见面色青紫；肾之损伤，多见面色黧黑。

### （二）诊断标准

1. 脏腑、气血、阴阳的亏虚以一组或多组有内在联系的证候群出现，并呈慢性演变的过程。起病多缓慢或隐匿，亦可明显、急骤，但以前者为多见。

2. 临床可见消瘦憔悴，面色无华，身体羸弱，甚或形神衰败，大肉尽脱，食少便溏，心悸气促，呼多吸少，自汗盗汗，或五心烦热，或畏寒肢冷，脉虚无力等诸多证候。

3. 病因复杂，涉及外感六淫、内伤七情、饮食劳倦、痰饮、瘀血等。常有慢性疾病史。

4. 应排除内科其他疾病中出现的虚证。

### （三）辨证要点

#### 1. 辨五脏气血阴阳亏虚的不同
虚劳的证候虽多，但总不离乎五脏，而五脏之辨，又不外乎气血阴阳。故对虚劳的辨证应以气、血、阴、阳为纲，五脏虚候为目。一般说来，病情单纯者，病变比较局限，容易辨清其气、血、阴、阳亏虚的属性和病及脏腑的所在。但由于气血同源、阴阳互根、五脏相关，所以各种原因所致的虚损往往互相影响，由一虚渐致两虚，由一脏而累及他脏，使病情趋于复杂和严重，辨证时应加注意。

#### 2. 辨兼夹病证的有无
虚劳一般均有较长的病程，辨证施治时还应注意有无兼夹病证，尤其应注意下述三种情况。

（1）因病致虚、久虚不复者，应辨明原有疾病是否还继续存在。如因热病、寒病或瘀结致虚者，原发疾病是否已经治愈。

（2）有无因虚致实的表现。如因气虚运血无力，形成瘀血；脾气虚不能运化水湿，以致水湿内停等。

（3）是否兼夹外邪。虚劳之人由于卫外不固，易感外邪为患，且感邪之后不易恢复，治疗用药也与常人感邪有所不同。

## 三、类病鉴别

#### 1. 肺痨
肺痨系正气不足，结核分枝杆菌侵袭所致；病位主要在肺；具有传染性；阴虚火旺为其病机特点；临床主要表现出咳嗽、咯血、潮热、盗汗、消瘦等症状。肺痨亦可由肺病波及他脏，发生气阴亏耗，或阴损及阳、阴阳两虚的病变。虚劳由外感、内伤等诸多病因引起；涉及多个脏腑，以脾肾为主；无传染性；脏腑气血阴阳亏损，久虚不复为其基本病机；临床表现为脏腑气血阴阳亏虚的多种证候。

#### 2. 内科其他疾病虚证
内科其他病证中出现的虚证属"证"的范畴，为证候诊断，有其固定的主证，以脏腑气血阴阳某一部分的损害为主，病变脏腑单一，以该病的主要症状为突出表现。如泄泻病的脾胃虚弱证，虽有脾胃亏虚的症状，但以泄泻为最突出、最基本的表现，治疗相对容易，预后亦良好。虚劳属"病"的范畴，为病名诊断，无固定的主证，为脏腑气血阴阳多方位、多层次的损害，以出现一系列精气亏虚的症状为特征，往往呈慢性演变性发展，治疗难取速效，甚或难以取效。虚劳病的辨治以虚证为基础，虚证是组成虚劳病的基本单位，证与证之间的多种组合方式呈现虚劳病的本质。

## 四、辨证论治

虚劳病辨证，以气血阴阳为纲，五脏虚证为目，由于气血同源，阴阳互根，五脏相关，常形成五脏交亏、相互转变的情况，但是以脾肾为主导环节。补益是治疗虚劳的基本原则，可根据病性的不同，分别采用益气养血、滋阴温阳的治法，并结合五脏病位的不同而选方用药，以加强治疗的针对性。"小病理气血，大病调阴阳。"人体气血易耗易补，故为小病，治用四君、四物；阴阳为人身之本，阴阳亏损是为大病，确属难治。临床上，虚劳病证总以阴虚为多，以肝、肾、肺、胃阴虚常见，可以太子参、沙参、丹参、何首乌养血滋阴，并添加温阳之品，以寓阳中求阴之旨。叶天士云："盖病久入络，气血消耗，正经病久，延及奇经之病，犹如河渠先枯，湖泽将竭。"病至奇经，非常法可用，须以血肉有情之品填补，如用鳖甲、鹿角，配以熟地黄、牛膝等补肾填精。虚劳用药不宜偏寒、偏热、偏补、偏收。培养先天之本，宜用甘凉，如生地黄、何首乌、枸杞子等；培养后天之本，宜用甘淡，如山药、麦冬、沙参等。以山药配杜仲、附片配白芍等，刚柔相济，温而不燥。

**1. 气虚** 气虚是气血阴阳亏虚中最常见的一类，其中尤以肺脾气虚为多，而心肾气虚亦不少见，主要证候有气短懒言，语声低微，面色㿠白或萎黄。头昏神疲，肢体无力，舌淡，脉细弱。

（1）肺气虚

证候：短气自汗，声音低怯，咳嗽无力，痰液清稀，时寒时热，平素易于感冒，面白，舌质淡，脉弱。

治法：补益肺气。

方药：补肺汤加减。若气短、吸促加冬虫夏草，重用人参、黄芪；肺卫不固，易于感冒者加防风、白术；自汗较多者加牡蛎、麻黄根；若气阴两虚，而兼见潮热盗汗者，加鳖甲、地骨皮、秦艽。

（2）心气虚

证候：心悸，气短，劳则尤甚，神疲体倦，自汗，舌质淡，脉弱。

治法：益气养心。

方药：七福饮加减。若气虚卫表不固，自汗较多者，加黄芪、五味子；食少便溏者，加砂仁、山药；舌暗或有瘀斑瘀点、舌下脉络瘀紫者，加丹参、川芎、三七。

（3）脾气虚

证候：饮食减少，食后胃脘不舒，倦怠乏力，大便溏薄，面色萎黄；舌淡，苔薄，脉弱。

治法：健脾益气。

代表方：加味四君子汤加减。若胃脘满闷、恶心呕吐、嗳气者，加半夏、陈皮；食少纳呆、脘腹饱胀、食积不化者，加神曲、麦芽、山楂、鸡内金；若腹痛即泻、手足欠温者，加肉桂、炮姜；若有胃下垂、脱肛、腹部坠胀者，可改用补中益气汤；若伴各种出血，可用归脾汤。

（4）肾气虚

证候：神疲乏力，腰膝酸软，小便频数而清，白带清稀；舌质淡，脉弱。

治法：益气补肾。

方药：大补元煎加减。若神疲乏力甚者，加黄芪；尿频较甚及小便失禁者，加菟丝子、五味子、益智仁；脾失健运而兼见大便溏薄者，去熟地黄、当归，加肉豆蔻、补骨脂。

**2. 血虚** 以心、肝血虚为多，脾血虚常与心血虚并见。主要证候有面色淡黄或淡白无华，唇、舌、指甲色淡，头晕目花，肌肤枯糙，舌质淡红，苔少，脉细。

（1）心血虚

证候：心悸怔忡，健忘，失眠，多梦，面色不华；舌质淡，脉细或结代。

治法：养血宁心。

方药：养心汤加减。若失眠、多梦较甚者，加合欢花、首乌藤；心悸不安者，加磁石、龙骨；由于心血虚往往与脾血虚并存，称为心脾血虚，临证时可选用归脾汤加减治疗。

（2）肝血虚

证候：头晕，目眩，胁痛，肢体麻木，筋脉拘急，或肌肉眴动，妇女月经不调甚则闭经，面色不华；舌质淡，脉弦细或细涩。

治法：补血养肝。

方药：四物汤加减。若血虚甚，可加制何首乌、枸杞子、阿胶；若胁痛，加柴胡、郁金、香附、丝瓜络；若目失所养，视物模糊，加楮实子、枸杞子、决明子；若干血瘀结，新血不生，羸瘦，腹部癥块，肌肤甲错，经闭，舌紫暗有瘀点瘀斑，或舌下瘀脉者，可同服大黄䗪虫丸。

**3. 阴虚** 五脏均见阴虚，但以肺、肝、肾为主。主要证候有面颧红赤，唇红，低热潮热，手足心热，虚烦不安，盗汗，口干，舌质光红少津，脉细数无力。

（1）肺阴虚

证候：干咳，咽燥，甚或失音，咳血，潮热，盗汗，面色潮红；舌红少津，脉细数。

治法：养阴润肺。

方药：沙参麦冬汤加减。若咳嗽甚者，加百部、款冬花；咳血，加白及、仙鹤草、小蓟；潮热，加地骨皮、秦艽、鳖甲；盗汗者，加牡蛎、浮小麦；若肺阴虚日久，出现肺肾阴虚，用麦味地黄丸。

（2）心阴虚

证候：心悸，失眠，烦躁，潮热，盗汗，或口舌生疮，面色潮红；舌红少津，脉细数。

治法：滋阴养心。

方药：天王补心丹加减。若口舌生疮、烦躁不安甚者，去当归、远志，加黄连、淡竹叶、莲子心；潮热，加银柴胡、地骨皮、秦艽；盗汗，加浮小麦、牡蛎。

（3）脾胃阴虚

证候：口渴，唇舌干燥，不思饮食，甚则干呕，呃逆，大便燥结，面色潮红；舌红少苔，脉细数。

治法：养阴和胃。

方药：益胃汤加减。口干唇燥津亏甚者，加石斛、天花粉；不思饮食甚者，加麦芽、白扁豆、山药；呃逆者，加刀豆、柿蒂；大便干结甚者，原方之冰糖改为蜂蜜。

（4）肝阴虚

证候：头痛，眩晕，耳鸣，目干畏光，视物不明，急躁易怒，或肢体麻木，筋惕肉瞤，面潮红；舌干红，脉弦细数。

治法：滋养肝阴。

方药：补肝汤。若风阳内盛，见头痛、眩晕、耳鸣，或筋惕肉瞤较甚者，加石决明、菊花、钩藤、刺蒺藜；若肝火亢盛，见急躁易怒，尿赤便秘，加夏枯草、牡丹皮、栀子；两目干涩畏光，或视物不明者，加枸杞子、女贞子、决明子；若肝络失养，胁痛隐隐、口燥咽干、烦热、舌红少苔者，可选用一贯煎加减。

（5）肾阴虚

证候：腰酸，遗精，两足痿弱，眩晕，耳鸣，甚则耳聋，口干，咽痛，颧红；舌红少津，脉沉细。

治法：滋补肾阴。

方药：左归丸加减。若潮热、口干、咽痛等虚火甚者，去鹿角胶、山茱萸，加知母、黄柏、地骨皮；若腰酸、遗精甚者，加牡蛎、金樱子、芡实、莲须。

**4. 阳虚** 阳虚常由气虚进一步发展而成，以心、脾、肾的阳虚为多见。主要证候有面色苍白或晦暗，怕冷，手足不温，出冷汗，精神疲倦，气息微弱，或有浮肿，下肢为甚；舌质胖嫩，边有齿印，苔淡白而润，脉细微、沉迟或虚大。

（1）心阳虚

证候：心悸，自汗，神倦嗜卧，心胸憋闷疼痛，形寒肢冷，面色苍白；舌淡或紫暗脉细弱或沉迟。

治法：益气温阳。

方药：保元汤加减。若心脉瘀阻而心胸疼痛者，酌加郁金、川芎、丹参、三七；若阳虚较甚，形寒肢冷者，加附子、巴戟天、仙茅、淫羊藿、鹿茸。

（2）脾阳虚

证候：面色萎黄，食少，形寒，神倦乏力，少气懒言，大便溏薄，肠鸣腹痛，每因受寒或饮食不慎而加剧；舌淡，苔白，脉弱。

治法：温中健脾。

方药：附子理中汤加减。若寒凝气滞，腹中冷痛较甚者，加高良姜、香附或丁香、吴茱萸；若食后腹胀及呕逆者，加砂仁、半夏、陈皮；若阳虚腹泻较甚，加肉豆蔻、补骨脂。

（3）肾阳虚

证候：腰背酸痛，遗精，阳痿，多尿或不禁，面色苍白，畏寒肢冷，下利清谷或五更泄泻；舌淡，舌边齿痕，脉沉迟。

治法：温补肾阳。

方药：右归丸加减。若遗精者，加金樱子、桑螵蛸、莲须，或合金锁固精丸；下利清谷者，去熟地黄、当归，加党参、白术、薏苡仁；五更泄泻者，合用四神丸；阳虚水泛以致浮肿、尿少者，加茯苓、泽泻、白术、车前子；肾不纳气而见喘促、短气、动则更甚者，酌加补骨脂、五味子、蛤蚧。

## 五、调护

1. 虚劳因虚致病，或因病致虚，久虚不复成劳。顺应四时寒温变化，调节情绪，不妄作劳，保养正气，防止病邪侵犯，对已病患者及早施治，注意病情传变，以防并发其他疾病。

2. 虚劳患者正气不足，卫外不固，容易招致外邪入侵，应尽量减少接触外邪。饮食调理选富有营养，易于消化，不伤脾胃的食物，少食辛辣厚味，滋腻生冷之物。戒除烟酒，生活起居规律，动静结合，劳逸适度，节制房事，保持情绪稳定，乐观舒畅，有利于虚劳的康复。

3. 虚劳一般病程较长，多为久病痼疾，症状逐渐加重，短期不易康复，其转归预后与体质的强弱、脾肾的盛衰、能否解除致病因素以及能否得到及时正确的治疗、护理是否得当等因素具有密切的关系。

# 第十一节　血　浊

## 一、概述

血浊是血的浑浊或混乱，浑浊是血的物质构成发生了变化，混乱是血的循行发生了紊乱，总的来说，血浊是指血液受体内外各种致病因素影响，失却其清纯状态，或丧失其循行规律，影响其生理功能，因而扰乱脏腑气机的病理现象。换言之，血液流变学异常、血液中滞留过剩的代谢产物以及循行障碍等皆可称之为血浊。

血浊是现代疾病的病理基础，一旦形成，扰乱脏腑气机，百病丛生。应通过对血浊病易发人群的辨证施治，改善症状，未病先防。

血脂异常是现代医学的病名，中医传统文献无"血脂异常""高脂血症"等病名，但有大量类似临床表现的记载，如"膏脂""脂浊""血瘀""血浊""痰浊""湿浊""浊脂""污血"等，现代医学"血脂异常"或"高脂血症"可参照本病进行辨证论治。

## 二、临床诊断要领

### （一）四诊要点

1. **问诊**　问清与起病相关的因素，本病常与过食肥甘厚味、运动量少、生活过于安逸有关。嗜食肥甘厚腻，嗜酒无度，脾胃受损，脾失健运，水谷不化，化生痰湿，痰浊中阻，精微物质输布失司，酿生本病。饮食精微过量地蓄积在机体脉道中，导致血的质地发生变化，由正常趋向于稠厚，生化不及则产生浊气、浊阴。而饮食精微过量蓄积的原因，又可概括地总结为三大类：其一是产生过多，其二是输布失常，其三是消耗不及。询问病史时注意家族成员，尤其是直系亲属中有无高脂血症、冠心病等疾病患者。个人生活史中应着重注意患者平时的饮食习惯和不良嗜好，如吸烟、饮酒等。

2. **望诊**　苔滑腻，为痰浊内阻；舌质暗有瘀点或瘀斑，为气滞血瘀；舌淡，体胖大有齿痕，苔白腻，为脾虚湿困；舌质红，少苔，为肝肾阴虚。

3. **切诊**　脉滑，属痰浊内阻；脉弦或涩，属气滞血瘀；脉细弱或濡缓，属脾虚湿困；脉细数，属肝肾阴虚。

### （二）诊断标准

1. 临证特点常见眩晕、胸闷、头目昏蒙等。

2. 实验室检查主要为血浆中胆固醇和（或）甘油三酯升高，包括低高密度脂蛋白血症在内的各种血脂异常。

### （三）辨证要点

1. **辨本虚标实**　本虚是脾气虚和肝肾阴虚，标实是痰浊、气滞和血瘀。

2. **辨病变脏腑**　脘胀，纳呆，乏力，身困，属脾气虚；眩晕，耳鸣，腰酸，膝软，健忘，失眠，属肝肾阴虚。

3. **辨病邪性质**　形体肥胖，胸闷，呕恶痰涎，头重如裹，肢重，属痰浊；胸胁胀闷，走窜疼痛，属气滞；肢体麻木疼痛，属血瘀。

## 三、类病鉴别

血作为一种基本物质，不但可以再分为营气和津液，同时其成分也可以随着机体代谢的变化而发生改变。像脂类、糖类以及其他各种代谢产物本来在血液中就存在，如超出正常范围则称为异常，这就是血浊；或者血液中出现了本不该存在的新的异常物质，这也是血浊。血浊作为一种病理状态，脂浊可引起高脂血症、动脉粥样硬化，应与其他浊邪引起的疾病相鉴别，像糖浊、尿酸浊、蛋白浊等浊邪堆积，机体自身净化不及，分别可以导致糖尿病、高尿酸血症以及痛风和各种肾病等。

## 四、辨证论治

血浊病的发生主要是由于饮食失节、好静少动、七情内伤及年老体衰所致。其病位在肝脾肾，多为本虚标实，本虚即脾气虚、肝肾阴虚，标实则为痰浊、气滞和血瘀。实证治以化痰降浊，理气活血，通络降脂为主；虚则治以补脾和胃，滋补肝肾为主。通过对血浊病易发人群的辨证施治，改善症状，未病先防。中成药可选用荷丹片、脂必泰胶囊、丹篓片、蒲参胶囊等。

### 1.痰浊内阻

证候：形体肥胖，头重如裹，胸闷，呕恶痰涎，肢重，口淡，食少。舌胖，苔滑腻，脉滑。

治法：化痰降浊。

方药：二陈汤加减。眩晕较甚者，加竹茹、天麻；脘闷纳差者，加砂仁、白蔻仁、焦山楂；痰郁化火者，加莲子、黄连；胸闷者，加瓜蒌、薤白；麻木者，加胆南星、僵蚕。

### 2.气滞血瘀

证候：胸胁胀闷，走窜疼痛，舌质暗有瘀点或瘀斑，脉弦或涩。

治法：行气活血，化瘀降浊。

方药：血府逐瘀汤加减。肢体麻木疼痛，舌质紫暗，或有瘀斑，加桃仁、红花。

### 3.脾虚湿困

证候：乏力，头晕，胸闷，纳呆，恶心，身困，脘胀，舌淡，舌体胖大有齿痕，苔白腻，脉细弱或濡缓。

治法：益气健脾，化湿和胃。

方药：参苓白术散加减。气短乏力者，用生黄芪；腹胀纳呆者，加薏苡仁、白扁豆；见形寒肢冷者，可加干姜。

### 4.肝肾阴虚

证候：眩晕，耳鸣，腰酸，膝软，健忘，失眠，口干，舌质红，少苔，脉细数。

治法：滋补肝肾，养血益阴。

方药：一贯煎加减。心烦易怒，目赤者，加龙胆、菊花；若口干目干明显，加何首乌、知母、黄柏；若见口赤便秘者，可选用决明子；若麻木或震颤，夜寐不安者，加生龙骨、生牡蛎、酸枣仁、柏子仁。

## 五、调护

1. 血脂明显受饮食及生活方式的影响，饮食治疗和生活方式改善是控制血浊病易发人群的基础措施。良好的生活方式包括坚持心脏健康饮食、规律运动、远离烟草和保持理想体重。生活方式干预是一种最佳成本/效益比和风险/获益比的措施。

2. 肥胖是血浊病的重要危险因素。血浊病易发人群超重或肥胖者的能量摄入应低于身体能量消耗，以控制体重增长，并争取逐渐减少体重至理想状态。

3. 控制饮食，每餐7～8分饱，少进食肥肉、油炸食品、各类甜食及甜饮料。过多饮酒使每日总能量摄入过高，酒精可促进胆固醇及甘油三酯的合成，升高血脂，应该戒酒。可多选食酸奶、大蒜、洋葱、苜蓿、香菇、木耳、山楂、绿豆、黄豆及其制品等降脂食物，多饮绿茶，或喝些含糖少的猕猴桃或山楂饮料。

4. 可根据自己的身体状况、个人喜好和实际条件，选择适当的运动种类、运动负荷强度和负荷量。一般提倡有氧运动，运动时间和频率保证每次运动时间在30～40分钟。

5. 血浊病易发人群多形体肥胖，多痰、多瘀、多湿，易导致情绪抑郁、饮食不佳、睡眠障碍、精神紧张等心理障碍。对于有焦虑、恐惧、悲伤情绪的患者，可以安排合理的娱乐消遣活动，采用能使患者放松的方法，如听音乐、散步、深呼吸、读书、看报等，分散患者注意力，或尽量倾听患者的诉说。

# 第十二节　肥　胖

## 一、概述

肥胖是由于过食、缺乏体力活动等多种原因导致体内膏脂堆积过多，使体重超过一定范围，或伴有头晕乏力、神疲懒言、少动气短等症状的一种疾病，是多种其他疾病发生的基础。

肥胖日久，常变生他病，极度肥胖者，常易合并消渴、头痛、眩晕、胸痹、中风、胆胀、痹证，后期既要治疗肥胖又要治疗合并症。

西医学中的单纯性（体质性）肥胖、代谢综合征等属于本病范畴。其他具有明确病因的继发性肥胖，应以治疗原发病为主。对于无症状的 2 型糖尿病，若肥胖者可参考本节辨证论治。

## 二、临床诊断要领

### （一）四诊要点

#### 1. 问诊

（1）病程　肥胖早期阶段胃强者过食肥甘，化为痰湿，形成膏脂，多为实证，长期饮食太过，则损及脾胃，则为虚证，久病脾病及肾，致脾肾两虚。另外肥胖病程日久，常变生他病，问清患者有无眩晕、头痛、消渴、喘促等症。

（2）病史与病因　肥胖主要表现为形体肥胖，其发病多因年老体弱、饮食不节、缺乏运动、情志所伤、先天禀赋等。问清患者主要与何原因相关。中年以后，人体的生理功能由盛转衰，脾的运化功能减退，因此肥胖的发生与年龄有关。询问是否先天阳热体质，胃热亢盛，食欲亢进，食量过大，脾运不及，致膏脂堆积，形成肥胖。问患者个人史，是否有暴饮暴食的习惯，素常胃热偏盛，腐化水谷功能亢旺，并且是否长期缺乏运动，是否情志抑郁或急躁易怒等。

（3）伴随症状　伴身体沉重，肢体困倦，头晕，口干不欲饮，大便黏滞不爽，多为痰湿。或伴便干，肢端色暗青紫，男子性欲低下甚至阳痿，女性月经不调、量少，经血色暗或有血块，多为血瘀。

#### 2. 望诊

（1）望神志　肥胖患者见神疲乏力者，多为虚证；若见神昏等严重神志异常，常提示并发中风等严重疾病。

（2）望面色形体　形体肥胖者，若见喜卧懒动，肢体困重，多为痰湿内盛；若见面唇晦暗，肢端色泽不鲜，甚至青紫者，多为血瘀；若见四肢轻度浮肿，晨轻暮重，劳累后明显，则为脾虚不能运化水湿所致。

（3）望舌　舌红苔黄，多属胃热亢盛；舌质淡胖，苔白滑腻，多属痰湿内盛；舌质紫暗或有瘀斑瘀点，多属气滞血瘀；若苔薄白者，则多为虚证，或为脾虚，或累及肾阳。

#### 3. 闻诊
痰湿内盛者语声重浊；气郁者常闻其太息；胃热者常有口气臭秽。

#### 4. 切诊
肥胖有虚实两端，可互相转化。实邪主要包括气滞、痰湿、瘀血，日久化热。气滞者脉弦，痰湿者脉滑，血瘀者脉涩。发病初期胃热亢盛，多食易饥者，脉象为数。虚证患者首先损伤脾胃，日久累及脾肾，脾虚者脉濡细，脾肾阳虚者病位深，表现脉沉细。

### （二）诊断标准

1. 以形体肥胖为主要表现。

2. 起病缓慢，病程长，常伴有身体沉重、头晕乏力、行动迟缓，甚或动则喘促等症状。且形成肥胖，不易短时间内减轻体重。

3. 常有嗜食肥甘、缺乏运动的习惯，或有肥胖病的家族史。可因长期过重的精神压力以及不适当地服用药物诱发。

4. 肥胖病变日久，常变生他病，易合并消渴、眩晕、中风等。

测量体重、身高、腰围、腹围、血压，进行血脂、血糖、血清胰岛素、黄体生成素、皮质酮、睾酮等检查。计算体重指数可反映身体肥胖程度，腰围或腰臀比可反映脂肪分布，必要时行 CT 或 MRI 计算皮下脂肪厚度或内脏脂肪量检查，也可通过身体密度测量法、生物电阻抗法、双能量 X 线吸收法测定体脂总量。

### （三）辨证要点

#### 1. 辨虚实
本病辨证虽有虚实之不同，但由于实邪停滞是导致体重增加的根本，故总体上是实多而虚少，早期以虚为主，病久可由虚致实、证见虚实夹杂。实主要在于胃热、痰湿、气郁、血瘀。虚主要是脾气亏虚，进而出现脾肾阳气不足。虚实相兼者，当同时有虚实两类证候，又当细辨其虚与实孰多孰少之不同。

**2. 辨标本**　本病之标主要是膏脂堆积，可同时兼有水湿、痰湿壅郁。而导致膏脂堆积的根本，多在于胃热消灼、脾虚失运、肾阳气不足等。痰湿、气郁、瘀血久留，也是导致膏脂堆积不化的原因。

**3. 辨脏腑病位**　以脾、胃为主，涉及五脏。肥胖而多食，或伴口干、大便偏干，病多在胃。肥胖伴乏力、少气懒言、疲倦少动，或伴大便溏薄、四肢欠温，病多在脾。或伴腰酸背痛，或腿膝酸软、尿频清长、畏寒足冷，病多在肾。或伴心悸气短、少气懒言、神疲自汗等，则常病及心肺。或伴胸胁胀闷、烦躁眩晕、口干口苦、大便秘结、脉弦等，则常病及肝胆。

## 三、类病鉴别

主要与水肿、黄胖相鉴别。

**1. 水肿**　两者均形体肥胖甚则臃肿。肥胖多因饮食不节、缺乏运动、先天禀赋等原因引起，经治疗体重可减轻，但较慢。水肿多因风邪袭表、疮毒内犯、外感水湿、久病劳倦等导致，以颜面、四肢浮肿为主，严重者可见腹部胀满、全身皆肿。经治疗体重可迅速减轻并降至正常。

**2. 黄胖**　两者均有面部肥胖。肥胖多由于年老体弱、饮食不节、缺乏运动、情志所伤、先天禀赋等原因引起，黄胖则由肠道寄生虫与食积所致，以面部黄胖、肿大为特征。

## 四、辨证论治

肥胖的基本病机是胃强脾弱，酿生痰湿，导致气郁、血瘀、内热壅塞。病位主要在脾与肌肉，与肾虚关系密切，亦与心肺的功能失调及肝失疏泄有关。本病为本虚标实之候。本虚多为脾肾气虚，或兼心肺气虚；标实为胃热、痰湿，痰湿常与气郁、血瘀、水湿相兼为病，故痰瘀互结、痰气交阻、痰饮水肿者常见。若以脾胃等脏腑功能失调为主，痰湿、瘀血症状不重时，视其标缓可先治其本，后治其标；若痰浊、气滞、血瘀作祟，阻滞气机变生急证者，视其标急则先治其标，后治其本；标本并重者可标本同治。其治疗当以补虚泻实为原则。补虚常用健脾益气；脾病及肾，结合益气补肾。泻实常用清胃降浊或祛湿化痰法，并结合消导通腑、行气利水、行气化痰或痰瘀同治等法，以祛除体内病理性膏脂、痰浊、水湿、瘀血及郁热。其中祛湿化痰法是治疗本病的最常用方法，贯穿于本病治疗过程的始终。虚实夹杂者，当补虚、泻实并举。

病证结合有助于提高疗效。临证时在辨证论治的基础上，可加用具有减肥作用的中药，如何首乌、荷叶、茶叶、菟丝子、枸杞子、玉竹、地黄、莱菔子、栀子、防己、泽泻、赤小豆、薏苡仁、猪苓、茯苓、柴胡、菊花、茵陈、大黄、女贞子、墨旱莲、苍术、夏枯草、三棱、丹参、魔芋、决明子、番泻叶、冬瓜皮、车前子、芒硝、火麻仁、昆布、海藻等。

**1. 胃热火郁**

证候：肥胖多食，消谷善饥，可有大便不爽，甚或干结，尿黄，或有口干口苦，喜饮水；舌质红，苔黄，脉数。

治法：清胃泻火，佐以消导。

方药：白虎汤合小承气汤加减。若口干多饮较重，加天花粉、葛根；若热盛耗气，症见疲乏、少力，加太子参，甚者可用西洋参；肝胃郁热加柴胡、黄芩、栀子；便秘加更衣丸；兼肝胆郁热内结，见心烦易怒、口干口苦、胁痛、便秘，加大黄、龙胆、栀子、黄芩；风火积滞壅积肠胃，表里俱实者，可用防风通圣散。

**2. 痰湿内盛**

证候：形体肥胖，身体沉重，肢体困倦，脘痞胸满，可伴头晕，口干而不欲饮，大便黏滞不爽，嗜食肥甘醇酒，喜卧懒动；舌质淡胖或大，苔白或白滑，脉滑。

治法：化痰利湿，理气消脂。

方药：导痰汤合四苓散加减。若湿邪偏盛，加苍术、薏苡仁、赤小豆、防己、车前子；痰湿化热，症见心烦少寐、纳少便秘、舌红苔黄、脉滑数，可酌加竹茹、浙贝母、黄芩、黄连、瓜蒌子等；湿热明显，兼舌暗红，苔黄腻，加金钱草、泽泻、茵陈、栀子、虎杖等；痰湿郁久，壅阻气机，以致痰瘀交阻，伴见舌暗或有瘀斑者，可加当归、赤芍、川芎、桃仁、红花、丹参、泽兰等。

**3. 气郁血瘀**

证候：肥胖懒动，喜太息，胸闷胁满，面晦唇暗，肢端色泽不鲜，甚或青紫，可伴便干，失眠，男子性欲下降甚至阳痿，女性月经不调、量少甚或闭经，经血色暗或有血块；舌质暗或有瘀斑瘀点，舌苔薄，脉弦或涩。

治法：理气解郁，活血化瘀。

方药：血府逐瘀汤加减。气郁明显者，见胸闷、脘腹胀满，加郁金、厚朴、陈皮、莱菔子；血瘀明显者，可合失笑散；本证易于化热，若舌苔偏黄，可加栀子、知母；兼见便干难排者，加三棱、莪术、大黄；若兼失眠，加首乌藤、合欢皮；阳痿者，加水蛭、淫羊藿；月经稀少，加月季花、泽兰、益母草。

### 4. 脾虚不运

证候：肥胖臃肿，神疲乏力，身体困重，脘腹痞闷，或有四肢轻度浮肿，晨轻重，劳累后更为明显，饮食如常或偏少，既往多有暴饮暴食史，小便不利、大便溏或便秘；舌质淡胖，边有齿印，苔薄白或白腻，脉濡细。

治法：健脾益气，渗利水湿。

方药：参苓白术散合防己黄芪汤加减。若身体困重明显，加佩兰、广藿香；若浮肿明显，加泽泻、猪苓，或加大腹皮、桑白皮、木瓜，或加入五皮饮；若兼脘腹痞闷，加半夏，或合用平胃散；腹胀便溏加厚朴、陈皮、广木香理气消胀；腹中畏寒加肉桂、干姜温中散寒。

### 5. 脾肾阳虚

证候：形体肥胖，易于疲劳，可见四肢不温，甚或四肢厥冷，喜食热饮，小便清长；舌淡胖，舌苔薄白，脉沉细。

治法：补益脾肾，温阳化气。

方药：真武汤合苓桂术甘汤加减。若嗜热食而恶冷饮者，加炮姜；若气虚明显，乏力困倦者，加太子参、黄芪；水湿内停加五苓散，或泽泻、猪苓、大腹皮；畏寒肢冷加补骨脂、仙茅、淫羊藿、益智仁，并重用肉桂、附子以温肾祛寒。临床本型肥胖多兼见合并症，如胸痹、消渴、眩晕等，遣方用药时亦可参照相关疾病辨证施治。若为痰瘀互结证，治疗以活血化痰，祛瘀通络为主，可用导痰汤合血府逐瘀汤，或瓜蒌薤白半夏汤合桃红四物汤加减。至后期可见阴虚阳亢，表现为体胖、情绪急躁、心烦易怒、食欲旺盛、头晕胸闷、大便干结、舌质红、苔少、脉弦细，可用治以镇肝熄风汤平肝潜阳。

## 五、调护

1. 关心患者，耐心对患者进行健康宣教。

2. 自我调护，保持心情舒畅，精神乐观。

3. 饮食宜清淡，忌肥甘醇酒美味，多食蔬菜、水果等富含纤维、维生素的食物，适当补充蛋白质，宜低糖、低脂、低盐；养成良好的饮食习惯，进食应细嚼慢咽，忌多食、暴饮暴食，忌食零食；必要时有针对性地配合药膳疗法，对于无明显症状可辨、舌脉正常而体型偏胖者，可用鲜山楂或鲜荷叶煎水代茶饮，长期服用有减肥的效果。

4. 适当参加体育锻炼，如根据情况可选择散步、快走、慢跑、骑车、爬楼、拳击等，也可做适当的家务等体力劳动。运动不可太过，以防难以耐受，贵在持之以恒，一般勿中途中断。

5. 定期复诊，配合医生积极治疗合并症。

# 第七章　肢体经络病证

肢体即四肢和外在躯体，与经络相连，具有防御外邪、保护内在脏腑组织的作用；经络是经脉和络脉的总称，具有联络脏腑肢节，沟通脏腑表里，纵行人体上下，运行全身气血，协调阴阳，调节人体各部的作用。

风湿病是机体受到风、寒、湿、热邪气侵袭而发生的，若经络痹阻，影响气血运行，则发为痹证；精津不足，气血亏耗，肌肉筋脉失养，则发为痿证；外邪热毒或因风湿内舍，酿成热毒，伤阴耗血，蚀于筋骨，凝滞于肌肤，发为蝶疮流注。

本章主要介绍痹证、痿证、蝶疮流注。

# 第一节　痹　证

## 一、概述

痹证是由于风寒湿热等外邪入侵，闭阻经络关节，使气血运行不畅，以全身关节呈游走性红、肿、重着、疼痛为主要临床表现的病证。轻者病在四肢关节肌肉，重者可内舍于脏。

痹证是临床常见病之一，临床表现为肢体关节、肌肉疼痛，屈伸不利，或疼痛游走不定，甚则关节剧痛、肿大、强硬、畸形，应与痿证相鉴别。

痹证是以关节疼痛为主，与西医学风湿性关节炎、类风湿关节炎、反应性关节炎、肌纤维炎、强直性脊柱炎、痛风等类似。

## 二、临床诊断要领

### （一）四诊要点

**1. 问诊**

（1）诱因　问清与起病相关的内伤或外感因素，可因体质因素、气候条件、生活环境及饮食等诱发。因正虚卫外不固是痹证发生的内地基础，感受外邪是痹证发生的外在条件。问诊时应根据起病特点全面而有重点地询问，并问清诱因与痹证起病或加重的时间关系。

（2）起病时间与病程　痹证多持久，具有渐进性、反复发作、病程长的特点；有偶发而合并诸症等多种表现。有诱因偶发，稍后可自行缓解者多病轻，邪实为多；病程久长，发作持续日久不解，或诸证杂参，并有宿疾，虚实夹杂之证为多；若出现心悸怔忡、胸闷气促、心痛彻背、持续不解者，病属危重。

（3）伴随症状　①伴发热，恶风寒，咽痛，身痛者，多属外感之邪痹阻关节。②伴关节肢体麻木重着，肌肤紫暗、肿胀，按之较硬，多为痰邪阻滞经络关节。③伴关节屈伸不利，肌肉瘦削，腰膝酸软，多为久病见肝肾亏虚证。④伴骨蒸劳热，心烦口干，形体消瘦，为肾阴亏虚。⑤伴畏寒肢冷，阳痿，遗精，大便溏薄，小便清长，为肾阳虚。

**2. 望诊**　先望全身，观察患者精神状态及关节活动度大小，对病情轻重缓急作出初步判断。

（1）望四肢　观察手指远近关节及腕、肘、膝、踝等关节活动度，关节肿胀度，是否畸形，按压是否有疼痛感。

（2）望面色　面色发青，晦暗无光，多属外感风寒湿，为外感之邪侵袭关节；面色红润，发热，多属热邪痹阻关节，为风湿热痹；面色暗黧，眼睑浮肿，多为瘀血痰浊阻痹经络；面色潮红，五心烦热，多属肝肾阴虚；面色㿠白，全身怕冷，多为肝肾阳虚。

（3）望舌　舌苔薄白，多由风寒湿邪留滞经络，阻痹气血引起；舌苔黄或黄腻多属热邪壅于经络、关节，气血郁滞不通，以致局部灼热红肿，关节疼痛；舌质紫暗或有瘀斑，多属正虚邪恋，瘀阻于络，津凝为痰，痰瘀痹阻；舌质淡红，舌苔薄白或少津，多属肝肾不足，气血亏虚，筋脉失于濡养、温煦，而见腰膝酸软，畏寒肢冷或骨蒸劳热，心烦口干，形体消瘦。

**3. 闻诊**　痹证日久不愈，病邪由经络累及脏腑，出现脏腑痹的证候。其中以心痹较为多见，患者多喘促，呼吸声高，多属心气虚。痹证还可见累及肺部，邪气留滞肺脏，多咳嗽气喘，属肺气虚。

4. **切诊** 痹证患者的脉象是辨证的重要客观依据，常见的异常脉象有浮脉、濡脉、弦脉、沉脉等。风寒湿侵袭关节经络，脉见浮濡；痰瘀痹阻，脉见弦紧；久病肝肾亏虚而脉象沉细或细数。

### （二）诊断标准

1. 以四肢大关节走窜疼痛为主，伴重着、酸楚、麻木、关节屈伸不利。多有恶寒、发热等症。
2. 病前多有咽痛乳蛾史，或涉水淋雨、久居湿地史。
3. 部分患者可有低热，四肢环形红斑，或结节性红斑。常可心脏受累。
4. 红细胞沉降率增快，抗链球菌溶血素 O 大于 500IU/mL。

### （三）辨证要点

1. **辨病邪偏盛** 痹痛游走不定者为行痹，属风邪盛；病势较甚，痛有定处，遇寒加重者为痛痹，属寒邪盛；关节酸痛、重着、漫肿者为着痹，属湿邪盛；关节肿痛，肌肤焮红，灼热疼痛为热痹，属热邪盛。关节疼痛日久，肿痛局限，或见皮下结节者为痰；关节肿胀，僵硬，疼痛不移，肌肤紫暗或瘀斑等为瘀。

2. **辨别虚实** 一般说来，痹证新发，风、寒、湿、热、痰、瘀之邪明显者为实；痹证日久，耗伤气血，损及脏腑，肝肾不足为虚；病程缠绵，日久不愈，常为痰瘀互结，肝肾亏虚之虚实夹杂证。

## 三、类病鉴别

主要与痿证相鉴别。

鉴别要点首先在于痛与不痛，痹证以关节疼痛为主，而痿证则为肢体力弱，无疼痛症状；其次要观察肢体的活动障碍，痿证是无力运动，痹证是因痛而影响活动；再者，部分痿证病初即有肌肉萎缩，而痹证则是由于疼痛甚或关节僵直不能活动，日久废而不用导致肌肉萎缩。

## 四、辨证论治

痹证治疗以祛邪通络、宣痹止痛为基本原则，根据邪气的偏盛，分别予以祛风、散寒、除湿、清热、化痰、行瘀，兼以舒筋通络。久痹正虚者，应重视扶正，以益气养血、培补肝肾为法。虚实夹杂者，宜标本兼顾。

### 1. 行痹

证候：恶风、发热，关节游走疼痛，时而走窜上肢，时而流注下肢，涉及肢体多个关节，屈伸不利，苔白，脉浮。

治法：宣痹通络，疏风止痛。

方药：防风汤加减。若以肩肘等上肢关节为主者，为风胜于上，可选加羌活、白芷、桑枝、威灵仙、姜黄、川芎祛风通络止痛。若以下肢关节为主者，为湿胜于下，选加独活、牛膝、防己、萆薢、松节等祛湿止痛。以腰背关节为主者，多与肾气不足有关，酌加杜仲、桑寄生、淫羊藿、巴戟天、续断等温补肾气。若见关节肿大，苔薄黄，邪有化热之象者，宜寒热并用，投桂枝芍药知母汤加减。

### 2. 痛痹

证候：关节痛处固定，疼痛较剧。得热则痛缓，遇寒则痛甚。苔薄白，脉弦紧。

治法：散寒通络，祛风除湿。

方药：乌头汤加减。寒湿甚者，制川乌可改用生川乌或生草乌；关节发凉，疼痛剧烈，遇冷更甚，加附子、细辛、桂枝、干姜温经散寒，通脉止痛。

### 3. 着痹

证候：肢体关节、肌肉酸楚、重着、疼痛，肿胀散漫，关节活动不利，肌肤麻木不仁。苔白腻，脉濡缓。

治法：除湿通络，祛风散寒。

方药：薏苡仁汤加减。关节肿胀甚者，加萆薢、木通以利水通络；若肌肤麻木不仁，加海桐皮、豨莶草以祛风通络；若小便不利、浮肿，加茯苓、泽泻、车前子以利水祛湿；若痰湿盛者，加半夏、南星；湿热盛者，加黄柏与苍术，取二妙之功以除湿热。久痹风寒湿痹偏盛不明显者，可选用蠲痹汤作为治疗风寒湿痹基本方剂，该方具有益气和营、祛风胜湿、通络止痛之功效，临证可根据感受外邪偏盛情况随症加减。

### 4. 风湿热痹

证候：发热、恶风、汗出、口渴、烦躁不安，关节局部灼热红肿，疼痛，重则可见皮下结节或红斑，小便偏黄，大便干，舌苔黄或黄腻，脉滑数。

治法：清热通络，祛风除湿。

方药：白虎加桂枝汤合宣痹汤加减。若皮肤有红斑者，加牡丹皮、赤芍、生地黄、紫草以清热凉血，活血化瘀；若发热、恶风、咽痛者，加荆芥、薄荷、牛蒡子、桔梗疏风清热，解毒利咽；若热盛伤阴，症见口渴心烦者，加玄参、麦冬、生地黄以清热滋阴生津。如热毒炽盛，化火伤津，深入骨节，而见关节红肿、触之灼热，疼痛剧烈如刀割，筋脉拘急抽挛，入夜尤甚，壮热烦渴，舌红少津，脉弦数，宜清热解毒，凉血止痛，可选用五味消毒饮合犀黄丸。

### 5.痰瘀痹阻证

证候：关节肿大、变形，肌肤紫暗、肿胀，按之较硬，肢体僵硬，顽麻或重着，屈伸不利，或有硬结、瘀斑，舌质紫暗或有瘀斑，舌苔白腻，脉弦涩。

治法：化痰行瘀，蠲痹通络。

方药：双合汤加减。痰浊滞留，皮下有结节者，加胆南星、天竺黄；瘀血明显，关节疼痛、肿大、强直、畸形，活动不利，舌质紫暗，脉涩，可加莪术、三七、土鳖虫；痰瘀交结，疼痛不已者，加穿山甲（用代用品）、白花蛇、全蝎、蜈蚣、地龙搜剔络道；有痰瘀化热之象者，加黄柏、牡丹皮。

### 6.肝肾两虚证

证候：痹证日久，肌肉瘦削，腰膝酸软，畏寒肢冷，阳痿，遗精，大便溏薄，小便清长，或骨蒸劳热，心烦口干，形体消瘦，舌质淡红，舌苔薄白或少津，脉沉细弱或细数。

治法：培补肝肾，舒筋止痛。

方药：独活寄生汤加减。肾气虚，腰膝酸软乏力较著，加鹿角霜、续断、狗脊；阳虚，畏寒肢冷，关节疼痛拘急，加附子、干姜、巴戟天或合用阳和汤加减；肝肾阴亏，腰膝疼痛，低热心烦，或午后潮热，加龟甲、熟地黄、女贞子或合用河车大造丸加减。痹久内舍于心，心悸，短气，动则尤甚，面色少华，舌质淡，脉虚数或结代，可用炙甘草汤加减。

## 五、调护

1. 关心患者，耐心对患者进行健康宣教，进行康复训练指导，避免劳累及受风寒湿等使病情加重的因素。

2. 加强自我防护意识，保持精神乐观，劳逸结合。

3. 生活作息有规律，饮食有节，饮食宜高营养、高维生素、清淡可口、易于消化。忌辛辣、肥甘、醇酒等食物，鼓励多饮水。

4. 热痹者中药熏洗时药液宜偏凉，局部禁用温热疗法。风、寒、湿痹局部注意保暖，疼痛剧烈部位可加护套，并遵医嘱配合按摩治疗。轻症痹证应积极配合治疗，中西医防治结合，控制病情恶化，重症痹证应注意休息，长期服用毒副作用小的药物，并早发现变证，对症治疗，为防控疾病做好准备。

5. 定期复诊，配合医生治疗原发病等。

# 第二节 痿 证

## 一、概述

痿证是由邪热伤津，或气阴不足而致经脉失养，以肢体软弱无力，经脉弛缓，甚则肌肉萎缩或瘫痪为主要表现的肢体病证。

痿证形成的原因颇为复杂。如感受温毒、湿热浸淫、饮食毒物所伤、久病房劳、跌仆瘀阻等，引起五脏受损，精津不足，气血亏耗，进而肌肉筋脉失养，发为痿证。

痿证相当于西医学中多发性神经炎、运动神经元疾病、脊髓病变、重症肌无力、周期性麻痹等表现为肢体痿软无力，不能随意运动者。

## 二、临床诊断要领

### （一）四诊要点

#### 1.问诊

（1）诱因　问清与起病相关的内伤或外感因素，可因外感温热毒邪、内伤情志、饮食劳倦、先天不足、房室不节、跌打损伤以及接触神经毒性药物等诱发。因感受温热毒邪或湿热浸淫者，多急性发病，病程发展较快，属实证。热邪最易耗津伤正，故疾病早期就常见虚实错杂。内伤积损，久病不愈，主要为肝肾阴虚和脾胃虚弱，多属虚证，但又常兼夹郁热、湿热、痰浊、瘀血，而虚中有实。问诊时应根据发病特点全面询问。

（2）发病时间与病位　痿证初起，症见发热、咳嗽、咽痛，或在热病之后出现肢体软弱不用者，病位多在肺；凡见四肢痿软，食少便溏，面浮，下肢微肿，纳呆腹胀，病位多在脾胃；凡以下肢痿软无力明显，甚则不能站立，腰膝酸软，头晕耳鸣，遗精阳痿，月经不调，咽干目眩，病位多在肝肾。

（3）伴随症状　①若伴咳呛少痰，咽干不利，心烦口渴，多属肺热叶焦。②若肢体困重，喜凉恶热，舌红，苔黄腻者，多为湿热浸淫。③若见神疲肢倦，肌肉萎缩，少气懒言，纳呆便溏，舌淡，脉细弱者，多为脾胃虚弱。④若腰膝酸软，不可久立，或伴眩晕耳鸣，男子遗精，女子月经不调。舌红，少苔，脉细数，多为肝肾亏损。⑤手足麻木不仁，四肢青筋暴露，舌质暗淡或有瘀点、瘀斑，脉细涩，多为脉络瘀阻。

2. **望诊**　先望全身，观察患者神情状态，呼吸畅通或急促困难，体位是否自主或倦怠乏力，下肢痿软不用，对病情轻重缓急作出初步评估。

（1）望形态　精神不振、倦怠乏力、少气懒言，多为脾肾气虚、气血不足；久痿虚极，肝肾精气虚败，腰膝酸软，腿胫大肉见脱，病情危笃。

（2）望面色　满面红璞多属外感湿热或温热犯肺；两颧潮红多属久病肝肾阴虚；面色㿠白多为肾气虚；面色淡白多属脾胃气血不足；面色黧黑多属脉络痹阻而血行不畅，为气滞血瘀。

（3）望舌　舌质红，苔黄，多属温热之邪犯肺，肺之气阴受损，津液不足以敷布全身，多属肺热津伤；舌苔黄腻多属湿热；舌淡苔薄白，多属气血亏虚，筋脉失荣；舌红少苔，多属虚热，为阴亏内热、肝肾亏虚；舌质暗淡或瘀点、瘀斑，属气滞血瘀，阻滞脉络，筋脉失养，为脉络瘀阻。

3. **闻诊**　痿证患者语声低微，气短乏力，多属脾气虚，为脾胃虚弱，气血不足所致；患者话语断续不连贯，气息喘促，呼吸困难，多属脾肾精气虚损，宗气不足，可见舌体瘫软，为脾肾精气虚损。

4. **切诊**　痿证患者的脉象是辨证的重要客观依据，常见的异常脉象有促脉、结脉、代脉、涩脉等。脉细数多为肺热伤津或久病见肝肾阴虚；脉濡数或滑数多为湿热阻遏肌肤，四肢痿弱不用；脉细弱多为脾胃气虚；脉涩多为脉络瘀阻；久病脏气损伤，肺脾气虚，病情重笃而脉象微弱，为病危之象。

### （二）诊断标准

1. 肢体筋脉弛缓，软弱无力，活动不利，甚则肌肉萎缩，弛纵瘫痪。
2. 可伴有肢体麻木、疼痛，或拘急痉挛。严重者可见排尿障碍、呼吸困难、吞咽无力等。
3. 常有久居湿地、涉水淋雨史。
4. 部分患者发病前有感冒、腹泻病史，有的患者有神经毒性药物接触史或家族遗传史。
5. 可结合西医相关疾病做相应理化检查，如有条件应做 CT、MRI 等。

### （三）辨证要点

1. **辨病位**　痿证初起，症见发热，咳嗽，咽痛，或在热病之后出现肢体软弱不用者，病位多在肺；凡见四肢痿软，食少便溏，面浮，下肢微肿，纳呆腹胀，病位多在脾胃；凡以下肢痿软无力明显，甚则不能站立，腰膝酸软，头晕耳鸣，遗精阳痿，月经不调，咽干目眩，病位多在肝肾。

2. **审虚实**　痿证以虚为本，或本虚标实。因感受温热毒邪或湿热浸淫者，多急性发病，病程发展较快，属实证。热邪最易耗津伤正，故疾病早期就常见虚实错杂。内伤积损，久病不愈，主要为肝肾阴虚和脾胃虚弱，多属虚证，但又常兼夹郁热、湿热、痰浊、瘀血，而虚中有实。跌打损伤，瘀阻脉络或痿证日久，气虚血瘀，也属常见。

## 三、类病鉴别

主要与偏枯、痹证相鉴别。

1. **偏枯**　亦称半身不遂，是中风症状，病见一侧上下肢偏废不用，常伴有语言謇涩、口眼歪斜，久则患肢肌肉枯瘦，其瘫痪是由于中风而致，二者临床不难鉴别。

2. **痹证**　痹证后期，由于肢体关节疼痛，不能运动，肢体长期废用，亦有类似痿证之瘦削枯萎者。但痿证肢体关节一般不痛，痹证均有疼痛，其病因病机、治法也不相同，应予鉴别。

## 四、辨证论治

痿证多因外感温热毒邪、内伤情志、饮食劳倦、先天不足、房室不节、跌打损伤以及接触神经毒性药物等，致使五脏受损，精津不足，气血亏耗，肌肉筋脉失养而发。痿证以热证、虚证为多，虚实夹杂者亦不少见。外感温邪、湿热所致者，病初阴津耗伤不甚，邪热偏重，故属实证；但久延肺胃津伤，肝肾阴血耗损，则由实转虚，或虚实夹杂。内伤致病，脾胃虚弱，肝肾亏损，病久不已，气血阴精亏耗，则以虚证为主，但可夹湿，夹热，夹痰，夹瘀，表现为本虚标实之候。

故临床应辨清因实致虚、因虚致实或虚实错杂。痿证的治疗，虚证以扶正补虚为主。肝肾亏虚者，宜滋养肝肾；脾胃虚弱者，宜益气健脾。实证宜祛邪和络。肺热伤津者，宜清热润燥；湿热浸淫者，宜清热利湿；瘀阻脉络者，宜活血行瘀。虚实兼夹者，又当兼顾之。

### 1. 肺热津伤

证候：发热，或热后突然出现肢体软弱无力，皮肤干燥，心烦口渴，咳呛少痰，咽干不利，小便黄赤，大便干燥，舌质红，苔黄，脉细数。

治法：清热润燥，养阴生津。

方药：清燥救肺汤加减。若身热未退、高热、口渴有汗，可重用生石膏，加金银花、连翘、知母以清气分之热，解毒祛邪；咳嗽痰多，加瓜蒌、桑白皮、川贝母宜肺清热化痰；咳呛少痰，咽喉干燥，加桑白皮、天花粉、芦根以润肺清热。若身热已退，兼见食欲减退、口干咽干较甚，此胃阴亦伤，宜用益胃汤加石斛、薏苡仁、山药、麦芽。

### 2. 湿热浸淫

证候：肢体困重，痿软无力，尤以下肢或两足痿弱为甚，肢体微肿，手足麻木，扪及微热，喜凉恶热，或发热，胸脘痞闷，小便赤涩热痛，舌质红，舌苔黄腻，脉濡数或滑数。

治法：清热利湿，通利经脉。

方药：二妙丸加减。若湿邪偏盛，胸脘痞闷，肢重且肿，加厚朴、茯苓、枳壳、陈皮以理气化湿；夏令季节，加藿香、佩兰芳香化浊，健脾祛湿；热邪偏盛，身热肢重，小便赤涩热痛，加忍冬藤、连翘、蒲公英、赤小豆清热解毒利湿；湿热伤阴，兼见两足焮热、心烦口干、舌质红或中剥、脉细数，可去苍术，重用龟甲，加玄参、山茱萸、生地黄；若病史较久，兼有瘀血阻滞者，肌肉顽痹不仁，关节活动不利或有痛感，舌质紫暗，脉涩，加丹参、鸡血藤、赤芍、当归、桃仁。若湿邪未去而营阴已伤，则宜兼施清养，可择用清燥汤，健脾益气、利湿，或用清暑益气汤，益气清热。

### 3. 脾胃虚弱

证候：肢体软弱无力逐渐加重，肌肉萎缩，神疲肢倦，少气懒言，纳呆便溏，面色㿠白或萎黄，面浮无华，舌淡苔薄白，脉细弱。

治法：补中益气，健脾升清。

方药：参苓白术散加减。脾胃虚者，易兼夹食积不运，当结合运化，导其食滞，酌佐谷麦芽、山楂、神曲；气血虚甚者，重用黄芪、党参、当归，加阿胶；气血不足兼有血瘀，唇舌紫暗，脉兼涩象者，加丹参、川芎、川牛膝；肥人痰多或脾虚湿盛，可用六君子汤加减。口气不足者，可用补中益气汤。

### 4. 肝肾亏损

证候：腰膝酸软，不能久立，甚至步履全废，腿胫大肉渐脱，眩晕耳鸣，舌咽干燥，遗精、遗尿或女子月经失调，舌红少苔，脉细数。

治法：补益肝肾，滋阴清热。

方药：虎潜丸加减。若病久阴损及阳，阴阳两虚，证兼有神疲、怯寒、阳痿早泄，晨尿频而清，妇女月经不调，脉沉细无力，不可过用寒凉以伐生气，去黄柏、知母，加淫羊藿、鹿角霜、紫河车、附子、肉桂，或服用鹿角胶丸、加味四斤丸；若症见面色无华或萎黄，头昏心悸，加黄芪、党参、何首乌、龙眼肉、当归以补气养血；腰膝酸软，加续断、补骨脂、狗脊补肾壮腰；热甚者，可去锁阳、干姜，或服用六味地黄丸加牛骨髓、鹿角胶、枸杞子滋阴补肾，以去虚火。阳虚畏寒，脉沉弱，加右归丸加减。

### 5. 脉络瘀阻

证候：四肢痿弱，青筋显露，肌肉瘦削，活动时隐痛不适，手足麻木不仁，舌萎不能伸缩，舌质暗淡或瘀点、瘀斑，脉细涩。

治法：益气养营，活血行瘀。

方药：圣愈汤合补阳还五汤加减。若手足麻木，舌苔厚腻者，加橘络、木瓜；下肢痿软无力，加杜仲、锁阳、桑寄生；若见肌肤甲错，形体消瘦，手足痿弱，为瘀血久留，可用圣愈汤送服大黄䗪虫丸，补虚活血，以丸图缓。

## 五、调护

1.关心患者，耐心对患者进行健康宣教，进行康复训练指导，避免劳累及避居湿地，防御外邪侵袭等使病情加重的因素。

2.加强自我防护意识，保持精神乐观，劳逸结合。

3.生活作息有规律，适当进行体育锻炼，饮食有节，宜食清淡富有营养的食物，忌油腻辛辣刺激食物。

4.病情危重，卧床不起，吞咽呛咳，呼吸困难者，要常翻身拍背，鼓励患者排痰，以防止痰湿壅肺和发生褥疮。对瘫痪者，应注意患肢保暖，保持肢体功能体位，防止肢体挛缩和关节僵硬，有利于日后功能恢复。由于肌肤麻木，知觉障碍，在日常生活与护理中，应避免冻伤或烫伤。

5.定期复诊，配合医生治疗原发病等。

# 第三节　蝶疮流注

## 一、概述

蝶疮流注是一种面部常发生似蝴蝶形状之红斑，并可伴有关节疼痛、脏腑损伤等全身病变的系统性疾病。

中医学对本病病名有诸多记载，以面部红斑为特征表现命名的有"红蝴蝶疮""蝴蝶斑""红斑蝴蝶""日晒疮"等，以全身特征表现命名的，如《灵枢》的"周痹"，《金匮要略》的"阴阳毒"，《外科启玄》的"瘟毒发斑"等。由于本病既有蝶形红斑的皮肤表现，又有毒邪流注脏腑的特点，《中医临床诊疗术语》将本病命名为"蝶疮流注"，但目前临床上多以"阴阳毒"指代本病，相当于西医的系统性红斑狼疮。

## 二、临床诊断要领

### （一）四诊要点

**1.问诊**

（1）诱因　询问与起病相关的内伤或外感因素，本病的发生与自身体质、饮食情志、外在环境等因素有关。素体禀赋不足，肾精亏损及七情内伤、气血失和是发病的内在基础；感受外界的六淫邪毒是诱发本病的外在条件。

（2）病程　询问起病时间和病程长短，结合患者症状判断轻重缓急，病程短症状重往往病势危急，病程长症状轻往往病情缠绵。

（3）症状　询问患者的主要症状和伴随症状，抓主要矛盾，辨证施治。①伴低热不退或午后、夜间潮热，口干咽燥，五心烦热，盗汗者，多属于阴虚内热，阴不制阳。②伴高热持续，烦躁神昏，咽痛口渴，关节红肿热痛，小便短赤，大便秘结者，多属于热毒炽盛，气血两燔。③伴胸闷憋气明显，咳嗽气喘，咳痰黏稠者，多属于痰瘀闭肺，肺失宣肃。④伴胁肋胀痛或刺痛，胸膈痞满，或皮肤黏膜黄染，胁下癥块者，多属于肝郁毒结，毒蕴肝胆。⑤胸闷气短，心悸怔忡，重者喘促烦躁，肢端水肿者，多属于饮邪凌心，心阳衰败。⑥颜面四肢浮肿，甚则肢肿如泥，畏寒肢冷，腹满纳呆，腰膝酸软，尿少或尿浊者，多属于脾肾阳虚，阴阳俱损。⑦神疲乏力，自汗盗汗，面色苍白，脱发，纳呆者，多属于气血亏虚，阴阳俱虚。⑧头痛眩晕，颜面麻木，表情呆滞，重者突然昏仆，抽搐吐涎，或烦躁狂乱，神昏谵语者，多属于风痰上扰，痰蒙心神。

**2.望诊**　观察患者的神、色、形、态、皮肤、舌象、二便等，对病情轻重缓急进行初步判断，若遇重症危象，及时处理。

（1）望神志　神疲倦怠，少气懒言，多为气血亏虚，或脾肾阳虚；烦躁不安，甚至神昏谵语，多为热毒炽盛，或风痰上扰；精神萎靡，反应迟钝，目无光泽，或呼之不应，多为精亏神衰，疾病危象。

（2）望面色　满面赤红，多属热毒炽盛；面颧潮红，多属阴虚内热；面色淡白少华，多属气血亏虚；面色萎白无华，多属脾肾阳虚；面色晦暗，口唇青紫，多属饮邪凌心。

（3）望皮肤　本病皮损好发于面部，以鼻梁和双颧部多见，色鲜红或紫红，相互融合呈蝶形外观，是本病的典型特征；亦可见面部盘状红斑和手足部位红斑。斑疹呈暗褐色，以本虚为主，多属阴虚内热；斑疹呈鲜红色，以标实为主，多属热毒炽盛。

（4）望形态　观察患者的形体和姿态，如关节疼痛者有屈伸不利的表现，风痰上扰者可有抽搐吐涎的表现，痰瘀闭肺者若瘀血较重，平卧时喘息加重，端坐时喘息减轻。饮邪凌心或脾肾阳虚均可见下肢水肿。

（5）望二便　小便黄赤，大便秘者，多属热毒炽盛；尿浊或尿血，大便溏泻，多属脾肾阳虚。

（6）望舌　舌淡苔薄白，气弱不升，血虚不荣，多属气血亏虚，或有舌体胖嫩，舌边齿痕，多属脾肾阳虚；舌红苔黄多有实热，苔兼燥者有热毒，多属热毒炽盛；舌紫暗或暗红，多属血瘀之证，夹痰浊者舌苔黄腻，夹饮邪者舌苔白腻，兼气滞者舌有瘀斑；舌红少苔或苔薄黄，伤津耗液，虚火上扰，多属阴虚内热。

**3. 闻诊**　本病患者语声低微，少言懒语，多属气血亏虚，或饮邪凌心，或脾肾阳虚；语声高亢、烦躁不安，多属热毒炽盛；咳声连连，喘息气急，多属痰瘀闭肺；言语过激，急躁易怒，多属肝郁毒结；话语断续，言不对题，谵语狂乱，多属风痰上扰。

**4. 切诊**　本病有轻重之分：轻者多见脉细数、细弱；重者，热毒内炽而脉洪数，风痰上扰而脉弦滑，痰瘀闭肺而脉滑数，饮邪凌心而脉细数或结代，肝郁毒结而脉弦细或细涩，脾肾阳虚而脉沉细无力。

### （二）诊断标准

**1. 系统性红蝴蝶疮**　相继或同时出现下述 4 项以上，即可诊断。

（1）蝶形红斑　颧部隆起的或平的固定红斑。鼻唇沟部位无皮损。

（2）盘状红斑　红色隆起斑片，表面附有黏着性、角化性鳞屑及毛囊栓，陈旧损害可见萎缩性瘢痕。

（3）有光敏史或检查发现对光异常反应所致皮疹。

（4）口腔或鼻咽部有溃疡，常无痛感。

（5）可有累及两个或更多的周围关节触痛、肿胀或积液。

（6）有确切胸痛史或体检发现胸膜摩擦音或胸腔积液。或心脏听诊有心包摩擦音，实验室检查有心包积液。

（7）持续性蛋白尿、24 小时尿蛋白大于 0.5g，并可见有尿红细胞、白细胞、颗粒、管型等。

（8）排除药物或代谢紊乱如尿毒症、酮症、电解质紊乱等出现抽搐或精神症状者。

（9）血液检查　溶血性贫血或白细胞少于 $4\times10^9$/L；或淋巴细胞少于 15%（$1.5\times10^9$/L）；或血小板少于 $100\times10^9$/L。

（10）免疫学检查　狼疮细胞阳性或抗 dsDNA 抗体滴度异常或有 SM 抗体或梅毒血清学反应假阳性。

（11）荧光抗核抗体阳性。

**2. 盘状红蝴蝶疮**　皮损好发于面颊、眉弓、耳郭、口唇、手背等曝光部位，呈暗紫红色浸润性斑片，表面覆有菲薄鳞屑，部分可见萎缩。皮肤病理检查有基底细胞液化变性，真皮血管和附件周围灶性淋巴细胞浸润，狼疮带试验阳性确诊。

**3. 亚急性皮肤型红斑狼疮**　皮损多为环状红斑或呈多形性。病理表现同盘状红蝴蝶疮。系统损害轻微，抗核抗体多为阳性。

### （三）辨证要点

**1. 辨病势**　本病证候特点多为本虚标实，本虚为主，则病势缓，病程长，病情缠绵不愈；标实为主，则病势急，病程短，病情预后不佳；若合并脏腑衰败，则预后极差，要及时采用中西医结合治疗。

**2. 辨病性**　本病病机以肾阴虚为本，热毒、瘀血为标，虚、瘀、毒相互交织，贯穿疾病始终，病情往往复杂多变，辨证施治要明确"虚、瘀、毒"三大病理因素，抓主要矛盾，从主症入手随证治之。

## 三、类病鉴别

与肌痹相鉴别：该病因热毒与痰湿郁于肌腠，滞留不去，肌肤失养所致，临床上以对称性近端肌肉乏力、疼痛、麻木，或有肌肉萎缩，伴见眼睑等部位紫红色斑等为主要特征。该病诊断要点为肌痛、肌无力、肌萎缩等。蝶疮流注亦可出现肌肉酸痛，但没有肌无力、肌萎缩等临床表现。

## 四、辨证论治

蝶疮流注是以真阴不足，热毒内盛，流注脏腑，痹阻血脉而发病。病位在血脉，与心、脾、肾密切相关，可累及肺、肝、脑、胃肠、皮肤、肌肉、关节、营血等全身各处。病机以肝肾阴虚为本，热毒、瘀血为标，为本虚标实之证，虚、瘀、毒相互交织，病情往往复杂多变，重者可同时侵犯多个脏腑，危及生命。

本病急性期以热毒血瘀、弥漫三焦、燔灼营血为主，治当凉血解毒、祛瘀消斑，以求热毒得泄，并配合滋阴清热之品，以凉血护阴。本病缓解期以阴虚内热、伤津耗液为主，治当滋阴清热、解毒化痰，以求热退阴复、阴平阳秘，并配合清热透邪之品，以透邪外出。本病辨证施治应先辨病势，辨明轻重缓急，急则治标，缓则治本，再辨病性，从虚、瘀、毒三大主要病理因素着手，兼顾脏腑病位，随证治之。

### 1.肝肾阴虚

证候：低热不退或午后、夜间潮热，面颧潮红，斑疹隐现或紫暗，脱发，口糜，或口干咽燥，五心烦热，腰膝酸软，头晕，耳鸣，眼干，盗汗，消瘦，月经后期、量少或闭经。舌质红，少苔，脉弦细数。

治法：滋补肝肾，养阴清热。

方药：知柏地黄丸加减。热毒盛者，加白花蛇舌草；口糜者，加黄连、莲子心；脱发者，加侧柏叶、何首乌；斑疹瘙痒者，加防风、凌霄花；关节疼痛者，加忍冬藤、秦艽、豨莶草、羌活、独活；五心烦热者，加黄柏、地骨皮；口干、眼干者，加麦冬、石斛；病情进展出现高热不退者，加水牛角、生石膏。

### 2.热毒血瘀

证候：高热持续，斑疹鲜红，两颧蝶状红斑或面部盘形红斑、手足红斑，烦躁不安，甚则谵语神昏，伴口糜口渴，咽痛咳嗽，关节红肿热痛，小便短赤，大便秘结。舌质暗红，苔黄，脉滑数或洪数。

治法：凉血解毒，祛瘀消斑。

方药：犀角地黄汤合清瘟败毒饮加减。大便秘结者加大黄；尿血者加小蓟、白茅根；鼻衄、肌衄者，加侧柏叶、三七粉；咽痛者加牛蒡子、山豆根；高热不退者加紫雪散；谵语神昏者加安宫牛黄丸。

### 3.气血亏虚

证候：神疲乏力，心悸气短，自汗盗汗，头晕，面色苍白，脱发，纳呆。舌质淡红，苔薄白，脉细弱。

治法：益气养血，扶正祛邪。

方药：当归补血汤合增液汤加减。气血亏虚证临床上以正气不足、祛邪不利、耗气伤血为主，进一步发展可导致阴阳俱虚。气虚明显者，加黄精；血虚明显者加阿胶；皮肤紫斑者，加仙鹤草、地榆；脾虚便溏者，加炒白术；自汗者，加浮小麦；盗汗者，加五味子；失眠者，加炒酸枣仁、远志。

### 4.风湿痹阻

证候：肢体关节疼痛、重着，或有肿胀，痛处游走不定，关节屈伸不利，四肢肌肉酸痛或困重，舌质红，苔腻，脉滑或弦。

治法：祛风除湿，通络止痛。

方药：蠲痹汤加减。如风郁明显，关节肿胀与疼痛，肩臂疼痛加海桐皮、姜黄；若湿浊阻络，关节疼痛，乏力，大便稀薄加苍术、徐长卿等。

## 五、调护

1.关注患者的心理状态，耐心进行健康宣教，阐明病情发展与预后情况，帮助患者建立战胜疾病的信心，减轻精神负担，保持乐观情绪。

2.正确指导患者配合治疗和日常保养，加强预防措施，以免诱发疾病或加重病情，避免阳光暴晒和紫外线照射，避免使用可能诱发本病的药物及化妆品，如避孕药、面霜、染发剂等。

3.平时应注意锻炼，比如打太极拳、八段锦等，从小运动量开始，循序渐进，并持之以恒，有助于提高身体免疫力。

4.保持生活作息规律，饮食上加强营养，多食新鲜蔬菜、水果，忌食酒类等辛辣刺激食物，起居上注意避风避寒，做好保暖工作，预防感冒。

5.轻症患者可适当工作，以不觉劳累、不加重症状为度，不可过劳，避免剧烈活动；重症患者应卧床休息，加强预防与护理，及时应对病情变化，做好急救准备。

# 第八章 癌 病

癌病是多种恶性肿瘤的总称，以脏腑组织发生异常增生为其基本特征。临床表现主要为肿块逐渐增大，表面高低不平，质地坚硬，时有疼痛，发热，并常伴纳差、乏力、日渐消瘦等全身症状。

在殷墟甲骨文就有"瘤"的记载。《说文解字》："瘤，肿也，从病，留声。"《圣济总录》说："瘤之为义，留滞不去也。"对瘤的含义作了精辟的解释。而"癌"字首见于宋·东轩居士所著的《卫济宝书》，该书将"癌"作为痈疽五发之一。在中医学著作中，较多地结合各种癌病的临床特点而予以相应的命名，如甲状腺癌类属于"石瘿"，肝癌类属于"肝积"等。也有一些现代癌症在古代未作特殊命名，可根据癌症的临床表现参见相关病证的中医理论与实践。

本章主要介绍肺癌、胃癌、肝癌和胰腺癌。

# 第一节 肺 癌

## 一、概述

肺癌是指起源于支气管黏膜或肺泡细胞的恶性肿瘤，以咳嗽、咯血、发热、胸痛、气急为主要症状。

早期常无明显症状，中期可以出现咳嗽、痰中带血或咯血、胸痛、发热、气急、消瘦等主要临床表现，但这些症状无特异性，易被忽视。随着病情的进展，病变可侵犯邻近器官，也可通过淋巴道及血道转移至远处组织器官，出现相应的临床症状。

肺癌病位在肺，常累及脾、肾，是全身疾病的一个局部表现。其病理因素主要为"痰""瘀""毒"。病理性质总体为全身属虚，局部属实的本虚标实之证。基本治则以扶正祛邪，攻补兼施为关键，重视气阴、脾肾兼顾。

## 二、临床诊断要领

### （一）四诊要点

**1. 问诊**

（1）诱因　问清当前发病相关的内伤或外感因素，可因起居失宜、情志不畅、饮食不节而发，或因外感而诱发。问诊时应根据起病特点全面而有重点地询问，询问症状出现或加重的原因和时间长短。同时，问诊时还需要详细了解患者既往生活习惯，以及相关肺系疾病史，如个人吸烟史、肿瘤家族史等，以助于西医鉴别诊断和中医类证鉴别。

（2）持续时间与病程　肺癌是一种因虚得病，因虚致实的疾病，临床表现往往虚实夹杂。初期正虚不甚，邪气尚浅，常无任何不适，诊断较困难。中期邪气渐强，正气渐衰。晚期则见正虚邪实、阴阳两虚的证候。所以肺癌患者，一旦出现明显的临床症状及典型体征时，病程已达中晚期。

（3）伴随症状　①伴痰中带血，口干，气急，胸痛，或低热，盗汗，心烦，失眠者多，为肺阴暗耗，虚火内生，灼伤肺叶，扰动心神。②伴神疲乏力，痰多，胸闷，或纳少便溏，面色㿠白者，多为肺脾两虚，脾土不运，聚湿生痰，痰浊上扰，肺失宣降。③伴有动则喘促，耳鸣，腰酸膝软，夜间尿频，畏寒肢冷者，多为肺肾两虚，不能互相滋生，属阴阳两虚。④伴有痰血暗红，胸胁胀痛或剧痛，痛有定处，或颈部胸壁青筋显露，或大便干结，唇甲紫暗者，属于气滞血瘀，筋脉阻滞。

**2. 望诊**　先望全身，观察患者的神态是精神充沛或萎靡不振，气息轻松平和或急促困难，体位是否自主或倦怠乏力，对病情轻重缓急作出初步评估。

（1）望神　得神常见于肺癌初期患者，表明脏腑功能未衰，邪气轻浅，正气未伤，预后良好。精神不振、倦怠乏力、少气懒言，常见于中晚期患者，或近期手术、放化疗的患者，多为脾胃亏虚，肺气不足。精神萎靡、反应迟钝、目无光泽，常见于晚期恶病质患者，表明机体精气大伤，脏腑功能严重受损、衰减，预后不良。假神常见于久病重病的恶性肿瘤患者，表明脏腑精气极度衰竭，正气欲脱，阴阳即将离决，往往是临终前的征兆。神乱常见于脑转移瘤继发病病者，多为痰阻生风，神机受累。

（2）望舌　淡红舌，薄白苔，常见于早期患者，邪气轻浅，正气未伤；舌质淡或胖，苔薄白，多属气虚和气阴两虚；舌质红、裂纹，苔少或光，多属气阴耗伤加重，阴虚内热；舌质暗红而干，苔剥，多属阴液将竭，胃气衰败，提示病情危重。

此外，肺癌各种治疗期间，舌象表现也会受到干扰出现各种变化。如化疗期间患者感受药毒，导致脾胃气虚，气血运行受阻，表现舌质淡白，或暗红有瘀斑，苔腻等。放疗和靶向治疗期间，因肺阴损伤，虚热内生，而见舌质红，或有裂纹，苔少等。

**3. 闻诊**

（1）闻咳嗽　咳嗽是肺癌的主要症状，咳嗽声低气怯者属虚，洪亮有力者属实；咳嗽连声重浊者，多为痰浊咳嗽；午后、黄昏咳甚，或夜间偶咳，咳声轻微短促者，多属肺燥阴虚；夜卧咳嗽加剧，持续难已，短气乏力者，多为气虚或阳虚咳嗽。肺癌声音嘶哑，多属于肺失清肃，邪闭清窍，或因阴虚火旺，肺肾精气内伤，清窍不利所致。

（2）闻气息　患者若气急伴有哮鸣音，咳嗽，痰白清稀属寒；气急伴有哮鸣音，痰黄，或发热，属热；气急，兼有胸闷痰鸣，痰多白黏或见泡沫状，属痰盛；若喘促气短，言语无力，咳声低微，自汗怕风，为肺气虚；喘促日久，呼多吸少，动则喘息更甚，气不得续，汗出肢冷，畏寒，为肾气虚。

**4. 切诊**　肺癌临床常见沉、细、弱、濡、浮、数、促等脉象。浮脉主表；濡脉主虚又主湿，肿瘤患者多见此脉象；沉脉主里，牢为沉而弦长实大，坚牢不移，为邪实内结之象；弱脉为沉细无力而软，主阳虚、气血亏虚，常见于肿瘤后期以正虚为主的患者。数脉多为热证，亦见于里虚证；癌毒内蕴，郁而化火或邪毒内侵者可见数脉；晚期患者正气衰败，气血不足者亦可见数脉，但必数而无力。虚脉、细脉、微脉皆主气血亏虚，多见于肿瘤晚期正虚的患者。脉见沉弦多属悬饮内停，亦可见于肝郁气结；代脉主脏气衰微、痛证、跌打损伤等，若见于肿瘤晚期患者，常常是脏气衰败、阴阳离决之先兆。

**（二）诊断标准**

**1. 发病特点**　肺癌发病呈现城市化，中老年人多见，但近年来，发病年龄呈下降趋势，肺癌年轻化、女性化的趋势日益明显。与吸烟呈明显的相关性。本病起病缓慢，病情呈进行性加重，常因早期症状隐匿和缺少特异性而失治误治，延误时机。

**2. 临床表现**　肺癌的临床表现包括肺内和肺外两方面的症状和体征。

（1）肺内症状　咳嗽，通常为肺癌较早出现的症状，患者可有干咳或咳吐少量黏稠白痰，或剧咳，热毒犯肺时可咳吐脓痰；咯血和血痰，多为间断性反复少量血痰，血多于痰，色鲜红，偶见大咯血；胸痛，早期通常表现为不定时的胸闷，压迫感或钝痛，有些患者难以描述疼痛的性质和部位，痛无定处，甚则胸痛剧烈或痛无缓解。有的周围型肺癌患者以胸胁痛、肩背痛、上肢痛等为首发症状；气急，主要表现为活动后气急，肺癌晚期淋巴结转移压迫大支气管或隆突及弥漫性肺泡癌、胸腔积液、心包积液等则气急症状更为明显；发热，多为肿瘤压迫或阻塞支气管后引起肺部感染，也可由于癌肿坏死毒素吸收而引起癌性发热，抗炎治疗效果不明显。

（2）肺外表现　主要是由于肿块压迫、侵犯邻近的组织、器官，远处转移，及副肿瘤综合征，如"类癌综合征"（表现为皮肤潮红、腹泻、浮肿、喘息、心悸阵作等）"库欣综合征""异位生长激素综合征""异位甲状旁腺综合征""异位促性腺激素综合征""肺性关节炎"等。

**3. 影像学检查**　肺部的 X 线、CT 及 MRI 的应用，使肺癌的定位及分期诊断有了很大的提高。

**4. 细胞病理学诊断**　包括痰液、纤维支气管镜刷检物、支气管吸出液及灌洗液、各种穿刺物的细胞学检查，是确诊肺癌的重要方法。经皮肺穿刺术可行细胞学或病理学诊断。

**5. 血清学检查**　目前仍在寻找对肺癌敏感性高、特异性强的生物标志物，如单克隆抗体诊断肺癌及对肺癌患者染色体、癌基因的研究等。部分患者血清癌胚抗原（CEA）呈阳性。

**（三）辨证要点**

肺癌是一种因虚得病，因虚致实的全身属虚，局部属实的疾病。证候特点多为虚实夹杂，虚者指脏腑气血阴阳亏虚，实者多指气滞、瘀血、痰凝、邪毒之类。随着正邪盛衰的变化，各证型之间常发生转变，应分清虚实的主次，虚实夹杂的特点，扶正注重补益肺脾肾，调整气血阴阳平衡，祛邪重在理气化痰，祛瘀解毒。

# 三、类病鉴别

主要与肺痨、肺痈和肺胀相鉴别。

**1. 肺痨** 两者临床表现接近，但肺痨好发于 40 岁以下者，发病前有明确的痨虫接触史，经抗结核治疗有效。肺癌可见气急，在正虚的基础上，气滞、血瘀、痰湿、邪毒互相搏结而成，病情进展迅速，难以治愈。此外，借助现代医学诊断方法，如微生物学、影像学、病理学等有助于明确诊断。

**2. 肺痈** 肺癌发病较缓，热势不高，以呛咳或顽固性持续性干咳为主，咳痰不出或带有少量的痰血。肺痈多急性发病，表现为高热咳痰多而腥臭，影像学检查有助于两者的鉴别。

**3. 肺胀** 肺胀是因肺脾肾虚损，气道滞涩不利，出现以胸中胀满，痰涎壅盛，上气咳喘动则加剧，面色晦暗，唇舌发干，颜面四肢浮肿，病程缠绵，经久难愈为特征的疾病，可由多种慢性肺系疾病发展而成。肺癌发展过程中虽可见喘息气促、咳嗽咳痰、胸部膨满、憋闷如塞、心悸浮肿、唇甲发绀等症状，但不是必见的症状，肺胀可以是肺癌发展到某阶段的一种临床表现，往往病程较短，发展迅速，预后不良。

## 四、辨证论治

肺癌以人体的正气亏虚为内在发病原因，因脏腑气血阴阳不足，或感受外邪，或内伤致病，日久形成气滞、血瘀、痰凝、毒聚等有形实邪，聚于肺脏而发病。病位在肺，与脾、肾密切相关，为本虚标实，虚实夹杂之证。

肺癌正虚以脏腑气血亏虚、阴阳失衡为主，治当补益气血，调理阴阳，以求肺气充沛，脾气健运，肾气充足，促进脏腑功能的恢复。而邪实需要辨明气滞、血瘀、痰凝、毒聚等因素，治当理气化瘀、化痰解毒。临证强调以辨证为基础，谨守病机，结合辨病治疗。辨证施治时应首辨整体邪正盛衰，再辨正虚之脏腑，最后结合邪实的致病特点，权衡扶正与祛邪的利弊，以扶正为主，兼顾祛邪，合理遣方用药。

**1. 肺脾气虚**

证候：咳嗽痰多，胸闷气短，纳少便溏，神疲乏力，面色少华，舌质淡胖有齿印，苔白腻，脉濡缓或濡滑。

治法：益气健脾，肃肺化痰。

方药：六君子汤合二陈汤加减。六君子汤健脾益气化痰，二陈汤理气燥湿化痰，可加用夏枯草、海藻、昆布、生牡蛎等化痰散结，加用石上柏、石见穿、白花蛇舌草等清热解毒。痰多者加百部、紫菀、款冬花、贝母等化痰止咳；痰郁化热，痰多色黄者可选用鱼腥草、黄芩、山海螺、野荞麦根清肺化痰；食少纳呆者可加用鸡内金、谷麦芽、焦山楂等健脾助运。

**2. 阴虚内热**

证候：咳嗽无痰或少痰，或泡沫样痰，或痰中带血，气急，胸痛，低热，口干，盗汗，心烦失眠，舌质红或红绛，少苔或光剥无苔，脉细数。

治法：滋阴润肺，止咳化痰。

方药：沙参麦冬汤加减。可加用金银花、黄芩清肺热，酌情配合石上柏、石见穿、白花蛇舌草等清热解毒。若咯血不止，可选用生地榆、白茅根、仙鹤草、茜草、三七等凉血止血；大便干结加瓜蒌子、火麻仁润肠通便；低热不退加地骨皮、白薇、银柴胡等清虚热。

**3. 气阴两虚**

证候：咳嗽少痰或带血，咳声低弱，神疲乏力气短，自汗或盗汗，口干不多饮，舌质红或淡红，有齿印，苔薄脉细弱。

治法：益气养阴，清热化痰。

方药：四君子汤合沙参麦冬汤加减。可酌情加用清热解毒的石上柏、石见穿、白花蛇舌草等清热解毒，加夏枯草、生牡蛎、干蟾皮等化痰散结。气虚明显者，加用黄芪以益气补肺，偏于阴虚者加用玄参、百合以养肺阴。痰少而黏、咳痰不利者加苦杏仁、贝母、桑白皮等利肺化痰。

**4. 气滞血瘀**

证候：咳嗽不畅或有痰血，胸闷气急，胸胁胀痛或剧痛，痛有定处，颈部及胸壁青筋显露，唇甲紫暗，大便干结，舌质暗红，舌有瘀斑，苔薄黄，脉弦或涩。

治法：理气化瘀，软坚散结。

方药：复元活血汤加减。若反复咯血，带有血块、颜色暗红者加仙鹤草、茜草、藕节祛瘀止血；瘀热伤津者加生地黄、玄参、沙参、天花粉等养阴生津；食少气短、舌暗红有齿印者，加用黄芪、党参、白术以益气健脾。

**5. 痰热阻肺证**

证候：咳嗽不畅，痰中带血，胸胁痛或胸闷气促，烦躁不安，唇燥口干，小便短赤，大便秘结。舌质红或暗红，苔黄腻，脉滑数。

治法：清热化痰，祛湿散结。

方药：清气化痰汤加减。若咯血不止，选用白及、仙鹤草、茜草、三七凉血止血，收敛止血；伤津甚者加生地黄、玄参、沙参、天花粉等养阴生津；大便干结加瓜蒌子、火麻仁润肠通便。

## 五、调护

1. 戒烟，减少烟雾刺激。肺癌的发病与大气污染、吸烟等因素密切相关，因此治理环境污染、保持室内空气新鲜、劝阻吸烟、避免与致癌物质的长期接触在肺癌的预防中显得尤为重要。

2. 关心患者，耐心对患者进行健康宣教，进行心理疏导，避免惊恐刺激及忧思恼怒等使病情加重的因素。自我调护，保持心情舒畅，精神乐观。

3. 生活作息有规律，饮食有节，宜进食营养丰富而易消化吸收的食物，少食辛辣腌制食品，忌烟酒、发物。

4. 手术、放化疗期间机体免疫功能低下，应注意休息，减少与外界的接触，防止感受外邪加重病情。饮食以清淡、易消化的食物为主，但要注意增加营养的摄入，也可选择一些具有提高免疫、抗癌作用的食物进行食补。康复期患者可进行适当的锻炼，以增强体质。

5. 定期复诊，配合医生治疗原发病等。

# 第二节　胃　癌

## 一、概述

胃癌是指起源于胃黏膜上皮细胞的恶性肿瘤，其发病部位包括贲门、胃体、幽门，以进行性胃脘痛、食少、消瘦、便血为常见症状。

胃癌具有早期诊断率低、复发转移率高、预后较差的特点，在发病的不同阶段，证候复杂多变。早期胃癌70%以上无明显症状，易被忽视，随着病情的进展，可以出现与呕吐、胃痞、胃痛、呃逆等多种病证相似的非特异性表现，临床应注意鉴别。进展期胃癌可有上腹痛、餐后加重、纳差、厌食、乏力、体重减轻、黑便等。病情进一步发展可出现腹痛、反胃、噎膈、血证。胃癌晚期发生远处扩散转移，可引起鼓胀、黄疸等危重证候。因此，临床的诊疗思维不能拘泥，应结合当前主要病机，充分发挥同病异治的特点。

## 二、临床诊断要领

### （一）四诊要点

#### 1. 问诊

（1）诱因　问清与当前发病相关的内伤或外感因素，可因起居失宜、情志不畅、饮食不节而发，或因外感而诱发。问诊时应根据起病特点全面而有重点地询问，询问症状出现或加重的原因和时间长短。同时，问诊时还需要详细了解相关消化系统疾病史，以及患者既往生活习惯，如饮食偏好，肿瘤家族史等，以助于西医鉴别诊断和中医类证鉴别。

（2）持续时间与病程　临床表现以胃痛、恶心、呕吐等消化道症状最为常见，一般持续时间较久，反复发生，发病程度往往逐渐加重。可伴有诱因，也可以无规律发作。常规治疗可以一定程度缓解或减轻症状，但不能根治。病程总体表现出以脾胃虚弱为本，痰凝、血瘀、毒结为标的本虚标实之证。

（3）伴随症状　①胀痛为主，伴嗳气陈腐，心烦胸闷者，多为肝郁气滞，木不疏土，胃失和降。②刺痛拒按，痛有定处，伴有不欲食或呕血黑便，肌肤甲错者，多为气血不畅，瘀毒内结。③隐痛时作，伴泛吐痰涎，口淡乏味，腹胀便溏者，多为脾胃受损，中阳不振，湿聚为痰，阻滞中焦。④伴胃脘隐痛，喜温喜按，或朝食暮吐，面色苍白，神疲乏力，肢冷便溏，下肢浮肿者，属于脾肾阳虚，阴寒内生，寒凝气滞，胃失温煦，无力受纳腐熟。

**2. 望诊**　先望全身，观察患者的神态是精神充沛或萎靡不振，形体四肢营养状态是饱满还是消瘦干瘪，皮肤毛发是否明亮润泽，气息是否平稳宁静，是否惊恐焦虑，体位是自主或倦怠乏力，对病情轻重缓急作出初步评估。

（1）望神　初期患者脏腑功能未衰，邪气轻浅，正气未伤，大多精神状态良好。接受手术或放、化疗的患者，患者正气受损，气血生化乏源，多见精神倦怠，乏力肢软。此时若能积极干预，或可向善转归；若邪气长驱直入，正气速溃，则预后不良。胃癌晚期恶病质患者，出现"大骨枯槁，大肉尽脱"，眼神涣散的危重表现，提示机体精气大伤，气液干枯，脏腑阴阳严重耗伤，预后不良。

（2）**望舌**　肿瘤患者体质变化迅速，病机虚实真假错综复杂，在治疗过程中，会出现舌脉不符，或者舌证不一的情况，需要临床医生详审病机，动态观察，综合分析，方可去伪存真，抓住疾病本质。早期肿瘤常见淡红舌，薄白苔，随着病情的变化、邪正力量的消长，舌苔也会出现变化。舌质淡，苔白腻，多为痰湿；舌质淡胖，边有齿印，苔薄白，多见于阳虚；舌质红、裂纹，苔少或光，多属胃阴耗伤，阴虚内热，或胃气衰败，预后不佳；舌质紫暗或有瘀斑，提示瘀血内阻；此外，胃癌化疗期间因药物导致脾胃气虚，气血运行受阻，可表现舌质淡白，或暗红有瘀斑，苔腻等表现。

（3）**望呕吐物**　呕吐胃内容物，量多伴有酸腐味，为肝胃郁热，热聚胸膈或饮食积滞，运化失常。泛吐清水者，为中焦虚寒；呕吐痰浊涎沫者，多为痰饮中阻；呕吐黏沫量少者，多为胃阴不足。

**3. 闻诊**　胃癌患者常伴有呕吐、呃逆之症，起病急、病程短，呕声高亢，呕吐量多，或呃逆连续发作者，多属实证；起病缓慢，病程较长，呕声低弱，干呕无力，或呃声低长，时作时止，多属虚证。

**4. 切诊**　胃癌临床常见细、弱、濡、弦、滑、涩等脉象。正气亏虚，气血不足，常见细脉、弱脉；濡脉主虚、主湿；脉弦多属痰饮内停，亦可见于肝郁气结；滑脉属痰湿内结，细涩脉多见于气滞血瘀之证。

### （二）诊断标准

胃癌的诊断多依据临床表现、影像学检查、内镜及组织病理学等进行综合判断，其中组织病理学检查结果是诊断胃癌的金标准。

（1）**临床症状**　胃癌缺少特异性临床症状，早期胃癌常无症状。常见的临床症状有上腹部不适或疼痛、食欲减退、消瘦、乏力、恶心、呕吐、呕血或黑便、腹泻、便秘、发热等。

（2）**体征**　早期或部分局部进展期胃癌常无明显体征。晚期胃癌患者可扪及上腹部包块，发生远处转移时，根据转移部位，可出现相应的体征。出现上消化道穿孔、出血或消化道梗阻等情况时，可出现相应体征。

（3）**辅助检查**

① 内镜检查：a.胃镜检查：确诊胃癌的必须检查手段，可确定肿瘤位置，获得组织标本以行病理检查。必要时可酌情选用色素内镜或放大内镜。b.超声胃镜检查：有助于评价胃癌浸润深度、判断胃周淋巴结转移状况，用于胃癌的术前分期。c.腹腔镜检查：对怀疑腹膜转移或腹腔内播散者，可考虑腹腔镜检查。

② 病理学诊断：组织病理学诊断是胃癌的确诊和治疗依据。

③ 实验室检查：血常规、血液生化、血清肿瘤标志物等检查，以及尿液、粪便常规，粪隐血试验。

④ 影像检查：计算机断层扫描（CT）；磁共振（MRI）检查；上消化道造影；胸部X线检查；超声检查；PET/CT；骨扫描。

（4）**原发病灶及部位的诊断**　①根治术后病例：根据术后病理，明确诊断为胃癌。②非根治术后及晚期病例：未手术患者根据胃镜加活检病理，姑息术/改道术/探查术后患者根据术后病理，明确为胃癌。③对于胃镜见符合胃癌的恶性表现但未取到病理者，可以诊断为"胃恶性肿瘤"，并应继续取病理以明确诊断。

（5）**复发或转移病灶的诊断**　胃镜/超声内镜（EUS）以及活检病理学检查可以明确复发。以影像学检查，包括MSCT、MRI、胃镜/超声内镜（EUS）、B超、消化道造影等，必要时行PET/CT；浅表淋巴结活检可以诊断肿瘤转移。

（6）**腹膜/网膜/肠系膜转移的诊断**　除了Krukenberg瘤、左锁骨上转移、肝转移等常见的转移部位，腹膜/网膜/肠系膜亦是胃癌常见的转移。对于粟粒样或＜1cm的腹膜/网膜/肠系膜转移灶，CT及MRI等影像学手段常无法及时发现，但患者多可出现腹水、肠梗阻等肿瘤相关症状，该部分患者的诊断目前尚无统一标准，推荐病理学检查结合PET/CT等以助于明确诊断，包括：腹腔积液找脱落细胞、PET/CT、腹腔镜探查、手术探查、转移病灶的病理诊断。

### （三）辨证要点

**1. 辨虚实**　胃癌病机复杂，兼杂症状多，证候特点多表现为虚实夹杂，其虚者不离脾、胃、肾等脏腑的气血阴阳亏虚，实者多指痰饮、瘀血、气滞、火邪之类。辨证时，应抓主证，分清虚实缓急，以指导治疗用药原则。随诊辨证时应注意患者整体阴阳平衡状态，邪正兼顾，以平为期。避免一味地攻邪伤正，或单纯运用大量补益药而滞塞邪气。

**2. 辨舌象**　观舌质可晓正之阴阳盛衰，察舌苔可知邪之寒热深浅，再辨其润燥，可晓津液之盈亏。舌苔净，质偏红必养阴清热；舌质淡胖，有齿印必健脾益气。临床辨证有时有症从舌，有时重脉象而轻舌苔，关键在于牢牢把握病机变化，使辨证更为精准。此外，恶性肿瘤病势缠绵，病情危重，常常变生他证，从舌质、舌苔、脉象的细微变化了解证型的转变，要及时改变治则治法，调整方药，使机体达到新的平衡，从而取得理想的疗效。

## 三、类病鉴别

主要与胃痛、胃痞和呕吐相鉴别。

**1. 胃痛** 胃痛是指上腹部近胃脘处发生的以疼痛为主的病证，可伴有嗳气、泛酸等症状，病程长短、疼痛性质与强度，随引起疼痛的疾病性质而不同，其发生往往具有一定诱因，或与季节有关，预后大多良好。胃癌常以胃脘疼痛为首发或主要症状，疼痛无规律，药物不易缓解，伴消瘦、面色萎黄、腹部肿块，甚至锁骨上窝淋巴结肿大等，预后较差。胃镜、胃肠钡餐等检查可以鉴别。

**2. 胃痞** 胃痞是指胃脘部胀满痞闷不舒，但无胀急之形，触之无形，按之不痛的一种临床表现。胃癌临床症状复杂，病机变化多端，在病情发展的某一阶段可出现胃痞的表现，同时也可见胃痛、饱胀不舒、泛酸、嗳气、消瘦等症状，部分患者存在上腹部轻微压痛。其预后较胃痞凶险，应借助内镜、医学影像学等加以鉴别。

**3. 呕吐** 呕吐是由于胃气失于和降，气机上逆引起，迫使胃中食物、痰涎、水液等从口而出的一种症状。感受外邪、饮食不节、情志不畅，以及脾胃亏虚可导致本症的发生。其病程长短取决于引起呕吐的疾病性质，以及患者正气的强弱。而胃癌以胃脘胀痛，纳少形瘦为主要表现，发病与正气不足、气滞、痰凝、血瘀、热毒有关，呕吐是于胃癌发展过程中的一种临床表现，预后欠佳，胃镜及胃肠摄片有助于诊断及两者的鉴别。

## 四、辨证论治

胃癌的发生，主要是由于正气不足，脾胃虚弱而致的局部邪实，是一种本虚标实的疾病，病位在胃，涉及脾、肝、肾等脏，其中脾虚贯穿于胃癌发生、发展、变化的整个过程中。

治疗上应遵守扶正为本，辅以祛邪的原则，正确处理好扶正与祛邪、扶正和通降的关系，在扶助正气的同时注意补而不滞、滋而不腻，不影响胃的通降，亦不可耗伤胃阴。选方用药做到健脾运而不燥，滋胃阴而不湿，润燥而不犯寒凉，养血而不偏滋腻。

**1. 脾气虚**

证候：脘腹胀满，食后尤甚，不思饮食，大便溏薄，肢体倦怠，少气懒言，面色萎黄，形体消瘦，或肢体浮肿，舌淡苔白，脉缓弱。

治法：健脾益气。

方药：四君子汤加减。兼有痰湿内阻，加半夏、南星等；腹胀明显，加枳实、厚朴、大腹皮等；大便溏泄，加赤石脂、补骨脂、诃子等。

**2. 胃阴虚**

证候：胃脘灼热，嘈杂疼痛，饥不欲食，口干咽燥，大便干燥，形体消瘦，舌红少苔乏津，脉细数。

治法：养阴生津。

方药：益胃汤加减。胃脘灼热疼痛明显者，加煅瓦楞子、黄连、吴茱萸等；口干少津加石斛、知母等。

**3. 血虚**

证候：面色淡白，口唇、眼睑、爪甲色淡，心悸多梦，头晕眼花、健忘，女子月经量少，色淡或闭经，舌质淡，脉细无力。

治法：补血益气。

方药：四物汤加减。纳呆者加山楂、神曲、砂仁等；心悸失眠者加淮小麦、柏子仁、珍珠母等；自汗盗汗者加糯稻根、浮小麦等。

**4. 脾肾阳虚**

证候：胃脘隐痛，喜温喜按，或朝食暮吐，面色苍白，神疲乏力，肢冷便溏，久泄久痢，腰腹冷痛，下肢浮肿，舌淡胖，苔白滑，脉沉迟无力。

治法：温补脾肾。

方药：附子理中汤合右归丸加减。兼大便溏薄，加补骨脂、赤石脂、禹余粮等；面色苍白、头晕目眩，加黄芪、当归等；下肢水肿，加车前子、泽泻等；呕吐明显，加半夏、竹茹等。

**5. 热毒**

证候：以胃脘灼痛、消谷善饥等与实火症状共见，舌红苔黄，脉滑数。

治法：清热解毒。

方药：清胃散合泻心汤加减。大便秘结加生大黄、芒硝、厚朴、火麻仁等；呕血便血加仙鹤草、血余炭、白及等。

### 6. 痰湿

证候：以脾胃纳运功能障碍及痰湿内盛症状共见，胃脘胀痛，泛吐痰涎，口淡无味，腹胀，大便溏薄，舌质淡红，脉弦滑或濡滑，苔白腻。

治法：化痰利湿。

方药：二陈汤加减。兼胃脘胀痛，加枳实、延胡索；口黏，舌苔白腻，加藿香、佩兰、碧玉散等。

### 7. 血瘀

证候：胃脘刺痛拒按，痛有定处，可触及质硬肿物，脘胀不欲食或呕血黑便，肌肤甲错，舌质紫暗，或见瘀斑瘀点，脉多细涩，或结、代、无脉。

治法：活血化瘀。

方药：膈下逐瘀汤加减。以肿块为主者，加三棱、莪术、鳖甲、夏枯草、生牡蛎等；出血者，加仙鹤草、生地榆、三七粉等。

### 8. 肝胃不和

证候：胃脘胀满不适或脘胁疼痛，嗳气陈腐，呕吐，心烦胸闷，纳谷不馨，脉弦细，苔薄白，舌质淡红。

治法：疏肝和胃，降逆止痛。

方药：柴胡疏肝散加减。嗳气呕吐加旋覆花、赭石；兼呃逆，加刀豆壳；疼痛者加川楝子、延胡索、木香、佛手。

## 五、调护

1. 纠正不良的饮食习惯。胃癌的发病与饮食习惯等因素密切相关，少吃烫食，不过快进食，少食或不食盐腌食物，不食霉变食物，少食烟熏、油炸和烘烤食物，减少致癌物的摄入。多吃水果蔬菜平衡营养，改变不良嗜好，如戒烟、戒酒、不熬夜等，三餐定时，饮食适量，生活规律。

2. 积极治疗慢性胃部疾病，如萎缩性胃炎、幽门螺杆菌感染、肠上皮化生等。对于胃溃疡、胃息肉、贫血也要积极进行治疗，降低癌变的风险，定期进行消化道钡餐、胃镜检查。

3. 鼓励患者对疾病树立起信心，不要乱投医乱服药，解除精神上的抑郁，过多的忌口会造成精神上的负担。避免过度的疲劳和烦恼，保持心情舒畅。

4. 术后胃肠蠕动功能受损者，除口服中药治疗外，还可配合针刺，按摩足三里、内关等穴位，调节胃肠功能，帮助脾胃消化。

5. 康复期患者可进行适当的锻炼，以增强体质，如太极拳、八段锦等。

6. 定期复诊，配合医生治疗原发病等。

# 第三节　肝　癌

## 一、概述

肝癌是指原发于肝细胞或肝内胆管上皮细胞的恶性肿瘤，又称原发性肝癌，是最常见的恶性肿瘤之一。本病早期症情隐匿，表现为一般的消化道症状，如上腹部不适、腹胀、纳呆、乏力，时有腹痛、胁痛等；晚期则以腹部肿块、持续性疼痛、腹胀、纳差、黄疸、腹水、消瘦等为主要表现；如患者出现肿瘤破裂出血、消化道出血、肝昏迷等并发症，多危及生命。

肝癌可归属于中医学的"积聚""癥瘕""黄疸""鼓胀""胁痛"等范畴。古医书又有"肥气""痞气""积气"之称。

## 二、临床诊断要领

### （一）四诊要点

#### 1. 问诊

（1）诱因　本病多由邪毒内侵、饮食劳倦或七情内伤所致，问诊时应注意询问有无过度饮酒史、长期食用被黄曲霉素污染的食物史、肝炎病史及肝癌家族史。因感受病毒之邪或肝病日久者，多属虚证；情志不畅或饮食不节所致多为实证。

（2）伴随症状　①伴胁肋胀痛，胸闷不舒，纳呆食少，或有腹泻，多属肝气郁滞乘脾。②伴脘腹胀满，多为肝失疏泄，气机不畅。③伴口干口苦，或潮热，或壮热，多属肝胆湿热内蕴。④伴五心烦热，心悸少寐，头晕，小便短少，多属肝肾亏虚，气阴不足。⑤伴神昏、呕血、便血、鼓胀、黄疸等危重症状，多属于肝癌晚期患者。

**2. 望诊**　先望全身，观察患者是否有形体消瘦，面容枯槁，腹胀大等，以初步判断正邪之气的强弱态势，对预后有所帮助。

（1）望神志　肝癌患者常可见神情倦怠，多为肝郁脾虚；亦可见情绪激动，烦躁易怒者，多为肝郁气滞，郁而化火；晚期患者可见精神萎靡，面色青紫或黧黑，目无光泽，多为脏腑气血亏虚，邪毒深重；若出现性格改变、神志不清、双目呆视则多见于终末期合并肝性脑病患者，为阴阳离决之危候。

（2）望皮肤　可见基础肝病的皮肤改变，如黄疸、红丝赤缕（蜘蛛痣）、朱砂掌（肝掌）等。症见面色萎黄，多属肝郁脾虚；黄疸身目俱黄者，多属湿热内蕴；红丝赤缕以面部、颈部、上胸部多见；朱砂掌为局限于掌面大小鱼际肌、指间和手指基部的鲜红色改变。

（3）望舌　因舌体两侧主肝胆，应重点望诊，若见舌两边呈青紫条纹或不规则形状之斑片黑点，界限分明，称为"肝瘿线"。肝郁失疏者，易化生瘀血，故可见舌下络脉多粗胀，其色青紫或青黑。舌淡红、苔白微腻，多属肝郁脾虚；舌质紫暗有瘀斑、瘀点或瘀条等，多属气滞血瘀；舌紫暗，苔黄腻，多属湿热内蕴；舌质暗淡或有瘀斑，苔白腻滑，多属湿瘀互结；舌红少苔，多属肝肾阴亏。

**3. 闻诊**　肝癌患者少气懒言，语声低微，多属气血亏虚；善太息，多属肝气不舒；语声高亢有力，或烦躁多言者，多属肝郁化火，扰乱心神；若闻及烂苹果或蒜味，即"肝臭"者，多见于终末期合并肝性脑病患者。

**4. 切诊**

（1）脉诊　弦脉为肝癌患者最常见的异常脉象，多属肝郁气滞，肝血不足。湿热则兼滑，阴虚则细数，气滞血瘀则脉涩，其余可见涩脉、滑脉、细脉等，病情危重时可见脉微欲绝之象。

（2）按诊　按诊腹部非常重要，但注意动作应轻柔。可在两胁下按及肿大肝脏，或痞块，痛处固定拒按，多属气滞血瘀；若见腹大如鼓，皮色苍黄，按之如囊裹水，腹壁青筋暴露，多属肝脾肾功能失调，水湿内停腹中，亦可按及下肢水肿。

**（二）诊断标准**

**1. 病理诊断**　肝内或肝外病理学检查证实为原发性肝癌者。

**2. 临床诊断**　① AFP≥400μg/L，能排除妊娠、活动性肝病、生殖腺胚胎源性肿瘤及转移性肝癌等，并能触及肿大、坚硬及有结节状的肝脏或影像学检查有肝癌特征的占位性病变者。② AFP＜400μg/L，能排除妊娠、活动性肝病、生殖腺胚胎源性肿瘤及转移性肝癌等，并有两种影像学检查有肝癌特征性占位病变；或有两种肝癌标志物（AFP异质体、异常凝血酶原、γ-GT同工酶Ⅱ、α-L-岩藻糖苷酶及CA19-9等）阳性及一种影像学检查具有肝癌特征性占位性病变者。③有肝癌的临床表现，并有肯定的肝外远处转移病灶（包括肉眼可见的血性腹水或在其中发现癌细胞），并能排除转移性肝癌者。

**（三）辨证要点**

**1. 辨病程**　肝癌病程进展迅速，变化较大，初期以邪实为主，气血痰热瘀毒互结于肝，中后期多以正虚为主，脏腑气血亏虚，晚期则易合并危重症状。

**2. 辨虚实**　肝癌多属本虚标实，辨证时注意标本的主次之分。脏腑气血亏虚，是肝癌形成的本，表现为乏力、倦怠、懒言、日渐消瘦、面色萎黄等症；气血痰热瘀毒互结于肝，症见胁下痞块坚硬拒按，甚至脘腹胀满、腹大如鼓、水肿等是标，是实证的表现。

## 三、类病鉴别

主要与黄疸、胁痛、鼓胀相鉴别。

**1. 黄疸**　黄疸以目黄、身黄、小便黄为主症，主要病机为湿浊阻滞，胆液不循常道外溢而发黄。而肝癌以右胁疼痛、肝脏进行性肿大、腹胀、乏力、形体消瘦为特征，中晚期可伴有黄疸，但此时黄疸仅视为一个症状而不是独立的病种。

**2. 胁痛**　胁痛以一侧或两侧胁肋部疼痛为主要表现，其病机关键或在气，或在血，或气血同病。肝癌虽亦有胁痛，但只是一个症状，且以右胁为主，常伴有坚硬、增大之肿块，纳差乏力，形体明显消瘦，病情危重。

　　**3. 鼓胀**　肝癌失治或晚期伴有腹水者可见腹胀大、皮色苍黄、脉络暴露的症状，属于鼓胀的一种特殊类型，其往往预示着病情危重，预后不良。

## 四、辨证论治

　　肝癌病位在肝，与脾、胃、肾密切相关。其病性常虚实夹杂，虚以脾气虚、肝肾阴虚及脾肾阳虚为主；实以气滞血瘀、湿热瘀毒为患。本病早期临床表现不明显，一旦发病，病情复杂，发展迅速，病机转化急剧，预后较差。初起病机多以气郁脾虚湿阻为主，进一步可致湿热毒瘀互结，耗伤阴血，终致正衰邪实，病情恶化，甚则阴阳离决。毒、虚、瘀、热是肝癌的基本病变，邪毒化火，瘀毒互结，脾肾亏虚，进一步表现为肝肾阴虚和脾肾阳虚，贯穿肝癌发病全过程。

　　肝癌的辨证治疗应以标本兼治、扶正祛邪为原则。初起邪盛以治标为主，常用活血化瘀、消积散结、逐水破气等祛邪的方法，适当辅以健脾理气、益气养阴等法，以免祛邪伤正；随疾病的进展，正气渐伤，宜攻补兼施、扶正祛邪，可选用健脾益气、养血柔肝、滋补阴液、活血化瘀、理气破气、逐水消肿等法；到了晚期，正衰不耐攻伐，则宜扶正为主，必要时佐以祛邪之法，常用健脾益气、滋养肝肾、清热利湿、醒神开窍等法。

　　**1. 肝郁脾虚**
　　证候：胁肋胀痛，胸闷不舒，善太息，纳呆食少，或有腹泻，或胁下痞块，舌淡红、苔白微腻，脉弦。
　　治法：疏肝解郁，健脾理气。
　　方药：柴胡疏肝散加减。脾虚体弱、倦怠等，加薏苡仁、白术、黄芪、茯苓等健脾益气；气滞重，胁肋胀痛明显者，加郁金、醋炒延胡索以行气活血止痛；纳呆食少重者加炒谷麦芽、焦山楂以健脾开胃。

　　**2. 肝热血瘀**
　　证候：右胁下或脘部痞块巨大，痛处固定拒按，痛引肩背，入夜尤甚，或胸胁炽痛不适，烦热，口干唇燥，大便干结，小便黄或短赤，舌质紫暗有瘀斑瘀点或瘀条等，脉弦数或弦滑有力。
　　治法：清肝凉血，解毒祛瘀。
　　方药：龙胆泻肝汤合下瘀血汤加减。瘀血明显，酌加三棱、重楼以增化瘀抑瘤之力；中气不足，脾虚泄泻者加用党参、白术、黄芪等扶助正气。

　　**3. 肝胆湿热**
　　证候：身目泛黄，或潮热，或壮热，口干口苦，心烦易怒，胸腹满闷，右胁疼痛，溲黄便干，舌紫暗，苔黄腻，脉滑数或弦滑。
　　治法：清热利湿，消痞抑瘤。
　　方药：茵陈蒿汤合龙胆泻肝汤加减。此二方久用易伤肝胃之阴，欲长期服用可将茵陈蒿、栀子、大黄各减半量，再酌加生鳖甲、生龟甲以养肝阴消痞块；胁肋刺痛重者，酌加厚朴、延胡索以行气止痛消痞。

　　**4. 脾虚湿困**
　　证候：腹胀，大便稀溏，脘痞食少，神疲乏力，肢体倦怠，肢重足肿，尿少，口黏不欲饮。舌苔薄白腻，脉细弦或滑或濡。
　　治法：健脾益气，利湿解毒。
　　方药：四君子汤合五皮饮加减。若湿热内蕴者，加马齿苋、败酱草；若腹痛里急后重明显者，加木香、槟榔。

　　**5. 肝肾阴亏**
　　证候：胁肋疼痛，五心烦热，心悸少寐，头晕，食少，腹大如鼓，青筋暴露，甚则呕血、黑便等，舌红少苔，脉细而数。
　　治法：养阴散结，凉血解毒。
　　方药：一贯煎加减。大便秘结不通，加火麻仁、郁李仁以润肠通便；午后潮热，盗汗加银柴胡、牡蛎以清虚热敛汗；呕血、黑便加侧柏叶、白茅根、三七以活血止血；腹胀满疼痛加郁金、五灵脂以行气活血止痛。

## 五、调护

　　1. 注意心理调护，帮助患者消除恐惧心理，坚定治病信心，对有悲观、绝望、烦躁、焦虑等不良情绪的患者，根据具体情况进行心理治疗，帮助他们树立正确的存活价值观念。
　　2. 肝癌患者饮食应以高蛋白、高维生素、高热量为主，但肝功能障碍、肝功能失代偿的患者应遵医嘱，限制水、盐及蛋白等的摄取。

3. 戒除烟酒，不食油炸、辛辣刺激性食物。

4. 晚期肝癌会有腹水、黄疸、消化道出血、剧烈疼痛等并发症出现，应在药物治疗的基础上配合心理治疗。这时期患者的求生欲望多增强，非常需要家属及医护人员多在他们身边，因而更要强调调理的重要性。同时需做好生命体征的监控。

# 第四节　胰腺癌

## 一、概述

胰腺癌是常见的消化系统恶性肿瘤之一，病变位于胰腺本身，以上腹部隐痛不适为主要症状，疼痛可放射至腰背部，痛甚者夜间不能入睡，前屈体位可使疼痛有所缓解，或伴有黄疸、食欲下降及体重减轻等症。上述症状常呈进行性加重，晚期胰腺癌患者可出现上腹部肿块、腹水、肝转移，伴发糖尿病等。

中医古籍中无"胰腺癌"一词的记载，类似胰腺癌的临床表现散见于"癥瘕""积聚""黄疸""伏梁""腹痛""结胸""脾积"等篇章中，并认为与脾脏、肝脏关系密切。总结历代医家的论述，多认为胰腺癌发病系由内、外因所致湿、热、毒邪互结，久之积而成癌。内因包括七情失调、肝气郁结、饮食失节、脾失运化等，外因为外邪中的湿、热、毒邪直接侵入人体。故治疗上强调理气、通下、清热、消导、化痰、散结。同时中医强调"衰其大半而止""养正积自除"的治疗原则，因此，治疗癌病不应以完全消除瘤体为目的，应当适可而止。注意扶脾化结的同时，不宜专事攻下，须扶正祛邪，调动机体自身的正气抵御病邪的侵袭才是治疗癌病的关键。

## 二、临床诊断要领

### （一）四诊要点

#### 1.问诊

（1）问病史　胰腺癌起病隐匿，发病机制尚未完全清楚，可能与不良生活习惯如长期吸烟、酗酒，糖尿病、慢性胰腺炎、环境污染、遗传因素、基因异常等因素密切相关。问病史时需注意询问患者既往是否有糖尿病史，或长期吸烟、酗酒等个人史等。

（2）问症状　腹痛、消瘦、食欲下降是胰腺癌最常见的症状，多以持续、进行性加剧的中上腹或持续腰背部剧痛为主，可伴有阵发性绞痛；90%的患者有明显的体重减轻，癌症晚期常呈恶病质状态。

（3）问伴随症状　可有助于诊断癌变部位及癌症分期，具体如下。①伴黄疸者，癌变多位于胰头，肿瘤直接压迫、侵犯肝外胆管，或发生胆管转移所致；中医多为湿热壅滞，肝胆疏泄失常，胆汁外溢肌肤，致面目身黄。②伴持续性呕吐或呕吐物含有胆汁者，多因癌肿侵犯或压迫十二指肠下段；中医为脾失健运，湿浊内生，脾胃升降失常致呕吐。③伴恶心、腹胀、胃纳减退、便溏等非特异性消化道症状者，多因肝木不疏，脾胃升降失常，饮食不得下行，气逆上冲所致。

#### 2.望诊　胰腺癌患者多呈恶病质状态，如《素问·玉机真藏论》言："大骨枯槁，大肉陷下，胸中气满，喘息不便，其气动形，期六月死。"可见消瘦憔悴、倦怠乏力等。

### （二）诊断标准

1.本病的早期诊断困难，出现以下临床表现者应重视：持续性上腹不适，进餐后加重伴食欲下降；不能解释的进行性消瘦；不能解释的糖尿病或糖尿病突然加重；多发性深静脉血栓或游走性静脉炎。

2.有胰腺癌家族史，既往大量吸烟、有慢性胰腺炎者；应密切随访检查。

3.影像学检查提示有胰腺癌风险者，如B超检查、CT扫描等是诊断胰腺癌的首选方法，联合血清肿瘤标志物检查能提高对胰腺癌诊断的敏感性和特异性。确诊及明确病理类型需活体组织病理学和细胞学检查。

### （三）辨证要点

1.辨病邪性质　分清湿、热、毒邪的偏重，以及病邪的兼夹。

2.辨标本虚实　分清虚实标本的主次，正确处理扶正与祛邪的关系。

3.辨病程阶段　明确患者处于早、中、晚期的不同，以选择适当的治法和估计预后。

## 三、类病鉴别

胰腺癌以上腹痛、食欲下降或黄疸等为主要症状，中医方面可与胃脘痛、萎黄相鉴别。

**1. 胃脘痛** 胰腺癌之腹痛可与胃脘痛相鉴别。胃脘痛病位在胃，与肝、脾有关，以胃脘疼痛为主，与进食有关，常伴有脘腹痞闷胀满、嘈杂吞酸等症；而胰腺癌病位在胰腺，涉及肝、脾，以右上腹疼痛为主，疼痛持续时间长，并呈渐进性加重趋势，腹部或可扪及肿块，伴乏力纳差、消瘦等症。

**2. 萎黄** 胰腺癌之黄疸可与萎黄相鉴别。胰腺癌黄疸的病机为湿热毒邪瘀积，肝胆疏泄失常，胆汁外溢；其主症为身黄、目黄、小便黄，伴腹痛、消瘦等症。而萎黄多因脾胃虚弱，气血不足，肌肤失养；其主症为肌肤萎黄不泽，目睛及小便不黄，无腹痛，但可伴有头昏倦怠、心悸少寐、纳少便溏等症状。

## 四、辨证论治

胰腺癌病位在胰腺，涉及肝脾两脏，久则湿热毒邪瘀结、气血阴阳俱虚。历代医家对癥瘕、积聚、黄疸等与胰腺癌相关病证的病因病机论述非常丰富，归纳起来可以从内、外两个方面来看：内因包括七情失调，肝气郁结，气机不畅，"气有余便是火"；以及寒温不调，饮食失节，恣食肥腻、醇酒厚味等，损伤脾胃，脾虚生湿，湿郁化热，热毒内蓄。外因为外邪中的湿、热、毒邪直接侵入人体。内、外因所致湿、热、毒邪互结，久之积而成癌。而胰腺癌发病的关键环节，便是"湿、热、毒"邪的形成。

胰腺癌的常见症状多由湿热内盛引起，或为湿热毒聚所致。《金匮要略·黄疸病》指出："黄家所得，从湿得之。"指出湿邪是黄疸发病过程中的重要因素。《圣济总录·黄传门》认为："风湿所搏，热气郁蒸，所以发生为黄疸。"由于气化不利，湿阻中焦，湿热交蒸，导致肝胆疏泄功能失司，胆液不循常道，渗入血液，溢于肌肤，而发生黄疸。《金匮要略·虚劳病》描述患者因内有干血，日久而成。"五劳虚极羸瘦，腹满不能饮食……肌肤甲错，两目黯黑"等虚劳病的表现，类似胰腺癌晚期症状的描述。隋·巢元方《诸病源候论》曰："积聚……致脏腑元气虚弱，而饮食不消……若积引岁月，人即柴瘦，腹转大，遂致死。"

胃肠道症状乃是湿热困郁后造成的一系列继发表现。脾胃乃人体"后天之本"，为水谷运化、阴阳升降之枢纽。由于湿邪易致脾虚，热邪可导致胃热，脾失健运，胃失和降，而出现运化失常的病证。脾虚不运，故纳差食少，湿浊趋下则大便溏泄，升降失常，气机失调则脘痞腹胀，浊气上逆故恶心呕吐。腹水的产生亦与本病有关。《医门法律》记载："凡有癥瘕、积块、痞块，即是胀病之根，日积月累，腹大如箕，腹大如瓮，是名单腹胀。"《张氏医通》认为："此得之湿热伤脾，胃虽受谷，脾不运输，故成痞胀。"

胰腺癌的起病和发展特点与湿、热、毒邪的致病特点相符。热为火之渐，火为热之甚，火热为患，多表现为亢盛炎上的性质，以发病急、变化快为特点。毒性猛烈，"夫毒者，皆五行标盛暴烈之气所为也"。内生热毒之邪，虽无外感疫毒之传染性，然其致病亦多具有发病急、症危重、变证多的特点，符合我们临床所见之胰腺癌的进展迅速、发病后生存期短的特征。湿性潮湿、黏滞、重浊、胶着，湿邪蕴热，黏滞难化，可如薛生白所言："热得湿而愈炽，湿得热而愈横。"进一步造成病情危重，错综复杂的局面。而热毒耗气伤阴，瘀血凝痰，损伤脏腑，久滞入络，形成邪留不去，正气内耗，顽固不化的局面，导致病情迁延日久，缠绵难愈。胰腺癌患者病情反复多变，手术切除后易复发，转移率高，晚期患者病情表现复杂多变，并发症多，无不是湿、热、毒邪致病的特性所决定的。

《素问·通评虚实论》言："邪气盛则实，精气夺则虚。"胰腺癌虽然有湿、热、毒邪为患，但正邪双方的激烈斗争，往往会表现出实中夹虚、虚中夹实的局面，特别是在晚期患者中尤其多见。所谓"虚"，主要表现为湿热化燥，邪入营血，津液未复的证候。如发热、短气乏力、口渴多汗、唇齿干燥的气阴两亏之证，故在治疗中亦需经常注意。由此可见，中医所认识的胰腺癌的临床表现，均与"湿、热、毒"邪的形成密切相关，是胰腺癌发生发展的关键关节，"湿热毒聚"是对胰腺癌关键病机的高度概括。

**1. 热毒蕴结**

证候：心下痞硬，或心下满痛，上腹部胀满或积块，质硬痛剧，胸胁苦满，烦闷，身热不退，恶心呕吐，小便黄赤，大便秘结，舌质红，苔黄腻或干，脉弦数且有力。

治法：和解少阳，内泻热结。

方药：大柴胡汤加减。如热盛烦躁，日久不大便，口干渴，欲饮水，面红，脉洪实者，加芒硝；如心下实痛，难以转侧，大便实者，加瓜蒌、青皮；如呕吐不止者，加姜竹茹、芦根等。

**2. 肝胆湿热**

证候：面目身黄，小便黄赤，恶心呕吐，上腹部胀满不适或胀痛，食欲不振，疲乏无力，胁肋疼痛，口苦口臭，便溏味重，心中懊恼，发热缠绵，口渴而不喜饮，舌红苔黄腻，脉滑数。

治法：清肝利胆，祛湿降浊。

方药：茵陈蒿加减。如身热不退，可加金银花、白花蛇舌草、连翘等清热解毒；黄疸较深者，可加金钱草等清热利胆；若呕恶者，加陈皮、竹茹以降逆止呕；若腹胀甚，加大腹皮以行气除胀；小便黄赤者加滑石、车前子等，苔白腻而湿重者去大黄、栀子加猪苓、茯苓、泽泻、白蔻仁、砂仁等甘淡渗湿，使湿从小便而去。

### 3. 脾虚湿阻

证候：上腹部不适或按之痛减，面浮色白，胸闷气短，纳食减少，或大便溏薄，肢体乏力，甚至面浮足肿，或头眩心悸，舌淡苔薄或白腻，脉濡细或沉滑。

治法：健脾和中，燥湿消痞。

方药：陈夏六君汤加减。如伴胸脘痞闷者，可加枳壳；纳呆食滞者，加山楂、神曲等；痰吐不利者，加全瓜蒌、竹沥等。

### 4. 肝阴亏损

证候：上腹痞满或触及肿物疼痛，烦热口干，低热盗汗，胸胁不舒或疼痛，消瘦纳呆，或鼻衄齿衄，便结溺黄，舌红少苔或光剥有裂纹，脉细弦数或细涩。

治法：养阴涵木，消癥散结。

方药：一贯煎合二至丸加减。如伴腹痛肿块坚实者，可加三棱、莪术；大便秘结严重者，可加大黄、芒硝；如兼血虚者，加白芍、何首乌。

## 五、调护

胰腺癌发病原因尚未完全明确，但起居无常，饮食失节，致使脏气亏虚，气血阴阳失调，加之外邪入侵，是重要的致病因素，故保养精气，劳逸结合，养成良好的生活、饮食习惯，戒烟戒酒，保持心情愉快，加强必要的防护措施，对预防本病有重要的意义。此外，加强普查工作，做到早发现、早诊断、早治疗，也是防治本病的重要手段之一。

既病以后，要使患者树立战胜疾病的信心，积极配合治疗，起居有节，调畅情志，进食易于消化且富含营养的食物，禁食辛辣刺激、油腻生冷之品，适当参加锻炼。

# 第二部分　西医内科

# 第九章　呼吸系统疾病

## 第一节　急性上呼吸道感染

急性上呼吸道感染（acute upper respiratory tract infection）简称急性上感，为外鼻孔至环状软骨下缘包括鼻腔、咽或喉部急性炎症的总称。主要病原体是病毒，少数是细菌。发病不分年龄、性别、职业和地区，免疫功能低下者易感。

### 一、诊断

#### （一）临床特点

**1. 病因**　急性上感有 70% ~ 80% 由病毒引起，包括鼻病毒、冠状病毒、腺病毒、流感和副流感病毒以及呼吸道合胞病毒、埃可病毒和柯萨奇病毒等。另有 20% ~ 30% 的上感为细菌引起，可单纯发生或继发于病毒感染后，多见口腔定植菌溶血性链球菌，其次为流感嗜血杆菌、肺炎链球菌和葡萄球菌等，偶见革兰阴性杆菌。但接触病原体后是否发病，还取决于传播途径和人群易感性。淋雨、受凉、气候突变、过度劳累等可降低呼吸道局部防御功能，致使原存的病毒或细菌迅速繁殖，或者直接接触携带病原体的患者，由喷嚏、空气以及污染的手和用具诱发本病。老幼体弱，免疫功能低下或有慢性呼吸道疾病，如鼻窦炎、扁桃体炎者更易发病。

**2. 临床表现**

（1）普通感冒　为病毒感染引起，俗称"伤风"，又称急性鼻炎或上呼吸道卡他。起病较急，主要表现为鼻部症状，如喷嚏、鼻塞、流清水样鼻涕，也可表现为咳嗽、咽干、咽痒或烧灼感甚至鼻后滴漏感。后三种表现与病毒诱发的炎症介质导致的上呼吸道传入神经高敏状态有关。2 ~ 3 天后鼻涕变稠，可伴咽痛、头痛、流泪、味觉迟钝、呼吸不畅、声嘶等，有时可由于咽鼓管炎致听力减退。严重者有发热、轻度畏寒和头痛等。体检可见鼻腔黏膜充血、水肿、有分泌物，咽部可为轻度充血。一般 5 ~ 7 天痊愈，伴发并发症者可致病程迁延。

（2）急性病毒性咽炎和喉炎　由鼻病毒、腺病毒、流感病毒、副流感病毒以及肠病毒、呼吸道合胞病毒等引起。临床表现为咽痒和灼热感，咽痛不明显。咳嗽少见。急性喉炎多为流感病毒、副流感病毒及腺病毒等引起，临床表现明显声嘶、讲话困难，可有发热、咽痛或咳嗽，咳嗽又使咽痛加重。体检可见喉部充血、水肿，局部淋巴结轻度肿大和触痛，有时可闻及喉部的喘息声。

（3）急性疱疹性咽峡炎　多发于夏季，多见于儿童，偶见于成人。由柯萨奇病毒 A 引起，表现为明显咽痛、发热，病程约 1 周。查体可见咽部充血，软腭、悬雍垂、咽及扁桃体表面有灰白色疱疹及浅表溃疡，周围伴红晕。

（4）急性咽结膜炎　多发于夏季，由游泳传播，儿童多见。主要由腺病毒、柯萨奇病毒等引起。表现发热、咽痛、畏光、流泪、咽及结膜明显充血。病程 4 ~ 6 天。

（5）急性咽扁桃体炎　病原体多为溶血性链球菌，其次为流感嗜血杆菌、肺炎链球菌和葡萄球菌等。起病急，咽痛明显，伴发热、畏寒，体温可达 39℃ 以上。查体可发现咽部明显充血，扁桃体肿大和充血，表面有黄色脓性分泌物，有时伴有颌下淋巴结肿大、压痛，而肺部查体无异常体征。

**3. 辅助检查**

（1）血液检查　因多为病毒性感染，白细胞计数正常或偏低，伴淋巴细胞比例升高。细菌感染者可有白细胞计数与中性粒细胞增多和核左移现象。

（2）病原学检查　因病毒类型繁多，且明确类型对治疗无明显帮助，一般无须病原学检查。需要时可用免疫荧光法、酶联免疫吸附法、血清学诊断或病毒分离鉴定等方法确定病毒的类型。细菌培养可判断细菌类型并做药物敏感试验以指导临床用药。

### （二）诊断要点

根据鼻咽部症状和体征，结合周围血象和阴性的胸部 X 线检查可作出临床诊断。一般无须病因诊断，特殊情况下可进行细菌培养和病毒分离，或病毒血清学检查等确定病原体。

### （三）鉴别诊断

**1. 过敏性鼻炎**　起病急，常表现为鼻黏膜充血和分泌物增多，伴有突发性连续喷嚏、鼻痒、鼻塞和大量清涕，无发热，咳嗽较少。多由过敏因素（如螨虫、灰尘、动物毛皮、低温等）刺激引起。如脱离过敏原，数分钟至 1 ～ 2 小时内症状即消失。检查可见鼻黏膜苍白、水肿，鼻分泌物涂片可见嗜酸粒细胞增多，皮肤过敏试验可明确过敏原。

**2. 流行性感冒**　为流感病毒引起，可为散发，时有小规模流行，病毒发生变异时可大规模暴发。起病急，鼻咽部症状较轻，但全身症状较重，伴高热、全身酸痛和眼结膜炎症状。取患者鼻洗液中黏膜上皮细胞涂片，免疫荧光标记的流感病毒免疫血清染色，置荧光显微镜下检查，有助于诊断。近来已有快速血清 PCR 方法检查病毒，可供鉴别。

**3. 急性气管支气管炎**　表现为咳嗽、咳痰，血白细胞可升高，鼻部症状较轻，胸部 X 线片常见肺纹理增粗。

**4. 急性传染病前驱症状**　很多病毒感染性疾病，如麻疹、脊髓灰质炎、脑炎、肝炎和心肌炎等疾病前期表现类似。初期可有鼻塞、头痛等类似症状，应予重视。但如果在 1 周内呼吸道症状减轻反而出现新的症状，需进行必要的实验室检查，以免误诊。

## 二、治疗与预防

由于目前尚无特效抗病毒药物，以对症治疗为主，同时戒烟、注意休息、多饮水、保持室内空气流通和防治继发性细菌感染。

### （一）对症治疗

对有急性咳嗽、鼻后滴漏和咽干的患者可予伪麻黄碱治疗以减轻鼻部充血，亦可局部滴鼻应用，必要时加用解热镇痛类药物。小儿感冒忌用阿司匹林，以防瑞氏综合征。

### （二）抗生素治疗

普通感冒无须使用抗生素。有白细胞升高、咽部脓苔、咯黄痰和流鼻涕等细菌感染证据，可根据当地流行病学史和经验选用口服青霉素、第一代头孢菌素、大环内酯类药物或喹诺酮类药物。极少需要根据病原菌选用敏感的抗生素。

### （三）抗病毒药物治疗

由于目前药物滥用而造成流感病毒耐药现象，所以对于无发热、免疫功能正常、发病不超过 2 天的患者一般无须应用抗病毒药物。对于免疫缺陷患者，可早期常规使用。利巴韦林和奥司他韦 (oseltamivir) 有较广的抗病毒谱，对流感病毒、副流感病毒和呼吸道合胞病毒等有较强的抑制作用，可缩短病程。

### （四）中药治疗

辨证给予清热解毒或辛温解表和有抗病毒作用的中药，有助于改善症状，缩短病程。

### （五）预防

重在预防，隔离传染源有助于避免传染。加强锻炼、增强体质、改善营养、饮食生活规律、避免受凉和过度劳累有助于降低易感性，是预防上呼吸道感染的好方法。年老体弱易感者应注意防护，上呼吸道感染流行时应戴口罩，避免在人多的公共场合出入。

# 第二节　急性气管－支气管炎

急性气管 - 支气管炎（acute tracheo-bronchitis）是由感染、物理、化学刺激或过敏等因素引起的气管 - 支气管黏膜的急性炎症。多呈散发，无流行倾向，年老体弱者易感。

# 一、诊断与病情评估

## （一）临床特点

### 1. 病因
急性气管 - 支气管炎的主要病因包括感染因素、理化刺激与过敏反应。引起本病的病毒有呼吸道合胞病毒、副流感病毒、腺病毒、流感病毒、鼻病毒、冠状病毒等；细菌有流感嗜血杆菌、肺炎链球菌、链球菌、葡萄球菌等。在受凉、疲劳等诱因下，病毒直接感染气管 - 支气管，也可先侵犯上呼吸道，继而引起本病，病毒感染的基础上可继发细菌感染，近年来由支原体和衣原体引起者逐渐增多。另外，吸入冷空气、烟雾、粉尘及过敏原，也可引起发病。

### 2. 临床表现
（1）症状　起病较急，常以鼻塞、咽喉疼痛等上呼吸道感染症状先发，全身症状较轻，可有发热。初为干咳或咳少量黏液痰，随后，痰量逐渐增多，有时痰中带血，咳嗽和咳痰可延续 2 ～ 3 周才消失，通常不超过 1 个月。如支气管痉挛可出现程度不等的胸闷、气急。全身症状不严重，发热常为低至中等度，多在 3 ～ 5 天后降至正常。

（2）体征　可无明显体征或两肺呼吸音粗糙，并可闻及散在的干、湿啰音，部位不固定，咳嗽后减少或消失。

### 3. 辅助检查
（1）血常规检查　血白细胞计数和分类多无明显改变，少数细菌感染严重的患者白细胞总数和中性粒细胞增多。

（2）痰液检查　涂片和培养可发现致病菌。

（3）胸部 X 线检查　多数表现为肺纹理增粗，少数无异常发现。不推荐胸部 X 线检查作为本病常规检查，若患者出现咯血、呼吸困难等症状时，应及时给予胸部 X 线检查。

## （二）诊断要点

根据病史、症状和体征，并结合外周血象和胸部 X 线检查结果即可做出诊断。痰液涂片和细菌培养等检查有助于病因诊断。

## （三）鉴别诊断

1. **急性上呼吸道感染**　鼻咽部症状较为突出，咳嗽、咳痰一般不明显，肺部无异常体征，胸部 X 线正常。

2. **流行性感冒**　呼吸道症状较轻，全身中毒症状较重，如高热、全身肌肉酸痛、头痛、乏力等，常有流行病史，须根据病毒分离和血清学检查结果确诊。

3. **过敏性鼻炎**　以发作性喷嚏、流涕和鼻塞为主要症状。通常因鼻后滴漏引起咳嗽。

4. **肺炎**　发热明显，体温多高于本病患者，局部及全身症状较重，肺部听诊可闻及啰音。不同病原体所引起的肺炎影像学差异较大，胸部 X 线发现肺实质浸润灶是诊断肺炎的重要依据。

5. **支气管哮喘**　有哮喘、湿疹、过敏、鼻炎等个人史或家族史，症状常因一定诱因而突然发作，伴喘息。血常规见嗜酸性粒细胞升高，胸部 X 线检查显示正常或过度通气。支气管舒张剂治疗有效。

6. **原发性肺癌**　发病持续时间长，常大于 30 天，伴咯血或体重减轻、食欲减退等。胸部影像学检查可见肺部占位性病变。

7. **百日咳**　多见于小儿，出现"鸡鸣"样吸气性吼声有助于鉴别。

## （四）病情评估

急性气管 - 支气管炎为呼吸系统常见病与多发病，病情轻重与年龄、基础共患病情况以及患者发病前机体状态密切相关，但本病自身一般不出现危重状态。年老体弱或伴有呼吸系统、心血管系统、代谢内分泌系统共患病的患者，可因本病控制不佳而出现肺部感染，引起全身炎症反应综合征等全身性病理改变而出现危重状态。

# 二、治疗与预防

治疗原则：治疗上以缓解症状为主，应结合患者年龄、咳嗽咳痰特点、职业、肝肾功能等多方面因素选择治疗方案。

## （一）一般治疗

注意休息，多饮水，注意保暖，避免接触刺激性气体或者粉尘。

### （二）对症治疗

1. **止咳**　咳嗽较剧，影响生活、睡眠，且无痰的患者，可选用右美沙芬（每次30mg口服，每6~8小时1次）、喷托维林（每次25mg口服，每天3~4次）等镇咳剂。可待因等强力镇咳药不宜用于有痰的患者，以免影响痰液排出，且不适用于从事白天工作需要高度精神集中的职业（如司机）。痰稠不易咳出时，可用复方甘草合剂。

2. **祛痰**　常用祛痰药有溴己新（每次8~16mg口服，每天2~3次）、N-乙酰-L-半胱氨酸（每次600mg口服，每天2次）、盐酸氨溴索（每次30mg口服，每天3次）等。也可选用雾化祛痰以及中成药祛痰。

3. **解痉、抗过敏**　伴有胸闷、喘息等支气管痉挛者可选用氨茶碱、沙丁胺醇和马来酸氯苯那敏等药物，以解痉、平喘、抗过敏。吸入用沙丁胺醇溶液，每次2.5mg雾化吸入，需要时4~6小时1次；马来酸氯苯那敏片每次4~8mg口服，每天2~3次。

### （三）抗菌治疗

一般选用青霉素类、大环内酯类（罗红霉素、阿奇霉素等）、氟喹诺酮类（环丙沙星、左氧氟沙星等）、头孢菌素类等抗生素，多数患者口服即可，症状较重者肌内注射或静脉滴注。考虑到抗菌药物的不良反应以及耐药性，单纯急性气管-支气管炎患者不建议常规使用此类药物。

### （四）预防

1. **健康教育与人文关怀**　加强对患者关于本病的知识宣教，指导患者加强防护、锻炼，增强体质，清除鼻、咽、喉等部位的病灶，提高呼吸道的抵抗力，避开刺激因素，如吸烟、反复受凉、过度疲劳。同时应该改善生活环境，避免环境中的污染物和过敏原诱发疾病的发生。

2. **随访**　患者症状缓解及消失后，可随访。尤其是老龄患者、孕妇以及免疫功能下降人群。症状持续时间长的患者应进一步评估，进行鉴别诊断，不应该反复使用抗菌药物。

## 第三节　慢性阻塞性肺疾病

慢性阻塞性肺疾病（COPD）简称慢阻肺，是呼吸系统常见的慢性疾病，多见于老年人，当慢性支气管炎病情进展合并慢性阻塞性肺气肿时，肺功能检查出现持续、不完全可逆的气流受限，即可诊断为COPD。一些已知病因或具有特征病理表现的疾病也可导致持续气流受限，如支气管扩张症、肺结核、严重的间质性肺疾病、弥漫性泛细支气管炎以及闭塞性细支气管炎等，不属于慢阻肺。

本病属于中医学的"喘证""肺胀"的范畴，患者久病加重，合并慢性肺源性心脏病后，急性加重期多有心悸、下肢水肿等表现，则属于中医学"心悸""水肿"的范畴。

### 一、诊断与病情评估

#### （一）临床特点

1. **病因**　多有慢性支气管炎、阻塞性肺气肿病史，主要病因为导致气道不可逆性阻塞的因素，包括吸烟、环境污染、感染等，发病与社会经济地位有一定的相关性。

2. **临床表现**　主要表现为慢性支气管炎、肺气肿的症状与体征，如慢性咳嗽、咳痰，胸闷气短，喘息，呼吸困难。查体有肺气肿体征：桶状胸，双侧语颤减弱，肺部叩诊呈过清音，两肺呼吸音低，呼气延长。急性加重时可出现干、湿啰音。

3. **并发症**

（1）慢性呼吸衰竭　COPD患者疾病的中后期，在急性加重时因导致通气和（或）换气功能障碍而并发呼吸衰竭，患者症状明显加重，发生低氧血症和（或）高碳酸血症，出现一系列与缺氧和二氧化碳潴留相关的临床表现，动脉血气分析具有确诊价值。

（2）自发性气胸　日常生活中由于患者憋气、用力或剧烈咳嗽，出现一侧胸痛，突然加重的呼吸困难，伴有发绀，患侧肺部叩诊呈鼓音，听诊呼吸音减弱或消失，应考虑并发自发性气胸，X线检查可以协助确诊。

（3）慢性肺源性心脏病　COPD患者因长期缺氧伴有高碳酸血症，致肺动脉痉挛、血管重塑，导致肺动脉高压、右心室肥大，提示并发慢性肺源性心脏病，严重时发生右心衰竭。

4. **辅助检查**

（1）呼吸功能检查　是诊断COPD的必备条件，也是判断病情程度的主要依据。吸入支气管扩张剂后，第一秒用力呼气容积（$FEV_1$）占用力肺活量（FVC）之比值（$FEV_1$/FVC）低于 70%，是确定存在持续气流受限的主要客观指标，排除其他已知病因或具有特征病理表现的疾病，即可诊断 COPD。

（2）其他辅助检查　结合临床需要，进行胸部 X 线、血常规、动脉血气分析等检查，有助于评估病情，判断是否发生呼吸衰竭及水、电解质、酸碱失衡。

## （二）诊断要点

主要依据有长期吸烟等高危因素史，结合临床症状、体征及肺功能检查结果等，综合分析诊断。不完全可逆的气流受限是 COPD 诊断的必备条件，吸入支气管扩张剂后 $FEV_1$/FVC < 70%，即可诊断。根据 $FEV_1$ 占预计值百分比下降的幅度进行气流阻塞严重程度分级。

## （三）鉴别诊断

需要与其他引起慢性咳嗽、咳痰或喘息、呼吸困难的疾病进行鉴别。

**1. 支气管哮喘**　儿童和青少年多见，有过敏性鼻炎或过敏病史，或有哮喘家族史。喘息发作多与接触刺激性气体、灰尘、冷空气等有关，哮喘发作时两肺满布哮鸣音，呼气延长，可自行缓解，或用支气管扩张剂治疗有效。大多数哮喘患者的气流受限有显著的可逆性。

**2. 特发性肺纤维化**　多发生于老年人，活动性呼吸困难，渐进性加重，常伴干咳，可有杵状指，双肺底部可闻及细小的 Velcro 啰音，呼吸功能主要表现为限制性通气功能障碍，弥散量减少，低氧血症或 I 型呼吸衰竭。胸部 CT 有助于明确诊断。

**3. 慢性左心衰竭**　多发生于老年人，有高血压、冠心病、慢性心脏瓣膜病等病史。主要表现为劳力性呼吸困难，严重时出现夜间阵发性呼吸困难，甚至端坐呼吸，胸部 X 线或超声心动图可以帮助鉴别。

## （四）病情评估

**1. 分级诊断**　根据 $FEV_1$/FVC、$FEV_1$ 占预计值百分比和临床症状，可对 COPD 患者气流受限严重程度做出分级诊断，见表 1-9-1。

表 1-9-1　COPD 患者气流受限严重程度的肺功能分级

| 肺功能分级 | 患者 $FEV_1$ 占预计值百分比 /% | 肺功能分级 | 患者 $FEV_1$ 占预计值百分比 /% |
|---|---|---|---|
| GOLD1 级（轻度） | ≥ 80 | GOLD3 级（重度） | 49 ～ 30 |
| GOLD2 级（中度） | 79 ～ 50 | GOLD4 级（极重度） | < 30 |

**2. 临床分期**

（1）急性加重期　指在疾病过程中，因各种诱因导致咳嗽、咳痰、气短和（或）喘息加重，痰量增多，呈脓性或黏液脓性，可伴发热等症状。

（2）稳定期　指患者咳嗽、咳痰、气短等症状稳定或症状较轻。

# 二、治疗与预防

## （一）急性加重期治疗

治疗原则：根据急性加重程度和合并症情况进行分级治疗，首先治疗低氧血症，尽快完成评估，根据本次加重是否危及生命而决定后续治疗方案和场所。

**1. 抗感染治疗**　细菌感染是导致 COPD 急性加重最重要的原因，即使初期是由病毒感染引起，亦很快因并发细菌感染而加重病情，故临床选择敏感抗生素是关键性治疗措施。治疗应根据 COPD 严重程度及相应的细菌分层情况，结合当地常见致病菌类型及耐药流行趋势和药敏情况尽早选择敏感抗生素。如对初始治疗方案反应欠佳，应及时根据细菌培养及药敏试验结果调整抗生素。常用药物有阿莫西林 / 克拉维酸、头孢唑肟钠、头孢曲松、左氧氟沙星、莫西沙星等，根据病情选择口服或静脉给药。

**2. 应用支气管舒张剂**　是慢阻肺急性加重期的基础治疗。首选雾化吸入给药，短效 $\beta_2$ 受体激动剂适用于 COPD 急性加重期的治疗。若效果不显著，建议加用抗胆碱能药物（如异丙托溴铵、噻托溴铵等）。对于较为严重的 COPD 加重者，可考虑静脉滴注茶碱类药物。

**3. 呼吸支持**　控制性氧疗是住院患者的基础治疗，可采用鼻导管吸氧或者文丘里面罩的方式，应避免高氧浓度引起的二氧化碳潴留，因 COPD 患者多为 II 型呼吸衰竭，应给予控制性氧疗，吸入氧浓度以 28% ～ 30% 为宜，需注意可能发生潜在的二氧化碳潴留及呼吸性酸中毒。氧流量调节应改善患者的低氧血症、保证 $SpO_2$

88% ～ 92% 为目标。$SpO_2$ 达到目标范围后，应及时进行动脉血气分析，以确定氧合满意且未引起 $CO_2$ 潴留和（或）呼吸性酸中毒进一步加重。其他呼吸支持方式有经鼻高流量湿化氧疗、无创机械通气以及有创通气。

**4. 应用糖皮质激素** 住院患者宜在应用支气管扩张剂的基础上，口服或静脉滴注糖皮质激素。口服泼尼松30 ～ 40mg/d，连续 7 ～ 10 天后逐渐减量停药。也可以静脉滴注甲泼尼龙 40mg，每天 1 次，3 ～ 5 天后改为口服。

**5. 其他治疗** 包括祛痰，维持水、电解质、酸碱平衡，防治呼吸衰竭以及急性心血管事件和肺栓塞等。

### （二）稳定期治疗

治疗原则：重在控制和缓解症状，以及降低未来急性加重的风险。做好教育与危险因素的管理，如戒烟，有助于维持病情稳定，提高生活质量。

**1. 健康教育与管理** 戒烟是 COPD 的病因治疗措施，应积极劝导患者戒烟，注意环境污染及职业污染防护等，病情变化时应及时就诊。

**2. 应用支气管扩张剂** 是控制 COPD 患者症状的主要治疗措施，应根据患者病史及病情、既往用药史等个体化治疗。

（1）$\beta_2$ 受体激动剂 常用沙丁胺醇、特布他林气雾剂等，长效制剂有沙美特罗、福莫特罗等。

（2）抗胆碱药 常用异丙托溴铵气雾剂，长效抗胆碱药有噻托溴铵。

（3）茶碱类药 常用氨茶碱、缓释型或控释型茶碱等。

**3. 应用糖皮质激素** 长期规律地吸入糖皮质激素适用于 $FEV_1$ < 50% 预计值且有临床症状者，以及反复加重的 COPD 患者。联合吸入糖皮质激素和长效 $\beta_2$ 受体激动剂，比单用治疗效果好，目前已有布地奈德加福莫特罗、氟替卡松加沙美特罗两种药物的联合制剂。

**4. 应用祛痰药** 应用盐酸氨溴索、N- 乙酰半胱氨酸或稀化黏素等，主要用于痰液黏稠不易咳出的患者，尤其是老年人。

**5. 长期家庭氧疗（LTOT）** 有下列病情改变的患者若有条件应进行 LTOT ：① $PaO_2 \leqslant$ 55mmHg 或 $SaO_2 \leqslant$ 88%，有或没有高碳酸血症；② $PaO_2$ 55 ～ 60mmHg，或 $SaO_2$ < 89%，并有肺动脉高压、心力衰竭或红细胞增多症（红细胞比积 > 55%）。一般经鼻导管吸入给氧，氧流量 1.0 ～ 2.0L/min，吸氧持续时间 > 15h/d。

**6. 康复治疗** 进行个体化呼吸生理治疗、呼吸肌锻炼，加强营养支持，进行必要的心理疏导治疗等，可以改善患者的生活质量，稳定病情。

### （三）预防

避免发病的高危因素、急性加重的诱发因素及增强机体免疫力。戒烟是预防 COPD 最重要也是最简单易行的措施；改善生活环境，避免污染刺激；建立"评估 - 回顾 - 调整"长期随访的管理流程。给予初始治疗后，应注意观察患者对治疗的反应，重点评估呼吸困难和急性加重发生情况是否改善，然后根据情况调整治疗方案。及时干预患者的情绪和精神状态，指导患者加强体育锻炼，提高机体免疫力。此外，定期对高危因素的人群进行肺功能检测，以尽可能早期发现 COPD 并及时予以干预。

# 第四节　慢性肺源性心脏病

慢性肺源性心脏病简称慢性肺心病，是指由慢性支气管 - 肺组织、胸廓或肺血管病变致肺血管阻力增加，产生肺动脉高压，继而右心室结构或（和）功能改变的疾病。慢性肺心病的患病率存在地区差异，我国北方地区患病率高于南方，农村高于城市，随年龄增长患病率增加。冬春季节和气候骤然变化时，常出现病情急性加重。

本病属于中医学"肺胀""心悸""水肿"的范畴，处于不同病期的患者，病证诊断不同，甚至涉及多个病证诊断。

## 一、诊断与病情评估

### （一）临床特点

**1. 病因** 详细的病史询问对本病诊断非常重要。中老年患者，有多年慢性支气管 - 肺组织、胸廓或肺血管病变等病史，继而出现右心功能不全的表现，应首先考虑本病。常见病因如下。

（1）慢性支气管 - 肺疾病 以慢性阻塞性肺疾病最为多见，其次是支气管哮喘、支气管扩张症、肺结核、间质性肺疾病等。

（2）胸廓运动障碍性疾病　较少见。

（3）肺血管疾病　如肺小动脉炎等。

（4）其他　如睡眠呼吸暂停低通气综合征等。

各种病因导致肺循环阻力增加→肺动脉高压→右心负荷增加→右心室肥厚扩大→最后引起右心衰竭，是不同病因发展至慢性肺心病的共同机制。

### 2.临床表现

（1）肺、心功能代偿期表现　①原发病表现：主要是慢性支气管炎和肺气肿的症状和体征。②肺动脉高压表现：肺动脉听诊区第二心音亢进，$P_2 > A_2$。③右心室肥大表现：剑突下心脏搏动增强，三尖瓣区收缩期杂音等。

（2）肺、心功能失代偿期表现　冬春季受凉感冒或呼吸道感染是诱发肺、心功能失代偿的主要原因。除原发病表现外，主要表现如下。①呼吸衰竭：呼吸困难加重，头痛，失眠，精神萎靡，甚至出现神志恍惚、谵妄等肺性脑病的表现；查体可见明显发绀，球结膜充血、水肿，皮肤潮红、多汗，严重者有颅高压表现。②右心衰竭：明显气促，心悸，食欲减退，腹胀，恶心等；查体可见发绀加重，颈静脉怒张，心率增快，可出现心律失常，肝大且有压痛，肝-颈静脉反流征阳性，下肢水肿等，严重者可出现腹腔积液。

### 3.并发症

（1）肺性脑病　指慢性肺、胸疾病伴有呼吸衰竭，出现缺氧、二氧化碳潴留而引起精神障碍、神经症状的一种综合征。为肺心病死亡的首要原因。临床常见神志淡漠、肌肉震颤、间歇抽搐、嗜睡、昏睡、昏迷等表现，神经系统检查可出现腱反射减弱或消失、锥体束征阳性等体征。

（2）酸碱平衡失调及电解质紊乱　呼吸衰竭时，由于动脉血二氧化碳分压升高，血液碳酸浓度增加，普遍存在呼吸性酸中毒，为最常见的酸碱失衡类型。常因体内代偿情况的不同或并存其他疾病的影响，出现各种不同类型的酸碱平衡失调及电解质紊乱，如慢性肺心病急性加重期，治疗前往往是呼吸性酸中毒并发代谢性酸中毒及高钾血症，治疗后又易迅速转为呼吸性酸中毒并发代谢性碱中毒及低钾血症、低氯血症而加重神经系统症状，多与应用利尿剂不当等因素有关。

（3）心律失常　多表现为房性早搏及阵发性室上性心动过速，也可有房性扑动及心房颤动。少数病例由于急性严重心肌缺氧，可出现心室颤动以至心搏骤停。

（4）休克　慢性肺心病较常见的严重并发症及致死原因之一。①中毒性休克：由于严重呼吸道-肺感染、细菌毒素所致微循环障碍引起。②心源性休克：由严重心力衰竭、心律失常或心肌缺氧性损伤所致心排血量锐减引起。③失血性休克：由上消化道出血引起。

（5）消化道出血　缺氧、高碳酸血症及循环淤滞可使上消化道黏膜糜烂、坏死，发生弥漫性渗血；或因高碳酸血症时，胃壁细胞碳酸酐酶的活性增加，使氢离子释出增多，产生应激性溃疡而出血。

（6）其他　出现功能性肾衰竭、弥散性血管内凝血（DIC）等，血液检查可协助诊断。

### 4.辅助检查

（1）胸部X线　除原发病表现及肺气肿征象外，右下肺动脉干增宽≥15mm是诊断慢性肺心病的主要依据，还有肺动脉段突出、右心室肥大表现。

（2）心电图　主要表现为右心室肥大改变，如电轴右偏、额面平均电轴≥+90°、重度顺钟向转位、$RV_1+SV_5 \geq 1.05mV$及肺型P波。也可见右束支传导阻滞及低电压，可作为诊断慢性肺心病的参考条件。

（3）超声心动图　作为疑诊肺动脉高压患者首选的无创性检查，可显示右室内径增大（≥20mm），右室流出道增宽（≥30mm），右心室流出道与左心房内径比值>1.4，肺动脉内径增大（≥18mm），右室前壁厚度增加（≥5mm）或搏动幅度增强和左右心室内径比值<2。

（4）动脉血气分析　可判断有无呼吸衰竭及其类型，有无酸碱失衡等。呼吸衰竭时，$PaO_2 < 60mmHg$，$PaCO_2 > 50mmHg$。pH值因机体对酸、碱代偿情况不同而异，可正常、降低或升高。

（5）血液检查　血常规检查有助于判断是否存在细菌感染，有无继发性红细胞增多等情况；血生化有助于明确肝、肾功能及是否存在电解质紊乱。血液流变学检查可了解红细胞变形性、血液高凝状态；血常规检查可见红细胞、血红蛋白升高，合并感染时，白细胞总数和中性粒细胞升高。

（6）肺功能检查　心肺功能代偿期可行呼吸功能检查，用于评价病情及预后。

### （二）诊断要点

**1.病史**　有慢性支气管炎、慢性阻塞性肺疾病或其他胸肺疾病病史（如特发性肺动脉高压、栓塞性肺动脉高压）。

**2. 症状** 存在劳力性呼吸困难、乏力和劳动耐力下降。

**3. 体征** 颈静脉怒张、$P_2 > A_2$、剑突下心脏搏动增强、肝颈静脉回流征阳性、下肢水肿等。提示肺动脉压增高、右心室增大或右心功能不全的可能。

**4. 其他辅助检查** 心电图、X线胸片有提示肺心病的征象。

**5. 超声心动图** 有肺动脉增宽和右心增大、肥厚的征象。

符合 1～4 条中的任一条，同时满足第 5 条，并排除其他可能导致右心功能代偿或失代偿改变的疾病（如风湿性心脏病、心肌病、先天性心脏病），即可诊断为慢性肺心病。若出现呼吸困难、颈静脉怒张、发绀，或神经精神症状，为肺心病呼吸衰竭表现。如有下肢或全身水肿、腹胀、肝区疼痛，提示肺心病右心衰竭。

### （三）鉴别诊断

**1. 冠状动脉粥样硬化性心脏病（冠心病）** 冠心病与肺心病同样多见于中老年患者，两者均可出现心脏增大、肝肿大、下肢水肿及发绀，但冠心病患者多有心绞痛或心肌梗死史，心脏增大主要为左心室，心尖区可闻及收缩期杂音。X线检查显示心左缘向左下扩大。心电图显示缺血型 ST 段、T 波改变，如 ST 段明显压低或下垂型，T 波深倒，或异常 Q 波。值得注意的是，肺心病伴发冠心病者临床并非罕见，应详细询问病史、体格检查和有关的心、肺功能检测，加以鉴别。

**2. 心脏瓣膜病** 二尖瓣狭窄所致的肺动脉高压、右心室肥大，常并发肺部感染，易与肺心病混淆。但该病多见于青壮年，有风湿活动史，二尖瓣区有舒张中、晚期隆隆样杂音，X 线表现以左心房扩大为主。超声心动图检查有助于诊断。慢性肺心病好发于 40 岁以上人群，常有慢性肺、胸疾患和阻塞性肺气肿、右心室肥厚体征，X 线检查左心房不大。心电图在 II、III、aVF 导联上常出现肺型 P 波，超声心动图显示右心室收缩压增高，肺动脉压力 > 20mmHg。

**3. 原发性扩张型心肌病** 该病右心衰竭与肺心病相似，尤其是伴有呼吸道感染者，容易误诊为肺心病。但该病心脏大多呈普遍性增大，无明显慢性呼吸道感染史及显著肺气肿体征，无突出的肺动脉高压症，心电图无明显顺钟向转位及电轴右偏，而以心肌劳损多见。超声心动图检查可鉴别。

### （四）病情评估

慢性肺心病病程漫长，在疾病过程中，患者多因呼吸道感染、受寒、劳累、吸入刺激性气体等诱因出现急性加重，经治疗后病情多可缓解，因此，依据临床表现分为急性加重期与缓解期，应依据患者所处的临床分期进行分期治疗。

（1）肺、心功能代偿期（缓解期） 以原发病表现为主，同时伴有肺动脉高压和右心室肥大的体征，包括：①肺动脉瓣区 $S_2$ 亢进；②三尖瓣区出现收缩期杂音，剑突下触及心脏收缩期搏动；③可出现颈静脉充盈、肝淤血肿大等。

（2）肺、心功能失代偿期（急性加重期） 多由急性呼吸道感染所诱发，除上述症状加重外，相继出现呼吸衰竭和心力衰竭的临床表现，甚至出现并发症。

## 二、治疗与预防

### （一）急性加重期治疗

推荐住院治疗。治疗原则为积极抗炎、控制呼吸衰竭、心力衰竭和心律失常以及并发症。

**1. 控制感染** 呼吸道感染是呼吸衰竭与心力衰竭的常见原因，因此，控制感染是急性加重期治疗慢性肺心病的关键。慢性肺心病并发的感染多为混合性感染，故应采取联合用药。一般可首选青霉素类、氨基糖苷类、氟喹诺酮类及头孢菌素类等。根据痰培养和药物敏感试验结果选用抗生素更为合理。多为静脉用药。长期应用抗生素要注意防止真菌感染。一旦真菌成为肺部感染的主要病原菌，应调整或停用抗生素，给予抗真菌治疗。

**2. 改善呼吸功能** 采取综合措施，包括扩张支气管、清除痰液、通畅呼吸道、持续低浓度给氧、应用呼吸中枢兴奋剂等。必要时施行无创或有创正压通气治疗。

**3. 纠正心力衰竭** 在积极控制感染，改善呼吸功能后，一般患者心功能常能改善，尿量增多，水肿消退，肝肿大可缩小或恢复正常，不需使用利尿剂和强心剂。但较重患者或经以上治疗无效者可适当选用利尿剂和强心剂。

（1）利尿剂 宜短疗程、小剂量、间歇联合使用排钾和保钾利尿剂。一般可用氢氯噻嗪联合螺内酯口服。

（2）强心剂　应用指征：①感染已被控制，呼吸功能已改善，利尿剂不能取得良好疗效而反复水肿的心力衰竭患者；②合并室上性快速心律失常，如室上性心动过速、心房颤动（心室率＞100次/分）者；③以右心衰竭为主要表现而无明显急性感染者；④出现急性左心衰竭者。慢性肺心病患者由于存在慢性缺氧及感染，对洋地黄类药物耐受性低，疗效差，且易引起中毒，应用的原则是：①剂量宜小，为常规剂量的1/2～2/3；②选用作用快、排泄快的强心剂；③低氧血症、感染等均可使心率增快，故不宜以心率减慢作为衡量强心药的疗效指征。

（3）应用血管扩张剂　可减轻心脏前、后负荷，降低心肌耗氧量，增加心肌收缩力，对部分顽固性心衰患者有一定效果，可应用硝酸酯类药物。

**4. 控制心律失常**　房性异位心律随着病情好转多可迅速消失，如经治疗仍不能消失时，未经洋地黄制剂治疗者，可在密切观察下选用小量毛花苷C或地高辛治疗；对频发室性早搏、室性心动过速者，可选用利多卡因、胺碘酮等药物。另外，要注意避免应用β受体阻滞剂，以免诱发支气管痉挛加重病情。

**5. 应用糖皮质激素**　糖皮质激素可解除支气管痉挛，改善通气，降低肺泡内压力，减轻右心负荷，在有效控制感染的情况下，短期应用糖皮质激素，有利于纠正呼吸衰竭和心力衰竭。

**6. 抗凝治疗**　应用低分子肝素可以防止肺微小动脉原位血栓形成，也可应用阿魏酸钠等。

**7. 并发症的处理**　①并发肺性脑病时，除上述治疗措施外，应注意纠正酸碱失衡和电解质紊乱；出现脑水肿时，可快速静脉滴注甘露醇；肺性脑病出现兴奋、躁动时慎用镇静剂。②其他：并发酸碱失衡和电解质紊乱、消化道出血、休克、肾衰竭、弥散性血管内凝血等，积极给予相应治疗。

**（二）缓解期治疗**

**1. 延缓病情进展**　气流明显受限的患者应规律接受吸入性糖皮质激素＋长效β受体激动剂和（或）长效M受体阻断剂吸入，通过积极治疗，改善疾病的发作，延缓疾病的进展。

**2. 呼吸康复治疗**　呼吸康复可减轻患者呼吸困难症状、提高运动耐力、改善生活质量、减轻焦虑和抑郁症状、减少急性加重后4周内的再住院风险。对于有呼吸困难症状的患者，呼吸康复应作为常规推荐。规律的运动训练是呼吸康复的核心内容。

**3. 增强机体免疫力**　加强营养支持。积极提高肺心病缓解期患者的免疫力，对延长其缓解期，减少急性发作次数具有重要的意义。常用药物有转移因子、胸腺素、干扰素、人体丙种球蛋白等。

**4. 家庭长期氧疗**　长期氧疗是指每天氧疗时间＞15小时，或者家庭无创呼吸机治疗。适用于$PaO_2 < 60mmHg$的患者。

**5. 避免诱因**　对于吸烟患者来说，戒烟是至关重要的举措；避免或减少有害粉尘、烟雾或气体吸入；改善生活环境，治理环境污染。

**（三）预防**

**1. 慢病管理**　慢性肺心病稳定期纳入社区慢病管理，经患者知情同意后签约，建立健康档案。定期对患者进行健康教育，督促其接受评估和随访，鼓励患者正确面对疾病的发生和发展。

**2. 分级预防**

（1）一级预防　避免病因和诱因，缓解疾病的进展。改变不良生活方式，远离烟草；控制有害气体或有害颗粒的吸入；接种疫苗预防反复呼吸道感染，防止呼吸道疾病的反复急性加重。

（2）二级预防　积极治疗引起肺心病的基础疾病，如支气管、肺和肺血管等相关疾病，减少基础疾病的加重；远离烟草有助于延缓肺心病的进展；定期监测肺功能；坚持呼吸康复锻炼，增强体质；接种疫苗预防反复呼吸道感染，防止慢性肺心病反复急性加重。

（3）三级预防　对于已经存在慢性肺心病的患者，注意防止发生呼吸衰竭和心力衰竭。避免感染、劳累、环境缺氧等诱发心力衰竭的因素。坚持规律服药，坚持进行运动康复，改善心脏功能，防止心力衰竭的反复出现。

# 第五节　支气管哮喘

支气管哮喘简称哮喘，是由多种炎性细胞（嗜酸粒细胞、肥大细胞、中性粒细胞等）、细胞因子和炎症介质参与的气道慢性炎症性疾病。主要特征包括气道慢性炎症、气道高反应性、反复发生的可逆性气流受限以及随病程延长而导致的气道重构。

本病属于中医学"哮病"的范畴。

## 一、诊断与病情评估

### （一）临床特点

**1.病因**　支气管哮喘的病因包括遗传因素与环境因素两个方面，遗传因素是患病的基本条件，在环境因素激发下，发展为临床哮喘。

（1）遗传因素　遗传因素导致患者具有过敏体质及气道高反应性。

（2）环境因素　为激发因素，根据来源分为以下几种：①吸入性激发因素，如尘螨、花粉、动物羽毛、汽车尾气等；②食入性激发因素，包括鱼、虾、蟹、牛奶等动物蛋白；③药物，如阿司匹林、抗生素等；④其他，如运动、寒冷空气等。

**2.临床表现**

（1）主要症状　反复发作的呼气性呼吸困难，伴有胸闷、气促，或咳嗽。

（2）典型体征　两肺闻及广泛的哮鸣音，呼气音延长。严重者可表现为"沉默肺"，这是病情危重的表现，应充分重视。

（3）部分患者没有喘息，而表现为反复发作的咳嗽，称为咳嗽变异性哮喘。

**3.辅助检查**

（1）肺功能检查　主要用于症状不典型患者的诊断。常用的检查方法如下。

① 通气功能检测：发作时呈阻塞性通气功能障碍表现。

② 支气管激发试验：通过吸入一定量乙酰甲胆碱和组胺等气道激发剂，测定气道反应性。要求患者在非哮喘发作期，$FEV_1$ 在正常预计值 70% 以上方可进行检查。支气管激发试验阳性提示存在气道高反应性。

③ 支气管舒张试验：用于测定气道阻塞的可逆性。吸入支气管扩张剂 20 分钟后，$FEV_1$ 较吸入前增加 ≥ 12%，或绝对值增加 ≥ 200mL，为支气管舒张试验阳性，提示存在可逆性气道阻塞。

④ 呼气流速峰值（PEF）及其变异率测定：有助于判断气道阻塞的可逆性。

（2）血常规检查　过敏性哮喘患者嗜酸性粒细胞比例增加，中性粒细胞比例增加时提示存在细菌感染。痰嗜酸性粒细胞计数可作为评价哮喘气道炎症指标之一，也是评估糖皮质激素治疗反应性的敏感指标。

（3）胸部 X 线检查　主要用于鉴别诊断和判断有无感染。

（4）动脉血气分析　有助于判断是否存在呼吸衰竭及呼吸衰竭的类型，判断有无酸碱失衡，了解病情严重程度。

（5）特异性变应原检测　有助于病因诊断。

（6）呼出气一氧化氮检测　可作为评估气道炎症和哮喘控制水平的指标。

### （二）诊断要点

（1）反复发作喘息、气急、胸闷或咳嗽，多与接触变应原、冷空气、物理性及化学性刺激、病毒性上呼吸道感染、运动等有关。

（2）发作时在双肺可闻及散在或弥漫性、以呼气相为主的哮鸣音，呼气相延长。

（3）上述症状可经治疗缓解或自行缓解。

（4）除外其他疾病所引起的喘息、气急、胸闷和咳嗽。

（5）临床表现不典型者（如无明显喘息或体征）应有下列 3 项中至少 1 项阳性：①支气管激发试验阳性；②支气管舒张试验阳性；③昼夜 PEF 变异率 ≥ 20%。

符合（1）～（4）条或第（4）、第（5）条者，即可诊断。

### （三）不典型哮喘诊断

临床上仅有咳嗽、胸闷及相关呼吸道症状，但不伴有喘息和哮鸣音时，还需考虑咳嗽变异性哮喘（CVA）、胸闷变异性哮喘和隐匿性哮喘。

**1.咳嗽变异性哮喘**　咳嗽作为唯一或主要症状，无喘息、气促等典型哮喘的症状和体征，同时具备可变气流受限客观检查中的任何一条，除外其他疾病所引起的咳嗽，按哮喘治疗有效。CVA 的主要表现为刺激性干咳，通常咳嗽较剧烈，夜间咳嗽为其重要特征。部分患者有季节性。支气管激发试验阳性是诊断 CVA 最重要的条件。

**2.胸闷变异性哮喘**　胸闷作为唯一或主要症状，无喘息、气促等典型哮喘的症状和体征，同时具备可变气流受限客观检查中的任一条，除外其他疾病所引起的胸闷。起病隐匿，胸闷可在活动后诱发，部分患者夜间发作较为频繁，没有反复发作的喘息、气促等典型的哮喘表现，常伴有焦虑。肺部听诊没有哮鸣音，具有气道高反应性、可逆性气流受限以及典型哮喘的病理生理特征，并对糖皮质激素以及联合治疗有效。

3. 隐匿性哮喘　指无反复发作喘息、气促、胸闷或咳嗽的表现，但长期存在气道反应性增高者。随访发现有 14% ～ 58% 的无症状气道反应性增高者可发展为有症状的哮喘。

**（四）鉴别诊断**

1. **急性左心衰竭**　严重哮喘发作应与急性左心衰竭相鉴别。本病起病急骤，患者多有高血压、冠心病、心脏瓣膜病、心肌病等病史。劳累或情绪激动后突发胸闷，气急，呼吸困难，烦躁，咳嗽，咳粉红色泡沫样痰，端坐呼吸。查体：面色苍白，口唇发绀，全身大汗，双肺满布哮鸣音及湿啰音，心率增快，第一心音低钝，心尖区可闻及舒张期奔马律等。

2. **慢性阻塞性肺疾病**　可有喘息，但多见于中老年人，多有长期吸烟及慢性支气管炎史。临床主要表现为慢性咳嗽、咳痰，可伴有喘息，查体可见肺气肿体征。急性加重时，肺底可闻及湿啰音。胸部 X 线和呼吸功能检查有助于鉴别。

3. **上气道狭窄**　中央型肺癌、气管支气管结核、气管异物等导致上气道不完全阻塞，可出现喘鸣，呼吸困难，但多表现为吸气性呼吸困难，胸部 X 线及 CT 检查、支气管镜等检查有助于鉴别。

**（五）病情评估**

1. **临床分期**

（1）急性发作期　因接触变应原或感染，气喘、咳嗽、气促、胸闷症状突然发生或加重，伴呼气流量降低。

（2）非急性发作期（慢性持续期）　哮喘患者即使没有急性发作，但在相当长的时间内仍不同频度和（或）不同程度地出现症状（喘息、咳嗽、胸闷等），肺通气功能下降。

（3）临床控制期　患者持续 4 周以上无气喘、咳嗽、气促、胸闷，1 年内病情稳定无急性发作。

2. **病情分级**

（1）急性发作期严重程度分级

① 轻度发作：一般体力活动时有气喘，可伴有焦虑，呼吸轻度加快，查体双肺可闻及散在哮鸣音，肺功能和动脉血气检查基本正常。

② 中度发作：稍微活动即有气喘，讲话不连续，常有焦虑，呼吸明显加快，有时出现三凹征，查体双肺可闻及响亮而弥漫的哮鸣音，心率增快，肺功能检查使用支气管扩张剂后 PEF 占预计值 60% ～ 80%，动脉血气检查 $SaO_2$ 在 91% ～ 95%。

③ 重度发作：安静时即有气喘，强迫端坐位，不能讲话，单字发音或运用肢体语言回答问题，常有焦虑，烦躁不安，出汗多，呼吸明显加快，超过 30 次／分，三凹征阳性，查体双肺可闻及响亮而弥漫的哮鸣音，心率增快，超过 120 次／分，有奇脉，肺功能检查使用支气管扩张剂后 PEF 占预计值 < 60%，动脉血气检查 $SaO_2$ ≤ 90%，$PaO_2$ < 60mmHg，伴有 $PaCO_2$ > 45mmHg。

④ 危重发作：患者多呈嗜睡状态，意识模糊，严重发绀，可见胸腹矛盾运动，查体双肺哮鸣音减少甚至消失，心音低弱，脉率不规则，呈现急性呼吸衰竭的危重状态。

（2）慢性持续期病情评估　目前认为长期评估哮喘的控制水平是更为可靠和有积极意义的严重性评估方法，可以更全面地评估哮喘患者的整体病情，指导治疗。根据过去 4 周内患者日间哮喘症状超过 2 次／周、夜间因哮喘憋醒、使用缓解药物频次超过 2 次／周、哮喘引起活动受限等指标的拥有项多少，将哮喘控制水平分为控制良好、部分控制和未控制三个等级。

① 控制良好：无上述任何一项。

② 部分控制：具有上述 4 项中的 1 ～ 2 项。

③ 未控制：具有上述 4 项中的 3 ～ 4 项。

# 二、治疗与预防

治疗目标：控制慢性气道炎症，防治哮喘发作。糖皮质激素是抑制哮喘慢性气道炎症、控制哮喘最有效的药物；吸入型糖皮质激素（布地奈德、氟替卡松等）是哮喘长期治疗的首选药物；吸入短效 $\beta_2$ 受体激动剂（沙丁胺醇等）是缓解哮喘急性发作的首选药物。

**（一）急性发作期治疗**

1. **轻度**　吸入短效 $\beta_2$ 受体激动剂，如沙丁胺醇气雾剂等，可迅速缓解哮喘发作；可同时口服氨茶碱，或吸入短效抗胆碱药气雾剂（异丙托溴铵气雾剂），口服孟鲁司特钠。

**2. 中度** 吸氧；雾化吸入短效 $\beta_2$ 受体激动剂，或联合吸入短效抗胆碱药与糖皮质激素混悬液；氨茶碱静脉给药；口服孟鲁司特钠；必要时口服糖皮质激素。

**3. 重度及危重** 在中度发作治疗措施基础上，糖皮质激素静脉给药；必要时给予机械通气治疗。同时调节水、电解质与酸碱平衡；预防呼吸道感染。

### （二）慢性持续期治疗

哮喘的诊断确立以后，早控制、规律用药是取得最佳疗效的关键。治疗过程中，根据症状控制水平和风险因素给出阶梯式治疗方案，全球哮喘防治创议（GINA）目前推荐方案含 5 级治疗。同时需对患者持续进行评估，观察治疗的效果，随时调整方案予以升级或降级治疗。各级别方案均以控制哮喘症状为基础。开始治疗后，建议患者 2 ～ 4 周复查一次，每月或者每季度要随访。

**1. 第 1 级治疗** 仅限用于偶有短暂的白天症状（每月少于 2 次，每次持续数小时），没有夜间症状，无急性发作风险，肺功能正常的患者。推荐治疗方案：按需低剂量糖皮质激素 + 福莫特罗吸入剂。

**2. 第 2 级治疗** 低剂量控制性药物加按需使用缓解药物。推荐治疗方案：低剂量糖皮质激素加按需使用缓解药物。低剂量糖皮质激素 + 福莫特罗按需使用可以作为第 2 级哮喘治疗的首选方案之一。

**3. 第 3 级治疗** 推荐治疗方案：低剂量糖皮质激素 + 长效 $\beta_2$ 受体激动剂复合制剂作为维持治疗。低剂量糖皮质激素 + 福莫特罗按需治疗或短效 $\beta_2$ 受体激动剂按需治疗。糠酸氟替卡松 - 维兰特罗可以 1 次 / 天吸入给药，能够更有效地控制症状改善肺功能，减少急性发作的风险。

**4. 第 4 级治疗** 推荐治疗方案：中等剂量糖皮质激素 + 长效 $\beta_2$ 受体激动剂复合制剂维持治疗。

**5. 第 5 级治疗** 推荐进行临床表型评估和考虑附加药物治疗。采用第 4 级治疗，且吸入技术正确，依从性良好，而仍有持续哮喘症状或有急性发作的患者，需要转诊到哮喘专科按重度哮喘处理。推荐治疗方案：高剂量糖皮质激素 + 长效 $\beta_2$ 受体激动剂复合制剂，根据哮喘临床表型评估再附加药物治疗。

升级治疗是指当目前级别的治疗方案不能控制哮喘，即症状持续和（或）发生急性发作，应给予升级治疗，选择更高级别的治疗方案直至哮喘达到控制为止。降级治疗是指当哮喘症状得到控制并维持至少 3 个月，且肺功能恢复正常并维持平稳状态，可考虑降级治疗。

### （三）重度哮喘的处理

患者过去一年的治疗中，使用 GINA 建议的第 4 级或第 5 级药物才能控制或仍未控制的哮喘。首先应对患者进行教育管理，提高依从性，同时识别诱发因素，避免接触，并治疗共患疾病。

**1. 药物治疗** 需使用大剂量的糖皮质激素，如每日二丙酸倍氯米松＞1000μg，可同时加用口服激素，如泼尼松片每日 0.5 ～ 0.8mg/kg 体重。其余以上所提药物需与糖皮质激素联合使用。

**2. 生物靶向治疗** 近年来使用于重度哮喘的新型药物。包括抗 IgE 单克隆抗体、抗 IL-5 单克隆抗体治疗、抗 IL-5 受体（IL-5R）的单克隆抗体、抗 IL-4R 单克隆抗体以及大环内酯类药物。

**3. 支气管热成形术** 非药物治疗技术，在支气管镜下操作，减少气道平滑肌数量、改善哮喘控制水平，还可减少药物使用。该技术远期疗效还有待观察。

### （四）预防

对哮喘患者的教育管理是哮喘防治工作不可缺少的部分，是保证疗效、提高患者生活质量、减少发作、降低病死率的重要保障。

**1. 哮喘患者管理**

（1）管理目标 控制症状和降低未来风险是管理的主要目标，建立良好的医患合作关系是管理的有效途径。鼓励患者主动参与自身的个性化治疗方案的管理，持续对治疗效果进行评估和反馈，达到"整体控制"。

（2）哮喘指南的推广 医务人员加强对国际及国内哮喘相关指南和共识的学习，不断更新知识，加强认知水平，实施规范化哮喘诊治流程。

**2. 健康教育与人文关怀**

（1）用药依从性的指导 加强患者自我管理、医患沟通教育、完整的社区管理慢病模式，都是提高患者依从性的途径。

（2）正确使用吸入装置的培训 医务人员应正确指导患者如何使用装置，如实物演示 - 患者练习，播放视频等。

（3）哮喘科普教育　通过线下交流或新媒体将哮喘常识教育内容推广给广大患者，教育内容应涉及本病的病因、诊断、基本治疗方案、药物选择的差别、不良反应、急性发作的识别和求治、有何并发症以及如何预防，也可组织患者分享和讨论自身病况。

（4）病情的自我监控　患者自我控制与管理是控制哮喘症状的关键。

（5）医务人员定期评估　门诊复诊、电话随访、信息化管理程序的运用均可运用，从而评估患者的哮喘控制和治疗问题。

**3. 哮喘的预防**　哮喘被认为与基因和环境的因素关联较大，应将这些危险因素告知患者，指导患者从以下方面进行干预。

（1）营养　有研究认为孕期母亲的饮食、体重增加，母乳喂养时间过短，婴儿进食固体食物的时间过早、维生素 D 缺乏可能增加哮喘的风险。

（2）过敏原　避免过敏原的暴露是哮喘治疗的关键。尘螨过敏是公认的哮喘发生的危险因素。

（3）药物　对乙酰氨基酚可能与成人和儿童哮喘相关。

（4）污染物　产前或产后的烟草暴露对儿童影响大。交通相关的空气污染物（如 $NO_2$、$SO_2$）、燃烧后污染物以及 PM2.5 也会增加哮喘的发生。

（5）微生物　微生物群可能有利于哮喘的预防。比如农村儿童哮喘患病率低于城市儿童，剖宫产儿童哮喘患病率高于自然分娩儿童。

（6）社会心理因素　主动了解患者情绪与压力，精神因素与本病的发生也存在一定联系。

# 第六节　肺　炎

肺炎是指终末气道、肺泡及肺间质的急性炎症，可由多种因素引起，如细菌、病毒、支原体、衣原体、真菌、寄生虫等多种病原微生物及理化因素。其中，以细菌性肺炎最为常见。抗菌药物的出现及发展一度使细菌性肺炎病死率明显下降。但近年由于常见病原体的变迁、抗菌药物耐药性等问题，肺炎的病死率反而又有所上升。

肺炎可按照解剖学、病因学及患病环境进行分类。

**（一）解剖学分类**

**1. 大叶性（肺泡性）肺炎**　病原体首先在肺泡引起炎症，然后经肺泡间孔向周围肺泡扩散，引起一个或几个肺段甚至整个肺叶的炎症，病变并不累及支气管。X 线表现为沿肺段或肺叶分布的实变影。常见致病菌为肺炎链球菌。

**2. 小叶性（支气管性）肺炎**　病原体由支气管入侵，引起细支气管、终末细支气管及肺泡的炎症，X 线表现为沿着肺纹理分布的不规则斑片状阴影。常见病原体为肺炎链球菌、葡萄球菌、病毒、肺炎支原体及军团菌等。

**3. 间质性肺炎**　炎症以肺间质为主，有肺泡壁增生及间质水肿，并累及支气管壁和支气管周围组织。X 线多表现为磨玻璃状、网格状阴影。常见病原体为细菌、支原体、衣原体、病毒或肺孢子菌等。

**（二）病因学分类**

**1. 细菌性肺炎**　常见如肺炎链球菌、金黄色葡萄球菌、肺炎克雷伯菌、流感嗜血杆菌肺炎等。

**2. 非典型病原体所致肺炎**　常见如支原体、衣原体肺炎等。

**3. 病毒性肺炎**　常见如冠状病毒、腺病毒、呼吸道合胞病毒、流感病毒等引起的肺炎。

**4. 肺真菌病**　常见如念珠菌、曲霉、隐球菌等引起的肺炎。

**5. 其他病原体所致肺炎**　常见如立克次体、肺吸虫等引起的肺炎。

**6. 理化因素所致肺炎**　常见如放射性肺炎、化学性肺炎等。

**（三）患病环境分类**

**1. 社区获得性肺炎（CAP）**　指在医院外罹患的感染性肺实质（含肺泡壁，即广义上的肺间质）炎症，包括具有明确潜伏期的病原体感染在入院后于潜伏期内发病的肺炎。常见病原体为肺炎链球菌、支原体、衣原体、流感嗜血杆菌、呼吸道病毒等。

**2. 医院内获得性肺炎（HAP）与呼吸机相关性肺炎（VAP）**　HAP 指患者住院期间没有接受有创机械通气，未处于病原感染的潜伏期，且入院 48 小时后在医院内新发生的肺炎。VAP 是指气管插管或气管切开患者，接受机械通气 48 小时后发生的肺炎及机械通气撤机、拔管后 48 小时内出现的肺炎。我国 HAP/VAP 常见病原体为鲍曼不动杆菌、铜绿假单胞菌、肺炎克雷伯菌、大肠埃希菌、金黄色葡萄球菌等。

本节主要介绍肺炎链球菌肺炎。

## 肺炎链球菌肺炎

肺炎链球菌肺炎是由肺炎链球菌引起的肺炎，约占 CAP 的半数。

## 一、诊断

### （一）临床特点

**1. 病因**　肺炎链球菌为革兰阳性球菌，常成对或成链排列，菌体外有荚膜，荚膜多糖具有抗原特性。根据其荚膜多糖的抗原性不同，肺炎链球菌可分为 86 个血清型。成人致病菌多属 1～9 型及 12 型，以第 3 型毒力最强。机体免疫功能受损时，有毒力的肺炎链球菌入侵人体下呼吸道而致病。

上呼吸道感染、吸入麻醉、受寒、疲劳、醉酒等，使呼吸道黏膜受损；年老、体弱、慢性心肺疾病、长期卧床者及长期使用免疫抑制剂等，导致全身免疫功能低下，均易引起肺炎链球菌进入下呼吸道，在肺泡内繁殖而发病。肺炎链球菌不产生毒素，不引起原发性组织坏死或形成空洞，其致病力主要和荚膜对组织的侵袭力有关。

肺炎链球菌肺炎典型的病理变化可分为 4 期：①早期为充血期，肺泡毛细血管扩张、充血。②中期为红肝变期，肺泡腔有较多的红细胞渗出，病变部位的肺组织色红而饱满。③后期为灰肝变期，肺泡腔有大量白细胞和纤维素性渗出，肺泡壁受压贫血，病变部位的肺组织灰白而充实。④最后进入消散期，纤维蛋白渗出物溶解、吸收，肺泡内重新充气。

**2. 临床表现**　多数起病急骤，常有受凉淋雨、劳累、病毒感染等诱因，冬季与初春多见。多有上呼吸道感染的前驱症状。病程 7～10 天。

（1）症状　①寒战、高热：典型病例以突然寒战起病，继之高热，体温可达 39～40℃，呈稽留热型，常伴有头痛、全身肌肉酸痛、食量减少。抗生素使用后热型可不典型，年老体弱者可仅有低热或不发热。②咳嗽、咳痰：初期为刺激性干咳，继而咳出白色黏液痰或带血丝痰，经 1～2 天后，可咳出黏液血性痰或铁锈色痰，也可呈脓性痰，进入消散期痰量增多，痰黄而稀薄。③胸痛：多有患侧剧烈胸痛，常呈针刺样，随着咳嗽或深呼吸而加剧，可放射至肩或腹部。如为下叶肺炎可刺激膈胸膜引起剧烈腹痛，易被误诊为急腹症。④呼吸困难：肺实变时多表现为混合性呼吸困难，呼吸快而浅。病情严重时可出现发绀。⑤其他症状：少数有恶心、呕吐、腹胀或腹泻等胃肠道症状。严重感染者可出现神志模糊、烦躁、嗜睡、谵妄、昏迷等。

（2）体征　多数患者呈急性热病容，部分有鼻翼扇动，口唇单纯疱疹。早期肺部多无明显异常体征，或仅有少量湿啰音、呼吸音减低及胸膜摩擦音等。典型的肺实变体征表现为患侧呼吸运动减弱、触觉语颤增强、叩诊呈浊音、听诊呼吸音减低或消失，并可出现病理性支气管呼吸音。消散期可闻及湿啰音。少数重症患者可出现休克。

本病自然病程 1～2 周。发病 5～10 天，体温可自行骤降或逐渐减退。使用有效的抗菌药物后可使体温在 1～3 天内恢复正常，一般情况改善，症状减轻，肺实变体征消失，但局部的湿啰音及 X 线的肺部改变可持续 1 周以上。

**3. 并发症**

（1）感染性休克　肺炎链球菌肺炎的并发症近年来已很少见。严重脓毒症易发生感染性休克，尤其是老年人。其表现为发病急骤伴高热，但亦有体温不升者，血压下降甚至测不到，脉搏细数或不可触及，呼吸急促，口唇及肢体发绀，皮肤湿冷，四肢厥冷，多汗，表情淡漠或烦躁不安，甚至昏迷，少尿或无尿。

（2）其他并发症　有胸膜炎、脓胸、心肌炎、脑膜炎、关节炎等。

**4. 辅助检查**

（1）血常规检查　有助于诊断细菌性感染的存在。血白细胞计数（10～20）×10⁹/L，中性粒细胞多在 80% 以上，并有核左移，或细胞内可见中毒颗粒。年老体弱、酗酒、免疫功能低下者白细胞计数可不增高，但中性粒细胞的百分比仍高。

（2）病原学检查　为病原学诊断的主要客观依据。痰直接涂片做革兰染色及荚膜染色镜检，如发现典型的革兰染色阳性、带荚膜的双球菌，即可初步做出病原学诊断。痰培养 24～48 小时可确定病原体。

（3）胸部 X 线检查　有助于肺炎链球菌肺炎的诊断及与其他肺炎的鉴别诊断。早期仅见肺纹理增粗、增深。肺实变期呈大叶、肺段分布的密度均匀阴影，并在实变阴影中可见支气管气道征，肋膈角可有少量胸腔积液征。消散期显示实变阴影密度逐渐减低，变为散在的、大小不等的片状阴影，多数病例起病 3～4 周后才能完全消散，老年患者病灶消散较慢，亦可能成为机化性肺炎。

## （二）诊断要点

根据典型症状与体征，结合胸部 X 线检查，可做出初步诊断。对于临床表现不典型者，需认真加以鉴别。确诊有赖于病原菌检测。

## （三）鉴别诊断

**1. 干酪性肺炎** 急性干酪性肺炎临床表现与肺炎链球菌肺炎相似，X 线亦有肺实变。但结核病常有低热乏力，痰中容易找到结核菌。X 线显示病变多在肺尖或锁骨上下，密度不均，经久不消散，且可形成空洞和肺内播散，抗结核治疗有效。而肺炎链球菌肺炎经青霉素治疗 3～5 天，体温多能恢复正常，肺内炎症也较快吸收。

**2. 其他病原体引起的肺炎**

（1）金黄色葡萄球菌肺炎 常发生于儿童或年老体弱者，中毒症状严重，身体其他部位有化脓性病灶，如疖、痈等；咳脓性痰或脓血痰；肺部 X 线检查具有特征性，常为多发性病灶，且在短期内变化很大，常迅速扩展，可并发气胸、脓胸；痰培养可发现凝固酶阳性的金黄色葡萄球菌。

（2）肺炎克雷伯菌肺炎 多见于年老体弱者，起病急骤，中毒症状重，咳砖红色胶冻样痰；严重者可有谵妄、黄疸、肺水肿、休克、呼吸衰竭等；X 线表现为肺叶实变，其中有蜂窝状透亮区，叶间隙下坠，痰涂片或培养可找到肺炎克雷伯菌。

（3）其他革兰阴性杆菌肺炎 多发生于年老体弱、慢性心肺疾病或免疫缺陷患者，常为院内获得性感染。通过临床观察和细菌学检查，鉴别诊断一般不难。

（4）支原体肺炎 儿童和青少年多见，有一定的流行性。起病较为缓慢，多有数天至 1 周的无症状期，继而出现咳嗽、头痛、乏力、咽痛、肌肉酸痛，多为中等程度发热，持久的阵发性剧咳是支原体肺炎较为典型的临床表现。胸部体征多不明显，血清支原体抗体、冷凝集试验等有助于鉴别。

（5）病毒性肺炎 多有明显的季节流行性特点，发热、头痛、全身肌肉酸痛等全身症状突出，抗菌治疗无效，部分可发展为重症，呼吸困难明显。X 线表现为磨玻璃状阴影小片状浸润或广泛浸润实变。相应病毒学抗体检查等有助于鉴别。

**3. 原发性肺癌** 患者年龄多较大，起病缓慢，常有刺激性咳嗽和少量咯血，无明显全身中毒症状，血白细胞计数不高，若痰中发现癌细胞可以确诊。原发性肺癌可伴发阻塞性肺炎，若经有效抗生素治疗后肺部炎症迟迟不消散，或暂时消散后又复出现者，应密切随访，必要时进一步做 CT、MRI、支气管镜检查、痰脱落细胞检查等，以免贻误诊断。

**4. 急性肺脓肿** 早期临床表现与肺炎球菌肺炎相似。但随着病程进展，咳大量脓臭痰为肺脓肿的特征；X 线显示脓腔及液平面。

**5. 其他疾病** 肺炎伴剧烈的胸痛时，应与渗出性胸膜炎、肺梗死鉴别。相关的体征及 X 线影像有助鉴别。肺梗死常有静脉血栓形成的基础，咯血较多见，很少出现口角疱疹。下叶肺炎可能出现腹部症状，应通过 X 线、B 超等与急性胆囊炎、膈下脓肿、阑尾炎等进行鉴别。

# 二、治疗与预防

治疗原则：抗感染治疗是关键，早期针对性的抗菌治疗可明显改善患者症状、缩短病程、避免出现各种并发症。一经临床诊断即应给予抗生素治疗，不必等待细菌培养结果。

## （一）一般治疗

卧床休息，体温低时注意保暖，多饮水，给予易消化食物。高热、食欲不振者应静脉补液，注意补充足够蛋白质、热量及维生素。密切观察呼吸、脉搏、血压等变化，防止休克发生。

## （二）抗菌药物治疗

首选青霉素 G，用药途径及剂量视患者病情轻重及有无并发症而定。对青霉素过敏者，可用红霉素或阿奇霉素静脉滴注；亦可用林可霉素肌内注射或静脉滴注。重症患者可选用氟喹诺酮类（如莫西沙星）、头孢菌素类（如头孢唑啉、头孢曲松等）。多重耐药菌株感染者可用万古霉素、替考拉宁。疗程通常为 5～7 天，或在退热后 3 天可由静脉用药改为口服，维持数日。

### （三）对症治疗

高热者可采用物理降温，不用阿司匹林或其他解热药，以免过度出汗及干扰真实热型。呼吸困难、发绀者应吸氧。咳嗽、咳痰不易者可给予祛痰药。剧烈胸痛者，可热敷或酌用小量镇痛药。烦躁不安、谵妄者酌情使用镇静药，禁用抑制呼吸的镇静药。

### （四）感染性休克的处理

1. **一般处理**　平卧，体温低时注意保暖，高热者予以物理降温，吸氧。保持呼吸道通畅，密切观察血压、脉搏、呼吸及尿量。

2. **补充血容量**　是抢救感染性休克的重要措施。只有当血容量得到适当补充后，血管活性药物的作用才能有效地发挥。补液量和速度视病情而定。一般先给右旋糖酐 40、复方氯化钠溶液等，以维持有效血容量，降低血液黏滞度，防止弥散性血管内凝血。

3. **纠正水、电解质和酸碱平衡紊乱**　感染性休克时常出现代谢性酸中毒，可酌情用少量 5% 碳酸氢钠静脉滴注。

4. **糖皮质激素的应用**　对病情危重、全身毒血症症状明显的患者，可短期（3 ～ 5 天）静脉滴注氢化可的松或甲泼尼龙。

5. **血管活性药物的应用**　一般不作首选药物，多在经上述处理后血压仍不回升时使用。可根据病情酌情给予异丙肾上腺素、多巴胺或间羟胺等静脉滴注。

6. **积极抗感染**　诊断明确者，可加大青霉素剂量静脉滴注；或用第三代、第四代头孢菌素；或碳青霉烯类。最好根据血培养药物敏感试验选用有效抗生素。

7. **防治心肾功能不全**　有心功能不全者，应减慢输液速度，控制入液量，酌用毒毛花苷 K 或毛花苷 C 静脉注射。若血容量已补足而 24 小时尿量 < 400mL、比重 < 1.018 时，应考虑合并急性肾功能衰竭，应紧急处理。

### （五）预防

1. **避免诱因**　避免淋雨、受寒、疲劳、醉酒等诱发因素，防止上呼吸道感染。积极治疗原发病，如慢性心肺疾病、糖尿病等。

2. **增强抵抗力**　锻炼身体，增加机体抵抗力；预防接种肺炎链球菌疫苗可减少特定人群肺炎链球菌发病率，如慢性肺病、糖尿病、器官移植或脾切除者等。

3. **健康教育与人文关怀**　鼓励患者积极配合治疗，注意休息，加强营养。有慢性基础疾患的老年人应尽量避免去人口密集场所，注意口腔卫生，佩戴口罩，避免误吸。

# 第七节　特发性间质性肺炎

特发性间质性肺炎 (IIP) 是一组原因不明、具有不同病理类型的间质性肺疾病，以弥漫性肺泡炎和肺泡结构紊乱最终导致肺纤维化为特征。主要累及肺间质，部分患者可同时伴有肺实质、肺血管及气道受累。可发生于任何年龄，以中、老年较多，见于 40 ～ 60 岁，男性多于女性。主要临床表现为进行性呼吸困难，肺通气功能障碍，X 线检查见两肺弥漫性网状结节状阴影。该病目前尚无有效治疗措施，常因呼吸衰竭和心力衰竭而死亡，预后较差。

## 一、诊断与病情评估

### （一）临床特点

1. **病因**　IIP 的发病危险因素有吸烟、接触金属粉尘或木尘等，亦与胃食管反流病、病毒感染、自身免疫等因素有关。遗传因素对发病过程可能有一定的影响。

2. **临床表现**

（1）症状　一般于 50 岁以上发病，起病隐匿。主要症状是劳力性气促，进行性加重，伴干咳。一般不出现全身性表现，也可有乏力、体重减轻等不典型表现。

（2）体征　因长期缺氧，部分患者出现杵状指（趾），典型的可闻及肺底部吸气性 Velcro 啰音，疾病晚期因肺功能低下可出现发绀、右心功能不全等体征。

### 3. 辅助检查

（1）胸部 X 线检查　稳定期患者胸片显示双肺弥漫的网格状或网络小结节状浸润影，以双下肺和外周（胸膜下）明显，通常伴有肺容积减小。个别早期患者胸片可基本正常或呈磨玻璃样（GGO）变化，随着病情进展。可出现直径多在 3～15mm 大小的多发性囊状透光影（蜂窝肺）。高分辨率 CT（HRCT）是诊断特发性肺间质纤维化（IPF）的重要方法，有利于发现早期病变，表现为肺内不规则线条网格样改变，伴有囊性小气腔形成，较早在胸膜下出现，小气道互相连接可形成胸膜下线等。

（2）肺功能检测　表现为限制性通气功能障碍和弥散量减少，伴有低氧血症和Ⅰ型呼吸衰竭。

（3）实验室检查　红细胞沉降率加快、血乳酸脱氢酶（LDH）和免疫球蛋白增高；10%～26% 的患者类风湿因子和抗核抗体阳性。

（4）肺活检　经高分辨率 CT 诊断仍不确定者，没有手术禁忌证时应考虑外科肺活检。肺组织病理改变的诊断标准是：①明显纤维化或结构异常，伴或不伴有蜂窝肺，胸膜下、间质分布。②斑片肺实质纤维化。③成纤维细胞灶。

### （二）诊断要点

主要根据临床特征、胸部影像学改变、肺功能异常，并排除其他已知原因导致的间质性肺病（ILD），结合病理活检综合做出 IIP 诊断，并确定稳定期和急性加重期。根据是否有外科肺活检的结果，IIP 有两种确诊标准。

#### 1. IIP 确诊标准之一

（1）外科肺活检显示组织学符合普通型间质性肺炎的改变。

（2）同时具备下列条件　①排除其他已知的可引起 ILD 的疾病，如药物中毒、职业环境性接触和结缔组织病等。②肺功能检测有限制性通气功能障碍伴弥散功能下降。③常规 X 线胸片或 HRCT 显示双下肺和胸膜下分布为主的网状改变或伴蜂窝肺，可伴有少量磨玻璃样阴影。

#### 2. IIP 确诊标准之二　无外科肺活检时，需要符合下列 4 条主要指标和 3 条以上的次要指标。

（1）主要指标　①除外已知原因的 ILD，如某些药物毒性作用、职业环境接触史和结缔组织病等；②肺功能表现异常，包括限制性通气功能障碍；③胸部 HRCT 表现为双下肺和胸膜下分布为主的网状改变或伴蜂窝肺，可伴有极少量磨玻璃样阴影；④经支气管镜肺活检或支气管肺泡灌洗液检查不支持其他疾病的诊断。

（2）次要指标　①年龄＞ 50 岁；②隐匿起病或无明确原因的进行性呼吸困难；③病程≥ 3 个月；④双肺听诊可闻及吸气性 Velero 啰音。

### （三）鉴别诊断

主要与过敏性肺泡炎、胶原血管病、家族性间质性肺炎等进行鉴别诊断。当 IIP 患者出现急性呼吸困难恶化时，传统的胸部 X 线即可识别是否合并气胸及胸腔积液等原因。临床上需要与特发性肺间质纤维化急性加重（AE-IPF）鉴别的疾病包括静脉血栓栓塞症、感染、心力衰竭及肺动脉高压等。

### （四）病情评估

根据临床表现、胸部影像学特征、肺功能及 6 分钟步行试验等，做出病情严重度评估。若患者有显著的呼吸困难，Ⅰ型呼吸衰竭，影像学检查已存在显著纤维化及蜂窝样改变，6 分钟步行试验 $SpO_2 < 88\%$，提示病情较重，死亡风险大。

## 二、治疗与预防

治疗原则：治疗目的为控制症状，延缓病情进展，改善生活质量，延长患者生存期。主要采用糖皮质激素或联合细胞毒药物治疗，其使用剂量和疗程视患者的具体病情而定。

### （一）药物治疗

目前尚没有循证医学证据的药物治疗方案，N- 乙酰半胱氨酸或吡非尼酮（TNF-α 抑制剂）可在一定程度上延缓肺功能的恶化，降低急性加重的频率。ATS/ERS 推荐靶向药物尼达尼布作为 IPF 的治疗药物。

#### 1. 糖皮质激素　IPF 急性加重患者推荐使用激素治疗。可应用大剂量糖皮质激素治疗，常用泼尼松 0.5mg/（kg·d）口服，或静脉滴注甲泼尼龙（500～1000 mg/d，连用 3 天），症状缓解后减为泼尼松或等效剂量激素，应用 4～8 周逐步减至维持量。稳定期避免使用激素有利于延长自然病程。对临床上已经使用激素治疗的 IIP 患者，应考虑使用复方磺胺甲噁唑预防机会性肺孢子菌感染。

**2. 抗肺纤维化治疗** 两种新型抗纤维化制剂吡非尼酮和尼达尼布，可延缓 IIP 患者肺功能的下降，尤其尼达尼布可显著降低急性加重发生风险。其他治疗药物包括环磷酰胺、硫唑嘌呤、γ- 干扰素、秋水仙碱、青霉胺等，但临床疗效有待进一步论证。

### （二）非药物治疗

**1. 肺康复训练** 在长期氧疗的情况下，可以适当地进行锻炼，比如慢步行走、深呼吸等呼吸操训练。

**2. 氧疗** 存在明显低氧血症的患者，应实施长程氧疗。急性加重的 IPF 患者通常需要高浓度吸氧维持脉搏氧饱和度（$SpO_2$）在 90% 以上。急性缺氧性呼吸衰竭不伴有高碳酸血症的患者，可采用经鼻导管高流量氧疗，改善患者呼吸困难，必要时可选择面罩供氧和（或）无创呼吸机纯氧供给。

### （三）肺移植

肺移植为目前 IIP 最有效的治疗方法，当患者肺功能严重不全、低氧血症迅速恶化，但不伴有严重的心、肝、肾病变，年龄小于 60 岁者，可考虑进行肺移植。

### （四）预防

**1. 戒烟** 大多数 IIP 患者是吸烟者，吸烟与疾病的发生具有一定的相关性。对于吸烟者，必须劝导和帮助患者戒烟，尤其是鼓励患者在接受尼达尼布治疗前停止吸烟。

**2. 预防呼吸道感染** 注射流感病毒和肺炎疫苗被认为是预防呼吸道感染的重要措施，应该尽量避免反复的空气污染等情况。

**3. 饮食** 注意调节饮食，增加营养，减少胃食管反流。

**4. 增强体质** 加强体育锻炼，增强抗病能力，冬季应注意保暖。

**5. 健康教育与人文关怀** 指导患者在病情稳定阶段尽量避免使用激素和（或）免疫抑制剂，以减少感染机会。解除患者的焦虑情绪，鼓励患者积极配合治疗，减少急性加重 IPF 事件的发生，降低 IIP 患者潜在病死率，延长患者生存期。

# 第八节　支气管扩张症

支气管扩张症是指急、慢性呼吸道感染和支气管阻塞后，反复发生支气管化脓性炎症，致使支气管壁结构破坏，管壁增厚，引起支气管异常和持久性扩张的一类异质性疾病的总称，多见于儿童和青少年。

本病属于中医学"咳嗽""咯血"的范畴。

## 一、诊断

### （一）临床特点

#### 1. 病因

（1）下呼吸道感染　尤其是婴幼儿时期的呼吸道感染，是支气管扩张症最常见的病因，常见如细菌性肺炎、百日咳、支原体及呼吸道病毒感染。

（2）支气管和肺结核　也是我国支气管扩张症的常见原因。

（3）非结核分枝杆菌感染　也可引起支气管扩张症。

（4）其他　如变态反应性支气管肺曲菌病也是诱发支气管扩张症的重要原因之一；下气道异物或肿瘤常与局部支气管扩张有关；某些先天或后天性免疫功能缺陷、先天性气道解剖结构异常、某些结缔组织疾病、炎症性肠病等与支气管扩张症的发生也具有一定的相关性。部分患者无明显病因。

**2. 临床表现** 慢性咳嗽、咳大量脓痰，伴或不伴有咯血是支气管扩张症的主要特征。部分患者以反复咯血为唯一症状，称为"干性支气管扩张症"。早期或干性支气管扩张可无明显体征，病变重或合并感染时常可闻及固定而持久的局限性粗湿啰音，多见于下胸部及背部。部分患者可闻及干啰音。部分严重可见杵状指（趾）、发绀。合并慢性肺源性心脏病时可出现相应体征。

#### 3. 辅助检查

（1）胸部 X 线检查　敏感性和特异度较差，逐渐被胸部 CT 等检查替代。囊状支气管扩张可表现为典型的囊腔，其内可见气液平面。特征性的支气管扩张、气道壁增厚在 X 线上可显示为"双轨征"或"环形阴影"。

（2）胸部高分辨 CT　可清楚地显示扩张的支气管，已成为支气管扩张症的主要诊断方法。主要表现为支气管囊状或柱状改变、气道壁增厚、黏液阻塞、树枝发芽征及马赛克征。扫描层面与扩张支气管平行时，呈"双轨征"或"串珠状"；垂直时，则呈环形透亮影，与伴行的肺动脉形成"印戒征"。

（3）血常规　协助诊断有无合并肺部感染。细菌感染急性加重时，常出现白细胞计数和中性粒细胞比例升高。

（4）痰液检查　常显示含有丰富的中性粒细胞以及定植或感染的多种微生物，痰涂片染色及痰细菌培养结果可指导抗生素合理使用。

（5）肺功能检测　有助于判断是否存在弥漫性支气管扩张或相关的阻塞性肺病导致的气流受限。

（6）动脉血气分析　尤其重症患者，有助于判断是否合并低氧血症和高碳酸血症。

（7）支气管镜检查　当支气管扩张呈局灶性且位于段支气管以上时，该检查可发现弹坑样改变。还可通过支气管镜进行病原学检查。

### （二）诊断要点

根据反复咳脓痰、咯血病史，结合既往有诱发支气管扩张的呼吸道感染病史，胸部高分辨率 CT 有确定的支气管扩张的影像学改变，即可确定诊断。

### （三）鉴别诊断

主要与引起慢性咳嗽、咳脓痰或咯血的疾病进行鉴别。

**1.慢性支气管炎**　多见于中老年人，有连续 2 年或以上的慢性咳嗽、咳痰，每年持续 3 个月，以冬春季症状明显，夏季多自行缓解。胸部 CT 有助于鉴别。

**2.肺结核**　青壮年多见，主要表现为刺激性干咳，可有咯血、胸痛，常伴有午后低热、食欲不振、乏力、消瘦、盗汗等结核毒性症状，病变多位于上肺，胸部 X 线及痰结核菌检查有助于确诊。

**3.肺癌**　多发生于 40 岁以上，有长期吸烟史，主要表现为刺激性咳嗽、痰中带血、胸痛、体重下降等。胸部 CT、支气管镜、痰细胞学检查有助于确诊。

## 二、治疗与预防

支气管扩张症是慢性、渐进性疾病，反复呼吸道感染导致病情进行性加重，呼吸功能进行性下降。临床治疗应以确定及祛除病因阻止疾病进展、减少急性加重次数、维持和改善肺功能、改善患者生活质量为原则。

### （一）控制感染

若出现痰量及脓性成分增加、发热等急性加重征象时，需使用抗菌药物。最好根据痰培养及药物敏感的结果使用。但在开始时常需给予经验性抗菌治疗，急性加重多由定植菌群引起。无铜绿假单胞菌感染高危因素的患者要选用对流感嗜血杆菌有效的抗菌药物，如阿莫西林 / 克拉维酸、氨苄西林 / 舒巴坦、头孢曲松钠、头孢噻肟、左氧氟沙星、莫西沙星等。存在铜绿假单胞菌感染高危因素时，可选用头孢他啶、哌拉西林 / 他唑坦、头孢哌酮 / 舒巴坦、氟喹诺酮类、氨基糖苷类或碳青霉烯类（如亚胺培南）。铜绿假单胞菌感染高危因素包括：①近期住院；②每年 4 次以上或近 3 个月以内使用抗生素；③ $FEV_1 < 30\%$ 预计值；④最近 2 周每日口服泼尼松 > 2 周。至少符合以上 2 条。

### （二）清除气道分泌物

物理排痰和使用化痰药物，物理排痰方法有体位引流、震动拍击、主动呼吸训练等。雾化吸入生理盐水、短时雾化吸入高张盐水均可以促进排痰。雾化吸入、口服或静脉使用祛痰药。

### （三）支气管舒张剂

雾化吸入短效 $\beta_2$ 受体激动剂，可提高祛痰效果。吸入长效支气管舒张剂对改善患者气流受限有一定疗效。

### （四）咯血的处理

咯血量少时，可对症处理或适当口服卡巴克洛（安络血）、云南白药等。大咯血需紧急抢救，包括：①保持呼吸道通畅，避免窒息，嘱患者取侧卧位。若有窒息征象，应立即取头低脚高体位，轻拍背部，以便血块排出，并尽快挖出口、咽、喉、鼻部积血。②垂体后叶激素 8～10U 静脉滴注，伴有冠状动脉粥样硬化性心脏病、肺源性心脏病、心力衰竭、高血压及孕妇禁用。③促凝血药，如氨基己酸、氨甲苯酸、血凝酶等。④经气管镜压迫或填塞止血，或镜下局部应用凝血酶。⑤无效时应积极行支气管动脉栓塞术或手术治疗。

### （五）外科治疗

指征：①病变为局限性，且经充分内科治疗仍反复发作者。②大咯血来自增生的支气管动脉、病变局限、经休息和抗生素等保守治疗不能缓解者。

### （六）预防

**1. 减少诱因** 戒烟，避免受凉、呼吸道感染。

**2. 增强抵抗力** 肺炎链球菌疫苗和流感疫苗可在一定程度上预防和减少急性加重次数。一些免疫调节剂如卡介菌多糖核酸，可增强抵抗力，减少感染次数。

**3. 健康教育与人文关怀** 支气管扩张症病程迁延、反复，应帮助患者正确认识和对待疾病，和患者共同制订长期防治的计划，指导患者学会自我监测病情，学会正确的排痰方式。不滥用抗生素及止咳药。在加强营养、病情允许的情况下适当锻炼。

# 第九节　肺结核

肺结核是由结核分枝杆菌引起的慢性呼吸道传染病，主要经呼吸道传播，排菌的肺结核患者是重要的传染源，也可通过消化道传染，经皮肤、泌尿生殖道传染现已很少见。在传染性疾病中，结核病已成为成年人的首要死因。全国每年因结核病死亡的人数为其他各种传染病死亡人数总和的 2 倍，是全国十大因病死亡病因之一。

本病属于中医学"肺痨"的范畴。

## 一、诊断

### （一）临床特点

**1. 病因** 结核菌属于分枝杆菌，生长缓慢，因涂片染色具有抗酸性又称为抗酸杆菌。对人具有致病性的结核分枝杆菌主要是人型菌。结核病灶中常有不同生长速度的结核菌。代谢旺盛不断繁殖的结核菌（A 群）致病力强，传染性大，也易被抗结核药物杀灭；在吞噬细胞内酸性环境中受抑制的结核菌（B 群）和偶尔繁殖菌（C 群）只对部分抗结核药敏感，常为日后复发的根源；休眠菌（D 群）一般耐药，可逐渐被吞噬细胞消灭。

青壮年有结核病史或与结核病患者密切接触史，或既往有肿瘤、糖尿病史，或长期使用糖皮质激素、免疫抑制剂等，为易患人群。

**2. 临床表现** 肺结核的典型症状如下。①结核毒性症状：午后低热、乏力、盗汗、消瘦、食欲不振、女性月经失调等。②呼吸道症状：刺激性咳嗽，少痰或无痰，咯血，胸痛，呼吸困难等。病变范围小，可无任何体征，若有胸膜炎或胸腔积液，可出现相应的体征。

**3. 辅助检查**

（1）痰结核分枝杆菌检查　聚合酶链反应等查找结核分枝杆菌。痰中找到结核菌是确诊肺结核的重要依据，并提示患者具有传染性。痰菌由阳性转为阴性是判断肺结核疗效的主要根据。

（2）胸部 X 线检查　是早期发现肺结核的重要方法，并可进行临床分型、治疗后病情随访等。常见 X 线征象有渗出性、干酪样、空洞、纤维钙化等。胸部 CT 检查对发现微小或隐蔽的病变，了解病变范围，尤其是对病变性质鉴别有重要意义。

（3）结核菌素试验（PPD 试验）　广泛用于分枝杆菌的检查，对肺结核的诊断有参考意义。皮内注射 0.1mL（5IU）PPD 后 48～72 小时测量皮肤硬结直径，硬结≥5mm 者为阳性。临床意义如下。①试验阳性：提示曾有过结核感染，目前并不一定患病。如 3 岁以下的幼儿呈强阳性反应，则提示为新近感染的活动性结核病，应予以治疗。②试验阴性：提示没有结核菌感染，或感染在 4～8 周内机体变态反应尚未充分建立。患者应用糖皮质激素后、营养不良、老年人、合并有淋巴细胞系统免疫缺陷病（如淋巴瘤、艾滋病等）、各种危重患者、应用抗肿瘤药者及严重结核病，已患病但试验可呈阴性。结果阴性者可在 1 周后再用 5IU 重复皮试，若仍为阴性，多可除外结核菌感染。

### （二）诊断程序

**1. 临床可疑病例筛选** 主要可疑表现有：①咳嗽、咳痰≥2 周伴咯血；②午后低热、乏力、盗汗、月经失调或闭经；③有肺结核接触史或肺外结核病史。排查方法主要是痰结核菌检查及 X 线检查。

**2. 诊断肺结核** 对 X 线检查有疑似病变者，通过多途径检查明确病变性质，是否为结核病变，当前难以确定者，观察 2 周后复查。

3. **判断是否在活动期** 确诊者应明确有无活动性，以决定是否治疗，一般根据 X 线表现进行判断。

4. **是否为排菌者** 目的是明确是否为传染源，根据痰结核菌检查结合 X 线表现进行判断。

5. **明确是初治还是复治** 详细询问病史，尤其是抗结核药物治疗史。

6. **判断是否耐药** 根据药物治疗史结合药敏试验判断。

### （三）诊断要点

1. 根据病史尤其是结核病史及结核病接触史，结合症状、体征、胸部 X 线检查及痰结核菌检查综合做出诊断。肺结核的症状有全身症状及呼吸系统症状，常见长期午后低热、盗汗、乏力、全身不适，伴食欲减退、消瘦。女性可出现月经失调或闭经。呼吸系统症状有慢性咳嗽，多为干咳或咳少量白色痰，继发感染后可有脓性痰，部分患者有不同程度的咯血。全身体征主要有慢性病容、营养不良与消瘦等。

2. X 线检查是早期发现肺结核、确定肺结核临床类型、考核疗效及了解病灶活动性的重要依据。痰结核菌检查是确诊肺结核、考核疗效、确定患者是否为传染源及病灶活动性的主要依据。PPD 试验仅具有参考诊断的价值。

3. 肺结核的记录方式，按结核病的分类、病变部位、范围、痰菌情况、化疗史书写。举例：原发性肺结核右中涂（－）初治；继发性肺结核双上涂（＋）复治。

### （四）鉴别诊断

1. **原发性肺癌** 表现为干咳、痰中带血、胸痛及消瘦等，X 线检查可见肺部阴影，与肺结核相似，需加以鉴别。鉴别要点：①病史不同，肺癌多有长期吸烟史，肺结核可有结核病史或结核病接触史。②肺癌多见于 40 岁以上患者，男性居多，肺结核可见于任何年龄。③痰结核菌检查、细胞学检查、胸部 CT 检查及支气管镜检查有助于鉴别诊断。

2. **肺炎** 均为肺部感染性炎症的表现，需加以鉴别。主要与继发性肺结核鉴别。肺炎起病急，寒战高热，咳痰明显，而肺结核起病较缓，急性感染的全身表现不突出，早期咳痰较少。肺炎多伴有外周血白细胞显著升高，胸片表现为片状或斑片状阴影，肺结核白细胞多轻度升高，肺部 X 线表现具有多样性、特征性，痰结核菌检查有助于鉴别诊断。肺炎一般抗生素治疗多有效，肺结核需用敏感的抗结核药物治疗方可见效。

3. **支气管扩张症** 肺结核大咯血时应与支气管扩张症鉴别。支气管扩张症多见于青少年，主要表现是长期咳嗽，咳大量脓痰，反复咯血。胸部 CT 检查可以确诊。

### （五）分类诊断

1. **原发性肺结核** 是指初次感染结核菌而发病的肺结核，多见于少年儿童。

2. **血行播散性肺结核** 包括急性（急性粟粒性）、亚急性、慢性血行播散性肺结核。

3. **继发性肺结核** 成年人多见，病程长。包括浸润性肺结核、空洞性肺结核、结核球、干酪性肺炎、纤维空洞性肺结核。

4. **结核性胸膜炎** 多见于青壮年，由结核分枝杆菌感染胸膜或过敏反应所致，包括干性胸膜炎、渗出性胸膜炎及结核性脓胸。

5. **其他肺外结核** 一般按照感染部位或脏器命名，如肾结核、肠结核、骨关节结核等。

6. **菌阴肺结核** 是指 3 次痰涂片及 1 次痰培养均为阴性的肺结核。

## 二、治疗与预防

### （一）化学药物治疗原则

早期、规律、全程、适量、联合。治疗过程包括强化治疗和巩固治疗两个阶段。

### （二）常用抗结核药

常用抗结核药分为杀菌剂和抑菌剂两大类。

1. **一线杀菌剂** 包括异烟肼、利福平、链霉素、吡嗪酰胺等，其中链霉素和吡嗪酰胺为半杀菌剂。链霉素在偏碱性环境中可发挥最大的杀菌效果，对细胞内的结核分枝杆菌无效；吡嗪酰胺可渗入吞噬细胞内，在偏酸性环境中具有杀菌作用。

2. **二线抑菌剂** 包括乙胺丁醇、对氨基水杨酸钠、卷曲霉素、氨硫脲、卡那霉素等。

**3. 抗结核新药** 包括利福布汀、左氧氟沙星、环丙沙星等。

### （三）标准化疗方案

**1. 初治活动性肺结核** 根据患者具体情况及监控服药的条件，选择每日给药方案或间歇给药方案。①每日给药方案：强化期异烟肼、利福平、吡嗪酰胺和乙胺丁醇，每日顿服，2个月；巩固期异烟肼、利福平，每日顿服，4个月。可简写为2HRZE/4HR。②间歇给药方案：强化期异烟肼、利福平、吡嗪酰胺和乙胺丁醇，隔日1次或每周3次，2个月；巩固期异烟肼、利福平，隔日1次或每周3次，4个月。可简写为2H3R3Z3E3/4H3R3。

**2. 复治涂阳肺结核** 应进行药物敏感性试验，敏感患者按常规复治方案进行治疗，耐药患者应用耐药方案治疗。常规复治方案如下。①每日给药方案：强化期异烟肼、利福平、吡嗪酰胺、链霉素和乙胺丁醇，每日顿服，2个月；巩固期异烟肼、利福平和乙胺丁醇，每日顿服，6～10个月。可简写为2HRZSE/6～10HRE。巩固期治疗至4个月时查痰菌，如仍未转阴，继续延长治疗至6～10个月。②间歇给药方案：强化期异烟肼、利福平、吡嗪酰胺、链霉素和乙胺丁醇，隔日1次或每周3次，2个月；巩固期异烟肼、利福平和乙胺丁醇，隔日1次或每周3次，6～10个月。可简写为2H3R3Z3S3E3/6～10H3R3E3。

### （四）对症治疗

**1. 毒性症状** 毒性症状较重，如干酪性肺炎、急性血行播散型肺结核、结核性脑膜炎及有大量胸腔积液的结核性胸膜炎患者，可在使用有效抗结核药的同时适当应用糖皮质激素，待毒性症状缓解后剂量递减，至4～8周停药。

**2. 咯血** 小量咯血需安静休息，消除紧张情绪，适当应用氨基己酸、卡巴克洛等止血药。大量咯血者应取患侧卧位，轻轻将气管内积血咯出，同时给垂体后叶激素5～10U缓慢静脉注射，然后将垂体后叶激素加入液体静滴维持。高血压、冠心病、心力衰竭患者及孕妇禁用。大量咯血者除上述处理外，可少量输血。咯血不止考虑支气管动脉破裂出血者，经支气管动脉栓塞止血。

### （五）结核病预防性化疗

结核病高危人群包括HIV感染者、涂阳肺结核患者的密切接触者、未经治疗的肺部硬化纤维病灶、硅肺、糖尿病、长期应用糖皮质激素或免疫抑制剂者、吸毒者、营养不良、少年儿童PPD试验局部硬结≥15mm者等，应给予预防性化疗。常用异烟肼每日300mg顿服，6～9个月，或常规剂量异烟肼和利福平每日顿服，3个月。

### （六）结核病控制策略

1. 医务人员或经培训的家庭督导员直接监督、全程督导化学治疗。
2. 医疗预防机构专人负责及时、准确、完整地报告疫情。
3. 对确诊病例进行登记，长期随访。
4. 新生儿规范进行卡介苗接种。
5. 高危人群预防性化疗。

# 第十节　原发性支气管肺癌

原发性支气管癌简称肺癌，为起源于支气管黏膜或腺体的恶性肿瘤。肺癌的发病率与死亡率均居全球癌症首位，占所有癌症发病人数的13.0%，占所有癌症死亡人数的19.4%。我国肺癌已超过癌症死因的20%，且发病率及死亡率均迅速增长，预测到2025年，我国每年肺癌发病人数将超过100万。肺癌发病率男性高于女性，在男性发病率居所有癌症的首位，在女性发病率仅次于乳腺癌居第二位，随着诊断方法的进步以及靶向治疗药物的出现，经过规范有序的诊断、分期以及多学科治疗，生存率已经有所延长。

肺癌按解剖学分类。①中央型肺癌：生长在段支气管以上位于肺门附近者，约占3/4，以鳞状上皮细胞癌和小细胞肺癌较常见。②周围型肺癌：生长在段支气管及其分支以下者，约占1/4，以腺癌较为常见。

按组织病理学分类。①非小细胞肺癌（NSCLC）：包括鳞状上皮细胞癌（简称鳞癌）、腺癌、大细胞癌和其他（腺鳞癌、类癌、肉瘤样癌等）。②小细胞肺癌（SCLC）：包括燕麦细胞型、中间细胞型、复合燕麦细胞型，在原发性肺癌中恶性程度最高，在其发生发展的早期多已转移到肺门和纵隔淋巴结，并由于其易侵犯血管，在诊断时大多已有肺外转移，患者年龄较轻，多有吸烟史。

本病属于中医学"肺癌""肺积""息贲"范畴。

# 一、诊断

## （一）临床特点

**1.病因**　肺癌的病因迄今尚不明确，认为与吸烟、空气污染、职业致癌因子、某些癌基因的活化及抗癌基因的丢失、电离辐射、病毒感染、β 胡萝卜素和维生素 A 缺乏、机体免疫功能低下、内分泌失调以及家族遗传等有关。其中，吸烟是最重要的原因，85% 以上肺癌是由于主动吸烟或被动吸"二手烟"所致。空气污染的主要致癌物质为苯并芘等。职业性致肺癌因素可使肺癌的发生危险增加 3 ～ 30 倍，并被吸烟协同。烟雾中尼古丁、苯并芘和亚硝胺等都是已知的致癌物质。长期从事接触有害物的职业或长期生活在空气污染地区、大剂量电离辐射、家族遗传等也是肺癌发生的常见原因。肺癌多发生在 40 岁以上人群。

**2.临床表现**　临床表现与肿瘤部位、大小、病理类型、发展阶段、有无并发症或转移有密切关系。

（1）原发肿瘤引起的症状　刺激性干咳是肺癌的早期症状，咳嗽多为持续性，呈高调金属音；痰中带血或咯血多见于中央型肺癌；肿瘤阻塞支气管可见胸闷气短或喘鸣；肿瘤引起阻塞性肺炎或肿瘤组织坏死吸收可引起发热；晚期出现消瘦等。

（2）肺外胸内扩展所引起的症状和体征　常见胸痛、声音嘶哑、吞咽困难、胸腔积液、上腔静脉阻塞综合征（表现为头颈部、上胸部肿胀，颈静脉及胸壁浅静脉怒张等）、霍纳综合征（常见于肺尖部肺癌，又称肺上沟瘤，肿瘤压迫颈部交感神经丛，引起病侧眼睑下垂、瞳孔缩小、眼球内陷、额部无汗等）。

（3）胸外转移引起的症状和体征　多见于小细胞肺癌。转移至中枢神经系统，可出现头痛、呕吐，或小脑功能障碍等；转移至骨骼，可出现骨痛和病理性骨折；转移至腹部，可出现胰腺炎症状或阻塞性黄疸；转移至淋巴结，以锁骨上淋巴结转移最多见。

（4）胸外表现　指肺癌非转移性胸外表现，或称副癌综合征。主要表现有肥大性肺性骨关节病、类癌综合征、神经肌肉综合征、库欣综合征等。

**3.辅助检查**

（1）影像学检查　胸部 X 线检查是发现肺癌的最常用方法之一，但对早期肺癌的检出有一定的局限性。胸部低剂量 CT 可以发现早期肺癌。胸部 MRI 对明确肿瘤与大血管之间的关系有优越性，对小病灶的敏感性不如 CT。头颅 MRI 在发现脑实质或脑膜转移上有优越性。PET-CT 可用于肺癌及淋巴结转移的定性诊断，对肺癌诊断的敏感性达 95%，特异性达 90%，对发现转移病灶也很敏感，但对肺泡细胞癌的敏感性较差。

（2）获得病理学诊断的检查　①痰脱落法细胞学检查：阳性率较低，多次送检，尽量取呼吸道深部的痰，可提高阳性率。②胸腔积液细胞学检查：适于有胸腔积液的患者。③支气管镜 + 活组织检查。④胸腔镜检查。⑤纵隔镜检查：可作为确诊肺癌和手术前评估淋巴结分期的方法。⑥浅表淋巴结活检。⑦开胸肺活检：适于经上述多项检查仍未能明确，又高度怀疑肺癌的患者，必须根据患者的年龄、肺功能等仔细权衡利弊后决定。

（3）肿瘤标志物检测　癌胚抗原（CEA）、神经特异性烯醇酶（NSE）、细胞角蛋白 19 片段（CYFRA21-1）等，对诊断有一定参考价值，但无特异性。

（4）肺癌的基因诊断及其他　主要用于指导非小细胞肺癌的靶向治疗。

## （二）诊断要点

肺癌的早期诊断，依赖于患者的及时就诊及必要的辅助检查，影像学、细胞学和病理学检查是肺癌诊断的必要手段。一般经肺部 CT 确定癌肿部位，然后经组织学检查确定诊断及病理学分型。有条件者在病理学诊断的同时，检测肿瘤组织的 *EGFR* 基因、*ALK* 基因和 *ROS1* 融合基因。

## （三）鉴别诊断

**1.肺结核**　亦可表现为刺激性咳嗽、咯血、消瘦等，但多见于年轻人，有结核毒性症状，病变多位于上肺叶，痰结核菌检查有助于确诊。

**2.肺炎**　主要与肺癌引起的阻塞性肺炎相鉴别。临床以细菌性肺炎多见，大多起病急，伴有高热、咳嗽、咳痰，较少出现咯血，外周血白细胞总数和中性粒细胞比例增高，影像学检查有典型的斑片状阴影，抗菌药物治疗有效。

**3.肺脓肿**　多为急性发病，突发寒战高热，咳嗽，咳大量脓痰；外周血白细胞总数和中性粒细胞比例增高；胸部影像学检查见均匀的大片状阴影和厚壁空洞，空洞内见液平；抗菌药物治疗有效。癌性空洞多为偏心、壁厚空洞，病理学检查有助于鉴别。

## 二、治疗与预防

治疗方案主要根据患者的机体状况、组织病理及分子学类型、临床分期及既往治疗情况制订，采取多学科综合治疗模式，强调个体化治疗策略。有计划、合理地应用手术、化疗、介入、生物靶向和放射治疗等手段，中医药治疗应全程参与、辨证施治，以期达到根治或最大程度控制肿瘤、提高治愈率、改善患者的生活质量、延长生存期的目的。

根据肺癌的生物学特点及预后，大多数临床肿瘤学家将肺癌分为非小细胞肺癌（包括鳞癌、腺癌、大细胞癌）和小细胞肺癌两大类。非小细胞肺癌与小细胞肺癌的具体治疗原则不同。①非小细胞肺癌：早期患者以手术治疗为主，可切除的局部晚期（Ⅱa）患者可采取新辅助化疗＋手术治疗 ± 放疗；不可切除的局部晚期（Ⅰb）患者可采取化疗与放疗联合治疗，远处转移的晚期患者以姑息治疗为主。②小细胞肺癌：以化疗为主，辅以手术和（或）放疗。

### （一）手术治疗

为非小细胞肺癌的主要治疗方法，主要适用于Ⅰ期、Ⅱ期患者，根治性手术切除是首选的治疗措施，除Ⅰ期患者，Ⅱ～Ⅲ期的患者实施根治手术后需辅助化疗。鳞癌比腺癌和大细胞癌手术效果好，小细胞肺癌主张先化疗后手术。推荐肺叶切除术，肺功能不良者及外周性病变患者可行肺段切除术和楔形切除术。

### （二）化学药物治疗

简称化疗。小细胞肺癌对化疗最敏感，鳞癌次之，腺癌最差。

### （三）靶向治疗

主要适合于表皮生长因子受体（EGFR）高表达或突变表达的晚期非小细胞肺癌，化疗失败或者无法接受化疗的非小细胞肺癌。此外，还有以肿瘤血管生成为靶点的靶向治疗。

### （四）放射治疗

放射治疗简称放疗。分为根治性和姑息性两种。根治性放疗用于病灶局限、因解剖原因不便手术或患者不愿意手术者，若结合化疗可提高疗效。姑息性放疗目的在于抑制肿瘤的发展，延迟肿瘤扩散和缓解症状，常用于控制骨转移性疼痛、上腔静脉阻塞综合征、支气管阻塞及脑转移引起的症状。放疗对小细胞肺癌效果较好，其次为鳞癌和腺癌。其放射剂量以腺癌最大，小细胞癌最小。

### （五）生物反应调节剂

为小细胞肺癌提供了一种新的治疗手段，如小剂量干扰素、转移因子、左旋咪唑、集落刺激因子（CSF）等，在肺癌的治疗中都能增加机体对化疗、放疗的耐受性，提高疗效。

### （六）介入治疗

经支气管动脉灌注化疗适用于无手术指征，化放疗无效的晚期患者。也可用经支气管镜介入治疗。

### （七）预防

**1. 强化健康教育与人文关怀理念** 应积极宣传和采取有效措施减少或避免吸入含有致癌物质污染的空气和粉尘，加强环境暴露时的防护，治理室内小环境及室外大环境的污染等；宣传吸烟的危害，大力提倡戒烟，公共场合禁止吸烟；对重点人群进行周期性普查，普及肺癌的基础知识。

**2. 加强政策的落实** 提高医务人员对肺癌诊断的警觉性及敏感性，做到早发现、早诊断、早治疗；积极宣介医保政策，新的临床检测方法及治疗药物不断纳入医保，彰显了党和国家以人为本的治理理念，使更多的肺癌患者受益。

# 第十一节 呼吸衰竭

呼吸衰竭是指各种原因引起的肺通气和（或）换气功能严重障碍，在静息状态下亦不能维持足够的气体交换，导致缺氧伴或不伴二氧化碳潴留，而引起一系列病理生理改变和相应临床表现的综合征。呼吸衰竭诊断有赖于动脉血气分析，在海平面、静息状态、呼吸空气条件下，动脉血氧分压（$PaO_2$）＜ 60mmHg，伴或不伴有二氧化碳分压（$PaCO_2$）＞ 50mmHg，即可诊断。

根据动脉血气分析结果，呼吸衰竭分为两种类型：Ⅰ型呼吸衰竭，即低氧血症，患者仅有 $PaO_2 < 60mmHg$，不伴有 $PaCO_2$ 升高；Ⅱ型呼吸衰竭，即合并有高碳酸血症，患者在 $PaO_2 < 60mmHg$ 的同时，伴有 $PaCO_2 > 50mmHg$。

按照发病急缓分为急性呼吸衰竭和慢性呼吸衰竭。慢性呼吸衰竭最常见的病因是慢性支气管炎等导致的肺气肿，其他如肺结核、间质性肺疾病、胸廓及神经肌肉病变等。

本病属于中医学"咳嗽""喘证""支饮"范畴。

## 急性呼吸衰竭

## 一、诊断

### （一）临床特点

#### 1.病因

（1）气道阻塞　各种感染、异物等物理化学性因子所引起的黏膜充血、水肿，造成上呼吸道急性梗阻。如喉炎、喉头水肿、气道异物等，是引起急性呼吸衰竭的重要原因。

（2）引起肺实质浸润的疾病　各种感染、误吸、淹溺及药物等因素引起的肺实质病变是导致发生急性呼吸衰竭的主要病因。

（3）肺间质及实质渗出水肿　各种严重心脏病、心力衰竭引起的急性心源性肺水肿；创伤、重症胰腺炎、急性高山病等引起的急性呼吸窘迫综合征。

（4）肺血管疾患肺血栓、脂肪栓塞　是引起急性呼吸衰竭的重要病因。

（5）胸壁胸膜疾患　如胸壁外伤、自发性气胸或创伤性气胸、大量胸腔积液等均可引起急性呼吸衰竭。

（6）神经肌肉系统疾患　颅脑外伤、脊髓损伤、重症肌无力、脊髓灰质炎、颈髓外伤及有机磷中毒等损失神经-肌肉传导系统导致急性呼吸衰竭。

#### 2.临床表现　急性呼吸衰竭的临床表现主要是低氧血症所致的呼吸困难和多脏器功能障碍。

（1）呼吸困难　呼吸困难是呼吸衰竭最早出现的症状。多数患者有明显的呼吸困难，表现为呼吸频率、节律和幅度的改变。较早表现为呼吸频率增快，病情加重时出现呼吸困难，辅助呼吸肌活动加强，三凹征阳性。中枢性疾病或中枢神经抑制性药物所致的呼吸衰竭，表现为呼吸节律改变，如潮式呼吸、比奥呼吸等。

（2）发绀　发绀是缺氧的典型表现，当动脉血氧饱和度低于 90% 时，可在口唇、指甲等处出现发绀。

（3）精神神经症状　急性缺氧可出现精神错乱、躁狂、昏迷、抽搐等症状。如合并急性 $CO_2$ 潴留，可出现嗜睡、淡漠、扑翼样震颤，甚至呼吸骤停。

（4）循环系统表现　多数患者有心动过速；严重低氧血症和酸中毒可导致心肌损害，亦可引起周围循环衰竭、血压下降、心律失常、心搏骤停。

（5）其他表现　严重呼吸衰竭对肝、肾功能都有影响。部分病例可出现丙氨酸氨基转移酶与血尿素氮升高，个别病例尿中可出现蛋白、红细胞和管型。因胃肠道黏膜屏障功能受损，胃酸分泌增多，导致胃肠道黏膜充血水肿、糜烂渗血或发生应激性溃疡，引起上消化道出血。

#### 3.辅助检查

（1）动脉血气分析　对诊断呼吸衰竭和酸碱失衡的严重程度及指导治疗具有重要意义。pH 值可反映机体的代偿状况，有助于急性和慢性呼吸衰竭的鉴别。需要指出，由于血气受年龄、海拔高度、氧疗等多种因素的影响，在具体分析时一定要具体结合临床情况做出判断。

（2）肺功能检测　通过肺功能检测可判断通气功能障碍的性质（阻塞性、限制性或混合性）及是否合并换气功能障碍，并对通气和换气功能障碍的严重程度进行判断。重症患者肺功能检测受到限制，不宜强行检查。

（3）胸部影像学检查　有助于了解原发病的诊断及严重程度，有无合并肺部感染。

（4）支气管镜检查　对于明确气道疾病和取得病理学证据具有重要意义。

### （二）诊断要点

除原发疾病、低氧血症及 $CO_2$ 潴留所致的临床表现外，呼吸衰竭的诊断主要依靠血气分析，$PaO_2 < 60mmHg$，伴或不伴 $PaCO_2 > 50mmHg$。结合肺功能、胸部影像学和纤维支气管镜、病理等检查对明确呼吸衰竭的病因诊断至关重要。

## （三）鉴别诊断

**1.不同病因所致急性呼吸衰竭的鉴别** 可借助病史、临床表现和多种辅助检查手段确诊，积极治疗原发疾病。

**2.慢性呼吸衰竭** 多见于慢性呼吸系统疾病如慢性阻塞性肺疾病、重度肺结核等。常有缺$O_2$或伴$CO_2$潴留，可以表现为代偿性慢性呼吸衰竭或失代偿性慢性呼吸衰竭。

## 二、治疗与预防

治疗原则：控制或解除引起呼吸衰竭的病因和诱因；保持呼吸道通畅、纠正缺氧和改善通气（包括应用机械通气治疗）；一般支持治疗以及对其他重要脏器功能的监测。

### （一）治疗措施

**1.保持呼吸道通畅** 保持呼吸道通畅对任何类型的呼吸衰竭均是最基本、最重要的治疗措施。气道不畅使呼吸阻力增加，呼吸功耗增多，会加重呼吸肌疲劳；气道阻塞致分泌物排出困难将加重感染，同时也可能发生肺不张，使气体交换面积减少；如气道发生急性完全阻塞，会发生窒息，短时间内致患者死亡。具体的方法主要有：①开放气道；②清除呼吸道分泌物；③解除支气管痉挛，可选用 $\beta_2$ 肾上腺素受体激动剂、抗胆碱药、糖皮质激素或茶碱类药物等，急性呼吸衰竭时，主要经静脉给药；④建立人工气道，一般有三种方法，即简便人工气道、气管插管及气管切开，后两者属气管内导管。

**2.氧疗** 氧气疗法是指通过不同吸氧装置增加吸入氧浓度、增加肺泡内氧分压以纠正机体缺氧状态的治疗方法。适量吸氧可以纠正缺氧，提高动脉血氧分压和氧饱和度的水平，促进细胞能量代谢。确定吸氧浓度的原则是在保证 $PaO_2$ 迅速提高到 60mmHg 或脉搏血氧饱和度（$SpO_2$）达 90% 以上的前提下，尽量降低吸氧浓度。方式有鼻导管或鼻塞吸氧、面罩吸氧、经鼻高流量氧疗等。

**3.机械通气** 当机体出现严重的通气和（或）换气功能障碍时，机械通气能维持必要的肺泡通气量，降低 $PaCO_2$；改善肺的气体交换效能；使呼吸肌得以休息，有利于恢复呼吸肌功能。

（1）有创机械通气 是经气管插管进行的正压机械通气。

（2）气管插管 当通过常规氧疗或无创正压通气不能维持满意通气及氧合，或呼吸道分泌物增多，咳嗽和吞咽反射明显减弱甚至消失时，应行气管插管使用机械通气。

（3）无创通气（NIPPV） 无需建立有创人工气道，经鼻/面罩进行的无创正压通气。此法简便易行，与机械通气相关的严重并发症发生率低。但患者应具备以下基本条件：①清醒，能够合作；②血流动力学稳定；③不需要气管插管保护（即患者无误吸、严重消化道出血、气道分泌物过多且排痰不利等情况）；④无影响使用鼻/面罩的面部创伤；⑤能够耐受鼻/面罩。

（4）体外膜式氧合 体外膜式氧合（ECMO）是严重呼吸衰竭的终极呼吸支持方式，主要目的是部分或全部替代心肺功能，让其充分休息，减少呼吸机相关性肺损伤的发生，为原发病的治疗争取更多的时间。

**4.应用呼吸兴奋剂** 由于正压通气的广泛应用，呼吸兴奋剂的应用不断减少，常应用多沙普仑，主要适用于以中枢抑制为主、通气量不足引起的呼吸衰竭。

**5.病因治疗** 引起急性呼吸衰竭的原发疾病多种多样，明确并针对不同病因采取适当的治疗措施十分必要，是治疗呼吸衰竭的根本所在。

**6.一般治疗** 呼吸衰竭患者由于摄入不足或代谢失衡，需保证充足的营养及热量供给。加强液体管理，防止血容量不足和液体负荷过大。

**7.并发症治疗** 加强对重要脏器功能的监测与支持，预防和治疗电解质紊乱和酸碱平衡失调、肾功能不全、消化道功能障碍和弥散性血管内凝血等影响呼吸衰竭的治疗效果的并发症非常必要。

### （二）预防

**1.防治原发病及去除诱因** 针对引起呼吸衰竭的原发疾病进行预防，或在发病后及时进行积极处理。

**2.密切监护生命体征，防治并发症** 要密切对急性呼吸衰竭患者的呼吸系统、心血管系统的状态进行监测。

**3.预防感染** 注意保持周围环境清洁，避免交叉感染。加强护理，为患者定时翻身拍背，勤改换体位，防止压疮，预防皮肤感染。

**4.健康教育和人文关怀** 指导患者坚持锻炼，每日做呼吸体操，增强呼吸肌的活动功能。帮助患者树立治疗信心，对患者进行全面、多层次的人文关怀。

## 一、诊断

### （一）临床特点

**1.病因** 支气管 - 肺疾病是慢性呼吸衰竭的主要病因，常见于慢性阻塞性肺疾病、重症肺结核、肺间质纤维化、肺尘埃沉着病等。慢性呼吸衰竭多见于老年人，多数患者有明确的慢性胸肺病史。

**2.临床表现** 主要表现是缺氧、二氧化碳潴留引起的呼吸困难和多脏器代谢功能紊乱，以及原发病表现。

（1）呼吸困难 是呼吸衰竭最主要的表现，也是最早出现的症状。因病因和病情严重程度不同，呼吸困难的表现形式可以不同。慢性阻塞性肺疾病所致的呼吸困难表现为呼吸费力伴呼气延长，严重时发展到呼吸浅快，若 $PaCO_2$ 升高过快或显著升高，出现呼吸中枢抑制，呼吸会转为浅慢或出现潮式呼吸。

（2）发绀 是缺氧的典型表现。当动脉血氧饱和度低于 90% 时，患者口唇、四肢末端可见发绀表现。

（3）神经系统表现 早期表现为头痛、失眠、烦躁、睡眠昼夜颠倒、神志恍惚等，进一步发展可见精神错乱、抽搐、肌肉震颤或扑翼样震颤、昏睡甚至昏迷等。

（4）循环系统表现 早期表现为心率增快、血压升高；随着病情加重，出现心肌收缩力减弱，心率减慢，血压下降，皮肤血管扩张而出现肢体温暖、多汗，严重时可见心律失常、右心衰竭、休克等。

（5）其他表现 严重缺氧和二氧化碳潴留可并发功能性肝、肾功能受损，也可发生弥散性血管内凝血。

**3.辅助检查**

（1）动脉血气分析 动脉血气分析是获得动脉血中化学成分含量的主要辅助检查，因此是诊断呼吸衰竭的必备检查。主要改变：①典型的动脉血气改变是 $PaO_2 < 60mmHg$，伴或不伴 $PaCO_2 > 50mmHg$，以伴有 $PaCO_2 > 50mmHg$ 的 II 型呼吸衰竭为常见；② pH 改变不如 $PaCO_2$ 改变明显，当 $PaCO_2$ 增高伴有 pH > 7.35 时，称为代偿性呼吸性碱中毒，如 pH < 7.35 则称为失代偿性呼吸性酸中毒；③呼吸性酸中毒合并代谢性酸中毒见于低氧血症、血容量不足、心排血量减少和周围循环障碍、肾功能损害等；④呼吸性酸中毒合并代谢性碱中毒常见于慢性呼吸性酸中毒的治疗过程中，由于机械通气不当或由于补充碱性药物过量，导致代谢性碱中毒。

（2）X 线检查 用于进一步明确原发病，了解肺部感染情况，随访治疗效果等。

（3）呼吸功能检查 有助于判断通气功能障碍的性质及是否存在换气功能障碍，并对病情严重程度做出评价。重症患者、意识障碍者不能进行此项检查。

（4）胸部影像学检查 有助于明确呼吸衰竭的病因。

### （二）诊断要点

1.有慢性支气管 - 肺疾患，如慢性阻塞性肺疾病、重症肺结核、肺间质纤维化等，导致呼吸功能障碍的原发疾病史。

2.有缺氧和二氧化碳潴留的临床表现。

3.动脉血气分析 $PaO_2 < 60mmHg$，或伴有 $PaCO_2 > 50mmHg$，即可确立诊断。

### （三）鉴别诊断

主要与严重感染（肺炎、脓毒症、SARS 等）、严重创伤、休克、溺水等导致的急性呼吸窘迫综合征时发生的急性呼吸衰竭相鉴别。急性呼吸衰竭时动脉血气分析主要表现为低氧血症，不伴有高碳酸血症。

### （四）临床分型

**1. I 型** 缺氧而无二氧化碳潴留，即 $PaO_2 < 60mmHg$，$PaCO_2$ 正常或降低。主要发生机制为换气功能障碍（通气 / 血流比例失调、弥散功能损害和肺动 - 静脉样分流），见于严重肺部感染性疾病、急性肺栓塞等。

**2. II 型** 缺氧伴二氧化碳潴留，即 $PaO_2 < 60mmHg$，$PaCO_2 > 50mmHg$。主要发生机制为肺泡通气不足，见于慢性阻塞性肺疾病等。

## 二、治疗与预防

治疗原则：积极处理原发病，去除诱因；保持呼吸道通畅，纠正缺氧、二氧化碳潴留和代谢紊乱；维持心、脑、肾等重要脏器功能，防治并发症。

（一）治疗措施

**1. 保持气道通畅**　治疗呼吸衰竭的首要措施是保持呼吸道通畅。①给予祛痰药以降低痰液黏度。②应用支气管扩张剂，必要时用糖皮质激素解除支气管痉挛。③若痰液黏稠难以咳出，导致气道阻塞不易解除时，应及时建立人工气道，吸出呼吸道分泌物，保持气道通畅。

**2. 氧疗**　慢性阻塞性肺疾病是导致慢性呼吸衰竭的最常见病因，以 II 型呼吸衰竭为主，应采取控制性氧疗，氧疗原则为低浓度持续给氧，吸入氧浓度 < 35%。一般吸入低浓度氧时，$PaCO_2$ 的上升与 $PaO_2$ 的上升比值不超过 17/21，即 $PaO_2$ 上升 21mmHg，则 $PaCO_2$ 上升不超过 17mmHg。氧疗方法常用鼻导管吸氧。吸入氧流量的计算方法：吸入氧浓度（%）=21 ＋ 4× 吸入氧流量（L/min）。合理的氧疗应使 $PaO_2$ 达到 60mmHg 以上，或 $SaO_2$ 达到 90% 以上，而无 $PaCO_2$ 的明显上升。

**3. 增加通气量**　是解除二氧化碳潴留的主要治疗措施。①合理应用呼吸兴奋剂。②合理应用机械通气：对于严重呼吸衰竭患者，机械通气是抢救患者生命的重要措施。机械通气可增加通气量，提供适当的氧浓度，并在一定程度上改善换气功能，减少呼吸做功的消耗。

**4. 纠正酸碱失衡和电解质紊乱**

（1）呼吸性酸中毒　主要治疗方法是改善通气，解除二氧化碳潴留。

（2）呼吸性酸中毒合并代谢性酸中毒　除纠正二氧化碳潴留和改善缺氧外，当 pH < 7.20 时应适当补充 5% 碳酸氢钠。

（3）呼吸性酸中毒合并代谢性碱中毒　应针对引起碱中毒的原因进行处理，如纠正低钾血症、避免通气过度等。

**5. 防治感染**　呼吸道感染为常见诱因，应根据痰菌培养及药敏试验，选择有效抗菌药物控制感染。

**6. 治疗并发症**

（1）肺性脑病　除以上各种综合治疗外，严密监测病情变化及动脉血气分析，对有明显脑水肿的患者应采取脱水降颅压治疗，常用甘露醇、山梨醇等。

（2）上消化道出血　可适当应用质子泵抑制剂预防上消化道出血，如出现呕血或柏油样便，根据病情需要进行输血治疗，静脉滴注质子泵抑制剂等。

（二）预防

**1. 防治原发病及去除诱因**　针对引起呼吸衰竭的原发疾病进行预防，或在发病后及时进行积极处理。

**2. 防治感染**　注意保持周围环境清洁，避免交叉感染。加强护理，预防皮肤感染。

**3. 预防并发症**　积极改善通气功能，纠正缺氧及二氧化碳潴留，预防发生肺性脑病而导致死亡。

**4. 健康教育和人文关怀**　指导患者坚持锻炼，做呼吸体操，增强呼吸肌的活动功能。帮助患者树立治疗信心，对患者进行全面、多层次的人文关怀。

# 第十章　循环系统疾病

## 第一节　心力衰竭

心力衰竭（HF）简称心衰，是指各种心脏疾病导致心脏收缩和（或）舒张功能异常，心室充盈和（或）射血能力障碍，引起以组织血流灌注不足伴有体循环或肺循环淤血的临床综合征。

按照病理改变以及发生功能障碍的部位，心力衰竭分为左心衰竭、右心衰竭和全心衰竭。按照心力衰竭的病因及发病缓急，心力衰竭分为急性心力衰竭和慢性心力衰竭。按照发生病理改变的心脏功能，心力衰竭分为收缩性心力衰竭和舒张性心力衰竭。根据左心室射血分数（LVEF），心力衰竭分为射血分数降低的心衰（HFrEF），LVEF < 40%；射血分数保留的心衰（HFpEF），LVEF > 50%；射血分数中间值的心衰（HFmrEF），LVEF40% ～ 49%。

本病属于中医学"心衰""喘证""水肿"等范畴。

### 慢性心力衰竭

慢性心力衰竭是大多数心血管疾病的最终归宿，也是最主要的死亡原因。引起慢性心力衰竭的基础心脏病，近年来冠心病、高血压病的比例明显上升。慢性心力衰竭的病因包括基本病因与诱因两个方面。基本病因有原发性心肌损害（冠心病最常见，其他有心肌炎和原发性心肌病、糖尿病心肌病、甲状腺功能亢进或减退症的心肌病、心肌淀粉样变性等）、心脏负荷过重（压力负荷过重见于高血压、主动脉瓣狭窄、肺动脉高压、肺动脉瓣狭窄等；容量负荷过重见于二尖瓣关闭不全、主动脉瓣关闭不全、室间隔缺损、动脉导管未闭等）。可以引起心力衰竭发病或病情加重的因素为心力衰竭的诱因，包括感染、心律失常、血容量增加、过度体力活动或情绪激动、静脉输液过多过快、劳累、治疗不当等。

## 一、诊断与病情评估

### （一）临床特点

**1. 病因**　器质性心脏病是发生心力衰竭的基础，询问病史多能获得患者原发器质性心脏病的病史。年龄不同，基础原发病不同。老年人多以冠心病、肺心病、高血压心脏病等为常见，青壮年以心脏瓣膜病及心肌病为主，青少年多见于心脏病及心肌炎等。心力衰竭的发生与加重多有诱因，常见的诱因包括肺部感染、劳累、大量输液等。

**2. 临床表现**

（1）**左心衰竭**　左心衰竭的症状与体征源于肺淤血及心排血量减少等病理生理改变，表现如下。

① 劳力性呼吸困难：呼吸困难发生在重体力活动时，休息后可缓解。

② 夜间阵发性呼吸困难：与平卧睡眠后回心血量增加、副交感神经张力增加、膈肌抬高、肺活量减少有关。

③ 端坐呼吸。

④ 急性肺水肿（心源性哮喘）：是呼吸困难最严重的状态。另外有咳嗽、咳痰、咯血等症状。

⑤ 心排血量不足的表现：体能下降，乏力，疲倦，记忆力减退，焦虑，失眠，尿量减少等。

⑥ 体征：随着病情由轻到重，肺部湿啰音可从局限于肺底部发展到全肺。病情严重出现心源性哮喘时，可闻及散在哮鸣音。心脏轻度扩大，心率加快，心音低钝，肺动脉瓣区第二心音亢进，心尖区可闻及舒张期奔马律和（或）收缩期杂音，可触及交替脉等。

（2）**右心衰竭**　右心衰竭的症状与体征主要源于体循环淤血，表现如下。

① 食欲不振，腹胀，上腹隐痛，伴有夜尿增多、轻度气喘等。

② 身体低垂部位可见压陷性水肿，多由脚踝部开始，逐渐向上进展，午后加重，晨起相对较轻。

③ 颈静脉搏动增强、充盈、怒张，肝 - 颈静脉反流征阳性。

④ 肝脏因淤血肿大伴压痛。

⑤ 三尖瓣关闭不全的反流性杂音。

⑥ 发绀。

**3. 辅助检查**

（1）常规实验室检查　包括血液一般检查、尿常规检查、血液生化检查等，可以协助了解患者有无贫血、肝肾功能状态等。

（2）血浆脑钠肽（BNP）及 N 端前脑钠肽（NT-proBNP）检测　有助于心衰的诊断及判断预后。BNP < 100pg/mL 不支持心衰的诊断。BNP > 400pg/mL 支持心衰的诊断。NT-proBNP < 300pg/mL 为正常，可排除心衰，其阴性预测值为 99%。心衰治疗后 NT-proBNP < 200pg/mL 提示预后良好。

（3）X 线检查　可以协助明确肺淤血的严重程度，有助于诊断及治疗效果的评估。肺淤血的表现：①心影增大。②肺纹理增粗：早期主要表现为肺门血管影增强。急性肺泡性肺水肿时肺门呈蝴蝶状，肺野可见大片融合的阴影。

（4）超声心动图　是诊断心力衰竭最有价值的方法，可明确提供各心腔大小变化、心瓣膜结构及功能情况，估计心脏功能。

① 收缩功能：LVEF ≤ 40% 为收缩性心力衰竭的诊断标准。

② 舒张功能：舒张功能不全时，E/A 比值降低。

（5）其他　①放射性核素检查：有助于判断心室腔大小，反映心室射血分数（EF 值）及舒张功能等。②心 - 肺吸氧运动试验。③有创性血流动力学检查：对急性重症心力衰竭患者必要时采用漂浮导管检查，经静脉插管直至肺小动脉，直接反映左心功能。

**（二）诊断要点**

有明确的器质性心脏病病史，基础心脏病能够解释临床表现，结合症状、体征、实验室检查及其他检查可做出诊断。

**（三）鉴别诊断**

**1. 心源性哮喘与支气管哮喘**　前者多见于老年人，有心脏病症状及体征，后者多见于青少年，有过敏史；前者发病时肺部有干湿啰音，甚至咳粉红色泡沫样痰，后者发作时双肺可闻及典型哮鸣音，咳出白色黏痰后呼吸困难常可缓解。血浆 BNP 水平对鉴别有较重要的参考价值。

**2. 心包积液、缩窄性心包炎**　由于腔静脉回流受阻同样可以引起颈静脉怒张、肝大、下肢水肿等表现，应根据病史、心脏及周围血管体征进行鉴别，超声心动图检查可得以确诊。

**（四）病情评估**

**1. 心功能评估**　目前通用的是美国纽约心脏病学会（NYHA）提出的分级方法，根据患者自觉的活动能力划分为四级。

① Ⅰ级：患者有心脏病但活动不受限制，平时一般活动不引起疲乏、心悸、呼吸困难或心绞痛。为心功能代偿期。

② Ⅱ级：心脏病患者的体力活动受到轻度限制，休息时无自觉症状，但平时一般活动下可出现疲乏、心悸、呼吸困难或心绞痛发作等。

③ Ⅲ级：心脏病患者的体力活动明显受限，小于平时一般活动即可引起上述症状。

④ Ⅳ级：心脏病患者不能从事任何体力活动。休息状态下即有心力衰竭的症状，体力活动后显著加重。

**2. 临床分期**

A 期：前心衰阶段。存在心衰的高危因素，尚无心脏结构或功能异常，也无心衰的症状与体征，包括高血压、冠心病、2 型糖尿病、代谢综合征等疾病及使用心肌毒性药物史、酗酒史、风湿热病史、心肌病家族史等可发展为心脏病的高危因素。

B 期：前临床心衰阶段。无心衰的症状与体征，已有器质性心脏病变，如左心室肥厚、左心室射血分数降低、无症状的心脏瓣膜病、陈旧性心肌梗死等。

C 期：临床心衰阶段。有器质性心脏病，既往或目前有心力衰竭症状。

D 期：难治性终末期心衰阶段。经严格优化的内科治疗，仍然有心衰的症状与体征，需要特殊干预治疗的难治性心力衰竭。

## 二、治疗与预防

### （一）治疗原则

**1.治疗目的**　防止和延缓心衰的发生；缓解临床心衰患者的症状，提高运动耐量，改善生活质量；阻止或延缓心肌损害进一步加重；降低死亡率。

**2.分期治疗原则**　按心力衰竭分期治疗。①A期：积极治疗高血压、糖尿病、脂质代谢紊乱等高危因素。②B期：除A期中的措施外，有适应证的患者使用血管紧张素转换酶抑制剂，或β受体阻滞剂。③C期及D期：按NYHA分级进行相应治疗。

**3.分级治疗原则**　按心功能NYHA分级选择药物治疗。①Ⅰ级：控制危险因素，血管紧张素转换酶抑制剂。②Ⅱ级：血管紧张素转换酶抑制剂，利尿剂，β受体阻滞剂，用或不用地高辛。③Ⅲ级：血管紧张素转换酶抑制剂，利尿剂，β受体阻滞剂，地高辛。④Ⅳ级：血管紧张素转换酶抑制剂，利尿剂，地高辛，醛固酮受体拮抗剂；病情稳定后，谨慎应用β受体阻滞剂。

### （二）治疗措施

**1.病因治疗**　治疗原发病如冠心病、心肌炎、心肌病等，消除诱因，及时有效控制肺部感染为主。

**2.一般治疗**　休息，监测体重，控制钠盐摄入。

**3.药物治疗**

（1）利尿剂　可长期维持治疗，水肿消失后，应以最小剂量无限期使用。常用：①噻嗪类利尿剂如氢氯噻嗪口服；②襻利尿剂如呋塞米口服或静脉注射；③保钾利尿剂如螺内酯、阿米洛利口服。

（2）肾素-血管紧张素-醛固酮系统（RAAS）抑制剂　①血管紧张素转换酶抑制剂（ACEI）常用卡托普利、依那普利等；②血管紧张素受体阻滞剂常用氯沙坦、厄贝沙坦、替米沙坦等；③醛固酮受体拮抗剂常用螺内酯等。

（3）β受体阻滞剂　可对抗交感神经激活，阻断心肌重塑，长期应用达到延缓病变进展、减少复发和降低猝死率的目的。常用美托洛尔、比索洛尔等，但慎用于Ⅳ级心功能的患者。

（4）正性肌力药

① 洋地黄类药。可明显改善症状，减少住院率，提高运动耐量，增加心排血量。常用地高辛、毛花苷C等。

洋地黄的适应证：在利尿剂、ACEI和β受体阻滞剂治疗过程中，持续有心衰症状的患者，可考虑加用地高辛，如同时伴有心房颤动是应用洋地黄的最好指征。

洋地黄中毒及其处理：a.低钾血症、肾功能不全以及与其他药物的相互作用都是引起洋地黄中毒的因素。b.洋地黄中毒最重要的反应是出现各类心律失常及加重心力衰竭，胃肠道反应如恶心、呕吐，以及中枢神经的症状如视物模糊、黄视、倦怠等。c.发生洋地黄中毒后应立即停药，对症处理。

② 肾上腺素能受体激动剂。多巴胺较小剂量表现为心肌收缩力增强，血管扩张，心率加快不明显。磷酸二酯酶抑制剂仅限于重症心衰，完善心衰的各项治疗措施后症状仍不能控制时短期应用。

（5）血管扩张药　适用于中、重度慢性心力衰竭。常用：①小静脉扩张剂如硝酸酯类药；②小动脉扩张剂如酚妥拉明等；③同时扩张动、静脉药如硝普钠等。

**4.舒张性心力衰竭的治疗**

（1）药物治疗，应用利尿剂、β受体阻滞剂、钙通道阻滞剂、ACEI等。

（2）维持窦性心律。

（3）对肺淤血症状较明显者，可适量应用静脉扩张剂或利尿剂。

（4）在无收缩功能障碍的情况下，禁用正性肌力药物。

**5.难治性心力衰竭的治疗**　是指经各种治疗，心衰不见好转，甚至还有进展者。

（1）积极治疗原发病。

（2）调整心衰用药，联合应用强效利尿剂、血管扩张剂及正性肌力药等。

（3）对高度顽固性水肿也可使用血液滤过或超滤。

（4）扩张型心肌病伴有QRS波增宽＞120ms的心力衰竭患者，可实施心脏再同步化治疗。

（5）对不可逆的心力衰竭患者可考虑心脏移植术。

### （三）预防

**1.一级预防**　心衰尚未发生，针对致病因素采取措施，如感染性心内膜炎和心包炎及时应用抗生素治疗，贫血性心脏病患者寻找病因纠正贫血，及时治疗甲状腺疾病可减少甲状腺疾病性心脏病的发生，有效防治COPD

可减少慢性肺源性心脏病的发生。原有心脏病经手术治疗根治，可预防心力衰竭的发生。此外，积极寻找并去除诱发因素。

**2. 二级预防** 亦称"三早"预防，即早发现、早诊断、早治疗，如生活干预。药物治疗可选用 ACEI、β受体阻滞剂等以改善心功能及心力衰竭的预后。

**3. 三级预防** 亦称临床预防，防止伤残、提高生活质量、降低死亡率而采取的对症治疗和康复措施。

**4. 人文关怀** 慢性心力衰竭患者，由于病程长，活动受限，生活能力下降，容易出现心理障碍，要主动关心患者，加强心力衰竭知识的宣传教育，尤其是药物使用的方法及注意事项，加强日常生活的指导与心理疏导。

急性心力衰竭

## 一、诊断与病情评估

### （一）临床特点

**1. 病因** 任何心脏解剖或功能的突发异常，使心排血量急剧而显著地降低和肺静脉压突然升高，均可发生急性左心衰竭。常见的病因如下。

（1）急性弥漫性心肌损害 如重症心肌炎、广泛性前壁心肌梗死等。

（2）急性的机械性阻塞 如严重的瓣膜狭窄、心室流出道梗阻、心房内球瓣样血栓或黏液瘤嵌顿二尖瓣口、肺动脉总干或大分支栓塞等。

（3）心脏容量负荷急剧加重 如外伤、急性心肌梗死或感染性心内膜炎引起的瓣膜穿孔、腱索断裂所致的瓣膜性急性反流，室间隔破裂穿孔、主动脉窦瘤破入心室等而使心室容量负荷突然剧增。另外，有输液、输血过多或过快等。

（4）心脏后负荷急剧增加 如高血压危象等。

（5）严重的心律失常 如室性心动过速等。

（6）主动脉夹层。

（7）慢性心力衰竭急性失代偿 如感染、血压升高、心律失常、COPD 急性加重、围手术期、肾功能恶化、甲状腺功能异常、分娩等诱发。

本病主要的病理生理基础为心脏收缩力突然严重减弱，心排血量急剧减少，或左心室瓣膜性急性反流，左心室舒张末压（LVEDP）迅速升高，肺静脉回流受阻，肺静脉压快速升高，肺毛细血管楔压（PCWP）随之升高，使血管内液体渗入到肺间质和肺泡内，形成急性肺水肿。

**2. 临床表现**

（1）症状 急性左心衰竭发病急骤，主要表现为急性肺水肿，突发严重呼吸困难，呼吸频率为 30～40 次/分，强迫端坐位、频繁咳嗽、咳粉红色泡沫样痰、面色灰白、发绀、大汗、烦躁。极重者可因脑缺氧而意识模糊。

（2）体征 急性肺水肿早期可因交感神经激活，血压一过性升高。随着病情的持续，血管反应减弱，血压下降。听诊两肺满布湿啰音和哮鸣音，心率增快，心尖区第一心音减弱，可有舒张早期奔马律，肺动脉瓣区第二心音亢进。急性肺水肿如不能及时纠正，可出现心源性休克或窒息。

**3. 辅助检查** 急性心力衰竭尤其是急性左心衰竭属于临床急危重症，一般根据病史及临床表现即可作出判断，一旦确诊应立即开展救治，必要时可监测心脏指数（CI）及 PCWP，以指导治疗。其他辅助检查一般在患者病情平稳后方可进行，目的在于明确及评估基础原发病与心功能状态。

### （二）诊断要点

根据典型症状与体征，结合基础心脏病史和（或）诱因，即可做出急性心力衰竭的诊断。

### （三）鉴别诊断

**1. 支气管哮喘** 心源性哮喘患者有心脏病史，多见于老年人，有心脏病症状及体征，发作时呈强迫端坐位，咳粉红色泡沫样痰，两肺以湿啰音为主，可伴有干啰音，心脏扩大，心尖区闻及舒张期奔马律；支气管哮喘多年轻起病，有过敏史或家族史，既往有反复发作史，咳白色黏痰，肺部听诊两肺满布哮鸣音。测定血浆脑钠肽（BNP）水平对两者的鉴别有较重要的参考价值。

**2. 休克** 急性左心衰竭并心源性休克，表现有急性肺水肿的临床特征，而有别于其他原因的休克。

另外急性左心衰竭还需要与慢性阻塞性肺疾病、急性呼吸窘迫综合征所致的呼吸困难相鉴别。

### （四）病情评估

急性心力衰竭的严重度分级可采用 Killip 分级。

① Ⅰ级：有 AHF。

② Ⅱ级：AHF，表现为肺部中下肺野可闻及湿啰音，心脏奔马律，胸片可见肺淤血。

③ Ⅲ级：严重 AHF，表现为严重肺水肿，双肺满布湿啰音。

④ Ⅳ级：伴有心源性休克。

## 二、治疗与预防

治疗原则：减轻心脏前后负荷，改善心脏收缩和舒张功能，积极治疗诱因和病因。急性心力衰竭危及生命，对疑诊急性心力衰竭的患者，应尽量缩短确诊及开始治疗的时间。

### （一）一般处理

**1.体位**　患者取半卧位或坐位，双腿下垂，减少静脉回流。

**2.吸氧**　适用于低氧血症和明显呼吸困难者。

（1）鼻导管吸氧　低氧流量（1～2L/min）开始，如仅为低氧血症，动脉血气分析无 $CO_2$ 潴留，可高流量给氧，流量 4～6L/min。

（2）面罩吸氧　适用于伴呼吸性碱中毒患者。

（3）无创正压通气（NIPV）　如患者呼吸窘迫、呼吸性酸中毒和（或）低氧血症持续存在，优先使用。

（4）气管插管机械通气　呼吸衰竭患者 NIPV 失败或不能耐受或有治疗禁忌时，应采用气管插管行常规机械通气。常使用呼气末正压通气。

**3.镇静**　首选吗啡 3～10mg 静脉注射或肌内注射，可迅速扩张静脉、减少静脉回心血量降低外周动脉阻力，减轻心脏后负荷，增加心输出量。同时可镇静，使呼吸深度减小，频率减慢，从而缓解焦虑，改善通气和换气。必要时每隔 15 分钟重复 1 次，共 2～3 次。年老体弱者减量。由于有抑制呼吸等不良反应，伴有持续低血压、休克、COPD、颅内出血、意识障碍等禁用，急性肺水肿慎用。也可使用苯二氮䓬类药物，较安全的抗焦虑和镇静剂，如地西泮等。

### （二）临床分型及治疗

**1.临床分型**

（1）"干暖"型　机体容量状态和外周组织灌注尚可，只要调整口服药物即可。

（2）"干冷"型　机体处于低血容量状态，外周组织灌注不足，首选适当扩容，如低灌注仍无法纠正，可给予正性肌力药。

（3）"湿暖"型　分为血管型和心脏型，前者由液体再分布引起，高血压为主要表现，首选血管扩张剂；后者由液体潴留引起，淤血为主要表现，首选利尿剂，其次为血管扩张剂，如利尿剂抵抗可行超滤治疗。

（4）"湿冷"型　最为危重的类型，机体容量负荷重且外周组织灌注差，如收缩压 ≥ 90mmHg，则给予血管扩张剂、利尿剂，若治疗效果欠佳，可考虑使用正性肌力药物；如收缩压 < 90mmHg，则首选正性肌力药，若无效可考虑使用血管收缩剂，低灌注纠正后再使用利尿剂。对药物治疗无反应患者，可行机械循环支持治疗。心源性休克患者应积极寻找病因，如由急性冠脉综合征（ACS）引起，一旦确诊，应行直接急诊冠脉造影，争取及早进行冠状动脉血运重建术。

**2.容量管理**　容量管理是急性心衰治疗中的关键环节之一。肺淤血、体循环淤血及水肿明显者，应严格限制饮水量和静脉输液速度。无明显低血容量因素（大出血、严重脱水、大汗等）者，每日摄入液体量一般宜在 1500mL 以内，不应超过 2000mL。严重肺水肿者，水负平衡为 1000～2000mL/d，甚至 3000～4000mL/d，以减少水钠潴留，缓解症状。如肺水肿明显消退，应减少水负平衡，逐渐过渡到出入量大体平衡。水负平衡下应注意防止低血容量、低钾血症及低钠血症。在急性心衰患者中 95% 存在肺水肿和（或）体循环明显淤血，但也有 5% 患者表现正常血容量或低血容量（"干"），这类患者应慎用利尿剂。

**3.快速利尿**　呋塞米 20～40mg 快速静脉注射，30 分钟左右可出现利尿效果，1～2 小时达最大效果，如果初始药物效果不明显，2 小时后可倍增剂量使用。呋塞米除有利尿作用外，还有扩张静脉的作用，有利于肺水肿的缓解，伴有低灌注的急性心衰患者，在充分灌注后再使用。其他快速利尿药物常用托拉塞米 10～20mg 或布美他尼 10～40mg，静脉注射；托伐普坦适用于常规利尿剂效果不佳，伴有低钠血症、肾功能损害者。

**4. 扩张血管药物**　血管扩张药物能降低心室负荷，从而缓解肺淤血。但应控制药物剂量和速度，合适的剂量应使平均动脉血压降低 10mmHg 左右，须防止血压过度下降。收缩压＜ 90mmHg 患者禁用。有明显二尖瓣或主动脉瓣狭窄的患者慎用。常用药物如下。

① 硝普钠：可扩张动、静脉，静脉注射后 2 ～ 5 分钟起效，初始剂量为 0.2 ～ 0.3μg/（kg·min），每 5 ～ 10 分钟调整 1 次，最大剂量为 5μg/（kg·min），根据血压调整用量，维持量 50 ～ 100μg/min。因其含有氰化物，连续用药不宜超过 24 小时。适用于严重心力衰竭、后负荷增加以及伴有肺淤血或肺水肿的患者。

② 硝酸甘油：扩张小静脉和动脉，降低心脏前后负荷，使 LVEDP 和 PCWP 降低，改善冠脉血流，降低心脏耗氧。先以 5 ～ 10μg/min 开始，每 10 分钟调整 1 次，每次增加 5 ～ 10μg。应注意本药的耐受量个体差异很大。

③ 重组人脑钠肽（rhBNP）：与人体内产生的 BNP 相同，可扩张静脉和动脉，并兼具多重作用如促进钠排泄，有一定的利尿作用，还可抑制 RAAS 等，因而可改善急性心力衰竭患者的临床症状和血流动力学状态，目前有奈西立肽，首先以 1.5μg/kg 静脉注射后，以 0.0075 ～ 0.01μg/（kg·min）的速度连续静脉滴注，常见不良反应为低血压，其他可见头痛、恶心、血清肌酐升高等。

④ 乌拉地尔：为 α 受体阻断剂，可有效降低血管阻力，增加心排血量，可用于高血压合并急性心力衰竭、主动脉夹层合并急性心力衰竭的患者，一般 100 ～ 400μg/min 缓慢静脉注射，严重高血压可用至 12.5 ～ 25mg。收缩压＜ 90mmHg、主动脉瓣狭窄、梗阻性肥厚型心肌病患者禁用。

**5. 洋地黄类药物**　常用毛花苷 C（西地兰）首剂 0.2 ～ 0.4mg 静脉注射，2 小时后可酌情再给 0.2 ～ 0.4mg。适用于低血压（收缩压＜ 90mmHg）和（或）组织灌注不足的患者，最适用于房颤伴快速心室率，并有心室扩大者。

**6. 氨茶碱**　可扩张支气管，有一定的正性肌力及扩血管利尿作用。0.25g 稀释后静脉注射，继以 0.5mg/（kg·h）维持，12 小时后减至 0.1mg/（kg·h）。

**7. 其他正性肌力药**　必要时可酌情选用：①多巴胺，具有选择性扩张肾动脉作用，提高利尿剂利尿效果；②多巴酚丁胺，轻度降低全身血管阻力和 PCWP，增加每搏心输出量和心排血量，改善外周灌注，缓解心力衰竭症状，但连续静脉应用会增加死亡风险；③左西孟旦，是一种钙增敏剂，通过结合心肌细胞上的肌钙蛋白 C 促进心肌收缩，具有血管扩张和轻度抑制磷酸二酯酶的作用，急性心衰患者应用可增加心排量，降低 PCWP 等；④磷酸二酯酶抑制剂，使细胞内的 cAMP 浓度升高，促进 $Ca^{2+}$ 内流增加，心肌收缩力增强，临床应用的制剂有米力农，0.75mg/kg 稀释后静脉注射，继以 0.5μg/（kg·min）静脉滴注，不主张长期或间歇静脉滴注，仅限短期应用于心脏手术后心肌抑制所致的急性收缩性心力衰竭，难治性心力衰竭及心脏移植前的终末期心力衰竭患者。

**8. 血管收缩药物**　对外周动脉有显著收缩作用的药物，如去甲肾上腺素、肾上腺素等。适用于应用正性肌力药物后仍出现心源性休克或合并显著低血压的患者，可升高血压，维持重要脏器的灌注。常用：①去甲肾上腺素，心源性休克时首选，用量 0.2 ～ 1.0μg/（kg·min）静脉滴注维持；②肾上腺素，对 $α_1$ 受体和 $β_1$ 受体均有很强的激动作用，能显著升高血压、增快心率。复苏时可予 1mg 静脉注射，效果不佳时可每 3 ～ 5 分钟重复用药。不良反应有心律失常、心肌缺血及其他器官损害。血管收缩药物使用过程中，应密切监测血压、心律、心率、血流动力学及临床状态的变化，当器官灌注恢复和（或）循环淤血减轻时应尽快停用。

**9. 抗凝治疗**　由于急性心力衰竭患者活动受限，属静脉血栓栓塞症的高危人群，无抗凝禁忌证者，需用低剂量普通肝素、低分子肝素、磺达肝癸钠来预防静脉血栓栓塞症。

### （三）非药物治疗

**1. 血液净化**　包括血液超滤、血液透析、连续血液净化和血液灌流等。适用于高容量负荷的心力衰竭患者，包括：①肺水肿或严重外周水肿；②肾功能进行性减退，血肌酐＞ 500μmol/L；③低钠血症，血钠＜ 110mmol/L 且有肺水肿，肌张力降低，意识障碍等。

**2. 其他**　对极危重患者，必要时可采用主动脉内球囊反搏（IABP），体外膜式氧合（ECMO），可植入式电动左心室辅助泵（LVAD），进行辅助治疗。

### （四）病因治疗

急性症状缓解后，应针对诱因及基本病因进行治疗。

### （五）预防

有基础器质性心脏病的患者，在急性期过后心功能恢复后，应尽量避免诱发与加重心力衰竭的各种因素，包括各类感染尤其是肺部感染、急剧的血压变化、过度疲劳，饮食不节尤其是进食钠盐过多、饮酒等。并积极治疗原发病，病情变化及时就诊。

# 第二节　心律失常

由于心脏冲动的起搏异常或冲动传导异常，导致心脏的频率、节律异常，统称为心律失常。心律失常可以是生理性的，也可以是病理性的，常为器质性心脏病和很多病理状态的临床表现与并发症，也是器质性心脏病常见的死亡原因。临床上按心律失常发作时的心室率分为快速性心律失常及缓慢性心律失常。快速性心律失常有窦性心动过速、过早搏动、非阵发性心动过速、阵发性心动过速、扑动与颤动等；缓慢性心律失常有窦性缓慢性心律失常、传导缓慢性心律失常、快速性伴缓慢性心律失常等。

本病属于中医学"心悸""怔忡"范畴。因基础疾病不同，也可属于"胸痹""喘证""厥证"等范畴。

## 过早搏动

## 一、诊断

### （一）临床特点

**1.病因**　过早搏动可以是生理性的，见于情绪激动，剧烈活动，焦虑，饮浓茶、咖啡，饮酒等。也可以是病理性的，见于器质性心脏病，如冠心病、心肌病、心肌炎、心脏瓣膜病、二尖瓣脱垂等。少数患者由于药物过量或中毒、电解质紊乱、酸中毒、麻醉、手术等引起。

**2.临床表现**　过早搏动的临床表现轻重不一，临床异质性明显，主要取决于患者是否存在基础器质性心脏病以及器质性心脏病的性质与严重程度。

（1）症状　无器质性心脏病且偶发的过早搏动，患者可无自觉症状或仅有心悸、胸闷、短暂心脏停跳感，发作频繁时可出现气急、乏力等；有基础器质性心脏病者，自觉症状多较明显，出现心悸、气急、胸闷、乏力，严重时可出现头晕、心绞痛发作等心脑供血不足的表现，同时有原发病症状加重的表现。

（2）体征　除原发病表现外，主要为心律与脉律不规整，可闻及或触及过早搏动。心脏听诊时，发现节律不齐，有提前出现的心脏搏动，其后有较长的停搏间隔。过早搏动发生越早，心室的充盈量和搏出量越少，桡动脉搏动也相应减弱，甚至完全不能扪及。心脏听诊过早搏动的第一心音增强，第二心音减弱或消失。

### （二）诊断要点

**1.心电图诊断**

（1）房性过早搏动　①提前出现的 P′ 波与窦性 P 波形态各异；PR 间期 ≥ 0.12 秒；②提前出现的 QRS 波群形态通常正常；③代偿间歇常不完全。

（2）房室交界性过早搏动　①提前出现的室上性 QRS 波群，其前面无相关的 P 波；②有逆行 P 波，可在 QRS 波群之前、之中或之后；③ QRS 波群形态正常；④代偿间歇多完全。

（3）室性过早搏动　①提前出现的 QRS 波群前无相关 P 波；②提前出现的 QRS 波群宽大畸形，时限超过 0.12 秒，T 波的方向与 QRS 波群的主波方向相反；③代偿间歇完全。

**2.临床诊断**　患者常因心悸、气短就诊，心悸等不适症状常是过早搏动的诊断线索。查体心脏听诊大多容易诊断，心律与脉律不规整，可闻及或触及过早搏动。心脏听诊时，发现节律不齐，有提前出现的心脏搏动，其后有较长的停搏间隔。过早搏动的第一心音增强，第二心音减弱或消失。心电图检查是明确过早搏动诊断的重要依据，并能确定过早搏动的类型。

## 二、治疗与预防

首先了解原有心脏病变的程度，有无症状，是否影响心功能，评估发展成严重心律失常的危险性等，然后决定是否给予治疗，采取何种治疗方法及确定治疗的终点。

### （一）治疗原则

**1.无器质性心脏病的过早搏动**　无症状者无须药物治疗；症状明显者可给予镇静剂和 β 受体阻滞剂等。

**2.频繁发作，症状明显或伴有器质性心脏病的过早搏动**

（1）积极治疗病因及诱因，对症治疗。

（2）抗心律失常药物治疗　①房性和交界性早搏可选用Ⅰa类、Ⅰc类、Ⅱ类和Ⅳ类抗心律失常药。②室性过早搏动多选用Ⅰ类和Ⅲ类抗心律失常药。③洋地黄毒性所致的室性早搏，应立即停用洋地黄，给予苯妥英钠或氯化钾等治疗。

（3）心动过缓时出现的室性早搏　宜给予阿托品、山莨菪碱等。

## （二）预防

积极治疗原发病，纠正缺氧、代谢性酸中毒、血电解质紊乱、发热等病理状态，器质性心脏病尤其是急性心肌梗死、急性心肌炎等患者，需要时可预防性用药。

<h2 style="text-align:center">阵发性心动过速</h2>

# 一、诊断

## （一）临床特点

阵发性心动过速根据异位起搏点出现的部位分为房性心动过速、房室交界区相关的折返性心动过速、室性心动过速。房性心动过速、房室交界区相关的折返性心动过速又合称为室上性心动过速。

### 1.病因

（1）房性心动过速（简称房速）　可分为自律性、折返性、紊乱性三种，常见于器质性心脏病、慢性肺部疾病、酗酒以及各种代谢障碍、洋地黄中毒等。

（2）房室交界区相关的折返性心动过速　常发生于无器质性心脏病表现的患者，少数患者可由心脏疾病或药物诱发。

（3）室性心动过速（简称室速）　是指连续3个或3个以上室性早搏形成的异位心律，多见于器质性心脏病，其中以冠心病最常见，也多见于心肌炎、心肌病、心肌代谢障碍、血钾紊乱、药物中毒、QT间期延长综合征等，偶可发生于无器质性心脏病者。

### 2.临床表现

（1）房性心动过速　症状不仅与基础疾病相关，还与其发作的方式、持续时间和心室率有关，房性心动过速的发作可呈短暂、间歇或持续性，发作时间短暂，患者大多无明显症状，持续性发作的患者可出现胸痛、心悸、头晕、乏力和气短，甚至晕厥等症状。听诊心律可不恒定，第一心音强度变化，颈静脉见到α波数目超过听诊心搏次数。少数患者因心率长期增快，可引起心脏增大，出现心力衰竭。类似扩张型心肌病，称为心动过速性心肌病。

（2）房室交界区相关的折返性心动过速　心动过速发作具有突然发作，突然终止的特点，症状包括心悸、胸闷、焦虑，可表现为心力衰竭、休克、心绞痛、眩晕，甚至晕厥。患者症状的严重程度取决于心动过速的频率、持续时间及有无基础心脏病等。心动过速可反复发作，持续心动过速的患者可通过兴奋迷走神经的方法终止心动过速，包括Valsalva动作（深吸气后屏息，再用力做呼气动作）、咳嗽、平躺后平静呼吸，刺激咽喉催吐等。心脏听诊心音强度恒定，规则而快速。

（3）室性心动过速　症状取决于室速发作时的心室率快慢、持续时间及有无基础器质性心脏病及其严重程度。

① 症状。非持续性室速发作时间＜30秒，能自行终止。通常无症状。持续性室速发作时间＞30秒，需药物或电复律始能终止。常有心悸、胸闷、低血压、少尿、晕厥、气促、心绞痛等症状。严重者易引起休克、Adams-Stokes综合征、急性心力衰竭，甚至猝死。

② 体征。常见体征包括：a. 听诊心律轻度不规则，可有第一、第二心音分裂，收缩压可随心搏变化；b. 如发生完全性房室分离，第一心音强弱不等，颈静脉间歇出现巨大α波；c. 若心室搏动逆传或持续夺获心房，则颈静脉α波规律而巨大；d. 部分患者脉搏不可扪及，可见脉搏短绌、交替脉，甚至血压下降或测不出。

## （二）心电图诊断要点

### 1.房性心动过速

（1）自律性房性心动过速　①房率多＜200次/分；②P波形态与窦性者不同，在Ⅱ、Ⅲ、aVF导联通常直立；③常合并二度Ⅰ型或Ⅱ型房室传导阻滞，P波之间的等电线仍存在；④发作开始时心率逐渐加速；⑤QRS形态、时限多与窦性相同。

（2）折返性房性心动过速　①房率多在150～200次/分，较为规则；②P波形态与窦性不同；③PR间期常延长，发生房室传导阻滞时不能终止发作。心电生理检查可确诊。

（3）紊乱性房性心动过速　通常有 3 种或 3 种以上形态各异的 P 波，PR 间期各不相同，心房率 100 ~ 130 次 / 分。部分 P 波因过早发生而不能下传，此时心室率不规则，常进一步发展为房颤。

**2. 房室交界区相关的折返性心动过速**　心电图诊断：①心率 150 ~ 250 次 / 分，节律绝对规则；②逆行 P 波可埋藏于 QRS 波群内或位于其终末部分，不能辨认，P 波与 QRS 波群关系恒定；③ QRS 波群正常，伴室内差异性传导或束支传导阻滞时，可使 QRS 波群增宽、畸形；④可有继发性 ST-T 改变；⑤发作突然，常由一个房性早搏触发，下传的 PR 间期显著延长，随之引起心动过速。

**3. 室性心动过速**　心电图诊断：① 3 个或 3 个以上的连续室性早搏；②心室率 100 ~ 250 次 / 分，节律可略不规则；③ QRS 波群宽大畸形，时限超过 0.12 秒，T 波方向与 QRS 波群主波方向相反；④ P、QRS 间无固定关系，形成房室分离；⑤可出现心室夺获与室性融合波，为室性心动过速的特征性表现。

## 二、治疗

**1. 房性心动过速**　出现严重血流动力学障碍，心室率在 140 次 / 分以上时，应予紧急治疗。①洋地黄中毒引起者，立即停用洋地黄并补钾。②非洋地黄引起者，可口服或静脉注射洋地黄、钙通道阻滞剂、β 受体阻滞剂以减慢心室率。如未能转复为窦性心律，可用 Ⅰa、Ⅰc 或Ⅲ类抗心律失常药试行转律，药物治疗无效可考虑做射频消融术根治。

**2. 房室交界区相关的折返性心动过速**

（1）急性发作期　①首选机械刺激迷走神经（压迫眼球、按压颈动脉、刺激会厌引起恶心等）。②腺苷与钙通道阻滞剂：腺苷 6 ~ 12mg 快速静脉注射，无效者可改维拉帕米或地尔硫草静脉注射。③洋地黄与 β 受体阻滞剂：常用毛花苷 C 0.4 ~ 0.8mg 静脉注射。④Ⅰa、Ⅰc 与Ⅲ类抗心律失常药：可选用普罗帕酮、索他洛尔、胺碘酮等。⑤其他：无冠心病、高血压病而血压偏低患者，可通过升高血压反射性兴奋迷走神经终止心动过速。⑥直流电复律：如出现严重心绞痛、低血压、充血性心力衰竭时，应立刻行同步直流电复律。⑦经静脉心房或心室起搏或经食管心房起搏。⑧射频消融术：对于反复发作或药物难以奏效的患者可应用。

（2）预防复发　可选用洋地黄、长效钙通道阻滞剂、长效 β 受体阻滞剂，可单独或联合应用。其他还有胺碘酮、普罗帕酮等。

**3. 室性心动过速**　无器质性心脏病患者发生非持续性室性心动过速，如无症状及晕厥发作，无须治疗；有器质性心脏病的非持续性室性心动过速应考虑治疗；持续性室性心动过速无论有无器质性心脏病均应给予治疗。

（1）终止发作　①药物治疗：无显著血流动力学障碍，宜选用胺碘酮、利多卡因、β 受体阻滞剂治疗。②同步直流电复律：用于伴有血流动力学异常的室性心动过速。③超速起搏：复发性室性心动过速患者，如病情稳定，可试行超速起搏终止心动过速发作。

（2）预防复发　①去除病因及诱因；②应用抗心律失常药物，常用胺碘酮等；③安置心脏起搏器、植入式心脏自动复律除颤器或行射频消融术等，埋藏式自动复律除颤器（ICD）是有效的治疗手段；④冠状动脉旁路移植手术可用于某些冠心病合并室性心动过速的患者。

====== **心房颤动** ======

## 一、诊断

### （一）临床特点

**1. 病因**　心房颤动简称房颤，是指心房肌发生的每分钟 350 ~ 600 次的乱颤，使心房丧失正常的收缩功能而发生血液淤积，易形成心房内附壁血栓而继发血栓栓塞，是常见的心律失常。依据心房颤动发作后持续的时间特点，分为阵发性房颤、持续性房颤。阵发性房颤常发生于情绪激动、手术后、运动或急性乙醇中毒时及心脏和肺部疾病患者，如冠心病、肺心病、心力衰竭等。持续性房颤常见于心脏瓣膜病、冠心病、高血压心脏病、甲状腺功能亢进症、缩窄性心包炎、心肌病、感染性心内膜炎、慢性心力衰竭及慢性肺源性心脏病等。孤立性房颤是指无心脏病基础的心房颤动。

**2. 临床表现**

（1）症状　房颤患者的临床表现取决于心室率的快慢、心功能状况及房颤持续时间等。房颤时因影响左心房向左心室的排血能力，使基础心排血量下降≥ 25%，心室率不快时（< 100 次 / 分）因代偿可无明显症状，心室率较快的房颤，心率的增快使心室舒张充盈时间缩短，导致心排血量进一步减少，患者常有心悸、胸闷、头晕、乏力等，常伴焦虑不安，重者可诱发或加重心力衰竭，出现晕厥甚至发生休克。

心房颤动依据临床表现分为四类。①初发房颤：有症状或无症状，首次发作，发作时间不明，可复发或不复发。②阵发性房颤：发作持续时间＜7天（多＜48小时），能自行终止发作，但反复发作。③持续性房颤：发作持续时间＞7天，不能自行终止发作，反复发作。④永久性房颤：终止后又复发的房颤，不能自行终止发作，持续永久存在。

（2）体征　房颤的体征具有特异性及临床诊断价值，心脏听诊第一心音强弱不等，节律绝对不规整，心室率快时可发生脉搏短绌。快速室率性房颤患者可出现血压下降、精神不振、面色苍白等。

**3. 并发症**　慢性心房颤动，因心房长期丧失有效收缩功能，于心房内形成附壁血栓，血栓脱落可导致外周动脉栓塞，发生脑栓塞、肠系膜动脉栓塞、脾动脉栓塞等。

### （二）心电图诊断要点

1. P波消失，代之以一系列大小不等、形状不同、节律完全不规则的房颤波（f波），频率为350～600次/分。
2. 心室率绝对不规则，心室率通常在100～160次/分。
3. QRS波群形态正常，伴室内差异性传导时则增宽变形。

## 二、治疗与预防

### （一）治疗

**1. 病因治疗**　积极治疗原发疾病，消除诱因。

**2. 急性房颤**　症状显著者应积极治疗。①控制快速的心室率：心室率过快或伴有心功能不全的患者，可静脉注射毛花苷C将心室率控制在100次/分以下，随后给予地高辛口服维持。②药物或电复律：药物治疗未能恢复窦性心律，伴有急性心力衰竭或血压明显下降者，宜紧急施行电复律。③房颤转复后，维持窦性心律。

**3. 慢性房颤**　①阵发性房颤常能自行终止。当发作频繁或伴随明显症状，可口服胺碘酮或普罗帕酮，以减少发作的次数与持续时间。②持续性房颤应给予复律：选用药物复律或电复律，复律前应用抗凝药物预防血栓栓塞，复律后给予抗心律失常药物，预防复律后房颤复发。③经复律无效者，以控制心室率为主，首选药物为地高辛，也可应用β受体阻滞剂。

**4. 预防栓塞**　既往有栓塞史，严重心脏瓣膜病、高血压、糖尿病、老年患者、左心房扩大、冠心病等高危患者应长期采用抗凝治疗，口服华法林使凝血酶原时间国际标准化比值（INR）维持在2.0～3.0，能安全而有效预防脑卒中等动脉栓塞的发生。

**5. 其他**　病窦综合征合并房颤不宜复律，若心率过慢，可考虑安装起搏器。发作频繁甚至持久发作，药物治疗无效，心室率很快的患者，可考虑施行射频消融术。其他治疗方法有外科手术、植入式心房除颤器等。

### （二）预防

心房颤动的预防以积极控制原发器质性心脏病为主，并有效控制血压，防治心房压过高。急性房颤转复窦性心律后，可适当应用胺碘酮等药物维持治疗，防止再发。

# 第三节　高血压病

高血压病即原发性高血压，是指病因不清，与遗传关系密切，以体循环动脉压升高为主要临床表现，最终导致心、脑、肾及动脉并发症的心血管综合征，占高血压的95%以上；继发性高血压亦称为症状性高血压，是指由某些确定的原发病引起的血压升高，原发疾病与高血压之间存在因果关联，高血压又是该原发病的临床表现之一，约占高血压的5%。原发性高血压是我国急性脑血管病、冠心病、慢性肾损伤的重要危险因素。

本病属于中医学"眩晕""头痛"范畴。

## 一、诊断与病情评估

### （一）临床特点

**1. 病因**　高血压病是由遗传因素与环境因素交互作用的结果，除遗传因素外，发病主要与某些环境因素有关，包括以下几点。①饮食因素：主要是高钠、低钾膳食。②超重和肥胖。③饮酒：高血压患病率随饮酒量增加而升高。④长期精神紧张：长期从事高度精神紧张工作的人群高血压患病率增加。⑤其他：缺乏体力活动，服用避孕药、非甾体抗炎药、含有麻黄碱或甘草等的药物，睡眠呼吸暂停低通气综合征等。

问诊多能获得患者高血压的家族史，多数患者因缺乏特异性症状于健康查体或其他原因就诊时发现并确诊高血压，或因高血压并发症如冠心病、急性脑血管病就诊而确诊。

**2. 临床表现** 高血压病早期一般无特异性临床表现，多数患者可无明显症状，部分患者出现烦躁易怒、头昏头晕、心悸乏力、头痛等症状。部分患者可出现靶器官损害的临床表现如心绞痛发作、短暂性脑缺血发作等，甚至出现脑出血等严重表现。

**3. 特殊类型高血压**

（1）老年高血压 指年龄≥60岁的高血压患者，其特点是多数患者为单纯收缩期高血压，脉压增大，血压波动性明显，并发症及伴发病较多，治疗强调收缩压的达标。

（2）儿童青少年高血压 一般为轻、中度血压升高，多数无明显自觉症状，伴有超重的患者较多，进展为成人高血压时，多伴有左心室肥厚甚至高血压心脏病。

（3）难治性高血压 指经三种以上的降压药物治疗，血压仍不能达标的患者，或使用四种及四种以上降压药血压才能达标的患者。常见原因有：①假性难治性高血压，有显著的白大衣现象；②生活方式干预不足；③降压治疗方案不合理；④在用其他药物对抗降压治疗效果；⑤钠盐摄入过多，容量超负荷；⑥存在胰岛素抵抗；⑦继发性高血压未予准确诊断。

**4. 并发症**

（1）靶器官损害并发症

① 心脏并发症：出现左心室肥大称为高血压心脏病，晚期常发生心力衰竭，是慢性左心衰竭的常见病因。并发冠心病时可出现心绞痛、心肌梗死甚至猝死。

② 脑卒中：脑血管并发症是我国原发性高血压最常见的并发症。早期可有短暂性脑缺血发作（TIA），长期血压增高可并发腔隙性脑梗死、动脉硬化性脑梗死、脑出血等，短时间内血压显著升高可出现高血压脑病等，也可诱发蛛网膜下腔出血。

③ 慢性肾脏病：肾脏受累时可有蛋白尿，早期出现夜尿增多等肾小管功能异常的表现，晚期多并发慢性肾衰竭。

④ 血管并发症

a. 视网膜动脉硬化：眼底改变与病情的严重程度和预后相关，根据检眼镜检查结果，Keith-Wagener 眼底分级法分为4级。Ⅰ级，视网膜小动脉轻度狭窄、硬化、痉挛和变细；Ⅱ级，小动脉中度硬化和狭窄，出现动脉交叉压迫征，视网膜静脉阻塞；Ⅲ级，动脉中度以上狭窄伴局部收缩，视网膜有棉絮状渗出、出血和水肿；Ⅳ级，视神经盘水肿。

b. 主动脉夹层：一旦发生破裂引发大血管急症，预后凶险。

（2）高血压急症 高血压急症是指高血压患者在某些诱因作用下血压突然和显著升高，常超过180/120mmHg，同时伴有进行性心、脑、肾等重要靶器官功能不全的表现，包括高血压脑病、高血压危象、急性心力衰竭、急性冠状动脉综合征、主动脉夹层、子痫等。

① 高血压脑病：以舒张压增高为主，舒张压常超过120mmHg。因血压过高导致脑组织灌注过多，引起脑水肿等病理改变，出现头痛、烦躁不安、恶心、呕吐、视物模糊、精神错乱，严重者可出现神志恍惚、谵妄甚至昏迷，或出现暂时性偏瘫、失语等脑功能缺失的表现，伴有局灶或全身性抽搐等。

② 高血压危象：以收缩压急剧升高为主，血压可高达200/110mmHg以上，常因紧张、寒冷、突然停服降压药物等原因诱发，伴有交感神经亢进的表现如心悸、汗出、烦躁、手抖等，常伴发急性脏器功能障碍如急性心力衰竭、心绞痛、脑出血、主动脉夹层动脉瘤破裂等。

（3）高血压亚急症 高血压亚急症是指血压显著升高但尚未出现严重临床症状及进行性靶器官损害，与高血压急症的主要区别是有无新近发生的急性进行性靶器官损害。

**5. 辅助检查**

（1）尿液检查 合并肾脏损害时出现少量蛋白、红细胞，偶有透明管型和颗粒管型。

（2）肾功能检测 晚期肾实质损害可有血肌酐、尿素氮和尿酸升高，内生肌酐清除率降低，浓缩及稀释功能减退。

（3）血脂测定 高血压与血脂异常互相影响，而且合并高血压的血脂异常患者有独立的低密度脂蛋白胆固醇的控制目标，因此，血脂检测是必查且定期随访的实验室检查项目。部分患者有血清总胆固醇、甘油三酯及低密度脂蛋白胆固醇增高，高密度脂蛋白胆固醇降低。

（4）血糖、葡萄糖耐量试验及血浆胰岛素测定 部分患者有空腹和（或）餐后2小时血糖及血胰岛素水平增高。

（5）眼底检查　眼底血管病变及视网膜病变属于高血压的主要病理改变。长期持续血压升高出现眼底动脉变细、反光增强、交叉压迫及动静脉比例降低，视网膜病变有出血、渗出、视盘水肿等。

（6）胸部 X 线检查　协助观察大血管病理改变。可见主动脉迂曲延长，局部可见动脉粥样硬化病变钙化等改变。

（7）心电图检查　有助于高血压心脏病及并发冠心病的诊断。出现左心室肥厚的相应改变可诊断高血压心脏病，并发冠心病时出现相应的 ST-T 等改变。

（8）超声心动图检查　协助明确心脏各房室腔大小、心脏功能及瓣膜情况。长期血压控制不达标的患者可见主动脉内径增大、左心房扩大、左心室肥厚等高血压心脏病的改变。

（9）动态血压监测　连续检测 24 小时的家庭血压，对客观诊断及评估高血压、随访降压治疗效果具有重要的意义。可测定白昼与夜间各时间段血压的平均值和离散度。

（10）其他　颈动脉多普勒检查示颈动脉内膜中层厚度（IMT）增厚，血浆肾素活性（PRA）增加，心率变异性增大等。

### （二）诊断要点

在未使用降压药物的情况下，非同日 3 次测量血压，收缩压≥140mmHg 和（或）舒张压≥90mmHg，即可诊断为高血压。收缩压≥140mmHg 和舒张压＜90mmHg 为单纯性收缩期高血压。患者既往有高血压史，目前正在使用降压药物，血压虽然低于 140/90mmHg，也诊断为高血压。排除继发性高血压，可诊断为原发性高血压。血压水平分类和定义见表 1-10-1。

表 1-10-1　血压水平分类和定义

| 分类 | 收缩压 /mmHg | — | 舒张压 /mmHg |
|---|---|---|---|
| 正常血压 | ＜120 | 和 | ＜80 |
| 正常高值血压 | 120～139 | 和（或） | 80～89 |
| 高血压 | ≥140 | 和（或） | ≥90 |
| 1 级高血压（轻度） | 140～159 | 和（或） | 90～99 |
| 2 级高血压（中度） | 160～179 | 和（或） | 100～109 |
| 3 级高血压（重度） | ≥180 | 和（或） | ≥110 |
| 单纯收缩期高血压 | ≥140 | 和 | ＜90 |

### （三）鉴别诊断

主要与继发性高血压相鉴别。

**1. 肾实质性疾病**　急慢性肾小球肾炎、慢性肾盂肾炎、肾病综合征及糖尿病肾病均可出现高血压，根据病史，尿常规、肾功能的检查不难鉴别。

**2. 肾血管性疾病**　肾血管性高血压患者常起病急，血压显著增高，上腹部或肾区可闻及血管性杂音。静脉肾盂造影、肾动脉多普勒、肾动脉造影、放射性核素肾图等可明确诊断。

**3. 嗜铬细胞瘤**　可有剧烈头痛、出汗、恶心、呕吐、心悸、面色苍白、乏力等，持续数分钟至数天不等，发作间歇血压正常。血和尿儿茶酚胺及其代谢产物测定、酚妥拉明试验、胰高血糖素激发试验等有助于诊断。

**4. 原发性醛固酮增多症**　表现为血压升高，多尿、夜尿增多和尿比重下降，口渴，发作性肌无力、手足搐搦，血钾降低伴血钠升高。实验室检查可见血和尿醛固酮升高。

### （四）病情评估（危险性分层）

目前将高血压病的心血管危险性分为低危、中危、高危和很高危四类（表 1-10-2），指患者在随后的 10 年中发生主要心血管事件的危险性分别为低于 15%、15%～20%、20%～30% 和高于 30%。

表 1-10-2　高血压病心血管危险性分层（2020 年中国高血压防治指南）

| 其他危险因素和病史 | 1 级高血压 | 2 级高血压 | 3 级高血压 |
|---|---|---|---|
| 无 | 低危 | 中危 | 高危 |
| 1～2 个其他危险因素 | 中危 | 中危 | 很高危 |
| ≥3 个其他危险因素或靶器官损害 | 高危 | 高危 | 很高危 |
| 临床并发症或合并糖尿病 | 很高危 | 很高危 | 很高危 |

## 二、治疗与预防

### （一）治疗策略

首先对确诊的患者进行危险性分层，根据危险性分层结果选择治疗方案。对于大多数高血压病患者，应在数周到数月内将血压控制到目标水平。年轻患者、病史较短的患者可缩短达标时间；老年高血压患者或伴发病复杂、已有显著并发症的患者，可适当延长达标时间。

**1. 高危和很高危患者** 一旦确诊，应立即开始生活方式干预和药物治疗。

**2. 中危患者** 在生活方式干预的同时，继续监测血压和其他危险因素 1 个月，多次测量血压或进行动态血压监测。若收缩压 < 140mmHg 及舒张压 < 90mmHg，继续监测；收缩压 ≥ 140mmHg 或舒张压 ≥ 90mmHg，开始药物治疗。

**3. 低危患者** 在生活方式干预的同时，继续监测血压和其他危险因素 3 个月，多次测量血压或动态血压监测。若收缩压 < 140mmHg 及舒张压 < 90mmHg，继续监测；收缩压 ≥ 140mmHg 或舒张压 ≥ 90mmHg，开始药物治疗。

### （二）降压目标

一般患者，应将血压降至 140/90mmHg 以下；65 岁及以上的老年人收缩压应控制在 150mmHg 以下，如能耐受还可进一步降低；伴有慢性肾脏疾病、糖尿病，或病情稳定的冠心病、脑血管病的高血压患者，治疗应个体化，一般可以将血压降至 130/80mmHg 以下。

### （三）治疗措施

**1. 非药物治疗** 适用于所有高血压患者，包括减少钠盐摄入、增加钾盐摄入、控制体重、戒烟限酒、合理有氧运动、减轻精神压力、保持心理平衡等。

**2. 药物治疗**

（1）降压药治疗原则

① 小剂量：小剂量开始，根据需要逐步增加剂量。

② 尽量应用长效制剂：使用每日 1 次给药而有持续 24 小时降压作用的长效药物，以有效控制夜间血压与晨峰血压。

③ 联合用药：增加降压效果又不增加不良反应。

④ 个体化：根据患者具体情况、耐受性及个人意愿或长期承受能力，选择适合患者的降压药物。

（2）常用降压药物分类

① 利尿剂：常用噻嗪类如氢氯噻嗪和氯噻酮、吲达帕胺等。

② β 受体阻滞剂：用于轻、中度高血压，尤其是静息心率较快（> 80 次 / 分）或合并心绞痛及心肌梗死后患者。常用药物有美托洛尔、比索洛尔等。

③ 钙通道阻滞剂（CCB）：常用氨氯地平、非洛地平、硝苯地平等，可用于各种程度高血压，尤其老年高血压或合并稳定型心绞痛时。

④ 血管紧张素转换酶抑制剂（ACEI）：特别适用于伴有心力衰竭、心肌梗死后、糖耐量异常或糖尿病肾病的高血压患者。常用卡托普利、依那普利、贝那普利、福辛普利等。妊娠、肾动脉狭窄、肾功能衰竭（血肌酐 > 265μmol/L）者禁用。

⑤ 血管紧张素 Ⅱ 受体阻滞剂（ARB）：降压作用起效缓慢，但持久而平稳。常用的有氯沙坦、缬沙坦、厄贝沙坦、替米沙坦、奥美沙坦等。

⑥ $\alpha_1$ 受体阻滞剂：一般不作为高血压治疗的首选药，适用于伴高脂血症或前列腺肥大的患者，也可用于难治性高血压患者的治疗。常用哌唑嗪、特拉唑嗪等。

常用降压药物的适应证见表 1-10-3。

（3）降压治疗方案 ①无并发症患者可以单独或联合使用噻嗪类利尿剂、β 受体阻滞剂、CCB、ACEI 和 ARB，治疗应从小剂量开始，逐步递增剂量。② 2 级高血压（> 160/100mmHg）在治疗开始时就采用两种降压药物联合治疗，有利于血压在相对较短的时间内达到目标值，减少不良反应。

**3. 降压药物的联合应用**

（1）意义 临床研究表明，两种及两种以上药物联合应用治疗，可使高血压患者的血压达标率明显增加；联合用药可减少单一药物剂量，提高患者的耐受性和依从性；联合用药还可使不同的药物互相取长补短，有可

表 1-10-3　常用降压药物的适应证（参考中国高血压防治指南）

| 适应证 | A（ACEI） | A（ARB） | B（β 受体阻滞剂） | C（CCB） | D（利尿剂） |
|---|---|---|---|---|---|
| 左心室肥厚 | + | + | ± | + | ± |
| 稳定性冠心病 | +① | +① | + | + | + |
| 心肌梗死后 | + | + | + | -② | +③ |
| 心力衰竭 | + | + | + | | + |
| 预防心房颤动 | + | + | - | - | - |
| 脑血管病 | + | + | ± | + | ± |
| 颈动脉内膜中层增厚 | ± | ± | - | + | - |
| 蛋白尿 / 微蛋白尿 | + | + | - | - | - |
| 肾功能不全 | + | + | - | ± | -④ |
| 老年高血压 | + | + | ± | + | ± |
| 糖尿病 | + | + | - | ± | - |
| 血脂异常 | + | + | - | ± | - |

注：+ 适用；± 可能适用；- 证据不足或不适用。①冠心病二级预防；②有心肌梗死病史者可使用长效 CCB；③使用螺内酯；④袢利尿剂。

能减轻或抵消某些不良反应。

（2）适应证　2 级高血压和（或）伴有多种危险因素、靶器官损害的高危人群，往往初始治疗即需要应用两种小剂量降压药物，如仍不能达到目标水平，可在原药基础上加量或可能需要 3 种，甚至 4 种以上降压药物。

（3）方法　两药联合时，降压作用机制应具有互补性。应具有相加的降压作用，并可互相抵消或减轻不良反应。例如，在应用 ACEI 或 ARB 基础上加用小剂量噻嗪类利尿剂，降压效果可达到甚至超过将原有的 ACEI 或 ARB 剂量翻倍的降压幅度。同样加用二氢吡啶类 CCB 也有相似效果。

（4）我国临床推荐的联合治疗　①主要推荐的优化方案：二氢吡啶类 CCB+ARB；二氢吡啶类 CCB+ACEI；ARB+ 噻嗪类利尿剂；ACEI+ 噻嗪类利尿剂；二氢吡啶类 CCB+ 噻嗪类利尿剂；二氢吡啶类 CCB+B 受体阻滞剂。②次要推荐的方案：利尿剂 +β 受体阻滞剂；α 受体阻滞剂 +β 受体阻滞剂；二氢吡啶类 CCB+ 保钾利尿剂；噻嗪类利尿剂 + 保钾利尿剂。③不作常规推荐的方案：ACEI+β 受体阻滞剂；ARB+β 受体阻滞剂；ACEI+ARB；中枢作用药 +β 受体阻滞剂。

（5）多种药物的合用　①三药联合的方案：在上述各种两药联合方式中加上另一种降压药物构成三药联合方案，其中二氢吡啶类 CCB+ACEI（或 ARB）+ 噻嗪类利尿剂组成的联合方案最为常用。②四药联合的方案：主要适用于难治性高血压患者，可以在上述三药联合基础上加用第 4 种药物，如：β 受体阻滞剂、醛固酮受体拮抗剂、氨苯蝶啶、可乐定或 α 受体阻滞剂等。

（6）单片复方制剂（SPC）　是常用的一组高血压联合治疗药物。新型的单片复方制剂一般由不同作用机制的两种药物组成，多数每天口服 1 次，使用方便，可提高患者依从性。目前的新型单片复方制剂主要包括：ACEI+ 噻嗪类利尿剂；ARB+ 噻嗪类利尿剂；二氢吡啶类 CCB+ARB；二氢吡啶类 CCB+ACEI；二氢吡啶类 CCB+β 受体阻滞剂；噻嗪类利尿剂 + 保钾利尿剂等。

#### 4. 难治性高血压的治疗

（1）常见原因　①未察觉的继发原因。②治疗依从性差。③仍在应用升血压药物。④改善生活方式失败，体重增加，重度饮酒。⑤容量负荷过重，包括利尿剂治疗不充分、进展性肾功能不全、高盐摄入。⑥假性难治性高血压的原因：单纯性诊所（白大衣）高血压、患者胳膊较粗时未使用较大的袖带。

（2）治疗　①此类患者最好转至高血压专科治疗。②多与患者沟通，提高长期用药的依从性，并严格限制钠盐摄入。③选用适当的联合方案。④调整联合用药方案。在上述努力失败后，可在严密观察下停用现有降压药，重启另一种治疗方案。

#### 5. 干预相关危险因素
降压治疗的同时应积极控制心血管相关危险因素，包括调脂、控制血糖、抗血小板聚集、降低血同型半胱氨酸等。

#### 6. 高血压急症的治疗

（1）血压控制策略　控制性降压，初始阶段（数分钟至 1 小时内），平均动脉压降低不超过治疗前的 25% 或保持血压在（160 ～ 170）/（100 ～ 110）mmHg 水平；随后的 2 ～ 6 小时内，将血压降至安全水平，即 160/100mmHg

以内；24 ～ 48 小时逐步降至达标范围。

（2）降压药物选择　静脉使用短效降压药物。常用硝普钠以 0.25 ～ 10μg/（kg·min）的速度静脉滴注，连续使用不超过 72 小时，作为高血压急症的首选药物，急性肾功能不全者慎用；或硝酸甘油以 5 ～ 100μg/min 的速度静脉滴注，根据血压调整速度，适用于合并冠心病、心肌缺血事件和心功能不全者。暂时没有条件静脉用药时，可采用舌下含服降压药物。常用硝酸甘油 0.5 ～ 1.0mg 舌下含服，极少数患者可出现血压过度下降。无禁忌证的情况下，可含服卡托普利 12.5 ～ 25mg 或硝苯地平 10 ～ 20mg。

**7. 高血压亚急症的治疗**　选用不同降压机制的药物联合使用，24 ～ 48 小时将血压缓慢降至 160/100mmHg 以下。用药后观察 5 ～ 6 小时，血压达标后调整口服药物继续治疗，并建议患者按医嘱服药和测量血压。

### （四）预防

绝大部分高血压可以预防，可以控制，却难以治愈。有效地预防高血压的发生，及时发现并诊断高血压，维持健康血压、持续控制达标的系统管理是预防人群心脑肾等血管疾病的发生与死亡的重要措施。

**1. 健康生活方式**　落实控烟措施，限制过量饮酒，减少食盐摄入，增加运动及健康饮食等。

**2. 系统管理高血压**　建立社区管理系统，为居民提供持续的筛查、诊断、治疗、转诊及长期随访。

**3. 健康教育**　对人群开展多种形式的高血压防治的宣传和教育。

# 第四节　冠状动脉粥样硬化性心脏病

冠状动脉粥样硬化性心脏病是指冠状动脉粥样硬化病变使管腔狭窄或阻塞，导致相应心肌缺血缺氧甚至坏死的一类心脏病，其与冠状动脉痉挛导致的心肌缺血缺氧，统称为冠状动脉性心脏病（CHD），简称冠心病，又称为缺血性心脏病。冠心病男女发病率比例约为 2∶1；近年来发病有明显的年轻化趋势，男性发病早于女性，是危害人类健康的重要疾病之一。本病分为急性冠状动脉综合征和慢性心肌缺血综合征两大类。急性冠脉综合征包括不稳定型心绞痛（UA）、非 ST 段抬高型心肌梗死（NSTEMI）、ST 段抬高型心肌梗死（STEMI）及冠心病猝死；慢性心肌缺血综合征包括稳定型心绞痛、冠状动脉正常的心绞痛（如 X 综合征）、无症状性心肌缺血和缺血性心力衰竭（缺血性心肌病）。

冠状动脉粥样硬化性心脏病的病因目前尚不清楚，是多因素共同作用的结果，与冠心病发病相关的因素称为冠心病的易患因素：①年龄因素，多见于 40 岁以上的中、老年人。②性别因素，男性发病率高于女性。③脂质代谢异常，是最重要的危险因素，目前认为主要与低密度脂蛋白胆固醇关系密切。④高血压，是冠心病独立的危险因素，高血压患者患冠心病的概率增加 3 ～ 4 倍。⑤吸烟，吸烟者冠心病的发病率与死亡率是不吸烟者的 2 ～ 6 倍。⑥糖尿病和糖耐量异常，糖尿病患者发病率较非糖尿病者高出数倍，且病情较重、进展迅速。⑦其他危险因素有肥胖、缺乏体力活动、高热量高脂肪饮食、遗传及性格因素等。

本病属于中医学"胸痹""心痛""厥心痛"范畴。

### 急性冠状动脉综合征

## 一、诊断与病情评估

### （一）临床特点

急性冠状动脉综合征（ACS）是指因冠状动脉粥样硬化斑块不稳定而发生破裂或糜烂，继发完全或不完全闭塞性血栓形成为病理基础的临床综合征，包括 UA、NSTEMI、STEMI 和冠心病猝死。

ACS 多属于中医学"真心痛""厥心痛"范畴。

**1. 病因**

（1）非 ST 段抬高型 ACS　包括不稳定型心绞痛和非 ST 段抬高型心肌梗死。动脉粥样硬化斑块不稳定而发生破裂或糜烂，在此基础上血小板聚集、非闭塞性血栓形成、冠状动脉痉挛、微血栓栓塞是急性心肌缺血的主要病因与发病机制。患者多有高血压、吸烟、糖尿病、血脂异常等冠心病的危险因素，有反复胸痛、胸闷发作病史。

（2）急性 ST 段抬高型 ACS　即急性 ST 段抬高型心肌梗死（STEMI），基本病因是冠状动脉粥样硬化，少见病因为冠状动脉栓塞、炎症、先天性畸形、痉挛和冠状动脉口阻塞等。患者常因进食大量脂类食物、情绪激动、体力活动、血压短时内升高、一次大量吸烟、醉酒、突发其他严重疾病等而诱发发病，发病急，以急性胸痛为主要就诊原因。

**2.临床表现**

（1）非 ST 段抬高型 ACS  多数患者以急性胸痛就诊。胸痛与胸部不适性质、特点与稳定型心绞痛相似，但疼痛更剧烈，持续时间更长，症状可以发生于安静状态下。胸痛的主要特点：①诱发心绞痛发作的体力活动的强度显著降低；②心绞痛发作的频率、严重程度及持续时间增加；③出现静息或夜间发作的心绞痛；④发作时伴随症状明显，常有出汗、乏力、心悸、气急、恶心等；⑤发作时含服硝酸甘油不能完全缓解或无缓解；⑥老年人及糖尿病患者症状可不典型。患者常无特异性体征。心脏听诊可出现一过性心音低钝、舒张期奔马律、心尖区收缩期杂音等。血压一般无显著变化。

不稳定型心绞痛（UA）有三种临床类型。

① 静息心绞痛：休息时发生，持续时间超过 20 分钟。

② 初发型心绞痛：首次出现的心绞痛发作 1～2 个月内，较轻的体力活动即可诱发。

③ 恶化型心绞痛：在原有稳定型心绞痛的基础上，诱发发作的体力活动强度降低，疼痛更剧烈，持续时间更长或发作更频繁。

（2）急性 ST 段抬高型 ACS  临床表现与梗死的部位、范围、侧支循环建立情况及有无并发症密切相关。

① 先兆表现：多数患者发病前数日有乏力，胸部不适，活动时心悸、气急、烦躁、心绞痛等前驱症状，其中以初发型心绞痛和恶化型心绞痛最有意义。

② 疼痛：为最早出现的症状。疼痛部位和性质与心绞痛相同，但诱因多不明显，可发生于安静时，较心绞痛发作疼痛程度重，持续时间长，可达数小时以上，休息和含服硝酸甘油多不能缓解。常伴有烦躁不安、出汗、恐惧、胸闷及濒死感。

③ 全身症状：一般在疼痛发生后 24～48 小时出现发热、心动过速、白细胞增高和红细胞沉降率增快等。

④ 胃肠道症状：疼痛剧烈时常伴有恶心、呕吐和上腹胀痛，重症者可发生呃逆。与坏死心肌刺激迷走神经和心排血量降低组织灌注不足有关。

⑤ 心律失常：多发生在起病 1～2 天，尤其是发病的最初 24 小时内，室性心律失常最多见。前壁心肌梗死如出现房室传导阻滞，表明梗死范围广泛，预后不良。

⑥ 低血压和休克：如疼痛已缓解而收缩压仍低于 80mmHg，伴有烦躁、面色苍白、大汗淋漓、皮肤湿冷甚至晕厥，提示发生休克。

⑦ 心力衰竭：多为急性左心衰竭，见于左心室梗死。发生于发病最初几天内，表现为呼吸困难、频繁咳嗽、发绀等，严重者可发生急性肺水肿、心源性休克。

⑧ 体征：心脏浊音界正常或轻度增大；心率增快，少数可减慢；心尖区第一心音减弱；可出现舒张期奔马律，可有各种心律失常的体征。几乎所有患者有不同程度血压降低。起病前有高血压者，血压可降至正常，且不再恢复到发病前的水平。

**3.辅助检查**

（1）心电图

① 非 ST 段抬高型 ACS：发作时心电图的主要表现是 ST 段一过性压低和 T 波低平或倒置。心电图改变持续 12 小时以上，则提示 NSTEMI。

② 急性 ST 段抬高型 ACS：特征性改变如下。a. ST 段呈弓背向上型抬高，在面向坏死区周围损伤区的导联上出现；b. 宽而深的 Q 波，在面向透壁心肌坏死区的导联上出现；c. T 波倒置，在面向损伤区周围缺血区的导联上出现；d. R 波增高、ST 段压低和 T 波直立并增高，在背向坏死区的导联出现。根据梗死图形出现的导联可判断梗死部位及范围，以前壁、前间壁、下壁心肌梗死多见。心肌梗死的心电图定位见表 1-10-4。

表 1-10-4  心肌梗死的心电图定位

| 部位 | 特征性心电图改变导联 | 对应改变导联 | 部位 | 特征性心电图改变导联 | 对应改变导联 |
|---|---|---|---|---|---|
| 前间壁 | $V_1 \sim V_3$ | | 下间壁 | Ⅱ、Ⅲ、aVF | Ⅰ、aVL |
| 局限前壁 | $V_3 \sim V_5$ | | 下侧壁 | Ⅱ、Ⅲ、aVF、$V_5 \sim V_7$ | Ⅰ、aVL |
| 前侧壁 | Ⅰ、Ⅱ、aVL、$V_5 \sim V_7$ | | 高侧壁 | Ⅰ、aVL | Ⅱ、Ⅲ、aVF |
| 广泛前壁 | $V_1 \sim V_6$ | | 正后壁 | $V_7 \sim V_9$ | $V_1 \sim V_3$ 导联 R 波增高 |
| 下壁 | Ⅱ、Ⅲ、aVF | Ⅰ、aVL | 右心室 | $V_{3R} \sim V_{5R}$ | 多伴下壁梗死 |

（2）冠状动脉造影或冠状动脉内超声检查  对诊断及评估病情与预后具有重要的临床价值。由稳定型心绞痛进展的非 ST 段抬高型 ACS 患者常有多支冠状动脉病变，新发的 NSTE-ACS 可以仅有单支冠脉病变。急性

ST段抬高型ACS出现严重的单支或多支病变，常为闭塞性病变。冠状动脉内超声检查可以提供准确的粥样硬化斑块分布、性质、大小等证据，并可提供斑块是否发生溃破及血栓形成等重要病理学信息。

（3）心肌损伤标志物检查　临床上UA的诊断主要依赖临床表现及发作时的心电图阳性表现及其动态改变，如患者同时伴有cTn的升高，往往提示预后不良。急性ST段抬高型ACS患者血清心肌坏死标志物呈现显著、动态性升高。

### （二）诊断依据

1. **非ST段抬高型ACS**　UA/NSTEMI的诊断主要依据心绞痛症状、典型的缺血性心电图改变及心肌坏死标志物检测综合做出。不典型患者诊断困难时，应根据具体情况及时选择冠状动脉造影等特殊检查明确诊断。

2. **急性ST段抬高型ACS**　综合临床症状、心电图改变和血清心肌坏死标志物改变做出诊断。诊断要点：心肌坏死标志物（cTn）水平升高超过参考值上限99百分位值，同时至少伴有下述心肌缺血证据之一。①心肌缺血症状；②心电图坏死型Q波形成；③心电图ST段改变提示新发缺血改变或新发左束支传导阻滞；④影像学证据提示新发局部室壁运动异常或存活心肌丢失；⑤与PCI相关的心肌梗死；⑥与CABG相关的心肌梗死。

### （三）鉴别诊断

1. **非ST段抬高型ACS**　UA/NSTEMI的主要症状是发作性胸痛，尽管在发病机制上与STEMI相似，但程度及病理改变不同，治疗原则不同，因此应加以鉴别。除此之外，还应与其他原因引起的急性胸痛进行鉴别，如急性肺栓塞、主动脉夹层动脉瘤破裂等。

2. **急性ST段抬高型ACS**

（1）心绞痛　临床特点与心肌梗死相似，但预后不同，应注意鉴别，见表1-10-5。

表1-10-5　心绞痛和急性心肌梗死的鉴别要点

| 鉴别要点 | 心绞痛 | 急性心肌梗死 |
|---|---|---|
| **疼痛鉴别项** | | |
| 部位 | 胸骨上中段后 | 胸骨中下段或上腹部 |
| 性质 | 压榨性或窒息性 | 与心绞痛相似，更剧烈 |
| 诱因 | 劳力、激动、饱食、受寒等 | 不常有 |
| 时限 | 短，1～5分钟或15分钟内 | 长，数小时或1～2天 |
| 频率 | 发作频繁 | 不频繁 |
| **缓解方式** | 硝酸酯类药显著缓解 | 硝酸酯类药作用差 |
| **心肌坏死的证据** | | |
| 发热 | 无 | 常有 |
| 心包摩擦音 | 无 | 可有 |
| 白细胞数量 | 不增加 | 增加 |
| 血沉 | 不增快 | 增快 |
| 心肌坏死标志物 | 不升高 | 升高 |
| 心电图 | 无或暂时性ST-T变化 | 出现坏死型Q波，呈特征性及动态变化 |
| **心力衰竭表现** | | |
| 气喘或肺水肿 | 极少 | 常有 |
| 血压 | 升高或不变 | 降低，甚至休克 |

（2）主动脉夹层　胸痛开始即达高峰，向背、胁、腹、腰和下肢放射，两上肢的血压和脉搏可有明显差别，血清心肌坏死标志物、超声心动图、X线或磁共振体层显像有助于诊断。

（3）急性肺动脉栓塞　可发生胸痛、咯血、呼吸困难和休克，但有右心负荷急剧增加的表现，如发绀、肺动脉瓣区第二心音亢进、颈静脉充盈、肝大、下肢水肿等。心电图示ＳⅠＱⅢＴⅢ，胸导联过渡区左移，右胸导联T波倒置等改变。

（4）急性心包炎　急性非特异性心包炎因有剧烈而持久的心前区疼痛，易与急性心肌梗死混淆，但心包炎的疼痛与发热同时出现，呼吸和咳嗽时加重，早期即有心包摩擦音，心包摩擦音和疼痛在心包腔出现渗液时均消失；全身症状一般不如心肌梗死严重；心电图除 aVR 外，其余导联均有 ST 段弓背向下的抬高，T 波倒置，无异常 Q 波出现。

（5）急腹症　急性胰腺炎、消化性溃疡穿孔、急性胆囊炎、胆石症等均有上腹部疼痛，可伴休克。仔细询问病史、体格检查、心电图检查、心肌坏死标志物测定可协助鉴别。

### （四）病情评估

**1. UA 严重度分级**　根据心绞痛的特点和基础病因，UA 的 Braunwald 分级如下。

Ⅰ级：严重的初发型心绞痛或恶化型心绞痛，无静息疼痛。

Ⅱ级：亚急性静息型心绞痛（一个月内发生过，但 48 小时内无发作）。

Ⅲ级：急性静息型心绞痛（在 48 小时内有发作）。

Ⅰ、Ⅱ、Ⅲ级 UA 患者一年内死亡或心肌梗死发生率分别为 7.3%、10.3%、10.8%。

**2. 危险分层**

（1）UA 的危险分层　临床分为 3 组。

① 低危组：指新发或原有心绞痛加重，程度为 CCS 分级 Ⅲ 级或 Ⅳ 级，发作时 ST 段下移 ≤ 1mm，持续时间不足 20 分钟，但缓解期心电图正常或无改变。

② 中危组：指 1 个月内发作 1 次或数次，但 48 小时未发，静息或梗死后心绞痛持续不足 20 分钟，心电图有 T 波倒置，或病理性 Q 波。

③ 高危组：指 48 小时内心绞痛反复发作，静息心绞痛并有一过性 ST 段改变，或新发生束支传导阻滞或室性心动过速，持续超过 20 分钟。

（2）TIMI 危险分层　简便易用，但对患者远期预后的预测价值较差。将纳入的七个项目分别赋予 0 分或 1 分，有则计 1 分，无则计 0 分，共计 7 分。根据具体得分评估危险性：0～2 分为低危；3～4 分为中危；5～7 分为高危（表 1-10-6）。

表 1-10-6　NSTE-ACS 的 TIMI 评分

| 计分项 | 分值 | 计分项 | 分值 |
| --- | --- | --- | --- |
| ≥ 3 个冠心病危险因素 | 1 | 心肌损伤标志物升高 | 1 |
| 既往冠心病史，冠脉狭窄 ≥ 50% | 1 | ST 改变 ≥ 0.5mm | 1 |
| 过去 7 天内使用过阿司匹林 | 1 | 年龄 ≥ 65 岁 | 1 |
| 最近 24 小时内出现的严重心绞痛（至少 2 次心绞痛发作） | 1 | | |

## 二、治疗与预防

### （一）非 ST 段抬高型 ACS

UA/NSTEMI 的治疗目标是尽快缓解心肌缺血，防止病情进展为急性心肌梗死及死亡。治疗原则：根据 UA/NSTEMI 患者的轻重缓急及危险性分层，护送至适宜的治疗单元或胸痛中心，尽快有效抗血小板、抗凝、抗缺血治疗及调脂治疗，并动态监测心电图及心肌坏死标志物，必要时行介入或手术治疗。UA/NSTEMI 的治疗目前有"早期保守治疗"和"早期侵入治疗"两种方案，早期保守治疗的策略是首先规范的药物治疗后仍有心绞痛发作，应及时给予冠状动脉造影；早期侵入治疗的策略是患者若无血运重建术的禁忌证，常规给予冠状动脉造影，根据病变情况进一步选择经皮冠状动脉介入治疗或冠状动脉旁路移植术。两种方案的选择主要依据患者的危险性分层。

**1. 一般治疗**

（1）卧床休息，缓解紧张与焦虑情绪，可适量应用镇静剂。

（2）吸氧，监测血氧饱和度，维持 $SaO_2 > 90\%$。

（3）积极去除增加心肌氧耗的因素，如发热、感染、快速性心律失常等。

（4）根据病情需要进行连续的心电监护。

**2. 药物治疗**　为 UA/NSTEMI 患者"早期保守治疗"方案的主要治疗内容。

（1）抗心肌缺血药　通过增加冠状动脉供血、降低心肌氧耗恢复冠状动脉供血与心肌需血之间的供需平衡，缓解心肌缺血症状。单独或联合应用抗心绞痛药。

① 硝酸酯类药：扩张冠状动脉，同时扩张静脉，改善左心室功能，降低心肌耗氧量。常用硝酸甘油舌下

含服，单硝酸异山梨酯、硝酸异山梨酯口服治疗。

②β受体阻滞剂：为UA的常规治疗。主要通过阻断心脏的β₁受体从而减慢心率、降低心肌收缩力，达到降低心肌氧耗的目的，可减少心肌缺血的反复发作，减少心肌梗死的发生。β受体阻滞剂应尽早用于所有无禁忌证的UA/NSTEMI患者，并足量使用，治疗后达到的目标心率为静息卧床时50～60次/分。

③钙通道阻滞剂：在UA治疗中的主要作用是缓解症状。一般作为冠状动脉痉挛性心绞痛的首选药。可扩张冠状动脉，解除冠脉痉挛，降低血压而降低心肌氧耗。应用β受体阻滞剂及硝酸酯类药不能控制心肌缺血症状时，可口服钙通道阻滞剂，常用地尔硫䓬等。

（2）抗血小板聚集药

①阿司匹林：可降低死亡和心肌梗死的发生率。UA/NSTEMI时首剂嚼服300mg，继之75～100mg/d口服并长期应用。阿司匹林过敏或有消化道疾病不能耐受者，应用氯吡格雷。

②ADP受体拮抗剂：与阿司匹林联合应用可以提高抑制率，UA/NSTEMI患者建议联合用药并维持12个月。常用氯吡格雷口服，或替格瑞洛口服。

③血小板糖蛋白Ⅱb/Ⅲa受体拮抗剂：常用阿昔单抗静脉注射，作用持续48小时，适用接受介入治疗的患者。其他药物有替罗非班、拉米非班等，主要用于计划进行介入治疗的UA/NSTEMI患者。

（3）其他药物治疗

①抗凝治疗：应常规应用于中危及高危的UA/NSTEMI患者，常用低分子肝素皮下注射。

②调脂治疗：ACS患者应尽早应用他汀类药，常用阿托伐他汀、瑞舒伐他汀等。

③ACEI或ARB：可改善UA/NSTEMI患者症状和提高远期生存率，可用于所有无禁忌证的患者，发病后的第一个24小时使用ACEI，随后不能耐受者改用ARB。常用贝那普利、厄贝沙坦等。

**3. 冠状动脉血运重建治疗**  中、高危的UA/NSTEMI患者应给予早期侵入治疗，在充分抗栓、抗缺血治疗后，行冠脉造影术，根据造影结果选择适合的介入治疗。冠状动脉病变严重、多支血管病变严重的患者以及左心室功能不全的患者应考虑冠状动脉旁路搭桥术。

### （二）急性ST段抬高型ACS

治疗原则是尽早开通梗死相关冠状动脉，恢复有效血流，挽救濒死的心肌，防止梗死范围扩大，保护和维持心脏功能，及时处理严重心律失常、泵衰竭、休克和各种并发症，防止猝死。

**1. 监护和一般治疗**

（1）休息  急性期卧床休息，保持环境安静，减少探视，避免各种精神心理刺激，解除焦虑情绪。

（2）监护  进行连续心电、血压和呼吸监护，除颤仪处于紧急备用状态。

（3）吸氧  对呼吸困难和血氧饱和度降低者，最初几日可给予鼻管或面罩吸氧。

（4）加强护理  流质饮食，防止发生排便困难等。

**2. 有效缓解疼痛**  疼痛剧烈者给予哌替啶或吗啡皮下注射，必要时1～2小时后重复1次。硝酸甘油或硝酸异山梨酯舌下含服或静脉滴注。

**3. 抗血小板及抗凝治疗**  同非ST段抬高型ACS。

**4. 心肌再灌注治疗**  起病3～6小时，最好3小时内，最迟在12小时内，使闭塞的冠状动脉再通，恢复心肌再灌注，可有效解除疼痛，挽救濒死的心肌，缩小心肌坏死范围，减轻心肌重构，改善预后。

（1）经皮冠状动脉介入治疗（PCI）  起病3小时以上且具备施行介入治疗条件的医院，可根据不同的时机及具体情况，施行直接PCI、补救性PCI、溶栓治疗再通者PCI。

（2）溶栓疗法  无急诊PCI条件，或因患者延迟就诊，或因转诊到具备PCI条件的治疗单元需要的时间超过再灌注治疗时间窗的患者，如无禁忌证应立即（接诊患者后30小时内）行溶栓治疗。常用尿激酶、重组型纤维蛋白溶酶原激活剂（rt-PA）。

（3）紧急主动脉-冠状动脉旁路移植术  介入治疗失败或溶栓治疗无效、有手术指征者，宜争取6～8小时内施行主动脉-冠状动脉旁路移植术。

**5. 对症治疗**  包括抗心律失常、控制休克、纠正心力衰竭等。

**6. 其他药物治疗**  包括β受体阻滞剂和钙通道阻滞剂、血管紧张素转换酶抑制剂或血管紧张素受体阻滞剂、极化液等。

**7. 恢复期治疗**  经治疗后病情稳定，体能增强，可考虑出院继续治疗。经2～4个月体力活动锻炼后，酌情恢复部分或轻工作，部分患者可恢复全天工作，但应避免过重的体力活动及精神过度紧张。

### （三）预防

主要是预防动脉粥样硬化和冠心病，冠心病者长期口服肠溶阿司匹林，或氯吡格雷，对抗血小板的积聚和黏附，有预防心肌梗死或再梗死的作用。但更要重视综合性的预防措施，包括控制血脂、饮食、血糖、血压及戒烟等，并可适度地进行运动。

## 慢性心肌缺血综合征

慢性心肌缺血综合征（CIS）亦称为慢性冠状动脉病，是指以慢性反复发作的心肌缺血或心力衰竭、心律失常为主要临床表现的一类冠心病，包括稳定型心绞痛、冠状动脉正常的心绞痛、无症状心肌缺血和缺血性心肌病，其中以稳定型心绞痛为多见。稳定型心绞痛亦称为劳力性心绞痛，是指在冠状动脉严重固定性狭窄的基础上，由于心肌耗氧量增加，导致心肌急剧的一过性缺血缺氧临床综合征。其特点为阵发性胸骨后压榨性疼痛，可放射至心前区和左上肢，常以劳力或情绪激动等因素为诱因，发作多持续数分钟，休息或应用硝酸酯类药后可缓解。

慢性冠脉病多属于中医学"胸痹""心痛"范畴。

# 一、诊断与病情评估

## （一）临床特点

**1.病因**　患者多有高血压、吸烟、糖尿病、血脂异常等冠心病的危险因素，有反复胸痛、胸闷发作病史。

**2.临床表现**

（1）症状　以发作性胸痛为主要临床表现。典型发作疼痛位于胸骨上、中段之后，波及心前区，约手掌范围大小，界限不清。可放射至左肩、左上肢内侧达无名指和小指，或放射至颈、咽喉或下颌部。胸痛常为压迫性、紧缩性或憋闷感，可伴有灼烧感、濒死感及恐惧感，出现强迫停立位。疼痛发作常由体力劳动或情绪激动诱发，常发作于饱食、寒冷、吸烟、心动过速、休克等状态下。疼痛多发生于诱因出现的当时。疼痛出现后逐渐加重，一般持续 3～5 分钟，可数天或数周发作一次，亦可 1 天内多次发作。一般去除诱因即可缓解；舌下含服硝酸甘油可在数分钟内缓解。

（2）体征　心绞痛发作时可出现心率增快，血压升高，表情焦虑，皮肤冷或汗出，心尖区可闻及舒张期奔马律。出现乳头肌缺血致功能失调引起二尖瓣关闭不全时，可闻及心尖区暂时性收缩期杂音。

**3.辅助检查**

（1）心电图　静息时心电图约半数患者正常，也可有陈旧性心肌梗死、非特异性 ST-T 异常、心脏传导阻滞等。大多数患者于心绞痛发作时出现暂时性 ST 段压低 ≥ 0.1mV，提示内膜下心肌缺血，可伴有 T 波倒置，发作缓解后恢复；有时相关导联 ST 段抬高，提示透壁性心肌缺血，为变异型心绞痛的特征。心电图负荷试验多为阳性。

（2）实验室检查　常规检测血脂、血糖等。胸痛持续时应急查血清心肌损伤标志物，包括肌钙蛋白 I 或 T，肌酸激酶同工酶 CK-MB，对于鉴别 ACS 有重要意义。

（3）冠状动脉造影　选择性冠状动脉造影可使左、右冠状动脉及其主要分支显影，可判断冠状动脉的狭窄程度及部位，还可评估心肌血流灌注情况。

（4）心脏 CT 血管造影　是用于诊断冠状动脉病变的常用无创性检查方法，可作为冠状动脉狭窄筛查的有效检查手段。

（5）心脏超声检查　二维超声心动图可探测到缺血区心室壁的运动异常，了解左心室功能。

## （二）诊断要点

根据典型的发作特点，含服硝酸甘油后可缓解，结合存在冠心病易患因素，除外其他原因所致的心绞痛，即可诊断。

发作不典型者，诊断依靠观察硝酸甘油的疗效及发作时心电图改变；如仍不能确诊，多次复查心电图或行心电图负荷试验或动态心电图连续监测，如心电图出现阳性变化或负荷试验阳性，亦可确诊。诊断有困难者可考虑行放射性核素检查或选择性冠状动脉造影。

## （三）鉴别诊断

**1.急性心肌梗死**　详见"急性 ST 段抬高型 ACS"部分。

**2.其他心脏疾病所致心绞痛**　主动脉瓣狭窄或关闭不全、风湿性冠状动脉炎、梅毒性主动脉炎致冠状动脉口狭窄或闭塞，肥厚型心肌病、X综合征、心肌桥等均可引起心绞痛，根据其相关临床表现进行鉴别。

3.**肋间神经痛和肋软骨炎** 前者疼痛常累及1～2肋间，为刺痛或灼痛，咳嗽、用力呼吸及转体可使疼痛加剧，沿肋间走行有压痛；后者在肋软骨处有压痛。

4.**心脏神经症** 多为短暂的刺痛或持久的隐痛，常有叹息样呼吸，疼痛多在左乳房下心尖部附近，位置游走不定，含服硝酸甘油无效或在10分钟后见效，常伴心悸、疲乏、头昏、失眠等。

5.**不典型胸痛** 需与胃食管反流病、膈疝、消化性溃疡、肠道疾病、颈椎病等鉴别。

### （四）病情评估

根据加拿大心血管病学会（CCS）心绞痛严重度分级。

Ⅰ级：指轻体力活动不受限，如步行、登楼等，但强力、快速或持续用力时发作心绞痛。

Ⅱ级：指轻体力活动轻度受限。快步、饭后、精神应激、寒冷或刮风中或醒后数小时内发生心绞痛。或平地步行200m以上或登楼一层以上受限。

Ⅲ级：指轻体力活动明显受限，如平地步行200m或登楼一层即发生心绞痛。

Ⅳ级：指轻微活动或休息时即可引起心绞痛。

## 二、治疗与预防

### （一）治疗要点

1.**发作时的治疗** 目的为迅速终止发作。

（1）休息 立即停止活动，去除诱因。必要时予以镇静药物。

（2）药物治疗 主要使用硝酸酯制剂。药理作用：①扩张冠脉，降低阻力，增加冠脉循环血流量；②扩张周围血管，减少静脉回心血量，降低心室容量、心腔内压、心排血量和血压，减低心脏前后负荷；③降低心肌耗氧量。不良反应为头昏、头胀痛、头部跳动感、面红、心悸等，偶有血压下降。禁忌证为青光眼、低血压、颅内压增高等。

硝酸甘油：0.3～0.6mg，舌下含化。1～2分钟起效，0.5小时后作用消失；必要时可重复使用。对约92%的患者有效。长时间反复应用可产生耐药性，停用10小时以上可恢复疗效。

硝酸异山梨酯：5～10mg，舌下含化。2～3分钟起效，作用维持2～3小时。

2.**缓解期的治疗**

（1）改善症状、减轻缺血发作 积极控制危险因素，保持良好心态、动静有度等健康的生活方式是防止心绞痛复发的重要措施。

① 硝酸酯制剂：a.硝酸异山梨酯5～20mg，每天3次，服后半小时起作用，持续3～5小时。缓释制剂药效可维持12小时，可用20mg，每天2次。b.5-单硝酸异山梨酯，为长效制剂，无肝脏首过效应，生物利用度近100%，每次20～40mg，每天2次。c.硝酸甘油的长效制剂、皮肤贴片等可供应用。

② β受体阻滞剂：通过阻断拟交感胺类对心脏受体的作用，减慢心率，降低血压，降低心肌收缩力和氧耗量，缓解心绞痛的发作。此外，使非缺血的心肌区小动脉收缩，故增加缺血区的血流量，改善心肌代谢，抑制血小板聚集；还可减低运动时血流动力的反应，使心肌氧耗量在同一运动量水平上明显减少。与硝酸酯类有协同作用，但开始剂量要小，以免引起直立性低血压等；避免突然停用，以防诱发心肌梗死的可能；低血压、支气管哮喘及心动过缓、二度或以上房室传导阻滞者禁用。常用制剂有：a.美托洛尔25～50mg，每天2次；b.比索洛尔2.5～5mg每天1次；c.卡维地洛25mg，每天2次等。

③ 钙通道阻滞药：抑制钙离子进入细胞内，从而抑制心肌收缩，减少氧耗；扩张冠状动脉，解除冠脉痉挛；扩张周围血管，降低动脉压，减轻心脏负荷；降低血黏度。常用制剂有维拉帕米、硝苯地平、氨氯地平、地尔硫草等。目前推荐使用缓释、控释等长效制剂。不良反应为头痛、头晕、乏力等。

④ 曲美他嗪：通过抑制脂肪酸氧化和增加葡萄糖代谢，改善心肌氧的供需平衡而治疗心肌缺血，每次20mg，每天3次，饭后服。

（2）改善预后的药物

① 抗血小板聚集药物：肠溶阿司匹林100～300mg，每天1次；双嘧达莫25～50mg，每天3～4次；氯吡格雷首次剂量300mg，以后75mg，每天1次。

② β受体阻滞剂：可显著降低心血管事件的发生率，用法同上。

（3）他汀类药物 能有效降低总胆固醇和血清低密度脂蛋白胆固醇，还有延缓斑块进展和抗炎等调脂以外的作用。所有冠心病患者应使用他汀类药物。常用阿托伐他汀 10 ～ 80mg，每晚 1 次，普伐他汀 20 ～ 40mg，每晚 1 次，氟伐他汀 40 ～ 80mg，每晚 1 次等。他汀类药物的总体安全性较高，但在长期应用或大剂量强化调脂治疗时仍应注意检测转氨酶及肌酸激酶等生化指标，及时发现药物可能引起的肝脏损害和肌病。

（4）ACEI 或 ARB　并非控制心绞痛的药物，但可降低缺血性事件的发生。ACEI 能逆转左心室肥厚及血管增厚，延缓动脉粥样硬化进展，能减少斑块破裂和血栓形成；另外，有利于心肌氧供 / 氧耗平衡和心脏血流动力学，并降低交感神经活性。不能耐受 ACEI 类药物者可使用 ARB 类。可以降低冠心病患者心血管死亡、非致死性心肌梗死的危险性。合并高血压、糖尿病、心功能不全的稳定型心绞痛患者均应使用。常用卡托普利 12.5 ～ 50mg，3 次 / 日；或依那普利 5 ～ 10mg，2 次 / 日；或雷米普利 5 ～ 10mg，1 次 / 日等。不能耐受的患者改用 ARB，常用氯沙坦 50 ～ 100mg/d，或厄贝沙坦 75 ～ 150mg/d 等。

3. 介入治疗　目前用于冠心病的经皮冠状动脉介入治疗（PCI）包括经皮穿刺腔内冠状动脉成形术（PTCA）及支架植入术、冠状动脉粥样斑块消除术、经皮激光血运重建术等介入性治疗技术。

4. 主动脉 - 冠状动脉旁路移植术　主动脉 - 冠状动脉旁路移植术（coronary artery bypass grafting，CABG）是取自身动脉或静脉血管，一端吻合在主动脉，另一端与病变冠状动脉段的远端吻合。

### （二）预防

1. 一级预防　通过干预生活方式，戒烟限酒等，预防动脉粥样硬化及冠心病。

2. 二级预防　对已有冠心病和心肌梗死病史者，应预防再次梗死和其他心血管事件。二级预防的综合措施概括为 A、B、C、D、E 五个方面。

A：Aspirin，抗血小板聚集（或氯吡格雷等）；Anti-anginal therapy，抗心绞痛治疗（硝酸酯类）。

B：Beta-blocker，预防心律失常，减轻心脏负荷；Blood pressure control，控制血压达标。

C：Cholesterol lowing，控制血脂水平；Cigarettes quiting，戒烟。

D：Diet control，控制饮食；Diabetes treatment，治疗糖尿病。

E：Education，普及有关冠心病的教育，包括患者及其家属；Exercise，鼓励有计划的适当的运动锻炼。

3. 三级预防　是针对 ACS 的危重患者的救治及康复，预防和延缓并发症的发生，降低死亡率。包括尽快转送患者至"胸痛中心"的绿色通道，接受及时的规范治疗，急性期严密监测病情变化及并发症的发生，及时给予对症治疗，患者一旦病情平稳，尽早进行系统的心脏康复治疗。

# 第五节　慢性心脏瓣膜病

心脏瓣膜病指由各种病因导致瓣膜及瓣膜相关结构损害而引起单个或多个瓣膜发生急性或慢性狭窄和（或）关闭不全，出现功能障碍，从而产生相应的血流动力学异常的一类心脏疾病。临床上慢性瓣膜损害导致的慢性心脏瓣膜病多见，是我国常见的心脏病之一，多见于 20 ～ 40 岁青壮年。近年来随着生活及居住条件的改善，因风湿热所致的风湿性心脏瓣膜病发病率明显下降，而随着人口老龄化，瓣膜退行性病变有增加的趋势。心脏瓣膜中二尖瓣病变最常见，其次为主动脉瓣病，三尖瓣和肺动脉瓣病变少见。两个或两个以上瓣膜发生病损，称为联合瓣膜病，较常见的联合瓣膜病为二尖瓣狭窄合并主动脉瓣关闭不全。慢性心脏瓣膜病为我国常见的心血管疾病的住院原因。

慢性心脏瓣膜病多属于中医学"心悸""水肿""胸痹"范畴。

#### ▰▰▰ 二尖瓣狭窄 ▰▰▰

二尖瓣狭窄是目前常见的慢性心脏瓣膜病。二尖瓣狭窄最常见病因为风湿热，好发于青壮年女性，后期常合并二尖瓣关闭不全，主动脉瓣亦常受累。非风湿性病因有左心房黏液瘤、先天性畸形或结缔组织病等。

## 一、诊断

### （一）临床特点

#### 1. 病因

（1）风湿热　风湿热患者反复出现风湿活动，导致反复瓣膜炎症，最终致瓣膜结构异常，即风湿性心脏病。现发病率已有所下降，好发于 20 ～ 40 岁青壮年女性，约半数患者可无急性风湿热病史。

（2）退行性病变　老年人瓣膜退行性钙化导致二尖瓣病变，为 65 岁以上老年单纯二尖瓣狭窄的常见病因。

（3）其他　结缔组织病如系统性红斑狼疮等导致心内膜炎，可致二尖瓣病损；感染性心内膜炎可破坏瓣膜结构；胸部穿通或钝挫伤可致瓣叶、瓣膜附属结构及升主动脉根部损伤；先天性二尖瓣脱垂、先天性心脏病可致二尖瓣关闭不全等。

二尖瓣狭窄患者约半数有风湿热病史，尤其是青壮年女性患者，老年患者一般无明确病史，有活动后气急、喘憋伴有咳嗽等症状，休息后症状可缓解，少数患者有咯血史。

**2. 临床表现**

（1）症状　呼吸困难为最常见的早期症状。呼吸困难发作常以运动、精神紧张、体力活动、感染、妊娠或并发心房颤动等为诱因，多先有劳力性呼吸困难，随瓣膜狭窄加重，出现静息时呼吸困难、端坐呼吸和阵发性夜间呼吸困难，甚至发生急性肺水肿。咯血是二尖瓣狭窄患者常见的表现，突然咯大量鲜血常见于严重二尖瓣狭窄，可为首发症状；痰中带血见于出现阵发性夜间呼吸困难患者。咳嗽较常见。声音嘶哑、吞咽困难为左心房肥大的压迫症状，较少见。

（2）体征　重度二尖瓣狭窄常有"二尖瓣面容"，心脏视诊可见心前区隆起；右心室扩大时可见心尖搏动弥散；心尖区可触及舒张期震颤；叩诊心脏相对浊音界向左扩大，呈梨形心；心尖部第一心音亢进，可闻及开瓣音，肺动脉瓣区第二心音亢进或伴分裂，心尖区可闻及舒张中晚期隆隆样杂音，局限不传导，是最重要的体征，具有诊断价值；可闻及舒张早期吹风样杂音（Graham-Steell 杂音）。

**3. 并发症**

（1）心房颤动　为部分患者的首次就诊原因，亦是并发血栓栓塞的主要原因。

（2）急性肺水肿　为重度二尖瓣狭窄的严重并发症，为常见的死亡原因。

（3）血栓栓塞　最常见于二尖瓣狭窄伴房颤的患者，可引起动脉栓塞，其中脑栓塞最多见，其他可见于四肢、肠系膜、肾、脾动脉栓塞。

（4）右心衰竭　为晚期常见的并发症，常为病情加重的表现。

（5）感染性心内膜炎　单纯二尖瓣狭窄患者少见。

（6）肺部感染　肺淤血易并发肺部感染，肺部感染可诱发或加重心力衰竭。

**4. 辅助检查**

（1）X 线检查　左心房增大，肺动脉干突出；右心室增大与左心房增大，呈双房影；右心室增大、主动脉结缩小、肺淤血等征象。

（2）心电图　重度二尖瓣狭窄可有二尖瓣型 P 波；电轴右偏，右心室肥厚表现。

（3）超声心动图　M 型超声显示二尖瓣城墙样改变（EF 斜率降低，A 峰消失），后叶向前移动及瓣叶增厚；二维超声心动图可显示二尖瓣的形态、活动度、瓣口的狭窄程度及瓣叶的厚度，了解心腔大小及有否附壁血栓形成。

**（二）诊断要点**

心尖区闻及隆隆样舒张期杂音，同时 X 线或心电图有左心房肥大的证据，即可诊断二尖瓣狭窄，超声心动图检查可确诊。病因诊断依赖于病史资料及相关的实验室检查。

**（三）鉴别诊断**

**1. 相对性二尖瓣狭窄**　严重二尖瓣反流、大量左至右分流的先天性心脏病（如室间隔缺损、动脉导管未闭）和高动力循环（如甲状腺功能亢进症、贫血）时，经二尖瓣口的血流增加，心尖区可闻及短促的隆隆样舒张中期杂音。病史及心脏超声检查有助于鉴别。

**2. 严重主动脉瓣关闭不全**　由于从主动脉反流至左心室的血流冲击二尖瓣瓣叶，使其在舒张期不能顺利开放，心尖区可闻及舒张中晚期隆隆样杂音（Austin-Flint 杂音），无开瓣音及第一心音亢进，不伴有心尖区舒张期震颤。心脏超声检查可资鉴别。

**3. 左房黏液瘤**　瘤体阻塞二尖瓣口，产生随体位改变的舒张期杂音，常有发热、关节痛、贫血、红细胞沉降率增快和体循环栓塞等。心脏超声检查示左心房内云雾状光点可资鉴别。

# 二、治疗

**1. 一般治疗**　避免剧烈运动，限制钠盐摄入，有风湿活动者抗风湿治疗并预防反复出现风湿活动。

**2. 对症治疗**

（1）心房颤动　积极控制心室率，转复和保持窦性心律，预防血栓栓塞。

（2）急性肺水肿　临床处理与急性左心衰竭所致肺水肿相似，但应避免使用小动脉扩张药。正性肌力药物仅用于合并快速室率性房颤的患者。

（3）右心衰竭　限制钠盐摄入，应用利尿剂等。

（4）预防栓塞　未接受手术治疗但存在持续性房颤的栓塞高危者，宜持续抗凝治疗；机械瓣置换者宜长期口服华法林抗凝，维持 INR 在 2.0～3.0。

**3. 经皮球囊二尖瓣成形术**　为单纯二尖瓣狭窄的首选治疗方法。中度风湿性二尖瓣狭窄未合并关闭不全，无血栓形成，无风湿活动者，均应考虑。

**4. 外科手术**

（1）二尖瓣分离术　适于瓣膜无明显钙化，瓣叶柔软，单纯狭窄，无风湿活动者。

（2）瓣膜置换术　适应证：①严重瓣叶和瓣下结构钙化、畸形，不宜做分离术者；②二尖瓣狭窄合并明显二尖瓣关闭不全者。人工瓣膜置换术手术死亡率和术后并发症均高于分离术，但术后存活者心功能恢复良好。

## 二尖瓣关闭不全

二尖瓣关闭不全是由于二尖瓣结构中任何部分的异常或功能障碍，致使二尖瓣口不能完全关闭，收缩期左心室血液反流入左心房的心脏瓣膜病。主要病因为风湿热、二尖瓣腱索断裂、感染性心内膜炎、二尖瓣黏液样变性及冠心病等。

# 一、诊断

## （一）临床特点

**1. 病因**　基本同二尖瓣狭窄，早期患者无明显症状。

**2. 临床表现**

（1）症状　不同病因所致的二尖瓣关闭不全的临床表现有所差别。二尖瓣脱垂所致的二尖瓣关闭不全一般较轻，多无症状，或仅有胸痛、心悸、乏力、头晕、体位性晕厥和焦虑等，严重者晚期出现左心衰竭；风湿性心脏病导致的二尖瓣关闭不全无症状期常超过 20 年，一旦出现症状，多已有不可逆的心功能损害，表现为疲乏无力、呼吸困难等左心衰竭症状，且病情进行性恶化。

（2）体征　发生右心衰竭时可见颈静脉怒张、肝-颈静脉反流征阳性、下肢水肿等。心尖搏动向左下移位，可触及抬举样心尖搏动。叩诊心界向左下扩大。风心病所致者第一心音减弱，二尖瓣脱垂和冠心病所致者第一心音多正常、第二心音分裂增宽。不同病因的二尖瓣关闭不全心脏杂音的性质不同：风心病者心尖区可闻及3/6级粗糙的全收缩期吹风样杂音，向左腋下和左肩胛下区传导，吸气时减弱，呼气时稍增强，可伴震颤；二尖瓣脱垂者随收缩中期喀喇音之后出现收缩晚期杂音；冠心病乳头肌功能失调者可有全收缩期杂音；腱索断裂时杂音似海鸥鸣或乐音性。严重反流时心尖区可闻及紧随第三心音后的短促的舒张期隆隆样杂音。

**3. 并发症**　心房颤动见于大多数慢性重度二尖瓣关闭不全患者；感染性心内膜炎较二尖瓣狭窄常见，多发生于轻、中度二尖瓣关闭不全；动脉血栓栓塞见于左心房扩大伴有慢性心房颤动的患者，较二尖瓣狭窄少见；心力衰竭多于晚期发生，可出现左心衰竭、右心衰竭。

**4. 辅助检查**

（1）X线检查　出现左心房、左心室增大征象；左心室衰竭时可见肺淤血和间质性肺水肿征。

（2）心电图　左心房增大，部分有左心室肥厚和非特异性 ST-T 改变；少数有右心室肥厚征；心律失常以心房颤动常见。

（3）超声心动图　左心房前后径增大，瓣叶和瓣下结构增厚、融合、缩短和钙化，瓣叶冗长脱垂，瓣环扩大或钙化，左心室扩大，室壁矛盾运动等，有助于明确病因诊断。

## （二）诊断要点

根据心尖区典型的杂音伴左心房、左心室增大，即可诊断二尖瓣关闭不全。确诊有赖于超声心动图或彩色多普勒检查。

## （三）鉴别诊断

**1. 三尖瓣关闭不全**　为全收缩期杂音，在胸骨左缘第 4、5 肋间最清楚，右心室显著扩大时可传导至心尖区，但不向左腋下传导。超声心动图可资鉴别。

**2. 室间隔缺损**　多幼年发病，为全收缩期杂音，在胸骨左缘第 3、4 肋间最清楚，不向腋下传导，常伴胸骨旁收缩期震颤。超声心动图可见室间隔跨隔血流。

**3. 主动脉瓣狭窄及肺动脉瓣狭窄**　分别于胸骨右缘第 2 肋间及胸骨左缘第 2 肋间闻及收缩期喷射性杂音。超声心动图可协助鉴别。

**4. 梗阻性肥厚型心肌病**　于胸骨左缘第 3、4 肋间闻及收缩期喷射性杂音，杂音始于收缩中期，止于第二心音前。超声心动图可协助鉴别。

## 二、治疗

**1. 内科治疗**　无症状、心功能正常的患者无需特殊治疗，但应定期随访；有症状的患者内科以对症治疗为主，并积极治疗各种并发症。

**2. 外科治疗**

（1）瓣膜修补术　根据适应证及个体情况选择治疗。

（2）人工瓣膜置换术　瓣叶钙化、瓣下结构病变严重、感染性心内膜炎或合并二尖瓣狭窄者，应进行人工瓣置换术。严重左心室功能不全（LVEF ≤ 35%）或左心室重度扩张［左心室舒张末内径（LVEDD）≥ 80mm，左心室舒张末容量指数（LVEDVI）≥ 300mL/m²］不宜行换瓣术治疗。

━━━━━ **主动脉瓣关闭不全** ━━━━━

主动脉瓣关闭不全由各种原因导致主动脉瓣和（或）主动脉根部血管壁病变，出现关闭不全的心脏瓣膜病。主要病因有风湿热、感染性心内膜炎等，也可见于先天畸形、主动脉瓣黏液样变性、强直性脊柱炎、梅毒性主动脉炎、马方综合征等。单纯主动脉瓣关闭不全男性较多见，多为非风湿性；合并二尖瓣疾病者女性多见，多为风湿性。风湿性主动脉瓣关闭不全多与狭窄并存。

## 一、诊断

### （一）临床特点

**1. 病因**　基本同二尖瓣狭窄，但主动脉瓣病变的病因中，老年退行性病变及动脉硬化相对较多。

**2. 临床表现**

（1）症状　轻、中度主动脉瓣反流的患者常无明显症状，严重反流时出现明显的主动脉瓣关闭不全及周围血管征的表现，患者常有头部搏动感、心悸及心前区不适，部分患者可有心绞痛，多发生在夜间，一般治疗不易控制。晚期发生左心衰竭，出现不同程度的呼吸困难等肺水肿的表现，终末期可出现右心衰竭。

（2）体征　心尖搏动范围扩大并向左下移位，心尖搏动呈抬举样；叩诊心浊音界向左下扩大，呈靴形心；第一心音减弱，$A_2$ 减弱或消失，胸骨左缘 2 ~ 3 肋间及主动脉瓣区闻及与 $S_2$ 同时开始的高调、递减型舒张早期叹气样杂音，向主动脉瓣区及心尖部传导，坐位前倾及深呼气时明显；严重主动脉瓣关闭不全时，闻及 Austin-Flint 杂音。检查周围血管征呈阳性，包括随心脏搏动的点头征、水冲脉、毛细血管搏动征、股动脉枪击音及 Duroziez 双期血管杂音。

**3. 并发症**　感染性心内膜炎较其他心脏瓣膜病常见；心力衰竭以反复发生左心衰竭为主，终末期可伴有右心衰竭；心律失常以室性心律失常多见。

**4. 辅助检查**

（1）胸部 X 线　左心室增大，心影呈靴形，主动脉弓凸出，有明显搏动。

（2）心电图　电轴左偏，左心室肥大及劳损。

（3）超声心动图　可见舒张期二尖瓣前叶或室间隔纤细扑动，主动脉瓣开放与关闭速度增快，关闭不能合拢。左心室及流出道增宽，主动脉内径增大。主动脉根部内径增宽，主动脉瓣瓣叶增厚，回声增强，瓣叶缩短，伴左心室增大。彩色多普勒超声检查为确定主动脉瓣反流最敏感的检查。

### （二）诊断要点

根据病史、典型的心脏杂音及周围血管体征阳性，结合 X 线胸片与心脏超声检查，可做出诊断。

### （三）鉴别诊断

主要与继发于肺动脉高压与肺动脉扩张的相对性肺动脉瓣关闭不全进行鉴别。相对性肺动脉瓣关闭不全于胸骨左缘第二肋间可闻及舒张早期吹风样杂音（Graham-Steell 杂音），该杂音于吸气时明显，常伴有肺动脉高压症，不伴有周围血管征。超声心动图可资鉴别。

## 二、治疗

**1. 内科治疗**　主要为对症治疗，包括纠正心力衰竭、控制心律失常等。对于轻、中度主动脉瓣反流者，宜限制体力活动，定期随访；伴有心绞痛的患者可使用硝酸酯类药；舒张压＞90mmHg使用降压药，避免使用负性肌力药物。心力衰竭的治疗以应用强心苷、利尿剂及血管扩张剂、血管紧张素转换酶抑制剂为主。

**2. 外科治疗**　人工瓣膜置换术为治疗该病的主要方法。

适应证：①有症状伴左心室功能不全者；②无症状伴左心室功能不全者；③有症状而左心室功能正常者，先试用内科治疗，若无改善不宜拖延手术时间。

禁忌证：LVEF ≤ 20%，LVEDD ≥ 80mm 或 LVEDVI ≥ 300mL/m²。

部分病例如创伤、感染性心内膜炎所致的瓣叶穿孔，可行瓣叶修复术；主动脉根部扩大如马方综合征者宜行主动脉根部带瓣人工血管移植术。

## 主动脉瓣狭窄

主动脉瓣狭窄是指由于各种原因导致左心室流出道（瓣膜、瓣上或瓣下狭窄）发生阻塞，左心室血液排出受阻，使排血量降低，左心室发生代偿性肥大，终致左心衰竭的心脏瓣膜病。主要病因有风湿热、先天性畸形及瓣膜退行性钙化等。主动脉瓣狭窄约占慢性心脏瓣膜病的1/4，男性多见，单纯主动脉瓣狭窄少见，多伴有主动脉瓣关闭不全或二尖瓣病变。

## 一、诊断

### （一）临床特点

**1. 病因**　基本同二尖瓣狭窄，但主动脉瓣病变的病因中，老年退行性病变及动脉硬化性瓣膜钙化相对较多。

**2. 临床表现**

（1）症状　症状出现较晚，呼吸困难、心绞痛和晕厥为典型主动脉瓣狭窄常见的"三联征"。①呼吸困难：劳力性呼吸困难为常见的首发症状，见于绝大多数有症状患者。病情进展发生阵发性夜间呼吸困难、端坐呼吸和急性肺水肿。②心绞痛：半数以上的患者有心绞痛发作，常因体力活动诱发，休息后缓解。③晕厥：见于部分有症状患者，多发生于直立、运动中或运动后即刻，少数在休息时发生，因体循环动脉压下降，脑循环灌注压降低导致脑缺血引起。

（2）体征　心尖搏动增强、弥散，向左下移位，可触及抬举样心尖搏动；严重狭窄者同时触诊心尖部和颈动脉，可发现颈动脉搏动明显延迟；胸骨右缘第二肋间可触及收缩期震颤。心浊音界向左下扩大，A₂减弱、消失或逆分裂；主动脉瓣区可闻及4/6～5/6级喷射性粗糙吹风样收缩期杂音，呈递增-递减型，向颈部或胸骨左下缘传导。发生左心衰竭时，杂音消失或减弱；部分患者可闻及收缩期喷射音。晚期收缩压和脉压均下降。

**3. 并发症**

（1）心律失常　可出现心房颤动，并使病情迅速恶化，出现低血压、晕厥或急性肺水肿；主动脉瓣钙化侵及传导系统可致房室传导阻滞；左心室肥厚、心内膜下心肌缺血或冠状动脉栓塞可致室性心律失常等。

（2）其他　心力衰竭常见，一旦发生心力衰竭，病情进行性恶化，并缩短自然病程；感染性心内膜炎较少见，多发生于较年轻的轻、中度狭窄患者；心脏性猝死多发生于有症状的患者。少数患者有胃肠道症状，可合并胃肠道出血，多见于老年人。

**4. 辅助检查**

（1）X线检查　心影正常或左心室轻度增大，左心房可轻度增大，升主动脉根部常见狭窄后扩张，可见主动脉瓣钙化，晚期可有肺淤血征象。

（2）心电图　左心室肥厚伴继发性ST-T改变，左心房扩大，可有各种心律失常表现。

（3）超声心动图　主动脉瓣增厚，开放速度减慢及幅度缩小，左心室室壁增厚；多普勒超声检查显示主动脉瓣收缩期湍流频谱。

（4）心导管检查　多用于超声心动图检查不能确诊或需进行人工瓣膜置换术的患者。左心室-主动脉间压力阶差增加，根据所得压差可计算出瓣口面积。左心室造影可显示主动脉瓣口狭窄程度。

### （二）诊断要点

依据典型体征、X线胸片、超声心动图即可明确诊断，确诊依赖于心脏超声检查。

**（三）鉴别诊断**

应与肥厚性梗阻型心肌病、先天性主动脉瓣上狭窄相鉴别。并应注意与二尖瓣关闭不全、三尖瓣关闭不全、室间隔缺损的收缩期杂音进行鉴别。心脏超声检查有助于鉴别诊断。

## 二、治疗

**1. 内科治疗** 轻度狭窄者不影响日常生活，中度狭窄者应避免重体力活动及剧烈的体育活动。并发心房颤动时，轻中度主动脉瓣狭窄宜尽快转复为窦性心律，重度主动脉瓣狭窄者需急诊转复为窦性心律。发生心力衰竭时，应限制钠盐摄入，可用洋地黄类强心苷治疗，慎用利尿剂。需要应用血管扩张剂时，应避免使用小动脉扩张药。不宜应用 ACEI 及 β 受体阻滞剂。

**2. 外科治疗**

（1）人工瓣膜置换术 为治疗主动脉瓣狭窄的主要方法。重度狭窄伴发心绞痛、晕厥或心力衰竭为主要手术指征。

（2）直视下主动脉瓣分离术 主要用于儿童、青少年的非钙化性先天性主动脉瓣严重狭窄的治疗。

（3）经皮球囊主动脉瓣成形术 适合于需要急诊非心脏手术的过渡治疗者及高龄伴有心力衰竭等手术禁忌证者。适应证：①因严重狭窄发生心源性休克者；②严重狭窄但需要急诊非心脏手术者；③严重狭窄的妊娠妇女；④严重狭窄但拒绝手术者。

（4）经皮主动脉瓣置换术 手术风险高且成功率较低，目前尚不作为常规治疗方法。

# 第六节 扩张型心肌病

扩张型心肌病（dilated cardiomyopathy，DCM）是一种异质性心肌病，以心室扩大和心肌收缩功能降低为特征的心肌病类型。DCM 为较常见的心肌疾病，是引起心力衰竭、心律失常和猝死的常见疾病之一。本病病因复杂，男性发病多于女性，男女之比约为 2.5∶1，临床远期预后不良，5 年存活率约 50%，10 年存活率仅为 25%。伴随着分子遗传学的发展，新的分类方案基于遗传学的发展将心肌病分为原发性和继发性。本病的发生主要与病毒感染和自身免疫有关。

原发性 DCM：①家族性 DCM，约 60% 家族性 DCM 患者显示与 DCM 相关的 60 个基因之一的遗传学改变，其主要方式为常染色体遗传；②获得性 DCM，指遗传易感与环境因素共同作用引起的 DCM；③特发性 DCM，原因不明，需要排除全身性疾病。

继发性 DCM：全身系统性疾病累及心肌，心肌病变仅是系统性疾病的一部分。

本病多数病因尚不明确，已知病因包括感染、自身免疫、酒精中毒、内分泌和代谢紊乱，精神创伤等。随着二代基因测序技术的开展，发现越来越多的患者有家族遗传性。

## 一、诊断与病情评估

**（一）临床特点**

**1. 病因**

（1）病毒性心肌炎 病毒感染是主要的病因，DCM 被认为是病毒性心肌炎的后遗症。病原体直接侵袭和由此引发的慢性炎症和免疫反应是造成心肌损害的主要机制。

（2）遗传因素 DCM 仍然归类于与许多基因相关的病理学和存在不同遗传方式的复合疾病。

（3）中毒、代谢内分泌因素 嗜酒是我国扩张心肌病的常见病因。一些心肌毒性化疗药物可导致发病。某些代谢异常如微量元素硒缺乏（克山病）以及内分泌异常如嗜铬细胞瘤、甲状腺疾病等。

（4）其他因素 如围生期心肌病、过劳、感染、血压升高等。

**2. 临床表现** 本病多数起病隐匿，任何年龄均可发病，以 30～50 岁多见。心脏扩大、心力衰竭、心律失常、栓塞和猝死是 DCM 的主要表现。注意询问家族史、饮酒史、药物和放射治疗史等。

（1）症状 早期可无症状。临床主要表现为活动耐量下降及呼吸困难。随着病情加重逐步出现心力衰竭症状如活动后气促、阵发性夜间呼吸困难、端坐呼吸等。并逐渐出现食欲减低、腹胀及下肢和低垂部位水肿等右心衰竭的表现。合并心律失常时出现心悸、头昏、黑矇等，严重的心律失常可导致猝死。部分患者肺、脑、脾和肾可发生血栓栓塞，有相应脏器疼痛等表现。终末期可有顽固性低血压。

（2）体征 心界扩大为主要体征，左心室扩大显著，可闻及第三心音或第四心音"奔马律"，各种心律失常的体征。出现左心衰竭时可有交替脉、两肺底部湿啰音，晚期右心功能不全时可见发绀、颈静脉怒张、肝肿大、下肢水肿，少数患者有胸腔积液、腹水。长期肝淤血可以导致肝硬化胆汁淤积和黄疸。

**3. 辅助检查**

（1）超声心动图　是诊断及评估扩张型心肌病最常用的重要手段。早期左心室扩大，后期各心腔均有扩大，常合并有二尖瓣和三尖瓣反流，肺动脉高压，左心室壁运动减弱，左心室收缩功能下降。附壁血栓多发生在左心室心尖部。

（2）心电检查　心电图、动态心电图是常用检查方法，多有异常表现但缺乏特异性。

（3）X线检查　心影向左侧或双侧扩大，心胸比例＞0.5，发生心力衰竭时有肺淤血征。常伴有肺淤血、肺水肿、肺动脉高压或胸腔积液等表现。

（4）免疫学检查　抗心肌抗体（AHA），是机体产生的针对自身心肌蛋白分子抗体的总称。AHA检测阳性反应提示患者体内存在自身免疫损伤。常见VMC及其演变的DCM患者。

（5）心内膜心肌活检　有心肌细胞肥大、变性、间质纤维化等改变。有助于心肌病的病因诊断和鉴别诊断。

（6）心脏核素检查　放射性核素扫描（ECT）检查可见舒张末期和收缩末期左心室容积增大，而LVEF降低，运动或药物负荷心肌显像可用于排除冠状动脉病变引起的缺血性心肌病。

（7）心脏磁共振检查　不仅可以准确检测DCM心肌功能，而且能清晰识别心肌组织学特征，包括心脏结构、心肌纤维化瘢痕、心肌活性等，是诊断和鉴别诊断心肌疾病的重要检测手段。

（8）冠状动脉造影检查　冠状动脉造影无明显狭窄，有助于除外冠状动脉粥样硬化性心脏病。

**（二）诊断要点**

**1. DCM的临床诊断标准**　有心脏扩大、心律失常及心力衰竭表现，心脏超声显示有心脏扩大、心室收缩功能减低伴或不伴有充血性心力衰竭者，均应考虑本病。《中国扩张型心肌病诊断和治疗指南（2018）》诊断标准如下。

（1）左心室舒张末内径＞5.0cm（女性）和＞5.5cm（男性）。

（2）LVEF＜45%，LVFS＜25%。

（3）发病时除外高血压，心脏瓣膜病、先天性心脏病或缺血性心脏病。

**2. 病因诊断**

（1）家族性DCM　符合DCM临床诊断标准，具备下列家族史1项可诊断。①一个家系中有≥2例DCM患者；②在DCM患者的一级亲属中，有尸检证实为DCM或不明原因的50岁以下猝死者。推荐常规检测AHA。

（2）获得性DCM　我国常见的获得性DCM有免疫性的扩张型心肌病、酒精性心肌病、围生期心肌病、心动过速性心肌病。可通过病史、心肌内膜心肌活检、抗心肌抗体等进行诊断。

（3）特发性DCM　符合DCM临床诊断标准，病因不明。推荐检测AHA。

（4）继发性DCM　我国常见有自身免疫性心肌病、代谢内分泌性和营养性疾病继发的心肌病、其他器官疾病并发心肌疾病，如尿毒症性心肌病和贫血性心肌病等。

**（三）鉴别诊断**

应与多种器质性心脏病相鉴别。病史、体检及心脏超声检查等有助于诊断。

**1. 心脏病瓣膜病**　DCM有二尖瓣、三尖瓣环扩大者，可听到反流性杂音，与心脏瓣膜病杂音类似。心脏瓣膜病患者心力衰竭时杂音减弱，心功能恢复后杂音增强，可伴有震颤；DCM发生心力衰竭时杂音增强，少有震颤。可通过病史、超声心动图检查等鉴别。

**2. 冠心病**　冠心病有高血压、高血糖、血脂异常等动脉粥样硬化易患因素，一般无心脏杂音；心绞痛发作时间短，含硝酸甘油可缓解；心肌梗死时，心电图有特异的演变规律；注意DCM患者可出现附壁血栓脱落引起冠状动脉栓塞，导致心肌梗死表现。超声心动图和冠状动脉造影可助鉴别。

**（四）病情评估**

国内根据多中心临床研究结果，将DCM分为早期、中期、晚期三个阶段。

**1. 早期**　为无症状阶段，查体正常，X线检查心脏可以增大，心电图有非特异性改变，LVEDD为50～65mm，LVEF在40%～50%。

**2. 中期**　主要表现为极度疲劳、乏力、气促、心悸等，听诊舒张期奔马律、二尖瓣反流性杂音，LVEDD为65～75mm，LVEF在20%～40%。

**3. 晚期** 有肝脏肿大、水肿、腹水等充血性心衰表现，其病程长短不一，有的相对稳定，有的心衰进行性加重，短期死亡。

## 二、治疗与预防

DCM 的防治原则：阻止基础病因介导心肌损害，有效控制心衰和心律失常，预防猝死和栓塞，提高患者的生活质量及生存率。

### （一）病因及诱因治疗

应积极寻找病因、诱因，给予相应的治疗，包括控制感染，禁烟、限酒或禁酒，避免用对心脏有害的药物，治疗高血压、血脂异常、内分泌疾病或自身免疫性疾病，纠正肥胖、电解质紊乱，改善营养失衡等。

### （二）药物治疗

针对心室重构进行早期药物干预，包括 β 受体阻滞剂、血管紧张素转换酶抑制剂（ACEI）和血管紧张素受体阻滞剂（ARB），可减少心肌损伤和延缓病变发展，显著改善成人心衰患者和 DCM 患者的预后。

**1. 应用利尿剂** 存在体液潴留的患者应限制盐的摄入和合理使用利尿剂。利尿剂通常从小剂量开始，逐渐加大剂量至尿量增加，体重每天减少 0.5 ～ 1.0kg。体液潴留症状消失后，提倡长期间断使用利尿剂。

**2. 应用 ACEI、ARB 或 ARNI** 所有无禁忌证者尽早使用 ACEI 或 ARB，或 ARNI，均能降低心衰的发病率和死亡率。使用剂量从小剂量开始，逐渐递增，直至达到目标剂量。

**3. 应用 β 受体阻滞剂** 是治疗 DCM 心衰非常重要的药物，对无禁忌证、病情稳定且 LVEF ＜ 45% 的患者，应积极使用 β 受体阻滞剂。

**4. 应用盐皮质激素受体拮抗剂** 包括依普利酮和螺内酯，为保钾利尿剂，中、重度心衰且无肾功能严重受损的患者可使用，应密切监测电解质水平。

**5. 应用洋地黄类药** 主要用于心力衰竭合并快速房颤患者，可减慢心室率，但应注意监测患者体内地高辛的浓度，用量应偏小。

**6. 应用伊伐布雷定** 经过目标剂量或最大耐受量的 β 受体阻滞剂治疗后，心率大于 70 次 /min 的患者，可使用伊伐布雷定。

### （三）心脏再同步化（CRT）治疗

CRT 是通过植入带有左心室电极的起搏器同步起搏左右心室而使心室的收缩同步化。DCM 心衰患者心电图显示 QRS 波时限延长 ＞ 150ms，提示存在心室收缩不同步，可导致心衰的病死率增加。CRT 治疗可恢复正常的左、右心室及心室内的同步激动，减轻二尖瓣反流，增加心输出量，改善心功能。

### （四）防治心律失常和猝死

室性心律失常和猝死是 DCM 的常见临床表现。预防猝死主要是控制诱发室性心律失常的可逆性因素（如纠正心力衰竭、纠正低钾低镁血症等）；有症状者积极选用抗心律失常药。

植入式心脏转复除颤器（ICD）能降低猝死率，可用于心衰患者的一级预防，亦可降低心脏停搏存活者和有症状的持续性室性心律失常患者的病死率，作为心力衰竭患者猝死的二级预防。

### （五）预防栓塞

栓塞是本病常见并发症。预防血栓栓塞常用抗血小板聚集药。对于已有附壁血栓形成和血栓栓塞并发症发生的患者，必须接受长期抗凝治疗。

### （六）预防

对扩张型心肌病尚无心力衰竭症状的患者进行早期干预，可减少心肌损伤和延缓病变发展，显著改善心衰患者和 DCM 患者的预后，注意避免诱发与加重心力衰竭的常见诱因，如肺部感染、情绪激动、疲劳、钠盐摄入过多等。

# 第七节　病毒性心肌炎

病毒性心肌炎是由病毒感染引起的局限性或弥漫性心肌炎症，以心肌非特异性炎症为主要病理改变。大多数病例为散发，可有小范围流行，约占心肌炎的一半。本病可见于各年龄组，以 40 岁以下人群多见，男性略多于女性，多数患者有前驱病毒感染史。病程多呈自限性，部分患者可进展为扩张型心肌病。

病毒性心肌炎多属于中医学"心悸""胸痹""喘证""厥证"范畴。

# 一、诊断

## （一）临床特点

**1.病因**　几乎所有感染人类的病毒均可累及心脏。主要肠道病毒如柯萨奇 B 组病毒、埃可（ECHO）病毒、脊髓灰质炎病毒常见，其中柯萨奇 B 组病毒最多见，占 30% ～ 50%。此外还有腺病毒、巨细胞病毒、流感与副流感病毒、流行性腮腺炎病毒、风疹病毒、肝炎病毒、HIV 等。常见诱因有感染、营养不良、缺氧、过劳及妊娠等。

多数患者有前驱病毒感染史，表现为急性上呼吸道或肠道病毒感染的症状，多数患者于病毒感染后 2 周左右发病。

**2.临床表现**　取决于受累心肌的范围与部位，轻者可无症状，重者出现猝死。

（1）症状　约半数患者发病前 1 ～ 3 周有前驱感染症状，如发热、咽痛、腹泻等呼吸道、消化道症状，继而出现心悸、胸闷或胸部隐痛、乏力、恶心。少数重者可出现阿 - 斯综合征、急性心力衰竭、心源性休克等，危及生命。

（2）体征　与发热程度不平行的心动过速，各种心律失常尤其是过早搏动或心动过缓等；心尖区第一心音减弱，可有第三心音；心尖区收缩期或舒张期杂音；伴发心包炎时可有心包摩擦音。重症患者出现急性心力衰竭的体征，如肺部啰音、室性或房性奔马律、交替脉、颈静脉怒张、肝大等。易合并心源性休克，出现神志模糊甚至晕厥、脉搏细速、血压下降、皮肤湿冷、大汗淋漓等表现。

**3.辅助检查**

（1）血液一般检查　可协助明确感染性疾病的性质，鉴别是细菌性感染还是病毒性感染。病毒感染一般外周血白细胞总数不升高，中性分类比例降低，淋巴细胞比例增加。C 反应蛋白升高是现症感染的有力证据。

（2）心电图检查　一般有各种心律失常和（或）非特异性 ST-T 改变，如出现高度房室传导阻滞或室性心动过速，提示为重症病毒性心肌炎。

（3）心肌损伤标志物检查　如患者血清心肌损伤标志物升高，包括 CK-MB、cTnI 等，提示有心肌损伤，有助于诊断。

（4）心脏超声检查　部分患者可出现左心室扩大、室壁运动减弱等，仅作为辅助诊断。

（5）血清学检查　仅对病因有提示作用，不能作为病毒感染的主要依据。柯萨奇病毒 IgM 抗体阳性，肠道病毒 RNA-PCR 检测阳性，病毒中和抗体 3 周内 4 倍以上增高，可提示病毒感染及病毒血症的存在。

（6）心内膜心肌活检　是重要的客观诊断依据，并有助于对病情及预后的判断，但因具有创伤性，一般不作为常规检查。心内膜心肌活检可见心肌炎性细胞浸润，伴心肌细胞坏死或变性。病毒基因探针原位杂交、原位 RT-PCR 等发现致病病毒。

## （二）诊断要点

急性病毒性心肌炎的诊断依赖于临床表现，结合心电图异常改变、血心肌损伤标志物的升高基本可做出诊断。心内膜、心肌、心包穿刺液中检测出病毒、病毒基因片段或病毒蛋白抗原或血清中病毒抗体增高具有重要的诊断价值。

患者发病后出现阿 - 斯综合征发作、心力衰竭伴或不伴心肌梗死样心电图改变、心源性休克、急性肾衰竭、持续性室性心动过速伴低血压发作或急性心包炎等在内的任何一项或多项表现，即可诊断为重症病毒性心肌炎。

## （三）鉴别诊断

**1.风湿性心脏病**　有链球菌感染史，有发热、多发性游走性大关节炎、环形红斑及皮下小结等风湿活动表现，瓣膜病变时出现二尖瓣区收缩期和（或）舒张期杂音。实验室检查抗链球菌溶血素 O 阳性，咽拭子培养有链球菌感染的证据等，有助于鉴别。

**2.β 受体功能亢进综合征**　年轻女性多见，主诉多而易变，客观体征少，常有一定精神因素，无心脏扩大的证据，心电图以窦性心动过速或 Ⅱ、Ⅲ、aVF 导联 ST-T 变化为主。

# 二、治疗

**1.一般治疗**　发病后应卧床休息，吃富含维生素及蛋白质的食物。

**2. 对症治疗** 出现心力衰竭时应用利尿剂、血管扩张剂、血管紧张素转换酶抑制剂等治疗。有频发过早搏动或其他快速性心律失常者，根据用药指征选用抗心律失常药物治疗。因合并高度房室传导阻滞、快速室性心律失常或窦房结功能严重障碍而出现晕厥或明显低血压时，尽早安装临时心脏起搏器。

**3. 应用糖皮质激素** 早期不常规使用糖皮质激素，合并有房室传导阻滞、难治性心力衰竭及重症患者可慎用。

**4. 其他治疗** 应用免疫调节药及中医药加强支持治疗。辅酶 Q10、干扰素等，具有抗病毒、调节免疫等作用。

# 第八节　急性心包炎

心包炎是指各种原因引起的心包脏层和壁层的急、慢性炎症的总称。心包炎常是全身疾病的一部分，或由邻近组织病变所累及。心包炎按病程分为急性、亚急性、慢性；按病因分为感染性、非感染性、免疫性。急性心包炎（acute pericarditis）是指心包脏层和壁层的急性炎症，临床上以胸痛、心包摩擦音为特征的临床综合征，包括急性纤维蛋白性心包炎与渗出性心包炎。本病男性多于女性，成年人多于少年儿童。

## 一、诊断

### （一）临床特点

**1. 病因** 急性心包炎常因全身多种原发疾病引起。我国常见病因有结核感染、风湿热及其他细菌感染。近年来病毒感染性、尿毒症性、急性心肌梗死后心包炎逐年增多。病因不明者称为非特异性心包炎。

急性期心包脏层与壁层上出现纤维蛋白、白细胞及少许内皮细胞渗出组成的黏稠液体，继而渗出物中的液体成分增加，积液量可达 2～3L。积液一般多在 2～3 周内自行吸收，随后可造成心包增厚或遗留不同程度的粘连，也可机化引起心包钙化。

**2. 临床表现**

（1）急性纤维素性心包炎

① 症状：a. 胸痛。胸痛是急性纤维素性心包炎最早、最主要的症状。疼痛呈尖锐性，以心前区为著，可放射至颈、背部与左上肢，多在卧位、咳嗽、深吸气时加重。b. 发热。化脓性心包炎多有高热，结核性、非特异性心包炎多为低、中度发热。

② 体征：典型体征，收缩期与舒张期均可闻及心包摩擦音，一般呈搔抓样，粗糙，以胸骨左缘第 3、4 肋间最明显，前倾坐位、深吸气或听诊器胸件加压时更易听到，持续数小时或数天、数周。当积液增多后将两层心包分开，摩擦音自行消失。

③ 其他：可有精神不振、呼吸困难、心动过速及原发病体征。

（2）急性渗出性心包炎

① 症状：心包有大量渗液后患者最突出的症状是呼吸困难，伴有烦躁不安、呼吸浅快、胸闷气促，活动后多汗。渗出速度快时，可引起急性心脏压塞，出现心动过速，脉压缩小和静脉压明显上升。严重时出现急性循环衰竭、心源性休克。

② 体征：特征性体征为心脏压塞征。出现心尖搏动减弱或消失，心界向两侧扩大，且心浊音界随体位变化而发生变化，立位时呈三角烧瓶状，平卧位时变为球形。心率加快，脉压缩小，可出现奇脉，肝大、腹水和下肢水肿等。

**3. 辅助检查**

（1）血液检查　结核性及化脓性心包炎外周血白细胞升高，红细胞沉降率增快，C 反应蛋白增高。

（2）X 线检查　纤维素性心包炎多无明显改变；渗出性心包炎时可见心脏阴影向两侧增大呈"三角烧瓶形"，并随体位变化而改变。透视下可见心脏搏动减弱或消失。心影显著增大而无肺部充血是心包积液的征象，可与心力衰竭相区别。

（3）心电图　90% 患者出现心电图异常改变，主要表现为：①除 aVR 和 $V_1$ 导联外，所有导联 S-T 段呈弓背向下抬高，T 波高耸直立；②心包积液时 QRS 波群低电压。

（4）超声心动图　心脏超声的相关异常改变是心包积液的确诊依据。超声心动图显示液性暗区，可粗略估计心包积液量；心脏压塞时，可见舒张末期右心房塌陷、舒张期右心室游离壁塌陷。

（5）心包穿刺液检查　可进一步证实心包积液的存在。抽取液体进行实验室检查，通过对生化指标、细胞学分类及病原学检查，有助于病因诊断。

### （二）诊断要点

在可能并发心包炎的疾病过程中，如出现胸痛、呼吸困难、心动过速和病因不明的体循环淤血或心影扩大，应考虑急性心包炎可能。在心前区听到心包摩擦音，心包炎诊断即可成立，心脏超声有助于确诊。

### （三）鉴别诊断

**1. 急性心包炎不同病因分类之间的鉴别**　见表 1-10-7。

表 1-10-7　急性心包炎的鉴别诊断

| 鉴别要点 | 结核性 | 化脓性 | 肿瘤性 |
|---|---|---|---|
| 病史 | 结核感染史 | 原发感染灶 | 肿瘤病史 |
| 发热 | 午后低热 | 高热 | 低热 |
| 胸痛 | 无 | 有 | 无 |
| 心包摩擦音 | 不确定 | 早期常有 | 少有 |
| 血白细胞计数 | 正常或轻度增高 | 明显增高 | 正常或轻度增高 |
| 心包积液量 | 大量 | 较多 | 大量 |
| 细菌培养 | 结核菌阳性 | 细菌 | 无 |

**2. 急性心肌梗死**　急性心肌梗死胸痛多位于胸骨后，心电图出现动态性改变，ST 段弓背向上抬高，以具有定位价值的相关导联的 ST 段抬高为主，伴有心肌损伤标志物的升高及动态性改变，结合心脏超声可明确鉴别。

**3. 其他**　应与其他可出现急性严重胸痛的疾病鉴别，如主动脉夹层动脉瘤破裂、急性肺栓塞等。

## 二、治疗与预防

### （一）治疗措施

**1. 一般治疗**　多数患者需住院治疗。卧床休息至发热及胸痛消失。高热量、高纤维素、高蛋白饮食。

**2. 对症治疗**　胸痛时给予地西泮、阿司匹林、布洛芬等口服，必要时给予吗啡类镇痛药肌内或皮下注射。急性心脏压塞时，应进行心包穿刺抽液或置管引流解除压迫症状。

**3. 病因治疗**　结核性心包炎应尽早规范化抗结核治疗，在此基础上可使用糖皮质激素等；风湿性心包炎应加强抗风湿治疗，可应用糖皮质激素辅助治疗；化脓性心包炎应选用敏感抗生素静脉用药，根据需要进行心包穿刺排脓或引流；非特异性心包炎选择非甾体抗炎药及短期使用糖皮质激素口服治疗。

**4. 外科治疗**　急性化脓性心包炎患者经内科治疗效果不佳时，应及早施行心包切开引流术。心包有缩窄倾向时，可考虑行心包切除术。

### （二）预防

积极参加体育活动，增强体质，生活有规律，预防感冒。对风湿性疾病、结核病等进行积极的病因治疗，避免创伤、放射线损伤，合理使用肼屈嗪、苯妥英钠等药物。

# 第十一章　消化系统疾病

## 第一节　胃食管反流病

胃食管反流病（GERD）是指胃、十二指肠内容物反流入食管引起相应的不适症状及相关的疾病，根据是否引起食管黏膜糜烂及溃疡病变，分为反流性食管炎（RE）及非糜烂性反流病（NERD）。发病率随年龄增加而增加，40～60岁为发病高峰年龄，男女发病无差异，但反流性食管炎中，男性多于女性［（2∶1）～（3∶1）］。

胃食管反流病多属于中医学"胁痛""嘈杂""呕吐"范畴。

### 一、诊断

#### （一）临床特点

**1.病因**　胃食管反流病是由多种因素造成的消化道动力障碍性疾病。胃食管反流病的主要发病机制是抗反流防御机制减弱和反流物对食管黏膜的攻击作用。致病因素包括应用某些激素如缩胆囊素、胰升糖素、血管活性肠肽等，饮食因素如高脂肪饮食、进食巧克力等，服用某些药物如钙通道阻滞剂、地西泮等。另外，腹内压增高如妊娠、大量腹水、剧烈呕吐、负重劳动等，及胃内压增高如急性胃扩张、胃排空延迟等，均可导致胃食管反流。反流物刺激和损害食管黏膜，其受损程度与反流物的质和量有关，也与反流物与黏膜的接触时间、部位有关。询问病史，患者常有反复加重的烧心症状，偶伴有口酸、口苦。

**2.临床表现**　胃食管反流病的临床表现多样，轻重个体差异较大。

（1）典型症状　烧心和反流是本病最常见的症状，而且具有特征性。反流是指胃内容物在无恶心和不用力的情况下涌入咽部或口腔，感觉有酸味或仅为酸水时称反酸。烧心是指胸骨后或剑突下烧灼感，常由胸骨下段向上延伸。烧心和反流常在餐后1小时左右出现，卧位、弯腰或腹内压增高时症状常加重，部分患者烧心和反流症状可在夜间入睡时发生。

（2）非典型症状　指除烧心和反流之外的食管症状。胸痛常发生在胸骨后，被很多患者误认为心绞痛发作，可伴有或不伴有烧心和反流。吞咽困难见于部分患者，症状呈间歇性，进食固体或液体食物均可发生。有严重食管炎或并发食管溃疡者，可伴吞咽疼痛。

（3）食管外症状　由反流物刺激或损伤食管以外的邻近组织或器官引起，如咽喉炎、慢性咳嗽和哮喘发作等，严重者可发生吸入性肺炎，甚至出现肺间质纤维化。

**3.辅助检查**

（1）内镜检查　是诊断反流性食管炎最准确的方法，并能判断反流性食管炎的严重程度和有无并发症，结合活检可与其他原因引起的食管炎和食管癌等相鉴别。内镜下无反流性食管炎不能排除胃食管反流病。根据内镜下所见食管黏膜的损害程度进行反流性食管炎分级，有利于病情判断及指导治疗。目前多采用洛杉矶分级法：①正常，食管黏膜没有破损。②A级，一个或一个以上部位食管黏膜破损，长径小于5mm。③B级，一个或一个以上部位黏膜破损，长径大于5mm，但没有融合性病变。④C级，多处黏膜破损有融合，但小于75%的食管周径。⑤D级，多处黏膜破损融合，至少达到75%的食管周径。

（2）24小时食管pH监测　是诊断胃食管反流病的重要检查方法。应用便携式pH记录仪在生理状态下对患者进行24小时食管pH连续监测，可提供食管是否存在过度酸反流的客观证据，并了解酸反流的程度及其与症状发生的关系。

（3）食管X线钡餐检查　对反流性食管炎诊断的敏感性不高，用于不愿接受或不能耐受内镜检查者。

#### （二）诊断要点

**1.胃食管反流病**　有典型的反流与烧心症状，应用质子泵抑制剂诊断性治疗（如奥美拉唑20mg，每天2次，连用7～14天）症状明显缓解，可初步诊断为胃食管反流病。

**2.反流性食管炎**　①有反流症状；②内镜下可能有反流性食管炎的表现；③有食管过度酸反流的客观证

据。如患者有典型的烧心和反酸症状，可做出胃食管反流病的初步临床诊断。结合内镜检查，如发现有反流性食管炎，并能排除其他原因引起的食管病变，诊断成立。对有典型症状而内镜检查阴性者，行 24 小时食管 pH 监测，如证实有食管过度酸反流，诊断也可成立。

### （三）鉴别诊断

胃食管反流病应与其他原因引起的食管疾病进行鉴别，包括感染性食管炎、嗜酸粒细胞性食管炎、药物性食管炎、贲门失弛缓症、食管癌等；也需与消化性溃疡、胆道疾病鉴别。有胸痛症状的患者应注意与冠心病心绞痛鉴别。一般询问病史特点，结合临床表现特点及食管镜检查，可做出鉴别诊断。

## 二、治疗与预防

### （一）治疗措施

胃食管反流病的治疗目的是控制症状、治愈食管炎、减少复发和防治并发症。

**1. 一般治疗** 改变生活方式与饮食习惯。为了减少卧位及夜间反流可将床头抬高 15～20cm。避免睡前 2 小时内进食。注意减少一切引起腹压增高的因素，如肥胖、便秘、紧束腰带等。应避免进食高脂肪食物、巧克力、咖啡、浓茶等，戒烟及禁酒。

**2. 药物治疗**

（1）促胃肠动力药 常用莫沙必利、依托必利等，仅适用于轻症患者，或作为与抑酸药合用的辅助治疗。

（2）抑酸药 抑酸治疗是目前治疗本病的主要措施，对初次接受治疗的患者或有食管炎的患者应首选质子泵抑制剂，常用奥美拉唑、兰索拉唑、泮托拉唑、雷贝拉唑和埃索美拉唑等。特别适用于症状重、有严重食管炎的患者。

（3）抗酸药 仅用于症状轻、间歇发作的患者，作为临时缓解症状用。常用铝碳酸镁、硫糖铝等。

（4）维持治疗 胃食管反流病具有慢性复发倾向，为减少症状复发，防止食管炎反复发作引起的并发症，应给予维持治疗。停药后很快复发且症状持续者，往往需要长程维持治疗；有食管炎并发症如食管溃疡、食管狭窄、Barrett 食管者，需要长程维持治疗。维持治疗质子泵抑制剂效果最好。

（5）抗反流手术治疗 不同式式的胃底折叠术，目的是阻止胃内容反流入食管。抗反流手术的疗效与质子泵抑制剂相当，但术后有一定并发症。

（6）并发症的治疗 ①食管狭窄：除极少数严重瘢痕性狭窄需行手术切除外，绝大部分狭窄可行内镜下食管扩张术治疗。② Barrett 食管：必须使用质子泵抑制剂治疗及长程维持治疗，早期识别异型增生，发现重度异型增生或早期食管癌及时手术治疗。

### （二）预防

**1. 一级预防** 对于一般的人群，普及 GERD 知识，提倡健康的生活方式，戒烟禁酒，节制饮食，避免进食刺激性食物，避免或治疗引起腹压增加的因素。

**2. 二级预防** 针对超重、高龄等高危人群定期进行筛查，对危险人群进行监测，积极控制 GERD 危险因素。

**3. 三级预防** 针对 GERD 患者群体，应积极进行治疗性生活干预，进行用药依从性教育，控制反流症状及预防并发症的产生，对伴有食管狭窄、Barrett 食管等并发症患者，应定期接受内镜检查，以早期发现。

# 第二节　慢性胃炎

胃炎是指任何病因引起的胃黏膜的炎症，按临床发病的缓急和病程的长短，分为急性胃炎和慢性胃炎。慢性胃炎是由各种病因引起的胃黏膜慢性炎症，发病率高且随年龄增长而增高，发病率男性稍多于女性。根据病理组织学改变和病变在胃的分布，结合可能的病因，将慢性胃炎分成非萎缩性、萎缩性和特殊类型三大类。

慢性胃炎多属于中医学"胃脘痛""嘈杂""胃痞"范畴。

## 一、诊断

### （一）临床特点

**1. 病因** 慢性胃炎的病因目前还未完全阐明，一般认为主要与幽门螺杆菌（Hp）感染、自身免疫、理化因素、十二指肠液反流等因素有关。患者多有上腹不适、腹痛、腹胀等症状，症状轻重与饮食不当、饮酒、生活不规律、过度疲劳等有关。

**2.临床表现** 慢性胃炎无特异性临床表现，常出现上腹痛、饱胀不适，以进餐后明显，可伴嗳气、反酸、恶心等，少数患者伴有上消化道出血，慢性胃体炎可有纳差、体重减轻及贫血等表现，发生恶性贫血的患者，可有舌炎、四肢感觉异常等表现，一般无阳性体征。

**3.辅助检查**

（1）Hp 检测 有助于慢性胃炎的分类诊断和选择治疗措施。$^{13}$C 或 $^{14}$C 尿素呼气试验具有较高的特异性和敏感性，可用于筛选及治疗后复查。

（2）胃镜检查 是诊断慢性胃炎最可靠的方法，镜下黏膜活检有助于病变的病理分型和鉴别诊断，并可进行快速尿素酶检测确定有无 Hp 感染。内镜诊断分为非萎缩性胃炎、萎缩性胃炎伴糜烂、萎缩性胃炎。①非萎缩性胃炎：黏膜红斑，粗糙不平，有出血点或出血斑。②萎缩性胃炎：黏膜苍白或灰白色，呈颗粒状，可透见黏膜下血管，皱襞细小。

（3）血清学检查 有助于慢性萎缩性胃炎的诊断。①自身抗体：90% 的慢性萎缩性胃体炎抗壁细胞抗体阳性，约 75% 患者抗内因子抗体阳性。②血清胃泌素水平：有助于判断萎缩是否存在及其分布与程度。慢性萎缩性胃体炎血清胃泌素水平可升高，伴发恶性贫血时，可升高数倍至数十倍，维生素 $B_{12}$ 水平下降。萎缩性胃窦炎常表现胃泌素水平降低。

（4）血维生素 $B_{12}$ 水平测定 明显降低有助于自身免疫性胃炎的诊断。

**（二）诊断要点**

慢性胃炎的确诊必须依靠胃镜检查及胃黏膜活组织病理学检查。Hp 检测及免疫学检查有助于病因学分析及诊断。怀疑自身免疫性胃炎应检测相关自身抗体。

**（三）鉴别诊断**

慢性胃炎应与消化性溃疡、胃癌、功能性胃肠病、慢性胆囊炎等相鉴别，胃镜和胆囊 B 超等辅助检查，有助于鉴别。

## 二、治疗与预防

**（一）治疗要点**

**1.一般措施** 尽量避免进食刺激胃黏膜的食物，如酒、浓茶、咖啡等，多食水果、蔬菜，饮食规律，保持心情舒畅，戒烟。

**2.病因治疗**

（1）根除 Hp 治疗 Hp 相关性胃炎，Hp 检测阳性者，尤其是活动性者，应给予根除 Hp 治疗。以质子泵抑制剂（PPI）或胶体铋剂为主，配合两种或三种抗菌药物如阿莫西林、替硝唑、克拉霉素等，10 ～ 14 天为一个疗程。目前主要使用 1 种 PPI+2 种抗生素 +1 种铋剂的用药方案。

（2）十二指肠 - 胃反流的治疗 应用胃黏膜保护药、促胃动力药等。

**3.对症治疗** 腹胀、恶心、呕吐、腹痛明显者，可应用胃肠动力药如莫沙必利等；伴发恶性贫血者长期应予维生素 $B_{12}$ 治疗；补充多种维生素及微量元素，对逆转黏膜肠化生及不典型增生有一定效果。

**4.胃癌前状态的治疗** 首先应进行根治 Hp 的治疗，出现恶性贫血的患者应注意长期补充维生素 $B_{12}$，发现有重度异型增生时，宜内镜下或手术治疗。

**（二）预防**

Hp 感染是慢性胃炎最主要的病因，我国成人 Hp 感染率在 40% ～ 70%，主要经口传播，是一种感染性疾病。

1. 做好个人卫生和防护，以降低年轻人群中 Hp 感染，可减少慢性胃炎、消化性溃疡及胃癌的发病率。

2. 戒酒、停用 NSAID 类药物、控制胆汁十二指肠胃反流都有助于慢性胃炎的预防和控制。

## 第三节 消化性溃疡

消化性溃疡（PU）主要指发生在胃和十二指肠的慢性溃疡，即胃溃疡（GU）和十二指肠溃疡（DU），溃疡的形成与胃酸 / 胃蛋白酶的消化作用有关。溃疡的黏膜缺损超过黏膜肌层，是其区别于糜烂的主要病理特点。消化性溃疡发病男性多于女性，十二指肠溃疡比胃溃疡多见。十二指肠溃疡多见于青壮年，胃溃疡多见于中老年。

消化性溃疡多属于中医学"胃痛"范畴。

# 一、诊断

## （一）临床特点

**1.病因** 当某些因素破坏胃、十二指肠黏膜的防御与修复机制，胃酸/胃蛋白酶侵蚀黏膜，导致溃疡形成。最常见的病因是幽门螺杆菌感染和非甾体抗炎药损害胃、十二指肠黏膜屏障作用，胃酸及胃蛋白酶分泌增多，长期精神紧张、焦虑、抑郁、恐惧等环境因素也与消化性溃疡的发病有关。因此，消化性溃疡的发生是对胃、十二指肠黏膜有损害作用的侵袭因素与黏膜自身防御、修复因素之间失去平衡的结果。GU 的发生主要是由于防御、修复因素的减弱，而 DU 的发生主要是侵袭因素的增强。

**2.临床表现** 典型表现为慢性、周期性、节律性的上腹部疼痛，体征多不典型。但是少数患者可无症状，部分患者以出血、穿孔等并发症表现为首诊原因。

（1）腹痛 上腹部疼痛是消化性溃疡的主要症状，常因精神刺激、过度疲劳、饮食不当、服用药物、气候变化等因素诱发或加重，疼痛呈慢性过程，反复周期性发作，尤以 DU 明显。疼痛位上腹部，GU 疼痛多位于中上腹部或偏左，DU 疼痛多位于中上腹部偏右侧。疼痛发作期与缓解期交替，一般秋冬和冬春换季时易发病。腹痛呈节律性，并与进食相关。DU 饥饿时疼痛，多在餐后 2～4 小时出现，进食后缓解，部分患者可有午夜痛；GU 疼痛不甚规则，常在餐后 1 小时内发生，至下次餐前自行消失。腹痛的性质可为钝痛、灼痛、胀痛或饥饿痛，常伴有反酸、嗳气、恶心等消化道症状。疼痛剧烈且突然发生或加重，由上腹部迅速向全腹弥漫，应疑诊为急性穿孔。疼痛较重，向背部放射，经抗酸治疗不能缓解者，应考虑后壁慢性穿透性溃疡。

（2）其他症状 常伴有反酸、嗳气、恶心等消化道症状。少数患者可有失眠、多汗等全身症状。

**3.特殊类型的溃疡**

（1）无症状型溃疡 15%～20% 的患者可无任何症状，经胃镜或 X 线钡餐检查时被偶然发现，或出现出血、穿孔等并发症时被发现，可见于任何年龄，以老年人多见。

（2）复合性溃疡 胃和十二指肠同时存在溃疡称为复合性溃疡，DU 常先于 GU 发生，男性多见，易并发幽门狭窄和上消化道出血。

（3）幽门管溃疡 发生于幽门孔 2cm 以内的溃疡称为幽门管溃疡，男性多见，一般呈高胃酸分泌，常缺乏典型的周期性和节律性疼痛而表现为餐后立即出现的中上腹剧烈疼痛，应用抗酸药可部分缓解，易并发幽门痉挛、幽门狭窄及出血，内科治疗效果较差。

（4）球后溃疡 发生于十二指肠球部以下，位于十二指肠乳头近端的溃疡，称为球后溃疡，夜间痛及背部放射痛常见，易并发出血，内科治疗效果差。X 线及胃镜检查易漏诊。

（5）难治性溃疡 DU 正规治疗 8 周或 GU 正规治疗 12 周后，经内镜检查确定未愈合的溃疡和（或）愈合缓慢、复发频繁的溃疡。

（6）巨大溃疡 指直径超过 2cm 的溃疡，对药物治疗反应较差，愈合时间较慢，易发生慢性穿透或穿孔。胃的巨大溃疡注意与恶性溃疡鉴别。

（7）老年人消化性溃疡 指年龄超过 65 岁的消化性溃疡患者，临床表现多不典型，溃疡常较大，易并发出血，应与胃癌鉴别。

**4.并发症**

（1）出血 消化性溃疡是上消化道出血最常见的病因，DU 出血多于 GU。

（2）穿孔 穿孔发生率 DU 多于 GU。溃疡穿透胃肠壁达游离腹腔，导致急性弥漫性腹膜炎称为急性穿孔或游离穿孔；溃疡穿透并与邻近器官粘连，称为穿透性溃疡或慢性穿孔。患者突发上腹部持续性剧烈疼痛，并迅速弥漫全腹，伴休克表现，查体腹部压痛、反跳痛，呈板状腹，肝浊音界缩小或消失，肠鸣音减弱或消失，外周血白细胞及中性粒细胞增高，腹部 X 线透视见膈下游离气体影，是诊断穿孔的重要依据。

（3）幽门梗阻 幽门梗阻多见于 DU 及幽门管溃疡。溃疡活动期引起的幽门梗阻，随着炎症的好转而缓解，呈暂时性，称为功能性梗阻或内科梗阻；由溃疡瘢痕收缩或与周围组织粘连所致，非手术不能缓解，呈持久性，称为器质性梗阻或外科梗阻。呕吐是幽门梗阻的主要症状，吐后症状减轻，呕吐物含有发酵宿食，查体有胃型、胃蠕动波及振水音。X 线及胃镜检查可辅助诊断。

（4）癌变 GU 的癌变率在 1% 以下，罕见十二指肠球部溃疡有癌变者。

**5. 辅助检查**

（1）胃镜检查和黏膜活检　可直接观察黏膜情况，确定病变的部位、大小、数目、表面状态、有无活动出血及其他合并疾病的存在，同时可以取活组织进行病理检查和 Hp 检测，是诊断消化性溃疡最有价值的检查方法。内镜下溃疡分期及表现如下。①活动期：病灶多呈圆形或椭圆形，溃疡基底部覆有白色或黄白色厚苔，周围黏膜充血、水肿。②愈合期：溃疡缩小变浅，苔变薄，黏膜皱襞向溃疡集中。③瘢痕期：基底部白苔消失，呈现红色瘢痕，最后转变为白色瘢痕。

（2）X 线钡餐检查　电子胃镜普及后，X 线钡餐检查临床应用有明显减少的趋势，但也是诊断消化性溃疡的有效方法。直接征象为龛影，对溃疡的诊断有确诊意义。

（3）Hp 检测　Hp 感染是消化性溃疡的主要病因，检测 Hp 有助于病因诊断，并可以指导治疗措施的选择。

（4）粪便隐血试验　主要用于确定溃疡有无活动及合并活动出血，并可作为疗效判断的指标。粪便隐血试验呈阳性，提示溃疡活动。粪便隐血持续阳性者，应排除癌变的可能。

**（二）诊断要点**

根据患者有慢性、周期性、节律性上腹部疼痛的典型病史，即可做出初步诊断，但确诊依靠胃镜或 X 线钡餐检查。

**（三）鉴别诊断**

消化性溃疡应与胃癌、胃泌素瘤、慢性胃炎、功能性消化不良、十二指肠炎、胆囊炎、胆石症等进行鉴别。尤其中老年患者，应注意排除胃癌。

**1. 胃癌**　经胃镜检查发现胃溃疡时，应进行溃疡病变的良、恶性鉴别，溃疡型早期胃癌内镜下所见与良性溃疡鉴别有困难，须依靠直视下取活组织检查鉴别。内镜下溃疡有以下特点时，应考虑为恶性溃疡：①溃疡形状不规则，一般较大；②底部凹凸不平，有秽苔；③边缘呈结节状隆起；④周围黏膜皱襞中断；⑤胃壁僵硬，蠕动减弱。

**2. 胃泌素瘤**　即 Zollinger-Ellison 综合征，是胰腺非 β 细胞瘤分泌大量胃泌素所致。瘤体小，生长缓慢，半数为恶性。分泌大量胃泌素刺激壁细胞增生，分泌大量胃酸，导致胃、十二指肠发生多发性溃疡。胃泌素瘤与普通消化性溃疡的鉴别要点是溃疡多发生于不典型部位，胃酸分泌明显升高，空腹血清胃泌素明显升高。

# 二、治疗与预防

**（一）治疗原则与策略**

消除病因，解除症状，愈合溃疡，防止复发和避免并发症。对内镜或 X 线明确诊断的 DU 或 GU，首先明确有无 Hp 感染。Hp 阳性者首先抗 Hp 治疗，必要时在抗 Hp 治疗结束后再给予 2～4 周（DU）或 4～6 周（GU）的抗胃酸治疗。Hp 阴性者常规服用抗胃酸分泌药 4～6 周（DU）或 8 周（GU）。

**（二）治疗要点**

**1. 一般治疗**　生活规律，劳逸结合；合理饮食，少饮浓茶、咖啡，少食酸辣刺激性食物；戒烟酒；调节情绪，避免过度紧张；慎用非甾体抗炎药、糖皮质激素等药物。

**2. 药物治疗**　DU 的治疗重点在于根除 Hp 与抑制胃酸分泌，GU 的治疗侧重于保护胃黏膜。

（1）根除 Hp　根除 Hp 可降低溃疡的复发率，使溃疡痊愈。对 Hp 相关性溃疡，均应抗 Hp 治疗。根除 Hp 的治疗方案目前推荐四联疗法。四联疗法的组成包括一种 PPI、一种铋剂和两种抗生素。抗生素包括阿莫西林、克拉霉素、呋喃唑酮、甲硝唑（或替硝唑）、某些喹诺酮类（如左氧氟沙星）等。四联疗法的疗程为 10～14 天。四联疗法因根除率较高，被推荐为标准治疗方案。由于各地抗生素耐药情况不同，抗生素及疗程选择应视当地耐药情况而定。根除 Hp 治疗结束后至少 4 周后应常规复查 Hp，以判断 Hp 是否已被根除，在检查前至少停用 PPI、抗生素或铋剂 2 周，以免出现假阴性结果。抗 Hp 治疗方案详见表 1-11-1。

（2）抑制胃酸分泌　①碱性药：氢氧化铝、氢氧化镁、碳酸氢钠等可中和胃酸，对缓解溃疡的疼痛症状有较好效果，一般不单独用于治疗溃疡。②抗胃酸分泌药：$H_2$ 受体拮抗剂如西咪替丁、雷尼替丁、法莫替丁等；质子泵抑制剂（PPI）如奥美拉唑、兰索拉唑、泮托拉唑、雷贝拉唑等，通过抑制 $H^+$、$K^+$-ATP 酶（质子泵）使壁细胞内的 $H^+$ 不能转移至胃腔。③其他药物：抗胆碱能药物如山莨菪碱、阿托品、哌仑西平，以及胃泌素受体拮抗剂丙谷胺等。

（3）保护胃黏膜药物　胃黏膜保护药有硫糖铝、枸橼酸铋钾、米索前列醇等。

表 1-11-1　根除 Hp 四联疗法方案

| PPI（选择一种） | 抗生素 1（选择一种） | 抗生素 2（选择一种） | 铋剂 |
|---|---|---|---|
| 埃索美拉唑 40mg/d<br>奥美拉唑 40mg/d<br>雷贝拉唑 20mg/d<br>呋喃唑酮 200mg/d<br>兰索拉座 60mg/d<br>泮托拉唑 80mg/d | 阿莫西林 1000mg/d<br>四环素 1500mg/d | 克拉霉素 1000mg/d<br>左氧氟沙星 500mg/d<br>甲硝唑 800mg/d | 枸橼酸铋钾 440mg/d |
| 上述剂量分 2 次口服，疗程 10 ～ 14 天 | | | |

**3. 治疗并发症**　并发急性上消化道出血、急性穿孔、幽门梗阻时，应及时明确诊断，并行积极治疗，无效者应考虑手术治疗。疑诊发生癌变者，应尽快明确诊断，实施治疗。

**4. 外科治疗**　外科治疗的适应证：①大量或反复出血，内科治疗无效者；②急性穿孔；③瘢痕性幽门梗阻；④ GU 癌变或癌变不能除外者；⑤内科治疗无效的顽固性溃疡。

**5. 维持治疗**　GU 经治疗溃疡愈合者，可停用药物治疗；有反复急性加重的患者，需要时可长期口服适量药物维持治疗。

### （三）预防

1. Hp 感染是消化性溃疡重要的病因，做好个人卫生和防护，降低年轻人群中 Hp 感染，可减少消化性溃疡的发病率。

2. 倡导健康饮食习惯，戒烟戒酒、少饮浓茶咖啡等。

3. 适当休息，缓解精神压力；减少不必要的 NSAID 使用。

# 第四节　胃　癌

胃癌是指发生于胃黏膜上皮细胞的恶性肿瘤，占胃恶性肿瘤的 95% 以上。男性与女性胃癌的发病率分别居全部癌症的第 2 位和第 5 位，病死率分别居全部癌症的第 3 位和第 2 位。我国是胃癌的高发国家，发病年龄以中老年居多，55 ～ 70 岁为高发年龄段，男性发病率约为女性的 2 倍。全国平均年死亡率约为 16/100000。

胃癌可发生于胃的任何部位，但最常见于胃窦，其他依次为贲门、胃体。根据病变形态可分为以下两种。①早期胃癌：病变局限于黏膜及黏膜下层，可分为隆起型（息肉型）、平坦型（胃炎型）和凹陷型（溃疡型），无论有无淋巴结转移。②进展期胃癌：癌性病变侵及肌层及全层，常伴有转移，可分为隆起型、局限溃疡型、浸润溃疡型、弥漫浸润型。其中以局限溃疡型和浸润溃疡型多见。

胃癌多属于中医学"胃痛""积聚""癌病"范畴。

## 一、诊断

### （一）临床特点

**1. 病因**　目前胃癌的病因尚未完全明了，与胃癌发病有关的因素如下。①幽门螺杆菌（Hp）感染：WHO已将 Hp 列为致癌原。②饮食因素：与食物中亚硝基化合物、苯丙芘等致癌物质含量高及饮食中缺乏抗癌或抑癌物质（如维生素 C、β- 胡萝卜素及维生素 E）有关。③环境因素：高纬度、高泥炭土壤、石棉地区及寒冷潮湿地区居民发病率较高。④遗传因素：胃癌有明显的家族聚集倾向。此外，胃癌发病率与血型有一定的关系，如 A 型血者比 O 型者发病率高。⑤癌前变化：包括癌前病变与癌前状态。癌前病变包括异型增生及上皮内瘤变；癌前状态包括萎缩性胃炎（伴或不伴肠化及恶性贫血）、腺瘤型息肉尤其直径超过 2cm 者、胃溃疡、毕 Ⅱ式胃切除术后并发胆汁反流性残胃炎、良性病变毕 Ⅱ 式胃切除术后 20 年、胃黏膜巨大皱襞症。

胃癌患者一般有长期消化道的不典型症状如上腹隐痛、进食后饱胀感等，部分患者因黑便、消瘦、乏力就诊从而确诊。

**2. 临床表现**　胃癌的临床表现取决于肿瘤发生的部位、病理性质、病程长短及有无转移，但不具有特异性。

（1）症状　①上腹疼痛：开始仅为上腹部饱胀不适，餐后更甚，继之有隐痛不适，偶呈节律性溃疡样疼痛，但这种疼痛不能被进食或服用抑酸药物缓解。可伴有黑便、呕吐，肿瘤穿孔则见剧烈腹痛。②食欲减退：常为晚期表现，食欲不振，逐渐消瘦，或食后饱胀嗳气，厌恶肉食等。③恶心呕吐：初时仅有食后饱胀及轻度恶心，随病程进展，可出现频繁呕吐，呕吐物多为在胃内停留过久的隔宿食，并有腐败酸臭味。④呕血、黑便：多数为小量出血，可仅有粪便隐血试验阳性。当肿瘤侵及较大血管时，可发生大量呕血或黑便。出血量大可因血容量不足而导致周围循环衰竭。⑤全身症状：可出现低热，疲乏无力、体重减轻、贫血、毛发脱落等。

（2）体征　早期常无异常表现，当出现明显体征时多已进入中晚期。可查见腹部肿块、淋巴结肿大、腹水、黄疸等。

（3）伴癌综合征　一些胃癌患者可以有伴癌综合征，包括反复发作的表浅性血栓静脉炎及过度色素沉着；黑棘皮病、皮肌炎、膜性肾病、累及感觉和运动通路的神经肌肉病变等。

胃癌的转移途径如下。①直接蔓延：侵袭至相邻部位及器官，包括胃底、贲门、食管、肝及大网膜，胃体癌常侵犯大网膜、肝及胰腺。②淋巴结转移：一般先转移到局部淋巴结，再到远处淋巴结。胃的淋巴系统与锁骨上淋巴结相连接，转移到该处时称为 Virchow 淋巴结。③血行播散：晚期患者多见，最常转移到肝脏，其次是肺、腹膜、肾上腺，也可转移到肾、脑、骨等。④种植转移：癌细胞侵及浆膜层脱落入腹腔，种植于肠壁和盆腔。如种植于卵巢，称为 Krukenberg 瘤；可在直肠周围形成一明显的结节状板样肿块。

3. **辅助检查**

（1）血液检查　多数患者呈低色素性贫血，红细胞沉降率增快，血清癌胚抗原（CEA）阳性。

（2）粪便隐血试验　常持续阳性，可作为胃癌筛选的首选方法。

（3）X 线钡餐检查　采用气钡双重对比法。X 线征象有充盈缺损、癌性龛影、皮革胃及胃潴留等表现。但对早期胃癌诊断率低，胃底癌易漏诊。

（4）胃镜检查　胃镜检查是诊断早期胃癌最重要的手段，可直接进行观察及取活组织进行病理学检查。①早期胃癌：胃镜下早期胃癌呈小息肉样隆起、凹陷或平坦，黏膜粗糙，碰触易出血，可见斑片状糜烂。癌灶直径小于 1cm 者称小胃癌，小于 0.5cm 者称微小胃癌。早期胃癌内镜下较小，缺乏特异性，易发生漏诊。②进展期胃癌：内镜下易发现，表面凹凸不平，伴有糜烂及污秽苔，取活组织时易出血，也可是巨大溃疡型，底部覆有污秽灰白苔，溃疡边缘呈结节状隆起，无聚合皱襞，病变处无蠕动。

（5）超声内镜检查　可显示胃壁各层与周围 5cm 范围内的声学结构，能清晰观察肿瘤的浸润范围与深度，了解有无周围转移。

### （二）诊断要点

胃癌诊断主要依赖于胃镜和活组织检查。为提高早期诊断率，凡年龄在 40 岁以上，出现不明原因的上腹不适、食欲不振、体重明显减轻者，尤其是原有上腹疼痛而近期疼痛性质及节律发生改变者，或经积极治疗而病情继续发展者，无禁忌证的患者均应给予胃镜检查，及早进行排查。

### （三）鉴别诊断

胃癌应与胃溃疡、胃原发淋巴瘤、胃平滑肌肉瘤、慢性萎缩性胃炎及胃邻近恶性肿瘤如原发性肝癌、胰腺癌、食管癌等进行鉴别。X 线、内镜、B 超等可助鉴别。

发生淋巴转移，可触及左锁骨上淋巴结肿大即 Virchow 淋巴结；癌细胞侵犯肝、门静脉、腹膜，可出现肝大、移动性浊音；部分患者出现伴癌综合征，表现为反复发作性血栓性静脉炎、黑棘皮病、皮肌炎等。

## 二、治疗与预防

### （一）治疗原则

应当采取综合治疗与个体化治疗相结合的原则：①早期胃癌以手术切除为主，辅以术后化疗，无淋巴转移时，可采取内镜下切除术；②进展期胃癌可考虑术前新辅助化疗，以提高手术的切除率，辅以术中化疗、腹腔灌注及术后化疗；③晚期患者予以姑息性手术以减轻症状或予全身治疗；④肿瘤切除后，应尽可能清除残胃的Hp 感染；⑤综合治疗适用于各期患者，手术、放疗、化疗、靶向、生物免疫、对症支持治疗及中医药治疗都是其重要组成部分。

### （二）治疗要点

1. **手术切除**　外科手术切除加区域淋巴结清扫是目前唯一可能治愈胃癌的手段，除不能耐受手术或有远处转移外，皆应手术并力争根治。手术疗效取决于胃癌的分期、侵袭的深度和扩散的范围。对早期胃癌行胃部分切除术，如已有局部淋巴结转移，应同时加以清扫；即使是进展期胃癌，如无手术禁忌证或远处转移，也应尽可能手术切除，有时须做扩大根治术。已有远处转移者，一般不做胃切除，仅做姑息手术以保证消化道通畅和改善营养。

**2. 内镜下治疗**　具有直接、有效、不良反应小等优点。通过内镜实施病灶局部电灼、微波、激光、注射无水乙醇等方法，可以杀灭癌细胞，延长生存期。对早期胃癌虽不如手术可靠，但对有多种并发症、不能耐受手术者，采用内镜下治疗也可达到治疗目的。

**3. 化学治疗**　一般作为术前、术后辅助治疗及肿瘤播散者治疗，可达到以下目的：①缩小原发灶，提高手术切除率；②减少术中肿瘤细胞播散、种植的机会；③消灭可能残留的病灶，防止转移和复发；④通过姑息化疗以控制病情发展，延长生存期。

**4. 靶向治疗**　适用于相关受体过表达且没有靶向治疗禁忌证的患者，常与化疗药联合应用。常用药物有曲妥珠单抗、甲磺酸阿帕替尼等。

**5. 放射治疗**　是胃癌的重要治疗方法之一，对于部分胃癌患者联合化疗，可提高疗效。

### （三）预防

1. 树立健康教育与人文关怀理念。

2. 培养健康生活方式，改善饮食习惯，多吃新鲜蔬菜、水果，戒除烟酒嗜好，避免或减少摄入可能致癌的物质。

3. 积极根治 Hp。

4. 对癌前疾病和癌前病变者，应密切随访以早期发现变化，及时进行治疗。

# 第五节　功能性胃肠病

功能性胃肠病（FGIDs）是指具有慢性、反复发作的消化道症状（如恶心、呕吐、腹胀、腹痛、腹泻、便秘）但无法用器质性病变来解释的胃肠道功能性疾病，因症状特征不同而有不同的命名。FGIDs 的发病与消化道动力紊乱、内脏高敏感性、黏膜和免疫功能改变、肠道菌群变化以及中枢神经系统处理功能异常有关，近年来更重视中枢神经系统对肠道刺激的感知异常和脑-肠轴调节异常机制。临床上，FGIDs 以功能性消化不良和肠易激综合征较为多见。

## 功能性消化不良

功能性消化不良（FD）是指具有餐后饱胀不适、早饱感、上腹痛、上腹烧灼感中的一项或多项的症状，但不能用器质性、系统性或代谢性疾病等来解释产生症状原因的疾病。FD 是临床上最常见的一种功能性胃肠病，我国 FD 占胃肠病专科门诊患者的 50% 左右。FD 的症状可以反复、间断性发作，一般认为社会心理负担越重、疑病者，症状越不容易消失。

## 一、诊断与病情评估

### （一）临床特点

**1. 病因**　FD 的病因与多种因素有关。①胃肠动力障碍：包括胃排空延迟、胃十二指肠运动协调失常等。②内脏感觉过敏：FD 患者胃的感觉容量明显低于正常人，对肠的收缩会有明显的疼痛感受，为脑-肠轴的功能异常引起的内脏感觉过敏。③胃对食物的容受性舒张功能下降。④胃酸分泌增加和胃、十二指肠对扩张、酸、其他腔内刺激的高敏感性。⑤幽门螺杆菌感染。⑥精神和社会因素。⑦其他：研究发现 FD 患者基础胃动素水平较健康对照组低，考虑胃动素等胃肠激素的分泌失调可能会改变胃的运动从而导致 FD 的发生。

**2. 临床表现**　FD 主要表现为慢性消化不良，本病的起病缓慢，病程多持续或者反复发作，其主要症状如下。

（1）中上腹痛　中上腹痛为本病的常见症状，疼痛常与进食相关，多表现为餐后痛，亦可无规律性，部位于上腹中央剑突下 1～2cm 至脐上方的范围。

（2）餐后饱胀　常与进食密切相关，指进食正常餐量患者即出现饱胀感，由餐后食物较长时间存留于胃中导致。

（3）早饱感　常与进食密切相关，指患者虽有饥饿感但进食后不久即有饱感，以致不能完成正常进餐。

（4）上腹烧灼感　上腹部灼热不适的主观感觉。

（5）其他　嗳气、食欲缺乏、恶心等。

FD 患者的症状常以一个为主，部分患者可有 2 个或 2 个以上症状重叠出现，亦可与胃食管反流病（GERD）或肠易激综合征（IBS）的症状同时出现。在病程中患者的症状表现也可发生变化，许多患者有饮食、精神等诱发因素，不少患者可同时见焦虑、抑郁、失眠、注意力不集中等精神伴随症状。

### （二）诊断要点

FD 的诊断属于排他性诊断，故应在全面病史采集和体格检查的基础上，先排除器质性疾病的可能，亦可先予经验性治疗 2～4 周观察疗效，对诊断可疑或治疗无效者再有针对性地选择进一步检查。

根据罗马Ⅳ标准，符合以下标准可诊断为 FD。①存在以下 1 项或多项症状：餐后饱胀不适、早饱感、中上腹痛、中上腹烧灼感；②呈持续或反复发作的慢性过程（症状大于等于 6 个月，近 3 个月症状符合以上诊断标准）；③排除可解释症状的器质性疾病（包括胃镜检查）。

### （三）鉴别诊断

**1. 慢性胃炎**　慢性胃炎的症状、体征与 FD 较难鉴别，胃镜检查发现黏膜充血、糜烂或者出血，甚至萎缩性改变等，则提示慢性胃炎可能。

**2. 消化性溃疡**　一般以上腹部规律性、周期性疼痛为主要表现，胃镜下观察到溃疡病灶或 X 线钡餐发现龛影可明确诊断。

**3. Hp 相关性胃炎**　对经验性治疗无效的消化不良患者应进行 Hp 检测。部分 Hp 阳性的消化不良患者如通过 Hp 的成功根除得到症状的长期缓解（6 个月）则属于 Hp 相关性胃炎。

**4. 慢性胆囊炎**　可出现消化不良症状，多由胆石症引起，腹部 B 超、CT 等检查可发现胆囊结石和胆囊炎征象，可与 FD 鉴别。

**5. 继发性胃运动障碍疾病**　多见于糖尿病胃轻瘫、慢性肾脏病、风湿免疫性疾病和精神神经性疾病等，通过询问患者既往史，必要时结合辅助检查进行鉴别诊断。

### （四）病情评估

**1. 分型**　功能性消化不良分为餐后不适综合征（PDS）及上腹疼痛综合征（EPS），且可以交叠出现。

（1）PDS　①具有以下 1 或 2 项症状：餐后饱胀不适（影响患者日常生活）、早饱感（不能完成正常进食餐量）。②常规检查（包括生化、内镜及影像）未发现器质性、系统性或代谢性疾病。③诊断前有≥6 个月病程，且近 3 个月存在上述症状，每周≥3 天。

（2）EPS　①具有以下 1 或 2 项症状：上腹痛（影响患者日常生活）、上腹烧灼感（影响患者日常生活）。②常规检查（包括生化、内镜及影像）未发现器质性、系统性或代谢性疾病。③诊断前有≥6 个月病程，且近 3 个月存在上述症状，每周≥1 天。

**2. 程度评估**　主要症状包括餐后饱胀、早饱感、上腹痛、上腹烧灼感等。可选取"五级评分体系"对患者进行评分（程度＋频度），以判定其症状程度。罗马Ⅳ标准建议 FD 症状严重程度≥2 分。评分标准如下。①0 分：无症状，0 天／周。②1 分：轻度，稍加注意或经提示才能意识到症状的存在，1 天／周。③2 分：中度，症状明显，但不影响患者的工作和生活，2～3 天／周。④3 分：重度，症状明显，影响患者的工作及生活，4～5天／周。⑤4 分：极重度，症状很明显，严重影响患者的工作及生活，持续。

## 二、治疗与预防

治疗原则：主要是对症治疗，遵循综合治疗和个体化治疗的原则。本病治疗目的旨在缓解症状，提高患者的生活质量。

### （一）药物治疗

本病目前尚无根治药物，主要是基于症状控制的经验治疗。

**1. 抑酸剂**

（1）质子泵抑制剂（PPI）　可作为 FD 尤其是 EPS 患者的首选经验性治疗药物。起效快，对酸相关的症状如反酸、恶心、易饥饿等有一定缓解作用，对动力障碍为主的 FD 患者疗效不佳。常用奥美拉唑、雷贝拉唑等，可根据患者症状按需治疗，但应注意不宜长期使用消化性溃疡治疗的标准剂量。

（2）$H_2$ 受体拮抗剂（$H_2RA$）　亦可作为 EPS 患者的首选用药，可有效治疗 FD 症状，作用与 PPI 相当，常用雷尼替丁、法莫替丁等。

**2. 促胃肠动力药**　促胃肠动力药可作为 FD，尤其是 PDS 的首选经验性治疗药物。适用于以餐后饱胀、早饱感为主要症状的患者，且不良反应低。常用莫沙必利或伊托必利等，对疗效不佳者，可联合使用抑酸药和促胃肠动力药。

**3. 消化酶**　消化酶制剂可作为治疗消化不良的辅助用药，改善与进餐相关的上腹胀、食欲差等症状。

**4. 抗抑郁药**　上述治疗疗效欠佳而伴随精神症状明显的患者可试用。对伴有抑郁、焦虑等心理因素的 FD 患者，可采用心理治疗及抗抑郁药物治疗，但注意药物的不良反应。

**5. 胃底舒张药**　阿考替胺是一种新的化合物，具有松弛胃底、促胃动力的作用，对 PDS 有效。

### （二）预防

1. 起居规律，适度进行体育锻炼，可以选择快走、慢跑、游泳等有氧运动。

2. 调节饮食，按时、按量用餐，忌暴饮暴食。建议食用易消化食物，不宜食用产气多食物，如乳制品、豆类等，忌生冷、辛辣刺激饮食。

3. 半数以上 FD 患者存在精神心理障碍的症状，且 FD 症状的严重程度与患者抑郁、焦虑的程度有关，因此应注重患者心理的调节，保持心理健康，避免悲观、焦虑情绪。

4. 尽量减少服用引起消化不良的药物，如抗生素、非甾体抗炎药等。

5. 帮助患者认识和理解病情，建立良好的生活和饮食习惯，避免刺激性食物和药物的摄入，清淡饮食，戒烟、酒和慎用非甾体抗炎药。

## 肠易激综合征

肠易激综合征（IBS）是临床上最常见的肠道功能性疾病，具特殊病理生理基础，为一独立性的肠功能紊乱性疾病。其特征是肠壁无器质性病变，但整个肠道对刺激的生理反应有过度或反常现象。WHO 的 CIOMS 提出：IBS 是适应精神紧张和刺激而产生的一种肠功能障碍的肠运动性疾病。常有痢疾病史，检查无器质性疾患，临床表现为腹痛、腹胀，腹泻与便秘交替。因此，患者的发病多以精神因素为背景，心理因素在本综合征的发生发展中起着重要作用。IBS 目前分为三个临床类型。①痉挛性结肠型：以下腹尤其是左下腹痛和便秘为主。②无痛性腹泻型：以腹泻为主，伴有黏液便。③混合型：可有腹痛、腹胀与便秘，亦有腹泻者，或二者交替出现。

肠易激综合征多属于中医学"腹痛""泄泻""便秘"范畴。

## 一、诊断与病情评估

### （一）临床特点

**1. 病因**　IBS 的发病是多因素共同作用的结果，胃肠动力学异常和内脏高敏感性是 IBS 的核心发病机制。

（1）精神因素　IBS 患者症状的发作与加剧，与情绪紧张密切相关。如严重的焦虑、抑郁、紧张、激动和恐惧等因素影响自主神经功能调节，引起结肠运动与分泌功能障碍。

（2）饮食因素　饮食不当或饮食习惯的改变可诱发本病。如过食生冷，嗜食辛辣、香燥之品等；进食脂类食物、高蛋白饮食常可导致腹泻；进食纤维过多的食物可引起功能紊乱，并与 IBS 有关。

（3）感染因素　IBS 不属于感染性疾病，但在肠道感染之后，易诱发结肠功能紊乱。

（4）肠道菌群失调　正常人肠道以厌氧菌为主，需氧菌以肠杆菌占优势。改变饮食种类或过量食用某种食物后肠道菌群比例失调；长期口服抗菌药物者，粪便中革兰阴性菌减少；IBS 患者粪便中需氧菌明显高于正常。

（5）遗传因素　很多患者青少年时期发病，并有家族史，在同一家庭或家族中，可有多人患 IBS。因此，本综合征可能与遗传有关。

（6）其他因素　甲状腺功能紊乱、类癌、糖尿病、肝胆系统疾病等，可引起 IBS；消化性溃疡、慢性胃炎常与 IBS 同时存在。另外，常服泻药、灌肠及其他生物、理化因素，如妇女月经期等，也常可诱发 IBS。

IBS 患者最多见的就诊原因是反复腹痛伴腹泻，腹痛及腹泻与进食、受寒、情绪波动等有明显相关性，部分患者呈现腹泻与便秘交替存在。

**2. 临床表现**　起病隐匿，症状反复发作或慢性迁延，病程较久，可长达数年至数十年，但对患者全身健康状态不产生明显影响。精神、饮食等因素常会导致症状复发或加重。主要表现为腹痛、排便习惯和粪便性状的改变。

（1）症状　①腹痛或腹部不适：几乎所有 IBS 患者都有不同程度的腹痛。IBS 腹痛的部位不定，常扩散而无辐射，多位于下腹和左下腹，进餐可能引起疼痛，一般在排便或排气后可缓解，极少有睡眠中痛醒者。②排便习惯及粪便性状的改变：腹泻型 IBS 常排便较急，粪便呈糊状或稀水样，一般每日 3～5 次左右，少数严重发作期可达 10 余次，可带有黏液，但无脓血。部分患者腹泻与便秘可交替发生。便秘型 IBS 常有排便困难、粪便干结、量少，呈羊粪状或细杆状，表面可附黏液。③精神症状：部分患者可出现失眠、焦虑、抑郁、头晕、头痛等不同程度的精神心理症状，精神因素或应激事件多会导致 IBS 患者症状的出现以及原有症状加重。④其他：常伴有腹胀、排便不净感。腹胀多白天加重，夜间睡眠时减轻，腹围一般无明显增加，部分患者可同时有烧心、早饱感、恶心等消化不良的症状，或伴有胃肠道外症状如性功能障碍（包括性交困难和性欲低下）、风湿样症状等。

（2）体征　一般无明显体征，直肠指检可感到肛门痉挛、张力较高，可伴有触痛。

**3. 辅助检查**　对于符合诊断标准的 IBS 患者，应在全面排除器质性疾病的前提下，及早作出 IBS 诊断，从而避免不必要的检查和手术。

（1）血液检查　血常规检查可以与贫血、炎症和感染相鉴别，必要时可完善血生化检验，以评估腹泻患者脱水、电解质紊乱情况。

（2）粪便检查　包括粪便常规，必要时进行粪便细菌、真菌培养、寄生虫及虫卵等，主要与由各种病原微生物及其产物侵犯肠道引起的慢性肠炎相鉴别。

（3）腹部 CT 检查　必要时可行腹部 CT 检查，以排除消化道（腹腔）肿瘤。

（4）结肠镜检查　对于存在警报症状的患者，建议行结肠镜检查以排除器质性病变。警报症状包括：①年龄＞ 40 岁；②便血、粪便隐血试验阳性；③夜间排便；④贫血、腹部包块、腹水、发热；⑤非刻意体重减轻；⑥结直肠癌和 IBD 家族史。

### （二）诊断要点

在缺乏可解释症状的形态学改变和生化异常的基础上，反复发作的腹痛，近 3 个月内发作至少每周 1 次，伴有下面 2 项或者 2 项以上症状：①与排便相关；②症状发生伴随排便次数改变；③症状发生伴随粪便性状（外观）改变。诊断前症状出现≥ 6 个月，近 3 个月符合以上诊断。

以下症状不是诊断所必备，但属于 IBS 的常见症状，这些症状越多越支持 IBS 的诊断：①排便频率异常（每天排便＞ 3 次或每周＜ 3 次）；②粪便性状异常（块状 / 硬便或稀水样便）；③粪便排出过程异常（费力、急迫感、排便不尽感）；④黏液便；⑤胃肠胀气或腹部膨胀感。

### （三）鉴别诊断

在详细询问病史的基础上，应分别与引起腹痛和腹泻 / 便秘的疾病进行鉴别，要注意与乳糖不耐受症及药物不良反应引起的便秘鉴别。对于存在警报症状的患者，不宜轻易诊断 IBS。

**1. 感染性肠炎**　主要与由各种病原微生物及其产物侵犯肠道引起的慢性肠炎相鉴别，包括细菌性、真菌性、肠道寄生虫感染等，临床多表现为腹痛、腹泻等症状，粪便常规检查及镜检可确定是否存在寄生虫卵、阿米巴原虫、菌丝及孢子等病原体，粪便培养或毒力检测可甄别病原菌感染，若粪便培养不能明确鉴定如虫卵等病原微生物时，可考虑行结肠镜检查及活检。

**2. 溃疡性结肠炎**　临床表现为反复发作或持续的腹泻、黏液脓血便、腹痛、里急后重伴有不同程度的全身症状，病程多在 4 ～ 6 周以上。结肠镜下可见相应黏膜组织病变有助于鉴别。

**3. 结肠、直肠癌**　中年以上有结、直肠癌家族史或出现便血、消瘦、贫血等报警症状的患者，应引起临床重视，大肠癌患者直肠指检可触及肿块，可通过结肠镜及活检和钡剂灌肠检查等加以鉴别。

**4. 放射性肠炎**　是盆腔、腹腔、腹膜后恶性肿瘤经放射治疗引起的肠道并发症，早期表现为恶心、呕吐、腹泻、黏液或脓血便，结合内镜、组织活检等相关检查可明确病变性质及部位，临床上根据患者放疗史、临床表现和相关检查不难鉴别。

### （四）病情评估

**1. 临床分型**　罗马 IBS 亚型诊断基于患者排便异常时的主要粪便性状，可分为 IBS 腹泻型（IBS-D）、IBS 便秘型（IBS-C）、IBS 混合型（IBS-M）和 IBS 不确定型（IBS-U）4 种亚型。

（1）IBS 腹泻型（IBS-D）　指异常排便（按天数计算）中＞ 1/4 为 Bristol 粪便性状量表中的 6 或 7 型，且＜ 1/4 的排便为 1 或 2 型。

（2）IBS 便秘型（IBS-C）　指异常排便（按天数计算）中＞ 1/4 为 Bristol 粪便性状量表中的 1 或 3 型，且＜ 1/4 的排便为 6 或 7 型。

（3）IBS 混合型（IBS-M）　指异常排便（按天数计算）中＞ 1/4 为 Bristol 粪便性状量表中的 1 或 3 型，且＞ 1/4

的排便为 6 或 7 型。

（4）IBS 不确定型（IBS-U）　指患者的排便习惯无法准确归入 IBS-D、IBS-C、IBS-M 中的任何一型。

2. **综合评估**　通过心理评估量表、生活质量量表（IBS-QOL）以及严重程度评测表（IBS-SSS）等进行综合临床评估，协助建立患者治疗信心、合理决策治疗方案。

## 二、治疗与预防

治疗原则：消除患者的顾虑，改善症状，提高患者的生活质量；治疗视病情的严重程度而定，大多数 IBS 患者的症状较轻，且没有或较少有心理障碍问题，无须过多干预；少部分患者有中到重度的症状，可因为进食或者应激而加重，严重影响生活时，则需要药物治疗。采取个体化及综合化治疗措施，包括心理和行为疗法、饮食与生活方式的调整及药物治疗等。

### （一）一般治疗

消除患者不必要的恐惧、疑虑；调节饮食，一般以易消化、低脂、适量蛋白质食物为主，多吃新鲜蔬菜水果，避免诱发发作的饮食因素，如食物过冷过热、高脂、高蛋白及刺激性食物，限制不耐受食物的摄取。

### （二）对症治疗

1. **腹痛**

（1）解痉药　①选择性肠道平滑肌钙离子拮抗剂：缓解平滑肌痉挛，降低内脏高敏感性，对腹痛有一定疗效，且药物不良反应较少，常用匹维溴铵等。②离子通道调节剂：缓解平滑肌痉挛，常用曲美布汀，对各种类型的 IBS 症状都有一定的效果。③抗胆碱能药物：最常用的解痉药，可以暂时缓解与肠痉挛相关的疼痛，可作为缓解腹痛的短期对症治疗药物，临床上常用盐酸消旋山莨菪碱肌内注射快速缓解腹痛。

（2）调节内脏感觉的药物　① 5-HT 选择性拮抗剂：可以降低 IBS 患者对内脏刺激性疼痛的敏感性，改善患者腹痛症状，减少大便次数。常用阿洛司琼，推荐用于常规治疗无效的女性腹泻 IBS 患者，但存在便秘和结肠出血等潜在严重并发症。② 5-HT 受体激动剂：具有促动力作用，能刺激加快肠道蠕动，适用于便秘型 IBS 患者，常用普卡必利，可减轻患者腹痛、腹胀症状，使排便通畅。

2. **腹泻**　可根据病情适当选用止泻药，可选用外周阿片类药物如洛哌丁胺或地芬诺酯，适用于腹泻症状较重者的短期治疗。轻症患者一般使用吸附止泻药如蒙脱石散、药用炭等，应注意用量，止泻后则无须继续服用。

3. **便秘**

（1）泻药　①渗透性轻泻剂：对以便秘为主要表现的患者，可选用渗透性轻泻剂增加便秘型 IBS 患者的自主排便频率，降低粪便的硬度，缓解患者便秘症状，常用聚乙二醇、乳果糖等。②鸟苷酸环化酶 C（GC-C）激动剂：增加排便频率可加快胃肠道移行，降低痛觉神经的敏感度，明显改善 IBS-C 患者疼痛、便秘及整体情况，常用利那洛肽。

（2）促动力药　此类药物如莫沙必利、伊托比利等，能够促进小肠和结肠蠕动。

4. **精神症状**　应用抗抑郁药，适用于腹痛症状较重，常规治疗无效且伴有明显失眠、焦虑、抑郁、头晕、头痛等症状者。常用阿米替林等，应从小剂量开始，视病情变化酌情改变用量。

### （三）心理和行为疗法

认知行为治疗是 IBS 患者心理干预的基础手段，目的在于在减少非理性恐惧、调节行为模式。对于症状严重且顽固，经一般治疗和药物治疗无效者应考虑辅助以认知行为治疗，包括心理治疗、认知疗法、催眠疗法和生物反馈疗法等。

### （四）其他药物治疗

调节肠道菌群。肠道益生菌制剂常用双歧杆菌、乳酸杆菌、酪酸菌等制剂，可纠正肠道菌群失调，对腹泻、腹胀有一定疗效。肠道不吸收的抗生素可调节肠道菌群失调，可改善非 IBS-C 患者的腹胀、腹泻和总体症状，常用利福昔明或其他利福霉素抗菌药物。

### （五）预防

1. **饮食控制**　少吃产气食物如豆类、乳制品等，避免进食高脂肪、辛辣、生冷等食物，食用少渣、易消化、低脂肪食物，IBS- C 患者适当增加富含膳食纤维的食物，如蔬菜、水果等。

2. **健康教育与人文关怀**　患者多有抑郁、焦虑、挫败感、孤立感，对医生的治疗方案不信任等心理问题，应注重对患者的健康教育及人文关怀，及时注意告知患者 IBS 的性质及临床表现，指导患者正确认识 IBS，解除患者顾虑，对伴有失眠、焦虑者可适当给予镇静药。

# 第六节　炎症性肠病

炎症性肠病（IBD）是一类慢性、反复发作性，累及回肠、直肠、结肠的异常免疫介导的肠道炎性疾病。溃疡性结肠炎和克罗恩病是 IBD 的主要类型。UC 病变局限于结肠黏膜与黏膜下层，呈连续性弥漫性分布。克罗恩病多累及末端回肠和邻近结肠，呈节段性分布。

本节主要介绍溃疡性结肠炎。

## 溃疡性结肠炎

溃疡性结肠炎（UC）是一种发生在直肠和结肠的慢性非特异性炎症性疾病，是炎症性肠病的常见类型。病情轻重不等，多呈反复发作的慢性病程。本病可发生在任何年龄，以 20～40 岁多见，亦可见于儿童及老年人。发病率男女无明显差别，男性稍多于女性。溃疡性结肠炎的主要病变在直肠和乙状结肠，向上蔓延可累及降结肠，甚至整个结肠。偶见涉及回肠末端，称为"倒灌性回肠炎"。病理改变以溃疡、糜烂为主，具有弥散性、浅表性、连续性的特点。在反复发作的慢性过程中，黏膜不断破坏和修复，致正常结构破坏，纤维瘢痕组织形成，可导致结肠缩短、结肠袋消失和肠腔狭窄。

溃疡性结肠炎多属于中医学"腹痛""泄泻"范畴。

## 一、诊断与病情评估

### （一）临床特点

**1. 病因**　病因和发病机制至今尚未阐明，与溃疡性结肠炎的发病有关的因素如下。①免疫因素：肠道黏膜免疫反应的激活是导致本病肠道炎症发生、发展和转归的直接原因。②遗传因素：本病为多基因病，患者在一定的环境因素作用下由遗传易感而发病，患者一级亲属发病率显著高于普通人群。③感染因素：可能与痢疾杆菌、溶组织内阿米巴或病毒、真菌感染有关，病原微生物乃至食物抗原可能是其非特异性促发因素。④精神神经因素：本病可因紧张、劳累而诱发，患者常有精神紧张和焦虑表现。

**2. 临床表现**　UC 患者多有反复腹泻、排便次数增多、粪便时呈黏液脓血便的病史，部分患者伴有食欲不振、体重减轻等全身表现。

起病缓慢，少数急性起病，偶见暴发。病程呈慢性过程，多表现为发作期与缓解期交替，少数症状持续并逐渐加重。精神刺激、劳累、饮食失调、继发感染为其诱因。腹泻为最主要的症状，常反复发作或持续不愈，黏液血便是活动期的重要表现。病变局限在直肠者，鲜血附于粪便表面，病变扩展至直肠以上者，血液混于粪便中。病变累及直肠时，可有里急后重。轻型患者在病变缓解期可无腹痛，或仅有腹部不适，部位多在左下或下腹部，亦可涉及全腹，有疼痛→便意→排便→缓解的规律。腹部体征不典型，轻中型患者仅左下腹部压痛。

**3. 并发症**

（1）中毒性巨结肠　多发生在暴发型或重症溃疡性结肠炎患者，常因低钾、钡剂灌肠、使用抗胆碱能药物或阿片类制剂而诱发。临床表现为病情急剧恶化，毒血症明显，有脱水与电解质平衡紊乱，出现鼓肠、腹部压痛，肠鸣音消失。血常规检查白细胞计数显著升高，X 线腹部平片可见结肠扩大，结肠袋形消失。预后差，易引起急性肠穿孔。

（2）直肠结肠癌变　多见于广泛性结肠炎、幼年起病而病程漫长者。经肠镜检查及组织学检查可诊断。

**4. 辅助检查**

（1）血液检查　呈小细胞低色素性贫血。急性期中性粒细胞增多，红细胞沉降率增快，凝血酶原时间延长，血浆第Ⅲ、Ⅶ、Ⅷ因子活性增加，血小板数升高。严重者血清白蛋白降低，C 反应蛋白增高。可出现电解质紊乱，尤以低钾最明显。

（2）粪便检查　粪便病原学检查的目的是排除感染性结肠炎，是诊断的一个重要步骤，需至少连续 3 次进行粪便检查。常有黏液脓血便，镜检见红细胞、白细胞和巨噬细胞。粪便培养致病菌阴性。

（3）结肠镜检查　是诊断与鉴别诊断的最重要手段。内镜下特征：急性期肠黏膜充血水肿，分泌亢进，可有针尖大小的红色斑点和黄白色点状物，肠壁痉挛，皱襞减少。慢性期黏膜粗糙不平，呈细颗粒状，血管模糊，质脆易出血，有假息肉形成。活组织检查显示非特异性炎性病变和纤维瘢痕，同时可见糜烂、隐窝脓肿、腺体排列异常及上皮变化等。

（4）X线检查　X线气钡双重对比造影已不作为常规诊断性辅助检查。X线的主要征象：①黏膜粗乱或颗粒样改变；②多发性浅溃疡见小龛影，亦可有炎症性息肉而表现为多个小的圆或卵圆形充盈缺损；③肠管缩短，结肠袋消失，肠壁变硬，可呈铅管状。

### （二）诊断要点

本病诊断缺乏金标准，主要结合临床、内镜和组织病理学表现进行综合分析，在排除感染性和其他非感染性结肠炎的基础上做出诊断。

主要诊断依据：①慢性持续性腹泻、黏液脓血便、腹痛，有不同程度全身症状，有反复发作的趋势；②多次粪检无病原体发现；③结肠镜及X线钡灌肠检查显示结肠炎病变。对于初发病例，如果临床表现和结肠镜改变不典型者，应列为"疑诊病例"，暂不诊断为UC，需随访3～6月。

完整诊断应包括临床类型、严重程度、病变范围、病情分期及并发症。

### （三）临床类型

**1. 初发型**　指无既往史的首次发作。

**2. 慢性复发型**　临床上最多见，发作期与缓解期交替。

**3. 慢性持续型**　症状持续，间以症状加重的急性发作。

**4. 急性暴发型**　少见，急性起病，病情严重，全身毒血症状明显，可伴中毒性巨结肠、肠穿孔、败血症等并发症。

上述各型可相互转化。

### （四）鉴别诊断

应与急性自限性结肠炎、克罗恩病、大肠癌、肠易激综合征、慢性阿米巴痢疾等鉴别，内镜及活组织检查有助于鉴别诊断。

**1. 急性自限性结肠炎**　各种细菌感染如痢疾杆菌、沙门菌、耶尔森菌、空肠弯曲菌等导致的结肠炎症，急性发作时有发热，腹痛较明显，粪便检查可分离出致病菌，抗菌药物治疗有良好效果，通常在4周内痊愈。

**2. 克罗恩病**　腹泻一般无肉眼血便，结肠镜及X线检查病变主要在回肠末段和邻近结肠且呈非连续性、非弥漫性分布并有其特征性改变，与溃疡性结肠炎鉴别一般不难。少数情况下，临床上会遇到两者一时难以鉴别的情况，此时可先诊断为炎症性肠病，观察病情变化后进一步确诊。

**3. 大肠癌**　多见于中老年人，经直肠指检常可触到肿块，结肠镜或X线钡剂灌肠检查对鉴别诊断有价值，活检可确诊。但应注意排除溃疡性结肠炎发生的结肠癌变。

**4. 肠易激综合征**　粪便可有黏液，但一般无脓血，显微镜检查正常，大便隐血试验阴性。结肠镜检查无器质性病变证据。

### （五）病情评估

**1. 病情分期**

（1）活动期　患者有典型的临床表现，可以依据表现进行临床分型。

（2）缓解期　临床表现基本缓解，无黏液脓血便及腹痛，偶有排便次数增多，基本无全身表现。

**2. 严重程度评估**

（1）轻度　腹泻4次/日以下，便血轻或无，无发热、脉速，贫血无或轻，红细胞沉降率正常。

（2）中度　介于轻度与重度之间。

（3）重度　腹泻6次/日以上，并有明显黏液脓血便，体温超过37.5℃、脉搏超过90次/分，血红蛋白低于100g/L，红细胞沉降率超过30mm/h。

## 二、治疗与预防

治疗原则：控制急性发作，缓解病情，减少复发，防止并发症。

### （一）一般治疗

**1. 饮食起居**　活动期注意休息，减少精神和体力负担，并给予流质饮食；严重者暂禁食，予胃肠外营养；病情缓解后可改为富营养、易消化、少渣的饮食；减少脂肪摄入，补充足够热量，避免生冷和刺激性食物。

2. **支持治疗**　①贫血者可输血，低蛋白血症者输入血清白蛋白；②及时纠正水、电解质紊乱；③腹痛、腹泻者慎用止泻药、抗胆碱能药物、阿片类制剂、NSAID 等，以免诱发结肠扩张。

3. **抗生素治疗**　暴发型结肠炎或重症伴有继发感染患者，应积极抗菌治疗，可使用广谱抗生素，对于厌氧菌感染，可合用甲硝唑。

4. **心理疏导**　患者常有抑郁或者焦虑等不良情绪，需注意疏导患者，防治心理问题。

### （二）药物治疗

1. **氨基水杨酸制剂**　为治疗轻度和中度 UC 的主要药物，包括传统的柳氮磺吡啶（SASP）和各种不同类型的 5- 氨基水杨酸（5-ASA）制剂。不良反应有头痛、恶心、呕吐、食欲减退、皮疹、精子数量减少及形态异常、白细胞减少、再生障碍性贫血及溶血反应等，故用药期间应定期复查血象，服用 SASP 者需补充叶酸。5-ASA 的特殊制剂美沙拉秦、奥沙拉秦、巴柳氮等，能到达远端回肠和结肠发挥作用，疗效与 SASP 相仿，不良反应明显减少。如病变局限于直肠，可用 SASP 或 5-ASA 灌肠，也可使用栓剂。

2. **糖皮质激素**　作用机制为非特异性抗炎和抑制免疫反应，适用于重度 UC 或氨基水杨酸制剂治疗无效的轻、中度 UC 患者，尤其是病变较广泛者。一般用泼尼松，重度患者先用甲泼尼龙或氢化可的松静脉滴注，1周后改为口服泼尼松，症状缓解后开始逐渐减量至停药。病变局限在直肠和乙状结肠者，可用琥珀酸氢化可的松（忌用酒石酸制剂）或地塞米松保留灌肠，每晚 1 次；也可使用布地奈德泡沫剂保留灌肠。长期使用糖皮质激素可引起骨质疏松症、代谢综合征、心血管疾病、感染等不良反应，且停药后易出现复发甚至症状加重，因此这部分激素依赖性 / 耐受性的患者还需要通过免疫抑制剂来控制症状。

3. **免疫抑制剂**　能阻断淋巴细胞增殖、活化或效应，减少细胞因子分泌，从而减弱免疫反应，减轻肠道炎症。糖皮质激素无效或依赖者，可试用硫唑嘌呤（AZA）或 6- 巯基嘌呤（6-MP）。临床常将氨基水杨酸制剂与硫唑嘌呤类药物合用，但氨基水杨酸制剂会增加硫唑嘌呤类药物骨髓抑制的毒性，应特别注意。

4. **沙利度胺**　适用于难治性 UC 的治疗，不作为首选治疗药物，治疗效果以及不良反应与其剂量相关。可致胎儿畸形，孕妇及哺乳期妇女禁用。

5. **生物制剂**　英夫利西单抗（IFX）适用于激素和免疫抑制剂治疗无效、激素依赖或不能耐受上述药物治疗时，也可用于激素无效的重度 UC 的转换治疗。阿达木单抗是一种重组人单克隆 IgG1 抗体，与 IFX 作用机制相似，通过结合 TNF 并阻断 TNF 和它的细胞表面受体的相互作用而使其失去作用，相较于 IFX，其免疫原性更少，可用于治疗中至重度活动期 UC。其他可用于治疗 UC 的抗 TNF-α 的生物制剂还有赛妥珠单抗和戈利木单抗。

6. **益生菌**　常用药物有布拉氏酵母菌散、枯草杆菌活菌胶囊、双歧杆菌三联活菌胶囊等，可抑制肠道致病菌生长，改善肠道微生态，为肠道防御系统构建正常肠道菌群。但其疗效尚待进一步研究。

### （三）血栓预防和治疗

我国 IBD 患者静脉血栓发生率为 41/10 万，重度 UC 患者活动期时血栓形成风险增加，故建议考虑预防性应用低分子肝素降低血栓形成风险。

### （四）合并机会性感染的治疗

重度 UC 患者特别是发生激素无效时要警惕机会性感染，一旦合并艰难梭菌感染和巨细胞病毒（CMV）结肠炎，应给予积极的药物治疗，治疗艰难梭菌感染的药物有甲硝唑和万古霉素等。治疗 CMV 结肠炎的药物有更昔洛韦和膦甲酸钠等。

### （五）手术治疗

大出血、穿孔、癌变以及高度疑为癌变是外科手术治疗的绝对指征。积极内科治疗无效的重度 UC，尤其是合并中毒性巨结肠内科治疗无效者宜更早行外科干预；内科治疗效果不佳和（或）药物不良反应已严重影响生活质量者，可考虑外科手术。

### （六）肿瘤监测

慢性 UC 患者发生肿瘤的风险随病程延长和病变范围扩大而增加，病程长的 UC 患者，特别是广泛型 UC 患者，建议病程大于 8 ～ 10 年的广泛型 UC 患者、12 ～ 15 年的直肠乙状结肠炎（病变超过直肠，受累结肠小于1/3）患者每 1 ～ 2 年行 1 次结肠镜检查及随机取样活检，用于筛查和监测异型增生及癌变。如发现异常改变，可及时进行手术切除。

**（七）预防**

**1.注意饮食** 平时应注意饮食卫生，减少过敏食物及损伤肠道药物的摄入。

**2.做好个人防护** 生活规律，养成良好作息，适当锻炼，避免感染性疾病的发生。减少精神负担和精神创伤，保持心情舒畅。

**3.健康教育与人文关怀** 进行多种形式的有关溃疡性结肠炎知识的宣教，增强治疗疾病与康复的信心。初发型应治疗彻底，以免反复发作。活动期患者应注意充分休息，避免劳累。加强对慢性复发型患者的健康宣教和心理疏导，以增加患者的依从性，定期服药和随诊，避免患者擅自停药。

# 第七节　肝硬化

肝硬化是指由于各种慢性肝病进展，导致肝脏出现以弥漫性纤维化、再生结节和假小叶形成为病理特征的慢性肝病，由不同病因长期损害肝脏引起的慢性、进行性、弥漫性肝病的终末阶段，是一种常见的慢性肝病。起病隐匿，病程发展缓慢，晚期以肝功能减退和门静脉高压为主要表现，常伴有多种并发症。肝硬化是我国的常见病，发病高峰年龄在 35～50 岁，男性多见，出现并发症时死亡率高。

肝硬化多属于中医学"鼓胀""黄疸"范畴。

## 一、诊断与病情评估

### （一）临床特点

**1.病因**

（1）病毒性肝炎 是我国肝硬化最常见的原因，主要由慢性乙型、丙型和丁型病毒性肝炎发展而来。甲型和戊型病毒性肝炎一般不进展为肝硬化。乙型、丙型和丁型病毒的重叠感染常加速肝硬化的进程。

（2）慢性酒精中毒 乙醇及其中间代谢产物（乙醛）对肝脏的毒性作用，可引起酒精性肝炎和脂肪肝，继而发展为肝硬化。

（3）胆汁淤积 肝外胆管梗阻或肝内胆汁淤积持续存在时，可引起原发性胆汁性肝硬化（PBC）或继发性胆汁性肝硬化。

（4）非酒精性脂肪性肝病 也是肝硬化的一个常见病因，目前有上升的趋势，如代谢综合征、药物等原因导致肝细胞脂肪变和坏死，形成脂肪性肝炎，发展成为肝硬化。

（5）肝脏血液循环障碍 见于慢性充血性心力衰竭、缩窄性心包炎、肝静脉和（或）下腔静脉阻塞等，可使肝脏长期淤血、缺氧、坏死，最终形成淤血性（心源性）肝硬化。

（6）其他 寄生虫（血吸虫、华支睾吸虫、疟原虫等）、营养不良（慢性炎症性肠病、长期食物中缺乏蛋白质或维生素等）、工业毒物或药物（四氯化碳、砷、甲基多巴、四环素等）、遗传和代谢性疾病（肝豆状核变性、血色病、半乳糖血症、酪氨酸代谢紊乱症等）、自身免疫性肝炎等，均可引起肝组织纤维化，最终形成肝硬化。5%～10% 的肝硬化病因未能明确，称为隐源性肝硬化。

**2.临床表现** 起病隐匿，病程发展缓慢，可潜伏 3～5 年或更长，患者在相当长的时期内症状轻微。少数重症肝炎者 3～6 个月便可发展为肝硬化，临床上将肝硬化分成肝功能代偿期和失代偿期，但两期界限很难截然分开。

（1）代偿期 症状较轻，往往缺乏特异性。食欲减退和乏力为早期突出表现，还可伴有恶心、腹胀、上腹不适或隐痛、轻微腹泻等，多呈间歇性出现，过度疲劳可诱发，休息或治疗可缓解。肝脏轻度肿大，质地偏硬，无或有轻度压痛，肝功能检查多数正常或轻度异常。

（2）失代偿期

① 肝功能减退的表现

a.全身表现：精神萎靡，消瘦乏力，皮肤干枯，面色晦暗无光泽，伴色素沉着（肝病面容），可有夜盲、浮肿、舌炎，不规则低热等。

b.消化道症状：食欲不振，上腹部饱胀、恶心呕吐，易腹泻。

c.出血倾向和贫血：牙龈出血、鼻衄，皮肤黏膜出血点或紫癜，女性月经量过多。出血与凝血因子合成减少、脾功能亢进、毛细血管脆性增加等因素有关。肠道吸收障碍、脾功能亢进及出血等可引起不同程度的贫血。

d.激素蓄积：雌激素增多，雄激素、糖皮质激素减少。雌、雄激素平衡失调，表现为男性性欲减退、睾丸萎缩、毛发脱落、乳房发育，女性月经失调、闭经、不孕等；可出现肝掌、蜘蛛痣。糖皮质激素分泌减少，可引起皮肤色素沉着，尤其是面部黝黑。继发性醛固酮和抗利尿激素增多，导致钠、水潴留，引起尿量减少、水肿和腹水。

②门静脉高压症

a. 脾肿大：脾脏因长期淤血而肿大，多呈轻、中度肿大。

b. 侧支循环的建立和开放：是门静脉高压症的特征性表现。当门静脉压力增高≥10mmHg 时，消化器官和脾脏回心血液流经肝脏受阻，门静脉系统与腔静脉系统之间的交通支大量开放并扩张为曲张的静脉。主要有3 支重要的侧支循环开放：食管和胃底静脉曲张；腹壁和脐周静脉曲张；痔静脉扩张。

c. 腹水：为肝硬化失代偿期最突出的体征之一。上消化道大出血、感染等因素可促使腹水迅速增长。腹水形成与门静脉压力增高、低白蛋白血症、肝淋巴液生成过多、继发性醛固酮增多、抗利尿激素增多及有效循环血容量不足有关。部分患者同时伴有胸腔积液，多见于右侧。

### 3. 并发症

（1）急性上消化道出血　因食管胃底静脉曲张破裂所致，为最常见的并发症和主要死因。表现为呕血与黑便，大量失血可引起失血性休克，并诱发腹水和肝性脑病。

（2）肝性脑病　为晚期肝硬化最严重的并发症，也是最常见死亡原因之一，主要表现为神经和精神方面的异常。

（3）原发性肝癌　肝硬化特别是病毒性肝炎肝硬化和酒精性肝硬化，发生肝细胞癌的危险性明显增高。当患者出现肝区疼痛、肝大、血性腹水、不明原因的发热时，要考虑到此病的可能，血清 AFP 升高及肝脏 B 超提示肝占位性病变，应高度怀疑，CT 有助于确诊。

（4）感染　易并发各种感染，如支气管炎、胆道感染、自发性腹膜炎（SBP）、结核性腹膜炎等。SBP 是指在无任何邻近组织炎症的情况下发生的腹膜和（或）腹水的细菌性感染，是肝硬化常见的严重的并发症之一，发生率较高，病原菌多为来自肠道的革兰阴性菌。

（5）肝肾综合征　是指发生在严重肝病基础上的肾衰竭，但肾脏本身并无器质性损害，故又称功能性肾衰竭。主要见于伴有腹水的晚期肝硬化或急性肝功能衰竭患者。

（6）肝肺综合征　是指发生在严重肝病基础上的低氧血症，主要与肺内血管扩张相关而过去无心肺基础疾病。临床特征为严重肝病、肺内血管扩张、低氧血症 / 肺泡 - 动脉氧梯度增加的三联征，无有效治疗方法，预后差。

（7）其他　门脉高压性胃病、电解质和酸碱平衡紊乱、门静脉血栓形成等。

### 4. 辅助检查

（1）肝功能检查　①血清白蛋白降低而球蛋白增高，白蛋白与球蛋白比例降低或倒置。②血清 ALT 与 AST 增高。③凝血酶原时间在代偿期多正常，失代偿期则有不同程度延长。④重症者血清胆红素有不同程度增高。⑤血清Ⅲ型前胶原肽、透明质酸、层粘连蛋白等肝纤维化指标可显著增高。

（2）免疫学检查　常用检查指标及异常改变如下。①血 IgG 升高。②抗核抗体、抗平滑肌抗体可呈阳性。③乙型、丙型或丁型肝炎病毒标志物呈阳性。④甲胎蛋白可增高，若超过500μg/L 或持续升高，应疑合并肝癌。

（3）腹水检查　一般为漏出液，如并发自发性腹膜炎则透明度降低，比重增高，白细胞及中性粒细胞增多，李凡他试验阳性。腹水呈血性，应高度怀疑癌变，应做细胞学检查。

（4）影像学检查　食管吞钡 X 线检查显示虫蚀样或蚯蚓状充盈缺损以及纵行黏膜皱襞增宽；胃底静脉曲张时，吞钡检查可见菊花样充盈缺损。超声检查示肝实质回声增强、不规则、不均匀，为弥漫性病变。进行常规B 超检查，有助于早期发现原发性肝癌。

（5）内镜检查　腹腔镜能窥视肝外形、表面、色泽、边缘及脾等改变，在直视下还可做穿刺活组织检查，其诊断准确性优于盲目性肝穿。

（6）肝穿刺活检　是确诊代偿期肝硬化的方法。若见有假小叶形成，可确诊。

### （二）诊断要点

临床上根据肝硬化的病程分成肝功能代偿期和失代偿期，但两期界限很难截然分开。失代偿期患者常出现一系列肝功能减退、门静脉高压症与腹水的临床表现，容易做出临床诊断。完整的临床诊断应包括病因、病期、病理和并发症诊断。

失代偿期肝硬化的诊断依据：①有病毒性肝炎、长期大量饮酒等可导致肝硬化的有关病史；②有肝功能减退和门静脉高压症的临床表现；③肝功能指标检测有血清白蛋白下降、血清胆红素升高及凝血酶原时间延长等；④ B 超或 CT 提示肝硬化改变，内镜检查证实食管胃底静脉曲张；⑤肝活组织检查见假小叶形成是诊断本病的金标准。

### （三）鉴别诊断

**1. 肝肿大的鉴别** 与原发性肝癌、脂肪肝或血吸虫病等鉴别。

**2. 脾肿大的鉴别** 与慢性粒细胞性白血病、特发性门脉高压症或疟疾等鉴别。

**3. 腹水的鉴别** 与充血性心力衰竭、结核性腹膜炎、慢性肾炎及腹膜肿瘤等鉴别。

### （四）病情评估

Child-Pugh 分级（表 1-11-2）用于肝硬化患者的病情评估，主要是对肝脏储备功能的评估，有助于对预后的评估及指导治疗方案的选择。根据评分结果分为 A、B、C 三级。①A 级：评分 5～6 分，1～2 年存活率 85%～100%。②B 级：评分 7～9 分，1～2 年存活率 60%～80%。③C 级：评分 10～15 分，1～2 年存活率 35%～45%。

表 1-11-2　肝硬化患者 Child-Pugh 分级标准

| 分级评估指标 | 分数 | | |
| --- | --- | --- | --- |
| | 1 | 2 | 3 |
| 肝性脑病（分期） | 无 | Ⅰ～Ⅱ | Ⅲ～Ⅴ |
| 腹水 | 无 | 少量，易消退 | 中量，难消退 |
| 血胆红素 /（μmol/L） | ＜34 | 34～51 | ＞51 |
| 血白蛋白 /（g/L） | ＞35 | 28～35 | ＜28 |
| 凝血酶原时间 /min | ＜4 | 4～6 | ＞6 |

## 二、治疗

肝硬化目前尚无特效治疗方法。阻止病情进展关键在于早期诊断，及时针对病因治疗，加强一般治疗，防止病情恶化。对已进入失代偿期患者，以对症治疗为主，改善肝功能，及时发现和救治危急并发症。

**1. 病因治疗** 针对引起肝硬化的原发性疾病进行相应的治疗，减少肝细胞的进一步损伤坏死，阻止病理改变进展，包括抗病毒治疗、免疫治疗等。

**2. 一般治疗**

（1）休息　肝功能代偿期患者可参加一般轻工作，注意劳逸结合；肝功能失代偿期或有并发症者，需卧床休息。

（2）饮食　宜进高热量、高蛋白、足量维生素、低脂肪及易消化的食物。有腹水者，应低盐或无盐饮食。肝功能衰竭或有肝性脑病先兆者应限制或禁食蛋白，避免进食粗糙、坚硬食物。慎用巴比妥类等镇静药，禁用损害肝脏的药物。

**3. 药物治疗**

（1）保护肝细胞治疗　用于转氨酶及胆红素升高的肝硬化患者。

① 促进胆汁排泄及保护肝细胞类药：如熊去氧胆酸、强力宁等。

② 维生素类药：B 族维生素有防止脂肪肝和保护肝细胞的作用，维生素 C 有促进代谢和解毒的作用，维生素 E 有抗氧化和保护肝细胞作用，维生素 K 在有凝血障碍时可应用。慢性营养不良者，可适当补充维生素 $B_{12}$ 和叶酸。

（2）抗肝纤维化药物　目前尚无特效药物，可应用丹参、黄芪、虫草菌丝等。

（3）抗病毒治疗　病毒性肝炎者应根据病情进行抗病毒治疗，抑制病毒复制，改善肝功能，延缓病情进展。常用拉米夫定、干扰素等。

**4. 腹水的治疗**

（1）限制水、钠的摄入　一般每天钠盐摄入少于 5g。如有稀释性低钠血症、难治性腹水则应严格控制进水量在每日 800～1000mL。

（2）应用利尿剂　轻度腹水患者首选螺内酯口服，疗效不佳或腹水较多的患者，螺内酯和呋塞米联合应用。过快利尿易导致电解质紊乱，并诱发肝性脑病、肝肾综合征等，应严密监测。无水肿者每天减轻体重约 500g，有下肢水肿者每天减轻体重 1000g 为宜。

（3）提高血浆胶体渗透压　有利于肝功能恢复和腹水的消退。常用人血白蛋白，也可用血浆，定期、少量、多次静脉滴注。

（4）放腹水疗法　仅限于利尿剂治疗无效，或由于大量腹水引起呼吸困难者。大量放腹水的主要并发症有严重水和电解质紊乱，诱发肝性脑病、肝肾综合征等，应严格把握指征，规范操作。

（5）其他治疗

① 自身腹水浓缩回输术：适用于低蛋白血症的大量腹水者，对利尿剂无反应的难治性腹水以及大量腹水需迅速消除者（如紧急手术前准备）。但感染性或癌性腹水、严重心肺功能不全、凝血功能明显障碍、有上消化道活动性出血者不宜做此治疗。

② 外科治疗：腹腔 - 颈内静脉分流术、胸导管颈内静脉吻合术、经颈静脉肝内门体分流术、脾切除术等，可选择应用。

**5. 其他对症治疗**　纠正水、电解质和酸碱平衡失调，抗感染，防治脑水肿，保持呼吸道通畅等。

**6. 肝移植**　对于各种不可逆的终末期肝病，肝移植是一种公认有效的治疗方法。

━━━━ **肝性脑病** ━━━━

肝性脑病（HE）是由严重肝病引起的、以代谢紊乱为基础的神经精神性病变。通常由肝脏代谢的产物逸出，进入体循环时发生，表现轻度人格改变、行为异常及意识障碍，部分患者会出现昏迷。按照原发肝病类型，HE 分为 A、B、C 三型：A 型 HE 发生在急性肝功能衰竭基础上，其重要特征是脑水肿和颅内高压；B 型 HE 是由门体分流所致，无明显肝功能障碍，肝活检显示肝组织学结构正常；C 型 HE 发生于慢性肝损伤及肝硬化等肝病基础上。

# 一、诊断与病情评估

## （一）临床特点

**1. 病因**　导致 HE 的肝病可为肝硬化、重症肝炎、暴发性肝功能衰竭、原发性肝癌、严重胆道感染及妊娠期急性脂肪肝。肝性脑病的发生可能是多重因素引起的，目前认为肝硬化 HE 的发生机制以氨中毒为核心，炎性介质及多种毒性物质共同作用导致脑功能紊乱。常见发病诱因包括：消化道出血、高蛋白饮食、低血容量、电解质及酸碱平衡紊乱、感染、大量抽放腹水、利尿、腹泻、呕吐、便秘、药物等。长期应用质子泵抑制剂可增加肝硬化患者发生 HE 的风险。

**2. 临床表现**　主要表现为中枢神经的功能紊乱（如性格改变、行为失常、意识障碍等）以及运动和反射异常（如扑翼样震颤、肌阵挛、反射亢进和病理反射等）。

（1）急性肝性脑病　常见于急性重症肝炎所致大片肝细胞坏死，患者可在起病数周内即进入昏迷直至死亡，昏迷前可无前驱症状。

（2）慢性肝性脑病　多由门体分流和慢性肝功能衰竭所致，突出表现为慢性反复发作性神经肌肉障碍与昏迷，多见于肝硬化门体分流术后患者。

**3. 辅助检查**

（1）血氨　慢性肝性脑病尤其是门体分流性脑病患者多有血氨升高，急性肝性脑病患者血氨多正常。正常人空腹静脉血氨为 18 ～ 72μmol/L，动脉血氨含量是静脉血氨的 0.5 ～ 2 倍。

（2）脑电图　脑电图表现为节律变慢，Ⅱ～Ⅲ期患者表现为 θ 波或三相波，每秒 4 ～ 7 次；昏迷时表现为高波幅的 δ 波，每秒 1 ～ 4 次。脑电图的改变特异性不高，对轻微肝性脑病和Ⅰ期肝性脑病的诊断价值较小。

（3）诱发电位　各种感觉器官受刺激经感受器传入大脑皮质或皮质下层后所产生的同步放电反应，不同于脑电图所记录的大脑自发性电活动。主要用于轻微肝性脑病的研究。

（4）神经心理检测　推荐使用肝性脑病心理学评分，包括数字连接试验（A 和 B）及数字符号试验、轨迹描绘实验和系列打点试验，适合于 HE 的诊断和轻微型肝性脑病（MHE）的筛选。这些方法简便，无需特殊器材，但要排除患者年龄、教育程度等因素的影响。

（5）影像学检查　急性肝性脑病患者进行头部 CT 或 MRI 检查时可发现脑水肿。慢性肝性脑病患者则可出现不同程度的脑萎缩。

（6）临界视觉闪烁频率　通过检测患者视觉功能变化，判断视网膜胶质细胞病变，间接反映早期 HE 时星形胶质细胞肿胀引起胶质神经元的信号传导障碍。

## （二）诊断要点

肝硬化失代偿期并发的肝性脑病Ⅱ～Ⅳ期诊断一般不难。

主要诊断可依据：①有严重肝病和（或）广泛门体侧支循环；②出现精神紊乱、昏睡或昏迷，可引出扑翼样震颤；③有肝性脑病的诱因；④反映肝功能的血生化指标明显异常及（或）血氨增高；⑤脑电图异常。

MHE的诊断依据可有：①有严重肝病和（或）广泛门体侧支循环形成；②神经心理检测、诱发电位、头部CT或MRI检查及临界视觉闪烁频率异常。

## （三）鉴别诊断

有少部分HE患者肝病病史不明确，以精神症状为突出表现，易被误诊为精神类疾病。故对有精神错乱患者，应仔细询问病史，检测肝功能、血糖、血肌酐、电解质等。与糖尿病酮症酸中毒、低血糖、尿毒症、高钠血症、低钠血症、酒精、重金属中毒、脑血管意外、颅脑肿瘤、脑部感染和镇静药过量等相鉴别。

## （四）病情评估

根据意识障碍程度、神经系统表现和脑电图改变，临床上将肝性脑病从无精神改变到昏迷分为5期。

① 0期轻微型肝性脑病（MHE）：是指临床上患者虽无神经精神性症状和体征，可从事日常生活和工作，但用精细的神经心理检测和（或）神经生理检测可发现异常，这些患者的反应能力常降低，不宜驾车及高空作业。

② Ⅰ期（前驱期）：出现轻度性格改变和行为失常，表现出焦虑、欣快激动、淡漠少言、昼睡夜醒、健忘、衣冠不整等轻度精神异常，可有扑翼样震颤，脑电图多数正常。此期临床表现不明显，易被漏诊。

③ Ⅱ期（昏迷前期）：Ⅰ期症状加重，嗜睡、行为失常（如衣冠不整或随地大小便）、言语不清、书写障碍及定向力障碍。出现意识错乱，睡眠障碍，肌张力增加，腱反射亢进，扑翼样震颤存在，脑电图有特征性异常改变。

④ Ⅲ期（昏睡期）：以昏睡和精神错乱为主要表现，各种神经体征持续或加重。扑翼样震颤仍可引出，锥体束征阳性，脑电图有异常波形。

⑤ Ⅳ期（昏迷期）：神志完全丧失，不能唤醒。浅昏迷时，对痛刺激尚有反应，腱反射和肌张力仍亢进；深昏迷时，各种反射消失，肌张力降低。由于患者处于昏迷状态不能合作，无法引出扑翼样震颤，脑电图明显异常。

# 二、治疗

去除HE的诱因、保护肝脏功能免受进一步损伤、治疗氨中毒及调节神经递质是治疗HE的主要措施。

## （一）及早识别及去除HE的诱因

**1.用药禁忌**　在肝硬化特别是有严重肝功能减退时应尽量避免使用肝损害药物。当患者发生HE时慎用或禁用阿片类、巴比妥类等镇静剂，可试用异丙嗪、氯苯那敏（扑尔敏）等抗组胺药。

**2.纠正电解质和酸碱平衡紊乱**　低钾性碱中毒是肝硬化患者在进食量减少、利尿过度及大量排放腹水后的内环境紊乱，是诱发或加重肝性脑病的常见原因之一。因此，应重视患者的营养支持，利尿药的剂量不宜过大，大量排放腹水时应静脉输入足量的白蛋白以维持有效血容量和防止电解质紊乱。HE患者应反复检测血清电解质、血气分析等，及时纠正低血钾或碱中毒等，发现异常及时对症处理。

**3.有效止血和清除肠道积血**　上消化道出血是肝性脑病的重要诱因之一。清除肠道积血可采取：乳果糖、乳梨醇或25%硫酸镁口服或鼻饲导泻，0.9%氯化钠注射液或弱酸液（如稀醋酸溶液）清洁灌肠。

**4.预防和控制感染**　失代偿期肝硬化患者容易合并感染，特别是对肝硬化大量腹水或合并曲张静脉出血者应高度警惕，必要时予抗生素预防性治疗。一旦发现感染应积极控制感染，选用对肝损害小的广谱抗生素静脉给药。

**5.其他**　注意防治便秘；门体分流对蛋白不耐受者应避免大量蛋白质饮食；警惕低血糖并及时纠正。

## （二）监护治疗

重度肝性脑病特别是暴发性肝功能衰竭患者，常并发脑水肿和多器官功能衰竭，应严密监护并积极防治各种并发症。

## （三）减少肠内氮源性毒物的生成和吸收

**1.限制蛋白质饮食**　起病数日内禁食蛋白质（Ⅰ～Ⅱ期HE可限制在20g/d以内），神志清楚后从蛋白质20g/d开始逐渐增加至1g/(kg·d)。植物蛋白较好，因其含支链氨基酸较多，且所含非吸收性纤维被肠菌酵解产酸有利氨的排出。限制蛋白质饮食的同时应尽量保证热能供应和各种维生素补充。

**2. 清洁肠道**　特别适用于上消化道出血或便秘患者。通过导泻和灌肠清洁肠道，对减少氨的吸收具有有益的作用。

**3. 应用乳果糖**　口服后在小肠不会被分解，到达结肠后可被乳酸杆菌、粪肠球菌等细菌分解为乳酸、乙酸而降低结肠的 pH 值。肠道酸化后促进乳酸杆菌等有益菌的生长，使肠细菌所产的氨减少；酸性的肠道环境可减少氨的吸收，并促进血液中的氨渗入肠道排出。乳果糖的疗效确切，可用于各期 HE 及 MHE 的治疗。

**4. 口服抗生素**　可抑制肠道产尿素酶的细菌，减少氨的生成。常用的抗生素有利福昔明、新霉素、甲硝唑等。

**5. 益生菌制剂**　口服某些不产尿素酶的有益菌可抑制有害菌的生长，如乳酸杆菌、双歧杆菌、酪酸杆菌等，可抑制产生尿素酶的细菌生长，对防止氨和有毒物质的吸收有一定作用。

#### （四）促进体内氨的代谢

**1. 鸟氨酸天冬氨酸（OA）**　是一种鸟氨酸和天冬氨酸的混合制剂，能促进体内的尿素循环（鸟氨酸循环）而降低血氨。每日静脉注射 OA 20g 可降低血氨，改善症状，不良反应为恶心、呕吐。

**2. 其他**　谷氨酸钠或钾、精氨酸等药物理论上具降血氨作用，曾广泛应用，但至今尚无证据肯定其疗效，近年临床已很少使用。

#### （五）调节神经递质

**1. 氟马西尼**　可以拮抗内源性苯二氮䓬所致的神经抑制。对部分Ⅲ～Ⅳ期患者具有促醒作用。静脉注射氟马西尼在数分钟之内起效，但维持时间很短，通常在 4 小时之内。

**2. 减少或拮抗假神经递质支链氨基酸（BCAA）制剂**　是一种以亮氨酸、异亮氨酸、缬氨酸等 BCAA 为主的复合氨基酸。其机制为竞争性抑制芳香族氨基酸进入大脑，减少假神经递质的形成。其疗效尚有争议，但对于不能耐受蛋白质的营养不良者，补充 BCAA 有助于改善其氮平衡。

#### （六）人工肝系统

用分子吸附剂再循环系统（MARS）可清除肝性脑病患者血液中部分有毒物质、降低血胆红素浓度及改善凝血酶原时间，对肝性脑病有暂时的、一定程度的疗效，有可能赢取时间为肝移植做准备，尤适用于急性肝功能衰竭患者。生物人工肝的研究近年有一定进展，期望可在体外代替肝的部分生物功能。

#### （七）肝移植

肝移植是挽救肝硬化患者生命的有效措施。也是治疗各种终末期肝病的一种有效手段，严重和顽固性的肝性脑病为肝移植的指征。

## 第八节　原发性肝癌

原发性肝癌是指起源于肝细胞或肝内胆管上皮细胞的恶性肿瘤，是我国常见恶性肿瘤之一，死亡率高，其死亡率在消化系统恶性肿瘤中居第三位，仅次于胃癌和食管癌，且发病率有上升趋势。本病多见于中年男性，男女之比为（2∶1）～（5∶1）。平均发病年龄因地理位置不同而异，高发地区多为 30～40 岁，低发地区为 52～59 岁。

肝癌按大体形态分为以下几类。①块状型：最多见，癌块直径多超过 5cm。直径超过 10cm 者称巨块型，易发生肝破裂。②结节型：较常见，为大小和数量不等的结节，直径一般 5cm，常伴肝硬化。③弥漫型：最少见，米粒至黄豆大小的癌结节散布全肝，肝大不明显，常因肝功能衰竭而死亡。④小癌型：孤立的直径小于 3cm 的癌结节，或相邻两个癌结节直径之和小于 3cm 者，称为小肝癌。

原发性肝癌多属于中医学"胁痛""鼓胀""黄疸""癌病"范畴。

## 一、诊断与病情评估

#### （一）临床特点

**1. 病因**

（1）病毒性肝炎　乙型肝炎病毒（HBV）和丙型肝炎病毒（HCV）与原发性肝癌有着明显的相关性。

（2）黄曲霉毒素污染　黄曲霉菌的代谢产物黄曲霉毒素 $B_1$ 是动物肝癌最强的致癌剂。

（3）肝硬化　肝硬化与肝癌密切相关。

（4）家族史及遗传因素　高发地区家族史是原发性肝癌发生的重要危险因素。

（5）其他　其他致癌物质或被疑为致癌因素的有：①酒精中毒；②亚硝胺类物质；③有机氯类农药；④雄激素及类固醇；⑤微量元素如低硒、锌及高镍、砷等；⑥铁代谢障碍等。

**2.临床表现**　肝癌患者起病隐匿，有慢性肝病病史者，在随访过程中可尽早发现确诊，无明确慢性肝病病史者，常因右上腹隐痛就诊，伴有消瘦、乏力、食欲不振等症状。

原发性肝癌起病隐匿，早期缺乏典型症状，当患者出现明显的临床症状时，病情大多已进入中、晚期。常见临床表现是在肝硬化的基础上出现肝区疼痛等症状，或以转移病灶症状为首发表现。

（1）症状　肝区疼痛最常见，呈持续性胀痛或隐痛，由癌肿迅速生长使肝包膜绷紧所致。当肝表面的癌结节破裂，坏死的癌组织经血液流入腹腔时，可突然引起剧痛，出现急腹症表现。食欲减退常见，晚期可出现恶心、呕吐或腹泻。全身症状以进行性消瘦、乏力、发热较多见。部分患者出现伴癌综合征，主要表现为自发性低血糖症、红细胞增多症、高钙血症、高脂血症、类癌综合征等。

（2）体征　绝大多数患者有肝大，进行性肝大是特征性体征之一，肝质地坚硬，边缘不规则，表面呈结节状，部分伴有明显压痛。多数患者晚期出现黄疸，由肝细胞损害、癌块压迫或侵犯胆总管所致。脾大见于合并肝硬化与门静脉高压症的患者。原有腹水者可表现为腹水迅速增加且具有难治性，腹水一般为漏出液。血性腹水多因肝癌侵犯肝包膜或向腹腔内破溃引起，少数因腹膜转移癌所致。

**3.辅助检查**

（1）甲胎蛋白（AFP）检测　是当前诊断肝细胞癌最特异的标志物。检测血清中 AFP，有助于原发性肝癌的早期诊断。AFP 检查诊断肝细胞癌的标准为：① AFP 超过 500μg/L 持续 4 周；② AFP 由低浓度逐渐升高不降；③ AFP 超过 200μg/L 持续 8 周。AFP 浓度通常与肝癌大小呈正相关。

（2）异常凝血酶原（DCP）检测　对原发性肝癌有较高的特异性。

（3）超声检查　肝脏 B 超检查能确定肝脏占位性病变的病灶性质、病变部位、播散及转移情况。

（4）CT、MRI 及肝动脉造影　对肝癌定位和定性诊断均有重要的临床价值。

（5）肝动脉造影　是目前诊断小肝癌的最佳方法。

（6）肝组织活检或细胞学检查　是目前直径 2cm 以下小肝癌确诊的有效方法。

**（二）诊断要点**

凡有慢性肝病史（乙型或丙型肝炎、酒精性肝病等）的中年人，尤其是男性患者，出现不明原因的肝区疼痛、消瘦、进行性肝脏肿大者，应做血清 AFP 测定和有关影像学检查，必要时行肝穿刺活检，进而明确诊断。

对高危人群（肝炎史 5 年以上，乙型或丙型肝炎病毒标志物阳性，35 岁以上）应进行肝癌普查，包括每年 1 次血清 AFP 测定、肝脏 B 型超声检查。经普查检出的肝癌可无任何症状和体征，诊断为亚临床肝癌。

国际上广泛使用的肝癌诊断标准是满足下列三项中的任一项，即可诊断肝癌：①具有两种典型的肝癌影像学（超声、增强 CT、MRI 或选择性肝动脉造影）表现，病灶＞ 2cm；②一项典型的肝癌影像学表现，病灶＞ 2cm，AFP ＞ 400ng/mL；③肝脏活检阳性。对高危人群（各种原因所致的慢性肝炎、肝硬化以及＞ 35 岁的 HBV 或 HCV 感染者）每 6 ～ 12 个月检测 AFP 和 US 筛查，有助于肝癌早期诊断。

**（三）鉴别诊断**

**1.继发性肝癌**　原发于消化道、肺部、泌尿生殖系统、乳腺等处的癌灶常转移至肝脏。一般病情发展较缓慢，AFP 多为阴性，通过病理检查和找到肝外原发癌可以确诊。

**2.肝脓肿**　有发热、肝区疼痛和压痛。B 超检查可探到肝内液性暗区。超声引导下行诊断性肝穿刺有助于确诊。

**3.肝硬化**　病情发展较慢，且有反复，AFP 轻度增高，肝功能损害较重。B 超、CT 等影像学检查多可鉴别。应注意肝硬化与原发性肝癌可共存。

**4.肝脏邻近脏器的肿瘤**　来自肾、肾上腺、胰腺、结肠及腹膜后软组织的肿瘤，也可在上腹部出现包块，但 AFP 为阴性，B 超、CT 等检查有助于鉴别，必要时通过剖腹探查明确诊断。

**5.肝非癌性占位性病变**　如肝血管瘤、肝囊肿等，B 超、CT 检查有助于鉴别，必要时通过腹腔镜明确诊断。

## 二、治疗与预防

治疗原则：根据疾病分期确定治疗方案。所有患者治疗前均应进行肺部影像学检查以确定有无肺部转移。

早期患者首选根治性肝切除术，中晚期患者可实施肝动脉栓塞化疗或局部消融治疗。

### （一）治疗要点

**1. 手术治疗**　手术切除是目前早期肝癌最有效的治疗手段，凡有手术指征者均应不失时机争取手术切除，若无法行一期切除，也应争取在介入治疗后行二期切除。

手术适应证：①无明显心、肾、肺损害，能耐受手术者。②肝功能代偿良好，无明显黄疸、腹水者。③无远处转移者。④影像学提示肿瘤局限于一叶或半肝，有切除可能，或尚可行姑息性外科治疗者。⑤较小或局限的复发性肝癌有切除可能者。⑥肝内占位经各种检查不能完全排除恶性肿瘤而又易于切除者。

**2. 肝动脉栓塞化疗（TACE）**　经肝动脉插管栓塞化疗或 TACE 加门静脉栓塞（PVE) 是不能手术切除肝癌的主要治疗方法，被推荐为中晚期肝癌的首选标准治疗，3 年生存率可达 50%。

**3. 局部消融治疗**　主要包括射频、微波及无水乙醇注射。

**4. 放射治疗**　如立体定向放射治疗（SBRT）、质子束治疗（PBT）等安全、有效的放疗手段。

**5. 全身化疗**　主要适用于有肝外转移、局部病变不适合手术、局部治疗失败、弥漫型肝癌、合并门静脉主干和（或）下腔静脉癌栓者。不推荐传统化疗。含奥沙利铂的联合化疗可获得较好疗效。

**6. 靶向治疗**　靶向治疗单独应用或与其他疗法联合应用均对肝癌有一定的客观疗效，且能改善患者的生活质量。靶向治疗是肝癌治疗的新方向，也为肝癌的治疗带来了新突破。如索拉非尼能延缓肝癌病情进展，明显延长晚期患者生存期，且安全性较好。其他多激酶抑制剂如舒尼替尼、仑伐替尼、卡博替尼；抗 EGFR 药物西妥昔单抗、贝伐珠单抗、雷莫芦单抗；抑制 EGFR 和 HER-2 的拉帕替尼等。PD-1/PD-L1 抑制剂也有一定的治疗效果，如纳武利尤单抗、帕博利珠单抗、卡瑞丽珠单抗、阿替利珠单抗等。

**7. 抗病毒治疗及其他保肝治疗**　合并乙肝病毒感染且复制活跃的肝癌患者，口服核苷（酸）类似物抗病毒治疗非常重要。

**8. 肝移植术**　主要用于小肝癌合并严重肝硬化者。但静脉癌栓、肝内播散或肝外器官转移者应为禁忌。因肝源短缺等因素。目前暂不推荐对肝功能良好，能耐受肝切除的患者行肝移植术。

### （二）预防

1. 积极防治基础疾病，积极治疗 HBV 和 HCV 感染引起的病毒性肝炎，肝硬化；应用病毒性肝炎疫苗（乙型和丙型）预防肝炎，对原发性肝癌的预防也起积极作用。

2. 注意饮食卫生，做好粮食保管，防霉去毒，保护水源，防止污染等诸环节管理。

3. 定期进行人群普查。

4. 健康教育与人文关怀，普及肝癌的基础知识，提高医务人员对肝癌诊断的警觉性及敏感性，做到早发现、早诊断、早治疗。

# 第九节　急性胰腺炎

急性胰腺炎（AP）是多种病因导致胰酶在胰腺组织内被激活后引起胰腺组织自身消化，导致局部炎症反应甚至引发全身炎症反应及多系统器官功能障碍的炎症性损伤疾病。多数患者病情较轻，预后好；少数重症及危重患者可伴发多器官功能障碍及胰腺局部并发症，死亡率高。

急性胰腺炎多属于中医学"腹痛""脾心痛"范畴。

## 一、诊断与病情评估

### （一）临床特点

**1. 病因**　AP 可能存在多种病因，且存在地区差异。胆石症仍是我国 AP 的主要病因，其次是大量酒精摄入与暴饮暴食。随着 AP 流行病学依据的不断完善，以及高甘油三酯血症导致 AP 机制的不断阐明，高甘油三酯血症有超越酒精摄入成为第二大病因的趋势。

（1）胆胰疾病　由胆胰疾病引起的 AP 称为急性胆源性胰腺炎（ABP）。胆胰疾病各种因素导致了胆胰管出口排空不畅及压力异常，胰液引流受阻、胰酶异常活化是导致 ABP 发生的中心环节。①胆石症：根据结石的部位可以分为胆囊结石、胆管结石或混合型。②非结石因素：包括蛔虫、胰管肿瘤、胰管狭窄、胰腺本身及其周围器官（如胃、胆）手术或外伤、逆行胰胆管造影（ERCP）等。

（2）大量饮酒和暴饮暴食　大量饮酒可通过刺激胃酸分泌而促进胰腺外分泌，同时可引起十二指肠乳头水肿和 Oddi 括约肌痉挛，致使胰液排泄受阻，胰管内压力增高。

（3）高甘油三酯血症　高甘油三酯血症引起的 AP 又称为急性脂源性胰腺炎，其发生机制可能与甘油三酯分解的游离脂肪酸对胰腺本身的毒性作用及其引起的胰腺微循环障碍有关。当血清甘油三酯浓度 ≥ 11.3mmol/L 时，极易发生 AP，当甘油三酯 < 5.65mmol/L 时，发生 AP 的危险性减少。

（4）感染　AP 可继发于某些急性传染病如流行性腮腺炎、伤寒、链球菌败血症、传染性单核细胞增多症、柯萨奇病毒、Echo 病毒和肺炎衣原体感染等。

（5）其他病因　高钙血症（如甲状旁腺瘤、维生素 D 过多等）动脉粥样硬化等血管病变可致胰腺缺血性坏死，称为"胰卒中"。已知某些药物如糖皮质激素、噻嗪类利尿剂、硫唑嘌呤、四环素、磺胺类等，可增加胰液分泌或胰液黏稠度，导致胰小管梗阻、压力增高而使小管及腺泡破裂，引起胰腺炎。还有遗传因素、自身免疫因素也可引起 AP。

**2. 临床表现**　急性腹痛是急胰腺炎的主要和首发症状，常于饱餐、饮酒后突然发生，初起疼痛位于中上腹或左上腹部，可迅速扩散至全腹。腹痛轻重不一，持续性疼痛伴阵发性加剧，可向腰背部呈束带状放射。多数患者伴有恶心，频繁呕吐，多有中度以上发热。急性重症胰腺炎及危重急性胰腺炎常伴发休克，上腹部压痛明显，腹肌紧张及反跳痛阳性，脐周皮肤出现青紫色（Cullen 征），两腰部皮肤呈暗灰蓝色（Grey-Turner 征）。

**3. 并发症**

（1）局部并发症　①胰腺脓肿：重症胰腺炎发病 2～3 周后，因胰腺及胰周坏死组织继发感染而形成脓肿。②胰腺假性囊肿：常在病后 3～4 周形成，系由胰液和液化的坏死组织在胰腺内或其周围被包裹所致。

（2）全身并发症　急性重症胰腺炎及危重急性胰腺炎常并发不同程度的多器官功能衰竭，如急性呼吸衰竭、急性肾衰竭、心力衰竭与心律失常、消化道出血、胰性脑病、脓毒症、高血糖、慢性胰腺炎等。

**4. 辅助检查**

（1）标志物检测　胰腺坏死标志物检测是明确胰腺组织发生病理损伤的主要方法，因此，是诊断急性胰腺炎的必查指标。①淀粉酶测定：血清淀粉酶在起病 2～12 小时开始上升，约 24 小时达高峰，48 小时左右开始下降，多持续 3～5 天。血清淀粉酶超过正常值上限 3 倍（> 500 苏氏单位 / 升）即可确诊急性胰腺炎，但血清淀粉酶水平的高低与病情严重程度不一定平行。重症患者血清淀粉酶可正常或低于正常；血清淀粉酶持续增高常提示病情反复、并发假性囊肿或脓肿。尿淀粉酶升高相对较晚，在发病后 12～14 小时开始升高，下降缓慢，持续 1～2 周，尿淀粉酶值受患者尿量的影响。胰源性腹水和胸水中的淀粉酶值亦明显增高。②血清脂肪酶测定：血清脂肪酶常在起病后 24～72 小时开始上升，持续 7～10 天，对延迟就诊的患者有诊断价值，且特异性高。但其升高程度与病情严重性不呈正相关。

（2）血液一般检查　多有白细胞增多及中性粒细胞分类比例增加，中性粒细胞核左移。

（3）血生化检查　①暂时性血糖升高：与胰岛素释放减少和胰高血糖素释放增加有关。持久的空腹血糖超过 10mmol/L 反映胰腺坏死，提示预后不良。②血胆红素升高：少数患者出现，可于发病后 4～7 天恢复正常。③暂时性血钙降低：血钙低于 2mmol/L 见于 SAP。低血钙程度与临床严重性平行，若血钙低于 1.5mmol/L 提示预后不良。④血清 AST、LDH：可升高。⑤血甘油三酯：可出现高甘油三酯血症，是病因也可以是后果，后者在急性期过后可恢复正常。⑥C 反应蛋白（CRP）：急性胰腺炎发病 72 小时后升高，超过 150mg/L，提示胰腺组织坏死。

（4）腹部影像学检查　①腹部平片：对排除其他急腹症如内脏穿孔等有重要意义。②腹部 B 超：可以初步判断胰腺组织形态学变化，对胰腺肿大、脓肿及假性囊肿有诊断意义，同时有助于判断有无胆道疾病，因此，应作为常规初筛检查。③腹部 CT：对 AP 的诊断和鉴别诊断、评估其严重程度，特别是对鉴别 MAP 和 SAP，以及附近器官是否累及具有重要价值。MSAP 可见胰腺非特异性增大和增厚，胰周围边缘不规则；SAP 可见胰周围区消失，网膜囊和网膜脂肪变性，密度增加，胸腹膜腔积液。增强 CT 是诊断胰腺坏死的最佳方法，疑有胰腺坏死合并感染者，可行 CT 引导下穿刺。

**（二）诊断依据**

AP 的完整诊断应包括 AP 诊断、分类诊断、病因诊断和并发症诊断。

**1. 诊断标准**　AP 的诊断依据包括临床特征、血清胰酶浓度及 CT 检查。临床上符合以下 3 项特征中的 2 项即可诊断 AP。①急性、突发、持续、剧烈的上腹部疼痛，可向背部放射。②血清淀粉酶和（或）脂肪酶活性至少高于正常上限值 3 倍。③增强 CT/MRI 呈 AP 典型影像学改变（胰腺水肿或胰周渗出积液）。

**2. 病因诊断** 包括胆源性 AP、酒精性 AP、脂源性 AP、PEP 等。

### （三）鉴别诊断

**1. 消化性溃疡急性穿孔** 该类患者多有溃疡病史，以突然出现的腹痛为主要特点，血淀粉酶可有轻中度升高，一般不超过 500U/L，早期即见腹膜炎症状，腹部 X 线透视见膈下游离气体有助于诊断。

**2. 胆囊炎和胆石症** 可有血、尿淀粉酶轻度升高，腹痛以右上腹多见，向右肩背部放射，右上腹压痛，Murphy 征阳性。B 超检查有助于鉴别。

**3. 急性肠梗阻** 以腹痛、呕吐、腹胀、排便排气停止为特征，肠鸣音亢进或消失，腹部平片可见气液平面。

**4. 急性心肌梗死** 多有冠心病史，以突然发生的胸骨后及心前区压迫感或疼痛为主要表现，血、尿淀粉酶多正常，心肌损伤标志物升高，心电图见心肌梗死的相应改变及动态改变。

### （四）病情评估

急性胰腺炎根据胰腺坏死、胰腺感染及脏器衰竭情况，分为轻症急性胰腺炎（MAP）、中度重症急性胰腺炎（MSAP）、重症急性胰腺炎（SAP）和危重急性胰腺炎（CAP）。

**1. 分类诊断**
（1）MAP 符合 AP 诊断标准，不伴有器官功能衰竭及局部或全身并发症。
（2）MSAP 伴有一过性的器官衰竭（48 小时内可以恢复），或伴有局部 / 全身并发症。
（3）SAP 伴有持续（＞ 48 小时）的器官功能衰竭。

**2. 分期诊断** MAP 一般病程较短，经治疗很快能够好转。MSAP 及 SAP 病程较长，一般分为急性期、进展期、感染期。

（1）急性期 指发病后 2 周内，以全身炎症反应综合征及脏器功能障碍为主要表现，是患者的死亡高峰期。
（2）进展期 发病后 2 ～ 4 周，以急性坏死物胰周液体积聚及急性坏死物积聚为主，可无感染，也可合并感染。
（3）感染期 发病 4 周后，出现胰腺及胰周坏死性改变伴有感染、脓毒症，出现多系统器官功能障碍，是患者的第二个死亡高峰期。

## 二、治疗与预防

### （一）治疗要点

**1. 监护与一般治疗** AP 病情变化复杂，应加强监护，及时了解病情进展。维持水电解质平衡，加强营养支持治疗。

**2. 减少胰液分泌，抑制胰酶活性**
（1）禁食 食物是胰液分泌的天然刺激物，发病后应短期禁食，以降低胰液分泌，减轻胰腺损伤。
（2）抑制胃酸分泌 胃液可促进胰液分泌，适当抑制胃酸分泌可减少胰液分泌量，缓解胰管内高压。常用 $H_2$ 受体拮抗剂或质子泵抑制剂如奥美拉唑或兰索拉唑等。
（3）应用生长抑素 可抑制胰泌素和缩胆囊素刺激的胰液基础分泌。AP 时，血液循环中生长抑素水平显著降低，可补充外源性生长抑素或生长抑素类似物，如奥曲肽等。
（4）抑制胰酶活性 用于 SAP 的早期。抑肽酶可抗胰血管舒缓素，使缓激肽原不能变为缓激肽，尚可抑制蛋白酶、糜蛋白酶和血清素。加贝酯可抑制蛋白酶、血管舒缓素、凝血酶原、弹力纤维酶等。根据病情选择用量静脉滴注，2 ～ 3 日后病情好转，可逐渐减量。

**3. 防治感染** 病程中易发生感染，感染常加重病情，甚至促进死亡。尽早恢复肠内营养，有助于受损肠黏膜的修复，减少细菌移位引发 MODS。必要时选择针对革兰阴性菌和厌氧菌且能透过血胰屏障的抗菌药物，如喹诺酮类或头孢类联合抗厌氧菌抗生素甲硝唑等。

**4. 营养支持治疗** 对于 MAP 患者，短期禁食期间可通过静脉补液提供能量。SAP 患者在肠蠕动尚未恢复前，亦应先予肠外营养，病情缓解后应尽早过渡到肠内营养。恢复饮食应从少量、无脂、低蛋白饮食开始，逐渐增加进食量和蛋白质摄入量，直至恢复正常饮食。

**5. 急诊内镜治疗** 对胆总管结石性梗阻、急性化脓性胆管炎、胆源性败血症等胆源性急性胰腺炎应尽早行经内镜治疗。

**6. 外科治疗** 目前不主张过早手术治疗。手术适应证如下。①胰腺坏死合并感染：在严密监测下考虑手术治疗，行坏死组织清除及引流术。②胰腺脓肿：可选择手术引流或经皮穿刺引流。③胰腺假性囊肿：视情况选择手术治疗、经皮穿刺引流或内镜治疗。④胆道梗阻或感染：无条件进行十二指肠乳头括约肌切开术（EST）时予手术解除梗阻。⑤诊断未明确，疑有腹腔脏器穿孔或肠坏死者行剖腹探查术。

### （二）预防

**1. 积极治疗胆道疾病**　有胆囊结石的患者，建议密切随访，规范治疗。MAP 伴有胆囊结石，在排除胆总管结石的情况下，建议在当次发病出院前完成胆囊切除术，以避免在患者出院等待手术期间再次发作 AP 及减少相关并发症。

**2. 戒酒及避免暴饮暴食**　戒烟；养成良好的饮食习惯，避免一次大量进食高蛋白及高脂肪食物。

**3. 严格掌握 ERCP 适应证。**

**4. 健康教育和人文关怀**　针对不同病因、不同类型 AP 患者均应强调生活自律、健康饮食、定期体检的重要性，及时发现并治疗胆胰疾病和高脂血症。

# 第十节　胰腺癌

胰腺癌是起源于胰腺导管上皮及腺泡细胞的消化系统恶性肿瘤，早期诊断困难，进展期则生存时间短，是预后最差的恶性肿瘤之一。

## 一、诊断

### （一）临床特点

#### 1. 病因

（1）长期大量吸烟　为确定及可逆的危险因素，戒烟 20 年后其风险可降至同正常人群。

（2）肥胖　BMI > 35kg/m$^2$，患病风险增加 50%。

（3）慢性胰腺炎　特别是家族性胰腺炎病史。

（4）糖尿病　超过 10 年的糖尿病病史，可增加患病风险 50%。

（5）性别　男性及绝经期后的女性。

（6）家族史　直系亲属中有胰腺癌患者。

（7）某些遗传综合征　如 Peutz-Jesbers 综合征、黑色素瘤综合征、家族性腺瘤息肉病等。

**2. 临床表现**　发病年龄以 40 ～ 65 岁多见，男女之比为（1.5 ～ 2.1）：1。起病隐匿，病程短，病情进展迅速。早期无特殊症状，出现明显症状时，多已进入晚期。

（1）腹痛　常为首发症状，多为持续性、进行性加重的中上腹痛或腰背部疼痛，夜间明显加重，仰卧与脊柱伸展时可加剧，俯卧、蹲位或下肢屈曲侧卧位时，腹痛有所减轻。

（2）消化不良　因胆汁和胰液不能排入十二指肠，胰腺外分泌功能减退而出现，表现为食欲不振、消化不良，粪便有恶臭味及脂肪泻。

（3）黄疸　约 90% 患者病程中出现黄疸。

（4）情志改变　腹痛、消化不良、失眠导致患者性情改变，焦虑及抑郁。

（5）消瘦　对因持续存在的消化吸收不良、焦虑等，导致体重减轻，晚期常呈恶病质及衰竭状态。

（6）症状性糖尿病　半数患者胰腺癌伴有糖尿病，新发糖尿病常是本病的早期征象。

（7）其他　可出现肿瘤对邻近器官的压迫症状，上消化道出血，持续或间歇性低热，游走性血栓性静脉炎或动脉血栓形成。

#### 3. 辅助检查

（1）实验室检查　血清胆红素升高，以结合胆红素为主，重度黄疸时持续梗阻性黄疸的表现如尿胆红素阳性，尿胆原阴性，粪便呈白陶土色，粪胆原减少或消失。并发胰腺炎时，血清淀粉酶和脂肪酶可明显升高。半数以上患者出现葡萄糖耐量异常或有高血糖和糖尿阳性。消化吸收不良时，粪便检查可见脂肪滴。肿瘤标志物 CA199 常升高。

（2）影像学检查

① CT：可显示超过 2cm 的胰腺癌肿块，增强扫描时多呈低密度肿块，可见胰腺弥漫或局限性肿大、胰周脂肪消失、胰管扩张或狭窄，可见大血管受压、淋巴结或肝内转移等征象。

②腹部超声：超声发现的胰腺瘤多属于晚期。

③超声内镜：图像显示较体表超声清晰，可以探测到直径在 5mm 左右的小肿瘤，呈局限性低回声区，回声不均质，肿块边缘不规整。临床结合细针穿刺组织活检，可以提高诊断率。

④ERCP：能直接观察十二指肠壁和壶腹部有无癌肿浸润，诊断正确率可达 90%。直接收集胰液做细胞学检查及壶腹部活检做组织病理学检查，可提高诊断率。

⑤MRCP：无需造影剂即可显示胰腺、胆管系统，诊断价值同 ERCP。

⑥选择性动脉造影：经腹腔动脉行肠系膜上动脉、肝动脉、脾动脉选择性动脉造影，显示胰腺肿块和血管移位征象，有助于判断病变范围和手术切除的可能性。

（3）组织病理学和细胞学检查　在超声内镜、经腹壁超声或 CT 定位引导下，或在剖腹探查中用细针穿刺，做多处细胞学或活体组织检查，确诊率高。

### （二）诊断要点

早期诊断困难。患者出现明显消瘦、食欲减退、上腹痛，伴有黄疸、上腹部包块，影像学检查发现胰腺癌相关征象时，疾病多已属晚期。对 40 岁以上，近期出现下列临床表现者，应进行前述辅助检查并随访。①持续性上腹不适，进餐后加重伴食欲下降。②出现不能解释的进行性消瘦。③新发糖尿病或糖尿病突然加重不易控制。④多发性深静脉血栓或游走性静脉炎。⑤有胰腺癌家族史、大量吸烟史、慢性胰腺炎病史者。

### （三）鉴别诊断

胰腺癌应与慢性胰腺炎、十二指肠壶腹癌、胆总管癌等相鉴别。

## 二、治疗

治疗原则：对病灶较小的胰腺癌，应争取手术切除，对丧失手术治疗最佳时机者，可行姑息性短路手术、化疗和放疗。

### （一）外科治疗

胰十二指肠切除术（Whipple 手术）是治疗胰腺癌最常用的根治手术。但术后 5 年存活率小于 10%。

### （二）内科治疗

包括化疗、放疗和各种对症支持治疗。晚期或手术前后患者均可进行化疗、放疗和各种对症支持治疗。

1. **化疗**　胰腺癌对化疗药物不敏感，全身治疗主要用于新辅助或辅助治疗，主要处理局部不可切除或已发生转移患者。①单药治疗常用药物有吉西他滨、氟尿嘧啶、丝裂霉素、表柔比星、链脲霉素、紫杉醇、多西他赛及卡培他滨等。吉西他滨是发生转移的胰腺癌患者的一线治疗药物。②联合化疗优于单药化疗。

2. **靶向药物治疗**　如贝伐单抗、西妥昔单抗和厄罗替尼等，可与化疗药物合并使用或是单用。

3. **对症治疗**　对有顽固性腹痛者可给予镇痛及麻醉药，必要时可用 50% 乙醇或神经麻醉剂行腹腔神经丛注射，也可硬膜外应用麻醉药缓解腹痛。

4. **支持治疗**　各种支持疗法对晚期胰腺癌及术后患者是常规治疗措施，如应用胰酶制剂改善消化吸收功能，肠外营养改善营养状况，治疗糖尿病或精神症状等。

# 第十二章　泌尿系统疾病

## 第一节　原发性肾小球疾病

原发性肾小球疾病是一组病因不明，病损局限于肾小球或主要导致肾小球损害的肾脏疾病。原发性肾小球疾病有多种病理类型和临床表现，成年人以慢性肾小球肾炎、IgA 肾病和肾病综合征多见。

### 慢性肾小球肾炎

慢性肾小球肾炎（CGN）简称慢性肾炎，是原发于肾小球的一组疾病。临床特点是病程长，呈缓慢进行性，以蛋白尿、血尿、高血压、水肿为基本临床表现，可有不同程度的肾功能减退。

### 一、诊断与病情评估

#### （一）临床特点

**1. 病因**　仅有少数慢性肾炎是由急性肾炎发展所致（直接迁延或临床痊愈若干年后再发），绝大多数病因尚不确切，部分与溶血性链球菌、乙型病毒性肝炎病毒等感染有关。

**2. 临床表现**　临床表现多样、轻重不一，可发生于任何年龄，但以青中年男性为多见。多起病缓慢、隐匿，以蛋白尿、血尿、水肿和高血压为基本特征。早期无特异性表现，可有乏力、疲倦、腰部酸痛、食欲不振等。

（1）蛋白尿　慢性肾炎可有不同程度的蛋白尿，多为轻度蛋白尿。早期肾小球毛细血管壁破裂，滤过膜孔径加大，通透性增强或电荷屏障作用受损，使血液中相对分子量较小的血浆蛋白（以清蛋白为主）滤出原尿中；损害较重时，球蛋白及其他少量相对大分子量蛋白滤出也增多，表现为非选择性蛋白尿，提示预后较差。

（2）血尿　肾小球性血尿的主要原因为肾小球基底膜断裂，红细胞通过断裂处时因血管内压力变形，同时在肾小管各段时受到不同渗透压和 pH 作用，故异性红细胞比例大于 75%。

（3）水肿　首先发生在组织疏松的部位，如眼睑或颜面部、足踝部，以晨起明显，严重时可以涉及下肢甚至全身。质地软而易移动，临床上呈现凹陷性浮肿。主要由于肾小球滤过率下降，而肾小管重吸收功能基本正常，引起"球 - 管失衡"和肾小球滤过分数（肾小球滤过率 / 肾血浆流量）下降，导致水、钠潴留。

（4）高血压　肾实质性高血压的发生率与肾小球的功能状态关系密切。肾小球功能减退时，血压趋向升高。肾性高血压可分为容量依赖型高血压和肾素依赖型高血压两种。肾小球疾病所致的高血压多为前者，少数为后者，但两型高血压常混合存在。

（5）肾功能异常　在早期缺乏特异性的表现，故常被忽视，Ccr 可出现异常；严重异常时主要表现为血肌酐、尿素氮等水平升高，是慢性肾炎进一步恶化、预后不佳的指征。

**3. 辅助检查**

（1）尿常规检查　尿常规检查是慢性肾炎的常规与基础检查项目，可以发现、确定与评价蛋白尿、血尿。当尿蛋白＞ 150mg/d，尿蛋白定性阳性，称为蛋白尿。肾炎患者多为轻度尿异常，尿蛋白常在 1 ～ 3g/d，尿蛋白＞ 3.5g/d 为大量蛋白尿。尿沉渣镜检红细胞可增多，可见管型。

（2）尿蛋白圆盘电泳　明确蛋白尿的性质。尿蛋白电泳可表现为选择性或非选择性蛋白尿，更多地表现为非选择性蛋白尿。

（3）尿红细胞相差显微镜和尿红细胞平均容积（MCV）测定　主要用于协助判断尿液中 RBC 的来源。尿异形红细胞＞ 75%，尿红细胞 MCV ＜ 75fl，提示 RBC 来源于肾小球。

（4）肾功能检查　早期正常或轻度受损（Ccr 下降或轻度氮质血症），可持续数年至数十年；晚期出现血肌酐升高、Ccr 下降。检测血液中肌酐、尿素氮水平及 Ccr 是临床评价患者肾功能与随访治疗疗效的基础方法。

（5）肾穿刺组织学检查　如有条件且患者无禁忌证，或治疗效果欠佳，病情持续进展者，宜尽早行肾穿刺病理检查，以明确病理学类型，指导治疗与评估预后。

（6）肾脏超声检查　主要用于观察肾脏的大体形态与结构。慢性肾炎患者早期可无明显异常。一般为双肾一致的病变，表现为肾实质回声增强、肾皮质变薄，皮质与髓质分界不清，双肾缩小等变化。晚期患者出现双肾体积显著缩小，称为慢性肾炎固缩肾。

### （二）诊断要点

凡存在临床表现如血尿、蛋白尿、水肿和高血压者均应警惕慢性肾炎的可能。但确诊前需排除继发性肾小球疾病，如系统性红斑狼疮、糖尿病、高血压肾病的可能。诊断疑难时，应做肾穿刺病理检查。

### （三）鉴别诊断

**1. 继发性肾小球疾病**  首先需与狼疮性肾炎鉴别，系统性红斑狼疮多见于女性，可伴有发热、皮疹、关节炎等多系统受累表现，实验室可见血细胞下降，免疫球蛋白增加，可找到狼疮细胞，抗 ds-DNA 抗体、抗 Sm 抗体、抗核抗体阳性等，血清补体水平下降，肾组织学检查可见免疫复合物广泛沉着于肾小球的各部位，免疫荧光检查 IgG、IgA、IgM、C3 常呈阳性。其他尚需鉴别的有过敏性紫癜性肾炎、糖尿病肾病、痛风肾、多发性骨髓瘤肾损害、肾淀粉样变等，各有特点。

**2. 原发性高血压继发肾损害**  本病患者年龄较大，先有高血压后见蛋白尿，尿蛋白量常较少，一般 < 1.5g/d，罕见有持续性血尿和红细胞管型，远曲肾小管功能损害一般早于肾小球功能损害。肾穿刺病理检查常有助于鉴别。

**3. 慢性肾盂肾炎**  多见于女性，常有尿路感染病史。多次尿沉渣检查发现白细胞、脓细胞、细菌和尿细菌培养异常，对其活动性感染诊断有重要意义。肾功能损害多以肾小管损害为主，可有高氯性酸中毒，低磷性肾性骨病，而氮质血症和尿毒症较轻，且进展缓慢。静脉肾盂造影和核素检查（肾图及肾扫描等）如发现有两侧肾脏损害不对称者，则更有助于诊断。

**4. 其他原发性肾小球疾病**

（1）感染后急性肾炎  本病是常见病，好发于儿童及青年，临床特点是起病急，表现为血尿、蛋白尿、高血压、水肿、肾小球滤过率降低。以溶血性链球菌感染后 1～3 周发病为多见，红细胞沉降率可增快。大部分患者循环免疫复合物阳性，血清总补体及 C3、备解素下降，补体水平于 8 周内恢复至正常，如其持续下降，则应怀疑系膜毛细血管性肾炎或其他系统性疾病（如系统性红斑狼疮等）。可有一过性氮质血症，肾小管功能多正常。抗链球菌溶血素 O 抗体（ASO）滴度升高，提示近期曾有链球菌感染；抗脱氧核糖核酸酶 B 及抗透明质酸酶在由皮肤感染引起的急性肾炎中阳性率较高。本病的预后大多良好，而慢性肾炎无自愈倾向，呈慢性进展。

（2）无症状性血尿和（或）蛋白尿  主要表现为无症状性肾小球性血尿和（或）蛋白尿的一组肾小球疾病，无水肿、高血压和肾功能减退，病理改变多较轻；本病可长期迁延，也可间歇性时轻时重，大多数患者肾功能可长期维持正常。

### （四）病情评估

慢性肾炎呈进行性进展，最终发展至终末期肾衰竭，进展的速度主要取决于肾脏的病理类型、延缓肾功能减退的措施及避免加重肾脏损害的因素，包括感染、劳累、妊娠及肾毒性药物（如氨基糖苷类抗生素、含马兜铃酸中药等）均可能损伤肾脏。

## 二、治疗

治疗原则：主要目的是防止或延缓肾功能进行性恶化，改善缓解临床症状及防治严重并发症。应采用综合性防治措施，对水肿、高血压或肾功能不全患者应强调休息，避免剧烈运动和限制钠盐，根据肾活检的病理类型进行针对性治疗。

### （一）饮食治疗

肾功能不全患者应限制蛋白及磷的摄入，根据肾功能减退的程度给予低蛋白饮食 0.8～1.0g/（kg·d），以优质蛋白（牛奶、蛋、瘦肉等）为主，同时控制饮食中磷的摄入。适量增加碳水化合物的摄入以保证机体代谢所需的热量，防止负氮平衡。在低蛋白饮食 2 周后可给予必需氨基酸或 α- 酮酸 0.1～0.2g/（kg·d）。注意控制每天钠盐的摄入量（< 2.0g/d）。

### （二）控制高血压和保护肾功能

控制高血压尤其肾内毛细血管高压是延缓慢性肾炎进展的重要措施。慢性肾炎时，正常肾单位和（或）有病变的肾单位处于代偿性高血流动力学状况，以及全身性高血压均可加重肾小球进行性损害，故应积极控制高血压，防止肾小球硬化。血压控制欠佳时，常主张联合用药。血压、蛋白尿的控制目标：血压控制在 < 130/80mmHg，蛋白尿 < 1.0g/d。控制血压常用药物包括：①血管紧张素转化酶抑制剂（ACEI）/ 血管紧张素

II 受体拮抗剂（ARB）；②钙通道阻滞药；③其他，如 β 受体阻滞剂、α 受体阻滞剂等。

### （三）应用利尿剂

水、钠潴留明显者加用利尿剂。肾功能较差时，噻嗪类无效或疗效差的患者，应改用袢利尿剂，常用氢氯噻嗪或呋塞米。应用时注意检测血电解质紊乱、高血脂、高血糖、高凝状态等。

### （四）抗凝和血小板解聚药物

抗凝和血小板解聚药可延缓病变进展，部分患者还可减少蛋白尿。高凝状态明显者和某些易引起高凝状态的病理类型，如膜性肾病、系膜毛细血管性肾炎患者，可长期应用。

### （五）糖皮质激素和细胞毒药物

一般不常规应用，但患者肾功能正常或仅轻度受损，肾脏体积正常，病理类型较轻（如轻度系膜增生性肾炎等），尿蛋白较多时，如无禁忌者可试用。

### （六）其他

避免加重肾脏损害的因素如各种、各部位感染，劳累、妊娠等。积极防治各种感染，禁用或慎用肾毒性药物（氨基苷类抗生素，含马兜铃酸的中药如关木通、广防己等），积极纠正血脂异常，控制血糖，防治高尿酸血症与痛风等。另外，可选用人工虫草制剂和黄葵胶囊等中药治疗。

## IgA 肾病

IgA 肾病（IgA nephropathy）是指肾小球系膜区以 IgA 或 IgA 沉积为主的原发性肾小球疾病，又称为 Berger's 病，是世界范围内肾小球性血尿最常见的病因。我国 IgA 肾病的发病率占肾病的 26% ～ 34%。IgA 肾病可发生在任何年龄，但 80% 的患者在 16 ～ 35 岁发病，男女之比约为 2∶1 或 3∶1。

## 一、诊断与病情评估

### （一）临床特点

**1. 病因** 病因与发病机制目前尚未阐明，一般认为主要是感染等二次"打击"刺激自身抗体产生，免疫复合物形成并沉积于肾小球导致炎症反应，从而引起系膜细胞增殖和系膜外基质集聚等，最终出现肾小球硬化和间质纤维化。

**2. 临床表现** 起病隐匿，可有原发性肾小球疾病的各种临床表现，主要为发作性、无症状性肉眼血尿和（或）持续性镜下血尿。多数有前驱感染（上呼吸道感染、皮肤感染、急性胃肠炎等），伴或不伴蛋白尿。全身症状轻重不一，可出现全身不适、乏力、肌肉疼痛等。少数表现为肾病综合征、急性肾炎综合征，半数以上成年患者发生高血压。约半数患者确诊 10 ～ 20 年后逐渐进入慢性肾衰竭。

**3. 辅助检查**

（1）血清 IgA 水平 升高差异较大，我国部分患者出现 IgA 水平升高，但不具备特异性。

（2）尿常规 为持续性镜下血尿和（或）蛋白尿。轻度蛋白尿，尿蛋白定量 < 1.0g/24h，也有大量蛋白尿者；尿沉渣相差微镜检查可见异形红细胞比例 > 50%。

（3）肾功能检测 可有不同程度的肾功能减退，表现为肌酐清除率降低、血肌酐和尿素氮升高，晚期血尿酸也升高，可出现不同程度的肾小管功能减退。

### （二）诊断要点

IgA 肾病的确诊依赖于肾活检，尤其是肾组织的免疫荧光检查，如有 IgA 或以 IgA 为主的免疫复合物在肾小球系膜区弥漫性沉积，而患者无肾外体征，临床排除继发性 IgA 肾病，如过敏性紫癜、系统性红斑狼疮、链球菌感染后肾炎、遗传性肾病等，则可做出诊断。

### （三）鉴别诊断

主要与其他原发性与继发性肾脏疾病鉴别，如慢性肾盂肾炎、过敏性紫癜性肾损害、系统性红斑狼疮肾炎、链球菌感染后肾炎、遗传性肾病等。

### （四）病情评估

IgA 肾病 10 年肾脏存活率为 80% ～ 85%，20 年约为 65%，但个体病程差异很大。约 20% 患者 10 年后进展为终末期肾衰，30%患者于20年后进展为终末期肾衰，而另外30%的患者表现为不同程度的肾功能下降。IgA肾病已成为引起终末期肾衰，特别是青壮年终末期肾衰最常见的病因之一。

患者预后较差的临床特点：①起病年龄较大的男性患者；②伴有持续难以控制的高血压；③蛋白尿持续＞1g/d，血肌酐升高；④肾活检病理变化为肾小球硬化、新月体形成、肾小管萎缩、间质纤维化。

## 二、治疗

IgA肾病肾脏免疫病理学改变相同，但临床表现、病理改变和预后变异甚大，应根据个体差别制订合理治疗方案。

**1.单纯镜下血尿或（和）轻微蛋白尿**　预后较好，多数肾功能正常，无特殊治疗，但需监测尿蛋白和肾功能，避免劳累，预防感染，避免使用肾毒性药物。

**2.感染后反复出现肉眼血尿或尿检异常加重**　选用无肾毒性的抗生素控制感染。

**3.伴有蛋白尿**　选用ACEI或ARB治疗，尽量将尿蛋白控制在＜0.5g/d，以延缓肾功能进展；经过3～6个月治疗，尿蛋白仍持续＞1g/d且GFR＞50mL/（min·1.73m$^2$）者，给予糖皮质激素治疗，每日泼尼松0.6～1.0mg/kg，4～8周后逐渐减量，总疗程6～12个月。

**4.肾病综合征**　肾功能正常、病理改变轻微，可给予糖皮质激素；病变活动者，与细胞毒性药物联合应用，如大量蛋白尿长期得不到控制，预后差。

**5.表现为急进性肾小球肾炎**　尤其是广泛新月体形成伴有急骤肾功能减退者，可用甲泼尼龙联合细胞毒性药物进行冲击疗法，必要时可联合血液净化疗法。

**6.合并高血压**　积极控制血压可保护肾功能，ACEI或ARB可有效控制血压，降低蛋白尿。

**7.慢性肾衰竭者**　按慢性肾脏病治疗。

### 肾病综合征

肾病综合征（NS）是指一组以大量蛋白尿（尿蛋白超过3.5g/d）、低蛋白血症（血浆白蛋白低于30g/L）、水肿、高脂血症为特征的临床症候群。本病是由多种病因、病理和临床疾病引起的一组综合征，其表现、机制和防治各有特点，故肾病综合征不被用作疾病的最后诊断。

肾病综合征多发于儿童及青少年，男女比例约为2：1；约有50%的成人肾病综合征病因为继发性肾小球肾炎，如糖尿病肾病、过敏性紫癜性肾炎、狼疮肾炎、乙肝相关性肾炎等。

肾病综合征多属于中医学"水肿""腰痛""虚劳"范畴。

## 一、诊断与病情评估

### （一）临床特点

**1.病因**　NS按病因分为原发性与继发性两大类。原发性NS的病因随年龄不同而不同，儿童为微小病变型肾病，青少年为系膜增生性肾小球肾炎、微小病变型肾病、局灶性节段性肾小球硬化，老年人多为膜性肾病；继发性NS的病因，儿童多为过敏性紫癜肾炎、乙型肝炎病毒相关性肾炎、狼疮肾炎，青少年为狼疮肾炎、过敏性紫癜肾炎，老年人多为糖尿病肾病、肾淀粉样变性、骨髓瘤性肾病、淋巴瘤性肾病等。

**2.临床表现**　肾病综合征患者多因全身性水肿就诊，伴有乏力、抵抗力低下等相关表现。不同病理类型肾病综合征临床表现不尽相同。

（1）微小病变型肾病　多见于儿童，临床表现较为典型，以单纯蛋白尿为主，对糖皮质激素治疗敏感，但易复发。

（2）系膜增生性肾小球肾炎　好发于青少年男性，分为IgA型和非IgA型。约50%的患者有前驱感染史，出现大量蛋白尿，约30%的患者有高血压，IgA型几乎都有镜下血尿。对糖皮质激素及细胞毒性药物的治疗反应与其病理改变轻重相关，轻者疗效好，重者疗效差。

（3）系膜毛细血管性肾小球肾炎　少见，好发于青少年，男女比例接近。约60%患者表现为肾病综合征，常有血尿、贫血、高血压，肾功能损害出现较早，病情多持续进展，50%～70%患者血补体C3持续降低，对提示本病有重要意义。易发生肾静脉血栓，各种治疗对本型疗效均不满意。本病病变进展较快，发病10年后约有50%的病例进展至慢性肾衰竭。

（4）膜性肾病　好发于中老年男性，起病隐匿，约80%患者表现为肾病综合征，30%患者伴有镜下血尿。常在发病5～10年后逐渐出现肾功能损害。本病极易发生血栓和栓塞并发症。早期患者经糖皮质激素和细胞毒药物治疗后可达临床缓解。

（5）局灶性节段性肾小球硬化　多见于青少年男性，多为隐匿起病，大量蛋白尿及肾病综合征为其主要临床特点，伴有血尿和高血压。大部分患者对糖皮质激素治疗效果不佳。

**3. 并发症**

（1）感染　感染是肾病综合征的常见并发症，常见的感染部位是呼吸道、泌尿道、皮肤，感染也是导致肾病综合征复发和疗效不佳的主要原因之一。

（2）血栓和栓塞　以肾静脉血栓最为常见，也可见肺血管、下肢静脉、下腔静脉、脑血管等血栓或栓塞。

（3）急性肾损伤　多数是血容量不足引起的急性肾前性氮质血症，经扩容、利尿后可恢复。少数由微小病变型肾病导致的急性肾损伤，多无诱因，表现为少尿或无尿，一般扩容、利尿治疗无效。

（4）蛋白质及脂肪代谢紊乱　长期低蛋白血症可导致营养不良、小儿发育迟缓；免疫球蛋白减少造成机体免疫力低下，易致感染；高脂血症增加血液黏稠度，促进血栓、栓塞并发症的发生。

**4. 辅助检查**

（1）尿液检查　尿常规检查常有蛋白尿，尿蛋白超过 3.5g/24h，尿沉渣检查常有透明管型。

（2）肾功能检查　多数患者肾功能正常，也可有不同程度的受损而内生肌酐清除率降低。

（3）影像学检查　肾脏 B 超检查可出现双侧肾脏缩小、肾皮质变薄、肾结构不清等肾炎的改变。

（4）肾组织活检　可以确定病理类型，对明确病因诊断、指导治疗和评估预后有积极意义。若无禁忌证，可考虑该项检查。

**（二）诊断要点**

诊断应包括三方面：①明确是否为肾病综合征；②确定病因，是原发性还是继发性；③判定有无并发症。

诊断要点：

（1）蛋白尿　持续大量蛋白尿 > 3.5g/24h。

（2）低白蛋白血症　血清白蛋白量 < 30g/L。

（3）高脂血症　高胆固醇血症伴或不伴高甘油三酯血症，血清中 LDL、VLDL 和 Lp（a）浓度增加。

（4）水肿。

上述蛋白尿、低白蛋白血症是诊断 NS 的必备条件；高脂血症、水肿并非诊断 NS 的必备条件；尿沉渣中检出多数的卵圆形脂肪体、双屈光性脂肪体是诊断 NS 的参考。

**（三）鉴别诊断**

主要与以下疾病引起的继发性肾病综合征相鉴别。

**1. 糖尿病肾病**　常见于病程 10 年以上的糖尿病患者。早期为尿微量白蛋白排出增加，逐渐出现大量蛋白尿、肾病综合征。糖尿病病史和特征性眼底病变有助于鉴别诊断。

**2. 系统性红斑狼疮肾炎**　年轻女性多见，常伴有发热、皮肤损害、关节痛等多系统受损的临床表现，免疫学检查可检测出多种自身抗体。

**3. 过敏性紫癜肾炎**　好发于青少年，有典型的皮肤紫癜，可伴有腹痛、黑便及关节痛，多在出疹后 1～4 周左右出现血尿、蛋白尿。

**4. 乙肝病毒相关性肾炎**　多于儿童和青少年，以蛋白尿或肾病综合征为主要临床表现。诊断依据是：①血清 HBV 抗原阳性；②患有肾小球肾炎，并除外狼疮性肾炎等其他继发性肾小球肾炎；③肾活检组织中找到 HBV 抗原。

**5. 骨髓瘤性肾病**　好发于中老年男性，可有多发性骨髓瘤的特征性临床表现，如骨痛、血清单株球蛋白增高、蛋白电泳 M 带及尿本周蛋白阳性，骨髓象显示浆细胞异常增生（占有核细胞的 15% 以上），并伴有质的改变。累及肾小球时可出现肾病综合征表现。

## 二、治疗与预防

**（一）一般治疗**

水肿患者需低盐饮食，凡有严重水肿、低蛋白血症者需卧床休息，预防感染。肾功能正常者，给予优质蛋白饮食，热量要保证充分。尽管患者丢失大量蛋白，但不主张高蛋白饮食，因其增加肾小球高滤过，可加重蛋白尿并促进肾脏病变进展。

## （二）对症治疗

**1. 利尿消肿** 原则是不宜过快，以免造成血容量不足，加重血液高黏滞度，诱发血栓及栓塞并发症。首选袢利尿剂，常用呋塞米或布美他尼（丁脲胺），分次口服或静脉注射，用药后需提防低钾血症、低钠血症和低氯血症性碱中毒的发生，可配合使用保钾利尿剂如螺内酯。为增强利尿效果，可用低分子右旋糖酐、血浆或白蛋白静脉输注，再加用袢利尿剂。

**2. 减少尿蛋白** 血管紧张素转换酶抑制剂（ACEI）或血管紧张素Ⅱ受体拮抗剂（ARB）具有不依赖于降低血压的减少尿蛋白的作用。应用 ACEI 或 ARB 药物，剂量一般比常规降压剂量大，才能获得良好效果。常用药物如氯沙坦、替米沙坦、厄贝沙坦、依那普利等。

## （三）免疫抑制治疗

**1. 糖皮质激素** 应用糖皮质激素的原则：起始足量；缓慢减药；长期维持。长期应用激素的患者可出现感染、骨质疏松、药物性糖尿病，少数可发生股骨头无菌性坏死等副作用，需加强监测。

**2. 细胞毒性药物** 环磷酰胺口服或静脉注射。主要副作用为骨髓抑制、中毒性肝损害以及性腺抑制、脱发、胃肠道反应等。

**3. 环孢素** 二线药物，主要用于糖皮质激素及细胞毒药物治疗无效的难治性肾病综合征。副作用主要有肝肾毒性、高血压、高尿酸血症等。

**4. 吗替麦考酚酯** 二线用药，对部分难治性肾病综合征有效，具有导致严重贫血和肾功能损伤的副作用。

## （四）并发症防治

**1. 感染** 有明确感染病灶者，应尽快加以控制。严重感染难以控制时应考虑减少或停用糖皮质激素。

**2. 栓塞** 有血栓、栓塞并发症应给予肝素钠或华法林抗凝治疗，同时加用抗血小板药物如肠溶阿司匹林口服。如发生血栓及栓塞 6 小时内者，给予尿激酶或链激酶全身或局部溶栓治疗。

**3. 急性肾损伤** 治疗原发病的同时应用较大量袢利尿剂，利尿无效者可血液透析治疗。口服碳酸氢钠碱化尿液，减少管型形成。

**4. 代谢紊乱** 有蛋白质及脂肪代谢紊乱表现，可以应用 ACEI 或 ARB 类药物减轻尿蛋白，他汀类药物降低胆固醇等。

# 第二节 尿路感染

尿路感染是指各种病原体在尿路中生长繁殖而引起的感染性疾病。女性多发。各种病原体中，革兰阴性杆菌最常见，其中又以大肠埃希菌最多见。病原菌经尿道上行至膀胱甚至肾盂引起的上行感染是最常见的感染途径，少见的感染途径是血行感染、直接感染及淋巴道感染。

根据感染部位不同，尿路感染分上尿路感染和下尿路感染。前者指肾盂肾炎，后者主要为膀胱炎。根据有无基础疾病及尿路功能或结构的异常，又可分为复杂性尿路感染和非复杂性（单纯性）尿路感染。复杂性尿路感染是指伴有泌尿系统结构或功能异常或免疫低下。非复杂性尿路感染主要发生在无泌尿系统结构或功能异常的女性患者，多数表现为膀胱炎。根据有无症状分为有症状的尿路感染和无症状性菌尿。根据发作频次，可分为初发性尿路感染和反复发作性尿路感染。反复发作性尿路感染指一年发作 3 次以上或 6 个月发作 2 次以上。

尿路感染多属于中医学"淋证""腰痛""虚劳"范畴。

## 一、诊断与病情评估

### （一）临床特点

#### 1. 病因

（1）致病菌 常见致病菌为革兰阴性杆菌，其中大肠埃希菌最常见，占 75% ～ 90%，其他有副大肠埃希菌、变形杆菌、克雷伯菌、产气杆菌、产碱杆菌和铜绿假单胞菌等。5% ～ 15% 的尿路感染由革兰阳性细菌引起，主要有粪链球菌和凝固酶阴性的葡萄球菌。结核分枝杆菌、衣原体、真菌也可导致尿路感染。

多数尿路感染由一种细菌所致，偶可为两种以上致病菌的混合感染。混合感染多见于长期使用抗生素治疗、尿路器械检查以及长期留置导尿管之后。长期留置导尿管，肾移植及身体抵抗力极差的患者，偶见厌氧菌感染。

（2）易感因素

①尿路梗阻：任何引起尿流不畅的因素，如结石、前列腺增生、狭窄、肿瘤等均易引起感染。尿路梗阻是诱发尿路感染和使尿路感染易于上行的重要原因。

②膀胱输尿管反流。

③机体免疫力低下：如长期使用免疫抑制剂、糖尿病、长期卧床、严重的慢性病和艾滋病等，易发生尿路感染。

④尿路畸形或功能缺陷：如多囊肾、先天性肾发育不良等尿路畸形等。

⑤神经源性膀胱。

⑥妊娠：2%～8%妊娠妇女可发生尿路感染。

⑦尿路的器械使用：导尿或留置导尿管、膀胱镜检查、逆行性尿路造影等器械的使用。

（3）感染途径

①上行感染：绝大多数由细菌经尿道上行感染膀胱，甚或输尿管、肾盂而引起，最多见，约占尿路感染的95%，最常见的致病菌为大肠埃希菌。

②血行感染：病原菌从体内的感染灶侵入血流，到达肾脏及尿路引起感染。此种途径少见。

③直接感染：泌尿系统周围器官、组织感染性病变时，病原菌可直接侵入泌尿系统而致感染。

④淋巴道感染：下腹部和盆腔器官的淋巴管与肾脏毛细淋巴管有吻合支相通，特别是升结肠与右肾的淋巴管相通，因此，相应器官感染时，病原菌可从淋巴管道进入肾脏，临床少见。

### 2. 临床表现

（1）膀胱炎　常见于年轻女性，主要表现为膀胱刺激征，即尿频、尿急、尿痛，尿液常混浊，并有异味，约30%患者出现血尿。一般无明显的全身感染症状，少数患者可有腰痛、低热等。外周血白细胞计数多不增高。占尿路感染的60%以上，致病菌多为大肠埃希菌，占75%以上。

（2）急性肾盂肾炎　常发生于育龄妇女。①泌尿系统症状：膀胱刺激症、腰痛和（或）下腹部痛，腰痛程度不一，多为钝痛、酸痛。查体见肋脊角及输尿管点压痛、肾区压痛和叩击痛。②全身感染症状：常见寒战、发热、头痛、恶心呕吐、食欲不振等，体温多在38～39℃，常伴有外周血白细胞计数升高和红细胞沉降率增快。

（3）慢性肾盂肾炎　全身及泌尿系统局部表现均可不典型，半数以上患者可有急性肾盂肾炎病史，后出现程度不同的低热，间歇性尿频、排尿不适、腰部酸痛等，晚期肾小管功能受损出现夜尿增多、低比重尿等。病情持续可发展为慢性肾衰竭。急性发作时症状类似急性肾盂肾炎。

（4）无症状细菌尿　无症状细菌尿是指患者有真性细菌尿，而无尿路感染的症状。可由症状性尿路感染演变而来，或无急性尿路感染病史。致病菌多为大肠埃希菌。患者可长期无症状，尿常规检查可无明显异常，但尿培养有真性菌尿。也可在病程中出现急性尿路感染症状。

### 3. 辅助检查

（1）血液一般检查　急性肾盂肾炎时，外周血白细胞及中性粒细胞可升高。

（2）尿液检查　外观多混浊，尿沉渣镜检白细胞高倍镜下超过5个，诊断意义较大；部分患者可有红细胞，少数出现肉眼血尿。尿蛋白含量多为（±）～（＋）。如出现白细胞管型，多提示为肾盂肾炎。

（3）尿细菌学检查　取清洁中段尿，必要时导尿或膀胱穿刺取标本，进行培养及药敏试验。如细菌定量培养菌落计数≥$10^5$/mL，可确诊；如菌落计数为$10^4$～$10^5$/mL，结果可疑；如<$10^4$/mL，多为污染。

（4）亚硝酸还原试验　尿路感染时阳性率约为80%，可作为尿路感染的筛选试验。

（5）影像学检查　可以发现引起尿路感染反复发作的易感因素如结石、梗阻、反流、畸形等。慢性肾盂肾炎可有两侧或一侧肾脏缩小，肾盂形态异常等改变。

（6）其他检查　慢性肾盂肾炎晚期出现肾小管功能减退，血尿素氮及血肌酐升高。尿沉渣中抗体包裹细菌阳性者多为肾盂肾炎。肾盂肾炎时尿酶排出量增多，尿$\beta_2$微球蛋白升高，提示近端肾小管受损，支持上尿路感染的诊断。

### （二）诊断要点

有尿路感染的症状和体征，细菌培养菌落数均≥$10^5$/mL，即可诊断尿路感染。无尿路感染症状，两次尿细菌培养菌落数均≥$10^5$/mL，均为同一菌种，即可诊断为无症状性细菌尿。

如尿培养的菌落数不能达到上述指标，但可满足下列一项，也可诊断：①硝酸盐还原试验和（或）白细胞酯酶阳性；②白细胞尿（脓尿）；③未离心新鲜尿液革兰染色发现病原体，且一次尿培养菌落数均≥$10^3$/mL。

对于留置导尿管的患者出现典型的尿路感染症状、体征，且无其他原因可以解释，尿培养菌落计数＞$10^3$/mL 时，应考虑导管相关性尿路感染。

**1. 急性膀胱炎** 常以尿路刺激征为突出表现，一般少有发热、腰痛；尿白细胞增多，尿细菌培养阳性等即可确诊。

**2. 急性肾盂肾炎** 常有全身（发热、寒战，甚至毒血症状）、局部（明显腰痛、伴或不伴尿路刺激征，输尿管点和 / 或肋脊点压痛、肾区叩痛）症状和体征。合并以下表现可诊断：①膀胱冲洗后尿培养阳性；②尿沉渣镜检白细胞管型，除外间质性肾炎、狼疮性肾炎等；③尿 *N*- 乙酰 -β-D- 氨基葡萄糖苷酶（NAG）、β$_2$-MG 升高；④尿渗透压降低。

**3. 慢性肾盂肾炎** 有反复发作尿路感染史，影像学及肾脏功能检查有以下情况：①肾外形凹凸不平，且双肾大小不等；②静脉肾盂造影可见肾盂肾盏变形、缩窄；③持续性肾小管功能损害。具备上述第①、②条的任何一项再加第③条可诊断为慢性肾盂肾炎。

**4. 无症状性细菌尿** 无尿路感染的症状，两次尿细菌培养菌落数≥$10^5$/mL，均为同一细菌。

### （三）鉴别诊断

**1. 尿道综合征** 常见于女性，患者有尿频、尿急、尿痛、排尿不适及膀胱区疼痛等，但多次检查均无真性细菌尿。

**2. 肾结核** 部分患者有肾外结核病史，膀胱刺激症状更明显，一般抗菌药物治疗无效，尿沉渣检查可找到抗酸杆菌，尿培养结核分枝杆菌阳性。静脉肾盂造影可发现肾实质虫蚀样缺损等表现。抗结核治疗有效。

**3. 慢性肾小球肾炎** 有高血压和肾功能减退的慢性肾盂肾炎应与慢性肾小球肾炎相鉴别。慢性肾小球肾炎常有较明确蛋白尿、血尿和水肿病史，且肾小球功能受损较肾小管功能受损突出，细菌学检查阴性，影像检查多为双侧肾脏受累。

## 二、治疗与预防

### （一）治疗要点

**1. 一般治疗** 急性期应休息，多饮水，勤排尿。饮食宜易消化、高热量、富含维生素。高热、头痛严重者可予解热镇痛药。膀胱刺激症明显者，可口服碳酸氢钠以碱化尿液，缓解症状。尿路感染反复发作者应积极寻找病因，去除诱因。

**2. 抗感染治疗** 用药原则：①选用致病菌敏感的抗菌药物。经验性用药首选对革兰阴性杆菌有效的抗菌药物，治疗 3 天症状无改善，应按药敏结果调整用药。②抗菌药物在肾内和尿中浓度高。③选用肾毒性小的抗菌药物。④联合用药限于单一药物治疗失败、严重感染、混合感染、耐药菌株出现时。⑤对不同类型的尿路感染疗程不同。

（1）急性膀胱炎 磺胺甲基异噁唑连用 3 天，呋喃妥因疗程 5～7 天，常用于非复杂性膀胱炎。喹诺酮类、半合成青霉素或头孢菌素类等抗菌药物也可选用，疗程 5～7 天。停服抗菌药物 7 天后，需进行尿细菌定量培养。结果阴性表示急性细菌性膀胱炎已治愈；如结果阳性，应继续给予 2 周抗菌药物治疗。

（2）肾盂肾炎 ①首次发生的急性肾盂肾炎，在留取尿细菌检查标本后立即首选对革兰阴性杆菌有效的药物治疗，如喹诺酮类、半合成青霉素类、头孢菌素类，疗程为 2 周。氨基糖苷类抗生素肾毒性大，应慎用。轻症感染可口服药物治疗，严重感染全身中毒症状明显者，需静脉给药，热退后继续用药 3 天，再改为口服抗菌药物。治疗 72 小时无好转，应按药敏结果更换抗菌药物。急性肾盂肾炎切忌过早停药或停药后不复查，否则易导致感染复发或迁延不愈转为慢性。②慢性肾盂肾炎：治疗的关键是积极寻找并去除易感因素。急性发作时治疗同急性肾盂肾炎。

（3）反复发作性尿路感染 包括重新感染和复发。重新感染者多数有尿路感染症状，治疗方法与首次发作相同。反复发作者，给予长程低剂量抑菌疗法，即每晚临睡前排尿后服用小剂量抗菌药物 1 次，每 7～10 天更换药物一次，连用半年。

（4）无症状性菌尿 是否治疗目前有争议，一般认为有下述情况者应予治疗：①妊娠期无症状性菌尿；②学龄前儿童；③曾出现有症状感染者；④肾移植、尿路梗阻及其他尿路有复杂情况者。根据药敏试验结果选择有效抗菌药物，主张短疗程用药，如治疗后复发，可选长程低剂量抑菌疗法。

### （二）疗效评定

**1. 有效** 治疗后反复查尿沉渣镜检及细菌学检查正常。

**2. 治愈** 症状消失，疗程结束时及结束后 2 周、6 周尿菌均阴性。

**3. 失败** 治疗后尿菌仍阳性，或经治疗后转阴，但 2 周或 6 周复查时尿菌仍为阳性，且为同一菌株。

### （三）预防

**1. 个人预防措施** 坚持多饮水、勤排尿是最有效的预防方法；女性应注意月经期、妊娠期、性生活时的会阴部清洁。与性生活有关的尿路感染，应于性交后立即排尿，并口服一次常规用量的抗生素。积极治疗阴道炎、宫颈炎。女婴应注意会阴及尿布卫生。男性应积极治疗前列腺增生、前列腺炎。避免或减少导尿和尿路器械检查，严格无菌操作，留置导尿管前 3 天可给予抗生素预防感染。

**2. 医源性预防措施** 尽量避免尿路器械的使用，必需应用时，严格无菌操作；如必须留置导尿管，前 3 天给予抗生素可延迟尿感的发生，并注意加强护理。

# 第三节　急性肾衰竭

急性肾损伤（acute kidney injury，AKI）即急性肾衰竭（acute renal failure，ARF），是指由于各种病因引起肾功能在短期内（数小时或数日）急剧下降，出现少尿、氮质潴留及水电解质代谢紊乱的临床综合征。与 ARF 相比，AKI 的提出更强调早期诊断、早期治疗的重要性。

急性肾衰竭多属于中医学"癃闭""关格"范畴。

## 一、诊断与病情评估

### （一）临床特点

#### 1. 病因

（1）肾前性因素　各种肾前性因素（如外伤、手术、严重脱水、脓毒症、休克、心力衰竭、肾血管异常等）引起有效循环血容量急剧减少，肾血流量减少，肾小球滤过率降低。

（2）肾实质性因素　由各种肾实质疾患所致，或因肾前性病因未能及时去除发展所致。肾缺血、肾中毒（药物、造影剂、重金属、有机溶剂、蛇毒、毒蕈中毒等）、异型输血、轻链肾病及高钙血症等，均可引起肾小管损伤。有些肾小球疾病、严重感染、药物过敏等，可发生急性肾损伤。

（3）肾后性因素　各种原因（结石、肿瘤、血块、坏死的肾组织或前列腺肥大等）引起急性尿路梗阻，导致肾实质受压，使肾脏功能急剧下降。

#### 2. 临床表现

（1）少尿型　以少尿（尿量＜ 400mL/d）或无尿（尿量＜ 100mL/d）为特点，通常呈现少尿或无尿期、多尿期和恢复期 3 个临床阶段。

① 少尿期：通常持续 3 天至 1 个月不等，平均 10 天左右。主要表现如下。

a. 内环境紊乱：出现高钾血症、高镁血症、高磷血症，低钠血症、低氯血症、低钙血症，其中高钾血症是少尿期患者死亡首要原因。代谢性酸中毒和水中毒，可致高血压，水肿，或合并脑水肿和心力衰竭，常危及生命。

b. 尿毒症毒素引起临床表现：涉及消化系统、呼吸系统及神经系统等，与慢性肾衰竭症状相似。

② 多尿期：患者尿量超过 1500mL/d 后进入多尿期，有的患者尿量可超过 3000mL/d。此时患者血清肌酐和尿素氮水平逐步下降，尿毒症毒素症状逐渐缓解；但可出现脱水、低钾、低钠血症等水、电解质和酸碱平衡紊乱，严重者仍可危及生命。

③ 恢复期：患者进入恢复期后，大多数患者血清肌酐和尿素氮水平可恢复至正常，但个别患者肾功能完全恢复需要半年至 1 年，少数患者可遗留不同程度的肾功能障碍。

（2）非少尿型　部分 AKI 患者临床上无少尿或无尿表现，仅表现为短时间内肌酐清除率迅速降低，血清尿素氮和肌酐迅速升高。临床表现相对较轻，常常被漏诊和误诊。

（3）高分解型　AKI 患者血清尿素氮上升速度每日＞ 14.3mmol/L 和（或）血清肌酐上升速度每日＞ 133μmol/L，称为高分解型急性肾损伤。常见于大面积外伤、烧伤、大手术后及合并严重感染等。临床常见表现除严重的代谢性酸中毒和电解质紊乱以外，尿毒症毒素症状明显，特别是神经系统症状突出，可表现为尿毒症性脑病。

#### 3. 辅助检查

（1）尿液检查　对诊断与评估病情有重要的临床价值。肾实质性 AKI 患者尿沉渣检查多数伴有肾小管上皮细胞、细胞碎片、肾小管细胞管型或颗粒管型。肾前性、肾后性 AKI 患者尿沉渣则多正常或基本正常。尿比重降低且较固定，多在 1.015 以下，因肾小管重吸收功能损害，尿液不能浓缩所致。

（2）血常规　检测结果有助于鉴别急性与慢性肾损伤。急性 AKI 时贫血多不严重。

（3）生化分析　主要检测血肌酐（Scr）、尿素氮（BUN）、血电解质、尿渗透压、尿钠、尿肌酐测定。尿渗透压＜ 350mOsm/kg·H$_2$O，尿与血渗透浓度之比低于 1∶1，尿钠含量增高，多在 20 ～ 60mmol/L，钠排泄分数常大于 1。尿素氮与血清肌酐比（BUN/Scr）对于鉴别肾前性与肾实质性氮质血症有重要意义。肾实质性 AKI 患者近端小管功能指标包括尿胱抑素 C（Cys C）、尿 NGAL、尿 NAG 等出现异常。

（4）B 超检查　可确定肾脏大小、肾内血流、有无梗阻等。

（5）肾活检　对临床表现不典型者可行肾活检协助诊断。

### （二）诊断要点

肾功能在 48 小时内急剧下降，表现为血清肌酐绝对值升高≥ 26.5μmol/L，或 7 天内血清肌酐增至≥ 1.5 倍基础值，或尿量＜ 0.5mL/（kg·h），持续时间＞ 6 小时。单独以尿量变化作为诊断标准时，需注意尿路梗阻、血容量状态、利尿药使用等影响尿量的因素。

**1. 肾前性 AKI**　如果患者病史中存在循环血容量不足和（或）肾脏灌流量不足的诱因，则应首先疑诊肾前性 AKI。下列检查结果支持肾前性 AKI 的诊断：尿比重＞ 1.015，尿钠浓度＜ 20mmol/L，尿渗透浓度＞ 500mmol/L，尿素氮与血清肌酐比（BUN/Scr）升高，钠排泄分数＜ 1。

**2. 肾后性 AKI**　疑诊 AKI 的患者，均应进行肾脏超声检查。如肾脏超声提示有双侧肾盂积水和（或）双侧输尿管扩张，则说明存在肾后性梗阻。但是长期肾后性梗阻可导致肾实质病变而出现肾性 AKI，临床应予注意。

**3. 肾性 AKI**　在明确为肾性 AKI 后，尚应鉴别是肾小球、肾血管还是肾间质小管病变引起。如肾小球病变引起的急进性肾炎，肾血管病变引起的恶性高血压，肾间质病变引起的药物性急性间质性肾炎等。临床最为常见的是各种原因所致急性肾小管坏死。鉴别诊断困难时可行肾活检。

### （三）鉴别诊断

AKI 应排除慢性肾脏病（chronic kidney disease，CKD）基础上的 AKI。有 CKD 病史，或存在老年、高血压、糖尿病等易患因素，双肾体积缩小，伴贫血、钙磷代谢紊乱和神经病变等提示存在 CKD 基础。同时也应除外肾前和肾后因素。

### （四）病情评估

根据血清肌酐和尿量进行 AKI 分期（表 1-12-1）。

表 1-12-1　AKI 的分期标准

| 分期 | 血清肌酐 | 尿量 |
| --- | --- | --- |
| 1 期 | 增至基础值 1.5 ～ 1.9 倍，或升高≥ 26.5μmol/L | ＜ 0.5mL/（kg·h），持续 6 ～ 12 小时 |
| 2 期 | 增至基础值 2.0 ～ 2.9 倍 | ＜ 0.5mL/（kg·h），＞ 12 小时 |
| 3 期 | 增至基础值 3 倍<br>或升高≥ 353.6μmol/L<br>或开始肾脏替代治疗<br>或＜ 18 岁患者<br>eGFR ＜ 35mL/（min·1.73m$^2$） | ＜ 0.3mL/（kg·h），时间≥ 24 小时，或无尿≥ 12 小时 |

## 二、治疗与预防

治疗原则：早期诊断、及时干预能最大限度地减轻肾损伤、促进肾功能恢复。AKI 治疗主要包括尽早识别并纠正可逆病因、营养支持、维持内环境稳定、防治并发症及肾脏替代治疗等方面。

### （一）尽早纠正可逆病因

积极妥善治疗各种引起 AKI 的可逆病因。对于严重外伤、严重感染等，特别要处理好血容量不足、清创引流和抗感染等。停用影响肾灌注或肾毒性的药物。存在尿路梗阻时，应及时采取措施去除梗阻。

### （二）营养疗法

供给足够的热能，防止机体蛋白质的进一步分解，包括肠道内营养及肠道外营养。

### （三）维持体液平衡及防治并发症

**1.控制水、钠摄入** 坚持"量出为入"的原则。每天的入液量应为前一天的尿量加显性失水量再加500mL（非显性失水量减内生水量）。如水明显过多，则应透析治疗。

**2.高钾血症、代谢性酸中毒的治疗**

（1）高钾血症的治疗 血钾超过6.5mmol/L，心电图表现为QRS波增宽等明显变化时，应予以紧急处理。治疗措施：①补充钙剂：10%葡萄糖酸钙缓慢静脉注射，拮抗钾离子对心肌的抑制作用。②5%碳酸氢钠静滴，以纠正酸中毒并同时促进钾离子向细胞内流动。③葡萄糖溶液加胰岛素缓慢地静脉输注，可促进糖原合成，使钾离子向细胞内转移。④口服高选择性的钾离子结合剂经肠道降钾。以上措施无效，或为高分解代谢型ATN的高钾血症患者，血液透析是最有效的治疗。

（2）代谢性酸中毒的治疗 当血清$HCO_3^-$ < 15mmol/L，可用5%碳酸氢钠100～250mL静脉滴注。对于严重酸中毒患者，应立即予以透析治疗。

**3.低钠血症、低钙血症、高磷血症治疗** 低钙血症时可静注10%葡萄糖酸钙。高磷血症时可用磷结合剂。

**4.控制感染** 感染是AKI最常见的并发症，也是死亡主要原因之一。应尽早使用抗生素，但不提倡预防使用抗生素。根据细菌培养和药物敏感试验，结合药物是否存在肾毒性选用，并按GFR调整用药剂量。

### （四）肾脏替代疗法

透析疗法是抢救AKI的最有效措施。凡保守治疗无效，出现下列情况者应进行透析：①少尿或无尿2天；②尿毒症症状；③血肌酐升高达442μmol/L，血尿素氮升高达21mmol/L；④血钾≥6.5mmol/L；⑤代谢性酸中毒，$CO_2CP$ ≤ 13mmol/L；⑥有肺水肿、脑水肿等先兆者。近年来倾向于早期开始透析疗法。AKI的透析治疗包括间歇性血液透析（IHD）、连续性肾脏替代治疗（CRRT）或腹膜透析（PD）等。

### （五）预防

1. 积极治疗原发病，及时发现导致急性肾小管坏死的危险因素并加以去除，是防止发生急性肾损伤的关键。
2. 老年人、糖尿病、原有CKD及危重患者，尤应注意避免肾毒性药物、造影剂、肾血管收缩药物的应用及避免肾缺血和血容量减少。高危患者如必须造影检查应给予水化疗法。

# 第四节　慢性肾衰竭

慢性肾衰竭（CRF）是各种慢性肾脏病（CKD）持续进展至后期的共同结局，是以代谢产物潴留，水、电解质及酸碱平衡失调和各系统症状为特征的临床综合征。

慢性肾脏病的定义：各种原因引起的肾脏结构或功能异常≥3个月，包括出现肾脏损伤标志（白蛋白尿、尿沉渣异常、肾小管相关病变、组织学检查异常及影像学检查异常）或有肾移植病史，伴或不伴GFR下降；不明原因的GFR下降 [< 60mL/（min·1.73m²）] ≥ 3个月。

慢性肾衰竭指慢性肾脏病引起的GFR下降及与此相关的代谢紊乱和临床症状的一组综合征。CKD和CRF在含义上有相当大的重叠，前者范围更广，而后者则主要代表CKD患者中的GFR下降的那一部分群体。

慢性肾衰竭多属于中医学"癃闭""关格""肾劳"范畴。

## 一、诊断与病情评估

### （一）临床特点

**1.病因** 导致CRF的常见病因有原发性肾小球肾炎、糖尿病肾病、高血压肾小动脉硬化、狼疮性肾炎、肾小管间质病变（慢性肾盂肾炎、慢性尿酸性肾病、梗阻性肾病、药物性肾病等）、肾血管病变、遗传性肾病（如多囊肾、遗传性肾炎）等。原发性肾小球肾炎是慢性肾衰竭最常见的病因。

**2.临床表现**

（1）各系统症状 在CRF的代偿期和失代偿早期，患者多表现为基础病的症状，或仅有乏力、腰酸、夜尿增多等轻度不适。CRF中期以后，临床症状逐渐明显。

① 消化道症状：是CKD患者最早的表现，表现为食欲不振、恶心、呕吐、口腔有尿臭味等。

② 心血管系统：出现高血压、心力衰竭、心包炎、动脉粥样硬化等。心血管病变是CKD患者的最常见的死因。

③ 呼吸系统：可出现气短、气促，严重酸中毒可致呼吸深长。

④ 血液系统：主要表现为肾性贫血和出血倾向。

⑤ 神经系统：早期可有疲乏、失眠、注意力不集中等，后期严重时可有性格改变、反应淡漠、谵妄、惊厥，甚至抽搐、昏迷等。周围神经病变时可有肢端"袜套样"感觉减退、丧失。

⑥ 皮肤表现：以皮肤瘙痒最常见，可有尿毒症面容。

⑦ 肾性骨病：多数患者有肾性骨营养不良症（简称肾性骨病），包括纤维囊性骨炎、骨生成不良、骨软化症、骨质疏松症。

（2）水、电解质及酸碱平衡失调

① 代谢性酸中毒：多数患者能耐受轻度慢性酸中毒，严重者则可有呼吸深大、食欲不振、呕吐、无力，甚至昏迷、血压下降、心力衰竭。

② 水、钠平衡紊乱：主要表现为水钠潴留，有不同程度的皮下水肿或（和）体腔积液，血压升高，甚至出现左心功能不全和脑水肿。

③ 血钾异常：尿少者伴有感染、酸中毒、钾摄入过多、创伤、消化道出血等情况时，易出现高钾血症，严重高钾血症可并发严重心律失常。相反，由于进食减少、胃肠道丢失过多、应用排钾利尿剂等，可出现低钾血症。

④ 低血钙高血磷：CRF 时易出现低钙血症、高磷血症。低钙血症可引起神经肌肉症状，常在纠正代谢性酸中毒后出现手足搐搦。低钙血症、高磷血症、活性维生素 $D_3$ 缺乏引起 PTH 升高，可导致继发性甲状旁腺功能亢进症（简称甲旁亢）和肾性骨营养不良。

### 3. 辅助检查

（1）肾功能检查　内生肌酐清除率（Ccr）降低，血 BUN、Scr 上升，尿液浓缩 - 稀释功能测减退。

（2）尿液检查　尿沉渣镜检有不同程度的血尿、管型尿。尿蛋白多为（+）～（+++），晚期肾功能损害明显时尿蛋白反见减少。尿比重降低至 1.018 以下，或固定在 1.010 左右。

（3）血液一般检查　出现不同程度的贫血，多为正细胞正色素性贫血；白细胞、血小板计数多正常，但血小板功能减退。

（4）血生化检查　一般血浆总蛋白低于 60g/L，白蛋白降低明显；血钙常低于 2mmol/L；血磷多高于 1.7mmol/L，血钾、钠、氯、$CO_2CP$ 等随病情而变化。

（5）影像学检查　B 超检查、X 线造影、放射性核素肾扫描、CT 和磁共振成像检查等对确定肾脏的外形、大小及有无尿路梗阻（如结石、肿瘤等）有帮助，慢性肾衰晚期肾体积缩小（多囊肾、肾肿瘤除外）为其特征性改变。

### （二）诊断依据

慢性肾衰竭的诊断主要依据病史、相关临床表现及肾功能检查。根据慢性肾脏病病史，出现水、电解质和酸碱平衡紊乱，各系统症状，结合肾功能、血清电解质测定、动脉血气分析、影像学检查等，可明确诊断。对既往病史不明，因乏力、厌食、恶心、贫血、高血压等就诊的患者，要结合本病相关辅助检查，排除 CKD/CRF 的可能。

### （三）鉴别诊断

**1. 肾前性氮质血症**　两者的鉴别并不困难，在有效血容量补足 48 ～ 72 小时后，肾前性氮质血症患者肾功能即可恢复，而 CRF 则肾功能难以恢复。

**2. 急性肾衰竭**　多数根据患者的病史即可做出鉴别诊断。在患者病史欠详时，可借助于影像学检查（如 B 超、CT 等）或放射性核素肾扫描检查结果进行分析，如双肾明显缩小，或提示慢性病变，则支持 CRF 的诊断。

### （四）病情评估

### 1. 我国 CRF 分期（表 1-12-2）

表 1-12-2　我国 CRF 的分期

| CRF 分期 | 肌酐清除率（Ccr）/（mL/min） | 血肌酐（Scr）/（μmol/L） | 说明 |
| --- | --- | --- | --- |
| 肾功能代偿期 | 50 ～ 80 | 133 ～ 177 | 大致相当于 CKD2 期 |
| 肾功能失代偿期 | 20 ～ 50 | 186 ～ 442 | 大致相当于 CKD3 期 |

| CRF 分期 | 肌酐清除率（Ccr）/（mL/min） | 血肌酐（Scr）/（μmol/L） | 说明 |
|---|---|---|---|
| 肾功能衰竭期 | 10 ～ 20 | 451 ～ 707 | 大致相当于 CKD4 期 |
| 尿毒症期 | < 10 | ≥ 707 | 大致相当于 CKD5 期 |

**2. 美国 KDOQI 专家组对 CKD 分期方法的建议（表 1-12-3）**

表 1-12-3　美国 KDOQI 专家组对 CKD 分期方法的建议

| 分期 | 特征 | GFR/［mL/（min·1.73m²）］ | 防治目标及措施 |
|---|---|---|---|
| 1 | 肾损害伴 GFR 正常或升高 | ≥ 90 | CKD 诊治；缓解症状；延缓 CKD 进展 |
| 2 | 肾损害伴 GFR 轻度降低 | 60 ～ 89 | 评估、延缓 CKD 进展；降低 CVD 患病危险 |
| 3a | GFR 轻到中度降低 | 45 ～ 59 | 减慢延缓 CKD 进展 |
| 3b | GFR 中到重度降低 | 30 ～ 44 | 评估、治疗并发症 |
| 4 | GFR 重度降低 | 15 ～ 29 | 综合治疗；透析前准备 |
| 5 | ESRD（终末期肾病） | < 15 | 如出现尿毒症，需及时替代治疗 |

## 二、治疗与预防

### （一）治疗要点

**1. 早期治疗**　延缓 CRF 进展的基本对策：①治疗原发病（如高血压病、糖尿病肾病、肾小球肾炎等）；②避免或消除 CRF 急剧恶化的危险因素（如严重高血压未能控制、急性血容量不足、重症感染、尿路梗阻、肾毒性药物使用不当等）；③保护健存肾单位。患者血压、血糖、尿蛋白定量、血肌酐上升幅度、GFR 下降幅度应控制在理想范围。

（1）有效地控制高血压　高血压可加速肾脏病恶化，有效地控制高血压是延缓、停止或逆转 CRF 进展的主要因素之一。CKD 患者血压一般应控制在 130/80mmHg 以下。ACEI/ARB 具有良好降压作用，并具有减低高滤过、减轻蛋白尿的作用。ACEI/ARB 有升高血钾及一过性升高血肌酐作用，应注意检测相关指标。如未透析情况下血肌酐超过 256μmol/L，应慎用 ACEI/ARB。此外可选择钙离子拮抗剂、利尿剂、β 受体阻滞剂、α 受体阻滞剂等降压治疗。

（2）严格控制血糖　糖尿病患者空腹血糖控制在 5.0 ～ 7.2mmol/L，睡前 6.1 ～ 8.3mmol/L，糖化血红蛋白在 7% 以下，可延缓患者 CRF 进展。

（3）控制蛋白尿　将蛋白尿控制在 0.5g/24h 以下，或明显减轻微量白蛋白尿，可延缓 CRF 病程进展和提高生存率。

**2. 饮食治疗**　限制蛋白质饮食是治疗的重要环节。给予优质蛋白、低磷饮食，必要时加用必需氨基酸或 α- 酮酸。CRF 患者应摄入足量热量，磷摄入量应低于 800mg/d，注意补充叶酸、水溶性维生素、铁、钙、锌等。

**3. 纠正酸中毒和水、电解质紊乱**　①代谢性中毒轻者口服碳酸氢钠，重者根据二氧化碳结合力或动脉血气分析结果，应用 5% 碳酸氢钠。②水钠潴留者应限制氯化钠摄入量；有明显水肿、高血压者，根据需要应用袢利尿剂呋塞米、布美他尼（丁尿胺）等。CRF 患者 Scr 超过 220μmol/L 时，不宜应用噻嗪类利尿剂。③明显低钙血症患者可口服 $1,25(OH)_2D_3$（骨化三醇）。④高磷血症者应口服磷结合剂碳酸钙、醋酸钙、司维拉姆等。发生低钙抽搐时予 10% 葡萄糖酸钙 10 ～ 20mL 静脉注射。⑤高钾血症患者，应积极治疗，应用 10% 葡萄糖酸钙稀释后缓慢静脉注射，或 5% 碳酸氢钠静滴，或 50% 葡萄糖溶液按比例加普通胰岛素缓慢静脉注射，或口服离子交换（降钾）树脂。透析是最有效的治疗措施。

**4. 贫血的治疗**　应用重组人红细胞生成素（rHuEPO）治疗肾性贫血，直至血红蛋白上升至 110 ～ 120g/L 为达标。在应用 rHuEPO 时，应同时重视补充铁剂、叶酸、维生素 $B_{12}$。

**5. 防治感染**　预防各种感染。发生感染后，根据药敏试验和抗菌药物应用原则选择药物，在疗效相近的情况下，应选用肾毒性最小的药物。

**6. 高脂血症的治疗**　治疗原则与一般高脂血症相同。维持透析者高脂血症的治疗目标宜放宽，血总胆固醇 6.5 ～ 7.8mmol/L，血甘油三酯 1.7 ～ 2.3mmol/L。

**7. 肾脏替代治疗**　CKD4 期以上的患者应做肾脏替代治疗准备。非糖尿病肾病患者，GFR 低于 10mL/min，并有明显尿毒症临床表现，即可进行透析治疗。糖尿病肾病患者可更早实施透析治疗。根据患者情况选择血液透析或腹膜透析。肾移植是尿毒症患者的理想治疗措施，成功的肾移植可恢复正常的肾功能。

### （二）预防

1. **用药指导** 有 CKD 基础原发病的患者，应尽量减轻肾脏负担，尤其应避免使用肾毒性药物和经肾脏排泄的药物，主要包括：非甾体抗炎药、氨基糖苷类抗生素、造影剂、质子泵抑制剂、马兜铃科植物等。

2. **透析患者的指导** 已经发病且已经开始透析治疗的患者，指导患者保护好透析通路，帮助透析患者提高生活质量和生存期限，鼓励透析患者回归社会。

# 第十三章 血液与造血系统疾病

## 第一节 缺铁性贫血

贫血是指人体外周血红细胞容量减少，低于正常范围下限的一种常见的临床症状。1972年WHO制订的诊断标准为：在海平面地区6个月到6岁儿童血红蛋白低于110g/L，6～14岁儿童血红蛋白低于120g/L，成年男性血红蛋白低于130g/L，成年女性血红蛋白低于120g/L，孕妇血红蛋白低于110g/L。

缺铁性贫血（IDA）是因体内铁储备耗竭，影响血红蛋白合成所引起的贫血，是贫血中最常见的类型，属于血红素合成异常性贫血。可发生于任何年龄，以育龄妇女及婴幼儿多见。体内铁代谢异常始于铁缺乏症，包括开始时体内贮铁耗尽，继之缺铁性红细胞生成障碍，最终引起缺铁性贫血。缺铁性贫血是缺铁引起的小细胞低色素性贫血。

缺铁性贫血多属于中医学"血劳""萎黄""虚劳"范畴。

## 一、诊断与病情评估

### （一）临床特点

#### 1. 病因

（1）铁丢失过多　慢性失血是引起成年人缺铁性贫血的最常见原因，见于溃疡病、胃肠道恶性肿瘤、溃疡性结肠炎、痔疮等引起的消化道出血，女性可见于月经过多。此外，阵发性睡眠性血红蛋白尿、人工心脏瓣膜引起的机械性溶血等，均可因长期尿内失铁而致贫血。

（2）铁需求增加而摄入量不足　婴幼儿、儿童，尤其是早产儿、孪生儿或母亲原有贫血者，需铁量增加，补给不足；妊娠和哺乳期妇女需铁量增加等，易引起缺铁性贫血。若长期食物含铁不足，也可发生缺铁。

（3）铁吸收不良　胃大部切除术后胃酸缺乏，或胃空肠吻合，影响铁的吸收；萎缩性胃炎长期胃酸缺乏，导致铁的吸收不良；长期腹泻影响铁吸收。

#### 2. 临床表现

（1）缺铁原发病的表现　缺铁原发病是缺铁性贫血发生的前提，常见缺铁原发病包括消化性溃疡、消化系统恶性肿瘤或痔疮导致的消化道出血症状，肠道寄生虫感染导致的腹痛或大便性状改变，妇女月经过多，恶性肿瘤营养不良，血管内溶血的酱油色尿等。

（2）组织缺铁的表现　组织缺铁的表现是机体缺铁后最早出现的临床表现，常见精神行为异常，如烦躁、易怒、注意力不集中、异食癖，体力、耐力下降，易患各种感染，儿童生长发育迟缓、智力低下，反复口腔炎、舌炎、口角炎、缺铁性吞咽困难，毛发干枯、易脱落，皮肤干燥，指（趾）甲缺乏光泽、脆薄易裂，重者指（趾）甲变平，呈匙状甲。

（3）贫血的表现　常见乏力易倦，头昏头痛，耳鸣心悸，气促纳差等，伴面色苍白、心率增快、心尖区收缩期杂音等。

#### 3. 辅助检查

（1）血象　典型表现为小细胞低色素性贫血。MCV < 80fL，MCHC < 32%。成熟红细胞苍白区扩大，大小不一。白细胞和血小板计数一般正常或轻度减少。

（2）骨髓象　骨髓增生活跃，幼红细胞增生，中幼红细胞及晚幼红细胞比例增高。幼红细胞核染色质致密，胞质较少，血红蛋白形成不良，边缘不整齐。骨髓铁染色显示骨髓小粒可染铁消失，铁粒幼红细胞消失或显著减少。

（3）铁代谢检查　①血清铁及总铁结合力测定：血清铁浓度常低于8.9μmol/L，总铁结合力超过64.4μmol/L，转铁蛋白饱和度常降至15%以下。②血清铁蛋白测定：血清铁蛋白低于12μg/L可作为缺铁依据。由于血清铁蛋白浓度稳定，与体内贮铁量的相关性好，可用于早期诊断和人群铁缺乏症的筛检。

（4）缺铁性红细胞生成检查　红细胞游离原卟啉（FEP）缺铁时血红素合成障碍，FEP增高，超过4.5μg/

gHb 有诊断意义。

### （二）诊断要点

详细的病史资料采集及体格检查为 IDA 的诊断提供重要的线索。IDA 的诊断包括缺铁的诊断和缺铁病因的诊断。

**1. 诊断依据** 有明确的缺铁病因和临床表现；小细胞低色素性贫血；铁代谢指标及 FEP 测定异常；骨髓铁染色阴性。上述实验指标中以骨髓可染铁及 SF 测定最有诊断意义，另外铁剂治疗试验也是确定本病的方法之一。IDA 患者服用铁剂后，短期内网织红细胞计数明显升高，随后 Hb 上升。如果患者同时存在慢性疾病，或胃肠吸收障碍，此种治疗反应可不明显。

**2. IDA 诊断标准** 参照《血液病诊断及疗效标准》，符合以下第 1 条和第 2～9 条中任 2 条或以上，可诊断 IDA。

（1）小细胞低色素性贫血 男性 Hb ＜ 120g/L、女性 Hb ＜ 110g/L，MCV ＜ 80fl，MCHC ＜ 27pg，MCHC ＜ 0.32，RBC 形态呈低色素性表现。

（2）有明确的缺铁病因和临床表现。

（3）SF ＜ 14μg/L（诊断非单纯性缺铁，SF 标准可提高到＜ 60μg/L）。

（4）SI ＜ 8.95μmol/L，TIBC ＞ 64.44μmol/L。

（5）TS ＜ 0.15。

（6）骨髓铁染色显示骨髓小粒可染铁消失，铁粒幼细胞＜ 15%。

（7）FEP ＞ 0.9μmol/L（全血），或血液 ZPP ＞ 0.96μmol/L（全血），或 ZPP ＞ 3.0μg/gHb。

（8）sTfR 浓度＞ 26.5nmol/L（2.25mg/L）。

（9）铁治疗有效。

### （三）鉴别诊断

**1. 珠蛋白生成障碍性贫血** 有家族史，周围血片可见多量靶形红细胞，血清铁蛋白及骨髓可染铁均增多，血红蛋白电泳常有异常。

**2. 慢性病贫血** 血清铁降低，但总铁结合力正常或降低，血清铁蛋白正常或增高。常有恶性肿瘤或感染性疾病病史。

**3. 铁粒幼细胞性贫血** 较罕见，多见于中年和老年人。血清铁增高，而总铁结合力降低，骨髓铁染色可见典型的环状铁粒幼细胞。

### （四）病情评估

**1. 判断组织缺铁与缺铁性贫血**

（1）组织缺铁 符合：①血清铁蛋白＜ 12μg/L；②骨髓铁染色显示骨髓小粒可染铁消失，铁粒幼红细胞少于 15%。判断为组织缺铁。

（2）缺铁性贫血 符合：①符合组织缺铁的诊断标准；②血清铁低于 8.95μmol/L，总铁结合力升高大于 64.44μmol/L，转铁蛋白饱和度＜ 15%；③ FEP/Hb ＞ 4.5μg/gHb。诊断为缺铁性贫血。

**2. 判断贫血的程度**

（1）轻度贫血 男性 Hb 90～120g/L；女性 Hb 90～110g/L。

（2）中度贫血 Hb 60～90g/L。

（3）重度贫血 Hb 30～60g/L。

（4）极重度贫血 Hb ＜ 30g/L。

## 二、治疗与预防

### （一）治疗要点

**1. 病因治疗** 治疗前尽可能明确病因，针对病因治疗。单纯铁剂治疗有可能使血象好转，如忽视病因诊断及治疗，可造成病情延误。摄入不足引起的 IDA，应改善饮食，补充含铁食物，如瘦肉、动物内脏、绿叶蔬菜等；月经过多引起的 IDA 应调理月经，寻找月经增多的原因；寄生虫感染者应驱虫治疗；恶性肿瘤者应手术或放、化疗；消化性溃疡引起者应抑酸护胃治疗等。

**2. 铁剂治疗**

（1）口服铁剂　是治疗缺铁性贫血的首选方法。最常用硫酸亚铁片，进餐时或饭后吞服可减少胃肠道刺激，如仍有恶心、胃痛等则可将剂量减半，再逐渐加至正常剂量。服药时忌茶，以防铁被鞣酸沉淀而影响铁吸收。其他有琥珀酸亚铁及富马酸亚铁等。口服铁剂有效者，5～10天内网织红细胞升高，2周后血红蛋白开始上升，一般2个月可恢复正常。贫血纠正后仍需继续治疗3～6个月以补充体内应有的贮存铁。如治疗3周无反应，应考虑诊断是否准确，是否按医嘱服药，有无活动性出血，有无铁吸收障碍等因素。

（2）注射铁剂　肌内注射铁剂应严格掌握适应证：①口服铁剂后有严重消化道反应而不能耐受者；②口服铁剂不能奏效者，如脂肪泻、萎缩性胃炎等有胃肠道铁吸收障碍；③需要迅速纠正缺铁者，如妊娠后期贫血严重；④严重消化道疾患，如消化性溃疡、溃疡性结肠炎等，口服铁剂可加剧原发病者；⑤不易控制的慢性出血，失铁量超过肠道所能吸收的铁量。常用注射铁剂有右旋糖酐铁和山梨醇枸橼酸铁，各含铁50mg/mL，给药途径是臀部深位肌内注射。患者所需铁的总剂量应准确计算，不应超量，以免引起急性铁中毒。

计算方法：所需补充铁的总剂量（mg）= ［150- 患者 Hb（g/L）］× 体重（kg）×0.33。

**3. 支持治疗**　急性或贫血症状严重的 IDA 患者，应予输红细胞悬液治疗，Hb < 60g/L 为临床输血指征，老年、心功能差的患者可放宽至 ≤ 80g/L。

## （二）疗效评价

**1. 有效标准**　铁剂治疗后 Hb 至少上升 15g/L 作为有效标准，上升 20g/L 以上更为可靠。

**2. 治愈标准**　须完全符合以下四条指标。

（1）临床症状完全消失。

（2）Hb 恢复正常，即男性＞ 120g/L，女性＞ 110g/L，孕妇＞ 100g/L。

（3）前述诊断缺铁的指标均恢复正常，特别是反映储存铁和 RBC 内铁的指标，如 SF、FEP（或 ZPP）、sTfR 等，即 SF ≥ 50μg/L，FEP < 0.9μmol/L（50μg/dL），ZPP < 0.96μg/L（60μg/L），sTfR ≤ 2.25mg/L。

（4）缺铁的病因消除。

## （三）补充贮存铁

铁剂治疗有效者，当 Hb 恢复至正常后仍需治疗一段时间，以补充储存铁。建议 SF 恢复到 50μg/L，FEP < 0.9μmol/L（50μg/dL），ZPP < 0.96μg/L（60μg/L），sTfR ≤ 2.25mg/L 可停用铁剂。

## （四）预防

**1. 合理饮食**　合理饮食结构，充足和多样性食物供给，如增加动物性食物和富含维生素 C 的水果、蔬菜在饮食中的比例，提高铁的吸收；加强婴幼儿、育龄期妇女保健，倡导母乳喂养，做好喂养指导，补充含铁丰富的辅食。

**2. 防治寄生虫**

**3. 补充铁剂**　早产儿、孪生儿、胃切除者需预防性口服铁剂；高危人群应及时补给富含铁的副食品。

**4. 健康教育与人文关怀**　个人行为对 IDA 的预防和治疗具有重要作用，对患者及家属进行健康教育使其提高对该病的认知度。进行卫生健康饮食科普宣教，改变不良生活习惯，如节食减肥、偏食、饮浓茶及咖啡等。

# 第二节　再生障碍性贫血

再生障碍性贫血（AA）简称再障，是由多种病因引起的原发性骨髓造血功能衰竭综合征，临床主要表现为骨髓造血功能低下、全血细胞减少和贫血、出血、感染。我国 AA 的年发病率为 7.4/100 万人口，可发生于各年龄段，青年及老年人发病率较高，男女发病率无明显差别。

再生障碍性贫血多属于中医学"髓劳""虚劳""血证"范畴。

## 一、诊断与病情评估

### （一）临床特点

**1. 病因**　先天性 AA 多继发于范科尼贫血（FA）、先天性角化不良（DC）、舒 - 戴综合征（SDS）等遗传病。获得性 AA 中约半数以上原因不明，获得性因素中分为原发性和继发性两类。

（1）原发性　主要包括：①源于造血干细胞（HSC）质量异常的疾病，如阵发性睡眠性血红蛋白尿（PNH）；

②自身免疫介导的 AA，如系统性红斑狼疮、桥本甲状腺炎、Graves 病、类风湿关节炎；③意义未明的血细胞减少，这些情况可以是某特定疾病的过渡阶段，可发展为 MDS 或其他血液病。

（2）继发性　主要包括：①造血系统肿瘤，如毛细胞白血病、T 细胞型大颗粒淋巴细胞白血病、MM 等；②其他系统肿瘤浸润骨髓；③骨髓纤维化；④严重营养性贫血；⑤肿瘤性疾病因放、化疗所致骨髓抑制等；⑥化学物质、药物、放射损伤、病毒感染等。药物引起 AA 的报道以氯霉素多见，接触氯霉素比未接触氯霉素发生 AA 高 10～20 倍，且与用药剂量、时间及给药途径无关。

**2. 临床表现**　根据严重度可分为重型再障（SAA）和非重型再障（NSAA）。

（1）重型再障（SAA）　起病急，进展快，病情重。少数可由非重型再障进展而来。

① 贫血：苍白、乏力、头昏、心悸和气短等症状进行性加重。

② 感染：多数患者有发热，发热可以是首发症状，体温多在 39℃ 以上，个别患者自发病到死亡可以一直有难以控制的高热症状。发热的原因主要是合并感染，以呼吸道感染最常见，其次有泌尿生殖系统及皮肤、黏膜感染等，感染的病原体以革兰阴性杆菌、金黄色葡萄球菌和真菌常见，常合并脓毒症。

③ 出血：出血部位最常见于皮肤、口腔黏膜等，见出血点或瘀斑，也可见鼻出血、牙龈出血、眼结膜出血等。脏器出血时可出现呕血、咯血、便血、血尿、阴道出血、眼底出血和颅内出血等，后者常危及患者的生命。

（2）非重型再障（NSAA）　起病和进展较缓慢，贫血、感染和出血的程度较 SAA 轻，也较易控制。贫血呈慢性过程，表现为皮肤黏膜苍白，活动后心悸、乏力等，经输血治疗症状在一段时间内明显改善；感染后高热少见，以上呼吸道感染最常见；有皮肤黏膜出血倾向，内脏出血少见，久治无效者可发生颅内出血而危及生命。

**3. 辅助检查**

（1）血象　全血细胞减少，但发病早期可先有一个或两个血细胞系减少，呈正常细胞正常色素性贫血，网织红细胞显著减少，少数 NSAA 网织红细胞百分数可轻度升高，但绝对值减少；中性粒细胞和单核细胞均减少，SAA 减少显著；淋巴细胞的百分数增高但绝对值不增高；血小板计数减少，SAA 常低于 $10.0\times10^9$/L。

（2）骨髓象　SAA 患者骨髓穿刺活检见骨髓小粒很少，脂肪滴显著增多，骨髓有核细胞量少，幼红细胞、粒系细胞及巨核细胞均明显减少或无；淋巴细胞、浆细胞、组织嗜碱性粒细胞等非造血细胞相对增多。NSAA 患者在骨髓再生不良部位，其骨髓象与 SAA 相似或稍轻；如抽取灶性增生部位的骨髓，则细胞数量减少不很明显，甚至幼红细胞可增多，但巨核细胞难见。

（3）其他　$CD4^+$ 细胞与 $CD8^+$ 细胞比值降低，Th1 与 Th2 型细胞比值升高。

**（二）诊断要点**

依据《再生障碍性贫血诊断与治疗中国专家共识》，AA 的诊断标准：

（1）全血细胞减少，网织红细胞绝对值减少（儿童网织红细胞 < 1%），淋巴细胞比例增高，至少符合以下三项中两项：① Hb < 100g/L；② PLT 计数 < $50\times10^9$/L（儿童 < $100\times10^9$/L）；③ ANC < $1.5\times10^9$/L。

（2）骨髓检查至少有一部位增生减低或重度减低，如增生活跃，须有巨核细胞明显减少及淋巴细胞相对增多，骨髓小粒成分中应见非造血细胞增多，脂肪组织增加，网硬蛋白不增加，无异常细胞。

（3）必须除外引起全血细胞减少的疾病，如 PNH、MDS、自身抗体介导的全血细胞减少、AL、恶性组织细胞病等。

不典型再障的诊断依据：需要进行动态观察慎重诊断，多次和多处骨髓穿刺，结合骨髓活检及核素扫描等综合诊断。

**（三）鉴别诊断**

再障须与阵发性睡眠性血红蛋白尿、骨髓增生异常综合征、低增生性急性白血病、其他原因引起的血小板减少或粒细胞减少（如血小板减少性紫癜、粒细胞缺乏症、脾功能亢进、恶性组织细胞病等）相鉴别。

**（四）病情评估**

**1. 重型再障的诊断标准**

（1）急性型 SAA　即 SAA-Ⅰ型，发病急，贫血进行性加重，严重感染和出血，血液一般检查具备下述三项中两项：①网织红细胞绝对值 < $15\times10^9$/L；②中性粒细胞 < $0.5\times10^9$/L；③血小板 < $20\times10^9$/L。骨髓增生广泛重度减低。如中性粒细胞 < $0.2\times10^9$/L，为极重型再障，预后凶险。

（2）慢性型再障　即 SAA-Ⅱ型，指达 NSAA 患者病情恶化，但临床表现、血液检查及骨髓象检查达不到 SAA-Ⅰ型诊断标准的再障，多无严重感染及内脏出血，经治疗可缓解，预后相对良好，但与 NSAA 比较仍属预后不良。

**2. 非重型再障的诊断**　指未达到上述标准者。

## 二、治疗与预防

### （一）治疗措施

#### 1. 对症支持治疗

（1）保护措施　SAA 患者予保护性隔离并做好皮肤、口腔、会阴护理及必要的心理护理，有条件的住层流病房；避免出血，防止外伤及剧烈活动。避免接触对骨髓有损伤的物质（药物、射线等）。

（2）输血　输血指征：Hb < 60g/L，但 ≥ 60 岁患者、代偿反应能力低、需氧量增加等情况输血指征可放宽至 Hb ≤ 80g/L。尽量输红细胞悬液。

（3）控制感染　积极寻找感染源，完善大小便、血液及可疑部位分泌物等细菌培养 + 药敏试验，初始使用广谱抗生素，再根据细菌培养和药敏试验更换敏感的抗生素。重组人粒细胞集落刺激因子（rhG-CSF）的应用有利于控制感染，长期使用抗生素可诱发真菌感染和肠道菌群失调，应注意预防。

（4）控制出血　根据患者病情，适当给予促凝血药如酚磺乙胺。如合并血浆纤溶酶活性增高，可用抗纤溶药如氨基己酸，但泌尿及生殖系统出血者禁用氨基己酸。女性月经过多可使用雄激素。

（5）祛铁治疗　长期反复输血超过 20U 和（或）血清 SF > 1000μg/L，应用去铁药物治疗，常用去铁胺和地拉罗司。

#### 2. 针对 AA 的治疗

（1）非重型再障　首选雄激素治疗。治疗机制：①刺激肾脏产生 EPO，并加 HSC 对 EPO 的敏感性；②促进 PHSC 增殖和分化。常用司坦唑醇、达那唑、十一酸睾酮等药物。疗程均 3 个月以上，常需 6 个月才能判定疗效。药物不良反应有雄性化和肝脏毒性。NSAA 在应用雄激素治疗的同时，联合 CsA 治疗可增加疗效。

（2）重型再障　①免疫抑制治疗（IST）。对 SAA 患者年龄 > 35 岁或虽 ≤ 35 岁但无 HLA 相合同胞供者的患者首选 ATG/ALG 和环孢素（CsA）。ATG/ALG 是目前治疗 SAA 的主要药物。CsA：可以与 ATG/ALG 同时应用，或在停用糖皮质激素后，即 ATG/ALG 开始后 4 周使用，疗程至少 6 个月，病情稳定后逐渐减量，总疗程至少 1 年。ATG/ALG 联合 CsA 的适用于无 HLA 相合同胞供者的 SAA/VSAA；输血依赖的非典型 AA 患者；CsA 治疗 6 个月无效的患者。联合免疫抑制剂可使 60% ～ 80% 患者获得血液学改善。②造血干细胞移植（HSCT）。

#### 3. 特殊类型再障的治疗

（1）出现异常克隆 AA 患者　少部分 AA 患者在诊断时存在细胞遗传学克隆异常，有无遗传学异常的 AA 患者对 IST 的反应类似。有异常核型的 AA 患者应该每隔 3 ～ 6 个月行 1 次骨髓细胞遗传学分析，异常分裂象增多提示疾病转化。

（2）伴有明显 PNH 克隆的 AA 患者　AA 患者中存在少量的 PNH 克隆，骨髓细胞减少但不出现溶血。若伴有明显的 PNH 克隆 > 50% 并出现溶血的 AA 患者，慎用 ATG 或 ALG 治疗。

（3）肝炎相关性 AA 患者　大多数都在肝炎发病后 2 ～ 3 个月内发病，肝功能检查有利于发现肝炎相关性 AA。患者病情较重，治疗效果较差，预后不良。

（4）妊娠 AA 患者　对于妊娠 AA 患者主要给予支持治疗，输注 PLT 维持 PLT ≥ 20×10⁹/L。妊娠期不推荐使用 ATG 或 ALG，可给予 CsA 治疗，严密监测患者妊娠情况、外周血及重要脏器功能。

（5）老年 AA 患者　IST 为首选治疗，对于有同基因供者的患者可以考虑 HSCT。

### （二）疗效评价

**1. 基本治愈**　贫血和出血症状消失，Hb 男性达 120g/L、女性达 110g/L，ANC > 1.5×10⁹/L，PLT > 100×10⁹/L，随访 1 年以上未复发。

**2. 缓解**　贫血和出血症状消失，Hb 男性达 120g/L、女性达 100g/L，WBC 达 3.5×10⁹/L 左右，PLT 也有一定程度增加，随访 3 个月病情稳定或继续进步。

**3. 明显进步**　贫血和出血症状明显好转，不输血，Hb 较治疗前 1 个月内常见值增长 30g/L 以上，并能维持 3 个月。

判定以上三项疗效标准者，均应 3 个月内不输血。

**4. 无效**　经充分治疗后，症状、外周血检查未达明显进步。

**（三）预防**

**1. 做好个人防护**　对造血系统有损害的药物应严格掌握使用指征，防止滥用，使用过程中应定期观察。有报道提示接种疫苗会引起骨髓衰竭或再障的复发，非必要情况不主张接种疫苗。

**2. 改善生活环境**　接触损害造血系统毒物的人员要加强劳动和生活环境防护，定期体检和进行环境毒物测定。

**3. 健康教育与人文关怀**　多数 NSAA 治疗是一个慢性、需要长期服药支持的疾病，严重影响个人和家庭的生活质量，关注患者生活质量，给予心理疏导，帮助其树立信心，消除顾虑，从而提高治疗依从性。对于需要行 HSCT 的 SAA 患者，中华骨髓库可为患者提供检索配型相合的捐献者及移植相关服务等。鼓励公众志愿捐献 HSC，使更多的 AA 患者从中获益。

# 第三节　白细胞减少症与粒细胞缺乏症

外周血白细胞持续低于 $4.0 \times 10^9/L$，称为白细胞减少症（leucopenia）；WBC 成分中 50%～70% 为中性粒细胞，周围血中性粒细胞低于 $2.0 \times 10^9/L$，称为粒细胞减少（neutropenia），低于 $0.5 \times 10^9/L$ 或消失，称为粒细胞缺乏症（agranulocytosis），简称粒缺。粒细胞缺乏症常伴有严重感染，预后凶险。

## 一、诊断与病情评估

### （一）临床特点

**1. 病因**　先天性中性粒细胞减少罕见，获得性中性粒细胞减少多因为中性粒细胞生成减少，破坏过多或分布异常而造成，其病因和发病机制如下。

（1）药物诱发中性粒细胞减少症　抗肿瘤药及其他化学药物（见表 1-13-1）可直接抑制粒细胞增殖，此种细胞毒作用与药物剂量有关。特应性药物性粒细胞缺乏症临床表现较严重，常急性发作，多并发严重组织感染和败血症，多见于磺胺类药物、抗甲状腺药物、抗血小板药物、非甾体抗炎药。

表 1-13-1　引起白细胞减少的药物

| 类别 | 药物 |
|------|------|
| 抗肿瘤药 | 氮芥、白消安、环磷酰胺、巯嘌呤、顺铂、氟尿嘧啶、噻替哌、柔红霉素、阿霉素 |
| 解热镇痛药 | 氨基比林、保泰松、安乃近、阿司匹林、吲哚美辛、布洛芬、吡罗昔康、非那西汀 |
| 镇静催眠药 | 苯巴比妥、氯丙嗪、安定类、氯氮平 |
| 抗甲状腺药 | 硫氧嘧啶类、甲巯咪唑、卡比马唑 |
| 抗癫痫药 | 苯妥英钠、三甲双酮 |
| 磺胺药 | 磺胺噻唑、磺胺嘧啶、磺胺异噁唑 |
| 抗生素 | 青霉素、氯霉素、头孢菌素类、氨苄西林 |
| 抗结核药 | 异烟肼、对氨水杨酸、氨硫脲、利福平 |
| 抗疟药 | 奎宁、伯氨喹 |
| 抗组胺药 | 苯海拉明、西咪替丁、氯苯那敏 |
| 降血糖药 | 甲苯磺丁脲（D860） |
| 心血管病药 | 普鲁卡因胺、普萘洛尔、甲基多巴、利血平、奎尼丁 |
| 利尿药 | 醋唑磺胺、依他尼酸、氢氯噻嗪 |
| 抗病毒药 | 更昔洛韦等 |
| 其他药物 | 青霉胺、左旋咪唑、TNF-α |

（2）骨髓损伤致中性粒细胞减少症　电离辐射、化学毒物可直接损伤或抑制造血干细胞及早期分裂细胞；骨髓造血功能衰竭、恶性血液病、肿瘤细胞骨髓浸润等情况，可破坏骨髓造血功能，引发中性粒细胞减少。

（3）感染相关性中性粒细胞减少症　见于病毒感染、严重败血症、伤寒等，其机制与骨髓储存池中性粒细胞消耗或转移至边缘池增多有关。

（4）免疫性中性粒细胞减少症　原发性自身免疫性中性粒细胞减少症见于儿童，多数 2 年内自然缓解；继发性自身免疫性中性粒细胞减少症，是成人较常见的类型，多继发于免疫相关疾病如系统性红斑狼疮、类风湿关节炎等结缔组织疾病和药物所致免疫性粒细胞减少。

（5）慢性特发性中性粒细胞减少症　也是成人中性粒细胞减少的常见原因。多无症状，呈良性过程，WBC 水平多在安全水平，可定期观察，无须治疗。

**2. 临床表现**

（1）白细胞减少症　多为慢性过程，少数可无症状而是在检查血象时发现；多数可有头晕、乏力、食欲减退、低热、失眠、多梦、腰痛等非特异性表现。对感染的易感性差异很大，如伴有单核细胞增多者，可无明显感染。如粒细胞＜ $1.0×10^9/L$，患者可有口腔炎、中耳炎、支气管炎、肺炎、肾盂肾炎等继发感染。

（2）粒细胞缺乏症　主要与原发病和中性粒细胞减少引起的感染相关。严重粒缺起病急骤，突然畏寒、高热、周身不适。肺、泌尿系、口咽部、肛周和皮肤是常见感染部位。由于继发感染，可在咽部、齿龈及颊部等黏膜出现溃疡。严重者皮肤、鼻腔、阴道、肛门、直肠等处发生坏死性溃疡。感染部位可出现疼痛，但是红肿反应不明显，一般不会形成积脓，感染不易局限，甚至迅速发展为败血症或脓毒血症，继而出现感染性休克，诱发 DIC，病情凶险，若未积极治疗，病死率高。

**3. 辅助检查**

（1）白细胞减少症

① 外周血检查　WBC 计数一般在（2.0 ～ 4.0）$×10^9/L$，中性粒细胞百分比正常或轻度减低，淋巴细胞相对增多；粒细胞可有核左移，胞质出现毒性颗粒、空泡等变性，常提示细菌感染。RBC 及 PLT 大致正常。

② 骨髓检查　可呈代偿性增生，或增生低下，或粒细胞成熟障碍等。

（2）粒细胞缺乏症

① 外周血检查：ANC ＜ 0.5×$10^9/L$，甚至完全消失。粒细胞呈显著毒性变性，淋巴细胞比值相对增多。RBC 和 PLT 一般正常。

② 骨髓检查：成熟或比较成熟的中性粒细胞明显减少或消失，而原粒、早幼粒和中幼粒仍有相当数量，呈粒细胞成熟受阻（"成熟停滞"现象）。严重者可出现粒细胞再生障碍的骨髓象。淋巴细胞、浆细胞和组织细胞可增多。幼红细胞和巨核细胞系大致正常。

**（二）诊断要点**

**1. 白细胞减少症**　结合病史，外周血 WBC 持续＜ 4.0×$10^9/L$，骨髓检查可观察粒细胞增生程度，也可除外其他血液病。确定后详细询问病史、全面体格检查和实验室检查，必要时动态观察，明确病因诊断。结合病毒检测、甲状腺功能检测、自身抗体检测等，鉴别继发性粒细胞减少症的病因。

**2. 粒细胞缺乏症**　起病急骤，外周血中粒细胞极度减少（＜ 0.5×$10^9/L$），骨髓象显示粒细胞成熟受阻或再生障碍。常有基础原发病，多数患者为药物所致，应详细询问病史及用药史。

**（三）鉴别诊断**

白细胞减少症和粒细胞缺乏症应与白细胞不增多性白血病、急性再生障碍性贫血等鉴别，一般根据血液一般检查及骨髓象检查结果，结合免疫学、细胞遗传学及分子生物学检测结果，不难做出鉴别。

白细胞减少症和粒细胞缺乏症鉴别诊断的重点是病因的鉴别。对于病因诊断困难的患者，可以选择相关的辅助检查，进一步查明白细胞减少和粒细胞缺乏的原因。常用辅助检查：

**1. 骨髓贮备功能**　肾上腺糖皮质激素可使骨髓粒细胞释放入外周血，应用肾上腺糖皮质激素可以了解骨髓粒细胞的贮备量及释放功能。应用氢化可的松 200mg 静脉注射或泼尼松 40mg 口服，5 小时后检测血象，WBC 计数较用药前升高 2.0×$10^9/L$ 以上为正常。

**2. 边缘池粒细胞**　应用肾上腺素 0.2mg 皮下注射，注射前、注射后 20 分钟检查血 WBC 计数，如注射后较注射前升高 2.0×$10^9/L$ 或升高 1 倍以上，提示粒细胞过多地聚集于血管壁，且无脾大，则为假性粒细胞减少。

**3. 白细胞凝集素或中性粒细胞抗体**　免疫性粒细胞减少者粒细胞表面和血清中可检测到相关抗体，但多次输血者也可呈阳性。

**4. 骨髓培养**　观察粒细胞集落形成单位（CFU-G），了解干细胞和骨髓基质有无缺陷。

除上述辅助检查外，还应结合病史综合判断，如了解药物、化学物质、放射线接触史，有无基础疾病、家族史等。

### （四）病情评估

**1. 临床分度**　根据粒细胞减少程度进行分度。

（1）轻度　粒细胞计数 $\geqslant 1.0 \times 10^9/L$。

（2）中度　粒细胞计数 $(0.5 \sim 1.0) \times 10^9/L$。

（3）重度　粒细胞计数 $< 0.5 \times 10^9/L$，即粒细胞缺乏症。

（4）严重粒缺　粒细胞计数 $< 0.1 \times 10^9/L$。

**2. 继发感染风险评估**　中性粒细胞减少患者感染发生率与中性粒细胞减少程度、持续时间有关。当中性粒细胞数分别为 $< 0.1 \times 10^9/L$、$< 0.5 \times 10^9/L$、$< 1.0 \times 10^9/L$、$< 1.5 \times 10^9/L$ 时，感染的发生率分别为53%、36%、20%、$9\% \sim 10\%$，且随中性粒细胞减少程度的加重而增加。

**3. 粒细胞缺乏症危险分层**　见表1-13-2。

表1-13-2　粒细胞缺乏症危险分层

| 危险度 | 危险因素 |
| --- | --- |
| 高危 | 符合以下任意一项：<br>1. 预计严重中性粒细胞缺乏（$< 0.1 \times 10^9/L$）持续 > 7 天<br>2. 有以下任一种临床合并症（包括但不限于）：①血流动力学不稳定；②口腔或胃肠道黏膜炎，吞咽困难；③胃肠道症状（腹痛、恶心、呕吐和腹泻）；④新发的神经系统改变或精神症状；⑤血管内导管感染，尤其是导管腔道感染；⑥新发的肺部浸润或低氧血症，或有潜在的慢性肺部疾病<br>3. 肝功能不全（转氨酶水平 > 5 倍正常上限）或肾功能不全（肌酐清除率 < 30 mL/min）<br>4. 合并免疫功能缺陷疾病<br>5. 接受分子靶向药物或免疫调节药物治疗 |
| 低危 | 预计中性粒细胞缺乏时间 ≤ 7d，无活动性合并症，肝肾功能正常或损害较轻并且稳定 |

## 二、治疗与预防

### （一）去除病因

理化因素引起者须立即停止接触；由感染引起者，须积极控制感染，继发其他疾病者，须积极治疗原发病如白血病、再障、自身免疫性疾病等。

### （二）一般治疗

**1. 白细胞减少症**　应劳逸结合，适当锻炼增强体质。有反复感染史者须做好预防措施。对慢性原因不明的轻型患者，WBC 降低不严重，症状不明显，骨髓检查基本正常者，一般不主张药物治疗，随访观察。

**2. 粒细胞缺乏症**　需住院治疗，单人病房隔离，医护人员需注意无菌诊疗，室内定期用紫外线消毒；有条件的医院可住层流病房。注意皮肤、肛门、口腔、饮食卫生。

### （三）控制感染

轻度粒细胞减少无须特殊治疗；中度粒细胞减少感染风险增加，需注意个人卫生，避免到人群聚集的地方以免交叉感染。

粒细胞缺乏症易发生严重感染，为急危重症，应住院保护性隔离，立即采集痰、血、大小便、咽拭子、分泌物等标本进行培养及药敏试验，完善胸部 CT 或 X 线检查，以明确感染部位及类型，按经验性治疗选择广谱抗生素治疗，然后再根据培养及药敏结果调整用药。可联合青霉素类与氨基糖苷类抗生素，严重感染者应选用第三代头孢菌素。治疗中应重复细菌培养，并注意控制厌氧菌及霉菌感染。病毒感染可加用抗病毒药物。

重症感染可加静脉注射免疫球蛋白。抗菌药物的使用可参考《中国中性粒细胞缺乏伴发热患者抗菌药物临床应用指南（2020 年版）》。

### （四）应用糖皮质激素

糖皮质激素可促进粒细胞的释放，抑制免疫反应，对免疫性粒细胞缺乏症有一定疗效，但易掩盖感染征象，故仅对全身衰竭或中毒性休克患者短期应用。使用时须同时用足量、高效广谱抗生素，防止感染扩散。常用氢化可的松静脉滴注，待 WBC 回升，体温下降后，逐渐减量至停药。

### （五）促进粒细胞生成

重组人粒细胞集落刺激因子（rhG-CSF）作用于骨髓中的粒细胞系祖细胞，促进祖细胞向中性粒细胞分化和增殖，用于粒缺疗效肯定。其他药物可选用 B 族维生素（维生素 $B_4$、维生素 $B_6$）、碳酸锂、核苷酸、鲨肝醇、利血生等，但疗效不肯定。

### （六）预防

1. 避免使用各种可能引起粒细胞减少的药物，如必须使用，应定期监测外周血，根据 WBC 及粒细胞计数调整用药或停药，并密切观察。
2. 对密切接触放射线或苯等有害理化因素者，应加强劳动保护及定期检查外周血。

# 第四节　白血病

白血病是一类造血干细胞的恶性克隆性疾病，因白血病细胞自我更新增强、增殖失控、分化障碍、凋亡受阻，而停滞在细胞发育的不同阶段。在骨髓和其他造血组织中，白血病细胞大量增生累积，使正常造血受抑制并浸润其他器官和组织。

白血病多属于中医学"急劳""血证""虚劳""癥积"范畴。

**1. 白血病分类**

（1）根据白血病细胞的成熟程度和自然病程，将白血病分为急性和慢性两大类。

① 急性白血病（AL）：细胞分化停滞在较早阶段，多为原始细胞及早期幼稚细胞，病情发展迅速，自然病程仅几个月。

② 慢性白血病（CL）：细胞分化停滞在较晚的阶段，多为较成熟幼稚细胞和成熟细胞，病情发展缓慢，自然病程为数年。

（2）根据主要受累的细胞系列可将白血病分成不同的型。

① 急性白血病：a. 急性淋巴细胞白血病（简称急淋白血病或急淋，ALL）；b. 急性髓细胞白血病（简称急粒白血病或急粒，AML）。

② 慢性白血病：a. 慢性髓细胞白血病（简称慢粒白血病或慢粒，CML）；b. 慢性淋巴细胞白血病（简称慢淋白血病或慢淋，CLL）；c. 少见类型的白血病，如毛细胞白血病（HCL）、幼淋巴细胞白血病（PLL）等。

**2. 病因**　病因尚不完全清楚。

（1）生物因素　主要是病毒和免疫功能异常。成人 T 细胞白血病 / 淋巴瘤可由人类 T 淋巴细胞病毒 I 型（HTLV I）所致。

（2）物理因素　包括 X 射线、γ 射线等电离辐射。由电离辐射引发的白血病，多为 AL 和 CML。

（3）化学因素　长期接触苯以及含有苯的有机溶剂，与白血病发生有关；有些药物可损伤造血细胞引起白血病，如氯霉素、保泰松所致造血功能损伤者发生白血病的危险性显著增高；乙双吗啉具有极强的致染色体畸变和致白血病作用，与白血病发生有明显关系；抗肿瘤药物中烷化剂和拓扑异构酶 II 抑制剂有致白血病的作用。化学物质所致的白血病以 AML 多见。

（4）遗传因素　先天性再生障碍性贫血、Bloom 综合征、共济失调 - 毛细血管扩张症及先天性免疫球蛋白缺乏症等患者白血病发病率均较高。

（5）其他血液病　某些血液病最终可能发展为白血病，如骨髓增生异常综合征、淋巴瘤、多发性骨髓瘤、阵发性睡眠性血红蛋白尿症等。

#### 急性白血病

急性白血病（AL）是造血干细胞的恶性克隆性疾病，发病时骨髓中异常的原始细胞及幼稚细胞（白血病细胞）大量增殖并抑制正常造血，广泛浸润肝、脾、淋巴结等各种脏器。我国急性白血病比慢性白血病多见（约 5.5 : 1）。成人患者中急粒白血病最多见，在儿童患者中急淋白血病多见。急性白血病的病因尚未阐明，认为与物理、化学和生物等因素有关。

国际上常用的法美英 FAB 分类法将急性白血病（AL）分为急性淋巴细胞白血病（ALL）及急性髓细胞性白血病（AML）两大类。

AML：共分 8 型。

M0（急性髓细胞白血病微分化型）：骨髓原始细胞超过30%，无嗜天青颗粒及Auer小体，核仁明显，光镜下髓过氧化物酶（MPO）及苏丹黑B阳性细胞低于3%；在电镜下，MPO阳性；CD33或CD13等髓系标志可呈阳性，淋系抗原通常为阴性。血小板抗原阴性。

M1（急性粒细胞白血病未分化型）：原粒细胞（Ⅰ型＋Ⅱ型，原粒细胞质中无颗粒为Ⅰ型，出现少数颗粒为Ⅱ型）占骨髓非红系有核细胞的90%以上，其中3%以上细胞为MPO阳性。

M2（急性粒细胞白血病部分分化型）：原粒细胞占骨髓非红系有核细胞（NEC）的30%～89%，其他粒细胞超过10%，单核细胞低于20%。

M3（急性早幼粒细胞白血病，API）：骨髓中以颗粒增多的早幼粒细胞为主，此类细胞在NEC中超过30%。

M4（急性粒-单核细胞白血病）：骨髓中原始细胞占NEC的30%以上，各阶段粒细胞占30%～80%，各阶段单核细胞超过20%。

M4Eo：除上述M4型各特点外，嗜酸性粒细胞在NEC中占5%及以上。

M5（急性单核细胞白血病，AMoL）：骨髓NEC中原单核、幼单核及单核细胞占80%及以上。如果原单核细胞占80%及以上为M5a，低于80%为M5b。

M6（红白血病，EL）：骨髓中幼红细胞占50%及以上，NEC中原始细胞（Ⅰ型＋Ⅱ型）占30%及以上。

M7（急性巨核细胞白血病，AMel）：骨髓中原始巨核细胞占30%及以上，血小板抗原阳性，血小板过氧化酶阳性。

ALL：共分3型。

L1：原始和幼淋巴细胞以小细胞（直径12μm或以下）为主。

L2：原始和幼淋巴细胞以大细胞（直径超过12μm）为主。

L3（Burkitt型）：原始和幼淋巴细胞以大细胞为主，大小较一致，细胞内有明显空泡，胞质嗜碱性，染色深。

# 一、诊断

## （一）临床特点

**1. 临床表现**　急性白血病患者骨髓中白血病细胞大量增殖并浸润各组织、器官，正常造血功能受抑制。各型急性白血病的临床表现大致相同。

（1）起病特点　可急骤或较缓慢。急骤者常有高热、贫血、出血倾向等。

（2）正常血细胞减少的表现

① 发热和感染：约半数以上患者以发热起病。发热程度不同，多因感染引起。感染以咽峡炎、口腔炎最多见，肺部感染、肛周炎及皮肤感染也较常见。严重感染可致脓毒症，是急性白血病最常见的死亡原因之一。较常见的致病菌有肺炎克雷伯菌、铜绿假单胞菌、大肠埃希菌、金黄色葡萄球菌等。常见的霉菌感染以念珠菌及曲霉菌多见。病毒感染也较多见，并且较重。

② 出血：与血小板减少有关，少数可因弥散性血管内凝血而发生。牙龈出血、鼻出血、皮肤瘀斑均为常见症状。结膜或眼底出血可影响视力。晚期可出现颅内出血，引起头痛、昏迷或突然死亡。消化道及泌尿道等内脏出血亦多见。

③ 贫血：随病情发展而进行性加重，常与出血程度不成比例。引起贫血的主要机制是幼红细胞发育被异常增生的白血病细胞干扰。呈正常细胞性贫血。

（3）白血病细胞增多的表现

① 淋巴结和肝脾肿大：多为全身浅表淋巴结肿大，质地中等，无压痛。肝脾大，一般为轻至中度。

② 骨骼及关节：胸骨中下段压痛，此体征有助于诊断与鉴别诊断。四肢关节痛或骨痛在儿童很多见，可误诊为风湿性关节炎。偶尔骨膜上出现无痛性肿块，多发生于眼眶周围，也可出现于颅骨、胸骨、肋骨或四肢骨，称为绿色瘤。

③ 神经系统：中枢神经系统白血病（CNL）以脑膜浸润最多见。症状多出现于缓解期，也发生于活动期。CNL以儿童急淋白血病最多见，主要临床表现为头痛、恶心、呕吐、视物模糊、颈项强直等。

④ 其他：齿龈肿胀多见于急性白血病；皮肤浸润表现为皮疹或皮下结节；睾丸浸润多见于急淋白血病；心、肺、消化道等处也可有相应浸润症状。

**2. 辅助检查**

（1）血象　贫血及血小板减少极常见。白细胞计数多数增高，部分患者在正常或低于正常范围，称为白细胞不增多性白血病。白细胞增多性白血病患者血片中易找到原始和早期幼稚细胞，数量不等，最高可达95%以上。

（2）骨髓象 是确诊白血病的主要依据。多数病例骨髓增生明显活跃或极度活跃，原始细胞等于或大于全部骨髓有核细胞的30%。正常造血细胞严重受抑制，正常幼红细胞及巨核细胞减少。白血病性原始细胞形态有异常改变。

（3）细胞化学染色 各类型急性白血病的幼稚细胞，在形态学上有时易于混淆，细胞化学染色有助于急性白血病的分类鉴别。

（4）免疫学检查 利用单克隆抗体检测白血病细胞的细胞膜和细胞质抗原，根据白血病细胞表达的系列相关抗原，确定其系列来源，了解被测白血病细胞所属细胞系列及其分化程度。细胞遗传学检查有助于白血病的诊断分型及治疗监测。

（5）染色体和基因改变 白血病常伴有特异的染色体和基因改变。例如90%的M3有t（15；17）（q22；q21），该易位使15号染色体上的 *PML*（早幼粒白血病基因）与17号染色体上 *RARα*（维A酸受体基因）形成 *PML-RARα* 融合基因，是M3发病及用全反式维A酸治疗有效的分子基础。

（6）血液生化改变 血清尿酸浓度增高，特别在化疗期间，尿酸排泄量增加。患者发生DIC时可出现凝血功能异常。M5和M4血清和尿溶菌酶活性增高，其他类型AL不增高。

### （二）诊断要点

急性白血病的诊断一般不困难。临床有发热、感染、出血、贫血等症状，查体有淋巴结、肝脾肿大及胸骨压痛，外周血片有原始细胞，骨髓细胞形态学及细胞化学染色显示其某一系列原始细胞占30%及以上即可诊断。诊断成立后应进一步分型诊断。

### （三）鉴别诊断

**1.骨髓增生异常综合征** 该病的RAEB及RAEB-t型除病态造血外，外周血中可见原始和幼稚细胞，全血细胞减少和染色体异常，易与白血病相混淆。但骨髓中原始细胞低于20%。

**2.传染性单核细胞增多症** 血象中出现异形淋巴细胞，但形态与原始细胞不同，血清中嗜异性抗体效价逐步上升，病程短，可自愈。

**3.巨幼细胞贫血** 有时可与红白血病混淆，但骨髓中原始细胞不增多，幼红细胞PAS反应常为阴性，叶酸、维生素B_{12}治疗有效。

**4.急性粒细胞缺乏症恢复期** 粒细胞缺乏症的恢复期，骨髓中原、幼粒细胞增多，但该症一般有明确病因，血小板正常，原、幼粒细胞中无Auer小体及染色体异常。短期内骨髓成熟粒细胞恢复正常。

## 二、治疗

### （一）治疗原则

治疗措施包括：①化学治疗是当前主要的治疗措施，可使白血病缓解，延长患者生存时间；②支持治疗以保证化疗顺利进行，防止并发症；③骨髓移植是当前白血病完全治愈最有希望的措施。根据患者的细胞形态学、免疫学、细胞遗传学和分子生物学分型（MICM分型）结果及临床特点，进行预后评估，按照患方意愿及经济能力，选择并设计最佳完整、系统的方案治疗。适合行异基因造血干细胞移植（HSCT）者应抽血做HLA配型。

### （二）一般治疗

**1.治疗高白细胞血症** 当循环血液中白细胞数 > $200×10^9/L$，可发生白细胞淤滞，表现为呼吸困难，低氧血症，呼吸窘迫，反应迟钝，言语不清，颅内出血等，血栓栓塞与出血并存，增加患者早期死亡率，也增加髓外白血病的发病率和复发率。因此，当血中白细胞 > $100×10^9/L$ 时，应紧急使用血细胞分离机，清除过高的白细胞（M3型不首选），同时给予化疗和水化。需预防白血病细胞溶解诱发的高尿酸血症、酸中毒、电解质紊乱、凝血异常等并发症。

**2.防治感染** 白血病患者因粒细胞减少，尤其是在化疗、放疗后，粒细胞缺乏持续相当长时间，应转入层流病房或消毒隔离病房。ALL，老年、强化疗或伴感染的AML的患者可应用粒细胞集落刺激因子。发热时应尽早做细菌培养和药敏试验，并迅速进行经验性抗菌药物治疗。

**3.纠正严重贫血** 吸氧的同时尽快输注浓缩红细胞，维持血红蛋白在80g/L以上。

**4.防治高尿酸血症肾病** 由于白血病细胞大量破坏，化疗时更严重，血和尿中尿酸浓度常显著升高，可引起肾小管阻塞而发生高尿酸血症肾病，应鼓励患者多饮水并持续静脉补液，使每小时尿量 > $150mL/m^2$。在化疗同时给予别嘌醇可以抑制尿酸合成。当患者出现少尿和无尿时，应按急性肾衰竭处理。

**5. 维持营养平衡**　白血病患者本身存在严重消耗，尤其是化疗、放疗引起食欲不振及其他消化道症状时，应注意维持水、电解质平衡，进食高蛋白、高热量、易消化食物，必要时经静脉给予支持治疗。

### （三）抗白血病治疗

急性白血病的化疗可分诱导缓解和缓解后治疗两个阶段。诱导缓解的目的是迅速消灭尽量多的白血病细胞，使骨髓的造血功能恢复正常，达到完全缓解。缓解后仍需继续巩固和强化治疗，以便进一步消灭残存的白血病细胞，防止复发，延长缓解和生存时间，争取治愈。白血病复发大多在骨髓，但也可在髓外，如中枢神经系统、睾丸等，故也应重视髓外白血病的防治。

**1. 第一阶段**　抗白血病治疗的第一阶段是诱导缓解治疗，主要方法是化学治疗，目标是使患者迅速获得完全缓解（CR），即白血病的症状和体征消失，外周血中性粒细胞绝对值 $\geq 1.5 \times 10^9/L$，血小板 $\geq 100 \times 10^9/L$，白细胞分类中无白血病细胞；骨髓中原始粒 I 型 + II 型（原单 + 幼单或原淋 + 幼淋）$\leq 5\%$，M3 型原粒 + 早幼粒 $\leq 5\%$，无 Auer 小体，红细胞及巨核细胞系列正常，无髓外白血病。理想的 CR 为初诊时免疫学、细胞遗传学和分子生物学异常标志消失。

**2. 第二阶段**　达到 CR 后进入抗白血病治疗的第二阶段，即缓解后治疗，主要方法为化疗和造血干细胞移植（HSCT）。诱导缓解获 CR 后，体内仍有残留的白血病细胞，称之为微小残留病灶（MRD）。为争取患者长期无病生存（DFS）和痊愈，必须对 MRD 进行 CR 后治疗，以清除引起复发和难治的根源。

**3. 髓外白血病的防治**　以中枢神经系统白血病（CNL）的防治最为重要，CNL 可发生于白血病的活动期或完全缓解期，多采用化疗药物联合颅脑照射的治疗方法。

**4. 化学治疗结果评估**　治疗目的是达到完全缓解并延长生存期。

（1）完全缓解（CR）　经过化疗骨髓抑制期后，白血病细胞明显减少，白血病的症状、体征完全消失，血象和骨髓象基本恢复正常，血象 Hb $\geq 100g/L$（男性）或 $\geq 90g/L$（女性、儿童），中性粒细胞绝对值 $\geq 1.5 \times 10^9/L$，血小板 $\geq 100 \times 10^9/L$，外周血中无白血病细胞；骨髓象原粒细胞 + 早幼粒细胞 $\leq 5\%$，红细胞及巨核细胞正常。

（2）部分缓解　介于完全缓解与未缓解之间。

（3）未缓解　骨髓象原始细胞超过 20%。

## 慢性髓细胞白血病

慢性髓细胞白血病（CML）是慢性白血病中最多见的临床类型，是一种发生在造血干细胞的恶性骨髓增殖性血液系统疾病。患者年龄以 45 ～ 50 岁居多，男性多于女性。患者外周血粒细胞显著增多，受累细胞中可见 Ph 染色体，病程进展较缓慢，多数患者因急性变而死亡。

# 一、诊断

### （一）临床特点

**1. 临床表现**　CML 起病缓慢，自发病到就诊时间多在半年至 1 年。早期多无明显症状，有些患者常因其他原因就医或体检时被发现。临床可有低热、出汗及消瘦等代谢亢进表现，患者常伴有左上腹坠痛或食后饱胀感，高热、贫血及出血均不多见。

脾大是本病的主要体征。在 CML 早期多数可触及脾脏，晚期几乎都有脾大，甚至有巨脾，脾栓塞、脾出血及脾周围炎等并发症较其他类型白血病多见。约半数患者有肝大。部分患者有胸骨中下段压痛。CML 慢性期一般 1 ～ 4 年，以后逐渐进入加速期及急变期。

**2. 辅助检查**

（1）血液一般检查　白细胞计数明显增多为 CML 特征，可高达（100 ～ 800）$\times 10^9/L$。白细胞分类可见到各发育阶段的粒系细胞。原粒和早幼粒细胞很少，主要是中幼粒以下各阶段细胞。嗜酸及嗜碱粒细胞均增高。血象的多样化为 CML 的特点。早期红细胞和血小板均正常，部分患者血小板计数增高。

（2）骨髓象　骨髓中有核细胞显著增多，以粒系为主，主要为中、晚幼粒细胞及杆状核细胞，原粒细胞不超过 10%。嗜酸和嗜碱性粒细胞增多。红系细胞少，粒细胞、红细胞比例增高。巨核细胞增多或正常，晚期减少。

（3）中性粒细胞碱性磷酸酶（NAP）测定　多数 CML 患者 NAP 缺如或降低，完全缓解时可恢复正常，复发时又下降。该检查指标有助于区别类白血病反应及其他骨髓增生性疾病。

（4）细胞遗传学检查　95% 以上患者的受累细胞中有 Ph 染色体，t（9；22）（q34；q11），9 号染色体长臂上 C-abl 原癌基因异位至 22 号染色体长臂的断裂点集中区（bcr），形成 BCR-ABL 融合基因。Ph 染色体阴性者比阳性者预后差。

### （二）诊断要点

对于不明原因持续性外周血白细胞明显升高者，均应进行肝脾检查及骨髓检查。一般根据典型血象及骨髓象改变、脾肿大等不难做出诊断。对早期诊断困难或不典型的患者，应进行 Ph 染色体、BCR-ABL 融合基因检查。

### （三）分期诊断

**1. 慢性期**　一般持续 1～4 年，部分患者可稳定达 10 年以上，此期对化疗有效。如无有效治疗，则常死于并发症。该期患外周血白细胞常在（20～100）×10$^9$/L，甚至＞500×10$^9$/L。血涂片可见各阶段粒细胞，以中性中幼、晚幼和杆状核粒细胞为主，原始细胞低于 10%，血小板可正常或增多，晚期出现贫血。

**2. 加速期**　出现不明原因发热，贫血、出血加重；脾脏进行性肿大；血小板进行性降低或增高；外周血嗜碱粒细胞明显增多＞20%；原始细胞在血中或骨髓中＞10%；出现 Ph 以外的染色体异常。加速期可维持数月至数年，对通常化疗抗药。

**3. 急变期**　为 CML 的终末期。此期临床表现同急性白血病，具备下列之一者即可诊断：原粒细胞，或原淋加幼淋，或原单加幼单，在外周血或骨髓中≥30%；骨髓中原始粒加早幼粒细胞≥50%；有髓外原始细胞浸润。CML 多数为急粒变，少数可急淋变或急单核变。急性变预后差，患者可在数月内死亡。

### （四）鉴别诊断

**1. 类白血病反应**　常并发于严重感染、恶性肿瘤等基础疾病；外周血白细胞很少超过 50×10$^9$/L，中性粒细胞胞质中有中毒颗粒和空泡；NAP 呈强阳性；Ph 染色体及 BCR-ABL 融合基因阴性；原发病控制后血象可恢复正常。

**2. 其他骨髓增生性疾病**　如真性红细胞增多症、原发性血小板增多症及原发性骨髓纤维化，增生的主要细胞类型不同，Ph 染色体及 BCR-ABL 融合基因阴性，而 NAP 增高。

**3. 骨髓纤维化**　一般白细胞计数比 CML 低，大多＜30×10$^9$/L，血液中幼稚粒细胞百分数较低，NAP 阳性，红细胞异形较明显，泪滴形红细胞多见；骨髓活检示纤维组织增生较明显；Ph 染色体及 BCR-ABL 融合基因阴性。

## 二、治疗与预防

### （一）慢性期治疗

CML 的治疗重点在慢性期的早期，有效阻止疾病的转期，力争在细胞遗传学及分子生物学水平得到缓解。

**1. 分子靶向治疗**　伊马替尼为酪氨酸激酶抑制剂，可以有效阻止 BCR-ABL 融合基因阳性的细胞增殖，患者完全细胞遗传学缓解率高，10 年总生存率为 84%。尼洛替尼、达沙替尼为第二代酪氨酸激酶抑制剂，治疗 CML 能获得更快更好的疗效，已逐渐成为治疗 CML-CP 的一线药物。

**2. 化学治疗**　羟基脲为周期特异性抑制 DNA 合成药物，起效快，但持续时间较短，用药后 2～3 天，白细胞即下降，停药后很快回升。此药副作用较少，单独使用仅限于高龄患者或有合并症、不能耐受酪氨酸激酶抑制剂的患者。

**3. 干扰素 – α**　用于不适合酪氨酸激酶抑制剂和造血干细胞移植的患者，联合小剂量阿糖胞苷治疗，有效者 10 年生存率约 70%，半数治疗有效的患者可长期存活。

**4. 异基因造血干细胞移植（allo–HSCT）**　是 CML 治疗的重要手段，尤其是 TKI 耐药以及进展期患者。目前，移植不作为 CML 慢性期患者的一线治疗选择，原则上至少二线 TKI 治疗（两种以上 TKI）不耐受或耐药的患者考虑 allo-HSCT。

### （二）进展期治疗

**1. 加速期治疗**　参照患者既往治疗史、基础疾病以及 BCR-ABL 激酶突变情况选择适合的 TKI，病情回复至慢性期者，可继续 TKI 治疗，如果患者有合适的造血干细胞供者来源，可考虑行 allo-HSCT。存在 T315I 突变或二代 TKI 不敏感突变的患者应尽早行 allo-HSCT。

**2. 急变期治疗**　参照患者既往治疗史、基础疾病以及突变情况选择 TKI 单药或联合化疗提高诱导缓解率，缓解后应尽快行 allo-HSCT。

## （三）预防

WHO 在《世界癌症报告》中表示："1/3 的癌症可以预防，1/3 的癌症可以治愈，我们应尽力为剩下的 1/3 患者提供最佳治疗。"对于白血病患者及家属进行白血病相关知识科普教育及心理辅导，有利于其正确认知疾病及诊疗过程，以客观、积极的心态面对疾病。白血病的诊治已进入精准诊疗模式，通过科学、合理的诊疗可以使患者获得更好的预后及长期生存。

# 第五节　淋巴瘤

淋巴瘤起源于淋巴结和淋巴组织，其发生大多与免疫应答过程中淋巴细胞增殖分化产生的某种免疫细胞恶变有关，是免疫系统的恶性肿瘤。按组织病理学改变，淋巴瘤可分为霍奇金淋巴瘤（HL）和非霍奇金淋巴瘤（NHL）两大类。淋巴瘤男性发病率明显多于女性，以 20～40 岁为多见，城市的发病率高于农村。

淋巴瘤多属于中医学"阴疽""恶核"范畴。

## 一、诊断与病情评估

### （一）临床特点

**1. 病因**　尚不完全清楚。发病相关因素如下。①EB 病毒：与 HL 的关系极为密切。②逆转录病毒人类 T 淋巴细胞病毒 I 型（HTLV-I）：是成人 T 细胞白血病/淋巴瘤的病因。③幽门螺杆菌抗原：与胃黏膜相关性淋巴样组织结外边缘区淋巴瘤（胃 MALT 淋巴瘤）发病有密切的关系，幽门螺杆菌可能是该类淋巴瘤的病因。④免疫功能低下：与淋巴瘤的发病有关。遗传性或获得性免疫缺陷患者伴发淋巴瘤者较正常人为多。器官移植后长期应用免疫抑制剂而发生恶性肿瘤者，其中 1/3 为淋巴瘤。干燥综合征患者中淋巴瘤的发病率比一般人群高。

**2. 临床表现**　无痛性进行性淋巴结肿大或局部肿块是淋巴瘤共同的临床表现，淋巴结、扁桃体、脾及骨髓是最易受累的部位。此外，常伴有全身症状如发热、消瘦、盗汗，甚至出现恶病质。当淋巴瘤浸润血液和骨髓时，可形成淋巴细胞白血病，如浸润皮肤时则表现为蕈样肉芽肿或红皮病等。

（1）霍奇金淋巴瘤　多见于青年，儿童少见。首发症状常是无痛性颈部或锁骨上淋巴结进行性肿大，其次为腋窝淋巴结肿大。肿大的淋巴结可互相粘连，融合成块，触诊质地较韧。少数 HL 可浸润器官组织，或因深部淋巴结肿大压迫，引起各种相应症状。饮酒后常引起淋巴结疼痛。发热、盗汗、皮肤瘙痒及消瘦等全身症状较多见。

（2）非霍奇金淋巴瘤　非霍奇金淋巴瘤见于各年龄组，但随着年龄增长而发病增多，男性多于女性。根据淋巴瘤的生物学行为又可分为惰性 NHL 和侵袭性 NHL。有远处扩散和结外侵犯的倾向，对各器官的压迫和浸润较 HL 多见，常以发热或各器官、系统症状为主要临床表现。

① 胸部以肺门及纵隔淋巴受累最多见，半数患者有肺部浸润或胸腔积液，出现咳嗽、胸闷、气促、肺不张及上腔静脉压迫综合征等临床表现。

② 累及胃肠道出现腹痛、腹泻和腹块，症状可类似消化性溃疡、肠结核或脂肪泻等，常因肠梗阻或大量出血施行手术而确诊。

③ 肝大、黄疸仅见于晚期患者。

④ 腹膜后淋巴结肿大可压迫输尿管，引起肾盂积水，肾损害主要为肾肿大、高血压、肾功能不全及肾病综合征。

⑤ 中枢神经系统病变以累及脑膜及脊髓为主，硬膜外肿块可导致脊髓压迫症。

⑥ 骨骼损害以胸椎及腰椎最常见，表现为骨痛，腰椎或胸椎破坏，脊髓压迫症等。

⑦ 皮肤受累表现为肿块、皮下结节、浸润性斑块、溃疡等。

惰性 NHL：通常生长缓慢，自然病程较长，大多数表现为无痛性淋巴结肿大，累及一个或多个外周淋巴结区，颈部淋巴结肿大最常见，胸部以肺门及纵隔淋巴结受累常见，肿大淋巴结可引起局部压迫症状。发热不明显，仅有局部浸润和压迫症状。

侵袭性 NHL：常有发热、盗汗、消瘦，发展迅速，较 HL 更易发生远处播散及结外侵犯，肝脏侵犯常出现黄疸、转氨酶升高，偶有中枢神经系统侵犯。中枢神经系统受侵，包括软脑膜播散，在侵袭性 NHL 中时有发生。侵袭程度最高的 Burkitt 淋巴瘤和淋巴母细胞淋巴瘤特别容易累及软脑膜。部分 NHL 患者发病时会出现全身症状，如发热、体重下降、夜间盗汗。

**3. 辅助检查**

（1）血液和骨髓检查　①HL 常有轻或中度贫血，部分患者嗜酸粒细胞升高。骨髓被广泛浸润或发生脾功能亢进时，血细胞减少。骨髓涂片找到 R-S 细胞是 HL 骨髓浸润的依据，活检可提高阳性率。②NHL 白细胞数多正常，伴有淋巴细胞绝对和相对增多。一部分患者的骨髓涂片中可找到淋巴瘤细胞。晚期并发急性淋巴细胞白血病时，可呈现白血病样血象和骨髓象。

（2）生化检查　疾病活动期红细胞沉降率增快，血清乳酸脱氢酶升高。如血清碱性磷酸酶活力或血钙增加，提示骨骼受累。

（3）影像学检查　①浅表淋巴结检查：B 超检查和放射性核素显像，可以发现查体时触诊未发现的肿大淋巴结。②胸部 X 线检查：可见纵隔增宽、肺门增大、胸水及肺部病灶等，胸部 CT 可确定纵隔与肺门淋巴结肿大。③腹部 CT：可见腹主动脉旁淋巴结肿大，同时还显示肝、脾、肾受累的情况，是腹部检查的首选方法。④正电子发射计算机体层显像（PEt-CT）：可以显示淋巴瘤病灶及部位，进行肿瘤的定性与定位。

（4）病理学检查　选取较大的淋巴结活检，或深部淋巴结依靠 B 超或 CT 引导下细针穿刺涂片，做细胞病理形态学检查。病理学检查是诊断淋巴瘤的基本方法。

（5）剖腹探查　不作为常规检查。必须为诊断及临床分期提供可靠依据时，如发热待查病例、临床高度怀疑淋巴瘤、B 超发现有腹腔淋巴结肿大但诊断困难时，需要剖腹探查。

**（二）诊断要点**

凡进行性、无痛性淋巴结肿大者均应考虑本病的可能，应做淋巴结活检。对于原因不明长期发热的患者，应积极行影像学检查排除本病。对于诊断困难，并且高度怀疑本病的患者，应尽可能取组织活检明确诊断。淋巴结组织病理学检查是确诊本病的主要依据，除此之外，还要结合免疫组化或 FCM 检测免疫表型，有条件的进行细胞遗传学、分子生物学检测，尽量明确病理类型，进一步指导临床、判断预后。

**（三）鉴别诊断**

淋巴瘤须与其他淋巴结肿大疾病相区别。局部淋巴结肿大要排除淋巴结炎和恶性肿瘤转移。以发热为主要表现的淋巴瘤，须与脓毒症、结缔组织病、坏死性淋巴结炎和恶性组织细胞病等相鉴别。结外淋巴瘤应与相应器官的其他恶性肿瘤相鉴别。

**1. 结核性淋巴结炎**　多局限于颈的两侧，可彼此融合，与周围组织粘连，晚期由于软化、溃破而形成窦道。

**2. 恶性肿瘤**　器官组织的恶性肿瘤发生淋巴转移时，可触及局部肿大的淋巴结，但一般有原发病灶的临床表现，淋巴结肿大，质地坚硬，与周围组织粘连。

**（四）病情评估**

**1. 恶性程度**　非霍奇金淋巴瘤可以根据肿瘤细胞恶性程度分为低度、中度、高度、其他。恶性程度高预后差，疾病进展迅速，反之，恶性程度低，疾病发展缓慢，预后较好。

（1）低度　小淋巴细胞型、滤泡性小裂细胞型、滤泡性小裂细胞型和大细胞混合型。

（2）中度　滤泡性大裂细胞型、弥漫性小裂细胞型、弥漫性小裂细胞型和大细胞混合型、弥漫性大细胞型。

（3）高度　免疫母细胞型、淋巴母细胞型、小无裂细胞型。

（4）其他　毛细胞型、皮肤 T 细胞型、组织细胞型、髓外浆细胞瘤、不能分型。

**2. 淋巴瘤分期**　淋巴瘤确诊后，患者应进行一个完整的分期评估，确定病变范围、提供预后信息、选择治疗方案。目前多采用 Ann Arbor 分期，主要适用于 HL，NHL 也可参考应用（表 1-13-3）。

表 1-13-3　Ann Arbor 分期系统

| 分期 | 标准 |
| --- | --- |
| Ⅰ期 | 病变仅限于 1 个淋巴结区（Ⅰ），或单一淋巴外器官或部位（ⅠE） |
| Ⅱ期 | 病变仅累及横膈同一侧两个或多个淋巴结区（Ⅱ）；或局限性累及 1 个淋巴结外器官或部位并同时伴有 1 个或多个淋巴结区病变（ⅡE） |
| Ⅲ期 | 病变累及横膈上下两侧淋巴结区（Ⅲ），可以同时伴有脾累及（ⅢS），或伴有淋巴结外器官或部位累及（ⅢE），或两者均存在（ⅢSE） |
| Ⅳ期 | 弥漫性或播散性累及 1 个或更多淋巴外器官或组织，如肝或骨髓受累，即使局限性也属Ⅳ期 |

各期根据有无全身症状，分为 A、B 两组。A 组无全身症状；B 组有全身症状。全身症状包括：①不明原因发热（＞ 38℃，连续 3 天及以上）；②体重减轻（6 个月内下降 10% 以上）；③盗汗（连续 7 天及以上）。

## 二、治疗

### （一）化学治疗

HL 与 NHL 的治疗均以化疗为基础的综合治疗为主。

**1. 霍奇金淋巴瘤** 多数预后较好，甚至可以治愈。选择治疗方案需考虑最大限度地减少治疗相关的远期并发症。非进展期（非巨快型的ⅠA 或ⅡA 期）HL 首选 ABVD 方案化疗 4～6 个周期，也可 2 个周期 ABVD 方案化疗后序贯 20Gy 受累野放疗。中期进行 PET-CT 评价疗效，根据结果调整治疗方案。Ⅲ或Ⅳ期、巨块型、伴有 B 症状提示疾病处于进展期，有≤ 3 种该期不良预后因素的低危患者仍采用 ABVD 方案化疗作为一线治疗，至少 6～8 个疗程。巨块型或≥ 4 种不良因素的采用 4～6 周期增剂量 BEACOPP，可联合或不联合局部放疗。难治性或复发 HL 采用大剂量化疗后 Auto-HSCT 是标准治疗方案。

**2. 非霍奇金淋巴瘤**

（1）惰性 NHL 病情发展缓慢，对放、化疗敏感，但不易缓解。Ⅰ期或Ⅱ期患者化、放疗后均可存活 10 年以上，部分患者可自发性肿瘤消退。Ⅰ期或Ⅱ期患者采用 CHOP 方案化疗联合局部放疗。Ⅲ期或Ⅳ期患者在疾病早期，无全身症状，无治疗指征者主张观察等待的姑息治疗原则。若疾病进展，可用苯丁酸氮芥、苯达莫司汀等单药治疗或联合化疗，联合方案常用 CVP 或 CHOP 方案，FC 方案用于疾病进展不能控制者。

（2）侵袭性 NHL 不论分期均应以化疗为主，对化疗残留肿块、局部巨大肿块或中枢神经系统累及可行局部放疗扩野照射作为化疗的补充。

### （二）生物免疫治疗

**1. 分子靶向治疗** 如果肿瘤系表达 CD20 的 B 细胞淋巴瘤，应用联合利妥昔单抗的化疗方案，能明显提高患者生存期。

**2. CAR–T 细胞免疫治疗** 嵌合抗原受体修饰的 T 细胞（CAR-T 细胞）免疫治疗即通过基因工程技术，将 T 细胞激活并嵌入肿瘤嵌合抗原受体 CAR，形成 CAR-T 细胞，专门识别体内肿瘤细胞，并通过免疫作用释放大量的效应因子，杀灭肿瘤细胞，从而达到治疗恶性肿瘤的目的。主要毒副反应为细胞因子释放综合征（CRS）和神经毒性。

### （三）放射治疗

放疗是淋巴瘤治疗的重要治疗措施。

**1. 受累野放疗（IFRT）** 用于复发难治或行根治性放疗的 HL 及 NHL，包括受侵部位的整个淋巴区域。

**2. 受累淋巴结部位放疗（ISRT）和受累淋巴结放疗（INRT）** 用于化疗后 CR/PR 的 HL 及 NHL，HL 一般不采用单纯放疗。与 HL 不同，肠系膜淋巴结在 NHL 中较常累及，常采用避开盆腔和肝脏的改良全腹照射（WAI）。放疗是非常有效的姑息治疗手段，尤其对多程化疗仍无反应的患者应考虑放疗，通常采用短程小剂量放疗。

### （四）造血干细胞移植

自体造血干细胞移植（Auto-HSCT）是淋巴瘤治疗的重要手段。Auto-HSCT 可作为对化疗敏感、年轻、体能状态好、预后不良的 NHL 一线化疗后的巩固治疗，也可作为复发、难治淋巴瘤的挽救治疗。

### （五）手术治疗

由于局部放疗比手术切除缓解率高，故手术仅限于活组织检查，淋巴瘤合并脾功能亢进者则有脾切除指征。脾切除可改善患者全身症状和血象，为以后化疗创造有利条件。

# 第六节　原发免疫性血小板减少症

原发免疫性血小板减少症（ITP）又称特发性血小板减少性紫癜，是一组免疫介导的血小板过度破坏所致的出血性疾病，以广泛皮肤、黏膜及内脏出血，血小板减少，骨髓巨核细胞发育成熟障碍，血小板生存时间缩短及血小板膜糖蛋白特异性自身抗体出现等为特征，是最常见的血小板减少性紫癜，发病率为 5/10 万～ 10/10 万人口，65 岁以上老年发病率有升高趋势。临床上分为急性、慢性两类，急性多见于儿童，常具有自限性；慢性以青年女性多见，很少有患者自发性缓解。

原发免疫性血小板减少症多属于中医学"血证""紫癜""肌衄"范畴。

# 一、诊断与病情评估

## （一）临床特点

### 1. 病因

（1）免疫因素　半数以上的 ITP 患者血浆和血小板表面可检测到血小板膜糖蛋白特异性自身抗体（PAIg），PAIg 可使血小板破坏增多，并导致巨核细胞成熟障碍，血小板生成减少。目前认为自身抗体致敏的血小板被单核 - 巨噬细胞系统过度吞噬破坏是 ITP 发病的主要机制。

（2）感染　细菌或病毒感染与 ITP 发病密切相关。多数急性 ITP 患者在发病前 2 周左右有上呼吸道感染史；血中抗病毒抗体或免疫复合物浓度与血小板计数及寿命呈负相关；慢性 ITP 患者，常因感染而加重。

（3）脾的作用　脾是产生 PAIg 的主要场所，同时使巨噬细胞介导的血小板破坏增多。

（4）其他因素　慢性 ITP 多见于育龄妇女，雌激素可能有抑制血小板生成和（或）增强单核 - 巨噬细胞系统对与抗体结合之血小板吞噬的作用，促进血小板破坏。另外毛细血管通透性增加可能与 ITP 患者的出血倾向有关。

### 2. 临床表现　
多数患者常因发现皮肤黏膜瘀斑而就诊，并伴有牙龈出血等症状，出血严重的患者多有贫血的相关症状。

（1）急性型　以儿童为多见，男女发病率相近。颅内出血是主要的死亡原因。急性型可呈自限性，或经积极治疗，常在数周内逐渐恢复或痊愈。少数患者可迁延半年以上，亦可演变为慢性。

① 起病方式：多数患者发病前 1 ～ 2 周有上呼吸道等感染史，特别是病毒感染史。起病急骤，部分患者可有畏寒、寒战、发热。

② 出血倾向：全身皮肤瘀点、紫癜、瘀斑，严重者可有血疱及血肿形成。鼻出血、牙龈出血、口腔黏膜出血常见，损伤及注射部位可渗血不止或形成大小不等的瘀斑。当血小板低于 $20×10^9$/L 时，可出现内脏出血，表现为呕血与黑便、咯血、尿血、阴道出血等，颅内出血可致剧烈头痛、意识障碍、瘫痪及抽搐等。出血量过大，可出现程度不等的贫血、血压降低甚至失血性休克。

（2）慢性型　较为常见，多见于青年女性，起病缓慢，出血症状亦轻。患者脾脏可有轻度肿大。出血量多或持续时间较长常引起贫血。该型患者自发缓解较少。

① 起病方式：起病隐匿，多在常规查血时偶然发现。

② 出血倾向：多数较轻而局限，但易反复发生。表现为皮肤、黏膜出血，如瘀点、紫癜、瘀斑及外伤后出血不止等。鼻出血、牙龈出血亦很常见。严重内脏出血较少见，女性患者多以月经过多为主要表现。持续发作者，血小板往往多年持续减少；反复发作者，每次发作常持续数周或数月。患者病情可因感染等而骤然加重，出现广泛、严重的皮肤黏膜及内脏出血。长期月经过多可出现失血性贫血。病程半年以上者，部分可出现轻度脾大。

### 3. 辅助检查

（1）血象　急性型发作期血小板计数常低于 $20×10^9$/L，慢性型常在（30 ～ 80）$×10^9$/L，偶见形态异常，如体积增大、颗粒减少、染色过深。贫血程度与出血有关。白细胞计数正常或稍高。90% 以上的患者血小板生存时间明显缩短。

（2）出凝血功能检查　出血时间延长；血块退缩不良；毛细血管脆性试验阳性；凝血时间正常；血小板寿命明显缩短。

（3）骨髓象　①急性型骨髓巨核细胞数量轻度增加或正常，慢性型骨髓象中巨核细胞显著增加；②巨核细胞发育成熟障碍，急性型者尤为明显，表现为巨核细胞体积变小，胞质内颗粒减少，幼稚巨核细胞增加；③有血小板形成的巨核细胞显著减少（低于 30%）；④红系及粒、单核系正常。

（4）免疫学检测　多数患者可检出血小板相关抗体（PAIgG，IgM）及相关补体（PAC3）。

## （二）诊断要点

依据《血液病诊断及疗效标准（第四版）》及《成人原发免疫性血小板减少症诊断与治疗中国指南》，ITP 的诊断标准如下。

（1）至少连续 2 次外周血检查示 PLT 计数减少，外周血涂片镜检血细胞形态无明显异常。

（2）脾脏一般不增大。

（3）骨髓检查　巨核细胞增多或正常，伴成熟障碍。

（4）特殊实验检查　血小板糖蛋白特异性自身抗体阳性，TPO 水平正常或程度升高。

（5）排除其他继发性血小板减少症　自身免疫性疾病、甲状腺疾病等。

### （三）鉴别诊断

确诊时需排除继发性血小板减少症，如再生障碍性贫血、脾功能亢进、骨髓增生异常综合征、白血病、系统性红斑狼疮、药物性免疫性血小板减少等。

### （四）病情评估

成人 ITP 预后一般良好，但是停药、感染或劳累后容易复发。颅内出血是本病致死的主要原因。老年 ITP 患者致命性出血风险明显高于年轻 ITP 患者。

**1. 分期与分型**

（1）新诊断的 ITP　指确诊后 3 个月以内的患者。

（2）持续性 ITP　确诊后 3 ～ 12 个月 PLT 持续减少的患者，包括未自发缓解和停止治疗后不能维持完全缓解的患者。

（3）慢性 ITP　PLT 持续减少超过 12 个月的患者。

（4）重症 ITP　PLT 计数 < $10 \times 10^9/L$ 伴活动性出血，或出血评分 ≥ 5 分。

（5）难治性 ITP　指对一线治疗、二线治疗中的促 PLT 生成药物及利妥昔单抗治疗均无效，或脾切除无效或手术后复发，进行诊断再评估仍确诊为 ITP 的患者。

**2. 出血评分**　ITP 出血严重程度与 PLT 计数负相关，即 PLT 越低，出血越严重。但也有部分患者为无症状 PLT 减少，老年患者严重出血的发生率明显高于年轻患者，仅用 PLT 计数来评估出血严重程度不够全面与客观。增加出血风险的因素包括：①高龄和长 ITP 病史；② PLT 功能缺陷；③凝血障碍；④高血压；⑤外伤或手术；⑥感染；⑦抗血小板、抗凝或非甾体药物治疗。

## 二、治疗

### （一）治疗原则

遵循个体化原则，鼓励患者参与治疗决策，兼顾患者意愿，在治疗不良反应最小化基础上提升 PLT 计数至安全水平，减少出血事件，降低病死率，关注患者健康相关生活质量（HRQoL）。PLT ≥ $30 \times 10^9/L$，无明显出血且不从事高出血风险工作或活动，无出血风险因素的 ITP 患者，一般无须治疗，可观察和随访。如患者有活动性出血症状（出血症状评分 ≥ 2 分），无论 PLT 水平，均应积极治疗。

### （二）紧急治疗

ITP 患者发生危及生命的出血（如颅内出血）或需要急症手术时，应迅速提升 PLT 计数至安全水平。可给予输注血小板或静脉注射免疫球蛋白和（或）静脉输注甲泼尼龙和（或）皮下注射重组人血小板生成素。其他措施包括停抗血小板聚集药物，控制高血压，局部加压止血，口服避孕药控制月经过多等。

### （三）一线治疗

**1. 糖皮质激素**　作用机制有抑制抗原抗体反应，抑制巨噬细胞对 PLT 的吞噬，降低毛细血管通透性，刺激骨髓造血及 PLT 释放。治疗过程中注意监测血压、血糖水平，注意预防感染及消化道溃疡。常用：①大剂量地塞米松 40mg/d×4d，口服或静脉给药，无效或复发患者可重复 1 个周期；②泼尼松 1mg/（kg·d）（最大剂量 80mg/d，分次或顿服），起效后应尽快减量，6 ～ 8 周内减停，减停后不能维持疗效者考虑二线治疗。使用激素常见的不良反应有高血压、高血糖、急性胃黏膜病变、骨质疏松、股骨头坏死等，应注意防治。

**2. 丙种球蛋白**　作用机制为通过封闭单核 - 巨噬细胞系统的 Fc 受体和抗独特型抗体效应。停药后疗效不持久。主要用于紧急治疗、妊娠分娩、不耐受糖皮质激素或有禁忌证的患者，脾切除术前准备、慢作用药物发挥作用之前。IgA 缺乏、糖尿病和肾功能不全患者应慎用。

### （四）二线治疗

**1. 促血小板生成药物**　rhTPO 是全长糖基化血小板生成素，一般皮下注射，PLT > $100 \times 10^9/L$ 时停药，治疗 14 天仍未起效的患者应停药。其他药物有非肽类 TPO 类似物艾曲波帕等。

**2. 利妥昔单抗（CD20 单抗）**　利妥昔单抗是人鼠嵌合的抗 CD20 单克隆抗体，可清除血液、淋巴结和骨髓中 B 淋巴细胞。可应用标准剂量方案或小剂量方案，有效率 50% 左右。活动性乙型肝炎及丙型肝炎患者禁用。

**3. 联合治疗** 针对 ITP 不同的发病环节，联合治疗可以尽快提升患者 PLT 至安全水平。常用免疫抑制剂与促血小板生成药、起效快与起效慢的药物联合的方案。如大剂量地塞米松联合艾曲波帕、利妥昔单抗联合艾曲波帕、rhTPO 联合利妥昔单抗等。

**4. 脾切除术** 是治疗 CITP 的重要方法，其机制在于减少血小板抗体的产生，消除 PLT 的破坏场所。脾切除的缓解率可达 75%～90%，30%～50% 病例复发。脾切除术前应进行病情再诊断及评估。

### （五）三线治疗

全反式维甲酸（ATRA）联合达那唑应用 16 周。地西他滨静脉滴注，间隔 3 周后再次给药，共 3～6 个周期。

### （六）其他药物

包括硫唑嘌呤、CsA、达那唑、长春新碱等，用于治疗 ITP 有一定疗效，但缺乏足够的循证医学证据，可根据临床经验及患者状况进行选择。

### （七）疗效判断

**1. 完全反应（CR）** 治疗后 PLT 计数 $\geq 100\times10^9$/L 且无出血表现。

**2. 有效（R）** 治疗后 PLT 计数 $\geq 30\times10^9$/L，比基础 PLT 计数增加至少 2 倍，且无出血表现。

**3. 无效（NR）** 治疗后 PLT 计数 $< 30\times10^9$/L，或 PLT 计数增加不到基础值的 2 倍，或有出血。

**4. 复发** 治疗有效后，PLT 计数降至 $30\times10^9$/L 以下，或降至不到基础值的 2 倍，或出现出血症状。

**5. 持续有效** 患者疗效维持至开始治疗后 6 个月及以上。

**6. 早期反应** 治疗开始 1 周达到有效标准。

**7. 初步反应** 治疗开始 1 个月达有效标准。

**8. 缓解** 治疗开始后 12 个月时 PLT 计数 $\geq 100\times10^9$/L。

在定义 CR 或 R 时，应至少检测 2 次 PLT 计数，间隔至少 7 天。定义复发时至少检测 2 次，其间至少间隔 1 天。

# 第七节　过敏性紫癜

过敏性紫癜是一种常见的血管变态反应性疾病，因机体对某些致敏物质产生变态反应，导致毛细血管脆性及通透性增加，血液外渗而形成紫癜，黏膜及某些器官出血，可同时伴有血管神经性水肿、荨麻疹等，多见于青少年，男性发病略多于女性，春秋季较多见。

过敏性紫癜多属于中医学"紫癜""血证"范畴。

## 一、诊断

### （一）临床特点

**1. 病因** 过敏性紫癜的病因如下。

（1）感染　细菌主要为乙型溶血性链球菌，以呼吸道感染最为多见。病毒多见于发疹性病毒感染，如麻疹、水痘、风疹等。也可见于寄生虫感染。

（2）食物　多见于食用异体蛋白如鱼、虾、蟹、蛋、鸡、牛奶等。

（3）药物　抗生素类常见于青霉素及头孢菌素类等。解热镇痛药如水杨酸类、保泰松、吲哚美辛。奎宁类、磺胺类、阿托品、异烟肼及噻嗪类利尿药等均可诱发发病。

（4）其他　过敏原有花粉、菌苗或疫苗接种、蚊虫叮咬、寒冷刺激等。

**2. 临床表现** 患者常因接触相关病因后出现低热、乏力，随后发现皮肤黏膜瘀斑而就诊，部分患者发病时有急性腹痛，易被误诊为急腹症。

多数患者发病前 1～3 周有低热、乏力、全身不适及上呼吸道感染等前驱症状，随之出现典型临床表现。

（1）单纯型　最常见。主要表现有皮肤紫癜，多局限于四肢，尤其是下肢及臀部，躯干少见。紫癜常成批、反复发生，呈对称性分布，同时伴有局部皮肤水肿及荨麻疹等过敏表现。紫癜大小不等，按之不褪色，可融合成瘀斑，数日内出血渐吸收变成紫色、黄褐色、淡黄色，一般 7～14 日可消退。

（2）腹型　除皮肤紫癜外，同时有消化道黏膜受累的症状如恶心呕吐、呕血、腹痛及腹泻、黏液便血等，其中腹痛最为常见，常为阵发性绞痛，多位于脐周、下腹或全腹，发作时可因腹肌紧张及明显压痛、肠鸣音亢进而被误诊为外科急腹症。

（3）关节型　除皮肤紫癜外，同时出现关节肿胀、疼痛、压痛及功能障碍等表现。以膝、踝、肘、腕等关节多见，可呈游走性，反复发作，治愈后不遗留关节畸形。

（4）肾型　为病情最严重的类型，在皮肤紫癜的基础上，出现血尿、蛋白尿及管型尿等，可伴有水肿、高血压及肾衰竭等表现。肾损害症状多发生于紫癜出现后的1周左右，多在3～4周内恢复，少数患者可进展为慢性肾炎或肾病综合征。

（5）混合型　指皮肤紫癜同时合并其他类型两种以上者。

（6）其他　少数患者可因病变累及眼部、脑部而出现视神经萎缩、虹膜炎、视网膜出血水肿及中枢神经系统表现。

**3. 辅助检查**

（1）毛细血管脆性试验　半数以上患者阳性，毛细血管镜可见毛细血管扩张、扭曲及渗出性炎症反应。

（2）出凝血相关检查　出血时间可延长。

（3）尿常规检查　肾型或混合型可有血尿、蛋白尿、管型尿。

（4）肾功能检查　肾型及合并肾型表现的混合型患者可有血尿素氮升高、内生肌酐清除率下降等肾功能不全的表现。

### （二）诊断要点

1. 发病前1～3周有低热、咽痛、全身乏力或上呼吸道感染史。

2. 典型四肢皮肤紫癜，可伴腹痛、关节肿痛及血尿。

3. 血小板计数、血小板功能及凝血相关检查正常。

4. 排除其他原因所致的血管炎及紫癜。

### （三）鉴别诊断

需与遗传性出血性毛细血管扩张症、单纯性紫癜、原发免疫性血小板减少症、原发性肾小球肾炎、系统性红斑狼疮等疾病相鉴别，腹痛明显的患者应与外科急腹症相鉴别。依据临床表现及实验室检查结果，一般不难做出鉴别。

## 二、治疗与预防

### （一）治疗要点

**1. 明确并消除致病因素**　清除体内局部病灶，避免食用可疑的致敏食物及药物等。

**2. 抗过敏治疗**

（1）抗组胺药　可应用盐酸异丙嗪、氯苯那敏、阿司咪唑、去氯羟嗪、西米地丁等，也可静脉注射葡萄糖酸钙。

（2）改善血管通透性药物　常用维生素C、卡巴克洛等。

**3. 应用糖皮质激素**　具有抑制抗原抗体反应、减轻炎症渗出、改善血管通透性等作用。常用泼尼松分次口服，重症者可用氢化可的松或地塞米松静脉滴注，症状减轻后改为口服制剂。糖皮质激素疗程一般不超过30天，肾型者可酌情延长用药时间。

**4. 应用免疫抑制剂**　经上述治疗效果不佳者，可考虑应用免疫抑制剂如硫唑嘌呤、环孢素、环磷酰胺等。

**5. 抗凝治疗**　适用于肾型患者，常用低分子肝素皮下注射，4周后改用华法林口服。

**6. 对症治疗**　腹痛较重者可予阿托品或山莨菪碱口服；关节痛者可酌情给予口服或外用止痛药；有呕血、血便者，应考虑使用质子泵抑制剂治疗。

### （二）预防

过敏性紫癜属于血管变态反应性疾病，因机体对某些致敏物质产生变态反应，导致毛细血管脆性及通透性增加，血液外渗而形成紫癜。预防的重点在于针对高危人群的健康教育，告诫患者减少因乙型溶血性链球菌或病毒引起的呼吸道感染，避免进食异体蛋白如鱼、虾、蟹、蛋、鸡、牛奶等，规范谨慎用药，包括抗生素类如青霉素及头孢菌素类等，解热镇痛药如水杨酸类、保泰松、吲哚美辛等，奎宁类、磺胺类、阿托品、异烟肼及噻嗪类利尿药等。对花粉等致敏原过敏的患者，避免接触花粉、菌苗或疫苗接种、蚊虫叮咬、寒冷刺激等。

# 第十四章　内分泌与代谢疾病

## 第一节　甲状腺功能亢进症

甲状腺毒症是指循环血液中甲状腺激素过多，引起以神经、循环、消化等系统兴奋性增高和代谢亢进为主要表现的一组临床综合征。根据甲状腺的功能状态，甲状腺毒症可分类为甲状腺功能亢进类型和非甲状腺功能亢进类型。甲状腺功能亢进症（简称甲亢），是指甲状腺腺体本身产生甲状腺激素过多而引起的甲状腺毒症，其病因主要是弥漫性毒性甲状腺肿（Graves 病，GD）、多结节性毒性甲状腺肿和甲状腺自主高功能腺瘤，其中 GD 是甲状腺功能亢进症的最常见病因，占全部甲亢的 80%～85%。我国患病率约 1.2%，女性发病显著高于男性，男女之比为（1:4）～（1:6），高发年龄为 20～50 岁。本节主要介绍 Graves 病。

Graves 病多属于中医学"瘿病""心悸"范畴。

### 一、诊断与病情评估

#### （一）临床特点

**1. 病因**　Graves 病为器官特异性自身免疫病。以遗传易感为背景，在环境因素作用下产生自身免疫反应，出现针对甲状腺细胞促甲状腺激素受体的特异性自身抗体，不断刺激甲状腺细胞增生和甲状腺激素合成、分泌增加而致 Graves 病。

**2. 临床表现**　患者常因消瘦、多汗、多食易饥伴有性情变化而就诊。

（1）甲状腺毒症表现

① 高代谢综合征：如怕热多汗、皮肤潮湿、低热、多食善饥、体重锐减和疲乏无力。糖耐量减低或加重糖尿病；血总胆固醇降低。

② 精神神经系统：神经过敏，多言好动，烦躁易怒，失眠不安，注意力不集中，记忆力减退，手和眼睑震颤，腱反射亢进，甚至出现幻想、躁狂症或精神分裂症。偶尔表现为寡言抑郁、淡漠。

③ 心血管系统：心悸、气短、胸闷等。体征有心动过速，第一心音亢进，心尖区常有 2/6 级以下收缩期杂音，收缩压升高，舒张压降低，脉压增大，可见周围血管征，心脏肥大和心力衰竭，心律失常以心房颤动、房性早搏等房性心律失常多见。

④ 消化系统：食欲亢进，稀便，排便次数增加。

⑤ 肌肉骨骼系统：肌无力和肌肉萎缩。部分患者发生甲亢性肌病，呈进行性肌无力和肌肉萎缩，多见于近心端的肩胛和骨盆带肌群。少数可见指端粗厚、重症肌无力和骨质疏松。

⑥ 其他：女性患者出现月经减少或闭经，男性患者出现阳痿，偶有乳腺增生。外周血淋巴细胞增多，可伴血小板减少性紫癜。少数患者有典型的对称性黏液性水肿，局部皮肤增厚变粗，可伴继发感染和色素沉着。

（2）甲状腺肿大　双侧甲状腺弥漫性、对称性肿大，质地表现不同，多柔软，无压痛，肿大的甲状腺随吞咽而上下移动。甲状腺上下极可触及震颤，闻及血管杂音，为甲亢的特异性体征。

（3）眼征　GD 的眼部表现分为两类：一类为单纯性突眼，病因与甲状腺毒症所致的交感神经兴奋性增高有关；另一类为浸润性眼征，发生在 Graves 眼病（Graves 眶病）。25%～50% 患者伴有眼征，部分可为单侧。

① 单纯性突眼：轻度突眼；Stellwag 征（瞬目减少）；上睑挛缩，睑裂增宽；von Graefe 征（双眼向下看时，由于上眼睑不能随眼球下落，显现白色巩膜）；Offroy 征（眼球向上看时，前额皮肤不能皱起）；Mobius 征（双眼看近物时，眼球辐辏不良）。

② 浸润性突眼：多见于成年男性，常有明显症状，如眼内异物感、眼部胀痛、畏光、流泪、复视及视力减退等。眼征较单纯性更明显，突眼度超过正常值上限 4mm，左右眼可不等（相差超过 3mm）。严重者眼睑肿胀肥厚、闭合不全，结膜充血水肿，角膜溃疡或全眼球炎，甚至失明。

（4）特殊表现

① 甲状腺危象：甲状腺危象是甲状腺毒症急性加重的综合征，多发生于较重的甲亢未予治疗或治疗不充

分的患者。主要诱因有感染、手术、创伤、精神刺激及放射性碘治疗等。临床表现有：体温超过 39℃，心率增快，超过 140 次 / 分，烦躁不安，大汗淋漓，厌食，恶心呕吐，腹泻，继而出现休克、嗜睡或谵妄，甚至昏迷。部分可伴有心力衰竭、肺水肿，偶有黄疸。白细胞总数及中性粒细胞常升高。血 $T_3$、$T_4$ 升高，TSH 显著降低，病情轻重与血 TH 水平可不平行。

② 淡漠型甲亢：多见于老年人，起病隐匿，全身症状明显，以纳差、乏力、消瘦、淡漠为主要表现，易发生心绞痛、心力衰竭、房颤等，高代谢表现、甲状腺肿大及眼征不明显。

③ 亚临床甲亢：患者无自觉症状，血 $T_3$、$T_4$ 正常，但 TSH 显著降低，部分患者可进展为临床型甲亢。

④ 甲状腺毒症性心脏病：常表现为心力衰竭，或诱发、加重已有的或潜在的缺血性心脏病发生心力衰竭。

### 3. 辅助检查

（1）血清甲状腺激素测定　① $TT_3$ 和 $TT_4$：$TT_3$ 较 $TT_4$ 更为灵敏，更能反映本病的程度与预后。② $FT_3$ 和 $FT_4$：游离甲状腺激素是实现该激素生物效应的主要部分，且不受血中 TBG 浓度和结合力的影响，是诊断甲亢的首选指标。

（2）TSH 测定　为反映甲状腺功能最敏感的指标，也是反映下丘脑 - 垂体 - 甲状腺轴功能、鉴别原发性与继发性甲亢的敏感指标，尤其对亚临床型甲亢和甲减的诊断具有更重要意义。测定高敏 TSH（sTSH）灵敏度更高。

（3）甲状腺自身抗体测定　TSH 受体抗体（TRAb）阳性是鉴别甲亢病因、诊断 GD 的指标之一。多数患者血中可检出甲状腺球蛋白抗体（TGAb）和（或）甲状腺过氧化物酶抗体（TPOAb），如长期持续阳性，且滴度较高，则提示可能进展为自身免疫性甲减。

（4）甲状腺摄 $^{131}$I 率　主要用于甲状腺毒症病因鉴别。甲状腺功能亢进类型的甲状腺毒症 $^{131}$I 摄取率增高，非甲状腺功能亢进类型的甲状腺毒症 $^{131}$I 摄取率减低。

（5）其他检查　超声、CT、MRI 等有助于甲状腺、异位甲状腺肿和球后病变性质的诊断。放射性核素扫描有助于诊断甲状腺自主高功能腺瘤。

### （二）诊断要点

**1. 甲亢的诊断**　①高代谢症状和体征；②甲状腺肿大或甲状腺结节；③血清 $TT_3$、$FT_3$、$TT_4$、$FT_4$ 增高，TSH 减低。具备以上三项，并排除"非甲亢性甲状腺毒症"诊断即可成立。

应注意淡漠型甲亢的高代谢症状不明显，少数患者无甲状腺肿大，$T_3$ 型甲亢仅有血清 $T_3$ 增高。另外有部分不典型甲亢患者可以仅表现为单一系统症状为首发表现，如心房颤动、低钾性周期性瘫痪、腹泻等。

**2. GD 的诊断**　①符合甲亢的诊断；②甲状腺弥漫性肿大（触诊和 B 超证实）；③眼球突出和其他浸润性眼征；④胫前黏液性水肿；⑤ TRAb 或 TSAb 阳性。

①～②项为诊断必备条件；③～⑤项为诊断的辅助条件。

### （三）鉴别诊断

**1. 亚急性甲状腺炎**　发病与病毒感染有关。多有发热，短期内甲状腺肿大，触之坚硬而疼痛。白细胞正常或升高，红细胞沉降率增高，摄 $^{131}$I 率下降，TGAb、TPOAb 正常或轻度升高。

**2. 慢性淋巴细胞性甲状腺炎**　发病与自身免疫有关。多见于中年女性，甲状腺弥漫肿大，尤其是峡部肿大更为明显，质较坚实。TGAb、TPOAb 阳性，且滴度较高。B 超显示甲状腺内部不均匀低密度回声，核素扫描显示甲状腺功能减低，甲状腺细针穿刺可见成堆淋巴细胞。本病常可逐渐发展成甲减。

### （四）病情评估

**1. 甲状腺肿大的分级**　GD 患者甲状腺肿大的程度一般与病情有相关性，除老年人的淡漠型甲亢外，基本表现为甲状腺肿大越明显，功能亢进越严重。甲状腺肿大分为三度。

① Ⅰ度肿大：视诊未见肿大，触诊能触及。

② Ⅱ度肿大：视诊、触诊均发现肿大，但外缘在胸锁乳突肌以内。

③ Ⅲ度肿大：肿大的甲状腺外缘超过胸锁乳突肌外缘。

**2. 根据基础代谢率的病情分度**　甲亢患者的主要临床表现的病理基础是甲状腺激素分泌过多，导致甲状腺毒症，其中以高代谢综合征为特征，可以通过对患者基础代谢率的检测，评估病情。基础代谢率与病情呈正相关。轻度甲亢一般为 15%～30%；中度甲亢 30%～60%；重度甲亢 > 60%，应结合患者的高代谢综合征表现综合判断。

# 二、治疗

## （一）治疗要点

目前尚缺乏对 GD 的病因治疗方法，针对甲亢的治疗措施包括：抗甲状腺药物（ATD）、$^{131}$I 放射治疗和手术治疗。ATD 的作用是抑制甲状腺合成甲状腺激素，$^{131}$I 放射治疗和手术治疗是通过破坏甲状腺组织、减少甲状腺激素的产生，达到病情控制的治疗目的。

**1. 一般治疗**　适当休息，避免精神紧张及过度劳累。补充足够热量和营养，减少碘摄入量，忌用含碘药物。精神紧张和失眠患者可酌用镇静剂。

**2. 甲状腺功能亢进的治疗**

（1）抗甲状腺药物　有硫脲类（如丙硫氧嘧啶）和咪唑类（如甲巯咪唑和卡比马唑）两类药物。适应证：①病情轻、中度患者；②甲状腺轻、中度肿大；③年龄小于 20 岁；④孕妇、高龄或由于其他严重疾病不适宜手术者；⑤手术前和 $^{131}$I 治疗前的准备；⑥手术后复发且不适宜 $^{131}$I 治疗者。分为初治、减量和维持期三个阶段，疗程通常在 1.5 ～ 2.5 年或以上。不良反应有粒细胞减少、药疹和中毒性肝病。开始治疗前必须进行血液一般检查。

停药指征：①肿大的甲状腺明显缩小；②所需的药物维持量小；③血 $T_3$、$T_4$、TSH 长期测定在正常范围内；④ TSAb 或 TRAb 转阴。目前认为 ATD 维持治疗 18 ～ 24 个月可以停药。复发是指甲亢完全缓解，停药半年后又有反复者，多在停药后 1 年内发生。

（2）放射性 $^{131}$I 治疗　安全简便，费用低廉，临床治愈率高，复发率低。适应证：①成人 GD 伴甲状腺肿大Ⅱ度以上；② ATD 治疗失败或过敏；③甲亢手术后复发；④甲状腺毒症心脏病或甲亢伴其他病因的心脏病；⑤甲亢合并白细胞和（或）血小板减少或全血细胞减少；⑥老年甲亢；⑦甲亢合并糖尿病；⑧毒性多结节性甲状腺肿；⑨自主功能性甲状腺结节合并甲亢。禁忌证：妊娠和哺乳期妇女。主要并发症为甲状腺功能减退，发生甲减后均需用甲状腺素替代治疗。

（3）手术治疗　实施个体化甲状腺次全切除术等。适应证：①中、重度甲亢，长期服药无效，停药后复发，或不愿长期服药者；②甲状腺显著肿大，压迫邻近器官；③胸骨后甲状腺肿伴甲亢者；④结节性甲状腺肿伴甲亢者。禁忌证：①伴严重 Graves 眼病；②合并较重心、肝、肾疾病，不能耐受手术；③妊娠初 3 个月和第 6 个月以后。

（4）其他治疗　① β 受体阻滞剂适用于各类甲亢，但主要在药物治疗的初治期使用，可控制心动过速等临床症状。也用于甲状腺危象、$^{131}$I 治疗前后及手术前准备。常用比索洛尔、美托洛尔等。②复方碘液仅适用于甲状腺危象及手术前准备。

## （二）甲状腺危象的治疗

积极治疗甲亢是预防危象发生的关键。

（1）消除诱因。

（2）抑制 TH 合成，应用大量抗甲状腺药物，首选丙硫氧嘧啶。

（3）抑制 TH 释放，应用抗甲状腺药物、复方碘溶液和碘化钠。

（4）迅速阻滞儿茶酚胺释放，降低周围组织对甲状腺激素的反应性，常用普萘洛尔。

（5）需要时应用糖皮质激素，常用氢化可的松。

（6）对症治疗，如降温、镇静、保护脏器功能、防治感染等。

（7）其他如血液透析、腹膜透析或血浆置换等。

## （三）妊娠期甲亢的治疗

### 1. 抗甲状腺药治疗

（1）首选药物治疗妊娠期甲亢的目标是使用最小有效剂量的 ATD，在尽可能短的时间内达到和维持血清 $FT_4$ 在正常值的上限，避免 ATD 通过胎盘影响胎儿的脑发育。治疗妊娠早期应首选 PTU，由于丙硫氧嘧啶有潜在肝毒性，在妊娠中后期，应将丙硫氧嘧啶换为甲巯咪唑。

（2）血清 $FT_3$、$FT_4$ 是妊娠期甲亢的主要监测指标，每 2 周～ 1 个月测定 1 次，维持在轻度高于非妊娠成人参考值上限的水平。TSH 一般不作为监测指标。

（3）在妊娠的后 6 个月，由于妊娠的免疫抑制作用，抗甲状腺药的剂量可以减少；分娩以后，免疫抑制解除，GD 易于复发，剂量需增加。

（4）在哺乳期应用 ATD 对后代是安全的，母亲应在哺乳完毕后服用 ATD，之后间隔 3～4 小时再进行下一次哺乳。由于 MMI 在乳汁中的排泌量是 PTU 的 7 倍，故哺乳期治疗甲亢首选 PTU。

**2. 甲状腺次全切除术**　必要时可在妊娠中期（4～6 个月）进行手术。

**3. 放射性碘治疗**　妊娠和哺乳期禁用。

**4. 防止新生儿甲亢**　母体的 TRAb 可通过胎盘引起胎儿或新生儿甲亢，妊娠 20～24 周监测母体 TRAb 尤为重要，如果阳性需要对胎儿和新生儿实行甲亢监测。

# 第二节　甲状腺功能减退症

甲状腺功能减退症简称甲减，是由于甲状腺结构和功能异常，导致甲状腺激素合成及分泌减少，或发生甲状腺激素抵抗，引起全身代谢率减低的临床综合征。临床以全身低代谢表现及血清 $T_4$ 降低、$T_3$ 降低、TSH 升高表现为主。主要病理改变为黏多糖在组织和皮肤堆积，呈黏液性水肿。发病女性多于男性，随年龄增加患病率上升。

甲减根据病变部位分为以下几种。

① 原发性甲减：由于甲状腺腺体本身病变引起的甲减，占全部甲减的 95% 以上，其中自身免疫、甲状腺手术和甲状腺功能亢进症经 $^{131}$I 治疗为三大常见原因。

② 中枢性甲减或继发性甲减：由于下丘脑和垂体病变引起的促甲状腺激素释放激素（TRH）或促甲状腺激素（TSH）产生和分泌减少所致的甲减，见于垂体外照射、垂体大腺瘤、颅咽管瘤及产后大出血等。

③ 甲状腺激素抵抗综合征：由于甲状腺激素在外周组织实现生物效应障碍引起的甲减。根据甲状腺功能减低的程度分为临床甲减和亚临床甲减。

甲状腺功能减退症多属于中医学"瘿劳""瘿病"范畴。

## 一、诊断与病情评估

### （一）临床特点

**1. 病因**　甲状腺功能减退症的病因如下。①自身免疫性损伤：为最常见的原因，包括桥本甲状腺炎、产后甲状腺炎、萎缩性甲状腺炎等。②甲状腺破坏：见于甲状腺手术、$^{131}$I 治疗等。③摄碘过量：可诱发或加重自身免疫性甲状腺炎，也可导致具有潜在甲状腺疾病的人发生甲减。长期服用含碘药物如胺碘酮等，可导致甲减。④应用抗甲状腺药物：见于服用锂盐、咪唑类、硫脲类药物等。

**2. 临床表现**　甲状腺功能减退症患者因缺乏特异性症状，不易引起患者重视，导致患者一般不能及时就诊，患者多以怕冷、乏力、精神不振、嗜睡、记忆力减退及体重增加而就诊。

（1）病史　如甲状腺手术史、$^{131}$I 治疗史，桥本甲状腺炎、Graves 病等病史和家族史，详细询问病史有助于本病的诊断。

（2）甲状腺功能减退表现

① 一般表现：易疲劳、怕冷、体重增加、嗜睡、抑郁等。体检可见表情淡漠，面色苍白，皮肤干燥发凉，水肿，声音嘶哑，毛发稀疏等。

② 肌肉与关节表现：乏力，肌强直，痉挛疼痛且遇冷加重，肌萎缩或肥大等。

③ 心血管系统：心动过缓、心排血量下降、脉压变窄，伴高血压时易并发冠心病，但不易发生心绞痛和心力衰竭。可出现心包积液和心力衰竭。ECG 显示低电压。

④ 精神神经系统：言语及反应缓慢，记忆力下降、智力减退，嗜睡，或出现偏执、抑郁、焦虑的精神症状，重者发生黏液水肿型癫痫。

⑤ 消化系统：以厌食、腹胀、便秘多见，严重者出现麻痹性肠梗阻等。

⑥ 内分泌系统：性欲减退，男性患者出现阳痿，女性患者出现月经过多或闭经。

⑦ 黏液性水肿昏迷：老人多见，死亡率高。发生诱因包括：感染、寒冷、手术、创伤、麻醉或伴发其他系统严重疾病。临床表现有嗜睡，低体温，呼吸徐缓，心动过缓，血压下降、四肢肌肉松弛，反射减弱或消失，本病累及心脏可以出现心包积液和心力衰竭，严重者甚至昏迷，出现休克、肾功能不全，危及生命。

（3）体征　典型体征有面色苍白，表情呆滞，反应迟钝，声音嘶哑，听力障碍，颜面及眼睑水肿，唇厚舌大，常有齿痕（甲减面容）。皮肤干燥、粗糙、皮温低，毛发稀疏干燥，常有水肿，脉率缓慢，跟腱反射时间延长。少数患者出现胫前黏液性水肿。累及心脏可出现心包积液和心力衰竭。病情严重者可以发生黏液性水肿昏迷。

### 3. 辅助检查

（1）甲状腺功能检查　原发性甲减者血清 TSH 增高，$TT_4$、$FT_4$ 均降低，三者升降的程度与病情严重程度相关。血清总 $T_3$（$TT_3$）、游离 $T_3$（$FT_3$）早期正常，晚期可减低。因为 $T_3$ 主要来源于外周组织 $T_4$ 的转换，所以不作为诊断原发性甲减的必备指标。亚临床甲减仅有 TSH 增高，$TT_4$ 和 $FT_4$ 尚正常。

（2）自身抗体检查　甲状腺过氧化物酶抗体（TPOAb）和甲状腺球蛋白抗体（TGAb）是诊断自身免疫甲状腺炎（包括桥本甲状腺炎、萎缩性甲状腺炎）的主要指标。TPOAb 的诊断意义确切，TPOAb 升高伴血清 TSH 水平增高，提示甲状腺细胞已经发生损伤。

（3）其他检查　可有轻、中度贫血，血清总胆固醇升高。血清心肌酶谱可升高，部分患者血清催乳素升高伴有蝶鞍增大，需与垂体催乳素瘤相鉴别。

### （二）诊断要点

有甲减的症状和体征，血清 TSH 增高，$TT_4$、$FT_4$ 均降低，即可诊断原发性甲减，应进一步明确甲减的原因；血清 TSH 减低或者正常，$TT_4$、$FT_4$ 降低，应考虑为中枢性甲减，需进一步进行下丘脑和垂体的相关检查，明确下丘脑和垂体病变。

### （三）鉴别诊断

经检查发现蝶鞍增大者，应与垂体瘤鉴别。原发性甲减 TRH 分泌增加可导致高泌乳素血症、溢乳及蝶鞍增大，与垂体泌乳素瘤相似，经 MRI 检查可鉴别。患者甲状腺肿质地坚硬，需注意排除甲状腺癌。甲状腺癌患者甲状腺多呈结节性，质地坚硬而固定，可伴局部淋巴结肿大，超声及核素检查可见孤立病灶，穿刺细胞学检查有助于确定诊断。

### （四）病情评估

#### 1. 分类评估

（1）根据病变部位分类　①原发性甲减：最多见，占全部甲减的约99%。是由甲状腺腺体本身病变引起的甲减，如自身免疫、甲状腺手术和甲状腺 $^{131}$I 治疗等引起。②中枢性甲减：下丘脑和垂体病变引起的促甲状腺激素释放激素 (TRH) 或促甲状腺激素 (TSH) 产生和分泌减少所致。③甲状腺激素抵抗综合征：甲状腺激素在外周组织实现生物效应障碍引起。

（2）根据病因分类　药物性甲减、手术后甲减、$^{131}$I 治疗后甲减、特发性甲减、垂体或下丘脑肿瘤术后甲减等。

#### 2. 病变部位评估　见表 1-14-1。

表 1-14-1　甲减病变部位鉴别

| 分类 | $T_3$/$FT_3$ | $T_4$/$FT_4$ | TSH | TRH 兴奋试验 |
| --- | --- | --- | --- | --- |
| 正常甲状腺功能 | 正常 | 正常 | 正常 | 正常 |
| 原发甲减 | 正常或降低 | 降低 | 升高 | 反应过度 |
| 继发甲减 | 正常或降低 | 降低 | 正常或降低 | 延迟或无反应 |
| 甲状腺激素抵抗综合征 | 升高 | 升高 | 升高 | 正常或增高 |

## 二、治疗

### （一）治疗要点

**1. 治疗目标**　临床症状和体征缓解，生活质量改善；血清 TSH、$TT_4$、$FT_4$ 逐渐恢复到正常范围。

**2. 药物治疗**　主要措施为甲状腺素补充或替代治疗。一般需要终生给予甲状腺素补充或替代治疗。起始剂量和达到完全替代剂量所需时间根据患者的病情轻重、年龄及体重、心脏状态确定，强调个体化。左甲状腺素（L-$T_4$）是目前最常用的药物，L-$T_4$ 可在体内转换为 $T_3$。成年患者 L-$T_4$ 替代剂量范围在 $50 \sim 200\mu g/d$，平均 $125\mu g/d$，按体重计，其剂量范围为 $1.6 \sim 1.8\mu g/$（$kg \cdot d$），老年患者约 $1.0\mu g/$（$kg \cdot d$），妊娠期女性应增加 $30\% \sim 50\%$。甲状腺癌术后的患者常用剂量为 $2.2\mu g/$（$kg \cdot d$）。年龄小于 50 岁、既往无器质性心脏病史患者可以尽快达到完全替代剂量；年龄超过 50 岁的患者服药之前常规评估心脏功能状态，一般从 $25 \sim 50\mu g/d$ 剂量开始，每 $1 \sim 2$ 周增加 $25\mu g/d$ 直至达到治疗目标。有冠心病病史的患者，起始剂量宜小，调整剂量宜慢，防止诱发和加重心脏病。L-$T_4$ 宜饭前服用，与其他药物的服用间隔时间应大于 4 小时。

### （二）亚临床甲减的治疗

亚临床甲减引起的血脂异常可以促进动脉粥样硬化的发生、发展，部分亚临床甲减可发展为临床甲减。亚临床甲状腺功能减退症的治疗要根据不同年龄与状况分层治疗。

1. **重度亚临床甲减**　TSH ≥ 10.0mIU/L 的患者，建议给予 L-T₄ 替代治疗，治疗的目标与临床甲减一致。

2. **轻度亚临床甲减**　TSH < 10.0mIU/L 的患者，如果伴有甲减症状、TPOAb 阳性、血脂异常或动脉粥样硬化性疾病，应予 L-T₄ 治疗。治疗过程中要监测血清 TSH，以避免过度治疗。

3. **孕妇**　应尽快达到血清 TSH < 2.5mIU/L，以免导致胎儿智力发育障碍。年轻患者特别是 TPOAb 阳性者，需接受治疗将 TSH 降到 2.5mIU/L 以下。处于正常高值的人群（TSH 2.5 ～ 5mIU/L），未来更可能发展为甲状腺功能减退。

4. **老年患者**　老年亚临床甲减患者的治疗目前存在争议，治疗应谨慎选择，治疗后 TSH 控制目标要适当放宽。

### （三）黏液水肿性昏迷的治疗

1. **去除或治疗诱因**　感染占诱因的 35%。应积极控制感染，治疗原发疾病。禁用镇静、麻醉剂等。

2. **补充甲状腺激素**　首选碘塞罗宁静脉注射，首次 40 ～ 120μg，以后每 6 小时 5 ～ 15μg 至患者清醒改为口服。如无注射剂，可用碘塞罗宁片剂鼻饲（20 ～ 30μg，每 4 ～ 6 小时 1 次）；或 L-T₄ 200 ～ 400μg 立即静脉注射，继之 L-T₄ 50 ～ 100μg/d，静脉注射，直至患者可以口服后换用片剂。也可用干甲状腺片（30 ～ 60 mg/次，每 4 ～ 6 小时 1 次）。黏液性水肿昏迷时 T₄ 向 T₃ 转换受到严重抑制，口服制剂肠道吸收差，补充甲状腺激素过急、过快可以诱发和加重心力衰竭。有心脏病者起始量为常规用量的 1/5 ～ 1/4。

3. **保温、供氧、保持呼吸道通畅**　提高室温，避免外源性加热措施（如使用电热毯），因其可以导致血管扩张，血容量不足。必要时行气管切开、机械通气等。

4. **糖皮质激素**　静脉滴注氢化可的松 200 ～ 400mg/d，待患者清醒及血压稳定后减量。

5. **保持水钠平衡**　一般每日补液量控制在 600 ～ 1000mL，有低钠血症时补充高张盐水，有低血糖者予以葡萄糖。

6. **对症治疗**　伴发呼吸衰竭、低血压和贫血的患者，采取相应的抢救治疗措施。

# 第三节　糖尿病

糖尿病（DM）是一组由多种病因引起，胰岛素分泌和（或）作用缺陷，以慢性高血糖为特征的内分泌代谢性疾病。长期碳水化合物以及脂肪、蛋白质代谢紊乱，引起多系统损害，导致眼、肾、神经、心脏、血管等组织器官慢性进行性病变、功能减退及衰竭。患者生活质量降低，寿命缩短，病死率增高。糖尿病是常见病、多发病，其患病率随着人口老化、生活方式改变而呈逐渐增长的趋势。据世界卫生组织（WHO）估计，全球目前有超过 1.5 亿糖尿病患者，估计我国现有糖尿病患者超过 4000 万，居世界第二位。2 型糖尿病的发病有明显的低龄化趋向，儿童的发病率逐渐升高。糖尿病已成为发达国家继心血管病和肿瘤之后的第三大非传染性疾病。目前国际上通用 WHO 糖尿病专家委员会提出的病因学分型标准（1999）：1 型糖尿病（T1DM）、2 型糖尿病（T2DM）、其他特殊类型糖尿病、妊娠糖尿病（GDM）。

糖尿病多属于中医学"消渴病"范畴，出现慢性并发症则归属于中医学"虚劳""胸痹""中风""雀目""脱疽"等范畴。

## 一、诊断与病情评估

### （一）临床特点

1. **病因**　不同类型糖尿病的病因不尽相同，即使在同一类型中也存在着异质性。总的来说，遗传因素及环境因素共同参与其发病过程。

（1）**1 型糖尿病**　绝大多数 T1DM 是自身免疫性疾病，遗传因素和环境因素共同参与其发病过程。

（2）**2 型糖尿病**　T2DM 是由多个基因及环境因素综合引起的复杂疾病。环境因素包括人口老龄化、生活方式不良、营养过剩、体力活动不足以及应激、化学毒物等。在遗传因素和上述环境因素共同作用下所引起的肥胖，特别是中心性肥胖，与胰岛素抵抗和 T2DM 的发生有密切关系。

2. **临床表现**　1 型糖尿病患者常因典型的"三多一少"症状就诊，2 型糖尿病患者常于监测血糖时发现并确诊，或因并发症就诊而确诊。

（1）无症状期　多数 2 型糖尿病患者先有肥胖、高血压、动脉硬化、高脂血症或心血管病，出现症状前数年已存在高胰岛素血症、胰岛素抵抗。糖耐量减低（IGT）和空腹血糖受损（IFG）被认为是糖尿病的前期状态。

（2）典型症状　为"三多一少"。血糖升高后因渗透性利尿引起多尿，继而因口渴而多饮水。患者体内葡萄糖不能利用，脂肪分解增多，蛋白质代谢负平衡，肌肉渐见消瘦，疲乏无力，体重减轻，儿童生长发育受阻。为了补偿损失的糖分，维持机体活动，患者常易饥、多食，故糖尿病的表现常被描述为"三多一少"，即多尿、多饮、多食和体重减轻。1 型糖尿病患者大多起病较快，病情较重，症状明显且严重。2 型糖尿病患者多数起病缓慢，病情相对较轻，肥胖患者起病后也会体重减轻。

（3）其他　反应性低血糖可为首发表现；可有皮肤瘙痒，尤其是外阴瘙痒；视物模糊；女性月经失调，男性阳痿等。

### 3. 并发症

（1）急性并发症　酮症酸中毒、高渗高血糖综合征、乳酸性酸中毒等。

（2）慢性并发症　①大血管病变：动脉粥样硬化的患病率较高，引起冠心病、缺血性或出血性脑血管病、肾动脉硬化、肢体动脉硬化等。②微血管病变：如糖尿病肾病、糖尿病性视网膜病变、糖尿病心肌病，可诱发心力衰竭、心律失常、心源性休克和猝死。③神经系统并发症：伴随严重糖尿病酮症酸中毒、高血糖高渗状态或低血糖症出现的神志改变；缺血性脑卒中；脑老化加速及老年性痴呆等。周围神经病变最常见。自主神经病变较常见，并可较早出现，影响胃肠、心血管、泌尿生殖系统功能。④糖尿病足：出现足部溃疡、感染和（或）深层组织破坏。⑤其他：视网膜黄斑病、白内障、青光眼、屈光改变、虹膜睫状体病变等其他眼部并发症。皮肤病变也常见。

### 4. 辅助检查

（1）尿糖　为诊断的重要线索，但非诊断依据。

（2）血糖　是诊断的主要依据，也是长期监控病情和判断疗效的主要指标。

（3）口服葡萄糖耐量试验（OGTT）　用于血糖高于正常范围而又未达到糖尿病诊断标准的患者，须在清晨空腹进行。

（4）糖化血红蛋白 A1（GHbA1）测定　GHbA1 可反映取血前 8～12 周的平均血糖状况，是监测糖尿病病情的重要指标。GHbA1 ≥ 6.5% 有助于糖尿病的诊断，尤其是对于血糖波动较大的患者有诊断意义。

（5）C 肽释放试验　反映基础和葡萄糖介导的胰岛素释放功能。基础值不小于 400pmol/L，高峰时间为 30～60 分钟，峰值为基础值 5～6 倍。C 肽测定不受血清中的胰岛素抗体和外源性胰岛素影响。

（6）并发症相关检查　根据病情需要选用。如血脂四项、肝肾功能等检查；急性严重代谢紊乱时的酮体、电解质、酸碱平衡检查；心、肝、肾、脑、眼科以及神经系统的各项检查，如腹部超声、眼底血管荧光造影、肌电图、运动神经传导速度及尿白蛋白排泄率等。

### （二）诊断要点

目前国际上通用 WHO 糖尿病专家委员会提出的诊断标准（1999）（表 1-14-2）。糖尿病诊断是基于空腹（指 8～10 小时内无任何热量摄入）血糖（FPG）、任意时间（指一日内任何时间，无论上一次进餐时间及食物摄入量）或 OGTT（采用 75g 无水葡萄糖）负荷中 2 小时血糖值（2hPG）。糖尿病症状指多尿、烦渴多饮和难以解释的体重减轻。

表 1-14-2　DM、IFG 和 IGT 的诊断标准（1999 年，WHO）

| 诊断类型 | 血糖／〔mmol/L（mg/dL）〕 |
| --- | --- |
| 糖尿病（DM） | FPG ≥ 7.0（126），或者 OGTT 2hPG 或随机血糖 ≥ 11.1（200） |
| 空腹血糖受损（IFG） | FPG ≥ 6.1～7.0（110～126），且 2hPG < 7.8（140） |
| 糖耐量减低（IGT） | FPG < 7.0（126），且 OGTT 2hPG ≥ 7.8～11.1（140～200） |

注：FPG 为空腹血糖，PG 为随机血糖，随机指餐后任何时间，注意随机血糖不能用于诊断 IFG 和 IGT。

诊断注意事项如下。

（1）对于无糖尿病症状、仅一次血糖值达到糖尿病诊断标准者，必须在另一天复查核实后确定诊断。如复查结果未达到糖尿病诊断标准，应定期复查。IFG 或 IGT 的诊断应根据 3 个月内的两次 OGTT 结果，用其平均值来判断。在急性感染、创伤或各种应激情况下可出现血糖暂时升高，不能以此诊断为糖尿病，应追踪随访。

（2）儿童糖尿病诊断标准与成人相同。

（3）推荐采用葡萄糖氧化酶法测定静脉血浆葡萄糖，不主张测定血清葡萄糖。

### （三）分型诊断

最重要的是区分 T1DM 和 T2DM，见表 1-14-3。

表 1-14-3　1 型糖尿病与 2 型糖尿病的区分要点

| 区分项 | 1 型糖尿病 | 2 型糖尿病 |
| --- | --- | --- |
| 年龄 | 多见于儿童和青少年 | 多见于中老年人 |
| 起病 | 急 | 多数缓慢 |
| 症状（三多一少） | 明显 | 较轻或缺如 |
| 酮症酸中毒 | 易发生 | 少见 |
| 自身免疫性抗体 | 阳性率高 | 阴性 |
| 血浆胰岛素和 C 肽 | 低于正常 | 正常、高于正常或轻度降低 |
| 治疗原则 | 必须补充胰岛素 | 基础治疗，口服降糖药，必要时应用胰岛素 |

### （四）鉴别诊断

**1. 肾性糖尿病**　因肾糖阈降低所致，虽尿糖阳性，但血糖及 OGTT 正常。

**2. 继发性糖尿病**　肢端肥大症、库欣综合征、嗜铬细胞瘤等表现有血糖高、糖耐量异常，但有相应的临床表现、血中相应激素水平增多以及影像学改变。

### （五）病情评估

**1. 识别高危人群**　糖尿病的高危人群是指年龄超过 18 岁，存在一个及以上高危因素的个体。高危因素包括：①年龄 ≥ 40 岁；②有糖尿病前期病史；③ BMI ≥ 24kg/m² 或中心性肥胖（腰围男性 ≥ 90cm，女性 ≥ 85cm）；④缺乏体力活动；⑤一级亲属中有 T2DM 患者；⑥有巨大胎儿生产史或 GDM 病史；⑦有高血压或正在降压治疗；⑧有血脂异常或正在进行调脂治疗；⑨有动脉粥样硬化性心脑血管病史；⑩有一过性类固醇糖尿病史；⑪多囊卵巢综合征病史；⑫长期使用抗精神病或抗抑郁药治疗。

**2. 糖尿病心血管风险分层**　糖尿病心血管风险分层见表 1-14-4。

表 1-14-4　糖尿病心血管风险分层简易评估法

| | |
| --- | --- |
| 极高危 | 糖尿病合并已确诊的心血管疾病 |
| | 或其他靶器官损害 |
| | 或 ≥ 3 个主要心血管危险因素 |
| | 或早发 1 型糖尿病，病程 > 20 年 |
| 高危 | 糖尿病不伴有靶器官损害，且病程 ≥ 10 年或合并任意 1 个及以上心血管危险因素 |
| 中危 | 年轻患者（1 型糖尿病 < 35 岁或 2 型糖尿病 < 50 岁）且糖尿病病程 < 10 年，不伴有其他心血管危险因素 |

注：靶器官损害指蛋白尿、肾脏损害 [eGFR ≤ 30mL/（min·1.73m²）]、左心室肥厚、视网膜病变等；心血管危险因素有年龄、高血压、血脂异常、吸烟、肥胖等。

## 二、治疗与预防

### （一）治疗目标

纠正代谢紊乱，使血糖、血脂、血压降至正常或接近正常，消除症状，防止或延缓并发症，提高生活质量，延长寿命。具体目标见表 1-14-5。

### （二）治疗措施

国际糖尿病联盟（IDF）提出糖尿病治疗的五个要点，即医学营养治疗、运动疗法、血糖监测、药物治疗和糖尿病教育。

**1. 糖尿病健康教育**　是重要的基础治疗措施之一，被公认是治疗成败的关键。健康教育包括糖尿病防治专业人员的培训、医务人员的继续医学教育、患者及其家属和公众的卫生保健教育。

表 1-14-5　中国 2 型糖尿病的控制目标

| 项目 | 目标值 |
| --- | --- |
| 血糖 /（mmol/L）[1] | 空腹 3.9 ～ 7.2mmol/L（70 ～ 130mg/dL）；非空腹＜ 10.0mmol/L（180mg/dL） |
| HbA1c | ＜ 7% |
| 血压 /mmHg | ＜ 130/80 |
| HDL-C/（mmol/L） | 男性＞ 1.0（40mg/dL）；女性＞ 1.3（50mg/dL） |
| TG/（mmol/L） | ＜ 1.7（150mg/dL） |
| LDL-C/（mmol/L） | 未合并冠心病＜ 2.6（100mg/dL）；合并冠心病＜ 1.8（70mg/dL） |
| 体重指数 /（BMI，kg/m$^2$） | ＜ 24 |
| 尿白蛋白 / 肌酐比值 /（mg/mmol） | 男性＜ 2.5（22mg/g）；女性＜ 3.5（31mg/g） |
| 尿白蛋白排泄率 | ＜ 20μg/min（30mg/d） |
| 主动有氧活动 /（分钟 / 周） | ≥ 150 |

[1] 毛细血管血糖

**2. 医学营养治疗（MNT）**　对 T1DM 患者，在合适的总热量、食物成分、规则的餐次安排等措施基础上，配合胰岛素治疗，有利于控制高血糖和防止低血糖。对 T2DM 患者，尤其是肥胖或超重者，医学营养治疗有利于减轻体重，改善糖、脂肪代谢紊乱和高血压，减少降糖药物剂量。医学营养治疗方案包括如下。

（1）计算总热量　按患者性别、年龄和身高查表或用简易公式计算理想体重［理想体重（kg）= 身高（cm）−105］，然后根据理想体重和工作性质，参照原来生活习惯等，计算每日所需总热量。成年人休息状态下每日每千克理想体重给予热量 105 ～ 125.5kJ（25 ～ 30kcal），轻体力劳动 125.5 ～ 146kJ（30 ～ 35kcal），中度体力劳动 146 ～ 167kJ（35 ～ 40kcal），重体力劳动 167kJ（40kcal）以上。儿童、孕妇、乳母、营养不良和消瘦者以及伴有消耗性疾病者应酌情增加，肥胖者酌减，使体重逐渐恢复至理想体重的 ±5%。

（2）营养物质含量　糖类占饮食总热量 50% ～ 60%；蛋白质含量一般不超过总热量 15%，伴有糖尿病肾病而肾功能正常者应限制至 0.8g/kg 体重，血尿素氮升高者应限制在 0.6g/kg 体重；脂肪约占总热量 30%，饱和脂肪、多价不饱和脂肪与单价不饱和脂肪的比例应为 1∶1∶1，每日胆固醇摄入量宜在 300mg 以下。

（3）合理分配　可按每日三餐分配为 1/5、2/5、2/5 或 1/3、1/3、1/3。

**3. 体育锻炼**　应进行有规律的合适运动。根据年龄、性别、体力、病情及有无并发症等不同条件，循序渐进，长期坚持。

**4. 病情监测**　定期监测血糖，每 3 ～ 6 个月定期复查糖化血红蛋白，了解血糖总体控制情况，及时调整治疗方案。每年 1 ～ 2 次全面复查，了解血脂以及心、肾、神经和眼底情况，尽早发现有关并发症，给予相应治疗。

**5. 口服降糖药物治疗**

（1）促胰岛素分泌剂

① 磺脲类（SUs）：作为单药治疗主要用于新诊断的 T2DM 非肥胖患者、经饮食和运动治疗血糖控制不理想时。年龄超过 40 岁、病程短于 5 年、空腹血糖低于 10mmol/L 时效果较好。T2DM 晚期 β 细胞功能几乎消失时，SUs 及其他胰岛素促分泌剂均不再有效，须采用外源性胰岛素替代治疗。

禁忌证：T1DM，有严重并发症或晚期 β 细胞功能很差的 T2DM，儿童糖尿病，孕妇，哺乳期妇女，大手术围手术期，全胰腺切除术后，对 SUs 过敏或有严重不良反应者等。

不良反应：a. 低血糖反应，最常见；b. 体重增加；c. 皮肤过敏反应；d. 消化系统症状；e. 心血管系统症状。

常用格列吡嗪和格列齐特控释药片，早餐前半小时服用。

② 格列奈类：主要用于控制餐后高血糖。较适合于 T2DM 早期餐后高血糖阶段或以餐后高血糖为主的老年患者。可单独或与二甲双胍、胰岛素增敏剂等联合使用。禁忌证与 SUs 相同。常用瑞格列奈或那格列奈。

（2）双胍类　目前使用的主要是盐酸二甲双胍。二甲双胍是 2 型糖尿病患者的一线治疗用药。如无禁忌且能耐受药物者，二甲双胍应贯穿全程治疗。

适应证：① T2DM 尤其是无明显消瘦的患者以及伴血脂异常、高血压或高胰岛素血症的患者，作为一线用药；② T1DM 与胰岛素联合应用有可能减少胰岛素用量和血糖波动。

禁忌证：①肾、肝、心、肺功能减退以及高热患者禁忌，慢性胃肠病、慢性营养不良、消瘦者不宜使用本药；②T1DM不宜单独使用本药；③T2DM合并急性严重代谢紊乱、严重感染、外伤、大手术、孕妇和哺乳期妇女等；④对药物过敏或有严重不良反应者；⑤酗酒者。肌酐清除率低于60mL/min时不宜应用。

不良反应：①消化道反应；②皮肤过敏反应；③乳酸性酸中毒，为最严重的副作用，二甲双胍极少引起乳酸性酸中毒。

（3）噻唑烷二酮类（TZDs，格列酮类）　可单独或与其他降糖药物合用治疗T2DM患者，尤其是肥胖、胰岛素抵抗明显者；不宜用于T1DM、孕妇、哺乳期妇女和儿童。主要不良反应为水肿、体重增加，有心脏病、心力衰竭倾向或肝病者不用或慎用。单独应用不引起低血糖。常用罗格列酮或吡格列酮口服。

（4）α-葡萄糖苷酶抑制剂（AGI）　降低餐后高血糖，为治疗T2DM一线药物，尤其适用于空腹血糖正常而餐后血糖明显升高者，可单独用药或与其他降糖药物合用。T1DM患者在胰岛素治疗基础上加用AGI有助于降低餐后高血糖。常见不良反应为胃肠反应，如腹胀、排气增多或腹泻。AGI应在进食第一口食物后服用。饮食成分中应有一定量的糖类，否则AGI不能发挥作用。单用本药不引起低血糖。常用阿卡波糖或伏格列波糖。

（5）二肽基肽酶-4（DPP-4）抑制剂　通过抑制DPP-4而减少胰高血糖素样肽-1（GLP-1）在体内的失活，提高内源性GLP-1的水平。GLP-1以葡萄糖浓度依赖的方式增强胰岛素分泌，抑制胰高血糖素分泌。

适应证：可单独使用，也可与其他降糖药等联合应用治疗2型糖尿病。

禁忌证：孕妇、儿童和对DPP-4抑制剂有超敏反应的患者。

不良反应：总体不良反应发生率低。胃肠道反应相对较常见，主要表现为恶心、呕吐和腹泻等，但一般持续时间较短。可出现鼻咽炎、尿路感染、上呼吸道感染、皮肤干燥、过敏反应、接触性皮炎和皮疹、肝酶升高等不良反应。单独使用DPP-4抑制剂不增加低血糖发生的风险。

常用药物有沙格列汀、维格列汀、利格列汀等。

（6）钠-葡萄糖共转运蛋白2抑制剂（SGLT-2i）　通过抑制肾小管管腔侧细胞膜上的钠-葡萄糖共转运蛋白2，从而抑制肾小管葡萄糖重吸收，降低肾糖阈，促进尿葡萄糖排泄降糖。

适应证：可单独使用，也可与其他降糖药等联合应用治疗2型糖尿病。尤其适合2型糖尿病合并动脉粥样硬化性心血管疾病、心衰、慢性肾脏病及肥胖患者。

禁忌证：SGLT-2i发挥降糖作用依赖于一定的残存肾功能，因此不推荐eGFR＜45mL/（min·1.73m$^2$）的患者使用该类药物。

不良反应：常见不良反应为生殖泌尿道感染，罕见的不良反应包括酮症酸中毒（主要发生于1型糖尿病患者）。单独使用不引起低血糖。

常用药物有达格列净、卡格列净、恩格列净等。

### 6. 胰高血糖素样肽-1受体激动剂（GLP-1RA）

（1）作用机制　①与胰腺β细胞的GLP-1受体结合后，可葡萄糖依赖性地刺激胰岛素合成和分泌；②减少胰高血糖素释放；③可作用于中枢神经系统GLP-1受体，进而减少食物摄入；④通过促进棕色脂肪组织的生热作用和白色脂肪组织分解增加能量消耗；⑤胃排空延迟。

（2）适应证　可单独使用，也可与其他降糖药等联合应用治疗2型糖尿病。尤其适合2型糖尿病合并动脉粥样硬化性心血管疾病、心衰、慢性肾脏疾病及肥胖患者。

（3）禁忌证　胰腺炎、T1DM及急性代谢紊乱。

（4）常用药物及用法　①艾塞那肽注射液5μg，每日2次皮下注射，于早餐和晚餐前60分钟内给药。治疗1个月后，可根据临床反应将剂量增加至10μg，每日2次。长效艾塞那肽缓释剂型，1周只需注射1次；②利拉鲁肽注射液，每天0.6mg皮下注射，至少1周后，剂量可增加至每天1.2mg，部分患者可能需要增加至每天1.8mg；③度拉糖肽注射液，每次1.5mg，每周1次，皮下注射。

（5）不良反应　主要是恶心呕吐、腹泻、消化不良等消化道症状。上呼吸道感染和注射部位结节是常见的不良反应，低血糖的发生率很低。消化道不良反应症状一般会随着治疗时间的延长而减轻。

### 7. 胰岛素治疗

（1）适应证　①1型糖尿病。②2型糖尿病经饮食、运动和口服降糖药治疗未获得良好控制。③糖尿病酮症酸中毒、高渗性昏迷和乳酸性酸中毒伴高血糖时。④各种严重的糖尿病急性或慢性并发症。⑤手术、妊娠和分娩。⑥2型糖尿病β细胞功能明显减退者。⑦某些特殊类型糖尿病。目前主张2型糖尿病患者早期使用胰岛素，以保护β细胞功能。

（2）使用原则　应在综合治疗基础上进行。根据血糖水平、β细胞功能缺陷程度、胰岛素抵抗程度、饮食和运动状况等，决定胰岛素剂量。一般从小剂量开始，用量、用法必须个体化，及时稳步调整剂量。

（3）不良反应　低血糖反应最常见，其他有过敏反应、局部反应（注射局部红肿、皮下脂肪萎缩或增生）、胰岛素水肿、视物模糊等。

**8. 手术治疗**　主要是通过腹腔镜操作的减肥手术，并发症少。

**9. 并发症治疗**　①糖尿病肾病应用 ACEI 或 ARB，除可降低血压外，还可减轻微量白蛋白尿，延缓肾衰竭的发生和发展。②糖尿病视网膜病变可使用羟基苯磺酸钙、ACEI、ARB、蛋白质激酶 C-β 抑制剂等，必要时尽早应用激光光凝治疗，争取保存视力。③糖尿病周围神经病变，可用甲基维生素 $B_{12}$、肌醇、α- 硫辛酸以及对症治疗等。④对于糖尿病足，强调注意预防，防止外伤、感染，积极治疗血管病变和末梢神经病变。

**10. 胰腺移植和胰岛细胞移植**　仅限于伴终末期肾病的 1 型糖尿病患者。

### （三）预防

**1. 三级预防**　一级预防是避免糖尿病发病；二级预防是及早检出并有效治疗糖尿病；三级预防是延缓和（或）防治糖尿病并发症。

**2. 提倡合理膳食，规律运动，防止肥胖**　对 2 型糖尿病的预防，关键在于筛查 IGT 人群，在 IGT 阶段通过生活方式或药物干预，有可能使其保持在 IGT 或转变为正常糖耐量状态。

**3. 健康教育与人文关怀**　糖尿病是一种长期慢性疾病，患者日常行为和自我管理能力是糖尿病控制与否的关键之一。因此，糖尿病的控制不是传统意义上的治疗而是系统的管理。糖尿病自我管理教育可促进患者不断掌握疾病管理所需的知识和技能，结合不同糖尿病患者的需求、目标和生活经验，并受循证指导。糖尿病自我管理教育应以患者为中心，尊重和响应患者的个人爱好、需求和价值观，并以此来指导临床决策。

# 第四节　血脂异常

血脂异常是指血浆中脂质的量和质发生异常，一般指血浆胆固醇（CH）或（和）甘油三酯（TG）升高，或高密度脂蛋白胆固醇（HDL-C）降低，也称为血脂紊乱。循环血液中的 CH 和 TG 必须与特殊的蛋白质即载脂蛋白（ap）结合形成脂蛋白，才能被运输至组织进行代谢，因此，血脂异常实际上表现为脂蛋白异常血症。中国成人血脂异常已达 4.3 亿人，血总胆固醇（TC）和低密度脂蛋白胆固醇（LDL-C）升高率在男性和女性都随年龄增高，50 ～ 69 岁到高峰，70 岁以后略有降低，50 岁以前升高率男性高于女性，60 岁以后升高率女性明显增高，甚至高于男性。高胆固醇血症与动脉粥样硬化关系密切，血脂异常并与其他心血管危险因素相互作用导致动脉粥样硬化，增加动脉粥样硬化性心血管疾病（ASCVD）的发病率和死亡率。血脂异常一般不出现特定的症状，因此，绝大多数患者在健康体检或因其他原因就诊时，经血脂检测而发现并确诊。

血脂异常的临床分类如下。①高胆固醇血症：仅有总胆固醇增高。②高甘油三酯血症：仅有甘油三酯升高。③混合型高脂血症：二者都高。④低高密度脂蛋白血症：仅有高密度脂蛋白胆固醇降低。

血脂异常多属于中医学"肥胖""血浊""脂浊"范畴。

## 一、诊断与病情评估

### （一）临床特点

#### 1. 病因

（1）原发性血脂异常　家族性脂蛋白异常血症是基因缺陷所致。大多数原发性血脂异常原因不明，认为是多基因缺陷与环境因素相互作用的结果。临床上血脂异常多与肥胖症、高血压病、糖耐量异常或糖尿病等疾病伴发共存，互相影响，称为代谢综合征。

（2）继发性血脂异常　①某些疾病如糖尿病、甲状腺功能减退症、库欣综合征、肝肾疾病及过量饮酒等可引起各种类型的血脂异常；②某些药物如噻嗪类利尿剂、β 受体阻滞剂等长期服用，长期大量使用糖皮质激素等，均可导致血浆 TC 和 TG 水平升高。

**2. 临床表现**　血脂异常主要表现为黄色瘤、早发性角膜环以及脂血症眼底改变，以黄色瘤较为常见。黄色瘤最常见于眼睑周围，是一种局限性皮肤隆起，可为黄色、橘黄色或棕红色，多呈结节、斑块或丘疹状，质地一般柔软。严重的高胆固醇血症有时可出现游走性多关节炎。更多的临床表现是血脂异常导致的各种动脉硬化性心血管疾病（ASCVD）的临床表现，也是患者就诊的主要原因，包括冠心病、脑梗死、脑出血等。

**3. 辅助检查**　血脂异常一般通过常规健康体检，或由于其他疾患就诊进行常规血液生化检查时被发现，然后进一步诊断及分型。测定空腹（禁食 12 小时以上）血浆或血清血脂四项是诊断的主要方法，包括 TC、TG、

LDL-C 和 HDL-C。抽血前的最后一餐应忌食高脂食物和禁酒。检测结果可疑时应进行第二次检测。

### （二）诊断要点

**1. 诊断方法**　家族史及个人生活方式、体检（营养状态、体型、腰臀比等）等可提供诊断线索，实验室检测可明确诊断。为及时发现血脂异常患者，20～40岁成年人至少每2年检测1次血脂；40岁以上男性和绝经期后女性应每年检测血脂；ASCVD患者及其高危人群，每3～6个月测定1次血脂。因ASCVD原因住院的患者，应在入院24小时内检测血脂。首次发现血脂异常时应在2～4周内复查血液生化，若仍属异常，则可确立诊断。发现血脂异常，应进行其他代谢指标包括空腹血糖、糖化血红蛋白及血尿酸等指标的检测，排除代谢异常综合征。

**2. 血脂重点检查对象**　①有ASCVD病史者；②存在多项ASCVD危险因素（如高血压、糖尿病、肥胖、吸烟）的人群；③有早发性心血管病家族史者（指男性一级直系亲属在55岁前或女性一级直系亲属在65岁前患缺血性心血管病），或有家族性高脂血症患者；④皮肤或肌腱黄色瘤、跟腱增厚者。

血脂异常的诊断标准《中国成人血脂异常防治指南》的分层标准。血脂合适水平和异常切点主要适用于ASCVD一级预防的目标人群（表1-14-6）。

表 1-14-6　中国 ASCVD 一级预防人群血脂合适水平和异常分层标准　　　　单位：mmol/L（mg/dL）

| 分层 | 总胆固醇 | LDL-C | HDL-C | 非 -HDL-C | TG |
|---|---|---|---|---|---|
| 理想水平 | | < 2.6（100） | | < 3.4（130） | |
| 合适水平 | < 5.2（200） | < 3.4（130） | | < 4.1（160） | < 1.7（150） |
| 边缘升高 | ≥ 5.2（200）且 < 6.2（240） | ≥ 3.4（130）且 < 4.1（160） | | ≥ 4.1（160）且 < 4.9（190） | ≥ 1.7（150）且 < 2.3（200） |
| 升高 | ≥ 6.2（240） | ≥ 4.1（160） | | ≥ 4.9（190） | ≥ 2.3（200） |
| 降低 | | | < 1.0（40） | | |

### （三）鉴别诊断

原发性血脂异常应注意与继发性血脂异常鉴别，包括甲状腺功能减退症、库欣综合征、肾病综合征、系统性红斑狼疮等，一般根据有无原发病史，有无引起血脂异常的基础原发病的临床表现及辅助检查相应的异常改变，即可鉴别原发性与继发性血脂异常。

### （四）病情评估

**1. 病因评估**　确诊的血脂异常患者应根据患者性别、年龄及伴发病病史、家族史、药物治疗史等，结合血脂异常的具体检测结果，判断是原发性血脂异常还是继发性血脂异常。

（1）原发性血脂异常　家族性脂蛋白异常血症是基因缺陷所致，大多数原发性血脂异常原因不明，认为是多基因缺陷与环境因素相互作用的结果。临床上血脂异常多与肥胖症、高血压病、糖耐量异常或糖尿病等疾病伴发共存，与胰岛素抵抗有关，如超重、高血压、高血糖、高血浆胰岛素水平及血脂异常共存，互相影响，称为代谢综合征。

（2）继发性血脂异常　①某些全身系统性疾病如糖尿病、甲状腺功能减退症、库欣综合征、肝肾疾病、过量饮酒等可引起各种类型的血脂异常；②某些药物如噻嗪类利尿剂、β受体阻滞剂等长期服用，长期大量使用糖皮质激素等，均可导致血浆 TC 和 TG 水平升高。

**2. 血脂异常 ASCVD 发病危险分层**

（1）极高危　已确诊的 ASCVD 患者。

（2）高危　①LDL-C ≥ 4.9mmol/L（190mg/dL）或 TC ≥ 7.2mmol/L（280mg/dL）；②糖尿病患者，LDL-C1.8～4.9mmol/L（70～190mg/dL），或 TC3.1～7.2mmol/L（120～280mg/dL），且年龄在40岁以上的。

（3）评估 ASCVD 近10年发病危险　见表1-14-7。

## 二、治疗与预防

### （一）治疗原则

1. 根据患者个体 ASCVD 危险程度，决定是否启动药物治疗。

表 1-14-7　评估 ASCVD 近 10 年发病危险

| 危险个数 | 血清胆固醇水平分层 /（mmol/L） | | |
|---|---|---|---|
| | 3.1 ≤ TC < 4.1 或 1.8 ≤ LDL-C < 2.6 | 4.1 ≤ TC < 5.2 或 2.6 ≤ LDL-C < 3.4 | 5.2 ≤ TC < 7.2 或 3.4 ≤ LDL-C < 4.9 |
| 无高血压　0～1 | 低危（< 5%） | 低危（< 5%） | 低危（< 5%） |
| 无高血压　2 | 低危（< 5%） | 低危（< 5%） | 中危（5%～9%） |
| 无高血压　3 | 低危（< 5%） | 中危（5%～9%） | 中危（5%～9%） |
| 有高血压　0 | 低危（< 5%） | 低危（< 5%） | 低危（< 5%） |
| 有高血压　1 | 低危（< 5%） | 中危（5%～9%） | 中危（5%～9%） |
| 有高血压　2 | 中危（5%～9%） | 高危（≥ 10%） | 高危（≥ 10%） |
| 有高血压　3 | 高危（≥ 10%） | 高危（≥ 10%） | 高危（≥ 10%） |

注：危险因素包括吸烟、低 HDL-C、男性 ≥ 45 岁或女性 ≥ 55 岁。

2. 以生活方式干预为基础，生活方式改善可以同时干预其他 ASCVD 的危险因素。

3. 将控制 LDL-C 水平达标作为防控 ASCVD 危险的首要干预靶点，非 HDL-C 作为次要干预靶点。

4. 明确患者个体干预目标值，并使调脂治疗达到目标值，因各种原因不能达到目标值的患者，LDL-C 应至少降低 50%；LDL-C 基线在目标值以内的极高危患者，LDL-C 仍应降低 30% 左右。

5. 调脂药物首选他汀类。开始应用中等强度剂量的他汀，根据调脂疗效和患者耐受情况调整剂量。

6. 单用他汀类药物胆固醇水平不能达者，可与其他调脂药物如依折麦布或中药制剂联合使用。

**（二）血脂异常的控制目标**

防控 ASCVD，降低心肌梗死、缺血性卒中或冠心病死亡等心血管病临床事件发生危险。根据 ASCVD 危险程度决定干预策略，以降低 LDL-C 为首要干预靶点，降低非 HDL-C 作为次要干预靶点。根据 ASCVD 危险分层，制订调脂治疗干预靶点的达标值，见表 1-14-8。

表 1-14-8　不同 ASCVD 危险人群 LDL-C 和非 HDL-C 治疗达标值　　　　单位：mmol/L（mg/dL）

| 危险等级 | LDL-C | 非 HDL-C |
|---|---|---|
| 低 / 中危 | < 3.4（130） | < 4.1（160） |
| 高危 | < 2.4（100） | < 3.4（130） |
| 极高危 | < 1.8（70） | < 2.6（100） |

如果患者 LDL-C 水平较高，不能达标，至少应降低 50%；对极高危者，起始 LDL-C 即在达标范围内，仍需进一步降低 30%。

**（三）治疗性生活方式干预**

**1. 控制饮食**　包括控制饮食总热量、改善饮食结构、改变饮食习惯等。治疗时应给予患者饮食指导，告知高胆固醇含量食物类别及每天的摄入量极限，一般成年人胆固醇每天摄入量低于 300mg，碳水化合物占食物总热量的 50%～60%，适当补充可溶性膳食纤维（每天 10～25g）。

**2. 改善生活方式**　通过可行的、个体化的锻炼形式，将体重指数（BMI）控制在 20.0～23.9kg/m²；坚持每周 5～7 天、每次 30 分钟以上中等强度的有氧运动；完全戒烟并避免吸入二手烟；限制饮酒，包括酒的种类及饮酒量、饮酒习惯。

**（四）药物治疗**

**1. 主要降低胆固醇的药物**

（1）他汀类　是目前首选的降胆固醇药物，能显著降低血清 TC、LDL-C 和 Apo B 水平，也能降低血清 TG 水平和轻度升高 HDL-C 水平。适用于高胆固醇血症、混合性高脂血症和 ASCVD 患者。目前常用药物有阿托伐他汀、瑞舒伐他汀、氟伐他汀等。

多数患者对他汀类药耐受性良好，极少数患者因横纹肌溶解而致急性肾衰竭，因此，初始用药 4～6 周应复查肝肾功能及肌酶。他汀类不宜与环孢素、雷公藤、环磷酰胺、大环内酯类抗生素以及吡咯类抗真菌药（如酮康唑）等合用。儿童、孕妇、哺乳期妇女和准备生育的妇女禁用。

（2）肠道胆固醇吸收抑制剂　常用依折麦布，单用或与他汀类联合治疗高胆固醇症、以胆固醇升高为主的混合性高脂血症。禁用于妊娠期和哺乳期妇女。

（3）胆酸螯合剂　降低 TC 和 LDL-C。适应证为高胆固醇症、以胆固醇升高为主的混合性高脂血症。常用考来烯胺等。主要不良反应为恶心、呕吐、腹胀、腹痛、便秘等消化道症状。

（4）普罗布考　适应证为高胆固醇血症，尤其是纯合子型家族性高胆固醇血症。常见不良反应为恶心等。

**2. 主要降低甘油三酯的药物**

（1）贝特类　用于高甘油三酯血症和以甘油三酯升高为主的混合性高脂血症。常用的药物有非诺贝特、吉非贝齐和苯扎贝特等，常见不良反应与他汀类相似，禁用于肝肾功能不全患者及儿童、孕妇、哺乳期女性。

（2）烟酸类　降低血 TG、VLDL-C、TC、LDL-C 及 Lp（a），HDL-C 轻度升高。常用烟酸缓释片等，常见不良反应有面部潮红、消化道反应等。

（3）高纯度鱼油制剂　可降低 TG 和轻度升高 HDL-C，主要用于高甘油三酯血症和以甘油三酯升高为主的血脂异常。有出血倾向者禁用。

**3. 新型调脂药物**　包括前蛋白转化酶枯草溶菌素 9（PCSK9）抑制剂、微粒体甘油三酯转移蛋白抑制剂、载脂蛋白 B100 合成抑制剂等，临床应用经验尚少。

**4. 调脂药物的选择**

（1）以 TC、LDL-C 增高为主者首选他汀类，如单用他汀类不能使血脂达到治疗目标值可加用依折麦布。

（2）LDL-C 已达标，TG 增高者首选贝特类、烟酸、ω-3 脂肪酸。

（3）伴糖尿病或代谢综合征的高甘油三酯血症患者，可单用贝特类或需要联合他汀类治疗，此时贝特类首选非诺贝特。

（4）混合性高脂血症应谨慎他汀类与贝特类联合用药，避免严重不良反应（肝功能损害和横纹肌溶解症）。联合用药从小剂量开始，采用早上服贝特类，晚上服他汀类。

（5）他汀类与 PCSK9 抑制剂联合应用，尽管中国 PCSK9 抑制剂尚未上市，但在欧美国家联合应用治疗严重血脂异常尤其是 FH 患者，可较任何一种药物降 LDL-C 效果更好。

**（五）特殊人群血脂异常的管理**

**1. 糖尿病**　糖尿病患者常合并血脂异常，主要表现为 TG 升高、HDL-C 降低，LDL-C 升高或正常。调脂治疗可以显著降低糖尿病患者心血管事件发生的风险。根据心血管疾病危险程度而确定 LDL-C 目标水平。40 岁以上糖尿病患者 LDL-C < 2.6mmol/L，HDL > 1.0mmol/L。治疗原则：进行危险分层干预管理，根据血脂异常特点，首选他汀类药物治疗，合并高 TG 血症可采用他汀类与贝特类药物联合应用。

**2. 高血压**　高血压合并血脂异常，根据危险分层确定目标值。调脂治疗使多数高血压患者获得很好效果，特别是减少心血管事件。

**3. 代谢综合征**　代谢综合征是一组以肥胖、高血糖（糖调节受损或糖尿病）、高血压及血脂异常（高 TG 血症和（或）低 HDL-C 血症）集结发病的临床综合征。特点是同一个体同时存在代谢上相互关联的危险因素，直接促进 ASCVD 的发生，是心血管疾病发生的高危人群。

其诊断标准为具备以下 3 项或更多项：①中心型肥胖和（或）腹型肥胖，腰围≥男性 90cm，女性≥ 85cm；②高血糖，空腹血糖≥ 6.10mmol/L（110mg/dL）或糖负荷后 2 小时血糖≥ 7.8mmol/L（140mg/dL）及（或）已确诊为糖尿病并治疗者；③高血压：血压≥ 130/85mmHg 和（或）已确诊为高血压并治疗者；④空腹≥ TG1.7mmol/L（150mg/dL）；⑤空腹< HDL-C1.0mmol/L（40mg/dL）。

防治目标是预防 ASCVD 以及 2 型糖尿病，对已有 ASCVD 者要预防心血管事件的再发。积极持久的生活干预是达到目标的重要措施。血脂代谢异常的治疗目标是 LDL-C < 2.6mmol/L（100mg/dL）、TG < 1.7mmol/L（150mg/dL）、HDL-C ≥ 1.0mmol/L（40mg/dL）。

**（六）其他治疗**

**1. 脂蛋白血浆置换**　是家族性高胆固醇血症，尤其是纯合子型家族性高胆固醇血症患者重要的辅助治疗措施。

**2. 肝移植和其他手术治疗**　肝移植可使 LDL-C 水平明显改善。极严重纯合子型家族性高胆固醇血症患者，在缺乏更有效的治疗时，可考虑采用部分回肠旁路手术和门腔静脉分流术。

**（七）预防**

**1. 健康宣教**　提高群众对本病的认识，提倡科学膳食、规律地体育锻炼，戒烟、戒酒，防止肥胖，控制血脂。

**2. 健康检查**　定期检查有助于早诊断、早治疗。预防冠心病、动脉粥样硬化，从而提高生活质量与延长寿命。

**3. 人文关怀**　对血脂异常患者，尤其是合并有糖尿病、高血压、冠心病、代谢综合征患者，要加强血脂异常知识的指导，定期随访，提高患者血脂异常的认知率和控制率。达到有效防控 ASCVD 的目标。

# 第五节　高尿酸血症与痛风

高尿酸血症（HUA）是由于嘌呤代谢障碍，尿酸生成过多和（或）尿酸排泄减少，引起血尿酸水平超过 420μmol/L 的代谢性疾病。5% ~ 15% 高尿酸血症患者发展为痛风。痛风是由于尿酸盐沉积所致的异质性疾病，可并发急性和慢性痛风性关节炎、痛风石、痛风性肾病，严重者出现关节破坏、肾功能损伤，常伴发血脂异常、高血压病、糖尿病及动脉硬化等。目前我国痛风的患病率在 1% ~ 3%，并呈逐年上升的趋势。

高尿酸血症及痛风多属于中医学"湿浊""痹证"范畴。

## 一、诊断

### （一）临床特点

#### 1. 病因

（1）高尿酸血症　①尿酸生成增多：尿酸是嘌呤代谢的最终产物，可由体内核酸分解产生（内源性占 80%），也可由富含嘌呤或核蛋白的食物分解产生（外源性占 20%）。食源性高尿酸血症与食物中嘌呤的含量有关，富含嘌呤的食物如动物肝脏、凤尾鱼等进食过多，可导致尿酸生成增多；白血病、横纹肌溶解、细胞毒药物化疗后等可导致嘌呤代谢增强；剧烈运动后、癫痫持续状态、急性心肌梗死等由于肌细胞 ATP 分解加速，也可导致大量嘌呤生成，引起高尿酸血症。②尿酸排泄减少：成人每日产生尿酸约 700mg，约 2/3 经肾脏排泄，绝大多数高尿酸血症患者存在肾脏尿酸排泄减少，其中肾小球滤过率降低是主要原因。某些药物如阿司匹林等因增加肾小管对尿酸的重吸收而导致血尿酸升高。酒精既可增加尿酸生成，又能减少尿酸排泄。

（2）痛风　①高尿酸血症：5% ~ 15% 高尿酸血症患者发展为痛风。②遗传因素：遗传因素与环境因素共同导致痛风，主要机制是尿酸排泄障碍。③其他：某些疾病如肾脏疾病，恶性肿瘤化疗，长期应用某些药物等，可引发痛风。

#### 2. 分类

（1）高尿酸血症　临床上分为原发性和继发性两类。原发性高尿酸血症多由先天性嘌呤代谢障碍和（或）尿酸排泄减少所致；继发性高尿酸血症继发于其他疾病，如血液病、肾功能不全、使用某些药物或肿瘤放化疗等。

（2）痛风　痛风根据有无病因及病因特点，分为原发性、继发性与特发性。①原发性痛风：为先天性，由遗传因素与环境因素共同致病，具有家族遗传易感性。②继发性痛风：由某些原发病作用或药物导致的痛风，见于肾脏疾病、恶性肿瘤化疗或放疗等。③特发性痛风：部分痛风患者无明显原因，称为特发性痛风。

#### 3. 临床表现　男性在青春期即可出现高尿酸血症，痛风发病多在 40 岁以上，发病率随年龄而增加。女性多在绝经后发病。近年来高尿酸血症与痛风的发病有年轻化趋势。由高尿酸血症发展为痛风的临床过程如下。

（1）无症状期　仅有一过性或持续性高尿酸血症，从血尿酸升高至出现症状的时间可间隔数年至数十年，有些患者可终身不出现症状。

（2）急性发作期　常因高蛋白高嘌呤饮食、饮酒、劳累、感染、创伤等诱发，表现为急性关节炎，多是首发症状。起病急骤，多在午夜剧痛而惊醒，呈刀割样。单侧第一跖趾关节疼痛最常见，其余依次为足底、踝、足跟、膝、腕、指和肘关节。受累关节局部红、肿、热及明显压痛，功能受限。初发时多为单个关节，后累及多关节。发作多于数天或两周内自行缓解。部分患者可有发热、寒战等全身症状，可伴有白细胞、C 反应蛋白升高，红细胞沉降率增快。

（3）痛风石　痛风石是痛风的特征性表现，典型部位在耳郭，也常见于反复发作的关节周围，以及尺骨鹰嘴、滑车和跟腱处。外观为隆起的大小不一的黄白色赘生物，初起质软，表面菲薄，破溃后排出白色粉状或糊状物，并可形成瘘管。可致关节僵硬，活动受限和畸形。

（4）肾脏病变　表现为痛风性肾病及尿酸性肾石病、急性肾衰等。可无症状，或出现肾绞痛、血尿等。大量尿酸盐结晶阻塞肾小管，患者可出现少尿甚至无尿，严重者进展为急性肾损伤。

（5）眼部病变　有睑缘炎、眼睑皮下组织痛风石等。

#### 4. 辅助检查

（1）血尿酸测定　血尿酸超过 420μmol/L 为高尿酸血症，但血尿酸水平波动性较大。

（2）尿尿酸测定　检测目的是判断高尿酸血症的主要原因是尿酸生成增多还是尿酸排泄减少。限制嘌呤饮食 5 天后，每日尿酸排出量超过 3.57mmol，判断为尿酸生成增多。

（3）X 线检查　痛风患者可见病变周围软组织肿胀，关节软骨及骨皮质破坏，典型者表现为骨质穿凿样或虫蚀样缺损。

（4）滑囊液或痛风石内容物检查　偏振光显微镜下可见双折光的针形尿酸盐结晶。

（5）关节超声　能较敏感地发现尿酸盐沉积征象。超声检查关节有"双轨征"或不均匀低回声与高回声混合团块影，可辅助诊断痛风。

（6）关节 CT 或 MRI 检查　受累部位可见高密度痛风石影，可辅助诊断痛风。

### （二）诊断要点

**1. 高尿酸血症**　日常饮食情况下非同日 2 次检测空腹血尿酸超过 420μmmol/L 且无临床症状者，诊断为高尿酸血症。在无嘌呤或严格限制嘌呤 5 天后，检测血尿酸和尿尿酸排泄情况，根据尿酸排泄率（UUE）和尿酸排泄分数（$FE_{UA}$）综合判定，高尿酸血症可分为肾脏排泄不良型、肾脏负荷过多型、混合型和其他型，见表 1-14-9。

表 1-14-9　高尿酸血症的分型标准

| 分型 | UUE/[μmol/（d·1.73m²）] | $FE_{UA}$/% | 分型 | UUE/[μmol/（d·1.73m²）] | $FE_{UA}$/% |
| --- | --- | --- | --- | --- | --- |
| 肾脏排泄不良型 | ≤ 600 | < 5.5 | 混合型 | > 600 | < 5.5 |
| 肾脏负荷过多型 | > 600 | ≥ 5.5 | 其他型 | ≤ 600 | ≥ 5.5 |

注：UUE[μmol/（d·1.73m²）]= 尿尿酸（μmol/d）/ 体表面积（1.73m²）；

$FE_{UA}$（%）=［尿尿酸（μmol/d）× 血肌酐（μmol/L）/［血尿酸（μmol/L）× 尿肌酐（μmol/L）]×100%。

**2. 亚临床痛风**　无症状高尿酸血症患者，如影像学检查发现尿酸盐结晶沉积和（或）痛风性骨侵蚀，可诊断为亚临床痛风。

**3. 痛风**　在高尿酸血症基础上，出现特征性关节炎表现，尿路结石，或肾绞痛发作，即应考虑痛风，如在滑囊液及痛风石的穿刺和活检中找到尿酸盐结晶即可确诊。

**4. 难治性痛风**　具备下列中的 1 项者：①单用或联合应用常规降尿酸药物足量、足疗程，但血尿酸 ≥ 360μmol/L；②接受规范治疗，痛风仍发作 ≥ 2 次 / 年；③存在多发性和（或）进展性痛风石。

### （三）鉴别诊断

**1. 类风湿关节炎**　以青中年女性多见，好发于小关节和腕、踝、膝关节，伴明显晨僵。血尿酸不高，但有高滴度的类风湿因子。X 线检查示关节面粗糙，间隙狭窄，甚至关节面融合。

**2. 风湿性关节炎**　多见于年轻女性，大关节游走性、对称性红、肿、热、痛，无关节畸形，可伴其他风湿活动的临床表现及实验室依据如红细胞沉降率增快、抗链球菌溶血素 O 增高等，血尿酸正常，X 线无关节畸形。

**3. 创伤性关节炎及化脓性关节炎**　前者有外伤史，后者伴发热、白细胞增高等全身感染中毒症状。血、尿尿酸均正常。

## 二、治疗与预防

### （一）非药物治疗

保持健康的生活方式：控制体重、规律运动；限制酒精及高嘌呤、高果糖饮食的摄入；鼓励奶制品和新鲜蔬菜的摄入及适量饮水；不推荐也不限制豆制品（如豆腐）的摄入。可食用低嘌呤蔬菜，忌高嘌呤食物（虾蟹、贝类、沙丁鱼等海产品，动物内脏、肉类、啤酒等）。

高尿酸血症和痛风患者均应知晓并终生关注血尿酸的影响因素，始终将血尿酸水平控制在理想范围（240 ～ 420μmol/L），大部分患者需终生降尿酸药物治疗，部分患者若低剂量药物能够维持长期尿酸达标且没有痛风石的证据，可尝试停用降尿酸药物，仍需定期监测血尿酸水平，维持血尿酸在目标范围。

### （二）药物治疗

**1. 无症状高尿酸血症**　无症状高尿酸血症出现下列情况时，起始降尿酸药物治疗。血尿酸水平 ≥ 540μmol/L 或血尿酸水平 ≥ 480μmol/L 且有下列合并症之一：高血压、脂代谢异常、糖尿病、肥胖、脑卒中、冠心病、心功能不全、尿酸性肾结石、肾功能损害 2 期及以上。无症状者，建议血尿酸控制在＜ 420μmol/L；伴合并症时，建议控制在＜ 360μmol/L。肾脏排泄不良型高尿酸血症患者适用于促进尿酸排泄的药物治疗；肾脏负荷过多型，适用于抑制尿酸生成的药物治疗；混合型高尿酸血症，可两类药物联合治疗。

**2. 痛风** 患者血尿酸≥ 480μmol/L 或血尿酸≥ 420μmol/L，合并下列情况之一：痛风发作≥ 2 次 / 年、痛风石、慢性痛风性关节炎、肾结石、慢性肾脏疾病、高血压、糖尿病、血脂异常、脑卒中、缺血性心脏病、心力衰竭和发病年龄＜ 40 岁。

**3. 降尿酸药物**

（1）尿酸排泄促进剂 尿酸排泄减少是原发性痛风的主要原因。本类药物主要是抑制肾小管的重吸收而增加排尿酸作用。由于这类药物可使尿尿酸含量增高，对每日尿尿酸排出＞ 3.57mmol/L，有尿路结石及内生肌酐清除率＜ 30mL/（min·1.73m²）者，不宜使用。急性尿酸性肾病禁用。在用药期间，特别是开始用药数周内应碱化尿液并保持尿量。常用药有：苯溴马隆，不良反应有胃肠道反应、肾绞痛及激发急性关节炎发作，皮疹、发热少见。血肌酐＞ 250μmol/L 者禁用。在排尿酸药物治疗时须多饮水，保持每天尿量在 2000mL 以上，以利于尿酸排出。

（2）尿酸合成抑制剂 ①别嘌醇：抑制黄嘌呤氧化酶阻断黄嘌呤转化为尿酸，适用于尿酸生成过多者，肾功能下降应根据血肌酐预估，肾小球滤过率（eGFR）＜ 60mL/（min·1.73m²）别嘌呤减量使用，如 eGFR＜ 15mL/（min·1.73m²）禁用。不良反应为消化道反应、皮疹、发热、肝损、白细胞降低等。②非布司他：黄嘌呤氧化酶抑制剂，尤其适用于慢性肾功能不全患者。

**4. 痛风急性发作期的抗炎镇痛药物**

（1）秋水仙碱 有抗炎止痛疗效，见效快。eGFR 在 30 ～ 50mL/（min·1.73m²）时应减量使用，eGFR ＜ 30mL/（min·1.73m²）禁用。该药毒性大，不良反应有恶心、呕吐、腹泻、肝损、骨髓抑制及脱发。禁用于骨髓抑制、肝、肾功能不全和白细胞减少者。无效者应改用非甾体抗炎药。

（2）非甾体抗炎药（NSAID） 为目前治疗痛风的一线用药。通过抑制前列腺素的合成、抑制白细胞的聚集、减少缓激肽的形成、抑制血小板凝聚等作用发挥消炎镇痛作用。选择环氧化酶 2 抑制剂依托考昔；非选择环氧化酶 2 抑制剂常用吲哚美辛，症状缓解后可减量，5 ～ 7 天后停用。另有双氯芬酸、布洛芬、美洛昔康等。不良反应：消化道症状、间质性肾炎。

（3）糖皮质激素 为二线用药，上述治疗无效或严重不良反应或发作累及 2 个以上大关节者，可短程使用糖皮质激素。糖皮质激素治疗急性痛风有明显的疗效，常用于不能耐受 NSAID、秋水仙碱或肾功能不全者。常用强的松，其他激素如地塞米松、倍他米松等。

**5. 慢性期治疗** 旨在将血尿酸控制至正常水平，保护肾功能。目前主张急性发作缓解 2 周后，使用促进尿酸排泄剂或抑制尿酸生成剂等降尿酸药物，从小剂量开始，逐渐加量。在单一药物疗效不佳时合用两类降尿酸药物。如急性发作期已使用降尿酸药物，发作期间不必停药。

**6. 碱性药物的应用** 尿中的尿酸存在非离子化（即游离尿酸）和离子化（即尿酸盐）两种形式，作为弱有机酸，在碱性环境中，尿酸可转化为溶解度更高的尿酸盐，利于肾脏排泄。痛风患者在降尿酸治疗的同时通过使用药物碱化尿液，促进尿酸溶解，特别是在开始服用促尿酸排泄药期间，应定期监测尿 pH 值，如晨尿 pH ＜ 6.0，可使用枸橼酸制剂、碳酸氢钠碱化尿液，使晨尿保持在 6.2 ～ 6.9，同时保持尿量，这是预防和治疗痛风相关肾脏病变的必要措施。如碳酸氢钠片每次 0.5 ～ 2g，每天 3 次口服。

**7. 其他治疗**

（1）合并高血压时，建议降压药物首选氯沙坦钾和（或）钙通阻滞剂。

（2）合并高甘油三酯血症时，调脂药首选非诺贝特。

（3）合并高胆固醇血症时，调脂药首选阿托伐他汀。

（4）合并糖尿病时，优先选择有降尿酸作用的降糖药，如 α- 糖苷酶抑制剂、胰岛素增敏剂、二肽基肽酶抑制剂、钠 - 葡萄糖协同转运蛋白 2 抑制剂和二甲双胍等。

（5）关节活动困难者，应予以理疗和锻炼。

（6）痛风石破溃或有瘘管者，应手术刮除。

**8. 继发性痛风的治疗** 除上述治疗外，还需积极治疗原发病。

**9. 急性肾衰竭的治疗** 乙酰唑胺先用 0.5g，以后 0.25g，每天 3 次，并静脉滴注碳酸氢钠同时静脉注射呋塞米，以起到溶石利尿作用。必要时可透析治疗。

**（三）预防**

**1. 宣传教育**　加强对高尿酸血症与痛风的管理，使每一个患者都知晓高尿酸血症和痛风的危害，坚持健康生活方式，坚持治疗。

**2. 定期筛查**　监测靶器官损害和相关合并症。以期早期发现、早期治疗，改善患者总体预后。

**3. 人文关怀**　痛风患者，发作时疼痛剧烈，除及时镇痛外，应限制患肢运动，要关心患者生活，协助患者解决日常生活的困难。

# 第十五章　风湿免疫疾病

## 第一节　类风湿关节炎

类风湿关节炎（RA）是以对称性多关节炎为主要临床表现的异质性、系统性、自身免疫性疾病。本病是慢性、进行性、侵蚀性疾病，如未适当治疗，病情逐渐加重，可引起手等其他部位的残疾。本病是造成人类丧失劳动力和致残的主要原因之一。我国RA多发生于中年女性，男女之比为1∶3。RA的基本病理改变是滑膜炎，急性期滑膜表现为渗出性和细胞浸润性，进入慢性期，滑膜肥厚，形成许多绒毛样突起，突向关节腔内或侵入软骨和软骨下的骨质，称为血管翳，有很强的破坏性，是造成关节破坏、畸形、功能障碍的病理基础。

类风湿关节炎多属于中医学"痹证""痛痹"范畴。

### 一、诊断与病情评估

#### （一）临床特点

**1. 病因**　RA是遗传易感因素、环境因素及免疫系统失调等各种因素综合作用的结果，为一种抗原驱动、T细胞介导及与遗传相关的自身免疫病。

（1）环境因素　目前认为某些细菌、支原体和病毒感染通过某些途径影响RA的发病和病情进展。

（2）遗传易感性　RA的发病与遗传因素密切相关。家系调查发现RA先证者的一级亲属发生RA的概率为11%。许多国家和地区研究发现HLA-DR4单倍型与RA的发病相关。

（3）免疫功能紊乱　免疫功能紊乱被认为是RA的主要发病机制，是以活化的$CD4^+T$细胞和MHC-Ⅱ型阳性的抗原递呈细胞浸润滑膜关节为特点。活化的$CD4^+T$细胞启动特异性免疫应答，导致相应的关节炎症状。

**2. 临床表现**　类风湿关节炎可发生于任何年龄，80%发生于35～50岁。多以缓慢、隐匿方式发病。RA病情和病程有个体差异，从短暂、轻微的部分小关节炎到急剧进行性加重的多关节炎均可出现，多伴有晨僵。

（1）关节表现

① 晨僵：早晨起床后病变关节感觉僵硬，如胶黏着样的感觉，持续1小时以上，称为晨僵，出现在95%以上的RA患者。晨僵持续时间和关节炎症的程度成正比，常被作为观察本病活动指标之一。

② 关节痛与压痛：关节痛是最早的症状，最常出现的部位为腕关节、掌指关节、近端指间关节，其次是足趾、膝、踝、肘、肩等关节。多呈对称性、持续性，但时轻时重，疼痛的关节往往伴有压痛，受累关节的皮肤出现褐色色素沉着。

③ 关节肿胀：凡受累的关节均可肿胀，常见的部位为腕关节、掌指关节、近端指间关节、膝关节等，亦多呈对称性。

④ 关节畸形：见于较晚期患者，关节周围肌肉的萎缩、痉挛则使畸形更为加重。最为常见的晚期关节畸形是腕和肘关节强直、掌指关节半脱位、手指向尺侧偏斜和"天鹅颈"样及"纽扣花样"表现。重症患者关节呈纤维性或骨性强直，失去关节功能，生活不能自理。

⑤ 特殊关节：出现颈痛，活动受限；肩、髋关节最常见的症状是局部疼痛和活动受限，髋关节往往表现为臀部及下腰部疼痛；颞颌关节炎出现于1/4的RA患者，早期表现为讲话或咀嚼时疼痛加重，严重者有张口受限。

⑥ 关节功能障碍：关节肿痛和结构破坏都引起关节的活动障碍。

（2）关节外表现

① 类风湿结节：是较常见的关节外表现，多位于关节隆突部及受压部位的皮下，如前臂、跟腱等处。结节大小不一，质硬，无压痛，呈对称性分布。发现类风湿结节提示RA处于活动期。

② 类风湿血管炎：可查见指甲下或指端的小血管炎，其表现与滑膜炎的活动性无直接相关性。眼部可表现为巩膜炎，严重者可影响视力。类风湿因子阳性的患者可出现亚临床型血管炎。

③ 肺脏受累：很常见，男性多于女性，可为首发症状。其中肺间质病变是最常见的肺病变，患者逐渐出现气短等肺功能不全的症状，少数患者出现慢性纤维性肺泡炎，预后较差。肺功能和肺部高分辨率CT有助早

期诊断。肺内结节样改变可见肺内出现单个或多个结节，属于肺内的类风湿结节。尘肺患者合并 RA 时易出现大量肺结节，称之为 Caplan 综合征，也称类风湿性尘肺病。胸膜炎见于约 10% 的患者，多表现为单侧或双侧性的少量胸腔积液，积液呈渗出性，糖含量很低。

④ 心脏受累表现：急性和慢性 RA 患者都可以出现心脏受累，其中心包炎最常见，多见于类风湿因子阳性、有类风湿结节的患者，但多数患者无相关临床表现。

⑤ 神经系统表现：神经受压是 RA 患者出现神经系统表现的主要原因，最常受累的神经有正中神经、尺神经以及桡神经，正中神经在腕关节处受压而出现腕管综合征。脊髓受压表现为逐渐加重的双手感觉异常和力量的减弱，伴有腱反射亢进、病理反射阳性。

⑥ 血液系统表现：贫血的程度与病情活动度相关，尤其是与关节的炎症程度相关。贫血属于正细胞正色素性贫血，病情活动期患者常有血小板增多，其增高的程度和滑膜炎活动的关节数正相关。

⑦ 其他：费尔蒂（Felty）综合征是指 RA 患者伴有脾大、中性粒细胞减少，甚至有贫血和血小板减少。30% ~ 40%RA 患者在疾病的各个时期均可伴有干燥综合征，随着病程的延长，干燥综合征的患病率逐渐增多。口干、眼干是此综合征的主要表现。

### 3. 辅助检查

（1）血液一般检查　有轻度至中度贫血，多呈正红细胞正色素性贫血，活动期血小板可增高，白细胞总数及分类大多正常。

（2）炎性标志物　可判断类风湿关节炎活动程度。活动期红细胞沉降率增快，C 反应蛋白升高。

（3）自身抗体　检测自身抗体有利于 RA 与其他炎性关节炎的鉴别。

① 类风湿因子（RF）：分为 IgM、IgG 和 IgA 型，常规主要检测 IgM 型 RF，见于约 70% 的患者，其滴度一般与本病的活动性和严重性呈比例，但非 RA 的特异性抗体，因此，RF 阳性者必须结合临床表现，方能诊断。

② 抗角蛋白抗体谱：有抗核周因子（APF）抗体、抗角蛋白抗体（AKA）、抗聚角蛋白微丝蛋白抗体（AFA）和抗环瓜氨酸肽（CCP）抗体。抗 CCP 抗体对 RA 的诊断敏感性和特异性高，有助于 RA 的早期诊断，尤其是血清 RF 阴性、临床症状不典型的患者。

（4）关节影像学检查

① X 线片：对诊断、关节病变分期均很重要。首选双手指及腕关节摄片检查，骨损害的 X 线表现分为四期。Ⅰ 期，可见关节周围软组织肿胀或关节端骨质疏松。Ⅱ 期，可见关节间隙狭窄。Ⅲ 期，可见关节面出现虫蚀样破坏。Ⅳ 期，可见关节脱位或半脱位或关节强直（纤维性强直或骨性强直）。

② CT 和 MRI：CT 有助于发现早期骨侵蚀和关节脱位等改变；MRI 有助于发现关节内透明软骨及滑膜、肌腱、韧带和脊髓病变。

（5）关节滑液检查　滑液增多，微混浊，黏稠度降低，白细胞升高。

（6）关节镜及针刺活检　关节镜对诊断及治疗均有价值，针刺活检操作简单、创伤小。

## （二）诊断要点

RA 的临床诊断主要基于慢性关节炎的症状、体征以及辅助检查。典型病例按照美国风湿病学会（ACR）1987 年修订的诊断标准，共 7 项，见表 1-15-1。但早期、不典型以及非活动期的 RA 容易出现漏诊。

表 1-15-1　ACR 的 RA 诊断标准

| 诊断要点 | 具体表现 |
| --- | --- |
| 1. 晨僵 | 关节或周围晨僵持续至少 1 小时（≥ 6 周） |
| 2. ≥ 3 个关节肿胀 | 观察到 14 个关节区域（两侧的近端指间关节、掌指关节、腕、肘、膝、踝及跖趾关节）中有 3 个以上关节处出现肿胀或积液（≥ 6 周） |
| 3. 手关节炎 | 腕关节或掌指关节或近端指间关节肿胀（≥ 6 周） |
| 4. 对称性关节肿 | 左、右两侧关节同时受累（不一定绝对对称）（≥ 6 周） |
| 5. 类风湿皮下结节 | 在骨突位置、伸肌表面或关节周围有皮下结节 |
| 6. 影像学改变 | 手和腕关节的 X 线片有关节端骨质疏松和关节间隙狭窄 |
| 7. 类风湿因子（RF）阳性 | 血清中 RF 含量升高（该滴度在正常人群的阳性率 <5%） |

注：上述 7 项中，符合 4 项即可诊断为 RA。

2010 年 ACR 和欧洲抗风湿病联盟（EULAR）联合提出了新的分类诊断标准和评分系统，见表 1-15-2，包括四个部分，总得分 6 分以上可确诊 RA。

表 1-15-2　ACR/EULAR 的 RA 分类诊断标准

| 内容 | | 分值 |
| --- | --- | --- |
| 关节受累情况 | | （0～5 分） |
| 中大关节 | 1 个 | 0 |
| | 2～10 个 | 1 |
| 小关节 | 1～3 个 | 2 |
| | 4～10 个 | 3 |
| 至少一个为小关节 | >10 个 | 5 |
| 急性时相反应物 | | （0～1 分） |
| CPR 和 ESR 均正常 | | 0 |
| CPR 或 ESR 异常 | | 1 |
| 滑膜炎持续时间 | | （0～1 分） |
| <6 周 | | 0 |
| ≥6 周 | | 1 |
| 血清学指标 | | （0～3 分） |
| RF 和抗 CCP 抗体均阴性 | | 0 |
| RF 或抗 CCP 抗体低滴度阳性 | | 2 |
| RF 或抗 CCP 抗体高滴度阳性（正常上限 3 倍） | | 3 |

注：受累关节指关节肿胀疼痛，小关节包括掌指关节、近端指间关节、第 2～5 跖趾关节、腕关节，不包括第一腕掌关节、第一跖趾关节和远端指间关节；大关节指肩、肘、髋、膝和踝关节。

### （三）鉴别诊断

1. **骨关节炎**　与 RA 的主要不同点：①发病年龄多在 50 岁以上；②主要累及膝、髋等负重关节和手指远端指间关节；③关节活动后疼痛加重，经休息后明显减轻；④红细胞沉降率轻度增快，RF 阴性；⑤X 线显示关节边缘呈唇样骨质增生或骨疣形成。

2. **痛风性关节炎**　与 RA 的主要不同点：①患者多成年男性；②关节炎的好发部位为第一跖趾关节；③伴有高尿酸血症；④关节附近或皮下可见痛风结节；⑤血清自身抗体阴性。

3. **强直性脊柱炎**　与 RA 的主要不同点：①青年男性多见，起病缓慢；②主要侵犯骶髂关节及脊柱，或伴有下肢大关节的非对称性肿胀和疼痛；③X 线片可见骶髂关节侵蚀、破坏或融合；④90%～95% 患者 HLA-B27 阳性而 RF 为阴性；⑤有家族发病倾向。

4. **系统性红斑狼疮**　与 RA 的主要不同点：①X 线检查无关节骨质改变；②患者多为女性；③常伴有面部红斑等皮肤损害；④多数有肾损害或多脏器损害；⑤血清抗核抗体和抗双链 DNA 抗体显著增高。

### （四）病情评估

美国风湿病学会将关节功能障碍分为四级：①Ⅰ级，能照常进行日常生活和各项工作。②Ⅱ级，可进行一般的日常生活和某种职业工作，但参与其他项目活动受限。③Ⅲ级，可进行一般的日常生活，但参与某种职业工作或其他项目活动受限。④Ⅳ级，日常生活的自理和参与工作的能力均受限。

## 二、治疗与预防

### （一）治疗要点

治疗目的在于控制病情，改善关节功能和预后。强调早期治疗、联合用药和个体化原则。达到治疗目的的关键是早期诊断和早期治疗。治疗措施包括一般性治疗、药物治疗、外科手术治疗，其中以药物治疗最为重要。

1. **一般治疗**　休息、活动期关节制动、缓解期进行适当的关节功能锻炼、物理疗法等。急性期、发热以及内脏受累的患者应卧床休息。

2. **药物治疗**　治疗 RA 的常用药物分为四大类，即非甾体抗炎药（NSAID）、改变病情抗风湿药（DMARD）、糖皮质激素和植物药等。

（1）非甾体抗炎药　具有镇痛消肿作用，有效改善关节炎症状，但不能控制病情进展，应与改变病情抗风湿药联合使用。常用的NSAID：塞来昔布，分次口服，有磺胺过敏史者禁用，或美洛昔康、双氯芬酸分次口服。

（2）改变病情抗风湿药　较NSAID发挥作用慢，临床症状明显改善需1～6个月，有改善和延缓病情进展的作用。确诊的RA患者均应使用DMARD，根据患者的病情活动性、严重性和进展确定个体化治疗方案。一般首选甲氨蝶呤（MTX），并作为联合治疗的基本药物。用药指征：①受累关节超过20个；②起病2年内出现关节骨破坏；③RF滴度持续很高；④有关节外症状者。上述患者应尽早采用DMARD联合治疗方案。

常用药物如下。①MTX：抑制嘌呤合成，同时具抗炎作用。以口服为主，4～6周起效，疗程至少半年。不良反应有肝损害、胃肠道反应、骨髓受抑制和口角糜烂等，停药后多能恢复。②柳氮磺吡啶：分2次服用，对磺胺过敏者禁用。③生物制剂和免疫性治疗：生物制剂如TNF-α拮抗剂、IL-1拮抗剂、CD20单克隆抗体、细胞毒T细胞活化抗原-4（CTLA-4）抗体等，有抗炎及防止骨破坏的作用，宜与MTX联合应用。④其他：有金制剂、青霉胺、硫唑嘌呤、环孢素等。

（3）糖皮质激素　具有良好的抗炎作用，在关节炎急性发作时可给予短效激素治疗，可使关节炎症状得到迅速而明显的缓解，改善关节功能。有系统症状，如伴有心、肺、眼和神经系统等器官受累的重症患者，可予泼尼松口服，症状控制后递减，以每日10mg或低于10mg维持。但不能根治本病，停药后症状多复发。

（4）植物药制剂　常用的植物药制剂包括雷公藤多苷、青藤碱、白芍总苷等。

**3.外科手术治疗**　关节置换术适用于晚期有畸形并失去功能的关节；滑膜切除术可以使病情得到一定的缓解，但当滑膜再次增生时病情又趋复发，所以必须同时应用DMARD。

### （二）预防

**1.预防发病**　RA的发病与遗传易感因素、环境因素及免疫系统失调密切相关，目前对其病因的认识包括环境因素中的某些细菌、支原体和病毒感染，以及遗传易感性。因此，RA的预防重点对象是家系调查发现RA先证者的一级亲属，应注意生活方式，规律饮食起居，减少各种机会性感染，一旦出现感染症状，及时就诊治疗、抗炎治疗，必要时进行免疫辅助治疗。

**2.预防肢体功能残疾**　RA是慢性进展的致残性疾病，肢体残疾只发生在上肢尤其是手部关节，导致受累关节功能障碍，肢体残疾发生的危险性与RA的活动性有关。因此，确诊的RA患者应进行个体化规范治疗，严格执行联合治疗方案及减药原则，注重一般治疗，尽量减少急性关节炎的反复发作，已经出现关节畸形的患者，结合中西医康复治疗维护关节基本功能。

# 第二节　系统性红斑狼疮

系统性红斑狼疮（SLE）是多系统损害的慢性系统性自身免疫疾病，其血清中出现以抗核抗体为代表的多种自身抗体。病程以病情缓解和急性发作交替为特点，有肾及中枢神经系统损害者预后较差。我国患病率为0.7/1000～1/1000，20～40岁女性多见。基本病理改变是炎症反应和血管异常。坏死性血管炎可发生于任何器官。中小血管出现管壁炎症和坏死，继发血栓形成导致管腔狭窄，引起局部组织缺血和功能障碍。

系统性红斑狼疮多属于中医学"蝶疮流注""虚劳"范畴。

## 一、诊断与病情评估

### （一）临床特点

**1.病因**　系统性红斑狼疮发病与遗传因素、内分泌因素和环境因素有关。

（1）遗传因素　SLE属于多基因病，多个基因在某种条件（环境）下相互作用而改变了正常免疫耐受性而致病，基因与临床亚型及自身抗体有一定相关性。

（2）环境因素　主要有紫外线、药物、化学试剂、病原体等，可诱发发病。

（3）内分泌因素　与雌激素水平升高有关，女性患者明显高于男性，女性围绝经期患病率与男性之比为9：1。

**2.临床表现**

（1）全身表现　活动期患者大多数有全身症状，常见症状为发热，以低热、中度发热为常见，可表现为各种热型，其他有乏力、体重下降等。

（2）皮肤与黏膜表现　皮疹最常见，包括颊部蝶形红斑、盘状红斑、指掌部和甲周红斑、指端缺血、面部及躯干皮疹等，其中以颊部蝶形红斑最具特征性。约40%的患者在日晒后出现光过敏，甚至诱发SLE的急性发作。部分患者急性期出现口腔溃疡、脱发、雷诺现象等。SLE皮疹多无明显瘙痒。接受激素和免疫抑制剂治疗的 SLE 患者，若出现不明原因的局部皮肤灼痛，有可能是带状疱疹的前兆。

（3）浆膜炎　半数以上患者在急性发作期出现多发性浆膜炎，包括双侧中小量胸腔积液、中小量心包积液。

（4）肌肉骨骼表现　关节痛是常见的症状之一，出现在指、腕、膝关节，伴红肿者少见。常出现对称性多关节痛、肿。其他表现有 Jaccoud 关节病、肌痛和肌无力、肌炎等。

（5）狼疮肾炎（LN）　是 SLE 最常见、最严重的临床表现，几乎见于所有的 SLE 患者，表现为无症状性蛋白尿和（或）血尿、高血压，甚至肾病综合征、急进性肾炎综合征等，病情可逐渐进展发生尿毒症，个别患者首诊时已重达慢性肾衰竭，是 SLE 常见的死亡原因。

（6）心血管损害　患者常出现心包炎、心肌损害等，表现为气促、心前区不适、心律失常，严重者可发生心力衰竭导致死亡。

（7）肺损害　部分患者出现中小量、双侧性胸腔积液。可发生狼疮肺炎，表现为发热、干咳、气促，X 线检查可见片状浸润阴影，多见于双下肺，应注意与肺部继发感染鉴别。肺间质性病变表现为活动后气促、干咳、低氧血症，肺功能检查提示弥散功能下降。少数患者出现肺动脉高压。

（8）神经系统损害　即神经精神狼疮（NP-SLE），轻者仅有偏头痛、性格改变、记忆力减退或轻度认知障碍，重者可表现为脑血管意外、昏迷、癫痫持续状态等，影像学检查对 NP-SLE 诊断有帮助。

（9）消化系统表现　部分患者有食欲减退、腹痛、呕吐、腹泻等，消化系统表现可为首发症状。部分患者血清转氨酶升高，少数可并发急腹症，如胰腺炎、肠坏死、肠梗阻等。

（10）其他　活动性 SLE 患者血红蛋白下降、白细胞和（或）血小板减少常见，其中 10% 属于 Coombs 试验阳性的溶血性贫血，约 15% 患者有脾大。抗磷脂抗体综合征（APS）出现于 SLE 的活动期，其临床表现为动脉和（或）静脉血栓形成，习惯性自发性流产，血小板减少，抗磷脂抗体阳性。部分的 SLE 患者与继发性干燥综合征并存，有唾液腺和泪腺功能不全。少数患者有眼底病损，如出血、视盘水肿、视网膜渗出等，可影响视力甚至致盲。

**3. 辅助检查**

（1）一般检查　血常规检查可有贫血、白细胞减少和（或）血小板减少；尿常规检查可有蛋白、红细胞和各种管型。红细胞沉降率在活动期常增快。

（2）自身抗体

① 抗核抗体（ANA）：约 95%SLE 患者呈阳性，特异性较差，不能作为 SLE 与其他结缔组织疾病的鉴别依据。

② 抗双链 DNA（dsDNA）抗体：为标志性抗体之一。活动期患者阳性率可达 95%，特异性强，对确诊 SLE 和判断其活动性有较大参考价值。抗体滴度高，常提示有肾损害。

③ 抗 Sm 抗体：为标志性抗体之一。阳性率低但特异性强，阳性患者病情缓解后继续呈阳性，故可作为回顾性诊断的依据。

④ 抗磷脂抗体：阳性患者容易发生动静脉血栓、习惯性流产、血小板减少等，称为抗磷脂综合征。

⑤ 抗核糖体 P 蛋白抗体：阳性患者常有神经系统损害。

⑥ 其他自身抗体：如抗 SSA 抗体、抗 SSB 抗体、抗 U1RNP 抗体、抗组蛋白抗体、抗神经元抗体等。20%～40% 患者类风湿因子阳性。

（3）补体　常用的有总补体（$CH_{50}$）、$C_3$ 和 $C_4$ 的检测，补体低下，尤其是 $C_3$ 低下常提示有 SLE 活动；$C_4$ 低下表示 SLE 活动，并是 SLE 易感性（$C_4$ 缺乏）的表现。

（4）狼疮带试验　多数患者可见在真皮与表皮连接处有荧光带，为免疫球蛋白（主要为 IgG，也有 IgM 和 IgA）与补体沉积所致。

（5）肾活检　对狼疮肾炎的分型诊断、治疗、评估预后均有一定价值。

（6）其他检查　X 线、CT、超声心动图、心电图、肝肾功能、心肌酶谱检查及眼底检查等有利于早期发现 SLE 对各系统的损害。

**（二）诊断要点**

普遍采用美国风湿病学会（ACR）1997 年推荐的 SLE 分类诊断标准。共 11 项。①颊部红斑：固定红斑，扁平或高起，在两颧突出部位。②盘状红斑：片状隆起于皮肤的红斑，有角质脱屑和毛囊栓；陈旧病变可见萎缩性瘢痕。③光过敏：对日光有明显的反应，引起皮疹，从病史中得知或医生观察到。④口腔溃疡：经医生观察到的口腔或鼻咽部溃疡，一般为无痛性。⑤关节炎：非侵蚀性关节炎，累及 2 个或更多的外周关节，有压痛、肿胀或积液。⑥浆膜炎：胸膜炎或心包炎。⑦肾脏病变：尿蛋白定量超过 0.5g/24h 或（+++），或管型。⑧神经病变：癫痫发作或精神病，除外药物或已知的代谢紊乱。⑨血液学疾病：溶血性贫血，或白细胞减少，或淋巴细胞减少，或血小板减少。⑩免疫学异常：抗 dsDNA 抗体阳性，或抗 Sm 抗体阳性，或抗磷脂抗体阳性（包括抗心磷脂抗体，狼疮抗凝物，至少持续 6 个月的梅毒血清试验假阳性，三者中具备一项阳性）。⑪抗核抗体：在任何时候和未用药物诱发"药物性狼疮"的情况下，抗核抗体滴度异常。

上述 11 项中，符合 4 项或 4 项以上者，在除外感染、肿瘤和其他结缔组织病后，即可诊断为 SLE。其敏感性和特异性分别为 95% 和 85%。在上述标准中，免疫学异常和高滴度抗核抗体更具有诊断意义。

### （三）鉴别诊断

SLE 应与类风湿关节炎、皮炎、癫痫、特发性血小板减少性紫癜及原发性肾小球肾炎等鉴别。根据多系统损害的特征，鉴别诊断不困难。

### （四）病情评估

依据受累器官的部位和程度做病情的评估：

1. 出现脑受累表明病变严重。

2. 出现肾病变者，其严重性高于仅有发热、皮疹者。

3. 有肾功能不全者较仅有蛋白尿的狼疮肾炎为严重。

4. 狼疮危象是指急性的危及生命的重症 SLE，包括急进性狼疮性肾炎，严重的中枢神经系统损害，严重的溶血性贫血、血小板减少性紫癜、粒细胞缺乏症，严重心脏损害，严重狼疮性肺炎，严重狼疮性肝炎，严重的血管炎，是病情危重状态。

## 二、治疗与预防

### （一）治疗要点

强调早期诊断和早期治疗，以避免或延缓不可逆的组织脏器的病理损害。

**1. 一般治疗**  急性活动期卧床休息，缓解期病情稳定患者可适当工作，但应避免过劳、日晒或其他紫外线照射；预防感染，及时发现和治疗感染；注意避免可能诱发狼疮的药物或食物；正确认识疾病，调节不良情绪。

**2. 基本药物治疗**

（1）轻型 SLE  可使用非甾体抗炎药、抗疟药、小剂量激素泼尼松，也可短期局部应用糖皮质激素治疗皮疹，权衡利弊，必要时可用硫唑嘌呤、甲氨蝶呤等免疫抑制剂。

（2）重型 SLE  分两个阶段，即诱导缓解和巩固治疗。诱导缓解目的在于迅速控制病情，阻止或逆转内脏损害，力求疾病完全缓解。

① 糖皮质激素：为治疗 SLE 的基础药物。根据病情轻重应用不同剂量泼尼松口服，晨起 1 次服用。病情好转，以每 1 ～ 2 周减 10% 的速度逐渐减量，如果病情允许，维持治疗剂量应小于 10mg/d。如出现大剂量治疗无效、癫痫发作、精神症状、严重溶血性贫血、血小板减少而有出血倾向、急性肾衰竭、病情急剧恶化等情况，应用甲基泼尼松龙冲击治疗。冲击后每日口服泼尼松，病情好转，稳定 4 周后可逐步减量，直至维持量。

② 环磷酰胺：为重症 SLE 的有效治疗药物之一。标准环磷酰胺冲击疗法每月 1 次，多数患者 6 ～ 12 个月后病情缓解。

③ 硫唑嘌呤：适用于中等度严重病例，脏器功能恶化缓慢者，控制肾脏和神经系统病变效果不及环磷酰胺冲击疗法，而对浆膜炎、血液系统、皮疹等疗效较好。

④ 环孢素：对狼疮肾炎有效。

**3. 免疫球蛋白**  静脉注射大剂量免疫球蛋白用于病情严重和（或）并发全身性严重感染患者，对重症血小板减少性紫癜也有效。

**4. 对症治疗**

（1）轻型以皮损和（或）关节痛为主的患者，可选用羟氯喹联合非甾体抗炎药。

（2）有发热、皮损、关节痛及浆膜炎并有轻度蛋白尿患者，宜用泼尼松。

（3）NP-SLE 应用甲泼尼龙冲击疗法，同时环磷酰胺冲击治疗，也可选用鞘内注射地塞米松或甲氨蝶呤。

（4）有抽搐者给抗癫痫药、降颅压等支持对症治疗。

（5）溶血性贫血和（或）血小板减少者应用甲泼尼龙冲击。

（6）抗磷脂抗体综合征予抗血小板药及华法林。

**5. 狼疮危象的治疗**　治疗目的在于挽救生命，保护受累脏器，防止出现后遗症。通常需要大剂量甲泼尼龙冲击治疗，针对受累脏器的对症治疗和支持治疗，以帮助患者度过危象。后继的治疗可参照重型 SLE。

**6. 其他治疗**

（1）血浆置换　通过清除血浆中循环免疫复合物、游离的抗体、免疫球蛋白及补体成分，使血浆中抗体滴度降低，并改善网状内皮系统的吞噬功能，对于危重患者或经多种治疗无效的患者能迅速缓解病情。

（2）人造血干细胞移植　通过异体或自体的造血干细胞植入受体内而获得造血和免疫功能重建。人造血干细胞移植可以使传统免疫抑制剂治疗无效的患者病情得以缓解。

（3）生物制剂　①改变细胞因子活化和调节；②抑制 T 细胞活化并诱导 T 细胞耐受、阻断 T、B 细胞相互作用；③作用于 B 细胞以减少 B 细胞产生抗 dsDNA 抗体；④抑制补体活化。

**7. 缓解期治疗**　病情控制后，需接受长期维持治疗，使用不良反应最少的药物和最小有效剂量，以达到抑制疾病复发的目的。常用泼尼松 5 ～ 10mg，每日晨服。

**8. 妊娠生育**　患者无重要脏器损害，病情稳定 1 年以上，细胞毒免疫抑制剂停用半年以上，泼尼松维持量低于 10mg/d，可以妊娠。由于妊娠早期及产后 6 周容易复发，故妊娠期可适当增加糖皮质激素剂量。有习惯性流产史或抗磷脂抗体阳性者，应加服低剂量阿司匹林，50 ～ 100mg/d。

### （二）预防

**1. 预防发病**　系统性红斑狼疮发病与遗传因素、内分泌因素和环境因素有关，研究显示，SLE 患者第 1 代亲属中患 SLE 者 8 倍于无 SLE 患者家庭，且好发于 20 ～ 40 岁的育龄女性。诱发患病的环境因素主要有紫外线、药物、化学试剂、病原体等，且与雌激素水平升高有关。因此，SLE 的预防措施主要是针对有家族史的婚育期女性的保护性措施，包括维持正常激素水平，加强紫外线防护，尽量减少药物、化学试剂的暴露，增强机体抗病能力，预防各种感染等。

**2. 预防狼疮危象**　对于已经确诊的患者，尽早进行病情评估，进行个体化治疗，预防狼疮危象的发生。

# 第三节　原发性干燥综合征

原发性干燥综合征（PSS）是一种侵犯外分泌腺体，尤以唾液腺和泪腺为主，并伴有内脏受累的慢性自身免疫性疾病，主要表现为口、眼干燥和腮腺肿大，可有多器官、多系统损害，受累器官组织中有大量淋巴细胞浸润，血清中含有以抗 SSA/SSB 抗体为主的多种自身抗体。

原发性干燥综合征多属于中医学"燥证""燥痹""痹证"范畴。

## 一、诊断

### （一）临床特点

**1. 病因**　尚未完全明确，可能与遗传、感染、环境等多因素有关。

**2. 临床表现**　患者常因口干难以进食块状及少水分食物、眼睛干涩而就诊。

（1）局部表现　①口干燥症：口干见于大多数患者，严重者频繁饮水，固体食物咽下困难；出现猖獗性龋齿，牙齿逐渐变黑，并呈小片状脱落，最后遗留残根，是特异性表现之一；可出现唾液腺炎，以腮腺受累最常见，出现间歇性腮腺肿痛，多数可自行消退；舌的异常表现有干裂、舌痛，呈现镜面舌等；部分患者出现口腔溃疡。②干燥性角结膜炎：眼干涩，有异物感，泪少，伴有结膜炎等。

（2）系统表现　可出现全身症状如乏力、低热等，约有 2/3 患者出现系统损害。①皮肤：有紫癜样皮疹、结节红斑、雷诺现象等。②骨骼肌肉：关节痛、肌炎。③肾：主要累及远端肾小管，表现为肾小管酸中毒。④肺：出现间质性病变，弥漫性肺间质纤维化。⑤消化系统：出现萎缩性胃炎、消化不良等，肝损害以原发性胆汁性胆管炎多见。⑥神经系统：周围神经损害多见。⑦血液系统：白细胞减少和（或）血小板减少，可伴发淋巴瘤。

**3. 辅助检查**

（1）血常规检查　血白细胞减少，不同程度贫血，血小板减少。

（2）免疫学检测　抗 SSA/SSB 抗体可呈现阳性；IgG 升高，呈现高球蛋白血症。

（3）干燥性角膜炎检测　Schirmer 试验、泪膜破裂时间（BUT 试验）、眼部染色等呈现阳性或异常结果。

（4）口干燥症检测　唾液流率检测阳性；腮腺造影可见腮腺导管不规则、狭窄或扩张，有碘液淤积现象。

（5）唇腺活检　淋巴细胞聚集≥50个判为一个病灶，平均每4mm²唾液腺组织可见一个及一个以上病灶，视为组织病理学检测阳性结果，为诊断的重要依据。

## （二）诊断要点

2016年由美国风湿病学会（ACR）/欧洲抗风湿病联盟（EULAR）颁布的PSS分类标准：满足入选标准，并除外排除标准，且下列5项评分总和≥4分者诊断为PSS。

（1）唇腺灶性淋巴细胞浸润，且灶性指数≥1个灶/4mm²，计3分。

（2）抗SSA/Ro抗体阳性，计1分。

（3）至少单眼OSS染色评分≥5或van Bijsterveld评分≥4，计1分。

（4）至少单眼Schirmer试验≤5mm/5min，计1分。

（5）未刺激的全唾液流率≤0.1mL/min，计1分。

常规使用抗胆碱能药物的患者应充分停药后再进行上述评估口眼干燥的客观检查。

**1.入选标准**　下列至少一项阳性：①每日感到不能忍受的眼干，持续3个月以上；②眼中反复沙砾感；③每日需用人工泪液3次或3次以上；④每日感到口干，持续3个月以上；⑤吞咽干性食物时需频繁饮水帮助。或在EULAR SS患者疾病活动度指标（ESSDAI）问卷中至少一个系统阳性的可疑SS者。

**2.排除标准**　①头颈部放疗史；②活动性丙型肝炎病毒感染；③艾滋病；④结节病；⑤淀粉样变性；⑥移植物抗宿主病；⑦IgG₄相关性疾病。

## （三）鉴别诊断

**1.系统性红斑狼疮**　好发于青年女性，常伴发热、面部蝶形红斑、口腔溃疡、脱发、关节肿痛、血尿、蛋白尿，有抗dsDNA抗体、抗Sm抗体、低补体血症。伴口眼干、肾小管酸中毒者少见。

**2.类风湿关节炎**　以对称性多关节肿痛、晨僵为特点，有RF、抗CCP抗体，关节病变呈进展性，X线可见关节破坏，晚期可出现特征性的关节畸形。

**3.丙型病毒性肝炎**　表现为口干、眼干、下肢紫癜和血清球蛋白，抗HCV抗体阳性，抗SSA/SSB抗体阴性。

**4.IgG4相关疾病**　表现为泪腺、腮腺肿大，还可出现自身免疫性胰腺炎、原发性硬化性胆管炎、腹膜后纤维化等。

**5.其他**　由于老年性腺体功能下降、糖尿病或药物所致的相似症状，可通过病史鉴别。

# 二、治疗

## （一）局部治疗

禁烟酒，避免服用引起口干的药物如阿托品，保持口腔清洁，减少龋齿和口腔继发感染。替代品如人工泪液、人工唾液和凝胶等可减轻局部症状。毛果芸香碱可用于改善口眼干症状。

## （二）系统治疗

伴有重要脏器受累者，应使用糖皮质激素治疗，若病情进展迅速，可合用免疫抑制剂如羟氯喹、环磷酰胺、硫唑嘌呤等。出现恶性淋巴瘤者宜及时联合化疗。

## （三）对症处理

静脉补钾纠正急性低钾血症，平稳后改口服钾盐片。非甾体抗炎药对肌肉、关节疼痛有效。

## （四）应用生物制剂

抗CD20单克隆抗体（利妥昔单抗）可抑制B细胞生成，改善病情。

# 第四节　强直性脊柱炎

强直性脊柱炎（AS）是脊柱关节炎（SpA）常见的临床类型，以身体中轴关节受累为主，多伴有关节外表现，严重者出现发生脊柱强直和畸形。家族聚集患病较常见。

# 一、诊断

## （一）临床特点

**1.病因** 本病病因与发病机制尚未阐明，认为是遗传和环境因素共同作用引发的多基因遗传病，其中主要易感基因是HLA-B27，可能还与泌尿生殖系统的沙眼衣原体、志贺菌、沙门菌和结肠耶尔森菌等感染有关。致病病原体激发机体炎症和免疫应答，造成组织损伤而参与本病的发生和发展。

**2.临床表现** 多数患者起病隐匿，进展缓慢。男女发病率无明显差异，但男性患者病情多较重。发病高峰年龄为20～30岁。16岁以前发病者称幼年型AS，40岁以后发病者称晚发型。晚发型患者临床表现常不典型。

（1）症状 首发症状为下腰背痛伴晨僵，可表现为单侧、双侧，或出现交替性臀部、腹股沟向下肢放射的酸痛感等。疼痛在夜间或久坐时加重，活动后可部分缓解。晚期可有腰椎活动受限和胸廓活动度减低。随着病情进展，脊柱出现自下而上进展的强直。

最典型和常见的表现为炎性腰背痛，部分患者以下肢大关节疼痛为首发症状，疼痛常呈非对称性、反复发作，可伴有骨关节破坏。幼年起病患者尤为常见，可伴或不伴有下腰背痛。

部分患者存在关节外症状，出现反复发作的葡萄膜炎或虹膜炎，升主动脉根部扩张和主动脉瓣病变以及心脏传导系统功能异常，少数患者可出现肾功能异常、间质性肺炎、肢体麻木及感觉异常、肌肉萎缩等。晚期常出现骨密度下降甚至严重的骨质疏松症，继发骨折。

（2）体征 常见体征为骶髂关节压痛，查体可见脊柱前屈、后伸、侧弯和转动受限，胸廓活动度减低，枕墙距增大等体征。

**3.辅助检查**

（1）实验室检查 目前尚无特异性实验室检查指标。患者RF阴性，活动期可有红细胞沉降率增快和C反应蛋白水平升高。90%左右的患者HLA-B27阳性。

（2）影像学检查 骶髂关节炎是关键的诊断依据。

① 普通X线片：常规拍摄骨盆正位像，除观察骶髂关节外，还可了解髋关节、坐骨、耻骨联合等部位的病变。全脊柱尤其腰椎是最早受累的部位，可出现韧带钙化、"竹节样"、椎体方形变以及椎小关节和脊柱生理曲度改变等，骶髂关节X线的特征性表现分为5个等级：0级为正常；Ⅰ级为疑似改变；Ⅱ级为轻微异常，局部小区域出现侵蚀或硬化，关节间隙宽度无改变；Ⅲ级为明显异常，中度或晚期骶髂关节炎，伴有侵蚀、硬化征象，增宽、狭窄或部分关节强直；Ⅳ级为严重异常，完全性关节强直。根据分级标准，如果影像学检查发现双侧分级＞Ⅱ级，或者单侧分级＞Ⅲ级，判断为骶髂关节炎证据为阳性。

② CT检查：能发现骶髂关节的轻微变化，有利于早期诊断。

③ MRI检查：可显示关节和骨髓的水肿、脂肪变性等炎症改变，以及韧带硬化、骨赘形成、骨质破坏、关节强直等结构改变。可以更早发现骶髂关节炎证据。

## （二）诊断要点

目前应用1984年修订的纽约标准。

（1）临床标准 ①腰痛、晨僵＞3个月，活动改变，休息后无改善；②腰椎额状面和矢状面活动受限；③胸廓活动度低于相应年龄、性别的正常人。

（2）放射学标准（骶髂关节炎分级同纽约标准） 双侧≥Ⅱ级或单侧Ⅲ～Ⅳ级骶髂关节炎。

（3）诊断标准 ①肯定AS：符合放射学标准和1项（及以上）临床标准者。②可能AS：符合3项临床标准，或符合放射学标准而不伴任何临床标准者。

## （三）鉴别诊断

主要与伴有慢性腰痛和僵硬临床症状的疾病相鉴别。青壮年患者与椎间盘突出、腰肌劳损或外伤等疾病鉴别。详细询问病史有助于鉴别炎性背痛与机械性疼痛。以外周关节炎为首发症状者应与类风湿关节炎等疾病鉴别，实验室检测RF、HLA-B27以及有关影像学检查有助于鉴别诊断。

# 二、治疗

## （一）治疗原则

国际脊柱关节炎专家评估协会（ASAS）、欧洲抗风湿联盟（EULAR)建议的总体原则如下。

（1）AS是一种多种临床表现并具有潜在严重后果的疾病，需要在专科医生协调下做多学科联合治疗。

（2）AS的主要治疗目标是通过控制症状和炎症，最大限度地提高生活质量，避免远期关节畸形，保持社交能力。

（3）AS的治疗目的是在医生和患者的共同决策下，进行最好的照顾。

（4）同时兼顾药物和非药物治疗。

## （二）非药物治疗

强调患者的健康教育和规律的锻炼及物理治疗，锻炼选择针对脊柱、胸廓、髋关节活动的项目更为有效。疾病晚期患者应注意日常正确的立、坐、卧姿势，睡硬板床、低枕，避免过度负重和剧烈运动。

## （三）药物治疗

非甾体抗炎药（NSAID）和抗TNF拮抗剂是目前治疗AS的一线用药。尚没有足够证据证实DMARDs包括柳氮磺吡啶和甲氨蝶呤对AS中轴疾病有效。对急性眼葡萄膜炎及肌肉关节的炎症，可考虑局部注射糖皮质激素治疗。不建议全身应用糖皮质激素治疗中轴关节病变。可以考虑应用植物药。

## （四）外科治疗

（1）对于髋关节病变导致难治性疼痛或关节残疾，以及放射学证据的骨关节结构破坏，可以考虑关节置换术。

（2）对有严重残疾畸形的患者，可选择脊柱矫形术。

（3）发生急性脊柱骨折的AS患者，应该进行手术治疗。

# 第十六章　神经系统疾病

## 第一节　脑梗死

脑梗死又称为缺血性脑卒中，是各种原因导致脑动脉供血严重障碍甚至中断，相应脑组织发生缺血、缺氧性坏死，从而出现相应神经功能缺失的一组急性脑血管病。脑梗死占急性脑血管病的 70% ～ 80%，是最常见的急性脑血管病。

脑梗死多属于中医学"中风""厥证""眩晕"范畴。

**1. 病因**

（1）血管壁病变　高血压动脉硬化和动脉粥样硬化是脑血管病最主要的病因。其他病因包括结核、梅毒、结缔组织病等所致的动脉炎，先天性动脉瘤与血管畸形，外伤、肿瘤、药物所致的血管损伤等。

（2）心脏病和血流动力学改变　各种原因的心脏疾病，如风湿性心脏病、冠心病、心房颤动及亚急性细菌性心内膜炎等，均可能产生附壁血栓，血栓脱落并随血流至脑动脉而发生脑栓塞。血压急骤波动、心力衰竭常易引起急性脑血管病。

（3）血液成分改变和血液流变学改变　如高黏血症、高纤维蛋白原血症、血液病（血小板减少性紫癜、红细胞增多症、白血病等）、凝血机制异常（应用抗凝剂、避孕药物等）。

（4）其他病因　包括空气、脂肪、癌细胞和寄生虫栓子等。

**2. 危险因素**　脑血管病的危险因素是指经流行病学研究证明的与脑血管病发生、发展有直接关联的因素。对危险因素进行积极有效的识别和干预，可以明显降低脑卒中发病率，减轻卒中疾病负担，脑卒中的危险因素分为不可干预与可干预两种。

（1）不可干预因素　主要包括年龄、性别、种族、遗传因素等。

（2）可干预因素　主要包括高血压、糖尿病、血脂异常、心房颤动及其他心脏病、无症状性颈动脉狭窄、高同型半胱氨酸血症、吸烟和其他不当生活方式，如饮酒、不合理饮食、缺乏运动、肥胖等。

### 动脉粥样硬化性脑梗死

动脉粥样硬化性脑梗死（ACI）是脑梗死中最常见的类型。

## 一、诊断与病情评估

### （一）临床特点

**1. 病因**　主要发生在大动脉，以动脉分叉处多见。由于主动脉弓或颅内外大动脉粥样硬化病变，动脉粥样硬化斑块破裂或形成溃疡，血小板、血液中其他有形成分及纤维蛋白黏附于受损的粗糙的内膜上，形成附壁血栓，斑块迅速增大导致管腔闭塞；或动脉粥样硬化斑块或附壁血栓脱落形成栓子，引起远端动脉管腔闭塞导致脑梗死；或在脑动脉粥样硬化性斑块导致管腔狭窄的基础上，平时靠侧支循环尚能勉强维持该局部脑组织血液供应，当血压下降、血流缓慢、血容量减少、血液黏度增加和血管痉挛等情况影响下，局部脑血流量进一步降低，最终形成梗死。糖尿病、高脂血症和高血压病等可加速脑动脉粥样硬化的发展。

**2. 临床表现**

（1）一般表现　多见于 50 ～ 60 岁老年人，常有高血压、糖尿病、冠心病、血脂异常等病史，部分患者病前有一次或多次短暂性脑缺血发作史。常于安静时或睡眠中发病，出现神经功能缺损的症状体征，1 ～ 2 天内症状逐渐达到高峰。临床表现取决于梗死的部位和大小。除脑干梗死和大面积梗死外，多数患者意识清楚，颅内压增高不明显。

（2）脑的局限性神经症状

① 颈内动脉系统（前循环）脑梗死：责任血管不同，脑梗死的部位不同而临床表现不同。临床类型包括：颈内动脉闭塞如侧支循环良好，临床上可不出现症状，症状性闭塞以偏瘫、偏身感觉障碍、偏盲三偏征为多

见，主侧半球病变尚有不同程度的失语、失用和失认，还可出现特征性的眼动脉交叉性瘫痪、Horner 征交叉瘫。大脑中动脉闭塞：最常见，主干闭塞时有三偏征，主侧半球病变时尚有失语。大脑前动脉闭塞：由于前交通动脉提供侧支循环，近端阻塞时可无症状；周围支受累时，常侵犯额叶内侧面，瘫痪以下肢为重，可伴有下肢的皮质性感觉障碍及排尿障碍；深穿支阻塞，影响内囊前肢，常出现对侧中枢性面、舌瘫及上肢轻瘫；双侧大脑前动脉闭塞时可出现精神症状伴有双侧瘫痪。

② 椎 - 基底动脉系统（后循环）脑梗死：小脑后下动脉闭塞又称 Wallenberg 综合征，引起延髓背外侧部梗死，出现眩晕，眼球震颤，病灶侧舌咽、迷走神经麻痹，小脑性共济失调及 Horner 征，病灶侧面部与对侧躯体、肢体痛温觉减退或消失。小脑前下动脉闭塞出现眩晕、眼球震颤，两眼球向病灶对侧凝视，病灶侧耳鸣、耳聋，Homer 征及小脑性共济失调，病灶侧面部和对侧肢体感觉减退或消失。

③ 大脑后动脉闭塞：表现为枕顶叶综合征，以偏盲和一过性视力障碍如黑矇等多见，此外还可有体象障碍、失认、失用等。

④ 基底动脉闭塞：高热、昏迷、针尖样瞳孔、四肢软瘫及延髓麻痹，急性完全性闭塞时可迅速危及生命。部分患者表现为基底动脉尖综合征，表现为眼球运动障碍及瞳孔异常，觉醒和行为障碍，可伴有记忆力丧失、偏盲或皮质盲。

（3）特殊类型的脑梗死

① 大面积脑梗死：通常由大动脉病变所致，如颈内动脉主干、大脑中动脉主干或皮质支闭塞，出现病变对侧肢体全瘫、偏身感觉障碍及凝视病灶侧，梗死病灶大，病情重，易出现严重的脑水肿和颅内高压征象，甚至急性期发生脑疝死亡。

② 分水岭脑梗死：相邻血管末端供血区的交界处脑组织发生缺血所致，多由于血流动力学改变导致脑组织低灌注，如大脑前、中动脉皮层支交界区或大脑中、后动脉皮质支或大脑前、中动脉深穿支分水岭区梗死，不同血管支配区病变临床症状各异，但一般积极补充血容量、纠正病因后病情易得到有效控制。

③ 出血性脑梗死：多见于大面积脑梗死后，在梗死的基础上出现了出血。其原因为脑梗死发生后，其梗死灶内的动脉自身滋养血管的同时缺血，导致动脉管壁损伤、破裂、出血而致出血性脑梗死。

④ 多发性脑梗死：两个或两个以上不同供血系统动脉闭塞引起的梗死，常见于近心端的血管附壁血栓或心源性栓子脱落随血流进入颈内动脉和椎 - 基底动脉系统，也见于反复多次发生脑梗死所致。

**3. 辅助检查**

（1）头颅 CT　是疑似脑卒中患者首选的、最方便、快捷的影像学检查手段，一旦发病，立即行头颅 CT 平扫检查，虽早期不能显示病灶，但有助于准确识别绝大多数颅内出血及初步排除脑肿瘤等非血管性病变。通常在起病 24 小时后脑 CT 逐渐可见与闭塞血管一致的低密度灶，并能显示周围水肿的程度，有无合并出血等。

（2）头颅 MRI　可清晰显示早期梗死、小脑及脑干梗死等，梗死数小时即可出现 $T_1$ 低信号、$T_2$ 高信号病灶；弥散加权像（DWI）在发病数分钟内即可显示缺血病变，发病 3 小时后显示的高信号缺血灶基本代表了梗死灶的大小，可早期确定病灶大小、部位，对早期发现小梗死灶较标准 MRI 更敏感，为早期治疗提供重要信息。

（3）血管病变检查　颅内、外血管病变检查有助于了解卒中的发病机制及病因，发现血管狭窄或闭塞的部位和程度，指导选择治疗方法。常用检查包括颈部血管超声、经颅多普勒（TCD）、磁共振血管造影（MRA）、CT 血管造影（CTA）和数字减影血管造影（DSA）等。CTA 和 MRA 有助于发现颅内外血管狭窄、闭塞、血管畸形、动脉夹层、动脉瘤、动脉炎等，而 DSA 是评价脑血管的"金标准"，并可为下一步血管内介入治疗提供依据，但是有创性检查，存在一定的风险。

（4）其他常规检查　包括血常规、红细胞沉降率、血糖、血脂、凝血功能、肾功能、血电解质、血同型半胱氨酸及心电图、动态心电图、超声心动图等，均应列为常规检查项目。可以协助了解基础原发病情况，重要代谢指标情况以及患者心血管系统情况等。

**（二）诊断要点**

诊断要点：①中老年人既往有高血压、糖尿病、心脏病等病史；②急性起病，突然出现局灶神经功能缺损（一侧面部或肢体无力或麻木，语言障碍等），少数为全面神经功能缺损；③症状或体征持续时间不限（当影像学显示有责任缺血性病灶时），或持续 24 小时以上（当缺乏影像学责任病灶时）；④脑 CT 或 MRI 检查有助于确诊。

当诊断为急性脑梗死后，应仔细询问发病时间了解是否在溶栓治疗时间窗内，肯定发病时间在时间窗内后，应迅速评估卒中的严重程度、筛查适应证、禁忌证、知情同意等，对有指征患者进行血管再灌注治疗。

### （三）鉴别诊断

**1. 脑出血**　脑梗死有时与小量脑出血的临床表现极为相似，但活动中起病、病情进展快、高血压病史常提示脑出血，头颅 CT 检查可以确诊。

**2. 颅内占位性病变**　颅内肿瘤、硬膜下血肿和脑脓肿可呈卒中样起病，出现偏瘫等局灶体征，多伴有颅内压增高的表现，可资鉴别。如颅内压增高不明显时，须高度警惕，CT 或 MRI 检查可以确诊。

### （四）病情评估

常用卒中量表评估病情严重程度。美国国立卫生研究院卒中量表（NIHSS）是目前国际上最常用的量表。NIHSS 评分用于评估卒中患者神经功能缺损程度，基线评估可以评估卒中严重程度，治疗后可以定期评估治疗效果。基线评估 > 16 分的患者具有死亡风险，而 < 6 分的患者很有可能恢复良好；每增加 1 分，预后良好的可能性降低 17%。评分范围为 0 ～ 42 分，分数越高，神经受损越严重，分级判断：① 0 ～ 1 分，正常或近乎正常；② 2 ～ 4 分，轻度卒中 / 小卒中；③ 5 ～ 15 分，中度卒中；④ 16 ～ 20 分，中 - 重度卒中；⑤ 21 ～ 42 分，重度卒中。

## 二、治疗与预防

### （一）治疗原则

**1. 尽早治疗**　力争早诊断，确诊后尽早应用最佳方案开始治疗，以挽救缺血半暗区脑组织，减轻致残。

**2. 个体化治疗**　依据患者年龄、卒中类型、病情严重程度、基础原发病及重要脏器功能状况制订最佳治疗方案

**3. 综合性治疗**　采取有轻重缓急的针对性治疗措施，同时进行支持治疗、对症治疗及早康复治疗。

### （二）一般治疗

**1. 保持呼吸道通畅**　合并低氧血症患者应给予吸氧，气道功能严重障碍者应给予气道支持（气管插管或切开）及机械通气。

**2. 调整血压**　急性期血压升高，通常不需特殊处理。应先处理紧张焦虑、疼痛、恶心呕吐及颅内压增高等情况。血压持续升高收缩压 ≥ 200mmHg 或舒张压 ≥ 110mmHg，或伴有严重心功能不全、主动脉夹层、高血压脑病的患者，可谨慎降压治疗，一般在发病 24 小时内血压降低幅度不宜超过原有血压水平的 15%，可选用拉贝洛尔、尼卡地平等静脉药物，并严密观察血压变化，避免使用引起血压急剧下降的药物，如舌下含化硝苯地平。准备溶栓者及桥接血管内取栓者，血压应控制在收缩压 < 180mmHg、舒张压 < 100mmHg。卒中后若病情稳定，血压持续 ≥ 140/90mmHg，无禁忌证，可于起病数天后恢复使用发病前服用的降压药物或开始启动降压治疗。

**3. 控制血糖**　血糖超过 10mmol/L 时给予胰岛素治疗，使血糖水平控制在 7.8 ～ 10mmol/L。血糖低于 3.3mmol/L 时，可给予 10% ～ 20% 葡萄糖口服或静脉注射治疗。

**4. 降颅压治疗**　颅内压增高是急性重症脑梗死的常见并发症，是死亡的主要原因之一。根据病情酌情选用 20% 甘露醇快速静脉滴注；呋塞米静脉注射；10% 白蛋白静脉滴注；甘油果糖静脉滴注等。

**5. 防治感染**　脑梗死患者急性期易合并呼吸道、泌尿道感染，是导致病情加重的重要原因。尤其对意识障碍患者应特别注意翻身拍背，防止误吸。尽量避免留置尿管，一旦发生感染应做细菌培养及药物敏感试验，给予抗生素治疗。

**6. 防治消化道出血**　对大面积脑梗死及重症患者可预防性应用抑酸护胃药物防治应激性溃疡出血。发生上消化道出血可静脉予质子泵抑制剂如奥美拉唑静脉注射，口服或鼻饲凝血酶、云南白药等。

**7. 营养支持**　注意水、电解质及热量平衡，如起病 48 ～ 72 小时后仍不能自行进食者，应给予鼻饲流质饮食以保障营养供应。

**8. 预防深静脉血栓**　卧床患者可用低分子肝素皮下注射，防止深静脉血栓形成和肺栓塞。

### （三）特殊治疗

**1. 静脉溶栓治疗**　是目前最重要的恢复血流措施。应用重组组织型纤溶酶原激活剂（rt-PA）、尿激酶（UK）和替奈普酶。急性脑梗死发病 4.5 小时内，符合溶栓条件的患者，尽快静脉给予 rt-PA 溶栓治疗。在静脉滴注溶栓药物期间及用药 24 小时内应予心电监护、血氧饱和度监测，密切监护患者的生命体征、血压，定时检查神经功能，一旦出现血压明显升高、严重头痛、呕吐等，应警惕溶栓后出血可能，立即停用药物并及时行头颅

CT 检查。rt-PA 静脉溶栓的适应证如下。①发病 3 小时内者：缺血性卒中导致的神经功能缺损；症状持续＜3 小时；年龄≥ 18 岁；患者或家属签署知情同意书。②发病 3 ～ 4.5 小时者：缺血性卒中导致的神经功能缺损；症状持续 3 ～ 4.5 小时；年龄≥ 18 岁；患者或家属签署知情同意书。

**2. 血管内介入治疗**　包括动脉溶栓、桥接、机械取栓、血管成形和支架术等，对 rt-PA 静脉溶栓治疗无效的大血管闭塞患者，给予补救机械取栓（再通血管），可能会提高疗效。

**3. 抗血小板聚集治疗**　应尽早开始使用阿司匹林或氯吡格雷口服。发病 24 小时内的急性轻型缺血性卒中（NIHSS 评分≤ 3 分），应尽早给予氯吡格雷联合阿司匹林治疗 21 天。

**4. 抗凝治疗**　急性脑梗死患者一般不常规使用抗凝剂。长期卧床患者或合并高凝状态者，为预防深部静脉血栓形成及预防肺栓塞，可选用低分子肝素 4000IU，每天 1 ～ 2 次皮下注射。

**5. 降纤治疗**　用于不适合溶栓并经过严格筛选的病例，尤其适用于高纤维蛋白原血症的患者。常用巴曲酶，其他降纤制剂有降纤酶、安克洛酶、蚓激酶等。

**6. 扩容治疗**　急性缺血性卒中一般不推荐扩容治疗，但对于低灌注导致的急性脑梗死如分水岭梗死可考虑扩容治疗，但应注意观察心功能等，防止出现脑水肿加重、心力衰竭等并发症。

**7. 应用他汀类药物**　急性脑梗死患者在发病前已服用他汀类药物的，可继续使用他汀治疗改善预后。

**8. 脑保护治疗**　神经保护剂可减少细胞损伤，提高脑组织对缺血，缺氧的耐受性。目前常用的药物有胞磷胆碱 0.5 ～ 1g，静脉滴注，每天 1 次；新型自由基清除剂依达拉奉 30mg，静脉滴注，每天 1 ～ 2 次。亚低温（32℃～ 35℃）对脑缺血有保护作用。

**9. 其他药物治疗**　丁基苯酞、人尿激肽原酶可有利于改善脑侧支循环，增加脑血流量；中药制剂如丹参、三七、川芎等。

**10. 外科治疗**　对大面积脑梗死，可施行开颅减压术和（或）部分脑组织切除术；颈动脉狭窄超过 70% 的患者可考虑颈动脉内膜切除术。

**11. 康复治疗**　应尽早进行，并遵循个体化原则，制订短期和长期康复治疗计划，以促进神经功能恢复。

### （四）预防

**1. 一级预防**　针对首次脑血管病发病的预防，对有卒中风险但尚无卒中病史的人群，通过改善生活方式，控制各种易患因素，达到阻止或延缓卒中发生的预防目的。预防措施如下。①积极控制血压使血压达标，一般人群血压≤ 140/90 mmHg，低于 60 岁、合并糖尿病或肾功能不全者≤ 130/80mmHg。②戒烟。③纠正血脂异常：将 LDL-C 控制在 2.59mmol/L 以下或较基线值下降 30% ～ 40%，合并有糖尿病、高血压者应控制在＜ 2.07mmol/L。④控制糖尿病：控制糖尿病各项指标达到中国 2 型糖尿病控制目标的综合目标水平。⑤心房颤动：进行抗凝治疗，使 INR 维持在理想范围。⑥其他：包括合理膳食、限酒、适当锻炼、随访颈动脉超声及血同型半胱氨酸水平等。

**2. 二级预防**　是针对再次卒中的预防，包括对 TIA 的治疗。预防措施如下。①控制可调控的易患因素：将 LDL-C 控制在 1.81mmol/L 以下，有症状的颈动脉狭窄＞ 70% 者行颈动脉内膜剥脱术，规范治疗 TIA 等。②抗血小板聚集治疗：非心源性栓塞患者使用阿司匹林或氯吡格雷常规剂量治疗。③抗凝治疗：已确诊的心源性栓塞或有慢性房颤的患者，应用华法林治疗，使 INR 维持在达标范围。

**3. 三级预防**　是针对卒中急性期患者，预防严重并发症及脑水肿、脑疝等致死性因素的预防，主要预防措施如下。①通过对高危人群的健康教育，使患者掌握就诊时机的把握。②尽早对可疑患者做出诊断，制订并实施个体化的最佳治疗方案。③及时处理各种并发症。④重视脑保护措施及早期康复的应用，降低残疾率与死亡率。

## 心源性脑栓塞

心源性脑栓塞（CCE）是指由于心源性栓子通过血液循环进入脑动脉系统，引起动脉管腔栓塞，导致该动脉供血区局部脑组织的坏死。占缺血性脑卒中的 15% ～ 20%。其中 80% 发生于颈内动脉系统，20% 发生于椎 - 基底动脉系统。

# 一、诊断与病情评估

### （一）临床特点

**1. 病因**　心源性栓子的来源，包括心房颤动、慢性心脏瓣膜病、心肌梗死、心内膜炎，心脏手术等。其中半数来源于非瓣膜性的房颤，其次是心肌梗死、风湿性心脏病、扩张性心肌病，人工心脏瓣膜、先天性心脏病（如卵圆孔未闭、房间隔缺损）等。

**2. 临床表现**

（1）一般表现 任何年龄均可发病。多在动态下急骤发病，症状在数分钟内达到高峰。如栓子散落成许多碎片进入脑动脉的一些分支，可导致全脑一过性缺血，出现一过性意识障碍，甚至抽搐发作，多数栓子较小时，栓子很快通向远端或自溶而症状缓解。当颅内大动脉或椎 - 基底动脉栓塞时患者可迅速出现昏迷和颅内压增高症状。

（2）局部神经缺失症状 临床表现取决于栓塞的动脉，大约 30% 的脑栓塞可发生出血转化，使病情加重，如出现意识障碍突然加重或肢体瘫痪加重时应注意鉴别。

**3. 辅助检查**

（1）颅脑 CT 和 MRI 发病 24 ~ 48 小时后颅脑 CT 示脑内可有低密度区，部分在低密度区域中间有高密度影（出血性梗死）。起病在 24 ~ 48 小时以内 CT 检查正常的患者，可选择 MRI 检查，可更早、更准确地显示梗死的部位、范围。

（2）心电图 常规检查，可发现心律失常、心肌梗死等异常。24 小时动态心电图可准确检测心律失常的规律，对心律失常的性质有较大诊断价值。

（3）心脏超声 超声心动图可证实是否存在心源性栓子；心脏超声检查对左心室血栓、二尖瓣脱垂、感染性心内膜炎、卵圆孔未闭、房间隔动脉瘤、心脏黏液瘤和左心房血栓等的诊断具有重要价值。

**（二）诊断要点**

诊断要点：①有冠心病心肌梗死、心脏瓣膜病、心房颤动等心源性栓子来源的基础原发病病史；②体力活动中骤然起病，迅速出现局限性神经缺失症状，症状在数秒钟到数分钟达到高峰，并持续 24 小时以上，神经系统症状和体征可用某一血管综合征解释；③意识常清楚或轻度障碍，多无脑膜刺激征；④脑部 CT、MRI 检查可显示梗死部位和范围，并可排除脑出血、肿瘤和炎症性疾病。

**（三）鉴别诊断**

**1. 动脉粥样硬化性脑梗死** 本病有起病急、病情迅速达高峰的特点，且既往多存在能提供栓子来源的其他病史，CT、MRI、超声心动图等可明确诊断。

**2. 脑出血** 本病与脑出血都具有起病迅速的特点，但脑出血患者既往多有高血压病史。本病往往具有能提供栓子的其他病史，借助 CT 和 MRI 等手段可明确诊断；伴昏迷者须排除可引起昏迷的其他全身性或颅内疾病。

**（四）病情评估**

脑栓塞预后多与栓子的大小、数量、被栓塞的血管等因素相关，急性期病死率为 5% ~ 15%，多死于严重的脑水肿、脑疝、肺部感染、心力衰竭等并发症。如栓子来源不明，10% ~ 20% 的患者可能在病后 1 ~ 2 周内再发，再发病死率高。

## 二、治疗

### （一）脑栓塞的治疗

基本同"动脉粥样硬化性脑梗死"。颈内动脉或大脑中动脉栓塞可导致大面积梗死，引起严重脑水肿和继发脑疝，小脑梗死也易发生脑疝，应积极脱水、降颅压治疗，必要时需行去骨瓣减压术。当发生出血性脑梗死时，要立即停止溶栓、抗凝和抗血小板的药物，防止出血加重和血肿扩大；感染性栓塞禁用溶栓、抗凝，防治感染扩散，并应用抗生素。

### （二）原发病治疗

治疗脑梗死的同时，应积极治疗原发病，如治疗心肌梗死、心脏瓣膜病等，及时纠正心力衰竭及心律失常等，根除栓子来源，防止复发。

### （三）抗栓治疗

急性期一般不主张抗凝治疗，有增加脑出血或其他部位出血的风险。大多数心源性脑栓塞患者，可根据病情在发病 4 ~ 14 天开始口服抗凝药，急性期后口服抗凝药物是心源性脑卒中重要的预防措施，常用抗凝药物华法林，目标剂量是维持 INR 在 2 ~ 3。新型口服抗凝剂包括达比加群、利伐沙班等，用于非瓣膜性心脏病并发脑栓塞的预防，一般不需要调整剂量和监测 INR，具有较好的安全性，可能会替代华法林。若不能接受口服抗凝药物治疗，可选择肠溶阿司匹林单药治疗或阿司匹林联合氯吡格雷抗血小板治疗。

## 腔隙性脑梗死

腔隙性脑梗死（LI）是指大脑半球深部或脑干的小穿通动脉闭塞形成的缺血性微梗死灶（梗死灶直径 $< 1.5 \sim 2.0$cm），经吞噬细胞清除后，在脑实质中遗留下不规则的腔隙。本病最主要的病因是高血压性小动脉硬化，约占脑梗死的 20%。病变主要累及基底节区、丘脑、脑桥、放射冠区等。本病常见于 50 岁以上老年人，部分患者有高血压或短暂性脑缺血发作病史。一般预后较好，致死率、致残率较低，但是复发率较高。

# 一、诊断与病情评估

## （一）临床特点

**1. 病因**　主要病因为高血压导致脑部小动脉及微小动脉壁脂质透明变性及纤维素性坏死，或部分患者有糖尿病史，发生小血管病变，最终导致管腔闭塞形成微小梗死灶，经吞噬细胞清除后，产生腔隙病变。

**2. 临床表现**　多见于中老年人，半数以上的患者有长期高血压病史。临床症状一般较轻，体征单一，预后较好。许多患者并不出现临床症状而由头颅 CT 或 MRI 检查时发现。Fisher 将本病归纳为 21 种综合征，常见有下列 5 种。

（1）纯运动性卒中　表现为面、舌、肢体不同程度瘫痪，而无感觉障碍、视野缺失、失语等。病灶位于放射冠、内囊、基底节、脑桥、延髓等。

（2）纯感觉性卒中　患者主诉半身麻木、受到牵拉、发冷、发热、针刺、疼痛、肿胀、变大、变小或沉重感。检查可见一侧肢体、身躯感觉减退或消失。感觉障碍偶可见越过中线影响双侧鼻、舌、阴茎、肛门等，说明为丘脑性病灶。

（3）共济失调性轻偏瘫　表现为病变对侧的纯运动性轻偏瘫和小脑性共济失调，以下肢为重，也可有构音不全和眼震。系基底动脉的旁正中动脉闭塞而使脑桥基底部上 1/3 与下 1/3 交界处病变所致。

（4）感觉运动性卒中　多以偏身感觉障碍，继而出现轻偏瘫。为丘脑后腹核并累及内囊后肢的腔隙性脑梗死所致。

（5）构音不全手笨拙综合征　患者严重构音不全，吞咽困难，一侧中枢性面、舌瘫，该侧手轻度无力伴有动作缓慢、笨拙（尤以精细动作如书写更为困难），指鼻试验不准，步态不稳，腱反射亢进和病理反射阳性。病灶位于脑桥基底部上 1/3 和下 2/3 交界处，也可能有同侧共济失调。

本病常反复发作，引起多发性腔隙性脑梗死，称为腔隙状态（lacunar state）。常累及双侧皮质脊髓束和皮质脑干束，出现认知功能下降、假性球麻痹、帕金森综合征和尿、便失禁等。

**3. 辅助检查**　头颅 CT 检查可在大脑半球深部、基底节区、丘脑、脑桥发现单个或多个圆形、椭圆形低密度灶，边界清楚。MRI 呈长 $T_1$、长 $T_2$ 信号，较 CT 更为清晰。

## （二）诊断要点

诊断要点：①中年以后发病，且有长期高血压、糖尿病等病史；②临床症状符合 Fisher 分类的腔隙性脑梗死典型表现之一者；③头颅 CT 及 MRI 检查证实与临床一致的腔隙病灶；④预后良好，短期内有完全恢复的可能。

## （三）鉴别诊断

本病应与动脉粥样硬化性血栓性脑梗死、脑栓塞和脑实质少量出血相鉴别。本病与动脉粥样硬化性血栓性脑梗死、脑栓塞临床表现上具有相似性，但是与脑栓塞相比，发病速度较之缓慢，CT 或 MRI 可有助于鉴别。脑实质少量出血临床表现与本病相同，占脑出血的 10%，出血量 $0.3 \sim 10$mL 不等，仅能依靠 CT 或 MRI 检查明确诊断。

## （四）病情评估

**1. 认知功能评估**　腔隙性脑梗死虽然致残率、死亡率低，但复发率高，多发腔隙梗死常出现认知损害，评估认知功能、记忆力及高级神经功能是否有障碍。

**2. 危险因素评估**　进行血压、血糖、血脂、血同型半胱氨酸及吸烟、肥胖、饮酒等脑血管病危险因素评估，积极干预危险因素。通过颈动脉彩超、经颅多普勒超声、CT 血管造影（CTA）等检查脑血管有无病变。

## 二、治疗与预防

本病的治疗基本上同"动脉粥样硬化性脑梗死"。强调控制危险因素，尽早开始进行脑血管病的二级预防，尤其应积极治疗高血压，同时应注意降压不能过快、过低。

# 第二节　脑出血

脑出血（ICH）是指由于脑内血管破裂导致的非外伤性脑实质内的出血。发病率为每年60/10万～80/10万，占急性脑血管病的20%～30%，死亡率明显高于缺血性卒中，目前急性死亡率为30%～40%。

脑出血多属于中医学"中风""厥证""头痛""眩晕"范畴。

## 一、诊断与病情评估

### （一）临床特点

**1.病因**　脑出血最主要病因是高血压性动脉硬化，其他有血液病的低凝倾向、动脉瘤、脑血管畸形、脑动脉炎、脑肿瘤、抗凝或溶栓治疗等。

**2.临床表现**

（1）一般表现　脑出血以50岁以上的高血压患者多见，男性发病多于女性，通常在情绪激动或过度用力时急性起病。发病时血压明显升高，突然出现剧烈头痛、头晕、呕吐，意识障碍和神经缺失症状常在数分钟至数小时内达高峰。

（2）出血部位不同的定位表现

① 壳核出血（内囊外侧型）：可出现典型的"三偏"征，即对侧偏瘫、对侧偏身感觉障碍和对侧同向偏盲。部分病例双眼向病灶侧凝视，称为同向偏视。

② 丘脑出血（内囊内侧型）："三偏"征，以感觉障碍明显。上、下肢瘫痪程度基本均等。眼球上视障碍，可凝视鼻尖，瞳孔缩小，光反射消失。

③ 脑桥出血：一侧脑桥少量出血，表现为交叉性瘫痪，两眼向病灶侧凝视麻痹。但多数累及两侧桥脑，出血破入第四脑室，迅速出现深度昏迷、双侧瞳孔针尖样缩小、四肢瘫痪和中枢性高热的特征性体征，并出现中枢性呼吸障碍和去大脑强直发作，多于数天内死亡。

④ 小脑出血：常有眩晕，频繁呕吐，后枕部剧痛，步履不稳，构音障碍，共济失调，眼球震颤，而无瘫痪。重症者因血肿压迫脑干或破入第四脑室，迅速出现昏迷、中枢性呼吸困难，常因急性枕骨大孔疝死亡。

⑤ 脑叶出血：头痛、呕吐、脑膜刺激征及出血脑叶的定位症状。额叶可有对侧单肢瘫或偏身轻瘫、精神异常、摸索、强握；左颞叶可有感觉性失语、幻视、幻听；顶叶可有对侧单肢瘫或偏身感觉障碍、失用、空间构象障碍；枕叶为视野缺损。

⑥ 脑桥出血：大量出血累及双侧被盖部及基底部，患者迅速出现昏迷、针尖样瞳孔、呕吐咖啡渣样胃内容物，随后出现中枢性高热、中枢性呼吸衰竭、四肢瘫痪及去大脑强直发作。

**3.辅助检查**

（1）颅脑CT　颅脑CT可显示血肿的部位和形态以及是否破入脑室。血肿灶为高密度影，边界清楚，血肿被吸收后显示为低密度影。对进展型脑出血病例进行动态观察，可显示血肿大小变化、血肿周围的低密度水肿带、脑组织移位和梗阻性脑积水，对脑出血的治疗有指导意义。

（2）MRI　可明确出血部位、范围、脑水肿和脑室情况，除高磁场强度条件下，急性期脑出血不如CT敏感，但对脑干出血、脑血管畸形、脑肿瘤比CT敏感。

（3）其他　脑脊液检查压力增高，呈均匀血性。脑血管造影（DSA或MRA）可以除外动脉瘤、血管畸形。脑脊液检查不作为常规检查，以免诱发脑疝，如需排除颅内感染或蛛网膜下腔出血时，应谨慎操作。

### （二）诊断要点

（1）50岁以上，有长期高血压病史，尤其有血压控制不良的病史，在活动或情绪激动时突然发病。

（2）突然出现剧烈头痛、呕吐，快速出现意识障碍和偏瘫、失语等局灶性神经缺失症状，病程发展迅速。

（3）颅脑CT检查可见脑内高密度区。

### （三）鉴别诊断

脑出血应与其他脑血管病相鉴别（表 1-16-1）。昏迷患者缺乏脑局灶症状时应注意与糖尿病急性并发症、低血糖症、急性药物中毒等引起的昏迷相鉴别。鉴别主要依据原发病病史，实验室检查及头颅 CT 检查结果。

表 1-16-1 常见脑血管病的鉴别诊断

| 鉴别要点 | 动脉血栓性脑梗死 | 脑栓塞 | 脑出血 | 蛛网膜下腔出血 |
|---|---|---|---|---|
| 发病年龄 | 60 岁以上多见 | 青壮年多见 | 50～60 岁多见 | 不定 |
| 常见病因 | 动脉粥样硬化 | 心脏病、房颤 | 高血压及动脉粥样硬化 | 动脉瘤、血管畸形 |
| 起病状态 | 多于安静时、血压下降时 | 不定 | 活动、情绪激动、血压升高时 | 活动、激动时 |
| 起病速度 | 较缓（小时、天） | 最急（秒、分钟） | 急（分钟、小时） | 急（分钟） |
| 意识障碍 | 较少 | 少，短暂 | 常有，进行性加重 | 少，轻，谵妄 |
| 头痛、呕吐 | 少有 | 少有 | 常有 | 剧烈 |
| 偏瘫等 | 有 | 有 | 多有 | 多无 |
| 脑膜刺激征 | 无 | 无 | 偶有 | 明显 |
| 头颅 CT | 脑内低密度灶 | 脑内低密度灶 | 脑内高密度灶 | 蛛网膜下腔高密度影 |
| 脑脊液 | 多正常 | 多正常 | 血性，压力高 | 均匀血性 |
| DSA | 可见阻塞的血管 | 可见阻塞的血管 | 可见破裂的血管 | 可见动静脉畸形或动脉瘤 |

### （四）病情评估

应用 Glasgow 昏迷量表（GCS）评估意识障碍程度（表 1-16-2）。绝大多数脑出血患者出现昏迷，出血量越多颅内高压越严重，昏迷越严重，提示病情越严重。以睁眼反射、语言反应、运动反应三部分判断得分相加评估病情，得分值越高，提示意识状态越好。Glasgow 昏迷评分法最高分为 15 分，表示意识清楚；12～14 分为轻度意识障碍；9～11 分为中度意识障碍；8 分以下为昏迷；分数越低则意识障碍越重。选评判时的最好反应计分。注意运动评分左侧右侧可能不同，用较高的分数进行评分。

表 1-16-2 Glasgow 昏迷量表

| 睁眼反应 | 语言反应 | 运动反应 |
|---|---|---|
| 自动睁眼 4 分 | 正确答对 5 分 | 可按指令动作 6 分 |
| 呼唤睁眼 3 分 | 回答错误 4 分 | 能确定疼痛部位 5 分 |
| 刺痛睁眼 2 分 | 语无伦次 3 分 | 对疼痛刺激有肢体退缩反应 4 分 |
| 无反应 1 分 | 只有发音 2 分 | 疼痛刺激时肢体过屈 3 分 |
| | 无反应 1 分 | 疼痛刺激时肢体过伸 2 分 |
| | | 疼痛刺激时无反应 1 分 |

## 二、治疗与预防

### （一）内科治疗

**1. 一般治疗**　保持安静，避免不必要搬动。保持气道通畅，吸氧。建立静脉通道，维持水、电解质平衡。纠正高血糖和高热。昏迷患者禁食 2～3 天后应酌情鼻饲营养。加强护理，防止感染和褥疮等。

**2. 减轻脑水肿，降低颅内压**　①适当控制液体输入，抬高床头 20°～30°，并控制躁动与疼痛。②必要时气管插管，高流量给氧，降低动脉血二氧化碳分压至 30～35mmHg。③依病情选用降颅内压药，常用 20% 甘露醇静脉滴注、味塞米静脉注射、10% 复方甘油注射液静脉滴注，或人血白蛋白 50mL 静脉滴注，一般不应用糖皮质激素。

**3. 调整血压**　如血压显著升高，收缩压超过 200/110mmHg 时，在降颅压同时可慎重平稳降血压治疗，一般应用静脉给药降压。血压过低者应升压治疗，以保持脑灌注压。

**4. 亚低温治疗**　具有脑保护作用。

**5. 止血治疗**　高血压脑出血不常规使用止血药，如有凝血功能障碍，可根据出血机制应用 6- 氨基己酸、鱼精蛋白、维生素 K 等。

**6. 并发症的处理**　控制抽搐首选苯妥英钠或地西泮静脉注射，可重复使用，同时用长效抗癫痫药物。及时处理上消化道出血，注意预防肺部、泌尿道及皮肤感染等。

### （二）外科治疗

脑出血后出现颅内高压和脑水肿并有明显占位效应者，外科清除血肿、制止出血是降低颅高压、挽救生命的重要手段。手术指征：①基底核区中等量以上出血（壳核出血 30mL 及以上，丘脑出血 15mL 及以上）；②小脑出血 10mL 及以上或血肿直径 3cm 及以上，或合并明显脑积水；③重症脑室出血；④合并脑血管畸形、动脉瘤等血管病变者。

### （三）康复治疗

患者一旦生命体征平稳，病情稳定不再进展，即可尽早开始康复治疗，进行分阶段综合性康复治疗。

### （四）预防

**1. 控制危险因素**　一级、二级预防基本同脑梗死的预防措施。积极控制吸烟、酗酒、高血压、高血脂等危险因素，尤其是对血压的严格管控，防治措施包括减轻体重、减少膳食中脂肪含量、限制食盐摄入量、减少饮酒量、适当运动及严格遵医嘱降压药物治疗。目标血压值如下：对高血压合并糖尿病或肾病者，血压一般应控制在 130/80mmHg 以下，而对普通高血压患者一般应控制在 140/90mmHg 以下。对年龄＞65 岁的老年人收缩压一般应控制至 150mmHg 以下，如可耐受，则还可进一步降低。良好地控制血压使血压持续达标，延缓脑动脉粥样硬化及微动脉夹层动脉瘤的形成。

**2. 避免诱因**　避免一些引起血压显著波动的因素，如用力抬举重物、情绪波动、大量饮酒等。

**3. 合理应用抗凝、溶栓、活血化瘀治疗**　避免医源性因素引起脑出血。

# 第三节　蛛网膜下腔出血

颅内血管破裂，血液直接流入蛛网膜下腔，称为蛛网膜下腔出血（SAH）。脑表面血管破裂后，血液直接流入蛛网膜下腔，称为原发性蛛网膜下腔出血；脑出血破入蛛网膜下腔，称为继发性蛛网膜下腔出血。

蛛网膜下腔出血多属于中医学"头痛""厥证""眩晕"范畴。

## 一、诊断与病情评估

### （一）临床特点

**1. 病因**　原发性蛛网膜下腔出血最常见的病因是脑底囊性动脉瘤破裂，其次为脑动静脉畸形，其他非动脉瘤性病因有高血压脑动脉硬化、脑动脉炎、结缔组织病、颅内肿瘤、血液病、溶栓或抗凝治疗后等。

**2. 临床表现**

（1）一般表现　起病前数天或数周有头痛、恶心症状，常在剧烈运动和活动中突然起病，剧烈头痛呈爆裂样发作，可放射至枕后或颈部，并伴喷射性呕吐。少数患者有癫痫样发作和精神症状。查体脑膜刺激征阳性。早期出现明显颈强直者，应警惕枕骨大孔疝的发生。

（2）定位表现　部分患者有局灶性体征。一侧后交通动脉瘤破裂时，可有同侧动眼神经麻痹，短暂或持久的单瘫、偏瘫、失语等。少数大出血的病例，病情凶险，起病后迅速进入深昏迷，出现去大脑强直发作，因呼吸停止而猝死。

（3）SAH 的严重并发症　①再出血：常在发病后 10～14 天发生，多在病情稳定后又再次出现剧烈头痛、呕吐、抽搐、昏迷。②迟发性脑血管痉挛：发生于出血后 4～15 天，7～10 天为高峰期，可继发脑梗死，出现意识障碍和神经定位体征。③脑积水：发病 1 周内，血液进入脑室系统及蛛网膜下腔形成血凝块导致脑脊液循环障碍所致。患者出现嗜睡、记忆力减退、下肢腱反射亢进等，严重者可出现颅内压升高表现。

**3. 辅助检查**

（1）颅脑 CT　出现脑基底部脑池、脑沟及外侧裂的高密度影。

（2）脑脊液检查　脑脊液在起病 12 小时后呈特征性改变，为均匀血性，压力增高，离心后呈淡黄色。

（3）脑血管造影　可明确动脉瘤、脑血管畸形的部位、大小，但急性期可能诱发再出血。数字减影血管造影（DSA）还可发现脑血管痉挛、动静脉畸形、血管性肿瘤等。

（4）其他　眼底检查可有视盘水肿。经颅多普勒（TCD）检查对迟发性脑血管痉挛的动态监测有积极意义。血常规、凝血功能、肝功能及免疫学等检查等有助于寻找出血的其他原因。

### （二）诊断要点

（1）突发剧烈头痛伴脑膜刺激征阳性，眼底检查可见出血，尤其是玻璃体下片块状出血。
（2）颅脑 CT 检查阳性，脑脊液呈均匀血性。
（3）有条件可选择 DSA、MRA、CTA 等脑动脉造影，有助于明确病因。

### （三）鉴别诊断

本病应与急性脑膜炎鉴别。与其他脑血管病的鉴别见脑出血一节。

### （四）病情评估

应用 HUNT-HESS 分级法（表 1-16-3）评估，决定 SAH 手术治疗选择、判断预后的方法，目前以 HUNT-HESS 分级为主，HUNT-HESS 分级≤Ⅲ级的患者，应尽早实施手术治疗或介入治疗，Ⅳ、Ⅴ级患者预后较差。

表 1-16-3　HUNT-HESS 分级

| 判断标准 | 级别 |
| --- | --- |
| 动脉瘤未破裂 | 0 级 |
| 无症状，或轻度头痛 | Ⅰ 级 |
| 中等至重度头痛、脑膜刺激征、脑神经麻痹 | Ⅱ 级 |
| 嗜睡、意识混乱，轻度局灶性神经体征 | Ⅲ 级 |
| 昏迷，中或重度偏瘫，有早起去脑强直或自主神经功能紊乱 | Ⅳ 级 |
| 深昏迷，去大脑强直，濒死表现 | Ⅴ 级 |
| 得分 | |

## 二、治疗与预防

### （一）治疗要点

治疗原则：防治再出血，降低颅内压，防治迟发性脑血管痉挛，减少并发症，寻找出血原因，治疗原发病和预防复发。

**1. 一般处理**　绝对卧床 4～6 周。避免用力；保持大便通畅；注意水、电解质平衡；预防再出血和迟发性脑梗死。

**2. 降低颅压**　对脑血管痉挛引起的脑水肿和颅内高压症，常用甘露醇、呋塞米、甘油果糖等。因颅内血肿而病情加重者可采用减压术或脑室引流术。

**3. 防治脑血管痉挛**　口服或静脉泵入尼莫地平。

**4. 其他**　处理脑积水，预防癫痫发作，必要时放脑脊液治疗。

### （二）预防再出血

**1. 应用止血药**　①6- 氨基己酸静脉滴注，持续 7～10 天后减量；②氨甲苯酸静脉滴注，维持 2～3 周。

**2. 调节血压**　收缩压超过 180mmHg 时，在血压监测的条件下可慎重平稳降血压治疗，一般应用静脉给药降压，常用尼卡地平或拉贝洛尔等。

### （三）外科或介入治疗

夹闭动脉瘤是防止 SAH 再出血最有效的治疗措施，HUNT-HESS 分级在Ⅲ级及以下的患者，发病 3 天内尽早治疗。

### （四）预防

**1. 控制危险因素**　积极控制吸烟、酗酒、高血压、吸毒等可能诱发动脉瘤或促发血管破裂的危险因素。

**2. 筛查随访高危人群**　筛查处理高危人群尚未破裂的动脉瘤意义重大，尤其对于经治疗后每年新发动脉瘤的概率仍有 1%～2% 的动脉瘤患者，进行远期的影像学随访有一定意义。但对未破裂动脉瘤行预防性处理的争议很大，应谨慎处理，充分权衡其利弊。

# 第四节 癫 痫

癫痫是不同病因引起的，脑部神经元高度同步化异常放电导致的临床综合征，是脑部功能可逆性异常发作的慢性脑部疾病。每次发作及每种发作的过程，称为痫性发作。在疾病过程中，每位患者可有多种痫性发作。一组具有相似症状与体征特点所组成的特定癫痫临床现象，称为癫痫综合征。癫痫的发病率约为 0.5%，我国每年新发患者 65 万～ 70 万，其中 30% 为难治性癫痫。

癫痫多属于中医学"痫证""羊痫风"范畴。

## 一、诊断

### （一）临床特点

**1. 病因** 癫痫是一组疾病，属于临床综合征，不同分类的癫痫其病因不同。

（1）症状性癫痫 由各种已知的中枢神经系统结构或功能异常导致的癫痫，常见病因有颅脑外伤、脑血管瘤、颅内肿瘤、中枢神经系统感染、脑寄生虫病、神经系统变性疾病、代谢异常、药物和毒物导致的脑损伤等。

（2）特发性癫痫 病因不明，与遗传关系密切，相关检查未发现颅内结构与功能异常的证据，发病有年龄特征，并具有特征性的临床表现及脑电图改变，如良性儿童癫痫、家族性颞叶癫痫等。

（3）隐源性癫痫 临床表现为症状性癫痫，但相关检查未查明中枢神经系统结构与功能异常，是一类最常见的癫痫，占全部癫痫的 60% ～ 70%。

**2. 影响发作的因素**

（1）年龄 特发性癫痫发病与年龄密切相关，如婴儿痉挛症多在 1 岁首发，儿童失神癫痫好发于 6 ～ 7 岁。

（2）遗传因素 主要影响癫痫的易患性。如症状性癫痫患者近亲患病率为 15%，明显高于普通人群。

（3）睡眠 睡眠 - 觉醒周期与癫痫发作密切相关，如全面强直 - 阵挛发作好发于凌晨醒来时，婴儿痉挛症好发于醒后和睡前时段，良性儿童癫痫多在睡眠中发作。

（4）机体内环境变化 电解质紊乱、内分泌失调、代谢异常等病理改变，均易诱发癫痫发作，如月经期癫痫、妊娠期癫痫等。

（5）患者一般状态 过度疲劳、睡眠不足、饥饿、便秘、饮酒、声光刺激、情绪波动等，均是痫性发作的常见诱发因素。

**3. 常见癫痫发作的临床表现** 癫痫发作的临床表现均具有短暂性、刻板性、间歇性、反复发作性的特点。

（1）部分性发作

① 单纯部分性发作：一般不超过 1 分钟，起始与结束突然，表现为简单的运动、感觉、自主神经或精神症状，发作时意识始终存在，发作后能复述发作的细节。

② 部分运动性发作：局部肢体抽动，多见于一侧口角、手指或足趾，也可累及一侧肢体。发作时头眼突然向一侧偏转，也可伴躯干的旋转，称旋转性发作，可发展成全面性强直 - 阵挛。

③ 体觉性发作或特殊感觉性发作：体觉性发作为发生在口角、舌、手指或足趾的发作性麻木感、针刺感、触电感等；特殊感觉性发作，如视觉性、听觉性、嗅觉性、眩晕性。

④ 自主神经性发作：发作性自主神经功能紊乱，表现为皮肤发红或苍白、血压升高、心悸、多汗、恶心呕吐、腹痛、大便失禁、头痛、嗜睡等。

⑤ 精神性发作：各类型的遗忘症，如似曾相识、似不相识、快速回顾往事、强迫思维等；情感异常，如无名恐惧、愤怒、忧郁和欣快等；错觉，如视物变大或变小，感觉本人肢体变化等。

⑥ 复杂部分性发作：占成年人癫痫发作的 50% 以上，也称为精神运动性发作，病灶多在颞叶、额叶及嗅皮质等。均有意识障碍，发作时患者对外界刺激无反应，发作后不能或部分不能复述发作的细节。

⑦ 仅有意识障碍的发作：典型发作特征为发作起始出现错觉、幻觉、似曾相识感、恐惧、胃气上升感、心悸等症状，随后出现意识障碍，有时发作开始即为意识障碍，持续数分钟至数十分钟。有的仅有意识障碍。

⑧ 伴有自动症的发作：患者往往先瞪视不动，然后做出协调无意识的活动，如咂嘴、吞咽、搓手等，神志逐渐清醒，对发作情况完全不能回忆。

⑨ 部分性发作继发为全面性发作：可由单纯部分性或复杂部分性发作进展而来，患者可出现局灶性脑损害的表现，如头转向一侧，或双眼向一侧凝视，或一侧肢体抽搐更剧烈。

（2）全面性发作

① 全面性强直 - 阵挛发作（GTCS）：即大发作。以意识丧失和全身对称性抽搐为特征。分三期。

强直期：突然意识丧失，摔倒在地，全身骨骼肌持续性收缩；上睑抬起，眼球上翻，喉部痉挛，发出叫声；口先张后闭，常咬破舌；颈部和躯干先屈曲后反张。强直期持续 10 ～ 20 秒后肢端出现微颤转入阵挛期。

阵挛期：震颤幅度增大并延及全身，呈对称性、节律性四肢抽动，先快后慢。最后一次强烈阵挛后抽搐停止，所有肌肉松弛。在以上两期中可出现心率增快，血压升高，汗液、唾液和支气管分泌物增多，瞳孔扩大等自主神经征象；呼吸暂时中断致皮肤发绀，瞳孔散大，对光反射、深反射、浅反射消失，病理反射阳性。

发作后期：阵挛期后尚有短暂的强直痉挛，造成牙关紧闭和大小便失禁。呼吸先恢复，口鼻喷出泡沫或血沫，心率、血压、瞳孔等逐渐恢复正常，骨骼肌松弛，意识逐渐恢复。自发作至意识恢复 5 ～ 10 分钟。醒后感头昏、头痛、全身酸痛乏力，对抽搐全无记忆。

② 强直性发作：肌肉强烈收缩，使身体固定于特殊体位，头眼偏斜，躯干呈角弓反张，呼吸暂停，瞳孔散大。

③ 阵挛性发作：婴儿肢体呈节律性反复抽动。

④ 失神发作：突然发生和突然终止的意识丧失是失神发作的特征。典型失神发作通常称小发作。多见于儿童或少年，突然短暂的意识丧失，停止当时的活动，呼之不应，两眼瞪视不动，持续 5 ～ 30 秒，无先兆和局部症状。可伴有简单的自动性动作，如擦鼻、咀嚼、吞咽等，手中持物可坠落，一般不会跌倒。事后对发作不能回忆，每天可发作数次至数百次。

⑤ 肌阵挛发作：全身或某一肌群短暂闪电样肌肉收缩。

⑥ 失张力性发作：肌张力突然丧失，表现头部和肢体下垂，或跌倒。

### （二）诊断要点

#### 1. 诊断依据

（1）病史　详细而又准确的病史资料是诊断的主要依据。需了解患者真实年龄及整个发作过程，包括发作的环境、时程、发作时姿态、面色、声音，有无肢体抽搐及大致顺序，发作后表现，有无怪异行为和精神失常，既往的发作史，首次发作年龄、诱因，发作频率，有无产伤、头颅外伤、脑膜炎、脑炎、寄生虫感染史以及家族史等。

（2）脑电图　是诊断癫痫最重要的辅助诊断依据。结合多种激发方法、特殊电极、长程或录像脑电图，可提高阳性率。必要时进行 24 小时长程脑电图监测。

① GTCS：典型的脑电图改变是强直期开始出现逐渐增强的棘波样节律，然后频率降低，波幅增高，阵挛期出现弥漫性慢波，痉挛后期呈现脑电抑制。

② 强直性发作：典型的改变是暴发性多棘波。

③ 肌阵挛发作：呈现多棘 - 慢波。

（3）影像学及实验室检查　脑部影像学检查如 CT、MRI、单光子发射计算机断层及各种化验如血常规、血糖、血钙、大便虫卵、脑脊液等检查有助于明确症状性癫痫的病因。

**2. 癫痫持续状态的诊断**　癫痫持续状态简称为癫痫状态，是指患者出现全面强直 - 阵挛性发作持续超过 5 分钟，患者有发生神经元损伤的危险并需要抗癫痫药物紧急救治的癫痫发作，是内科常见急症，不及时诊断与处理可因高热、循环衰竭、电解质紊乱和不可逆性脑损害导致残疾及死亡。癫痫状态可发生于任何类型的癫痫，其中以 GTCS 最常见。评估时除依据临床表现外，应详细阐明是否有不恰当停用或减量抗癫痫药物情况，以及是否伴发急性脑血管病、颅脑损伤、颅内感染、急性中毒等疾病，综合判断，快速做出诊断，及时救治。

**3. 难治性癫痫的诊断**　难治性癫痫是指经过合理规范的药物治疗，癫痫发作仍迁延不愈者。目前将难治性癫痫定义为：频繁的癫痫发作每月 4 次以上，适当的抗癫痫药正规治疗且达到药物治疗浓度，观察至少 2 年，仍不能控制且明显影响日常生活，除外进行性中枢神经系统疾病及颅内占位性病变。对于难治性癫痫应尽早识别，尽早采取更加积极的治疗措施，降低死亡率。

### （三）鉴别诊断

应与晕厥、假性癫痫发作（癔症性发作）、短暂性脑缺血发作、低血糖症等相鉴别。癫痫发作与假性癫痫发作鉴别要点见表 1-16-4。

表 1-16-4　癫痫发作与假性癫痫发作鉴别要点

| 鉴别项 | 癫痫发作 | 假性癫痫发作 |
|---|---|---|
| 发病地点 | 无规律性 | 有来自他人的诱因 |
| 临床表现 | 突然发作 | 发作形式多样化，伴有哭闹、手足抽动、过度换气等 |
| 眼球与瞳孔改变 | 上睑及眼球上翻，瞳孔扩大，对光反射消失 | 双目紧闭，眼球运动活跃，瞳孔大小正常 |
| 皮肤黏膜改变 | 常伴有发绀 | 无改变或发白、发红 |
| 抗阻力运动 | 不能完成 | 可以完成 |
| 伴随情况 | 常有摔伤、舌咬伤、尿失禁 | 无 |
| 持续时间与缓解方式 | 数分钟，可自行终止 | 持续时间长，安抚后可缓解 |
| 病理反射 | 巴宾斯基征阳性 | 阴性 |

## 二、治疗与预防

癫痫的治疗以药物治疗为主，药物治疗的目的在于控制发作，最大程度地减少发作次数，保持患者的原有功能状态。

### （一）发作时治疗

1. **一般处理**　对 GTCS 患者，慎防跌伤、舌咬伤、骨折、窒息等意外伤害，解松衣领及裤带，抽搐时间偏长者可给苯巴比妥钠 0.2g 肌内注射。精神症状发作者应防止其自伤或伤及他人。

2. **癫痫持续状态治疗**　维护生命体征稳定，支持心肺功能，尽快控制发作，防治脑损伤。

（1）迅速控制发作　①苯二氮䓬类（安定类）药物：首选药，成年患者首选地西泮 10 ～ 20mg，缓慢静脉注射，15 分钟后如复发可重复给药，或用 100 ～ 200mg 地西泮溶于 5% 葡萄糖氯化钠注射液中，于 12 小时内缓慢静脉滴注。②苯妥英钠：溶于 0.9% 氯化钠溶液中缓慢静脉注射。③异戊巴比妥钠：溶于注射用水中缓慢静脉注射，至控制发作止。④ 10% 水合氯醛：为辅助抗癫痫药物，保留灌肠给药。

（2）对症治疗　保持呼吸通畅，防止缺氧加重，必要时吸氧或实施人工呼吸。伴有脑水肿、感染、高热等应做相应处理。

（3）维持治疗　抽搐停止后，可给苯巴比妥钠肌内注射，每 8 ～ 12 小时 1 次，维持控制。同时鼻饲或口服卡马西平或苯妥英钠，待口服药物达到有效血浓度后可逐渐停用苯巴比妥钠。

### （二）发作间歇期治疗

1. **治疗原则**

（1）早期治疗　诊断一经确立，均应及时服用抗癫痫药物控制发作。症状轻、检查无异常者，应密切观察，可暂不用药。

（2）选药与用药　按癫痫的类型选用抗癫痫药物。优选单药治疗，逐渐增大剂量，直至完全控制癫痫发作。需要联合用药时应合理联合。

（3）随访药物疗效及不良反应　定期检查血、尿、肝功能、药物浓度等，调整药量或逐渐更换抗癫痫药物。

（4）增减药物及停药　①增药要快，减药要慢。②控制发作后应长期用药。失神发作应完全控制至少半年后才可考虑停药；其他类型癫痫应完全控制 4 ～ 5 年，才能逐渐停药，停药过程一般需要 1 ～ 1.5 年。③一种一线药物使用可耐受最大剂量不能控制发作，应加用另外一种一线或二线药物，直至发作控制，然后逐渐减量、停用原用药物。换药过渡期一般为 5 ～ 7 天。

2. **抗癫痫药物**

（1）传统抗癫痫药　①苯妥英钠：对 GTCS 及部分性发作有效，但可以加重失神发作和肌阵挛发作。不宜用于婴幼儿及儿童。②卡马西平：部分性发作的首选药物，对复杂部分性发作的作用优于其他抗癫痫药，但可以加重失神发作和肌阵挛发作。③丙戊酸钠：广谱抗癫痫药，是 GTCS 合并典型失神发作的首选药物。④苯巴比妥：小儿癫痫的首选药物，广谱且起效快，对 GTCS 疗效较好，也可用于单纯及复杂部分性发作，可预防发热惊厥。

（2）新型抗癫痫药　①托吡酯：作为难治性部分发作及继发性 GTCS 的单药或附加治疗药。②拉莫三嗪：部分发作及 GTCS 的单药或附加治疗药。

3. **手术治疗**　主要是癫痫病灶切除术。脑部有器质性病变的继发性癫痫、难治性癫痫、不在脑的主要功能区的致病灶，均可考虑手术治疗。

### （三）预防

**1.减少发病**　提倡优生优育，禁止近亲结婚，避免病毒、细菌感染，适当的围产期保健可减少因分娩损伤造成的新发癫痫病例。热带地区应做好寄生虫防治工作。小儿发热应及时就诊，避免高热惊厥和脑外伤。

**2.预防复发**　已有发作史的患者应注意避免可诱发自身癫痫发作的已知诱因，如睡眠不足、情绪波动、过度疲劳、便秘、饮酒、声光刺激等；避免各种原因引起的电解质紊乱、内分泌失调及代谢异常。癫痫患者应按医嘱严格按时服药，长期巩固治疗，不可擅自停药。早期识别预警先兆，及时调整治疗方案。日常生活中注意保证充足睡眠，减轻压力，避免刺激性食物，尽量不使用喹诺酮类药物。

**3.预防发生癫痫状态**　尤其是 GTCS 患者一旦出现发作应及时有效治疗，防止持续时间延长出现癫痫状态，增加残疾及死亡风险。缓解期合理调整抗癫痫药物，达到有效控制发作的治疗目的。

# 第五节　帕金森病

帕金森病（PD）是一种常见的神经系统变性疾病，平均发病年龄为 60 岁，40 岁以下患者少见。大部分帕金森病患者为散发病例，仅有不到 10% 的患者有家族史。帕金森病最主要的病理改变是中脑黑质多巴胺（DA）能神经元的变性死亡，由此而引起纹状体 DA 含量显著减少而致病。

帕金森病多属于中医学"颤证""震颤""痉病"范畴。

## 一、诊断与病情评估

### （一）临床特点

**1.病因**　PD 的确切病因目前仍不清楚，可能是多个基因和环境因素相互作用的结果。

（1）年龄老化　PD 的发病率和患病率均随年龄的增高而增加。PD 多在 60 岁以上发病，且随年龄增长而增长，但年龄老化只是 PD 发病的危险因素之一。

（2）遗传因素　遗传因素在 PD 发病机制中的作用越来越受到重视，目前至少有 6 个致病基因与家族性PD 相关，但 PD 中不足 10% 的患者有家族史，大部分还是散发病例，因此，遗传因素仅是 PD 发病的因素之一。

（3）环境因素　海洛因等毒品、除草剂、杀虫剂等化学物质被认为与 PD 发病有关，但不是独立的危险因素。

（4）其他　除了年龄老化、遗传因素外，脑外伤、吸烟等因素可能增加或降低罹患 PD 的危险性。严重的脑外伤则可能增加患 PD 的风险。

**2.临床表现**　PD 起病隐匿，进展缓慢。常以一侧肢体震颤或活动笨拙，进而累及对侧肢体作为首发症状。主要临床表现有静止性震颤、运动迟缓、肌强直和姿势步态障碍，多数患者常伴有抑郁状态、便秘和睡眠障碍等非运动症状，可以显著影响患者生活质量，甚至超过运动症状对生活质量的影响。

（1）静止性震颤　多数患者以震颤为首发症状，症状常开始于一侧上肢的远端，静止时症状出现或加重，随意运动时减轻或暂时消失，精神紧张时多有加剧，入睡后可以消失。手部的静止性震颤在行走时加重，典型表现是快速的"搓丸样"动作。部分患者可合并姿势性震颤。

（2）肌强直　肢体、颈部或躯干在做被动运动时有明显的阻力，即肌张力增加。肢体增强的阻力呈现各方向均匀一致的特点，类似弯曲软铅管的感觉，称为"铅管样强直"。患者合并有肢体震颤时，可在均匀阻力中出现断续停顿，如转动齿轮，称为"齿轮样强直"。疾病早期，肌强直不易被发现。

（3）运动迟缓　动作变慢，始动困难，主动运动能力显著降低。患者重复运动时的运动幅度减少。运动迟缓可表现在多个方面，如面部表情动作减少，瞬目减少，称为面具面容；说话声音单调低沉，吐字欠清；写字速度变慢，字体变小，称为"小写征"；洗漱、穿衣和其他精细动作笨拙；行走速度变慢，常曳行，手臂摆动幅度逐渐缩小甚至基本消失，步距变小；口腔内的唾液不能随时咽下而出现流涎；夜间翻身困难等。疾病早期，部分患者会将运动迟缓误认为乏力，且常因一侧肢体的活动能力下降而误诊为脑梗死或颈椎病。

（4）姿势与步态异常　姿势反射消失在疾病的中晚期出现，患者不易维持身体平衡，易发生跌倒。PD 患者行走时常会越走越快，不易止步，称为慌张步态。晚期患者可出现"冻结现象"，表现为行走时突然出现短暂的不能迈步，停顿数秒钟后才能再继续前行，或无法再次启动行动，常见于开始行走时，转身时，或接近目标时，有时因担心自己不能越过眼前的障碍物而出现冻结现象。

（5）非运动症状　PD 患者常伴有情绪低落、焦虑、明显的疲劳感及睡眠障碍、认知障碍等非运动症状。

### 3. 辅助检查

（1）常规检查　血常规、脑脊液检查等多无异常发现。

（2）头颅 CT 或 MRI　多数无特征性改变，部分患者可有脑梗死、脑皮质萎缩等改变。

（3）嗅觉检查　可发现患者的嗅觉减退。

（4）多巴胺摄取功能　PET 显像显示多巴胺递质合成减少；多巴胺转运体（DAT）功能显像显示 DAT 数量减少，在疾病早期甚至亚临床期即可显示降低，是支持诊断的客观依据。

### （二）诊断要点

帕金森病的诊断主要依靠病史、临床症状及体征。根据隐匿起病、逐渐进展的特点，单侧受累进而发展至对侧，表现为静止性震颤和行动迟缓，排除非典型帕金森病样症状，即可做出临床诊断。左旋多巴制剂诊断性治疗显示有效，则更加支持诊断。

英国脑库帕金森病临床诊断标准（表 1-16-5）：符合第一步帕金森综合征诊断标准的患者，若不具备第二步中的任何一项，同时满足第三步中三项及以上者，即可临床确诊为帕金森病。

表 1-16-5　英国脑库帕金森病临床诊断标准

| 第一步：诊断帕金森综合征 |
| --- |
| 运动减少：随意运动在始动时缓慢，重复性动作的运动速度及幅度逐渐降低 |
| 同时至少具有以下一个症状 |
| ① 肌肉强直 |
| ② 静止性震颤 |
| ③ 直立不稳（非原发性视觉、前庭功能、小脑及本体感觉功能障碍造成） |
| **第二步：帕金森病排除标准** |
| ① 反复的脑卒中病史，伴阶梯式进展的帕金森症状 |
| ② 反复的脑损伤史 |
| ③ 确切的脑炎病史 |
| ④ 动眼危象 |
| ⑤ 在症状出现时，正在接受神经安定剂治疗 |
| ⑥ 一个以上的亲属患病 |
| ⑦ 病情持续性缓解 |
| ⑧ 发病 3 年后，仍是严格的单侧受累 |
| ⑨ 核上性凝视麻痹 |
| ⑩ 小脑征 |
| 早期即有严重的自主神经受累 |
| 早期即有严重的痴呆，伴有记忆力、语言和行为障碍 |
| 锥体束征（Babinski 征）阳性 |
| CT 扫描可见颅内肿瘤或交通性脑积水 |
| 用大剂量左旋多巴治疗无效（除外吸收障碍） |
| MPTP 接触史一种阿片类镇痛剂的衍生物 |
| **第三步：帕金森病的支持诊断标准** |
| 具有以下三个或以上者可确诊帕金森病 |
| ① 单侧起病 |
| ② 存在静止性震颤 |
| ③ 疾病逐渐进展 |
| ④ 症状持续地不对称，首发侧较重 |
| ⑤ 对左旋多巴的治疗反应非常好 |
| ⑥ 应用左旋多巴导致的严重异动症 |
| ⑦ 左旋多巴的治疗效果持续 5 年以上（含 5 年） |
| ⑧ 临床病程 10 年以上（含 10 年） |

### （三）鉴别诊断

帕金森病主要与其他原因所致的帕金森综合征相鉴别。帕金森综合征包括原发性帕金森病、帕金森叠加综合征、继发性帕金森综合征和遗传变性性帕金森综合征。症状与体征不对称，静止性震颤，对左旋多巴制剂治疗敏感多提示为原发性帕金森病。

1. **帕金森叠加综合征** 包括多系统萎缩、进行性核上性麻痹和皮质基底节变性等。在疾病早期即出现突出的语言和步态障碍，姿势不稳，中轴肌张力明显高于四肢，无静止性震颤，有突出的自主神经功能障碍表现，对左旋多巴治疗无反应或疗效不持续，提示为帕金森叠加综合征的可能。

2. **继发性帕金森综合征** 由药物（吩噻嗪类和丁酰苯类、利血平、氟桂利嗪、甲氧氯普胺、锂等）、感染、中毒、脑卒中、颅脑外伤等明确的病因所致。通过仔细的病史询问及相应的辅助检查，较易与原发性帕金森病鉴别。

3. **特发性震颤** 起病隐匿，进展缓慢或呈长期缓解，约1/3的患者有家族史，震颤常是患者唯一的症状，主要表现为姿势性震颤和动作性震颤，即身体保持某一姿势或做动作时易于出现震颤，常累及双侧肢体及头部，情绪激动或紧张时震颤可加重，静止时减轻或消失。此病与帕金森病的区别在于起病时多为双侧症状，不伴有运动迟缓，无静止性震颤，疾病进展很慢，多有家族史，患者生活质量下降不明显。

4. **其他** 遗传变性性帕金森综合征往往伴随有其他的症状和体征，因此一般不难鉴别。抑郁症患者可出现表情缺乏、思维迟滞、运动减少，有时易误诊为帕金森病，但抑郁症一般不伴有静止性震颤和肌强直，对称起病，有明显的情绪低落和快感缺乏，可资鉴别。

### （四）病情评估

临床常用Hoehn-Yahr 5分期法记录病情轻重，其中Ⅰ-Ⅱ为早期，Ⅳ-Ⅴ为晚期。

Ⅰ期：单侧肢体症状。

Ⅱ期：双侧肢体轻度病变，姿势平衡正常。

Ⅲ期：双侧肢体病变伴早期平衡障碍，需要少量他人协助。

Ⅳ期：严重病变，需要较多帮助，但无协助下仍能站立或行走。

Ⅴ期：限制在轮椅或床上，完全需要照顾。

另外，PD患者的运动和非运动功能障碍及对治疗的评判通常采用统一帕金森病评分量表（UPDRS）。

## 二、治疗与预防

药物治疗是帕金森病最主要的治疗手段。左旋多巴制剂仍是最有效的药物。手术治疗是药物治疗的一种有效补充。康复治疗、心理治疗及良好的护理也能在一定程度上改善症状。目前应用的治疗手段主要是改善症状，但尚不能阻止病情的进展。

### （一）药物治疗

1. **用药原则** 从小剂量开始逐渐加量；以较小剂量达到较满意疗效；在遵循一般原则的同时强调个体化；根据患者的病情、年龄、职业及经济条件等因素采用最佳的个体化治疗方案；尽量避免药物的副作用；使患者的临床症状能得到较长期的控制。

2. **常用治疗药物**

（1）复方左旋多巴 左旋多巴是多巴胺的前体，可通过血脑屏障，在脑内经多巴脱羧酶的脱羧作用转变为多巴胺，从而发挥替代治疗的作用。苄丝肼和卡比多巴是外周脱羧酶抑制剂，可减小左旋多巴在外周的脱羧作用，增加左旋多巴进入脑内的数量以及减少其外周的副作用。应从小剂量开始，逐渐缓慢增加剂量直至获较满意疗效。剂量增加不宜过快，用量不宜过大。餐前1小时或餐后一个半小时服药。老年患者可尽早使用，年龄小于65岁，尤其是青年帕金森病患者应首选单胺氧化酶B抑制剂或多巴胺受体激动剂，当上述药物不能很好控制症状时再考虑加用复方左旋多巴。活动性消化道溃疡者慎用，闭角型青光眼、精神病患者禁用。

（2）多巴胺受体激动剂 可直接刺激多巴胺受体而发挥作用，适用于早期帕金森病患者，也可与复方左旋多巴联用治疗中晚期患者。年轻患者病程初期首选单胺氧化酶B抑制剂或多巴胺受体激动剂。目前临床常用的是非麦角类多巴胺受体激动剂，应从小剂量开始，逐渐加量，用药过程中体位性低血压和精神症状发生率较高，常见的副作用包括胃肠道症状、嗜睡、幻觉等。非麦角类多巴胺受体激动剂有普拉克索、罗匹尼罗、吡贝地尔、罗替戈汀和阿扑吗啡。

（3）抗胆碱能药物 主要通过抑制脑内乙酰胆碱的活性，相应提高多巴胺效应。主要用于震颤明显且年龄较轻的患者，老年患者慎用，青光眼及前列腺肥大患者禁用。常用盐酸苯海索、苯甲托品、东莨菪碱等。

（4）金刚烷胺 可促进多巴胺在神经末梢的合成和释放，阻止其重吸收，对少动、僵直、震颤均有轻度改善作用，对异动症有效。肾功能不全、癫痫、严重胃溃疡、肝病患者慎用。

（5）单胺氧化酶B（MAO-B）抑制剂 通过不可逆地抑制脑内MAO-B，阻断多巴胺的降解，相对增加多巴胺含量而达到治疗目的。MAO-B 抑制剂可单药治疗新发的、年轻的帕金森病患者，也可辅助复方左旋多巴治疗中晚期患者。常用司来吉兰和雷沙吉兰，晚上使用易引起失眠，应早晨、中午服用。胃溃疡者慎用，禁与 5- 羟色胺再摄取抑制剂（SSRI）合用。

（6）儿茶酚 -O- 甲基转移酶（COMT）抑制剂　通过抑制 COMT 减少左旋多巴在外周的代谢，从而增加脑内左旋多巴的含量。COMT 抑制剂包括恩他卡朋和托卡朋。帕金森病患者出现症状波动时可加用 COMT 抑制剂以减少"关期"。恩他卡朋需与左旋多巴同时服用才能发挥作用；托卡朋第一剂与复方左旋多巴同服，此后间隔 6 小时服用，可以单用。COMT 抑制剂的副作用有腹泻、头痛、多汗、口干、氨基转移酶升高、腹痛、尿色变黄等。托卡朋有可能导致肝功能损害，须严密监测肝功能，尤其在初始用药的 3 个月内。

**3. 治疗策略**

（1）保护性治疗　一旦确诊就应及早予以保护性治疗。目前临床上作为保护性治疗的药物主要是单胺氧化酶 B（MAO-B）抑制剂。

（2）症状性治疗

① 早期治疗：疾病早期病情较轻，对日常生活或工作尚无明显影响时可暂缓用药。若已影响患者的日常生活或工作能力，或患者要求尽早控制症状时即应开始症状性治疗。小于 65 岁且不伴智能减退的患者可选择非麦角类多巴胺受体激动剂、单胺氧化酶 B 抑制剂、金刚烷胺等，若震颤明显而其他抗帕金森病药物效果不佳则可选用抗胆碱能药。使用上述药物疗效不佳时，加用复方左旋多巴、儿茶酚 -O- 甲基转移酶抑制剂。65 岁及以上的患者或伴智能减退者，首选复方左旋多巴，必要时可加用多巴胺受体激动剂、MAO-B 或 COMT 抑制剂。苯海索因有较多副作用，尽可能不用，尤其老年男性患者，除非有严重震颤且其他药物疗效不佳时方可考虑使用。

② 中期治疗：早期首选多巴胺受体激动剂、MAO-B 抑制剂或金刚烷胺或抗胆碱能药物治疗的患者，发展至中期阶段，原有的药物不能很好地控制症状时，应追加复方左旋多巴；早期即选用小剂量复方左旋多巴治疗的患者，至中期阶段症状控制不理想时，应适当加大剂量或追加多巴胺受体激动剂、MAO-B 抑制剂、金刚烷胺或 COMT 抑制剂。

③ 晚期治疗：晚期患者治疗困难，在治疗之初即应结合患者的实际情况制订合理的治疗方案，以期尽量延缓运动并发症的出现，延长患者有效治疗的时间窗。

**（二）手术治疗**

手术治疗方法有两种，即神经核毁损术和脑深部电刺激术（DBS）。

**1. 神经核毁损术**　常用的靶点是丘脑腹中间核和苍白球腹后部，以震颤为主的患者多选取丘脑腹中间核作为靶点，以僵直为主的多选取苍白球腹后部作为靶点。

**2. 脑深部电刺激术**　因其微创、安全、有效，已作为手术治疗的首选。帕金森病患者出现明显疗效减退或异动症，经药物治疗不能明显改善症状者，均应考虑手术治疗。手术治疗对改善肢体震颤和肌强直效果较好，但对中轴症状如姿势步态异常、吞咽困难等功能无明显改善。手术与药物治疗一样，仅能改善症状，而不能根治，也不能阻止疾病的进展。术后仍需个体化服用药物治疗。

**（三）预防**

（1）帕金森病和帕金森综合征、帕金森叠加综合征在疾病早期往往容易混淆，通常需要长期的随访观察明确诊断。对于有家族史的人群一旦出现运动或非运动症状应及时就诊，早期诊断，早期治疗。

（2）对于诊断明确的帕金森病患者，不应因为惧怕药物的副作用而拖延用药，也不能所有的药物都尝试失败后再考虑 DBS 手术治疗，从而错过了 DBS 最佳治疗时机。应在专业医生的指导下选择治疗措施。

（3）运动不仅可以缓解运动症状，还能预防认知功能障碍，改善精神心理状态。应根据具体病情制订不同的"运动处方"。如太极拳对改善中期 PD 患者姿势平衡障碍有较好的效果。

# 第六节　阿尔茨海默病

阿尔茨海默病（AD）是获得性脑功能障碍所导致的持续性智能障碍综合征，发病与年龄相关，是一种起病隐匿，呈进行性发展的神经系统退行性疾病。临床上以记忆障碍、失语、失用、失认、视空间技能损害、执行功能障碍以及人格和行为改变等全面性痴呆表现为特征。65 岁以前发病者，称早老性痴呆；65 岁以后发病者称老年性痴呆。病理改变的特征是神经炎性斑、神经原纤维缠结、神经元缺失和胶质增生。

阿尔茨海默病多属于中医学"痴呆""呆病""癫病"范畴。

# 一、诊断

## （一）临床特点

**1. 病因** 该病由多种因素（包括生物、社会和心理因素）共同作用而发。目前病因仍未阐明，认为与家族史、躯体疾病、颅脑外伤等因素有关。

（1）家族史 家族史是 AD 发病的危险因素，家族性 AD 呈常染色体显性遗传。

（2）躯体疾病 感染（病毒性脑炎、神经梅毒、艾滋病等）、甲状腺疾病、免疫系统疾病、癫痫、颅内肿瘤、老年期抑郁症、功能性精神障碍如精神分裂症和偏执性精神病等被认为是该病的危险因素，化学物质包括重金属盐、有机溶剂、杀虫剂、一氧化碳中毒及某些药物等。

（3）颅脑外伤 伴有意识障碍的颅脑外伤为 AD 的危险因素，严重的脑外伤是该病的病因之一。

（4）其他 丧偶、独居、经济困难等社会、心理因素为 AD 发病的诱因。

**2. 临床表现** 起病隐匿，多见于 65 岁以上老年人，少数患者在躯体疾病或精神受到刺激后症状迅速显现。女性发病多于男性，女男之比约为 3∶1。主要表现为认知功能下降、精神症状和行为障碍，日常生活能力逐渐下降。根据认知能力和身体功能的恶化程度分为两个时期。

（1）痴呆前阶段 包括轻度认知功能障碍发生前期和轻度认知功能障碍期。表现为记忆减退，对近事遗忘突出；判断能力下降，不能对事件进行分析、思考、判断，难以处理复杂的问题；工作或家务劳动漫不经心，不能独立进行购物、经济事务等，社交困难；尽管仍能完成已熟悉的日常工作，但对新的事物却表现出茫然不解，情感淡漠，偶尔易激惹，常有多疑。不影响基本日常生活能力，尚未达到痴呆的程度。

（2）痴呆阶段 根据认知障碍的程度分为轻、中、重三级。

① 轻度：表现为近事记忆减退，随病情加重出现远事记忆减退；简单结构的视空间能力下降，时间、地点定向障碍；不能处理问题、辨别事物的相似点和差异点；面对陌生和复杂的事务易出现疲乏、焦虑和消极情绪；伴有人格障碍表现如不爱清洁、不注意个人外表，情感由淡漠变为急躁不安，常无目的地走动。可出现尿失禁。

② 中度：记忆障碍进一步加重，不能正确计算，与社会接触能力明显降低，不能独立进行室外活动，个人自理常需要他人帮助；出现逻辑思维、综合分析能力减退，有明显的视空间障碍；常伴有各种神经症状如失语、失用和失认；出现明显的人格改变，对任何事物表现出淡漠，偶尔会随地大小便。

③ 重度：患者已经完全依赖他人照护，严重记忆力丧失，仅存片段的记忆；日常生活不能自理，大小便失禁，呈现缄默状态，肢体僵直，锥体束征可呈阳性，有强握、摸索和吸吮等原始反射。患者最终进入昏迷状态，常因呼吸系统及其他部位感染等并发症而发生死亡。

**3. 辅助检查**

（1）神经心理学测验 简易精神量表（MMSE）是目前临床上测查本病智能损害程度最常用的量表。该量表总分值数与文化教育程度有关，若文盲 17 分及以下，小学文化程度 20 分及以下，中学文化程度 22 分及以下，大学文化程度 23 分及以下，提示存在认知功能损害。应进一步进行详细的神经心理学测验，包括记忆力、执行能力、语言功能、运用和视空间能力等各项认知功能的评估。其他量表包括认知功能评价量表（ADAS-cog）、临床痴呆评定量表（CDR）等，用于评估患者的临床分期与分级水平等。

（2）实验室检查 主要用于发现伴发病及并发症、排除其他病因所致痴呆。包括血常规、血糖、血电解质、肝肾功能、维生素 $B_{12}$ 及叶酸水平、甲状腺激素水平等检查。高危人群及有临床症状的人群，应进行梅毒、人体免疫缺陷病毒、伯氏疏螺旋体血清学检查。脑脊液检测出现淀粉样 β 蛋白（Aβ42）水平降低，总 tau 蛋白和磷酸化 tau 蛋白增高。

（3）神经系统影像学检查 用于排除其他潜在疾病和发现 AD 的特异性影像学表现。头颅 CT 和 MRI 检查显示脑皮质萎缩明显，特别是海马及内侧颞叶、脑室扩大，支持 AD 的诊断。

（4）脑电图 AD 患者脑电图表现为 α 波明显减少，θ 波增高，平均频率降低，部分患者疾病早期可无异常发现。脑电图对 AD 与朊蛋白病、中毒 - 代谢异常、暂时性癫痫性失忆或其他癫痫疾病的鉴别有帮助。

（5）基因检测 可为诊断提供参考依据。淀粉样蛋白前体蛋白基因（APP）、早老素 1、2 基因（*PS1*、*PS2*）突变在家族性早发型 AD 中常有异常表现。载脂蛋白 APOE4 基因检测可作为散发性 AD 的诊断参考依据。

## （二）诊断要点

一般应用美国国立神经病语言障碍卒中研究所阿尔茨海默病及相关疾病协会（NINCDS-ADRDA）的诊断标准。

**1. 很可能的 AD 痴呆**

（1）核心诊断标准 ①符合痴呆诊断标准；②起病隐匿，症状在数月至数年中逐渐出现；③有明确的认知损害病史；④表现为遗忘或非遗忘综合征。

（2）排除标准 ①有与认知障碍发生与恶化相关的卒中史，或存在多发性、广泛性脑梗死，或存在严重的脑白质变性；②有路易体痴呆的核心症状；③有额颞叶痴呆的显著特征；④有原发性进行性失语的显著特征；⑤有其他引起进行性记忆和认知功能障碍神经系统疾病，或非神经系统疾病，或过量、滥用药物的证据。

（3）支持标准 ①在以知情人提供和正规神经心理测验得到的信息为基础的评估中，发现进行性认知下降的证据；②找到致病基因（*APP*、*PS1* 或 *SP2*）突变的证据。

**2. 可能的 AD 痴呆** 有下列任何情况时，即可诊断。

（1）非典型过程 符合很可能的 AD 痴呆诊断标准的第 1 条及第 4 条，但认知障碍突然发生，或病史不详，或认知进行性下降的客观证据不足。

（2）满足 AD 痴呆的所有核心临床标准 但具有以下证据：①伴有与认知障碍发生与恶化相关的卒中史，或存在多发性、广泛性脑梗死，或存在严重的脑白质变性；②有其他疾病引起的痴呆的特征，或痴呆症状可用其他疾病或原因解释。

## （三）鉴别诊断

**1. 血管性痴呆** 男性多见，急性起病，波动性进展或阶梯型恶化，多有卒中病史，以头痛、眩晕、肢体麻木为主要自觉症状，认知功能障碍呈斑片状损害，人格相对保留，伴有局灶性神经功能缺失症状，颅脑影像学检查可见脑血管病变，多为缺血性脑卒中。

**2. 路易体痴呆** 波动性认知功能障碍，反复发生的视幻觉，自发性锥体外系功能障碍，回忆及再认知功能相对保留，语言流畅性、视觉感知及操作任务的完成等方面损害更为严重。

**3. 其他** 应与额颞叶痴呆、帕金森病痴呆等相鉴别。

# 二、治疗与预防

## （一）治疗要点

**1. 对症治疗** 目的是控制伴发的精神病理症状。

（1）抗焦虑药 如有焦虑、失眠等症状，考虑应用短效苯二氮类药，常用阿普唑仑、奥沙西泮（去甲羟安定）、劳拉西泮和三唑仑等。小剂量短期应用，应用期间注意过度镇静、嗜睡、言语不清、共济失调和步态不稳等副作用。适当增加白天活动，同时应及时处理其他可诱发或加剧患者焦虑和失眠的躯体病，如感染、外伤、尿潴留、便秘等。

（2）抗抑郁药 用于伴有抑郁症状的患者。抑郁症状较轻且历时短暂者，应先予心理治疗及改善环境，必要时加用抗抑郁药。常用去甲替林和地昔帕明，也可选用多塞平、马普替林及 5- 羟色胺再摄取抑制剂帕罗西汀、氟西汀等口服。氟西汀半衰期长，老年人宜慎用。

（3）抗精神病药 有助于控制患者的行为紊乱、激越、攻击性和幻觉与妄想。应小剂量使用，并及时停药，以防发生毒副反应。常用小剂量奋乃静口服，亦可选用氟哌啶醇或硫利达嗪。硫利达嗪对老年患者常见的焦虑、激越有缓解作用，但易引起心电图改变，应监测心电图。非典型抗精神病药如利培酮、奥氮平等，疗效较好，且心血管及锥体外系副作用较少，更适合老年患者。

**2. 应用益智或改善认知功能的药物** 目的在于改善患者的认知功能，延缓疾病进展。按益智药的药理作用可分为作用于神经递质的药物、脑血管扩张药、促脑代谢药等类，各类之间的作用又互有交叉。

（1）作用于神经递质的药物 胆碱能系统的改变与 AD 的认知功能损害程度密切相关，拟胆碱药物治疗的目的是促进和维持残存的胆碱能神经元的功能，包括乙酰胆碱酯酶抑制剂（如多奈哌齐、利斯的明、石杉碱甲等）及选择性胆碱能受体激动剂。

（2）脑代谢赋活药物 此类药物的作用较多而复杂，主要是扩张脑血管，增加脑皮质细胞对氧、葡萄糖、氨基酸和磷脂的利用，促进脑细胞的恢复，改善功能脑细胞，从而达到提高记忆力的目的。

**3. 加强护理与支持治疗** 加强护理与支持治疗在 AD 治疗过程中必不可少。

（二）预防

**1. 控制危险因素**　AD 危险因素中部分是可以预防和干预的。如控制三高、戒烟、减重、预防感染、加强文化修养等。

**2. 早期诊断早期治疗**　建议对可能的 AD 或有家族遗传史的老年人每年做 1 次认知评估及相关检查，及时给予相应的治疗。

# 第三部分　基本技能

## 第十七章　医疗文书的书写

### 一、医疗文书书写基本要求

医疗文书中最重要的是病历，规范的病历书写是临床医师的基本功。病历是记载与留存患者医疗信息的重要载体，目前我国已基本实行电子病历。电子病历即计算机化的病案系统，是用电子设备（计算机等）保存、管理、传输和重现数字化的医疗记录，目前已基本取代了手写纸张病历。电子病历是随着医院计算机管理网络化的应用及大数据时代而产生的新型的医疗文书记载方法，极大地提高了医院的工作效率和医疗质量管理水平。电子病历所记载的内容包括或超越原有纸质病历的所有信息。

#### （一）门诊（电子）病历

常规记录内容主要包括患者的基本个人信息，就诊 ID 号，就诊时间与科别，出诊与复诊等。根据是出诊还是复诊，记录的临床信息的侧重点有所不同。

**1. 初诊门诊病历**

（1）重点记录内容为本次就诊的主诉、现病史，既往史、家族史等仅扼要记录与本次发病有关的内容。

（2）系统体格检查（包括一般情况、心、肺、腹、四肢及神经反射等）结果按顺序逐项简要记载；阳性体征及具有鉴别诊断价值的阴性体征应重点记载；专科检查结果应详细记载。

（3）辅助检查应根据病情诊治需要进行选择，并记录在病历中。

（4）结合病史、体格检查、已有的辅助检查结果，做出初步诊断。西医用诊断疾病病名应规范，符合国际疾病分类（ICD-11）。

（5）记录医嘱药品（含药物品名、剂量、用法及所给总量），特殊治疗，健康教育与人文关怀内容，预约诊疗日期及随访要求等。

**2. 复诊门诊病历**　重点记录上次就诊治疗后病情变化、治疗效果与对治疗（药物）的反应，有无新发症状，辅助检查结果等。复查上次发现的阳性体征，观察其变化。根据治疗反应及辅助检查结果修正诊断，诊断无改变者不再填写。复诊的治疗内容，包括药物品名、剂量、用法及所给总量，特殊治疗措施，健康教育与人文关怀内容，预约诊疗日期及随访要求等。

#### （二）住院（电子）病历

住院电子病历主要由三部分组成：病历模板（入院记录、病程记录、上级医师查房记录、护理记录、特殊检查或治疗同意书、输血治疗知情同意书、手术同意书、麻醉同意书、麻醉记录单、手术及手术护理记录单、病理资料、病危/重通知书、出院记录或死亡记录、疑难病例讨论记录、会诊记录、阶段小结、转出记录、死亡病例讨论记录等）、病历编辑工具、病历主界面。住院病历主要内容包括以下几个方面。

**1. 入院记录**

（1）患者一般情况，包括姓名、性别、年龄、婚姻、民族、职业、住址（工作单位）、出生地、入院日期、记录日期、发病节气、病史陈述者、可靠程度等。

（2）病史部分，包括主诉、现病史、既往史、个人史、婚姻史、月经生育史、家族史。

（3）体格检查部分，包括生命体征及系统的全身体格检查结果、专科检查结果。

（4）辅助检查，主要记录本次发病后在门诊或急诊科就诊时进行的辅助检查结果。

（5）病历摘要，应重点记录主诉及现病史内容、体格检查发现的阳性体征及具有诊断意义的辅助检查结果。

（6）初步诊断，病名应书写规范。

（7）记录者签名。

**2.首次病程记录** 记录内容包括病例特点（患者姓名、性别、年龄，入院记录中问诊、体格检查、专科检查的重点内容，辅助检查结果等）、入院诊断、诊断依据与鉴别诊断、诊疗计划、医师签名等。

**3.病程记录** 记录内容包括记录时间，患者一般情况，病情变化（症状与体征的变化、新出现的症状与体征、新收到的辅助检查结果等），对病情变化及辅助检查结果的分析、判断与结论，对临床诊断的修正及补充，对治疗的改动等。

**4.上级医师查房记录** 分别记录三级医师（主任、主治、住院医师）查房记录。

**5.特殊病程记录** 不同住院患者具体记录项目不同，主要包括诊疗操作记录、会诊记录、抢救记录、疑难病例讨论记录、转科记录、阶段小结等。

**6.出院记录**

**7.死亡记录**

**（三）病历书写的基本要求**

（1）书写内容客观、真实、准确，书写记录及时、完整。

（2）纸质住院病历书写应当使用蓝黑墨水或碳素墨水，电子病历书写应符合具体规定要求。

（3）必须使用中文和医学术语，公认通用的外文缩写和无正式中文译名的症状、体征、疾病名称等，可以使用外文（英语等）。

（4）中医专业术语使用中华人民共和国国家标准《中医临床诊疗术语》《中医病证分类与代码》和中医药行业标准《中医病证诊断疗效标准》等有关标准规范；中药名称使用《中华人民共和国药典》中的规范名称。

（5）疾病病名诊断及手术名称依照国际疾病分类（ICD-11），译名应以《英汉医学词汇》和全国高等医药院校规划教材的名称为准。

（6）西药名称必须使用规范的中文名称书写，没有中文名称的可以使用规范的英文（或拉丁文）名称书写。

（7）纸质文书书写文字工整，字迹清晰，表述准确，语句通顺，标点使用规范。书写过程中出现错字时，不得掩盖或涂抹原错字，可应用书写时的笔墨在错字上标注双划线。

（8）词句中的数字原则上使用阿拉伯数字。

（9）各项医学文书必须有完整日期，按"年 - 月 - 日"方式书写，所有具体时间以 24 小时表示。急诊接诊、抢救时应随时记录时间。

（10）各种医学文书需签字时，必须签全名，字迹清晰可辨认。

（11）有药物过敏者史的患者，必须在病历的既往史中用红色笔注明过敏药物的名称。

## 二、各类医疗文书的书写要求

**（一）门（急）诊病历**

**1.门诊病历分类**

（1）初诊病历 记录书写内容应当包括就诊时间、科别、主诉、现病史、既往史，中医四诊情况，阳性体征、必要的阴性体征和辅助检查结果，诊断及治疗意见和医师签名等。

（2）复诊病历 记录书写内容应当包括就诊时间、科别、中医四诊情况，必要的体格检查和辅助检查结果、诊断、治疗处理意见和医师签名等。

（3）急诊病历 书写就诊时间应当具体到分钟。

（4）急诊留观记录 急诊患者因病情需要留院观察期间的记录，重点记录留观期间患者的病情变化和采取的诊疗措施，记录简明扼要，并注明患者去向。实施中医治疗的，应记录中医四诊结果及治法与辨证施治情况等。

（5）抢救记录 抢救危重患者时，应当书写抢救记录。

**2.门（急）诊病历记录要求** 必须由接诊医师在患者就诊时及时完成，急诊病历及抢救记录应随时记录。门（急）诊抢救记录书写内容及要求按照住院病历抢救记录书写内容及要求执行。

**（二）住院病历**

住院病历包括病案首页、入院记录、病程记录、特殊治疗知情同意书、特殊检查知情同意书、病危（重）

通知书、医嘱单、辅助检查报告单、体温单、医学影像检查资料、病理学检查资料等。

**1. 入院记录**  患者入院后，由经治医师通过望、闻、问、切及体格检查、辅助检查等诊疗行为获得的有关病史资料，并对这些资料归纳分析书写而成的记录，分为入院记录、再次或多次入院记录、24小时内入出院记录、24小时内入院死亡记录。入院记录、再次或多次入院记录应当于患者入院后24小时内完成；24小时内入出院记录应当于患者出院后24小时内完成，24小时内入院死亡记录应当于患者死亡后24小时内完成。入院记录的要求及内容包括：

（1）一般信息  患者姓名、性别、年龄、民族、婚姻状况、出生地、职业、入院时间、记录时间、发病节气、病史陈述者。

（2）主诉  促使患者就诊的主要症状（或体征）及持续时间。

（3）现病史  患者本次疾病的发生、演变、诊疗等方面的详细情况，应当按时间顺序书写，并结合中医问诊。内容包括发病情况、主要症状特点及其发展变化情况、伴随症状、发病后诊疗经过及结果、睡眠和饮食等一般情况的变化，以及与鉴别诊断有关的阳性或阴性资料等。与本次疾病虽无紧密关系，但仍需治疗的其他疾病情况，可在现病史后另起一段予以记录。

（4）既往史  患者过去的健康和疾病情况。内容包括既往一般健康状况、疾病史、传染病史、预防接种史、手术外伤史、输血史、食物或药物过敏史等。

（5）个人史  记录出生地及长期居留地，生活习惯及有无烟、酒、药物等嗜好，职业与工作条件及有无工业毒物、粉尘、放射性物质接触史，有无冶游史。

（6）婚育史、月经史  婚姻状况、结婚年龄、配偶健康状况、有无子女等。女性患者记录经带胎产史，初潮年龄、行经期天数、间隔天数、末次月经时间（或闭经年龄）、月经量、痛经及生育等情况。

（7）家族史  父母、兄弟、姐妹健康状况，有无与患者类似疾病，有无家族遗传倾向的疾病。

（8）中医四诊  记录神色、形态、语声、气息、舌象、脉象等。

（9）体格检查  内容包括生命体征，一般情况，浅表淋巴结，头部及其器官，颈部，胸部（胸廓、肺部、心脏、血管），腹部（肝、脾等），直肠肛门，外生殖器，脊柱四肢，神经系统等。

（10）专科情况  根据需要记录专科特殊情况。

（11）辅助检查  入院前所作的与本次疾病相关的主要检查及其结果。患者在其他医疗机构所做的检查，注明医疗机构名称及检查号。

（12）初步诊断  经治医师根据患者入院时情况，综合分析所获得的病史资料，综合作出初步诊断。初步诊断应主次分明，依次列出。

（13）入院记录书写医师签名。

**2. 再次或多次入院记录**  患者因同一种疾病再次或多次住入同一医疗机构时应书写再次（多次）入院记录。主诉应记录患者本次入院的主要症状或体征及持续时间，现病史依次顺序记录本次住院前的住院诊疗经过，最后记录本次入院的现病史。要求及内容基本同入院记录。

**3. 24小时内入出院记录**  患者入院不足24小时出院的，书写24小时内入出院记录。内容包括患者姓名、性别、年龄、职业、入院时间、出院时间、主诉、入院情况、入院诊断、诊疗经过、出院情况、出院诊断、出院医嘱、医师签名等。

**4. 24小时内入院死亡记录**  患者入院不足24小时死亡的，书写24小时内入院死亡记录。内容包括患者姓名、性别、年龄、职业、入院时间、死亡时间、主诉、入院情况、入院诊断、救治经过、死亡原因、死亡诊断、医师签名等。

**5. 病程记录**  入院记录之后，对患者病情和诊疗过程所进行的连续性记录。内容包括患者的病情变化、证候演变情况，重要的辅助检查结果及临床意义，上级医师查房意见，会诊意见，病情及诊疗分析讨论意见，所采取的诊疗措施及效果、医嘱更改及理由，向患者及其近亲属告知的重要事项等。病程记录的要求及内容如下。

（1）首次病程记录  是指患者入院后由经治医师或值班医师书写的第一次病程记录，应当在患者入院后8小时内完成。首次病程记录的内容包括病情特点、诊断依据及鉴别诊断、诊疗计划等。

（2）日常病程记录  是指对患者住院期间诊疗过程的经常性、连续性记录。由经治医师书写，也可以由实习生或住培生书写，但应有经治医师签名。书写日常病程记录时，首先标明记录时间，另起一行记录具体内容。病危患者应当根据病情变化随时更新病程记录，每天至少1次，记录时间应当具体到分钟。对病重患者，至少2天记录一次病程记录。对病情稳定的患者，至少3天记录一次病程记录。

日常病程记录应反映中医四诊情况及治法、方药变化及其变化依据等。

（3）上级医师查房记录　上级医师查房时对患者病情、当前诊断及鉴别诊断、当前治疗措施及疗效分析等讲述的内容，及下一步诊疗意见等进行如实记录。

主治医师首次查房记录应当于患者入院 48 小时内完成。内容包括查房医师的姓名、专业技术职务、补充的病史和体征、理法方药分析、诊断依据与鉴别诊断的分析及诊疗计划等。

主治医师日常查房记录间隔时间视病情和诊疗情况确定，内容包括查房医师的姓名、专业技术职务、对病情的分析和诊疗意见等。

科主任或具有副主任医师以上专业技术职务任职资格医师的查房记录，内容包括查房医师的姓名、专业技术职务、对病情和理法方药的分析及诊疗意见等。

（4）疑难病例讨论记录　是由科主任或具有副主任医师以上专业技术任职资格的医师主持、召集有关医务人员，对确诊困难或疗效不确切的病例进行讨论的记录。内容包括讨论日期、主持人、参加人员姓名及专业技术职务、具体讨论意见及主持人小结等。

（5）交（接）班记录　是患者经治医师发生变更时，由交班医师和接班医师分别对患者病情及诊疗情况进行简要的总结记录。交班记录应当在交班前由交班医师书写完成；接班记录应当由接班医师于接班后 24 小时内完成。

交（接）班记录内容包括：入院日期、交班或接班日期、患者姓名、性别、年龄、主诉、入院情况、入院诊断、诊疗经过、目前情况、目前诊断、交班注意事项或接班诊疗计划、医师签名等。

（6）转科记录　患者住院期间需要转科时，经转入科室医师会诊并同意接收后，由转出科室和转入科室医师分别书写的记录。包括转出记录和转入记录。转出记录由转出科室医师在患者转出科室前书写完成（紧急情况除外）；转入记录由转入科室医师于患者转入后 24 小时内完成。

转科记录内容包括：入院日期、转出或转入日期，转出、转入科室，患者姓名、性别、年龄、主诉、入院情况、入院诊断、诊疗经过、目前病情及诊断、转科目的及转入诊疗计划、医师签名等。

（7）阶段小结　患者住院时间较长，由经治医师每月所作病情及诊疗情况总结。

阶段小结的内容包括：入院日期、小结日期，患者姓名、性别、年龄、主诉、入院情况、入院诊断、诊疗经过、目前病情及诊断、诊疗计划、医师签名等。交（接）班记录、转科记录可代替阶段小结。

（8）抢救记录　患者病情危重，采取抢救措施时作的记录。因抢救急危患者，未能及时书写病历的，有关医务人员应当在抢救结束后 6 小时内据实补记，并加以注明。内容包括病情变化、抢救时间及救治措施、参加抢救医务人员的姓名及专业技术职称等。记录抢救时间应当具体到分钟。

（9）有创诊疗操作记录　在临床诊疗活动过程中进行的各种诊断、治疗性操作（如胸膜腔穿刺术、腹腔穿刺术、选择性冠状动脉造影等）的记录。应当在操作完成后即刻书写。内容包括：操作名称、操作时间、操作步骤、结果及术后患者的一般情况，操作过程是否顺利、有无不良反应，术后注意事项及是否向患者说明，操作医师签名。

（10）会诊记录　患者在住院期间需要其他科室或者其他医疗机构协助诊疗时，分别由申请医师和会诊医师书写的记录。会诊记录应另页书写。

内容包括：申请会诊记录和常规会诊意见记录。①申请会诊记录：简要记载患者病情及诊疗情况、申请会诊的理由和目的，申请会诊医师签名等。②常规会诊意见记录：由会诊医师在会诊申请发出后 48 小时内完成。急会诊时会诊医师应当在会诊申请发出后 10 分钟内到达患者身边并开始诊疗活动，并在会诊结束后即刻完成会诊记录。

会诊记录内容包括：会诊意见、会诊医师所在的科别或者医疗机构名称、会诊时间及会诊医师签名等。申请会诊医师应在病程记录中记录会诊意见执行情况。

（11）术前小结　患者手术前，由经治医师对患者病情所作的总结。内容包括简要病情、术前诊断、手术指征、拟施手术名称和方式、拟施麻醉方式、注意事项，并记录手术者术前查看患者相关情况等。

（12）术前讨论记录　患者病情较重或手术难度较大，实施手术前在上级医师主持下，对拟实施手术方式和术中可能出现的问题及应对措施进行讨论的记录。讨论内容包括术前准备情况、手术指征、手术方案、可能出现的意外及防范措施、参加讨论者的姓名及专业技术职务、具体讨论意见及主持人小结意见、讨论日期、记录者的签名等。

（13）麻醉术前访视记录　在对患者实施麻醉前，由麻醉医师对患者拟施麻醉方式所进行的风险评估的记录。麻醉术前访视可另立单页，也可在病程中记录。内容包括：患者姓名、性别、年龄、科别、病案 ID 号，患者一般情况、简要病史、与麻醉相关的辅助检查结果、拟行手术方式、拟行麻醉方式、麻醉适应证及麻醉中需注意的问题、术前麻醉医嘱、麻醉医师签字并填写日期。

（14）麻醉记录　麻醉医师在麻醉实施中书写的麻醉经过及处理措施的记录。麻醉记录应当另页书写，内容包括：患者一般情况、术前特殊情况、麻醉前用药、术前诊断、术中诊断、手术方式及日期、麻醉方式、麻醉诱导及各项操作开始及结束时间、麻醉期间用药名称、方式及剂量、麻醉期间特殊或突发情况及处理、手术起止时间、麻醉医师签名等。

（15）手术记录　由手术者书写的反映手术一般情况、手术经过、术中发现及处理等情况的特殊记录，应当在术后 24 小时内完成。特殊情况下由第一助手书写时，应有手术者签名。手术记录应当另页书写，内容包括：一般项目（患者姓名、性别、科别、病房、床位号、住院病历号或病案号）、手术日期、术前诊断、术中诊断、手术名称、手术者及助手姓名、麻醉方法、手术经过、术中出现的情况及处理等。

（16）手术安全核查记录　由手术医师、麻醉医师和巡回护士三方，在麻醉实施前、手术开始前和患者离室前，共同对患者一般信息、手术部位、手术方式、麻醉及手术风险、手术使用物品清点等内容进行核对的记录，接受输血的患者还应对血型、用血量进行核对。应由手术医师、麻醉医师和巡回护士三方核对、确认并签字。

（17）手术清点记录　巡回护士对手术患者术中所用血液、器械、敷料等的记录，应当在手术结束后即时完成。手术清点记录应当另页书写，内容包括：患者姓名、住院病历 ID 号（或病案 ID 号）、手术日期、手术名称、术中所用各种器械和敷料数量的清点核对、巡回护士和手术器械护士签名等。

（18）术后首次病程记录　参加手术的医师在患者术后即时完成的病程记录。内容包括：手术时间、术中诊断、麻醉方式、手术方式、手术简要经过、术后处理措施、术后应当特别注意观察的事项等。

（19）麻醉术后访视记录　麻醉实施后，由麻醉医师对术后患者麻醉恢复情况进行访视的记录。麻醉术后访视可另立单页，也可在病程中记录。内容包括：姓名、性别、年龄、科别、病案号，患者一般情况、麻醉恢复情况、清醒时间、术后医嘱、是否拔除气管插管等，如有特殊情况应详细记录，麻醉医师签字并填写日期。

（20）出院记录　经治医师对患者此次住院期间诊疗情况的总结，应当在患者出院后 24 小时内完成。内容主要包括：入院日期、出院日期、入院情况、入院诊断、诊疗经过、出院诊断、出院情况、出院医嘱、中医调护、医师签名等。

（21）死亡记录　经治医师对死亡患者住院期间诊疗和抢救经过的记录，应当在患者死亡后 24 小时内完成。内容包括：入院日期、死亡时间、入院情况、入院诊断、诊疗经过（重点记录病情演变、抢救经过）、死亡原因、死亡诊断等。记录死亡时间应当具体到分钟。

（22）死亡病例讨论记录　是在患者死亡 1 周内，由科主任或具有副主任医师以上专业技术职务任职资格的医师主持，对死亡病例进行讨论、分析的记录。内容包括：讨论日期、主持人及参加人员姓名、专业技术职务、具体讨论意见及主持人小结意见、记录者的签名等。

（23）病重（病危）患者护理记录　护士根据医嘱和病情对病重（病危）患者住院期间护理过程的客观记录。病重（病危）患者护理记录应当根据相应专科的护理特点书写。内容包括：患者姓名、科别、住院病历 ID 号（或病案 ID 号）、床位号、页码、记录日期和时间、出入液量、体温、脉搏、呼吸、血压等病情观察、护理措施和效果、护士签名等。记录时间应当具体到分钟。应体现中医辨证施护。

**6. 手术同意书**　手术前经治医师向患者告知拟施手术的相关情况，并由患者签署是否同意手术的医学文书。内容包括：术前诊断、手术名称、术中或术后可能出现的并发症、手术风险、医患双方签名等。

**7. 麻醉同意书**　麻醉前由麻醉医师向患者告知拟行麻醉的相关情况，并由患者签署是否同意麻醉意见的医学文书。内容包括：患者姓名、性别、年龄、病案 ID 号、科别、术前诊断、拟行手术方式、拟行麻醉方式、患者基础疾病及可能对麻醉产生影响的特殊情况、麻醉中拟行的有创操作和监测、麻醉风险、可能发生的并发症及意外情况，患者签署意见并签名、麻醉医师签名并填写日期。

**8. 输血治疗知情同意书**　输血前经治医师向患者告知输血的相关情况，并由患者签署是否同意输血的医学文书。输血治疗知情同意书内容包括：患者姓名、性别、年龄、科别、病案 ID 号、诊断、输血指征、拟输血成分、输血前有关检查结果、输血风险及可能产生的不良后果、患者签署意见并签名、医师签名并填写日期。

**9. 特殊检查、特殊治疗同意书**　在实施特殊检查、特殊治疗前，经治医师向患者告知特殊检查、特殊治疗的相关情况，并由患者签署是否同意检查、治疗的医学文书。内容包括：特殊检查、特殊治疗项目名称、医疗目的、可能出现的与特殊检查或特殊治疗相关的并发症及风险、患者签名、医师签名等。

**10. 病危（重）通知书**　因患者病情危、重时，由经治医师或值班医师向患者家属告知病情，并由患方签名的医疗文书。内容包括：患者姓名、性别、年龄、科别，目前诊断及病情危重情况，患方签名、医师签名并填写日期。病危（重）通知书一式两份，一份交患方保存，另一份归病历中保存。

11. **医嘱**　医师在医疗活动中下达的医学指令。医嘱单分为长期医嘱单和临时医嘱单。一般情况下，医师不得下达口头医嘱。因抢救急危患者需要下达口头医嘱时，护士应当复诵一遍。抢救结束后，医师应当尽快如实补记医嘱。

12. **辅助检查报告单**　患者住院期间所做各项检验、检查结果的记录。内容包括：患者姓名、性别、年龄、住院病历 ID 号（或病案 ID 号）、检查项目、检查结果、报告日期、报告人员签名或者印章等。

# 第十八章　常用操作技术

## 第一节　气管内插管术

### 一、适应证

（1）各种全麻手术。

（2）预防和处理误吸或呼吸道梗阻，如腹内压增高、频发呕吐、颈部肿瘤、压迫气管、极度肥胖等。

（3）呼吸功能不全，需接人工呼吸机。

（4）心跳呼吸停止，需高级生命支持。

### 二、禁忌证

（1）喉头水肿。

（2）急性喉炎。

（3）升主动脉瘤。

（4）在心肺复苏时没有绝对禁忌证。

### 三、操作方法

气管内插管术按照插管途径分为经口腔和经鼻腔插管，根据插管时是否用喉镜显露声门分为明视插管和盲探插管。临床急救中最常用的是经口腔明视插管术，其操作要点如下。

**1. 摆放体位、开放气道**　患者取仰卧位，用压额提颏法，以寰枕关节为转折点使头部尽量后仰，使口、咽、喉在一直线上。检查口腔，清除口腔异物，取出活动义齿等。若怀疑有颈髓损伤，则不做头颈部后仰，由一名助手保持其头颈部稳定，防止加重颈髓损伤。

**2. 预充氧**　使用简易呼吸器面罩加压给氧，给患者人工通气（$FiO_2$ 100%）4～5分钟，使血氧饱和度（$SpO_2$）达到最大，方可考虑开始插管，插管时暂停通气。

**3. 准备气管导管**　操作者戴手套，选择相应规格的气管导管，用注射器检查充气套囊是否漏气，在导管内放入导管芯并塑形，用石蜡油纱布润滑导管前端及喉镜末端。

**4. 准备喉镜**　气管导管准备好后，选择合适形状和大小的喉镜镜片，检查光源后关闭，放置备用。

**5. 准备牙垫、固定胶布和听诊器，吸引器连接吸痰管放置于床旁备用**

**6. 暴露声门**　打开喉镜，操作者用右手拇、示指拨开患者上下齿及口唇，左手紧握喉镜柄，沿口角右侧置入口腔，用镜片翼将舌体左推，使喉镜片移至正中位，然后左臂稍用力上提暴露咽腔（不能以牙做支点上撬，以免损伤牙齿），看到咽腔后镜片继续沿中线向前推进，可见如小舌样会厌，用镜片前端挑起会厌，暴露声门。

**7. 插入气管导管**　操作者用右手从患者右口角将气管导管沿着镜片插入口腔，并对准声门送入气管内，在气管导管的气囊过声门后，将导管芯拔出，继续插至所需深度（成年女性插管深度距门齿约22cm，成年男性约24cm）。注意气管导管不可送入过深，以防止进入单侧主支气管造成单侧通气。

**8. 气囊充气**　用注射器向气囊内注气4～5mL，检查充气气囊压力是否适中。

**9. 确认导管位置**　给导管气囊充气后，立即请助手用简易呼吸器通气（8～10次/分）。在通气时观察双侧胸廓有无对称起伏，并用听诊器听诊双肺尖，以双肺呼吸音对称与否判断气管导管的位置是否正确。

**10. 固定气管导管**　放置牙垫后将喉镜取出，将患者头颅复位，用胶布以"八字法"将牙垫和气管导管固定于面颊。

### 四、注意事项

**1. 准备**　行气管插管前要充分给氧，以防插管时突然呼吸停止，加重缺氧。

**2. 麻醉** 麻醉用于急诊时，应视患者病情而定。①凡嚼肌松弛、咽喉反射迟钝或消失的患者，如深昏迷、心肺复苏时，均可经口直接气管内插管。②嚼肌松弛适当，但喉镜下见咽喉反射较活跃者，可直接对咽喉、声带和气管黏膜喷雾表面麻醉后行气管插管。③意识障碍而躁动不安、不合作，但又能较安全接受麻醉药的患者，可直接静脉推注地西泮（安定）10～20mg。④气管插管有困难（如体胖、颈短、喉结过高、气管移位等），插管时可能发生反流误吸窒息（如胃胀满、呕吐频繁、消化道梗阻、上消化道大出血等），口喉部损伤并出血，气管不全梗阻（如痰多、咯血、咽后壁脓肿等）或严重呼吸、循环功能抑制的患者，应在经环甲膜穿刺向气管注射表面麻醉药和经口施行咽喉喷雾表面麻醉后插管。

**3. 操作技术** 要求熟练，动作轻巧，切忌粗暴，减少由操作不当引起的并发症。

**4. 选择导管** 导管过细，增加呼吸阻力；过粗，套囊充气力过大，易致气管黏膜缺血性坏死，形成溃疡瘢痕及狭窄。

**5. 导管固定和口腔清洁** 注意气管插管要和牙垫固定牢固并保持清洁。要随时观察固定情况和导管外露的长度。每天应定时进行口腔护理，随时清理口、鼻腔分泌物。

# 第二节 心肺脑复苏术

心搏骤停是指心脏的有效收缩和泵血功能突然停止而导致的循环中断。常见的心脏机制为心室颤动、无脉性室性心动过速、心室静止及无脉电活动。心搏骤停后即出现意识丧失、脉搏消失及呼吸停止，经及时有效的心肺复苏，部分患者可存活。但仍有相当的存活者并发神经系统损害，不能恢复正常生活，幸存者中约有20%遗留永久性脑损害，约40%意识不能恢复及至死亡。

心肺复苏成功的关键不仅是自主呼吸和心跳恢复，更重要的是中枢神经系统功能的恢复。故1961年国际复苏研究委员会将"心肺复苏"的概念扩展到"心肺脑复苏"。从而将脑复苏提到与心肺复苏同等地位。

================ **基础生命支持** ================

基础生命支持（basic life support，BLS）主要指在心搏骤停后，以徒手方法进行复苏抢救，目的是迅速建立有效的人工循环，以使患者心、脑等全身重要脏器获得最低限度的氧合血液灌注。主要措施包括：重建循环、开放气道、人工通气和恢复自主循环，简称为C（Circulation）、A（Airway）、B（Breathing）、D（Defibrillation）。

## 一、早期识别心搏骤停

（1）原来清醒者突然倒地，意识突然丧失。

（2）全麻手术中，心电图正常波形消失，术野渗血停止。

## 二、启动急救系统

观察确定周围环境无安全隐患后立即启动应急反应系统。院内者，呼叫其他医护人员尽快拿取除颤仪等复苏用品；院外者，立即拨打120，告知事件地点，需行心肺复苏救援，如自动体外除颤仪（AED）可获得，应尽快取用。第一目击者呼救后立即检查患者呼吸和大动脉（颈动脉或股动脉）搏动，如呼吸停止或仅有叹息样呼吸，大动脉无搏动或无法判断，应立即对患者进行早期心肺复苏（CPR）。以上判断应在10秒内完成，对非医务人员来说，判断动脉搏动易出错，会延误复苏，不必判断大动脉搏动。

## 三、早期心肺复苏

### （一）胸外心脏按压

#### 1. 动作要领

（1）**患者体位** 将患者仰卧于硬板床或平整地面上，或将胸外按压板垫于其胸背下。

（2）**抢救者体位** 抢救者应紧靠患者胸部一侧，一般为其右侧，为保证按压时力量垂直作用于胸骨，抢救者可根据患者所处位置的高低采用跪式、立位或用脚凳等不同体位。

（3）**按压部位** 正确的按压部位是胸骨下半段。定位：胸骨下半段避开胸骨末端。将一只手的掌根放在患者胸骨上，另一只手的掌根置于第一只手上，手指交叉并翘起，不接触胸壁。

（4）**操作要点** 按压时双肘关节伸直，双肩在患者胸骨上方正中，肩、臂和手保持垂直用力向下按压，肘关节不能弯曲。按压深度为 5～6cm，按压频率为 100～120 次 / 分，按压与放松时间大致相等。放松时掌根不能离开胸壁，以免按压点移位，放松时保证胸廓完全回弹，尽可能减少按压中断。施救者避免按压间隙倚靠在患者胸壁上。

（5）按压呼气比　胸外心脏按压与人工呼吸比例为 30∶2。

**2. 注意事项**　胸外心脏按压如操作不标准，常会导致并发症的发生。

（1）按压部位不正确。向下错位时则受压部位为剑突，可致剑突受压折断，肝脏受冲击破裂或胃部受压导致呕吐；向胸骨两旁偏移或按压时手指没有翘起则易致肋骨骨折及连枷胸，导致气胸、血胸并丧失胸廓弹性。按压前应按照标准的方法定位，手掌根部的长轴应与肋骨的长轴平行，不要偏向一旁，手指、手心翘起，避免接触和按压肋骨或肋软骨。

（2）按压时肘部出现弯曲导致用力不垂直，按压力量不足，按压深度达不到 5cm。抢救者应双臂绷直，双肩在患者胸骨上方正中，垂直向下用力按压。

（3）冲击式按压、猛压、按压放松时抬手离开胸骨定位点，导致下次按压部位错误等情况，均可引起骨折。正确的方法是按压要平稳，垂直用力向下，有规律地进行，不左右摇摆，按压与放松时间应大致相等。放松时，定位的手掌根部不要离开胸骨定位点，但应尽量放松，使胸骨不承受任何压力，保证胸廓自然回弹。此外，按压时要注意两手掌不要交叉放置，一定要重叠放置，否则影响按压效果。判断按压是否有效：如按标准手法进行操作，应能触及患者颈动脉搏动。

此外，不是所有的患者都能进行胸外心脏按压，如重度二尖瓣狭窄和心脏瓣膜置换术后、心包压塞、严重张力性气胸、胸廓或脊柱严重畸形、晚期妊娠或有大量腹水者，不宜进行胸外心脏按压。

机械胸外按压装置：目前无证据表明使用机械活塞装置对心脏骤停患者进行胸外按压相对人工胸外按压更有优势。人工胸外按压仍然是抢救心脏骤停的标准方法。但是，在进行高质量人工胸外按压比较困难或危险时（如施救者有限、长时间心肺复苏、低温心脏骤停时进行心肺复苏、在移动的救护车内进行心肺复苏、在血管造影室内进行心肺复苏，以及在准备体外膜肺氧合期间进行心肺复苏），机械活塞装置可以作为传统心肺复苏的替代品。

### （二）开放气道

在双人心肺复苏中，完成 30 个胸外心脏按压后，应评估患者的气道开放情况，并给予 2 次人工呼吸支持。正确地开放气道是保证人体气道通畅的关键，舌根后坠和异物阻塞是造成气道阻塞最常见的原因。

**1. 徒手开放气道**

（1）仰头举颏法　抢救者左手掌根放在患者前额，用力下压使头部后仰，右手的示指与中指并拢置于患者下颏骨处，向上抬起下颏。头部后仰的程度是使下颏和耳垂连线与地面垂直，操作时要注意手指不要压迫患者颈前部颏下软组织，以免压迫气管。此手法不适用于有可疑颈椎骨折患者。

（2）仰头拉颌法　抢救者在患者头侧，双肘位于患者肩部同一水平线上，用双手托住患者两侧下颌角，向上牵拉，使下颌向前。同时，使头部后仰，两手拇指可将下唇下推，使口腔打开。此手法仅在怀疑头部或颈椎损伤时使用，可以减少颈部和颈椎的移动。

**2. 清除气道异物**　行开放气道手法时，如发现患者口腔内存在异物或呕吐物，应立即清除，有义齿者取下义齿。

### （三）呼吸支持

人工呼吸可维持肺泡通气，从而减轻组织缺氧和二氧化碳潴留。

**1. 口对口人工呼吸**　①保持呼吸道畅通和患者口部张开。②抢救者用按于前额一手的拇指和示指捏闭患者鼻孔。③抢救者吸一口气，张开口紧贴患者口部，以包裹患者的口周围（婴幼儿可连同鼻一块包住），不使漏气。④匀速向患者口内呼气，注意观察胸廓是否上抬。⑤一次呼气完毕，应立即与患者口部脱离，吸入新鲜空气，以便做下一次人工呼吸，同时放松捏患者鼻部的手，此时患者胸部自然回缩，有气流从口鼻呼出。

**2. 其他方式的人工呼吸**　当患者因口腔外伤或其他原因导致口腔不能打开时，可采用口对鼻吹气。因各种原因不能行口对口和口对鼻人工呼吸时，采用口对辅助器吹气，常用的辅助器为 S 形管或面罩。

针对成人，不论单人还是双人复苏，胸外按压与人工呼吸比例均为 30∶2。人工呼吸均应持续吹气 1 秒以上，胸廓有明显起伏即证明有效，避免快速和过分加压通气。建立高级气道后，每 6 秒给予一次通气。

BLS 中成人高质量心肺复苏注意事项见表 1-18-1。

表 1-18-1　BLS 中成人高质量心肺复苏注意事项

| 施救者应该 | 施救者不应该 |
| --- | --- |
| 按压频率保持在 100 ～ 120 次 / 分 | 以小于 100 次 / 分或大于 120 次 / 分的频率按压 |
| 按压深度应在 5 ～ 6cm | 按压深度小于 5cm 或大于 6cm |
| 每次按压后让胸廓完全回弹 | 在按压间隙倚靠在患者胸壁上 |
| 尽可能减少按压中断时间 | 按压中断时间大于 10 秒 |
| 给予患者足够的通气（按压 / 通气比为 30：2，每次吹气超过 1 秒并有胸廓隆起） | 给予过量通气（即呼吸次数太多，或吹气用力过度） |

**（四）电除颤**

详见本章第三节。

====== 高级生命支持 ======

高级生命支持（advanced life support，ALS）主要包括建立人工气道、复苏药物治疗。ALS 应尽早开始，如条件具备，最好与 BLS 同步进行。

## 一、人工气道的建立

1. **咽部插管**　咽部插管主要包括口咽通气管和鼻咽通气管，主要适用于由于舌后坠、分泌物、呕吐物、血凝块或其他异物如义齿脱落等机械因素引起的上呼吸道部分或完全梗阻，但不适宜做气管内插管，更无必要做气管切开的患者。喉罩亦为开放上气道的良好工具，可酌情选用。

咽部插管的主要步骤：首先清除口腔异物及分泌物，徒手开放气道，保持头后仰并偏向一侧，然后放入鼻咽通气管或口咽通气管。

2. **气管插管**　气管插管是最常用的人工气道，对需要进行气管插管者要及早插管。气管插管时应尽量减少胸外按压的暂停时间。气管插管后可接呼吸机进行机械通气，频率一般为 10 次 / 分，初始吸入氧浓度可为 100%，尽快根据氧合情况下调氧浓度至病情允许的水平。

特殊情况下需要环甲膜穿刺或切开。

## 二、复苏药物治疗

应尽快建立复苏用药通路，保证复苏药物的使用。最常用的方法为应用留置针行外周静脉穿刺，优先选择粗直的静脉血管，如肘正中静脉、贵要静脉；必要时进行中心静脉穿刺置管；特殊情况下可考虑经骨髓腔用药或气管内给药。

常用复苏药物如下。

1. **肾上腺素**　肾上腺素是 CPR 首选药物，适用于各种类型的心搏骤停。标准剂量为每次 1mg，静脉或骨髓腔内给药，每 3 ～ 5 分钟重复给药。

2. **胺碘酮**　用于对胸外按压、电除颤和缩血管药等治疗无反应的心室颤动或无脉搏心动过速患者。用法为首剂 300mg，静脉或骨髓腔内快速推注给药，如无效，可追加 150mg。

3. **利多卡因**　因心室颤动或无脉室性心动过速导致心搏骤停，恢复自主循环后，可考虑立即开始或继续给予利多卡因 100mg（1 ～ 1.5mg/kg），若心室颤动或心动过速持续存在，可每隔 5 ～ 10 分钟增加 0.5 ～ 0.75mg/kg，第 1 小时的总剂量不超过 3mg/kg。

4. **硫酸镁**　镁剂使用的指征包括以下几点。①电击无效的顽固性心室颤动、室性快速心律失常伴有低镁血症。②尖端扭转型室性心动过速。③洋地黄中毒。初始剂量为 2g，1 ～ 2 分钟内注射完毕，10 ～ 15 分钟后可酌情重复给药。

5. **碳酸氢钠**　pH < 7.1（碱剩余为 10mmol/L 以下）时可考虑应用。在一些特殊情况下，如原本就有代谢性酸中毒、高钾血症、三环类抗抑郁药过量时使用可能有益。

6. **参附注射液、生脉注射液**　二者单用或联用能更好地保护缺血后的心脏功能，维持良好的血液循环，保护心、脑、肾等重要器官功能，提高心肺复苏成功率。心肺复苏开始时给予 50 ～ 100mL，静脉推注。

对于心搏骤停的病因可能可逆的患者，有条件时可考虑应用体外膜肺氧合技术（ECMO）进行体外心肺复苏（ECPR）。

## 脑复苏

随着心肺复苏术的普及和提高，心搏、呼吸骤停的复苏率明显提高。但仍有相当的存活者并发神经系统损害，不能恢复正常生活，幸存者中约有 20% 遗留永久性脑损害，约 40% 意识不能恢复及至死亡。因此，脑复苏是成败的关键。

### 一、基本概念

心肺复苏成功的关键不仅是自主呼吸和心跳恢复，更重要的是中枢神经系统功能的恢复。维持脑组织的灌流是心肺复苏的重点，一开始就应积极防治脑细胞的损伤，力争脑功能的完全恢复。这是复苏的最终目的。故 1961 年国际复苏研究委员会将"心肺复苏"的概念扩展到"心肺脑复苏"。从而将脑复苏提到与心肺复苏同等地位。

### 二、脑复苏治疗

1. **概念**　为了防治心脏停搏以后缺氧性脑损伤所采取的措施统称为脑复苏。

2. **脑复苏的主要任务**　人脑是个"高耗低储"的器官。其重量虽只占体重的 2%，但脑血流量却占心排血量的 15%～20%，需氧量占全身的 20%～25%。葡萄糖消耗占 65%。当脑完全缺血 10～15 秒，脑的氧储备即完全消耗，患者意识丧失；20 秒后自发和诱发脑电活动停止，细胞膜离子泵功能开始衰竭；1 分钟后脑干的活动消失，呼吸几乎停止，瞳孔散大；4～5 分钟内脑的葡萄糖及糖原储备和三磷酸腺苷（ATP）即被耗竭。大脑缺血 5～7 分钟以上，发现有多发性、局灶性脑组织缺血的形态学改变。当脑细胞发生不可逆损害后，再灌注，就会相继发生脑充血、脑水肿及持续低灌流状态，使脑组织继续缺血、缺氧，导致细胞变性坏死，称为脑再灌注损害。因此，脑复苏主要任务是防治脑水肿和颅内压增高，以减轻或避免脑组织灌注损伤，保护脑细胞功能。

3. **复苏适应证**

（1）适应证和开始复苏的时间　估计心肺复苏不够及时（大于 4 分钟），且已呈明显的脑缺氧体征时，应立即复苏。

（2）避免盲目脑复苏　体温升高及肌张力亢进、痉挛、抽搐及至惊厥，都是缺氧性损伤的体征，说明脑缺氧时间较长。对心脏停搏的时间很短（小于 4 分钟）的患者盲目进行脑复苏，很可能使本来能自然恢复的病程复杂化，甚至丧失恢复机会。如果脑损伤的程度已使患者的肌张力完全丧失（即软瘫）时，病情往往已接近"脑死亡"的程度，目前的脑复苏措施还不能使其恢复。

### 三、复苏的措施

脑复苏的原则在于防止或缓解脑组织肿胀和水肿。脱水、降温和肾上腺皮质激素是现今较为行之有效的防治急性脑水肿的措施。

1. **体位**　脑复苏时应采取头部抬高 15°～30° 的体位，以利于静脉回流，增加脑血供，减轻脑水肿。

2. **机械通气**　脑复苏病例都应该实施机械通气，其目的不仅在于保持患者氧合良好，还在于借轻度的过度通气（$PaCO_2$：25～35mmHg）造成呼吸性碱中毒引起脑血管收缩以减轻脑水肿的发展。

3. **脱水**　应以减少血管外液和细胞内液为主。不应使入量低于代谢需要。

（1）渗透性利尿剂　其作用相对缓和且持久，可作为脱水治疗主药。临床常用的有 20% 甘露醇，每次 0.5～1.0g/kg，每日 4 次。

（2）袢利尿剂　利尿作用迅速，长期大量应用不利于电解质平衡，常用于脱水治疗早期，或在其他利尿剂效果不显著时联合用药。可联合应用，并与渗透性利尿剂间隔给药。

（3）蛋白血浆制剂　其利尿作用缓和、持久，且有利于血浆胶体渗透压和血容量，以缓解因脱水而使血容量紧缩的不利影响。常用制剂有白蛋白、血浆等。

4. **低温治疗**　亚低温治疗能显著降低心搏骤停患者的病死率，减轻神经功能损伤。国际复苏联络委员会（ILCOR）与美国心脏协会（AHA）制定了 CPR 及心血管急救国际指南，指南中推荐：因心室纤颤导致的院外心搏骤停成人患者，恢复自主循环而无意识者应给予 32～34℃ 的亚低温治疗，持续 12～24 小时。可采用降温设备（冰毯、冰帽），颈部、腋下、股动脉等大血管处放置冰袋，输注 4℃ 生理盐水等方式降温，目标温度 32～34℃，持续 12～24 小时。缓慢复温（0.25～0.5℃/h），越来越多的证据显示，复温后发热可加重心搏骤停患者的神经功能损伤，因此亚低温治疗复温后 72 小时应尽量避免患者再次发热。当血流动力学不稳定、心律失常、严重出血、平均动脉压小于 60mmHg 时停止复温。

**5. 肾上腺皮质激素**　糖皮质激素可降低毛细血管通透性，稳定溶酶体膜，对减轻脑水肿和保护脑细胞有疗效，常用药有氢化可的松和地塞米松。

**6. 高压氧治疗**　高压氧在缺血缺氧性疾病和损伤方面，起到了常压环境下和常规医学临床方法难以奏效的作用。

**7. 血糖控制**　高血糖状态可加重脑代谢紊乱和脑血流紊乱，促进脑水肿的形成、加重脑缺血损伤，应紧急处理高血糖，一般控制在 7.8 ～ 10mmol/L，同时避免低血糖。

**8. 抗癫痫**　脑缺血损伤可引起癫痫，其发作时脑代谢水平明显增加，造成氧供需失衡和脑代谢紊乱，应积极有效处理癫痫，常用有苯二氮䓬类、巴比妥类及苯妥英钠等。

## 四、临床应用

（1）脑血管疾病（脑梗死、脑血栓、脑萎缩、脑出血、脑供血不足等）、开放性颅脑损伤、脊髓损伤等。
（2）新生儿脐带绕颈、羊水过多、产程过长等造成的窒息、缺氧缺血性脑病及脑性瘫痪等。
（3）血病毒性脑炎、脑膜炎、帕金森综合征、偏头痛、癫痫等。
（4）休克、急性中毒、溺水、电击、自缢、一氧化碳中毒等。

### 复苏后处理

心肺复苏后由于全身缺血和再灌注损伤而产生的各种病理生理状态，称为心搏骤停后综合征（PCAS）。其严重程度和临床表现因心搏停止的时间、CPR 的时间及基础病症等情况而异。

自主循环恢复后，应在 ICU 等场所进行以脑复苏为核心的全身支持治疗。主要内容包括复苏后生命体征监测、呼吸支持、循环支持、中枢神经系统支持、血糖管理、镇静镇痛等。

积极处理导致心搏骤停的可逆病因对改善患者预后有重要意义，如对高度怀疑的 ST 段抬高型心肌梗死者应立即启动再灌注治疗，不应因患者昏迷或接受亚低温治疗而延误。常见的心搏骤停病因见表 1-18-2。

心搏骤停属于中医学"猝死"范畴，主要病机分为邪实气闭和真气耗散。复苏成功后的治疗以扶正祛邪，调理脏腑阴阳、气血，挽欲绝之脏气为法。中成药可选择参附注射液或参麦注射液静脉滴注。

表 1-18-2　常见的心搏骤停病因

| 心脏病变 | 非心脏病变 |
| --- | --- |
| 冠心病，心肌梗死，特别是伴有休克、肺水肿及恶性室性心律失常 | 阻塞性肺疾患、大块或大量肺栓塞（静脉栓塞、气栓、脂肪栓）、各种原因的窒息等 |
| 心肌炎、心肌病 | 颅内疾患，常见脑内出血及蛛网膜下腔出血、颅内感染 |
| 风心病及各种心瓣膜病 | 消化道急症，如大出血、穿孔及急性出血坏死性胰腺炎 |
| 先心病如法洛四联症、艾森门格综合征及先天性传导障碍 | 严重电解质及酸碱平衡失调，如严重酸中毒、高钾血症、低钾血症 |
| 严重心律失常如恶性室性期前收缩、室性心动过速、心室颤动、长 QT 间期综合征 | 药物中毒及毒物中毒、溺水、电击、自缢 |
| 细菌性心内膜炎 | 各种休克、严重创伤、内分泌病急症 |
| 心脏肿瘤，如左心房球形血栓及黏液瘤、大动脉瘤破裂 | 麻醉及手术意外、医疗意外（如心包胸腔穿刺、小脑延髓池穿刺等） |

# 第三节　电击除颤术

## 一、适应证

心室颤动（VF）及心室扑动（VF）是电除颤的绝对适应证。当发生心室颤动或心室扑动后，患者已失去知觉，电击时无须任何麻醉剂，应在积极行 CPR 时即刻进行非同步电复律。选用的电功率宜大，如 300 ～ 360J（单相波除颤仪）或 150 ～ 200J（双相波除颤仪），以期一次除颤成功。

## 二、禁忌证

无绝对禁忌证，当存在电除颤适应证时应立刻处理，以免延误病情。

## 三、操作方法

（1）首先通过心电（图）监护确认存在 VF。

（2）打开除颤器电源开关，并检查选择按钮应置于"非同步"位置，将能量选择键调至所需的除颤能量水平。

（3）电极板涂上导电糊或包以数层浸过盐水的纱布，将电极分别置于胸骨右缘第二肋间及左腋中线与第五肋间交点，并用力按紧，在放电结束之前不能松动，以保证有较低的阻抗，有利于除颤成功。两个电极板至少相隔 10cm。

（4）按下"充电"按钮，将除颤器充电到所需水平。

（5）按紧"放电"按钮，当观察到除颤器放电后再放开按钮。

（6）放电后立即继续心肺复苏，2 分钟后判断是否需要再次除颤，若仍存在 VF 则再次除颤，所用能量同首次或稍高于首次。

（7）除颤完毕，关闭除颤器电源，将电极板擦干净，收存备用。

## 四、注意事项

（1）迅速除颤是室颤患者存活的主要决定因素。曾有主张为争取时间可"盲目除颤"。但目前所有除颤器上均有心电监护装置，盲目除颤已不必要。提倡使用电极板示波，以鉴别晕厥的性质。自动体外除颤器已问世，可自动分析心律失常，识别室颤，使操作更简便。

（2）如诱发 VF 的因素仍存在（电解质与酸碱平衡紊乱、缺氧、心肌梗死、休克等）需同时积极加以处理，以防 VF 再发。

# 第四节　球囊呼吸器的使用

## 一、适应证

1. 心肺复苏。
2. 缺氧。
3. 通气不足。

## 二、禁忌证

1. 由于面罩密闭性不佳而无法通气。
2. 完全性上气道梗阻而无法通气。
3. 大量活动性咯血或气道分泌物。

## 三、操作方法

（1）根据患者年龄、体型准备好合适的球囊和面罩，准备好床边吸痰装置并连接，保证试运行良好。

（2）连接球囊和面罩。

（3）置患者于去枕平卧位；取出义齿等任何可见的口腔内浅表异物。

（4）快速评估是否存在困难球囊面罩通气情况（"BOOTS"法）。

（5）操作者位于患者头端，运用仰头抬颏法或托下颌法开放患者气道。

（6）将面罩正确扣于患者面部，罩住患者口鼻。

① 单人操作法：操作者以非主利手的拇指和食指置于面罩上，摆出"C"的手势，以其余手指抬起下颌骨（"EC"法），以主利手挤压球囊通气。

② 双人操作法：患者头端的操作者以双手"EC"法将面罩固定于患者面部，另一名操作者负责挤压球囊。

（7）有氧源的条件下，连接储氧袋、氧气连接管，给予 12L/min 以上流量的供氧，保证储氧袋充分膨胀；无氧源情况下，不连接储氧袋和氧气连接管。

## 四、注意事项

（1）操作时，应确保气道打开，面罩与患者面部密闭良好。

（2）困难球囊面罩通气的快速预测方法——"BOOTS"法。

① B（beard，胡须）：浓密的胡须可能造成面罩密闭困难，其他解剖变异或病理状态，例如下颌骨严重损伤，也会影响面罩密闭性。

② O（obesity，肥胖）：肥胖患者头部后仰受限，咽部有多余软组织，这些可能引起球囊面罩通气困难。

③ O（older，老年）：年龄大于55岁与困难球囊面罩通气相关，原因可能包括老年人牙齿缺失、颈部和颞下颌关节活动受限。

④ T（toothless，牙齿缺失）：没有牙齿的患者会由于面部组织塌陷，导致嘴角处漏气而影响面罩密闭性。

⑤ S（sounds，声音）：出现打鼾声、喘鸣音等异常声音，提示可能造成球囊 - 面罩通气困难。

（3）有条件时可根据患者情况合理选择应用气道辅助装置，如口咽通气管或鼻咽通气管。

（4）每次挤压球囊通气的时间应在1秒以上，以避免高气道峰压，也可避免胃内容物反流误吸。

（5）"EC"法操作时，抬起下颌骨的3个手指不应放在患者下颌的正下方，以避免施加压力于下颌中线而加重气道阻塞。

（6）因双人操作法的效果优于单人操作法，故而若人手足够，应首选双人操作法。

（7）给昏迷患者行球囊面罩通气时采用环状软骨加压手法可以减少空气进入胃内引起的胃胀气，但是此加压手法也可能会导致球囊面罩通气困难，尤其是用力过度或压迫方向朝向患者头侧时。在心肺复苏实施球囊面罩通气时不建议常规采取环状软骨加压法。

（8）球囊呼吸器应定时专人检查、测试、维修和保养，保证抢救时可立即正常使用。

# 第五节　机械通气的临床应用

机械通气是指运用机械装置改善或维持通气和换气功能，纠正低氧血症和高碳酸血症及呼吸衰竭的一种呼吸支持技术，用以改善全身缺氧状态和维持人体的酸碱平衡。

## 一、适应证

机械通气的适应证是相对的和可变的，其应用范围主要如下。

（1）各种原因导致的急性呼吸心搏骤停，需心肺复苏者。

（2）任何原因导致的呼吸动力不足或呼吸衰竭，经保守治疗无效者。

（3）出于特殊目的的机械通气，如预防性机械通气、康复治疗、分侧肺通气等。

（4）麻醉中保证镇静和肌松剂的安全使用。

## 二、禁忌证

机械通气无绝对禁忌证，其相对禁忌证如下。

**1.大咯血**　尽可能保护完善的咳嗽反射，以保障气道内血液较快咳出。

**2.气胸**　机械通气高压可能加重气胸，而气胸可进一步加重功能不全的肺组织损伤，加重呼吸衰竭。

**3.张力性肺大疱**　机械通气可使气道及大疱内压力升高从而导致大疱破裂，引起气胸、皮下气肿、纵隔气肿等。

**4.低血压及心力衰竭**　机械通气可增加胸膜腔内压，减少回心血量、心输出量，从而加重心力衰竭。

**5.活动性肺结核出现播散时**

## 三、机械通气的目标

### （一）机械通气的生理目标

（1）维持适当的肺泡通气。

（2）改善或维持动脉氧合，这是机械通气最重要的生理目标。

（3）维持或增加肺容积。

（4）减少呼吸肌做功，尤其对于呼吸肌麻痹患者。

### （二）机械通气的临床目标

（1）纠正低氧血症、急性呼吸性酸中毒。

（2）缓解缺氧或 $CO_2$ 潴留引起的呼吸窘迫。

（3）防止或改善肺不张、呼吸肌疲劳；维持胸壁的稳定。

（4）降低颅内压。

（5）保证麻醉时镇静剂和肌松剂的安全性。

（6）促进胸壁稳定。在胸壁完整性受损的情况下，促进胸壁稳定，维持通气和肺膨胀。

## 四、机械通气模式的分类

**1. 定压型** 气流进入呼吸道，使肺泡扩张，当气道内压达到预定的压力时，供气停止，患者靠肺与胸廓的弹性回缩力呼出气体。待呼吸道压力降至某预定值或负压峰值，吸入气流又发生，如此周而复始产生通气。本型呼吸潮气量、呼吸频率、呼吸时间及其比值不能直接调节，而受胸肺弹性和气道阻力变化的影响。潮气量不恒定。适用于病情轻或长期控制治疗后要求锻炼自主呼吸的康复患者。

**2. 定容型** 将预定气量压入呼吸道后转为呼气，其潮气量、呼吸频率、呼吸时间及其比例均可直接调节。本型以电为动力，结构复杂，大多无同步装置，吸入气为空气或不同浓度的氧气。潮气量输出恒定，气道内压力受气道阻力、肺弹性的影响。适用于 COPD 和 ARDS 患者。

**3. 定时型** 本型以压缩气为动力，按一定的呼吸时间比率向肺内送气，有节律地做吸气与呼气动作，固定流量和吸气时间，则潮气量可稳定。它具有定压和定容两型的长处。适用于自主呼吸较弱的中重度患者。

## 五、常用的机械通气模式

根据患者的病情需要，通过操作者对呼吸机的调节，选择一种或数种既能满足各种患者的不同治疗需要，又能尽量避免副作用的通气模式。

**1. 控制呼吸（C）** 无论患者呼吸如何，呼吸机总是按照其设置的频率、潮气量（或压力）进行通气，主要用于自主呼吸消失或微弱的患者。自主呼吸强烈很难达到同步通气，应使用药物将自主呼吸抑制掉。

**2. 辅助呼吸（A）** 呼吸机的启动由患者的自主呼吸触发，呼吸频率决定于自主呼吸，潮气量取决于预先设置的容积（或压力），适用于自主呼吸节律平稳者。

**3. 辅助/控制通气（A/C）** 是以上两种通气模式的结合，当自主呼吸频率缓慢，每分通气量小于预定值时，呼吸机自动以控制呼吸来补充，防止通气量不足。

**4. 间歇正压通气（IPPV）** 吸气时，呼吸机向肺脏提供一定压力的气体，使气道内压力不断上升，气体由呼吸道流向肺泡，当气体的压力、容量或供气时间达到预定值后，供气停止。呼气时，借胸肺弹性回缩力将气体排出体外，直至与大气压相等。IPPV 可提高潮气量，维持适当的肺泡通气量，对通气不足引起的 I 型呼吸衰竭疗效较好。

**5. 间歇指令通气（IMV）与同步间歇指令通气（SIMV）** IMV 是在自主呼吸的基础上，呼吸机按自主呼吸频率的（1:2）～（1:10）的比例定时、间歇提供正压呼吸，其余时间产生持续气流供患者自主呼吸，机械与自主呼吸交替。其优点如下。①防止过度通气，降低耗氧量。患者既得到呼吸支持，又可以根据自身需要自我调节呼吸频率和潮气量，使血中酸碱度、$PaCO_2$、$PaO_2$ 适合自身生理条件。②减少机械通气对循环的不良影响。③锻炼呼吸肌，逐渐增加患者自身代偿、自我调节能力，为撤离呼吸机做准备。

SIMV 与 IMV 不同之处在于呼吸机的送气由患者的自主呼吸触发，每次呼吸呼吸机正压吸气与自主吸气同步，以免发生对抗。

IMV 和 SIMV 适用于：呼吸机撤机前过渡；神经肌肉疾病的恢复期患者；肺顺应性下降、弥漫性肺泡炎、肺水肿的恢复期患者。

**6. 压力支持通气（PSV）** 在自主呼吸的基础上，在吸气相，由呼吸机向肺脏正压送气，支持吸气至预定的吸气压力后，呼吸机继续供气并保持这一压力，直到呼吸道内流速下降到峰值的 25% 时，呼吸机转为呼气相。应根据患者所需的潮气量和每分通气量调整峰压。PSV 的目的是锻炼呼吸肌，减少呼吸功消耗。主要用于呼吸机的撤机过程，也可用于哮喘或手术后通气功能不足的患者。

**7. 持续气道内正压通气（CPAP）** 呼吸机向呼吸道持续提供一定压力的气流供患者自主呼吸，使呼吸道内压始终大于大气压。吸气相气体随吸气进入呼吸道、肺泡，呼出气通过单向活瓣经排气管从水封瓶逸出，呼气管插入水封瓶的深度或调节呼气活瓣压力的数值，即为呼气末正压的数值。CPAP 具有扩张气道、降低吸气阻力、增加吸气流量、增加肺的功能残气量、防止小气道和肺泡在呼气时塌陷、改善通气/血流比例的作用。临床上可用于睡眠呼吸暂停综合征、支气管哮喘、ARDS 撤离机械通气时的过渡治疗。

**8. 高频通气（HFV）** 呼吸机以每分钟 60 次以上的频率向肺脏正压送气，送气时气道完全开放，潮气量接近无效腔气量或低于无效腔气量。其治疗机制尚不完全清楚。一般认为是通过对流排出二氧化碳，借助气体弥散改善氧合。

（1）高频正压通气（HFPPV）　呼吸频率为 60 ～ 100 次 / 分，吸 / 呼时间比值小于 0.3，潮气量低于无效腔气量，气道开放，气道内压低，胸内压低，对循环干扰小，属非密闭气路的呼吸支持方式。

（2）高频射流通气（HFJV）　呼吸频率为 110 ～ 300 次 / 分，吸 / 呼时间比值小于 0.3，潮气量小于无效腔气量。通气频率过快时，影响呼气过程，使氧分压升高的同时二氧化碳分压也升高。

（3）高频振荡通气（HFO）　呼吸频率更高，为 300 ～ 2400 次 / 分，潮气量小于或等于无效腔气量的 1/3。用于轻的 ARDS 患者效果较好。

HFV 的主要目的在于维持通气功能的同时降低呼吸道内压。适用于：①上呼吸道梗阻或其他危重情况的抢救初期，为气管切开或插管等进一步处理争取时间。②支气管胸膜瘘、气胸、小儿肺炎缺氧。③心肌梗死、心衰、低血容量性休克。④清除分泌物时，由于高频通气为非密闭气路，吸痰时不必停止通气。⑤做气管镜等功能检查时，能在保证通气的同时完成检查。⑥Ⅰ型呼吸衰竭。⑦多发性肋骨骨折。

高频通气的缺点如下。①不能有效地湿化呼吸道。②吸氧浓度不恒定。③用于Ⅱ型呼吸衰竭时易导致二氧化碳潴留。④缺乏有效的测量与报警装置。

**9. 呼气末正压通气（PEEP）**　呼吸机将气体送入肺脏，吸气相呼吸道和肺泡内处于正压，呼气初期呼吸道内压迅速下降，达到预定的呼气末正压水平后，气道内压不再下降，人为地使呼气末呼吸道、肺泡内压高于大气压。PEEP 使部分气体滞留于肺内，可提高功能残气量，可使萎陷的肺泡张开，改善肺泡弹性，提高肺顺应性，降低呼吸功和氧耗量；使肺泡张开，减少生理无效腔，增加肺泡通气量，改善通气 / 血流比例失调，降低肺内静 - 动脉分流，使动脉氧分压升高；可增加肺泡和间质的压力，促进间质和肺水肿的消退。但 PEEP 可以引起回心血量减少和继发性心输出量降低，还可增加气胸和纵隔气肿的发生率。PEEP 禁用于低血容量性休克和心源性休克及气胸、纵隔气肿患者。

应用 PEEP 时，需确定最适宜的呼气末正压值，适宜的呼气末正压值确定要达到下列要求：吸入氧浓度在 50% 以下，使 $PaO_2 > 8kPa$，而心输出量无明显降低。呼气末压力从低水平开始，逐步增加至最适值。临床上常用的 PEEP 压力为 0.49 ～ 1.47kPa（5 ～ 15cmH_2O）。

## 六、呼吸机参数的调节

**1. 吸入氧浓度（$FiO_2$）**　机械通气治疗初期，$FiO_2$ 可调至 0.7 ～ 1.0。测定第一次血气分析后，若情况许可时，$FiO_2$ 可逐渐降低，但仍要求患者 $PaO_2 > 60mmHg$。

**2. 潮气量（VT）**　常规设置的潮气量为 6 ～ 8mL/kg。但如果患者支气管痉挛状态严重及肺顺应性显著减少时（如 ARDS），可采用较小潮气量和较高的呼吸频率。具体潮气量的设定需根据病情而定。

**3. 呼吸频率（RR）**　呼吸机上呼吸频率的设置为 10 ～ 20 次 / 分。机械通气治疗时，应根据 $PaCO_2$ 和 pH 值以及患者自主呼吸的情况随时调整呼吸频率。

**4. 灵敏度**　呼吸机灵敏度的设定与触发呼吸机，使之释放出吸气流量有关。流量灵敏度需人工设定，呼气流量需降低到何种程度，患者才能触发呼吸机并释放出新鲜气体。不同的呼吸机，流量灵敏度的设置也不相同。

**5. 流速率**　常用通气流速率为 40 ～ 60L/min，需要注意的是，流速率的高低同样与人 - 机协调切相关。较高的流速率（> 60L/min）可缩短吸气时间，从而使呼气时间延长，降低吸 / 呼比值，适用于 COPD 患者的通气治疗。较低的流速率（20 ～ 50L/min）可使吸气时间延长，并改善气体分布。

**6. 流速波形**　常用的有四种：方形波、正弦波形、加速波形、减速波形。

（1）方形波　吸气初峰流速率立即被释放出，并在整个吸气期间维持这一流速率。在呼气末突然终止。这是最常用的流速波形。

（2）正弦波形　吸气流速率逐渐加速至最大峰流量，随后逐渐减少。

（3）加速波形　吸气流量以直线形式逐渐加速，直至最大峰流速率。

（4）减速波形　吸气初流量已达到最大峰流速率，随后在吸气过程中逐渐减速。当流量降至峰流量的 25% 时，吸气流量停止，呼吸机转为呼气相。

**7. 吸 / 呼（I：E）**　通常 I：E 设定在（1：2）～（1：1.5），即在整个呼吸周期中，吸气时间为 0.8 ～ 1.2 秒。

**8. I：E 相反比例**　当 I：E 为（1 ～ 4）：1 时，则称为 I：E 相反比例。这种 I：E 相反比例仅局限于某种特定情况，如肺顺应性下降而导致肺内气体分布不均，应用反比呼吸可改善氧合。同样需要知道的是，反比呼吸是人为造成 PEEPi，其对氧合的改善当与之有关。

**9. 吸气末暂停**  在吸气末期，肺泡扩张，以预期的压力或容量维持一定时间（通常＜2秒），称为吸气末暂停。应用吸气末暂停的目的是增加肺内气体分布的时间。

**10. 叹气**  由呼吸机产生的叹气样呼吸，其气量约为潮气量的 1.5 倍，每小时为 10 次。如已应用 PEEP，或设置的潮气量较大（10～15mL/kg）时，则不需要应用叹气功能。

**11. 呼气末正压（PEEP）**  PEEP 是在呼气末，气道内有一个恒定的正压，该压力不会降低到大气压水平。通常将 PEEP 设定在 5～20cmH$_2$O。

## 七、人机对抗的处理

机械通气与患者自主呼吸不同步，是机械通气初期常见的问题，称之为人机对抗。产生人机对抗的原因主要有患者紧张、烦躁、通气不足或初期不适应等。

对恐惧、精神紧张造成不适应的患者，应耐心做好患者的思想工作，消除不良心理因素的影响，以获得患者最大限度的合作。一般情况下，机械通气 0.5～2 小时后，患者即可逐渐适应机械通气。对因耗氧量增加或二氧化碳生成增多造成的呼吸对抗，可适当增加通气量，或调节吸氧浓度等。对疼痛、烦躁不安者可使用止痛剂或镇静剂协助治疗。对肺并发症如气胸、肺不张、支气管痉挛者，应积极治疗原发病。对机械原因如同步灵敏度过低、呼气阀漏气、呼吸道分泌阻塞等造成的呼吸对抗，应及时处理，使机械通气与患者自主呼吸协调一致。

对于一些急危重症患者，经以上处理无效，产生严重缺氧者，可选用镇静剂或抑制自主呼吸的药物，如地西泮 10～20mg 静脉注射，或吗啡 5～10mg 静脉注射，还可以用肌肉松弛剂氯琥珀胆碱 50～100mg，加于 10% 葡萄糖注射液 100mL 中静脉注射。一般首选地西泮，其作用缓和且安全。吗啡静脉注射后有些人呼吸可以立即停止并伴低血糖，应小心使用。有些患者（如 ARDS）自主呼吸不易被镇静剂所抑制，可以选用骨骼肌松弛剂。以上药物使用剂量要适中，且不宜长期使用，以免过度抑制呼吸及咳嗽反射，造成排痰受阻，以及血压降低等副作用。

## 八、机械通气对机体的影响

正常吸气，胸膜腔和肺泡处于负压，而机械通气时，则转为正压，破坏了人体的生理平衡，从而对循环和呼吸等产生一定的影响。

**1. 对循环系统的影响**  正压吸气使胸外静脉和胸内静脉的压力梯度减少，导致静脉回心血量减少。另外，正压通气肺容量的增加和肺泡过度扩张，使肺血管阻力增加，右心室腔压力增高，室间隔左移，左心室舒张末容量降低，心输出量减少。正压通气直接和间接的压迫作用使心脏充盈受阻，心输出量下降。正压通气的吸气时间越长，呼气时间越短，通气压力越高，对心室的充盈和射血的影响就越大。在少数心功能不全、血容量不足、周围循环衰竭和神经调节障碍的患者，未经处理就实施正压机械通气，可引起血压下降或休克。为减轻循环系统的负担，正压吸气时间要短，平均气道内压要低，呼气时间宜延长，以利静脉回流。

虽然机械通气对循环有不利影响，但继发于缺氧和二氧化碳潴留的心功能不全，经机械通气治疗，随着潮气量的增加，缺氧和呼吸性酸中毒的缓解，神经体液反射引起的血液重新分配，心肌收缩力增强等代偿性改变，循环功能可得到改善。

**2. 对呼吸的影响**

（1）增加潮气量  机械通气时潮气量的变化取决于肺的顺应性、呼吸道阻力和机械通气压力三者的关系。适当增加机械通气压力可克服顺应性下降或气道阻力上升所导致的潮气量不足，使潮气量增加。但当通气压力上升到一定限度或肺顺应性明显降低时，通气压力的增大，仅增加气压伤而不伴潮气量的上升。

（2）减少生理无效腔  机械通气时，患者呼吸道内压增高，呼吸加深，气体分布较前均匀，加上肺内血流的重新分配，致生理无效腔减少，肺泡通气量增加。但如果机械通气压力过大或吸气流速过快，部分气体将进入阻力较小的肺泡，反而导致生理无效腔增大。

（3）增加气体交换的能力  影响气体交换的主要因素是气体的分压差、弥散面积、弥散距离和通气／血流比例。而通气功能的改善是气体交换的前提。

机械通气时氧浓度常在 40%～50%，加大了肺泡和肺动脉之间的氧浓度差，有利于气体交换。同时增加肺泡通气量，由于正压吸气，增加肺泡压力，可使部分萎陷的肺泡和小块不张的肺组织复张，有效弥散面积增加，气体分布趋于均匀；可减少毛细血管的渗透性，减轻肺泡和间质水肿，促进渗出液的吸收，弥散膜厚度减小，改善弥散功能，增加气体交换。

适当的机械通气使潮气量增加，无效腔气体减少，气体分布趋于均匀，弥散功能改善，以及肺血流的重新分布，缺氧、二氧化碳潴留引起的肺血管痉挛和肺内分流相对缓解，都能使通气／血流比例得到改善，气体交换增加。但过度机械通气将产生相反的作用，可使肺泡表面活性物质减少，生理无效腔加大，弥散面积减少，由于肺内压过度上升，使通气量增加，肺血流减少，通气／血流比例失衡，减少气体交换。

（4）减少呼吸做功　机械通气可部分或全部代替呼吸肌的工作，减少了呼吸做功，降低氧耗 20% 以上；并可降低气道阻力，改善肺顺应性，使呼吸做功进一步减少。但如果呼吸器使用不当，造成矛盾呼吸时，呼吸功反而增加，使病情加重。

**3. 对消化功能的影响**　有些患者在机械通气的初期可以出现腹胀、便秘等现象，其产生的原因不明，可能与吞咽反射性抑制胃肠道蠕动有关。一般在 1 ～ 2 天后可自行缓解。如机械通气不当，可引起心功能不全，造成胃肠道淤血、肝淤血。

**4. 对脑血流的影响**　二氧化碳分压增高，脑血管扩张，血流量增加，以保证大脑血供；反之，脑血管收缩，血流量减少。如果机械通气过度，出现呼吸性碱中毒，脑血管收缩，血流量下降，且碱性环境中组织利用氧的能力下降，造成缺血缺氧，对大脑代谢极为不利。

**5. 对肾血流和肾功能的影响**　适当的正压通气可以纠正缺氧和二氧化碳潴留，使肾血流量增加，肾功能得到改善，水肿消退。但如果机械通气不当，会使静脉压升高，血流重新分配，导致肾血流量下降，肾功能损害。

**6. 对酸碱平衡的影响**

（1）Ⅰ型呼吸衰竭患者，使用机械通气后，肺泡通气量增加，缺氧得到迅速纠正，但二氧化碳排出也同时增多，导致呼吸性碱中毒，引起脑血管收缩，血流量减少，使氧解离曲线左移，组织利用氧的能力下降，加重脑缺氧。故对Ⅰ型呼吸衰竭患者，在不造成氧中毒的情况下应适当增加吸氧浓度，并尽量控制通气量。

（2）急性Ⅱ型呼吸衰竭患者，使用机械通气后，肺泡通气量增加，缺氧及二氧化碳潴留改善。慢性Ⅱ型呼吸衰竭患者，机械通气后，碳酸随呼吸迅速排出体外，而代偿性增加的碳酸氢钠则需数日才能由肾脏排出体外，所以机械通气的初期易出现代谢性碱中毒。如机械通气不当，还可造成二、三重酸碱平衡紊乱，使病情复杂化。故对Ⅱ型慢性呼吸衰竭患者，应提高吸氧浓度，适当增加无效腔气量。

## 九、机械通气的并发症及其防治

**1. 机械通气相关性肺炎**　是机械通气死亡的主要原因。由于患者抵抗力下降，咳嗽反射减弱或消失，建立人工气道过程中造成的局部损伤，上呼吸道屏障的消失，湿化、雾化不足或污染，呼吸机管道消毒不严等，易引发肺部感染。

为了预防机械通气过程中的肺部感染，要做到以下几点：①加强呼吸道湿化和保持呼吸道顺畅。呼吸道湿化应达到痰液稀，便于咳出、吸出。应在无菌操作下吸痰，操作中尽量避免损伤黏膜。②保持室内空气流通，有条件的可使用空气过滤器，或将呼出气直接排到室外。③每 24 小时消毒或更换呼吸管道、雾化器、湿化器及其他连接装置。④避免误吸。⑤给患者补足营养，维持水、电解质、酸碱平衡，提高患者抗病能力。一旦发现肺部感染的早期迹象，立即使用抗菌药物，先用广谱抗菌药物，然后根据细菌培养及药敏试验的结果，选用有针对性的抗菌药物，抗菌药物的使用原则是早期、大剂量、联合用药、疗程足。

**2. 肺损伤**　是机械通气中常见的、较为严重的并发症。其机制为"气压伤""容积伤"。临床中常表现为张力性气胸、纵隔气肿、肺间质气肿、皮下气肿、心包积气、肺水肿及系统性气体栓塞。应及时对症处理，首先应降低机械通气压力和呼气末正压的数值。并发气胸者可在引流后继续机械通气。

## 十、机械通气的撤离

机械通气的撤离是指在应用机械通气的过程中，患者的原发病得到控制，肺的通气与换气功能得到改善，逐渐撤离机械通气对患者的呼吸支持，最终使患者完全脱离呼吸机的过程。

**1. 撤机的生理指标**　①最大吸气压力 > 20cmH₂O；②肺活量 > 10 ～ 15mL/kg；③每分通气量 < 10L；④最大每分通气量大于安静时的 2 倍；⑤ $PaO_2/FiO_2$ > 300。

如果患者达到以上指标，原发病得到控制，病情稳定，就可以撤机。

**2. 撤机前的准备工作**　短期（不超过 1 周）应用呼吸机较易撤离；而长期应用，且肺功能较差者，撤机较困难，撤机前要做好准备工作。

（1）做好患者的思想工作，取得患者的配合　患者呼吸衰竭缓解后，应向患者详细说明撤机的必要性，要求患者做缩唇腹式呼吸锻炼，减轻呼吸肌失用性萎缩。停用呼吸机时，必须有医护人员在场监护，以增加患者的信心和安全感。

（2）改善患者的一般状况　定时观察患者血气分析结果的变化，及时纠正酸碱失衡及电解质紊乱，使血红蛋白保持在100g/L以上，血压、心输出量基本正常，以保证撤机后的氧合能力。加强营养，保证正氮平衡，防止因营养不良造成并发症和呼吸肌萎缩。

（3）积极治疗原发病　治疗引起呼吸衰竭的原因，纠正呼吸衰竭，为顺利撤机打下基础。

**3. 撤机的步骤**

（1）间断停机法　开始间歇停用要加氧疗，停的时间可短些，避免患者过分劳累而失去信心。先在白天停用，每次停机约30分钟，最后达到白天完全停机。然后开始夜间间断停机，方法同白天一样。最终达到完全撤离呼吸机的目的。

停机期间，可将套管气囊排气以解除对气管黏膜的压迫，使自主呼吸的气流既能通过导管又能通过导管与气管壁间隙，增加潮气量，降低阻力，减少呼吸功。在停用呼吸机进行吸氧期间，应观察脉搏、血压、呼吸及血气变化，如出现二氧化碳潴留，应立即恢复机械通气。

（2）改换通气模式停机法　同步间歇指令通气（SIMV）采用自主呼吸与机械通气相结合的方法，为呼吸机撤离提供了一种较为理想的方法，目前已广泛应用于机械通气的撤离过程中。SIMV的基本原理是将机械通气频率设定在不能完全满足患者通气需要量的水平，给患者以自主呼吸代偿的机会，协助患者呼吸肌肌力逐渐恢复。IMV与SIMV一般设定在8～10次/分，随着患者自主呼吸能力的增加，可逐渐减少机械通气的频率，最后完全脱离呼吸机。

压力支持通气（PSV）是在患者自主呼吸触发呼吸机的前提下，由呼吸机支持吸气至预定的吸气压力，以辅助患者吸气，锻炼呼吸肌，减少呼吸功。一般在撤机时，用较低水平的支持压力（0.49～0.98kPa）增强自主呼吸，以便撤机。PSV的优点是患者使用后感觉良好，呼吸功及氧耗量减少，易被接受。应用得当可以使自主呼吸频率在短时间内变小，撤机过渡时间缩短。

**4. 拔管的时机与方法**　当呼吸机完全撤离后，短期应用呼吸机的患者可立即拔管，长期应用呼吸机的患者应在撤机后暂时保留气管套管，观察病情，病情稳定后再拔去气管插管。

（1）撤机后立即拔管　主要适用于气管插管的患者。如3～5天的短期应用，撤机后观察几小时，如自主呼吸良好，$PaCO_2$维持正常，即可拔管。拔管前先充分清除上呼吸道分泌物，以防拔管时误吸入肺。然后释放气囊内气体，用注射器尽量抽尽，以防气囊与气管黏膜粘连。拔管动作要轻柔，注意观察有无黏膜出血，并观察患者咳痰能力。

（2）撤机后逐渐拔管　主要用于气管切开患者。撤机后，仍经气管套管口吸氧，定期复查血气分析，如出现二氧化碳分压升高，应迅速查明原因。如果是氧流量过大，妨碍二氧化碳排出所致，可采用降低氧流量或间断吸氧法，使二氧化碳分压自行下降；肺功能差，则要根据病情采用呼吸兴奋剂持续静脉滴注，必要时重新机械通气治疗。停机3～4天，患者病情稳定，且有咳嗽、排痰能力者，可考虑拔管。拔管时应吸除分泌物，清创后，拔出套管，用蝶形胶布将创缘拉拢，然后覆盖纱布。

## 十一、注意事项

（1）患者予机械通气后，应保持呼吸道通畅，且严密观察患者病情变化，根据病情随时进行调整。

（2）观察患者病情变化的同时，也应严密观察呼吸机运转情况，及时发现并排除故障。

（3）机械通气以高压氧气瓶作为动力源，因此应注意随时更换高压氧气瓶。

（4）通气过程中要保证气道通畅，预防感染，防止气管远期并发症的发生，如声带损伤、气管食管瘘、气管狭窄等。

（5）机械通气的长期卧床患者应注意保持口腔清洁，注意康复锻炼，经常翻身拍背，预防褥疮的发生，并加强营养。

（6）对于气管插管或气管切开的患者，应加强呼吸道湿化。

# 第六节　导尿术

## 一、适应证

（1）各种原因导致的尿潴留需要引流者。

（2）行大型手术，为方便观察术中及术后患者尿量者。

（3）行盆腔内器官手术时，为避免术中误伤膀胱者。

（4）因某些泌尿系统疾病行手术，术后为便于持续引流和冲洗，减轻手术切口的张力，加快愈合者。

（5）昏迷、截瘫或会阴部有伤口，需保持会阴部清洁、干燥者。

（6）抢救危重、休克患者时，需准确记录尿量、测尿比重者。

（7）为测定膀胱容量、压力及残余尿量，需向膀胱注入造影剂或者气体等以协助诊断者。

（8）急救患者中急需注入造影剂或药物，以便进一步诊断和治疗者。

## 二、禁忌证

尿道损伤伴狭窄、月经期、妊娠者。

## 三、操作方法

（1）核对患者信息，观察患者基本情况，告知患者操作事项，取得患者配合，并协助患者摆好体位。

（2）检查所需物品包装完好无损且均在有效期内。将物品放置于操作者旁。

（3）协助患者将操作部位充分暴露，臀部铺治疗巾。

（4）打开导尿包外层，将弯盘置于患者两腿之间，戴手套，初步消毒。女性依次消毒阴阜、大阴唇、小阴唇、尿道口；男性依次消毒阴阜、阴茎、阴囊、尿道口、龟头及冠状沟。

（5）在患者两腿之间打开导尿包，严格遵守无菌原则，戴无菌手套，铺洞巾，整理用物，检查导尿管气囊有无漏气、破损，润滑导尿管前端。

（6）打开消毒棉球包装，再次消毒。女性分别消毒尿道口、小阴唇、尿道口；男性分别消毒尿道口、龟头及冠状沟。

（7）导尿。①女性：持导尿管插入尿道 6 ~ 8cm，见有尿液溢出时，再将导尿管插入 1cm 左右，向气囊内注射 10 ~ 20mL 无菌等渗盐水，轻拉导尿管有阻力感，接导尿袋或贮尿瓶。②男性：提起阴茎，与腹壁成 60°角，持导尿管插入尿道 20 ~ 22cm，见有尿液溢出时，再将导尿管插入 1 ~ 2cm，向气囊内注射 10 ~ 20mL 无菌等渗盐水，轻拉导尿管有阻力感，接导尿袋或贮尿瓶。

（8）撤去洞巾及其他污染物品，检查引流袋，固定于床边。

## 四、注意事项

（1）嘱患者多饮水，避免折压导尿管。

（2）导尿管需长期留置者，应先剃除阴毛，每日用消毒溶液消毒尿道口，并用密闭式冲洗法冲洗膀胱 1 ~ 2 次，冲洗液吊瓶每日更换 1 次。

（3）贮尿瓶或导尿袋中尿满时，应及时倾倒，并记录尿量。倒尿时，不可将橡胶引流管末端提高，应夹闭尿管，以防尿液逆流。

（4）一次性尿袋或玻璃接管、橡胶管、贮尿瓶每 3 天更换 1 次，导尿管每周更换 1 次。要经常清洁外阴部，以保持尿道口清洁，防止感染。

（5）如尿道口有脓性分泌物，应用手自阴茎根部向前轻轻按摩，以利尿道分泌物排出。

# 第七节　洗胃术

## 一、适应证

（1）清除胃内各种毒物。

（2）治疗完全或不完全性幽门梗阻。

（3）急、慢性胃扩张。

## 二、临床应用

洗胃曾经是急诊科中毒患者去污染的主要手段。由于活性炭的治疗效果，洗胃已被广泛弃用。多项研究结果质疑洗胃的治疗效果；但是有证据表明有一小部分较早就诊（摄入后 1 小时内）的患者可能获益于洗胃。洗胃可带来重大风险，再考虑到其临床获益存疑，因而反对使用常常胜过支持其使用。接受洗胃的患者存在一定的误吸率以及气管插管率。另一类出现较少的风险概率则是食管和胃的穿孔。

## 三、禁忌证

（1）意识障碍者。

（2）强酸、强碱及其他对消化道有明显腐蚀作用的毒物中毒。

（3）伴有上消化道出血、食管静脉曲张、主动脉瘤、严重心脏疾病等患者。

（4）中毒诱发惊厥未控制者。

（5）孕妇及老年人。

## 四、操作方法

### 1. 准备工作

（1）详细询问现病史，全面复习病历，认真确定适应证，特别要注意有无消化道溃疡、食管梗阻、食管静脉曲张、胃癌等病史。

（2）器械准备　治疗盘内备漏斗、洗胃管、镊子、纱布（用无菌巾包裹）、橡胶围裙、液体石蜡、棉签、弯盘、大水罐或容量器内盛洗胃液、盛水桶2只、压舌板、开口器、治疗巾、输液架。使用电动洗胃机洗胃时，应检查机器各管道衔接是否正确、牢固，运转是否正常，电源是否已接地线。

（3）洗胃后如需灌入药物应做好准备。

### 2. 操作方法

（1）若患者清醒而合作，可先用棉签或压舌板刺激咽喉催吐，以减轻洗胃的困难。

（2）患者取坐位或半坐位，中毒较重者取左侧卧位。将橡胶围裙围于患者胸前，如有活动性义齿应先取下，置盛水桶于头下，置弯盘于患者口角处。

（3）胃管插入长度的确定

成人：从前发际至剑突或由鼻尖经耳垂到剑突处，一般为45～55cm，胃肠减压者应再增加5～10cm。新生儿：从鼻尖到剑突，长约10cm。

幼儿及年长儿：从耳垂到鼻尖再到剑突，1岁儿童为10～12cm，5岁儿童约16cm，学龄前儿童为20～25cm。

（4）插管　用镊子或戴无菌手套插入胃管，插入会厌部（10～15cm）后稍停，嘱患者吞咽，随吞咽送管至预定长度。

（5）胃管插入胃内的判断　胃管抽出胃液；置听诊器于胃部，快速经胃管向胃内注入10mL空气，听到气过水声；或将胃管末端置于水中无气泡逸出。

（6）洗胃　用胶布妥善固定好胃管，并保持其通畅和外端清洁；使用漏斗胃管洗胃法：举漏斗高过头部30～50cm，将洗胃液慢慢倒入漏斗300～500mL，当漏斗内尚余少量溶液时，迅速将漏斗降低至低于胃的位置，并倒置于盛水桶，利用虹吸作用引出胃内灌洗液；若引流不畅时，可挤压橡胶球吸引，直至排尽灌洗液，然后高举漏斗，注入溶液，如此反复灌洗，直至洗出液澄清无味为止。

（7）自动洗胃机操作方法　按常规方法插入胃管。将配好的胃灌洗液放入塑料桶（或玻璃瓶）内。将3根橡胶管分别与洗胃机的药管、胃管和污水管口连接。将药管的另一端放入灌洗液桶内（管口必须在液面以下），污水管的另一端放入空塑料桶（或玻璃瓶）内，胃管的一端和患者洗胃管相连接，调节好药量大小。接通电源后按"手吸"键，吸出胃内容物，再按"自动"键，机器即开始对胃进行自动冲洗，冲洗干净后停机。洗胃过程中，如发现有食物堵塞管道，水流缓慢、不流或者发生故障，可交替按"手冲"和"手吸"两键，重复冲吸数次直至管道通畅后，再将胃内存留液体吸出。胃内液体吸净后，再按"自动"键，自动洗胃，即继续进行。洗毕，将药管、胃管和污水管同时放入清水中，按"清洗"键，机器自动清洗各部管腔。清洗完毕，将胃管、药管和污水管同时提出水面，当洗胃机内的水完全排净后，按"停机"键关机。

（8）洗毕，拔管，将胃管反折迅速拔出，避免误吸，并帮助患者漱口、洗脸。

（9）记录灌洗液名称及液量、洗出液的颜色和气味、患者目前情况，并及时送检标本。

## 五、注意事项

中毒患者洗胃前应留取标本做毒物分析；如为幽门梗阻者洗胃，宜在饭后4～6小时或空腹进行。洗胃过程中观察患者生命体征，遇到梗阻、疼痛、出血或休克症状时应停止洗胃并查找原因。洗胃液应悬挂在高于胃部30～50cm处，吸引器负压应保持在100mmHg（13.3kPa）。

# 第八节　氧疗技术

## 一、适用证

（1）低氧血症。

（2）呼吸窘迫。

（3）低血压或组织低灌注状态。

（4）低心排出量和代谢性酸中毒。

（5）一氧化碳中毒。

（6）心搏呼吸骤停。

## 二、临床应用

需要氧疗的患者，大致可分为两类：①通气量正常或有轻度呼吸抑制者，吸入任何高浓度的氧，都能维持满意 $PaO_2$，但应避免长时间吸入高浓度氧的危险。②通气功能异常者，患者主要依靠缺氧刺激呼吸中枢，大多有长时间的 $PaCO_2$ 升高。在给予高浓度氧疗之前，应先观察患者对控制氧疗的反应，然后给予合理调整。

例如某些患者无控制性氧疗如氧浓度过高，反而使呼吸中枢抑制，致 $PaCO_2$ 升高，而达到"$CO_2$ 麻醉"水平，可因呼吸抑制死亡。正确氧疗方法可采取：①患者意识清醒或渐转不清者，应缓慢降低吸氧浓度，鼓励患者用力呼吸。②已昏迷或昏迷加深者，应辅助无创或有创机械通气，以较快纠正高碳酸血症和缺氧。对某些通气不良合并有循环衰竭、大脑缺氧或心脏疾患者，需保持良好动脉血液氧合时应给较高浓度氧。

对于慢性肺部疾患患者氧疗适应证应考虑：①轻度低氧血症，患者无发绀，$SaO_2$ 在 0.85 以上，$PaO_2$ 在 50mmHg 以上，$PaCO_2$ 低于 50mmHg。尽管患者已适应轻度低氧血症，但如果有氧疗条件，对此类患者进行长期氧疗，有利于缓解呼吸困难等症状，改善预后，延长生存期。②中重度低氧血症，患者有明显发绀，$SaO_2$ 在 0.60 以下，$PaO_2$ 在 30mmHg 以下。患者必须及时给予氧疗，改善组织缺氧状态，同时合并高碳酸血症者，则应注意给氧的浓度。应用鼻管、面罩或无创通气时，须维持低浓度给氧，以免发展为肺性脑病；有创机械通气纠正低氧和高碳酸血症时，也要注意序贯氧疗的程序，维持目标氧疗水平即可，不必追求血氧正常状态。

## 三、操作方法

**1. 氧疗装置**　根据氧疗系统提供的气体是否能满足患者吸气的需要，一般将氧疗装置分为高流量系统和低流量系统。值得注意的是，高流量与低流量并不等同于高浓度和低浓度吸氧。

（1）高流量系统　高流量系统具有较高的气体流速或足够大的贮气囊，气体量能够完全满足患者吸气所需，患者不需要额外吸入空气。用高流量系统实施氧疗并不意味着吸入氧浓度较高，高流量系统可提供氧浓度较高的气体，也可提供氧浓度较低的气体。该系统的主要优点如下。①能够提供较准确的、不同氧浓度的气体，而且氧浓度不受患者呼吸模式的影响。②气流完全由系统提供，可根据患者需要调整气体的温度和湿度。

（2）低流量系统　低流量系统提供的气流不能完全满足吸气的需要，患者需额外吸入部分空气。低流量系统提供的气体氧浓度不很准确，但患者更为舒适，应用较为方便，而且比较经济。常用的低流量系统包括鼻塞、鼻导管、普通面罩、带有贮气囊的面罩等。用低流量系统实施氧疗时，吸入氧浓度一般低于 60%，要进一步提高吸入氧浓度，需应用带有贮气囊的面罩。

另外，根据氧疗系统是否存在呼出气的重复吸入，又可将氧疗装置分为非重复吸入系统和重复吸入系统。几乎所有的氧疗系统都是无重复吸入系统，能将不含呼出气成分的吸入气输送给患者。

**2. 低流量或高流量氧疗系统的应用指征**　当患者有指征接受氧疗时，应确定采用何种氧疗系统。低流量和高流量系统各有利弊。与高流量系统比较，低流量系统具有以下优点。①患者耐受性较好，较为舒适。②实施较方便。但低流量系统的缺点也很明显。①低流量系统的气体不能满足患者吸气的需要，需额外吸入空气，使吸入氧浓度不稳定。②吸入氧浓度受患者呼吸模式的影响较大。高流量系统提供的气体氧浓度较为稳定，基本不受患者呼吸模式的影响。总的来说，对于病情稳定、呼吸平稳，而且对吸入氧浓度的准确性要求不高的患者，宜采用低流量氧疗系统，反之，应采用高流量氧疗系统。高流量氧疗系统适用于严重通气或氧合功能障碍的患者。

一般认为，采用低流量氧疗系统的患者应具备以下指征：潮气量 300 ～ 700mL；呼吸频率低于 25 ～ 30 次 /min；呼吸规则而稳定。不符合上述条件的患者，应采用高流量系统。

经过积极的氧疗措施病情不能改善时，应考虑机械通气，必要时气管插管。

**3. 低流量氧疗系统**　包括鼻导管、鼻塞、面罩及气道内供氧等氧疗方法。

（1）鼻导管或鼻塞　安全简单，不影响口腔护理及进食，但吸入氧浓度不稳定，适用于轻症及呼吸衰竭恢复期的患者。主要包括以下几种方法。①鼻咽导管法：导管自前鼻孔插入鼻咽腔，常用氧流量为 2 ～ 3L/min，吸入氧浓度在 30% 以下。②鼻前庭导管法：导管置于鼻前庭，氧流量可达 6 ～ 8L/min，吸入氧浓度可达 35% ～ 50%，又能发挥鼻腔的湿化作用。③鼻塞给氧：鼻塞长度约 1cm，塞于单侧或双侧鼻孔。此法较舒适，不易被分泌物堵塞。

采用鼻导管或鼻塞氧疗时，吸入氧浓度与吸入氧流量有如下关系：吸入氧浓度（%）=21+4×吸入氧流量（L/min）（表 1-18-3）。实际上吸入氧浓度还受潮气量和呼吸频率的影响；张口呼吸、说话、咳嗽和进食时，即使氧流量不变，吸入氧浓度也会降低。

表 1-18-3　鼻导管和鼻咽导管的吸入氧流量与吸入氧浓度的关系

| 氧流量 /（L/min） | 吸入氧浓度 /% | 氧流量 /（L/min） | 吸入氧浓度 /% |
| --- | --- | --- | --- |
| 1 | 25 | 4 | 37 |
| 2 | 29 | 5 | 41 |
| 3 | 33 | 6 | 45 |

需要注意的是，应用鼻导管或鼻塞时，氧流量不应超过 6L/min。这与鼻咽部解剖无效腔已被氧气完全预充有关，提高氧流量不可能进一步增加吸入氧浓度，此时要提高吸入氧浓度，须加用贮气囊。

（2）普通面罩　包括开放式和密闭式两种，开放式为低流量系统，密闭式为高流量系统。应用开放式面罩时，氧气导管与面罩相连，面罩置于患者口鼻部，根据需要选择氧流量。使用时应注意面罩位置，以免影响吸入氧浓度，适用于不能耐受导管的患者。吸入氧浓度参见表 1-18-4。

表 1-18-4　面罩吸氧吸入氧流量与吸入氧浓度的关系

| 氧流量 /（L/min） | 吸入氧浓度 /% | 氧流量 /（L/min） | 吸入氧浓度 /% |
| --- | --- | --- | --- |
| 面罩吸氧 | | 附储气袋面罩 | |
| 5 ～ 6 | 40 | 6 | 60 |
| 6 ～ 7 | 50 | 7 | 70 |
| 7 ～ 8 | 60 | 8 | 80 |
| | | 9 | 90 |
| | | 10 | 99 |

（3）附储气袋面罩　未气管切开或气管插管的患者需吸入高浓度氧气（吸入氧浓度＞ 60%）维持氧饱和度时，可在简单面罩上加装一体积为 600 ～ 1000mL 的储气袋，即附储袋面罩。氧流量须在 5L/min 以上，以确保储气袋适当充盈和将面罩内 $CO_2$ 冲洗出。面罩和储气袋之间无单向活瓣的面罩称为部分重复呼吸面罩，有单向活瓣的面罩则为无重复呼吸。应用附储气袋面罩的目的是以较低的氧流量来提供较高的吸入氧浓度。

（4）无重复呼吸和部分重复呼吸面罩　根据呼出气体是否存在重复吸入，可将面罩分为无重复呼吸和部分重复呼吸面罩。部分重复呼吸面罩允许患者重复呼吸部分呼出气，以减少氧气消耗。氧气从面罩的颈部流入，在吸气相直接进入面罩，而在呼气相则进入储气袋。理想情况下，患者呼气时，呼出气的前 1/3 进入储气袋，与储气袋中的纯氧混合。呼出气的前 1/3 主要来自解剖无效腔。此部分气体在使用部分重复呼吸面罩后不久，氧浓度较高。当储气袋被纯氧和呼出气的前 1/3 充满后，其内部压力迫使呼出气的后 2/3（包括 $CO_2$ 负荷）从呼气孔排出。在密封较好的部分重复呼吸面罩，氧流量为 6 ～ 10L/min 时，吸入氧浓度可达 35% ～ 60%。

无重复呼吸面罩则是在储气袋与面罩间加装一单向活瓣，确保呼气相氧气直接进入储气袋，吸气相氧气流向面罩和储气袋；活瓣可阻止呼出气回流到储气袋，直接通过面罩上的小孔排出，使者不再吸入呼出气。

（5）气管内给氧法　适合于脱离呼吸机，但仍需保留气管插管或气管切开的患者。可直接将供氧管插入人工气道内，也可采用气管切开喉罩。简单易行，但避免供氧管插入过深，损伤气道，另外，氧流量过高时，可能导致气道湿化不足。

**4. 高流量氧疗方法**

（1）Venturi 面罩法　是一种特殊设计的供氧面罩，利用氧射流产生的负压从面罩侧孔带入一定量的空气，以稀释氧气，达到目标氧浓度。吸入氧浓度可按需调节并能保持稳定。适用于严重的呼吸衰竭患者。目前临床用的 Venturi 面罩不能提供高浓度的氧气吸入。

（2）密闭面罩加压给氧法　应用密闭面罩加压给氧，可用简易呼吸器、麻醉机或呼吸机实施。适用于严重低氧血症肺水肿，昏迷、自主呼吸微弱的危重患者，也常用于气管插管前预充氧。实施过程中，应注意防止胃肠充气、反流和误吸，同时应注意采取恰当的体位，并保持上呼吸道通畅。

（3）氧帐法　在密闭和高流量给氧（20L/min）时，吸入氧浓度能达到60%。改进式氧气头帐，以10～20L/min给氧，颈项部胶布固定防漏气条件下，氧浓度提高到60%～70%，多用于婴幼儿。

（4）高压氧疗法　需特制的高压氧舱，将患者置于2～3个大气压下的氧舱内给予氧疗。适用于缺氧不伴二氧化碳潴留的患者，如急性严重缺氧、重度一氧化碳中毒等。

（5）经鼻高流量氧疗（HFNC）　HFNC是指通过无须密封的鼻塞导管直接将一定氧浓度的空氧混合高流量气体输送给患者的一种氧疗方式。HFNC系统内部具有的涡轮及流量感受器，将空氧混合气体按照设定进行输出，因此吸入氧浓度可控，并且不随患者呼吸状态的改变而变化，另外可加温的湿化水罐及内置加热线路的呼吸管路可以提供37℃、相对湿度为100%的气体，可有效保护黏液纤毛转运系统的功能。由于HFNC较普通氧疗具有高效、舒适、禁忌证很少等特点，在临床有较为广泛的应用。

## 四、注意事项

**1. 选用合适的氧疗方式**　根据病情需要，决定氧疗方式。COPD引起的呼吸衰竭应使用控制性低流量和持续性氧疗，其氧浓度控制在24%～28%，流量为1～2L/min。

**2. 注意湿化和加温**　呼吸道内保持37℃的温度和95%～100%的湿度，是黏液纤毛系统正常清除功能的必要条件。成人呼吸道每日蒸发水量达500mL，以湿化吸入空气。气管插管及气管切开时，呼吸道湿化功能丧失，需借助于物理方法使吸入气体保持有效湿化。

**3. 定时更换和清洗消毒**　防止污染和导管堵塞，对导管、湿化加温装置，呼吸机管道系统等应经常定时更换和清洗消毒，以防止交叉感染。吸氧导管应随时注意检查有无分泌物堵塞，并及时更换。

**4. 氧疗效果评价**

（1）循环系统的评估　心血管系统的评估主要应观察血压、脉搏和组织灌注状态。对于接受氧疗的患者，应将其血压、脉搏与基础状态比较。如缺乏基础状态的治疗，则应动态观察和评价。

（2）呼吸系统的评估　呼吸系统的评估主要包括潮气量、呼吸频率和呼吸功能的观察和监测。

（3）动脉血气监测　动脉血气监测是评价氧疗效果的实验室手段。氧疗期间，应根据病情变化，反复监测动脉血气，根据动脉血气中动脉氧分压水平，判断氧疗效果，调整氧疗措施，并根据动脉血二氧化碳分压和pH，判断患者通气状态和酸碱平衡状态。

**5. 防止并发症**

（1）去氮性肺不张　吸入氧浓度高于50%可引起去氮性肺不张，导致解剖样分流增加。正常情况下，氮气是维持肺泡膨胀的重要气体。存在生理学分流的肺泡，通气量不足，容积较小。当提高吸入氧浓度，特别是吸纯氧时，可发生以下两种效应：①通气不良的肺泡存在低氧性肺血管痉挛，当肺泡氧分压升高，其周围痉挛的毛细血管明显扩张，血流增加。②肺泡内氮气被洗出，氮气张力明显减低，肺泡内主要含有氧气。结果氧气迅速被吸收，这类小肺泡发生萎陷，形成肺不张，导致解剖学分流增加。

预防去氮性肺不张可采用下列方法：吸入氧浓度不宜超过50%；进行机械通气时，加用合适水平PEEP；鼓励患者排痰，减少气道堵塞；注意吸入气体的加湿和加温。

（2）氧中毒　高浓度氧（一般指吸入氧浓度高于60%）吸入后，可产生较多的氧自由基，超过了组织抗氧化系统的清除能力。氧自由基可损伤组织细胞，使其丧失呼吸功能，造成氧中毒。选择适当给氧方式，正确控制给氧浓度和时间可减少氧中毒的发生。

（3）晶状体后纤维组织形成　多见于新生儿，长时间、高浓度吸氧可导致晶状体后纤维组织形成及患儿失明。

# 第九节　胃十二指肠置管术

危重病患者胃蠕动功能往往受损（胃轻瘫），且恢复缓慢。胃内容物反流到食管甚至到口腔的现象非常常见，另外危重病患者由于合并高龄、脑血管意外等基础疾病，咽反射弱，胃内容物很容易反流而被误吸入肺引起吸入性肺炎，经鼻胃空肠管（经鼻 - 胃 - 十二指肠进入空肠）管饲，能减少部分患者吸入性肺炎的发生。常用的方法有经内镜下放置、X线引导下放置和手法盲插3种。

## 一、适应证

（1）上消化道（屈氏韧带以上）功能障碍或病变，如胃轻瘫、胃食管反流、胃十二指肠瘘、急性胰腺炎、上消化道梗阻等需要进行营养支持者。

（2）上消化道梗阻，需进行胃肠减压者。

（3）短期（一般短于6周）肠内营养支持者。

## 二、禁忌证

### 1. 相对禁忌证

（1）食管胃底静脉曲张、溃疡或肿瘤者。

（2）鼻咽部或食管上端梗阻者。

（3）近期做过胃手术者。

（4）心脏疾病未稳定的患者，或对迷走刺激耐受差的其他患者。

（5）不能合作的患者。

### 2. 绝对禁忌证

（1）严重的上颌部外伤或颅底骨折，留置胃管时可能会误入脑室，增加颅内感染的机会。

（2）严重而未能控制的出血性疾病。

（3）食管黏膜大疱性疾病。

## 三、内镜引导下鼻空肠管放置术

### 1. 操作方法

（1）经胃镜导管推入法

① 咽部局麻，石蜡油润滑导管前端，经一侧鼻腔插至食管中部，助手于鼻翼处固定导管。

② 经口插入胃镜，先检查胃部，以排除异常情况，并了解局部的解剖情况。

③ 将胃镜退至食管中部，助手松开导管，使内镜连同导管一起进入胃腔，通过幽门至十二指肠上段或胃肠吻合口。

④ 助手继续固定导管，缓慢将胃镜退至胃腔。

⑤ 助手再次松开导管，使内镜连同导管一起通过幽门或胃肠吻合口。

⑥ 多次同样操作，可使导管插至近端空肠或吻合口远端。

⑦ 胃镜确定导管插入深度、放置部位及其在胃内无盘曲后，即可退出胃镜。

⑧ 导管内注入石蜡油，撤去导丝，体外固定。

（2）胃镜旁异物钳置管法

① 取左侧卧位，清醒患者口服利多卡因胶浆。

② 润滑胃镜，从鼻孔插入，约进入15cm，经胃镜在咽喉部见鼻胃管。

③ 经胃镜工作通道插入异物钳并伸出镜端，钳夹导管前端，使内镜连同导管一起通过幽门至十二指肠上段或胃肠吻合口。

④ 保持异物钳钳夹导管状态并固定，缓慢推出胃镜至胃腔，松开异物钳，使之脱离导管，合拢钳子并退回胃腔。

⑤ 胃镜观察下，异物钳再次钳夹导管的腔侧，胃镜位置不变，保持夹持状态，插入异物钳，使之通过幽门或胃肠吻合口。

⑥ 多次同法操作，可使导管插至近端空肠或吻合口远端。

⑦ 固定鼻肠管，松开异物钳，后退异物钳和胃镜。

⑧ 妥善固定鼻肠管。

（3）经胃镜工作通道导丝置管法

① 咽部局麻，胃镜经口插至十二指肠或经胃肠吻合口至空肠，并尽可能深插胃镜。

② 经胃镜工作通道插入导丝并伸出胃镜，胃镜直视下深插导丝至十二指肠或空肠。

③ 同步边深插导丝边退镜，以保证导丝在深插入情况下退出胃镜。

④ 退出胃镜后，导丝由口腔转为经鼻腔引出。

⑤ 经导丝将导管插至近端空肠后，固定导管插入深度，缓慢推出导丝。

⑥ 注水试验鼻肠管通畅，即外固定鼻肠管。

⑦ 经X线透视观察，根据肠道正常生理弯曲即可判定导管尖端所在。如有疑问，可注入少量60%泛影葡胺造影以证实鼻肠管是否在位。

**2. 注意事项**　内镜辅助置管是目前置管成功率最高的方法，成功率可达100%，但也存在不足之处：①在上消化道存在机械性梗阻导致胃镜不能通过时，则无法实施。②导管向十二指肠降部以远部位的推送是在盲视下进行，无法保证导管进入十二指肠降部以远部位，尤其是通过十二指肠-空肠曲时不扭折，故不能保证导管尖端的位置符合要求及导管的通畅。③置管后尚需再次行造影检查以证实导管尖端位置，如导管尖端位置不符合要求、导管扭折，还需通过此方法再次进行调整。尤其在曾接受过近端消化道侧侧吻合手术，其上消化道甚至高位空肠之解剖结构已经改变的患者更是如此。④需专门的器械，并且需熟练掌握内镜操作技术。⑤存在因内镜本身不能彻底消毒而导致交叉感染的可能性。

## 四、X线引导下鼻空肠管置入术

### 1. 患者准备

（1）取平卧位。

（2）可根据患者的情况使用2%利多卡因喷于咽部，或含利多卡因胶浆于咽部。

**2. 器械准备**　鼻肠管（长130cm，管径3.33mm）和加强型超滑导丝（长260cm，直径0.89mm）。

### 3. 操作步骤

（1）患者平卧位，以常规置胃管方法将导管插至胃部，并确定导管尖端位置在胃部。

（2）将导管进一步推送至幽门附近。

（3）经导管尾部置入超滑导丝。

（4）继续插入超滑导丝超出导管尖端，在X线透视辅助下将超滑导丝送入并依次通过幽门、十二指肠降部、水平部、升部。

（5）继续将超滑导丝通过十二指肠-空肠曲进入上段空肠。

（6）进一步将超滑导丝向远端推送至患者需要的部位。

（7）固定超滑导丝，将导管沿超滑导丝轻柔推送至超出超滑导丝尖端。

（8）拔出超滑导丝，经导管用60%泛影葡胺造影，如有必要，进一步调整导管尖端的位置，使其符合临床要求后固定导管，结束操作。

**4. 注意事项**　X线下放置有以下优点：①除非合并有如消化道完全闭塞、断裂、吻合口脱落等严重的消化道解剖结构改变均可应用，即使上消化道存在机械性梗阻亦可使用。②导管位置可最大限度地符合临床需要，理论上只要导管、导丝长度足够，即可满足全小肠任何部位的置管要求。③无须特殊器械及专门技术，易于临床开展使用。④患者耐受性及医嘱依从性极高，护理简单、方便。⑤导管拔除容易。⑥费用低廉。

此法存在一定的缺点：①需要床边X线透视设备，也限制了本法的推广，尤其对不能脱离呼吸机、循环不稳定或不适于搬动的患者不能开展。②放射污染，医师和患者均需接受一次以上与普通上消化道钡餐检查剂量类似的放射线照射。

## 五、盲插法鼻空肠管置入术

盲插法是指不借助任何辅助工具，通过一定的手法操作，将导管头端通过幽门送入十二指肠或空肠。

### 1. 操作步骤

（1）鼻空肠管置入术第一步先将导管置入胃内。置管前15～30分钟给患者肌内注射甲氧氯普胺10mg，患者取半卧位或头高脚低位，操作者戴灭菌手套，用等渗盐水润滑鼻空肠管。用带刻度的鼻空肠管测量患者剑突-前额发际距离（成人45～55cm），记录长度。按鼻胃管置入术先将导管置入胃内，导管抽出胃液或听诊有气过水声以证实导管在胃内。

（2）导管证实在胃内后，往胃内注入50～100mL等渗盐水，操作者保持轻柔的、不间断的推进力。推进力度以不使握持点至鼻孔一段管体弯曲为度，随着患者每次的呼吸运动，导管将克服摩擦力而前进数毫米，在导管进入十二指肠之前（约75cm），推进力不得间断，以免导致导管头端移位。导管在通过幽门进入十二指肠时有轻微突破感，进入十二指肠降部后（75～85cm），自导管开口回抽检查，若有金黄色胆汁，证实导管已经进入十二指肠；若无，可继续置管。无论回抽是否见到胆汁，均继续置管至105cm以上，由导管尾端注入20mL等渗水，抽出导丝后固定。患者置管后立即行床边腹部X线检查，以确认导管形态和头端的位置。

### 2. 注意事项

（1）随患者呼吸缓慢进管，通常置入管道超过75cm后，可有一种突破感为过幽门，可继续轻柔置入。

（2）如遇导丝回弹大，向后慢速回撤，每次5cm，直到感觉导丝能够在管道内自由移动。

（3）正常如遇阻力明显增加，不应盲目用力置管。

（4）置管困难可辅助使用注水、注气等方法。

（5）气管插管 / 气管切开置管前可放松气囊再置管。

# 第十节　快速血糖测定

## 一、适应证

### 1. 高血糖症

① 门诊患者或住院患者的糖尿病筛检。

② 糖尿病治疗监测。

③ 评价碳水化合物代谢（孕妇、慢性肝病、急性肝炎、急性胰腺炎、慢性胰腺病、肢端肥大症、艾迪生病、全垂体功能减退等）。

### 2. 低血糖症

① 糖尿病治疗时出现低血糖症有关的症状。

② 排除临床表现健康的低血糖症患者（胰岛素瘤除外）。

③ 患者的低血糖症相关症状。

④ 新生儿低血糖症的检测。

⑤ 儿童期先天性代谢障碍的相关线索。

## 二、临床应用

血糖检测是目前诊断糖尿病的主要依据，也是判断糖尿病病情和控制程度的主要指标。

**1. 空腹血糖（fasting blood glucose，FBG）增高**　FBG 增高而又未达到诊断糖尿病的标准时，称为空腹血糖受损（impaired fasting glucose，IFG）；FBG 增高超过 7.0mmol/L 时称为高血糖症（hyperglycemia）。根据 FBG 水平将高血糖症分为 3 度：FBG 7.0 ～ 8.4mmol/L 为轻度增高；FBG 8.4 ～ 10.1mmol/L 为中度增高；FBG 大于 10.1mmol/L 为重度增高。当 FBG 超过 9mmol/L（肾糖阈）时尿糖即可呈阳性。

（1）生理性增高　餐后 1 ～ 2 小时、高糖饮食、剧烈运动、情绪激动、胃倾倒综合征等。

（2）病理性增高　①各型糖尿病。②内分泌疾病：如甲状腺功能亢进症、巨人症、肢端肥大症、皮质醇增多症、嗜铬细胞瘤和胰高血糖素瘤等。③应激性因素：如颅内压增高、颅脑损伤、中枢神经系统感染、心肌梗死、大面积烧伤、急性脑血管病等。④药物影响：如噻嗪类利尿剂、口服避孕药、泼尼松等。⑤肝脏和胰腺疾病：如严重的肝病、坏死性胰腺炎、胰腺癌等。⑥其他：如高热、呕吐、腹泻、脱水、麻醉和缺氧等。

**2. FBG 减低**　FBG 低于 3.9mmol/L 时为血糖减低，当 FBG 低于 2.8mmol/L 时称为低糖血症（hypoglycemia）。

（1）生理性减低　饥饿、长期剧烈运动、妊娠期等。

（2）病理性减低　①胰岛素过多：如胰岛素用量过大、口服降糖药、胰岛 β 细胞增生或肿瘤等。②对抗胰岛素的激素分泌不足：如肾上腺皮质激素、生长激素缺乏。③肝糖原贮存缺乏：如急性重型肝炎、急性肝炎、肝癌、肝淤血等。④急性乙醇中毒。⑤先天性糖原代谢酶缺乏：如 Ⅰ、Ⅲ 型糖原贮积症（glycogen storage disease）等。⑥消耗性疾病：如严重营养不良、恶病质等。⑦非降糖药物影响：如磺胺药、水杨酸、吲哚美辛。⑧特发性低血糖。

## 三、注意事项

FBG 易受肝功能、内分泌激素、神经因素和抗凝剂等多种因素的影响，且不同的检测方法，其结果也不尽相同。临床上常用葡萄糖氧化酶法和己糖激酶法测定，采集静脉血或毛细血管血，可用血浆、血清或全血，以空腹血浆葡萄糖（fasting plasma glucose，FPG）检测最可靠，但临床上通常采用血清较多且更为方便。

# 第十一节　口服葡萄糖耐量试验（OGTT）

## 一、适应证

（1）无糖尿病症状，随机血糖或 FBG 异常，以及有一过性或持续性糖尿者。

（2）无糖尿病症状，但有明显的糖尿病家族史。

（3）有糖尿病症状，但 FBG 未达到诊断标准者。

（4）妊娠期、甲状腺功能亢进症、肝脏疾病时出现糖尿者。

（5）分娩巨大胎儿或有巨大胎儿史的妇女。

（6）原因不明的肾脏疾病或视网膜病变。

## 二、临床应用

OGTT 是一种葡萄糖负荷试验，用于了解机体对葡萄糖代谢的调节能力，是糖尿病和低糖血症的重要诊断性试验。临床上主要用于诊断糖尿病、判断糖耐量异常（impaired glucose tolerance，IGT）、鉴别尿糖和低血糖症，OGTT 还可用于胰岛素和 C- 肽释放试验。

**1. 方法**

（1）早晨空腹进行，一般于 7～9 时开始，受试者空腹 8 小时以上，但不超过 16 小时，口服溶于 300mL 水内的无水葡萄糖粉 75g，如用 1 分子水葡萄糖则为 82.5g。儿童则予每千克体重 1.75g，总量不超过 75g。糖水在 5 分钟之内服完。

（2）从服糖第一口开始计时，于服糖前和服糖后 120 分钟分别在前臂采血测血糖。有特殊需要时可增加采血时间点（如 30 分钟、60 分钟、90 分钟等），也可视具体情况延长试验时间。

**2. 诊断糖尿病**　临床上有以下条件者，即可诊断为糖尿病。

（1）具有糖尿病症状，FPG ≥ 7.0mmol/L。

（2）OGTT 2 小时 PG ≥ 11.1mmol/L。

（3）具有临床症状，随机血糖 ≥ 11.1mmol/L，且伴有尿糖阳性者。

临床症状不典型者，需要另一天重复检测确诊，但一般不主张做第 3 次 OGTT。

**3. 判断 IGT**　FPG ＜ 7.0mmol/L，2 小时 PG 为 7.8～11.1mmol/L，且血糖到达高峰的时间延长至 1 小时后，血糖恢复正常的时间延长 2～3 小时以后，同时伴有尿糖阳性者为 IGT。IGT 长期随诊观察，大约 1/3 能恢复正常，1/3 仍为 IGT，1/3 最终转为糖尿病。IGT 常见于 2 型糖尿病、肢端肥大症、甲状腺功能亢进症、肥胖症及皮质醇增多症等。

**4. 平坦型糖耐量曲线（smooth OGTT curve）**　FPG 降低，口服葡萄糖后血糖上升也不明显，2 小时 PG 仍处于低水平状态。常见于胰岛 β 细胞瘤、肾上腺皮质功能减退症、腺垂体功能减退症。也可见于胃排空延迟、小肠吸收不良等。

**5. 储存延迟性糖耐量曲线（storage delay OGTT curve）**　口服葡萄糖后血糖急剧升高，提早出现峰值，且大于 11.1mmol/L，而 2 小时 PG 又低于空腹水平。常见于胃切除或严重肝损伤。由于胃切除后肠道迅速吸收葡萄糖或肝脏不能迅速摄取和处理葡萄糖，而使血糖急剧增高，反应性引起胰岛素分泌增高，进一步导致肝外组织利用葡萄糖增多，而使 2 小时 PG 明显降低。

**6. 鉴别低血糖**

（1）功能性低血糖　FPG 正常，口服葡萄糖后的高峰时间及峰值均正常，但 2～3 小时后出现低血糖，见于特发性低血糖症。

（2）肝源性低血糖　FPG 低于正常，口服葡萄糖后血糖高峰提前并高于正常，但 2 小时 PG 仍处于高水平，且尿糖阳性。常见于广泛性肝损伤、病毒性肝炎等。

糖尿病及其他高血糖的诊断标准见表 1-18-5。

表 1-18-5　糖尿病及其他高血糖的诊断标准（血糖浓度，mmol/L）

| 疾病或状态 | | 静脉血浆 | 静脉全血 | 毛细血管全血 |
|---|---|---|---|---|
| DM | 空腹 | ≥ 7.0 | ≥ 6.1 | ≥ 6.1 |
| | 服糖 2 小时 | ≥ 11.1 | ≥ 10.0 | ≥ 11.1 |
| IGT | 空腹 | ＜ 7.0 | ＜ 6.1 | ＜ 6.1 |
| | 服糖 2 小时 | 7.8～11.1 | 6.7～10.0 | 7.8～11.1 |
| IFG | 空腹 | 6.1～7.0 | 5.6～6.1 | 5.6～6.1 |
| | 服糖 2 小时 | ＜ 7.8 | ＜ 6.7 | ＜ 7.8 |

## 三、注意事项

（1）糖尿病患者不宜行此项检查。

（2）嘱患者缓慢喝下，如喝得过快，可能会出现恶心等不适。在试验过程中，患者若有恶心、呕吐、面色苍白、晕厥等不适，应停止试验。

（3）饮食　OGTT试验前，过分限制碳水化合物摄入可使胰岛β细胞分泌胰岛素过低，出现OGTT减低而呈假阳性，因此，应在试验前3天摄入足够的碳水化合物，一般应250g/d，最少不少于150g/d。对严重营养不良者应延长碳水化合物的准备时间，为1～2周。实验前禁食，可以饮水。

（4）体力活动　长期卧床不活动患者可使糖耐量受损。而试验前剧烈活动虽可加速葡萄糖的利用，但由于交感神经兴奋，也可使血糖明显升高，故试验前患者应静坐或静卧至少半小时。

（5）精神因素　情绪激动可使血糖升高，故在试验期间应避免精神刺激。

（6）应激　各种应激，如心脑血管意外、创伤、发热、感染、手术等可使血糖暂时升高，糖耐量减低，称应激性高血糖，故需待患者恢复正常时再行此试验。

（7）疾病　肝脏、肾脏、胰腺疾病以及内分泌疾病（如：库欣综合征、肾上腺皮质功能减退、原发性醛固酮增多症、甲状腺功能亢进、甲状腺功能减退、嗜铬细胞瘤等）等均会导致血糖的变化。

（8）药物及食物可以使血糖升高，为排除药物对OGTT的影响，若患者病情允许，检查前应停用以下药物3天以上：噻嗪类利尿剂、呋塞米、糖皮质激素、生长激素、肾上腺素、去甲肾上腺素、依他尼酸、避孕药、吲哚美辛、氯丙嗪、咖啡、尼古丁。

# 第十二节　穿刺术

## 腰椎穿刺术

### 一、适应证

（1）中枢神经系统疾病，取脑脊液做常规、生化、细菌学与细胞学等检查，测颅内压，以明确诊断、鉴别诊断和随访疗效。

（2）椎管内注入药物达到治疗疾病的目的。

（3）可疑椎管内病变，进行脑脊液动力学检查，以明确脊髓腔内有无阻塞和阻塞程度。

### 二、禁忌证

（1）有颅内压升高者必须先做眼底检查，如有明显视盘水肿或有脑疝先兆者，禁忌穿刺。

（2）休克、衰竭或濒危状态者。

（3）穿刺部位及附近皮肤、软组织或脊椎有感染性疾病者。

（4）颅后窝有占位性病变或伴有脑干症状者。

（5）兴奋、躁动、极为不合作者。

（6）有严重的凝血功能障碍患者，如血友病患者等。

（7）脊髓压迫症患者，如高位脊髓病变者。

### 三、操作方法

（1）除需做气脑或脊髓空气造影术时采用坐位外，一般采用侧卧位。

（2）嘱患者侧卧于硬板床上，脊柱靠近床沿，使背部与床面垂直，头向前胸部屈曲，两手抱膝，使前胸贴近腹部，或由助手在术者对面用一手挽住患者头颈部，另一手挽住双下肢腘窝处并用力抱紧，使脊柱尽量后突以增宽脊椎间隙，便于进针。

（3）穿刺部位应在腰椎第二棘突以下，一般以髂后上棘的连线与后正中线的交会处（约在第三、四腰椎间隙）最为常用。有时也可在上一或下一腰椎间隙进行。

（4）穿刺部位常规皮肤消毒，术者戴无菌手套，铺无菌巾，用1%～2%利多卡因溶液2～3mL自皮下到椎间韧带做局部麻醉。

（5）术者以左手拇指指尖紧按穿刺棘突间隙以固定皮肤，右手持用无菌纱布包绕的穿刺针，自局麻点取垂直脊柱背面针尖稍向头部倾斜的方向进行穿刺，当穿刺针穿过黄韧带和硬脊膜进入蛛网膜下腔时，可有突然阻力消失感，然后缓慢抽出针芯，即可见脑脊液外滴。一般成人进针深度为 4～6cm，儿童为 2～4cm。

（6）在放液前先接上测压管测压，患者完全放松，头稍伸直，双下肢收为半屈或稍伸直，呼吸平稳，可见测压管中脑脊液平面随呼吸上下波动。正常侧卧位脑脊液的压力为 7～18cmH$_2$O 或每分钟 40～50 滴。测完脑脊液压力后，缓慢放出所需要的脑脊液（一般为 2～5mL）送检。需做培养时，应用无菌操作法留标本。

（7）术毕，将针芯插入，并一起拔出穿刺针，用拇指紧压穿刺处 1～2 分钟，局部覆盖消毒纱布，用胶布固定，嘱患者平卧 4～6 小时，以免引起术后头痛。

## 四、注意事项

（1）严格掌握腰椎穿刺禁忌证，凡疑有颅内压升高者必须先做眼底检查，如有明显视盘水肿或有脑疝先兆者，禁忌穿刺；如确属诊断与治疗需要时，可先用脱水剂降低颅内压，再用细针穿刺，缓慢放出脑脊液适量（一般放数滴或 1mL）。凡患者处于休克、衰竭或濒危状态以及局部皮肤有炎症、颅后窝有占位性病变或伴有脑干症状者均禁忌穿刺。

（2）穿刺针进入棘突间隙后，如有阻力不可强行再进，应将针尖退至皮下，调整方向或位置后再进针。进针动作要轻巧，用力要适当。若用力过猛，将难以体会针尖进入蛛网膜下腔后阻力突然消失之感。

（3）当针尖刺到马尾神经根时，患者感到下肢有电击样疼痛，遇此，无须处理，因马尾神经根游离于脑脊液中，针尖碰后即滑脱，不会引起马尾损伤。

（4）若要了解蛛网膜下腔有无阻塞，可做动力试验。即在测定初压后，由助手压迫患者一侧颈静脉约 10 秒，正常时脑脊液压力立即上升 1 倍左右，解除压力后 10～20 秒又降至原来水平，称为动力试验阳性（该侧），表示蛛网膜下腔通畅。若压迫颈静脉后，脑脊液压力不上升，则为动力试验阴性，表示蛛网膜下腔完全阻塞。若压迫后压力缓慢上升，放松后又缓慢下降，则该侧动力试验也为阴性，表示该侧有不完全性阻塞（如横窦内血栓形成或小脑窝内肿瘤等）。对脑部病变尤其伴有颅内压明显增高或脑出血者应禁做此试验。若疑椎管内胸段与腰段蛛网膜下腔有梗阻，可做压腹试验，即助手以拳用力压迫上腹部，如无梗阻可使压力升高为初压的 2 倍，停压后下降迅速，梗阻时压力不上升。

（5）若需鞘内给药时，应先放出同等量脑脊液，然后再注入药物。做气脑造影术检查时，应先缓慢放液 10mL，如此反复进行，达所需量时再行摄片。

（6）穿刺术中，若患者出现呼吸、脉搏、面色异常等症状时，应立即停止手术，并做相应处理。

（7）若脑脊液压力低于 7cmH$_2$O 为低颅内压，测定初压后应即刻停止操作，不应收集脑脊液标本，并按颅内低压症处理。

骨髓穿刺术

## 一、适应证

凡疑有白血病、传染病（如黑热病、疟疾、伤寒等）或感染性疾病（如败血症）、多发性骨髓瘤、骨髓转移癌、单核 - 吞噬细胞系统疾病等时，骨髓穿刺可以帮助诊断。

## 二、禁忌证

（1）血友病患者或有严重凝血功能障碍者。

（2）骨髓穿刺局部皮肤有感染者。

（3）有出血倾向者及妊娠期妇女要慎做骨髓穿刺。

（4）小儿及不合作者不宜做胸骨穿刺。

## 三、操作方法

### 1. 确定穿刺部位

（1）髂前上棘穿刺点　患者仰卧，穿刺点位于髂前上棘后 1～2cm。此部位骨面较平，易于固定，操作方便，无危险性，为最常用的穿刺点，但骨质较硬，髓液较少。

（2）髂后上棘穿刺点　患者侧卧（幼儿俯卧，腹下放一枕头），上面的腿向胸部弯曲，下面的腿伸直，髂后上棘突出于臀部之上，相当于第五腰椎水平旁开 3cm 左右处。

（3）胸骨穿刺点　患者取仰卧位，背下置一枕头，使胸部抬高，取胸骨中线相当于第二肋间水平处为穿刺点。胸骨较薄（约 1cm），胸骨后为心房和大血管，严防穿通胸骨发生意外。

（4）腰椎棘突穿刺点　患者取坐位，双手伏在椅背上，上身前屈；体弱者可侧卧位，两膝向胸部弯曲，以两臂抱之，取第三或第四腰椎棘突为穿刺点。有时棘突尖端小而硬，穿刺不易成功，可在距离棘突约 1.5cm 处从侧方穿刺棘突。

**2. 消毒、麻醉**　常规消毒皮肤，铺无菌洞巾，术者戴手套，以 1%～2% 利多卡因溶液 2～3mL 局部浸润麻醉直至骨膜，按摩注射处。

**3. 穿刺**　将骨髓穿刺针的固定器固定在距针尖 1～1.5cm 处（胸骨穿刺约 1cm，髂骨穿刺约 1.5cm），术者用左手拇指和示指固定穿刺部位，右手持针向骨面垂直刺入（若为胸骨穿刺则应与骨面成 30°～40° 角），当针尖触及骨质后则将穿刺针左右旋转，缓缓钻刺骨质，当感到阻力消失，且穿刺针已能固定在骨内时，表示已进入骨髓腔。若穿刺针不固定，则应再钻入少许达到能固定为止。

**4. 抽取骨髓液**　拔出针芯，接上干燥的 10mL 或 20mL 注射器，用适当的力量抽吸，若针头确在骨髓腔内，当抽吸时患者感到一种尖锐的疼痛，随即便有少量红色骨髓进入注射器中。骨髓液吸取量以 0.1～0.2mL 为宜。若做骨髓液细菌培养需在留取骨髓液细胞计数和涂片标本后，再抽取 1～2mL。如未能吸出骨髓液，则可能是针腔被皮肤或皮下组织块堵塞或干抽，此时应重新插上针芯，稍加旋转或再钻入少许或退出少许，拔出针芯，如见针芯带有血迹时，再行抽吸即可取得骨髓液。

**5. 加压固定**　抽毕，重新插上针芯，左手取无菌纱布置于针孔处，右手将穿刺针拔出，随即将纱布盖于针孔上并按压 1～2 分钟，再用胶布将纱布加压固定。

## 四、注意事项

（1）术前应做出凝血时间检查，有出血倾向患者操作时应特别注意，对血友病患者绝对禁忌做此术。

（2）穿刺针与注射器必须干燥，以免发生溶血。穿刺时不宜用力过猛，尤其做胸骨穿刺时，针头进入骨质后不可摇摆，以免断针。抽出液量如为做细胞形态学检查则不宜过多，过多会导致骨髓液稀释，影响增生度的判断、细胞计数及分类的结果；为做细菌培养可抽取 1～2mL。抽不出骨髓液时，如排除技术问题，则为"干抽"，该情况多见于骨髓纤维化、恶性组织细胞病、恶性肿瘤骨髓转移、多发性骨髓瘤及血细胞成分异常增生如白血病原始幼稚细胞高度增生时，此时需要更换部位穿刺或做骨髓活检。

（3）穿刺过程中，若感到骨质坚硬，难以进入骨髓腔时，不可强行进针，以免断针。

（4）老年人骨质疏松，应注意不要用力过猛；小儿不合作，除严格选择穿刺部位外，必要时穿刺前给镇静剂。

=== **腹腔穿刺术** ===

## 一、适应证

**1. 诊断性**　腹水原因不明或疑有腹腔内出血者。

**2. 治疗性**　大量腹水引起呼吸困难或难以忍受的腹胀者；需腹腔内注药或腹水浓缩再输入达到治疗目的者。

## 二、禁忌证

（1）严重凝血功能障碍或穿刺部位感染者。

（2）肝性脑病前驱症状者。

（3）患者兴奋、躁动、极为不合作者。

（4）疑有粘连性结核性腹膜炎者。

（5）巨大卵巢肿瘤患者。

## 三、操作方法

**1. 操作前准备**

（1）患者准备　签署知情同意书，测量血压、脉搏、腹围，排空膀胱，超声定位。

（2）用物准备　腹穿包 1 个、12 号穿刺针 1 枚、无菌手套 2 双、一次性 5mL 及 50mL 注射器各 1 支、棉签、纱块、胶布、75% 乙醇、2% 利多卡因 5mL。

（3）体位　平卧位或侧卧位（45°～60°）。

**2. 选择穿刺点**

（1）一般选择左下腹脐与髂前上棘连线的中 1/3 与外 1/3 的交点。

（2）侧卧位，脐水平线与腋前线或腋中线交点为穿刺点。

**3. 消毒、麻醉** 按无菌操作要求消毒，铺洞巾，用 2% 利多卡因自皮肤至腹膜壁层做浸润麻醉。

**4. 穿刺** 穿刺针进入皮下后，"之"字形进针，保持负压回抽至有腹水抽出。

**5. 术后调护** 术后嘱患者卧床休息 12 小时，密切观察病情变化。

## 四、注意事项

（1）凝血功能障碍及穿刺部位有感染时禁做此穿刺。

（2）术中应注意患者有无头晕、心悸的症状，密切观察患者呼吸、血压、脉搏及面色情况，如有异常则应立即终止操作，并做适当处理。

（3）放完腹水后拔出穿刺针，覆盖消毒纱布，再用胶布固定，大量放腹水应束缚多头腹带，以防腹压骤降、血管扩张致休克。

（4）首次抽腹水量不应超过 1000mL，以后每次抽腹水不应超过 3000mL。

### 胸膜腔穿刺术

## 一、适应证

**1. 诊断性** 确定胸腔积液的病因。

**2. 治疗性** 缓解大量胸腔积液、气胸引起的呼吸窘迫症状；胸腔内注药。

## 二、禁忌证

胸膜腔穿刺没有绝对禁忌证，其相对禁忌证如下。

（1）严重凝血功能障碍者。

（2）多脏器衰竭病情危重，无法完成操作者。

（3）患者兴奋、躁动、极为不合作者。

## 三、操作方法

**1. 操作前准备**

（1）患者准备 签署知情同意书，核对患者，清洁穿刺部位，超声定位。

（2）用物准备 胸穿包 1 个、无菌手套、消毒用品、胶布、1% ～ 2% 利多卡因。

（3）体位 患者多取坐位，面向椅背，两手前臂置于椅背上，头枕臂上，使肋间隙增宽；病情危重不能坐起者，取仰卧位或半卧位，举起患者上臂。

**2. 确定穿刺部位** 胸腔积液者选择腋后线与肩胛下角线之间第 7 ～ 9 肋间或超声定位点；气胸者选择锁骨中线第 2 肋间。

**3. 消毒、麻醉** 按无菌操作要求消毒，铺洞巾。用 1% ～ 2% 利多卡因沿穿刺点肋间的肋骨上缘进针，逐层做皮下浸润麻醉至胸膜。

**4. 检查** 检查穿刺针是否通畅，用血管钳夹住与穿刺针连接的乳胶管。

**5. 穿刺** 术者左手固定穿刺点皮肤，右手持穿刺针沿肋骨上缘缓慢刺入至阻力突然消失，接上注射器，连接胶管抽液。注意抽液时固定好穿刺针位置，每次取下注射器前先夹闭胶管，防止空气进入胸腔。

**6. 加压固定** 完成抽液或治疗后拔针，以无菌敷料局部包扎。

## 四、注意事项

（1）操作前应向患者说明穿刺的目的，以解除其顾虑；对精神过于紧张者，可适当地镇静止痛。

（2）穿刺点应准确，患者体位要正确，穿刺过程中勿变动体位，尽量不说话、咳嗽或深呼吸。

（3）操作中应仔细观察患者的反应，如有头晕、面色苍白、出汗、心悸、胸部压迫感或剧痛、昏厥等胸膜过敏反应，或出现连续性咳嗽、咳泡沫样痰等现象时，应立即停止抽液，对症处理。

（4）应沿肋骨上缘垂直于胸廓球面进针，以防损伤肋间神经及血管。进针勿过快、过深，抽液或抽气勿过量，抽液量首次一般不宜超过 600mL，以后每次不超过 1000mL，以防止胸腔压力骤降而导致急性循环障碍及复张性肺水肿。

中医妇科学

# 第一章　中医妇科学的历史源流

中医妇科学源于医疗实践，又在临床实践中得以发展。从中医妇科学的源流来看，首先重视产育，逐步设立产科和妇科，其中又以妇科的发展尤为明显，长期以来为民族的繁衍做出了巨大贡献。

## 一、萌芽时期（夏商西周）

夏商西周时期，已有妇科学的萌芽。我国在远古时期已十分重视生殖问题。殷周时期的甲骨文中就记载了有关生育疾患和预测分娩时间的卜辞，所记载的 21 种疾病中，就有"疾育"（妇产科病）。《史记·楚世家》记载了剖宫产手术："陆终（妻女嬇）生子六人，坼剖而产焉。"在《易经·爻辞》中最早记载了不孕不育症，"妇孕不育，凶"，"妇三岁不孕"。《诗经》和《山海经》中分别记载了一些"食之宜子"或"使人无子"的药物。夏商西周时期，性与生育的卫生开始受到重视，已经认识到近亲结婚不利后代。《列女传》记载了最早的"胎教"，"太任者，文王之母也，乃其有娠，目不视恶色，耳不听淫声，口不出傲言。"这是最早的"母胎医学"观点，有优生优育的意义。夏商西周时期对孕产的重视，可以说是妇科学的萌芽。

## 二、奠基时期（春秋战国）

春秋战国时期，出现了妇科医生，为中医妇科学的形成奠定了基础。据《史记·扁鹊仓公列传》记载："扁鹊，过邯郸，闻贵妇人，即为带下医。""带下医"即指妇科医生。《左传》已有较多妇产科方面的史料，如《左传·隐公元年》有："（郑）庄公寤生，惊姜氏……"这是关于难产的记载。其后《左传·僖公十七年》载有："梁嬴孕过期，卜招父与其子卜之，其子曰：将生一男一女。"这是过期妊娠和双胎诊断的最早记载。马王堆帛书《胎产书》是我国目前已知最早的以胎产命名的产科专著，该书比较详细地论述了胎儿在母体中的发育变化，这是人体胚胎发育史上最早的论述。

战国时期成书的我国现存的第一部医学巨著《黄帝内经》（以下简称《内经》），其在解剖方面，明确记载外生殖器官有毛际、阴户、廷孔；内生殖器官有女子胞、子门等；在生理方面，《素问·上古天真论》提出女子从 7 岁到"七七"之年（49 岁）的生长、发育和生殖的规律，沿用至今。在病因病机方面，突出正邪相争的发病观和体质因素，尤其强调"妇人之生，有余于气，不足于血"，揭示了妇人以血为本，容易发生气有余血不足的病机特点；在诊断方面，已有男女诊法有异，以及四诊的应用，还有"面王以下者，膀胱子处也"的特有诊法；在治疗方面，载有因"天时而调血气"的调经原则，以及石瘕、肠覃"可导而下"的治疗原则；《素问·腹中论》中记载了妇科第一首方"四乌贼骨一藘茹丸"，治疗血枯经闭，至今仍常用之加味来止血、止带，也有用之疏通输卵管堵塞，被认为是通涩兼用、补肾活血、通补奇经的方药。在妇科临床病证方面，已有经、带、胎、产、杂病的一些主要病种，并重点研究了崩漏和闭经；提出带下病的病机是"任脉为病"；已有"以脉候胎"的妊娠诊断方法，以及孕期用药原则，如"有故无殒，亦无殒也""衰其大半而止"；对产后病，提出新产或产后大出血禁泻的原则，又提出产后发热和产后大出血两大产褥期疾病，并着重强调产后固护胃气的重要性；对杂病，则论述了督脉为病的病机。由此可见，《内经》对妇科的生理和病理方面从理论到临床已经有所认识。东汉张仲景所著《金匮要略》设有"妇人妊娠病脉证并治""妇人产后病脉证并治""妇人杂病脉证并治"三篇，是现存中医古籍中最早设妇科专篇的医著，开创了妇科辨证论治的先河。妊娠病篇有妊娠诊断及妊娠恶阻、妊娠腹痛、胞阻、妊娠小便难、妊娠水肿、妊娠眩晕、伤胎等病证的证治与鉴别诊断，并创立养胎、安胎的治法方药；产后病篇论述新产妇人"三病"、产后发热、产后腹痛、产后中虚烦呕及热利伤阴的证治及病机，揭示了产后病多虚多瘀的特点；妇人杂病篇论述病因、证候、诊治原则和月经先期、痛经、月经后期、月经过多、崩漏、闭经、带下病、阴寒、阴疮、梅核气、脏躁、转胞、阴吹、癥瘕证治。《金匮要略》妇人三篇所论病种已包括了经、带、胎、产、杂病五大类，所载方剂剂型多样，一些方剂现在临床仍在应用。书中还列有用狼牙汤沥阴，蛇床子散纳药，开创了妇科病外治法的先河。

## 三、雏形时期（秦汉）

秦汉时期，中医妇科学已有雏形。秦代有妇产科病案，据《史记·扁鹊仓公列传》记载，太仓公淳于意首创"诊籍",其中"韩女内寒月事不下"（闭经）及"王美人怀子而不乳"（司马贞《史记索隐》载："乳，生也。"不乳，指过期妊娠），是最早的妇产科病案。

秦汉时期成书的《难经》，创立了左肾右命门学说，首论命门功能，该书系统地论述了冲、任、督、带脉的循行、功能和病证，尤其是肾与命门及冲、任、督、带的理论成为中医妇科学重要的理论基础。《神农本草经》是我国现存最早的药物学专著，该书所收365种药物中直接指明治疗妇产科疾病的药物有88种，为后世妇科用药提供重要依据。在该书紫石英条下首见"子宫"之名，禹余粮条下首见"癥瘕"之名。华佗在妇产科方面有很深的造诣，《华佗传》中记录了其诊治死胎、双胎的事例。汉代还出现了"女医"义妁（《汉书·酷吏传》）和淳于衍（《汉书·外戚传》），她们都是宫廷中的妇产科医生。秦汉时期，妇科学有了很大发展，从妇科学理论、辨证论治和用药等方面进行研究，尤其是《金匮要略》妇人三篇，已基本形成对妇女经、带、胎、产、杂病的辨证论治体系，具备了中医妇科学的雏形。

## 四、发展时期（三国两晋南北朝）

三国两晋南北朝时期，出现了较多妇科专科著作，对月经病的研究更为深入。

晋代王叔和所撰《脉经》中的第九卷，记载妇女妊娠、产后、带下、月经疾病及妇女杂病的脉法和辨证，首先提出"月经"之名，如"今月经当下"，"妇人月经一月再来者"。"月经"较前人所称的"月事""月水""月信"更为恰当，一直沿用至今。王叔和将闭经的病因病机分为虚实两大类，并首先提出了根据脉象变化推断崩漏的预后。王叔和还总结了妇女脉诊的新经验，如"尺中肾脉也，尺中之脉，按之不绝，法妊娠也"；"三部沉浮正等，按之无绝者，有娠也"，以及临产"离经脉"。又提出了"并月""居经""避年""激经"和"五崩"的证候。其学术观点大多被后世医家所接受。陈延之的《小品方》是南北朝时期的一部代表性医学方书，该书卷一讨论妇女经、带、胎、产病，并保存了大量方药。在其序文中，引用的参考书目有《治妇人方》13卷。又据《隋书·经籍志》记载南北朝时期有《范氏疗妇人药方》11卷和徐文伯《疗妇人瘕》1卷。《隋书·经籍志》还记载了一个应用大补气血的药物加强子宫收缩，并配合针刺治疗滞产成功的病案。由于当时战乱连绵，上述著作未见流传下来。北齐徐之才著《逐月养胎方》，论述了胎儿逐月发育的情况及孕妇各月饮食起居应注意的问题和针灸禁忌，成为中医人体胚胎理论知识的主要内容。南齐《褚氏遗书·求嗣门》有反对早婚早育的记载，这在当时是十分可贵的。

## 五、鼎盛时期（隋唐五代）

隋唐五代时期，妇科迅速发展，开始从内科分化出来，趋向专科发展。隋代《诸病源候论》，是当时中医病因病理学巨著。本书从37～44卷专论损伤胞宫、冲任是妇科疾病主要的病机。书中还首次出现很多妇科病名，而且在"妊娠欲去胎候"中已有治疗性堕胎法。唐代昝殷著《经效产宝》，是我国现存理论和方药较完备的妇产科专著，书中扼要论述了经、带、胎、产、杂病的病因病机和临床证候，不但有重要的学术价值，其中不少精辟见解还有重要的历史价值。这一时期，一些著名的综合性著作中，也设立了妇科专篇、专卷。如孙思邈在其所著《备急千金要方》中，专设"妇人方"3卷。孙思邈对妇科疾病有深入而独到的见解，如将不孕症概括为"全不产"（原发性不孕症）和"断绪"（继发性不孕症）两大类，对不孕症的病因也提出了自己的见解，认为男女双方的"劳伤瘤疾"，均可导致不孕，这在当时有十分重要的积极意义。孙思邈已认识到产褥卫生的重要意义，他在《备急千金要方》中指出："妇人产讫，五脏虚羸……故产后满百日，乃可合会，不尔、至死虚羸，百病滋长，慎之。"体现了重视产褥卫生积极预防疾病的思想。此外，孙氏还认识到"产褥众"是导致妇科疾病的重要原因之一，主张节制生育，这是优生优育思想的体现。历史发展至唐代，中医妇科学趋向专科发展的框架已基本形成，为以后的独立分科创造了条件。

## 六、独立分科时期（两宋）

两宋时期，最突出的成就是妇产科独立分科。宋代设"太医局"培养专门人才，在其规定设置的九科之中就有产科。据《元丰备对》载："太医局九科学生，额三百人……产科十人……"并设有产科教授。这是世界医事制度上妇产科最早的独立分科。由于设立了专科，对妇产科的发展起到了积极的促进作用，妇产科专著亦更多，如杨子建的《十产论》，详细记载了各种异常胎位的助产方法。朱端章的《卫生家宝产科备要》收集了宋以前的产科论著，明确记述产后"三冲"危急证，即冲心、冲胃、冲肺的证候和治疗方法；齐仲甫的《女科百问》，将妇产科的内容归纳为100个问题逐一解答。尤其是当时三世业医的陈自明，其藏历代大量医籍，存众多祖传经验方，并结合自己的临床经验，汇集和系统总结了南宋以前40余种医籍中有关妇产科的理论和临证经验，于公元 1237 年编著《妇人大全良方》，全书分 9 门，共 260 余论，首先提出"妇人以血为基本"的学术观点，并继承发展了《诸病源候论》突出冲任损伤的病机。该书是妇产科史上的划时代著作，后经明代薛立斋校注刊行，流传更广。王肯堂的《女科证治准绳》也以此作为主要蓝本，可见其对妇产科影响之深远。妇产科专著的大量出版，尤其是《妇人大全良方》的问世，与太医局产科及产科教授的设置，将妇产科推进新的历史时期，标志着中医妇科学已经形成。

## 七、争鸣时期（辽夏金元）

金元时期，四大医家的独特见解和临床体验，从不同角度丰富了妇科学内容。刘完素在学术上倡导"火热论"，提出"女子不月，先泻心火，血自下也"。其在《素问病机气宜保命集·妇人胎产论》中提出："妇人童幼天癸未行之间，皆属少阴；天癸既行，皆从厥阴论之；天癸已绝，乃属太阴经也。"率先提出妇人不同生理阶段应分别从肾、肝、脾论治，具有指导意义。张子和的学术思想为"贵流不贵滞"，以祛邪为主。其在《儒门事亲》中常用汗、吐、下三法以祛邪，同样以汗、吐、下三法逐痰以通经。他还提出"凡看妇人病，入门先问经"的精辟见解。其著作中记载了"一妇人临产……子死于腹……急取秤钩，续以壮绳……钩其死胎"的病案，这是牵引助产的成功案例。李东垣倡导内伤学说，在《兰室秘藏》中指出："妇人血崩，是肾水阴虚，不能镇守胞络相火，故血走而崩也。"为后世医家提出以"滋阴固气"止崩奠定了理论根据。李东垣重视脾胃，在《脾胃论》中提出论治带下病宜益脾胃、升阳泻火、清除湿热，以扶脾治虚为主的理论。其所创制的补中益气汤不但多用于治疗气虚不摄、脾胃虚弱的妇科病证，而且成为治疗"子宫脱垂"的经典方剂。朱丹溪早在《格致余论·受胎论》中指出："阴阳交媾，胎孕乃凝，所藏之处，名曰子宫，一系在下，上有两歧，一达于左，一达于右。"首次明确描述了子宫形态。并对真假阴阳人也有认识，如在《格致余论·受胎论》中指出："以女涵男有二，一则遇男为妻，遇女为夫；一则可妻而不可夫。"指出"男不可为父""女不可为母"的不孕不育病因。其倡导的"阳有余阴不足"论亦涉足妇科领域，《格致余论·论秦桂丸》中说："今妇人无子者，率由血少不足以摄精也……然欲得子者，必须调补阴血，使无亏欠，乃可推其有余以成胎孕。"并认为痰湿亦为月经带下病因，指出："肥胖饮食过度之人，而经水不调者，乃属痰湿。"朱丹溪提出的痰湿论为妇科的病理复杂性探讨开辟了新的途径。对于妊娠安胎，朱丹溪提出"产前当清热养血"，"产前安胎，黄芩、白术为妙药也"等观点，对后世影响颇大。对于妊娠转胞，朱丹溪创"丹溪举胎法"以救其急；对子宫脱垂，有以五倍子做汤洗濯下脱之子宫以皱其皮使其缩复的"皮工"疗法；对难产引起"膀胱阴道瘘"的治疗，主张"令气血骤长，其胞自完"，提出了以补气血治疗本病的理论。

## 八、专科理论完善时期（明代）

在明代，肾主生殖的理论在妇科领域得以发展。这一时期出现了许多妇科专著和综合性医著，如王肯堂的《女科证治准绳》，万全的《万氏妇人科》，张景岳的《景岳全书·妇人规》，薛立斋的《女科撮要》等。在明代，房劳伤肾在社会上较突出，促进了医家对聚精寡欲和优生及肾与命门学说的研究，直接影响着妇科学术理论的深化。如万全《养生四要》提出："养生之法有四，曰寡欲，曰慎动，曰法时，曰却疾。"在《广嗣纪要·择偶篇》又指出"五不女"（螺、纹、鼓、角、脉），即生殖器畸形。

张景岳在《类经》《景岳全书》等医籍中，阐发《内经》理论，吸取各家之长，极力提倡补肾，对命门、三焦均有专篇论述。《景岳全书·传忠录》曰："命门为元气之根，为水火之宅，五脏之阴气非此不能滋，五脏之阳气非此不能发。"张景岳对天癸的认识也很精辟，《景岳全书·阴阳篇》说："元阴者，即无形之水，以长以立，天癸是也。"这"无形之水"类似现代的生殖内分泌激素。张景岳还根据阴阳水火之论和阴阳互根学说创制了左归丸、右归丸而传之于世，成为沿用至今的著名方剂。《景岳全书·妇人规》是张景岳妇科专卷，有较强的理论性、系统性、科学性、实用性，学术上突出肾主生殖，体现了中医妇科学在调经、治带、种子、安胎、产后调护及性养生保健、中年再振根基的学术特色。

赵献可著《医贯》，是历史上第一部研究肾的专著。其强调"命门为十二经之主"，指出命门在两肾之中，认为命门的功能有一水一火，"其右旁有一小窍……是其臣使之官，禀命而行，周流于五脏六腑之间而不息……此先天无形之火……其左旁有一小窍，乃真阴，真水气也，亦无形。上行夹脊，至脑中为髓海；泌其津液，注之于脉，以荣四末；内注五脏六腑……故曰五脏之真，惟肾为根"。明代医学对肾命学说的研究和阐发，具有进一步研究的学术价值，尤其对今天研究肾与生殖内分泌的关系颇有启迪。

明代医学的进步还表现在，一些医家思想解放，要求给妇产科患者做妇科检查。如《产科百问》序中说："盖医之候病止于四术，而切脉为下。望、闻、问三事，可施诸丈夫婴儿，而每穷于女妇。某事曾否有无？某处如何痛痒？某物若何色状？问之则医危，不问则病危。"《女科证治准绳》还记述了女性生殖器动情时的变化，类似西医所指的阴蒂及其功能。

总之，明代在妇科理论，尤其在肾藏精、主生殖方面的理论及临床病证的研究更加深入。

## 九、汇通时期（清代、民国）

在清代，由于西医学的影响出现了中西医汇通派，开创了中医教育的新局面。清代妇科专著颇多。傅山《傅青主女科》认为妇人以精血为主，辨证以脏腑、气血、冲任督带立论，注重肾、肝、脾，强调七情内伤及房劳伤肾导致妇产科疾病，创制完带汤、清经散、两地汤、定经汤及生化汤加减方，流传甚广。萧慎斋《女科经纶》，沈尧封《沈氏女科辑要》，陈修园《女科要旨》等，亦各有特色。此外，阎纯玺的《胎产心法》是近代产科专书；亟斋居士的《达生篇》对产前调护、临产、难产救治及产后护理均有论述，提出的临产六字真言一直是临产的要诀。清代乾隆年间，吴谦等奉政府之命编成医学教科书《医宗金鉴》，全书共90卷，其中《妇科心法要诀》6卷，是一本较好的医学入门书，也是我国最早由政府组织编写的妇产科教科书，流传甚广。清代末期，中西医汇通派代表唐容川、张锡纯、陆渊雷等，其著述中都有论及妇科的内容。如晚清医家唐容川著《血证论》，把气血水火的概念融注于男女生理异同的机理中，对月经周期性来潮、带下的周期性变化及与生育的关系均有独到见解。此外，严鸿志退思庐医书中《女科精华》《女科证治约旨》《女科医案选粹》，恽铁樵《妇科大略》，均有一定特色。民国妇科也有所发展，如张锡纯《医学衷中参西录》认识到中西医之间的一个重要区别点为中医"不尚实验"，西医"尚实验"。张锡纯比较重视调理脾肾和活血化瘀，书中防治流产的寿胎丸，治疗月经过多的安冲汤、固冲汤、理冲汤等，为后世所常用。尤其是寿胎丸，经大量临床研究，成为现代防治自然流产的基础方，随证加减疗效卓著。张山雷著《沈氏女科辑要笺正》，强调辨证论治，认为"相体裁衣，本是医家真谛"。张山雷勇于吸收新知识，在书末附"泰西诸说"，对女性内生殖器官以子宫、子核、子管名之。鸦片战争给中华民族带来了巨大的灾难，"废止旧医以扫除医事障碍"的决议，排斥、压制、歧视中医，阻遏了中医事业的发展。有幸的是，一批有识之士为振兴中医团结合作，在全国各地创办中医专科学校，培育中医药人才以继承中医药学遗产，在艰难的条件下推动中医事业前进。

## 十、医教研体系形成时期（现代）

中华人民共和国成立后，党和政府制定了中医政策，中医药事业成为国家卫生事业的重要组成部分，形成了现代医教研体系。1956年，在全国创办了4所中医学院，以后陆续在全国各省开办中医学院。高等中医药院校创办后，展现了强大的生命力，成为现代医教研行列的主力，不断继承、发扬和创新，促进了中医药学的发展。在中医妇科医疗方面，提高临床疗效是中医妇科之根本。中医妇科调经颇具特色与优势，全国20多个省市在20世纪80年代就开始协作研究，对崩漏止血、调整月经周期、促排卵等关键问题的研究均取得进展；对痛经、子宫内膜异位症、多囊卵巢综合征、绝经前后诸证、闭经、流产等的研究广泛而深入；以中药活血化瘀为主，治疗异位妊娠取得突破性的成就，确定了异位妊娠未破损期病机是"少腹血瘀"，破损型的病机是"少腹蓄血"，增加了对这类危重急症的认识。中医药对安胎有明显优势，不少学者以寿胎丸等名方加减进行临床和实验研究，已证明其疗效；中医药防治妊娠高血压疾病，中医药治疗子宫肌瘤，抗化疗、放疗毒副反应，中药制剂"三品一条枪"做宫颈锥切，治疗早期宫颈癌等，均取得显著的疗效。近20多年来，对不孕症的广泛研究积累了丰富的经验，获取了中医理论治疗的实验数据。在中医妇科教育方面：中医妇科学的教材建设，从1964年始，在广大中医妇产科专家的努力下，连续出版了9版《中医妇科学》规划教材，运用于教学，反映了本学科高等教育日益完善和规范。中医妇科教育为国家培养了大批中医专科人才，包括本科生、硕士生、博士生和博士后，培养了一批全国著名妇科专家的学术继承人，成为中医妇科的中流砥柱。此外，中医妇科成人教育也发展迅速，满足了不同层次医疗机构的人才需求。中医妇科医疗和教育还辐射到国外，走向世界。在中医妇科基础研究方面：全国各地陆续整理出版了大量古代妇科医籍，以及当代中医妇科名家著作、妇科专著。理论研究则突出月经机理，带下机理，"肾主生殖"实质，"肾-天癸-冲任-胞宫"在女性生殖生理中的作用，补肾活血促排卵的机理，健脾益肾安胎的机理，产后多虚多瘀的机理及活血化瘀机理等研究，均取得了一定的进展。现代医教研三位一体的形成，进一步推动了学科的发展。

# 第二章　月经病

月经病是指月经的周期、经期、经量异常为主症，或伴随月经周期，或于经断前后出现明显症状为特征的疾病。常见的月经病有：月经先期、月经后期、月经先后无定期、月经过多、月经过少、经期延长、经间期出血、崩漏、闭经、痛经、月经前后诸证、经断前后诸证等。

月经病的病因多为外感六淫、内伤七情、饮食劳倦或房劳多产所伤，或因先天禀赋不足，病机为脏腑功能失常，气血失调，冲任损伤，胞宫定期藏泻失职。临床表现为月经期、量异常，或伴随经期或绝经反复出现某些症状。

月经病各病证的诊断，主要以病史、症状和辅助检查为依据，病名多以主要症状命名，临证时还当注意鉴别，如月经后期、闭经等与生理性停经（如妊娠）相鉴别；经期延长、月经过多、崩漏等与妊娠病、产后病、杂病等引起的阴道出血症相鉴别；并要注意与发生在月经期间的内、外科病证相鉴别。

月经病的辨证主要根据月经的期（周期、经期）、量、色、质，结合主症特点、兼证和舌脉征象，并重视对形体、面色的诊察，了解体质禀赋的强弱。

月经病的治疗原则重在治本调经。治本，即抓住各病证的基本病机消除病因；调经，即运用各种治疗方法平衡脏腑阴阳，调和气血，使月经恢复正常。治本调经的主要思路，一是辨病之先后；二是辨病之缓急，根据"急则治其标，缓则治其本"的原则，病急事危，则速当治标以救急；三是辨年龄与月经周期之不同阶段。

调经之法，重在补肾疏肝、健脾和胃、调理冲任气血。调经以补肾为首要治法。补肾重在补养精血、补益肾气，使阴生阳长，阴平阳秘，阴得阳升而泉源不竭，阳得阴助而生化无穷。调理气血，首先要辨气病、血病。病在气者，以治气为主，佐以理血；病在血者，则以治血为主，佐以理气。调理冲任，在于使冲任气血充盛，血海按期满盈，胞宫定时藏泻。

调治月经病遣方用药时，须根据证候的属性与月经期量的变化灵活化裁，临床上常常有寒热错杂、虚实兼夹者，治疗应分清轻重主次和标本缓急，或寒热并用，或攻补兼施，并注意经期慎用大寒大热、辛温动血或过于收涩之品，经后慎用猛攻峻伐之品，经前慎用辛散香燥之品。

## 第一节　月经不调

### 月经先期

## 一、概述

月经周期提前7天以上，甚至10余日一行，连续2个周期以上者，称为"月经先期"，亦称"经期超前""经行先期""经早""经水不及期"等。

月经先期属于以周期异常为主的月经病，经期正常，常与月经过多、经期延长并见，若临证失治或误治可进一步发展为崩漏，应及时进行治疗。

西医学排卵障碍相关异常子宫出血等出现月经提前符合本病证者可参照本病辨证治疗。

## 二、临床诊断要领

### （一）问诊要点

**1. 月经先期的诱因**　询问月经周期改变前是否有情志变化、工作压力及嗜食辛辣等。

**2. 月经周期情况**　月经提前来潮，周期不足21天，且连续出现2个月经周期以上，经期基本正常，可伴有月经过多。

**3. 月经先期伴发病症情况**

（1）伴神疲肢倦，气短懒言，小腹空坠，纳少便溏者，多属脾气虚，统血无权，冲任不固。

（2）伴腰膝酸软，头晕耳鸣，面色晦暗或有暗斑者，多属肾气不足，封藏失司，冲任不固。

（3）伴心烦、面红口干，小便短黄，大便燥结者，多属阳盛血热，热扰冲任胞宫，经血妄行。

（4）伴两颧潮红，手足心热，咽干口燥者，多属阴虚内热，热扰冲任，冲任不固，经血妄行。

（5）伴少腹胀痛，经行不畅，或胸闷胁胀，或乳房胀痛，或烦躁易怒，口苦咽干者，多属肝郁化热，热扰冲任，经血妄行。

### （二）查体要点

#### 1. 望诊

（1）望面色 面色萎黄多属脾气虚；面色晦暗或有暗斑多属肾气虚；面红唇赤多属阳盛血热；两颧潮红多属阴虚血热。

（2）望经色、经质 质清稀多属气虚；质稠多属血热。色淡红多属脾气虚；色淡暗多属肾气虚；色深红多属阳盛血热；色鲜红多属阴虚血热；色深红或紫红、有血块多属肝郁血热。

（3）望舌 舌淡胖，边有齿痕，苔薄白者多属脾气虚；舌淡暗，苔薄白多属肾气虚；舌质红，苔黄者多属阳盛血热；舌质红，少苔者多属阴虚血热；舌质红，苔薄黄者多属肝郁血热证。

#### 2. 闻诊
患者神疲乏力，气短懒言，倦怠嗜卧，或精神不振，多属气虚；患者心烦易怒，语声高，或善太息，多属血热。

#### 3. 切诊
脾气虚者多脉缓弱，肾虚者脉多沉细；血热者多见脉数，阳盛血热者多脉滑数，阴虚血热者多脉细数，肝郁血热者多脉弦数。

#### 4. 妇科检查
盆腔无明显器质性病变。

### （三）辅助检查选择

**1. 基础体温（BBT）监测** BBT 呈双相型，但黄体期少于 11 天，或排卵后体温上升缓慢，上升幅度＜0.3℃。

**2. 诊断性刮宫** 月经来潮 12 小时内诊断性刮宫（因属于创伤性检查，临床上不轻易采用），均有助于判断患者有无排卵及黄体功能是否健全。

### （四）诊断要点

1. 月经提前来潮，周期不足 21 天，且连续出现 2 个月经周期以上，经期基本正常，可伴有月经过多。

2. 妇科检查、BBT 监测、诊断性刮宫等检查有助于明确诊断（见辅助检查选择）。

### （五）辨证要点

月经先期的辨证，着重于月经周期提前及经量、色、质的变化，结合全身证候及舌脉，辨其属虚属实或属热。虚者多指脾气虚、肾气虚；实者多指阳盛血热、肝郁血热；热证多指阳盛、阴虚及肝郁导致的血热。

## 三、鉴别诊断

本病若提前至 10 余天一行者，应注意与经间期出血相鉴别。后者发生在两次月经之间，出血量较月经量少，持续数小时以至 2～7 天自行停止，或为带下中夹有血丝。基础体温和月经来潮 12 小时内诊断性刮宫有助于鉴别。

## 四、中医治疗

### （一）治则治法

月经先期主要病机是血热扰动血海和气虚冲任不固，治疗原则重在益气固冲、清热调经。

### （二）分证论治

#### 1. 气虚证

（1）脾气虚证

证候：月经周期提前，或经量多，色淡红，质清稀；神疲肢倦，气短懒言，小腹空坠，纳少便溏；舌淡红，苔薄白，脉细弱。

治法：补脾益气，摄血调经。

方药：补中益气汤（《脾胃论》）。

人参、黄芪、甘草、归、陈皮、升麻、柴胡、白术。

加减：若经血量多者，经期去辛温行血之当归，酌加煅龙骨、煅牡蛎、棕榈炭以固涩止血；若心脾两虚，症见月经提前，心悸怔忡，失眠多梦，舌淡，苔白，脉细弱，治宜补益心脾，固冲调经，方选归脾汤（《济生方》）。

（2）肾气虚证

证候：周期提前，经量或多或少，色淡暗，质清稀；腰膝酸软，头晕耳鸣，面色晦暗或有暗斑；舌淡暗，苔白润，脉沉细。

治法：补益肾气，固冲调经。

方药：固阴煎（《景岳全书》）。

菟丝子、熟地黄、山茱萸、人参、山药、炙甘草、五味子、远志。

加减：若经血量多者，加仙鹤草、血余炭收涩止血；量多色淡者，加艾叶炭、杜仲温经止血；腰腹冷痛、小便频数者，加益智仁、补骨脂以温肾固涩。

**2. 血热证**

（1）阳盛血热证

证候：经来先期，量多，色深红或紫红，质黏稠；或伴心烦，面红口干，小便短黄，大便燥结；舌质红，苔黄，脉数或滑数。

治法：清热凉血调经。

方药：清经散（《傅青主女科》）。

牡丹皮、地骨皮、白芍、熟地黄、青蒿、黄柏、茯苓。

加减：若兼见倦怠乏力、气短懒言等症，为失血伤气，血热兼气虚，酌加党参、黄芪以健脾益气；若经行腹痛，经血夹瘀块者，为血热而兼有瘀滞，酌加益母草、蒲黄、三七以化瘀止血。

（2）阴虚血热证

证候：经来先期，量少或量多，色红，质稠；或伴两颧潮红，手足心热，咽干口燥；舌质红，苔少，脉细数。

治法：养阴清热调经。

方药：两地汤（《傅青主女科》）。

生地黄、地骨皮、玄参、麦冬、阿胶、白芍。

加减：若正值经期经血量多色红者，加地榆炭、仙鹤草凉血止血；热灼血瘀，经血有块者，加茜草根祛瘀止血。

（3）肝郁血热证

证候：月经提前，量或多或少，经色深红或紫红，质稠，经行不畅，或有块；或少腹胀痛，或胸闷胁胀，或乳房胀痛，或烦躁易怒，口苦咽干；舌红，苔薄黄，脉弦数。

治法：疏肝清热，凉血调经。

方药：丹栀逍遥散（《内科摘要》）。

牡丹皮、栀子、当归、白芍、柴胡、白术、茯苓、煨姜、薄荷、炙甘草。

加减：若肝火犯胃，口干舌燥者，加知母、生地黄以养阴生津；若胸胁、乳房胀痛严重者，加郁金、橘核以疏肝通络。

### （三）辨治小结

月经先期以气虚统摄无权，冲任不固，或血热则热扰冲任，伤及胞宫，血海不宁而发病，与脾、肾、肝密切相关。气虚主要有脾气虚、肾气虚；血热主要包括阳盛血热、阴虚血热及肝郁血热。既有单一病机致病，又可见多脏同病或气血同病。辨证必须重视月经的量、色、质变化，结合脉证以辨虚、实、热。治疗重在调整月经周期，应重视平时的调治，本着审证求因、辨证论治的原则，按其证候属性或补虚或清热。然不论实热、虚热皆不宜过用寒凉，以免损伤阴血。

## 五、西医治疗要点

月经先期的基础原发病是黄体功能不足，应结合基础体温监测，治疗可给予孕激素后半周期疗法。

====== 月经后期 ======

## 一、概述

月经周期延长7天以上，甚至3～5个月一行，连续出现2个周期以上，称为"月经后期"，亦称"经行后期""月经延后""经迟"等。

月经后期如伴经量过少，常可发展为闭经。青春期月经初潮后 1 年内，或围绝经期，周期时有延后，而无其他症状者，不作病论。

西医学中排卵障碍相关异常子宫出血出现月经后期征象、月经稀发者可参照本病辨证治疗。

## 二、临床诊断要领

### （一）问诊要点

**1. 既往史、婚育情况** 是否采取避孕措施等，排除妊娠。

**2. 月经周期情况** 月经周期延后 7 天以上，连续出现 2 个周期以上，常伴有月经量过少。

**3. 月经后期伴发病症情况**

（1）伴带下清稀，腰膝酸软，头晕耳鸣者，多属肾虚精血亏少，冲任亏虚，血海不能按时满溢。

（2）伴小腹绵绵作痛，头晕眼花，心悸少寐者，多属营血亏虚，冲任不充，血海不能如期满溢。

（3）伴小腹隐痛、喜温喜按，腰酸无力，小便清长，大便稀溏者，多属阳气不足，虚寒内盛，不能温养脏腑，气血生化不足，气虚血少，冲任不充，血海满溢延迟。

（4）伴小腹冷痛拒按，得热痛减，畏寒肢冷者，多属外感寒邪，或过食生冷，血为寒凝，冲任涩滞，血海不能按时满溢。

（5）伴小腹胀痛，或精神抑郁，经前胸胁、乳房胀痛者，多属抑郁伤肝，疏泄不及，气机不畅，血为气滞，胞宫血海不能按时满溢。

（6）伴经血夹杂黏液，形体肥胖，脘闷呕恶，腹满便溏，带下量多者，多属痰湿内停，阻滞经络，气血运行不畅，胞宫血海不能按时满溢。

### （二）查体要点

**1. 望诊**

（1）望面色 面色晦暗或有暗斑多属肾虚；面色苍白或萎黄者多属脾虚；面色青白者多属寒证。

（2）望经色、经质 色暗淡，质清稀者多属肾虚；色淡红，质清稀者多为血虚；量少色淡红，质清稀者多属虚寒；色暗有块，多为实寒；色暗红或有血块，多为气滞；经血夹杂黏液多为痰湿。

（3）望舌 舌淡暗，苔薄白者多属肾虚；舌淡，苔薄者多为血虚；舌淡，苔白者多为虚寒；舌质淡暗，苔白者多为实寒；舌质正常或红，苔薄白或微黄者多属于气滞证；舌淡胖，苔白腻者多为痰湿。

**2. 闻诊** 患者精神不振，语声低微多属肾虚、血虚；患者心烦易怒，或善太息，多属气滞。

**3. 切诊** 肾虚者脉多沉细；血虚者脉多细弱；虚寒者脉沉迟或细弱；实寒者脉沉紧；气滞者脉弦或弦数；痰湿者多脉滑。

### （三）辅助检查选择

**1. B 超检查** 无明显器质性病变。

**2. 尿妊娠试验** 育龄期妇女，有规律性生活，应行尿妊娠试验以除外妊娠可能。

**3. BBT 监测** 低温相超过 21 天。

**4. 女性生殖激素测定** 提示卵泡发育不良或高催乳素、高雄激素、FSH/LH 比值异常等。

### （四）诊断要点

1. 月经周期延后 7 天以上，甚至 3～5 个月一行，可伴有经量及经期的异常，连续出现 2 个月经周期以上。

2. B 超、BBT 监测、尿妊娠试验、性激素六项等检查有助于明确诊断（见辅助检查选择）。

### （五）辨证要点

月经后期者，一般后期量少，色淡暗，质清稀，腰酸腿软为肾虚；后期量少，色淡质稀，头晕心悸为血虚；后期量少，色淡质稀，小腹隐痛，喜温喜按为虚寒；后期量少，色暗有块，小腹冷痛拒按为实寒；后期量少或正常，色暗红，或有块，小腹胀而痛为气滞。

## 三、鉴别诊断

本病应与早孕、胎漏、异位妊娠等相鉴别。本病既往有月经不调史，月经周期延后 7 天以上，连续 2 个月经周期以上。辅助检查：生殖器无器质性病变；妊娠试验阴性；BBT 低温相超过 21 天；生殖内分泌功能检测提示卵泡发育不良等。

1. **早孕**  育龄期妇女月经过期未至。辅助检查：妊娠试验阳性；B 超检查见宫内孕囊；早孕反应；子宫体增大。

2. **胎漏**  月经过期未至，阴道少量出血，或伴轻微腹痛。辅助检查：妊娠试验阳性；妇科检查示子宫增大符合妊娠月份；B 超检查见宫内孕囊。

3. **异位妊娠**  月经过期未至，阴道少量出血，或突然出现一侧下腹部撕裂样剧痛，甚至出现昏厥或休克。辅助检查：妊娠试验阳性；B 超检查宫内未见孕囊，或于一侧附件区见有混合性包块。

## 四、中医治疗

### （一）治则治法

月经后期的治疗原则重在调理冲任、疏通胞脉以调经，虚者补之，实者泻之，寒者温之，滞者行之，痰者化之。

### （二）分证论治

#### 1. 肾虚证

证候：周期延后，量少，色暗淡，质清稀；腰膝酸软，头晕耳鸣，面色晦暗，或面部有暗斑；舌淡，苔薄白，脉沉细。

治法：补肾助阳，养血调经。

方药：当归地黄饮（《景岳全书》）。

当归、熟地黄、山茱萸、山药、杜仲、怀牛膝、甘草。

加减：若肾气不足，日久伤阳，症见腰膝酸冷者，可酌加菟丝子、巴戟天、淫羊藿、杜仲等以温肾阳，强腰膝；带下量多清稀者，酌加鹿角霜、金樱子温肾固涩止带。

#### 2. 血虚证

证候：周期延长，量少，色淡红，质清稀，或小腹绵绵作痛；或头晕眼花，心悸少寐，面色苍白或萎黄；舌质淡红，脉细弱。

治法：补血填精，益气调经。

方药：大补元煎（《景岳全书》）。

人参、山药、熟地黄、杜仲、当归、山茱萸、枸杞子、炙甘草。

加减：若伴月经量少，可加丹参、鸡血藤养血活血；若经行小腹隐痛，可加白芍、阿胶养血和血。

#### 3. 血寒证

（1）虚寒证

证候：月经延后，量少色淡红，质清稀，小腹隐痛，喜暖喜按；腰酸无力，小便清长，大便稀溏；舌淡，苔白，脉沉迟或细弱。

治法：温阳散寒，养血调经。

方药：温经汤（《金匮要略》）。

当归、吴茱萸、桂枝、白芍、川芎、生姜、牡丹皮、法半夏、麦冬、人参、阿胶、甘草。

加减：若经行小腹痛者，可酌加巴戟天、淫羊藿、小茴香温肾散寒。

（2）实寒证

证候：月经周期延后，量少，色暗有块，小腹冷痛拒按，得热痛减；畏寒肢冷，或面色青白；舌质淡暗，苔白，脉沉紧。

治法：温经散寒，活血调经。

方药：温经汤（《妇人大全良方》）。

当归、川芎、芍药、桂心、牡丹皮、莪术、人参、甘草、牛膝。

加减：若经行腹痛者，可加小茴香、延胡索、香附散寒行气止痛；月经量少者，酌加丹参、益母草活血调经。

#### 4. 气滞证

证候：月经周期延后，量少，色暗红或有血块，小腹胀痛；或精神抑郁，经前胸胁、乳房胀痛；舌质正常或红，苔薄白或微黄，脉弦或弦数。

治法：理气行滞，和血调经。

方药：乌药汤（《兰室秘藏》）。

乌药、香附、木香、当归、甘草。

加减：若经量过少，有血块者，加川芎、丹参、桃仁以活血调经；小腹胀痛甚者，加莪术、延胡索以理气行滞止痛；胸胁、乳房胀痛明显者，加柴胡、郁金、川楝子、王不留行以疏肝解郁，理气通络止痛。

### 5. 痰湿证

证候：月经后期，量少，经血夹杂黏液；形体肥胖，脘闷呕恶，腹满便溏，带下量多；舌淡胖，苔白腻，脉滑。

治法：燥湿化痰，理气调经。

方药：苍附导痰丸（《叶天士女科诊治秘方》）。

苍术、香附、茯苓、法半夏、陈皮、甘草、胆南星、枳壳、生姜、神曲。

加减：若脾虚食少，神倦乏力者，加人参、白术以益气健脾；脘闷呕恶者，加砂仁、木香以醒脾理气和胃；白带量多者，加虎杖、车前子以除湿止带；月经久不至者，可加当归、川芎、川牛膝、王不留行以活血行经。

### （三）辨治小结

应根据月经的量、色、质及全身证候，结合舌脉辨其虚实寒热。虚与实又常相互兼夹，或虚中兼实，或实中夹虚，临证需"谨守病机"，掌握因果之转化，病证之演变。治疗应重在平时以调整月经周期为主，按"虚则补之，实则泻之"的原则分别施治。本病属虚属寒者多，不宜过用辛燥及破血之品。

## 五、西医治疗要点

月经后期与西医临床关系最密切的是月经稀发、多囊卵巢综合征等疾病。应结合 B 超、性激素等辅助检查，针对病因进行治疗，包括促进卵泡发育、孕激素后半周期疗法，高雄激素和胰岛素抵抗的治疗等。

================ **月经先后无定期** ================

## 一、概述

月经周期时或提前、时或延后 7 天以上，连续 3 个周期以上者，称为"月经先后无定期"，又称"经水先后无定期""月经愆期""经乱"等。

月经先后无定期若伴有经量增多及经期延长，常可因经乱之甚发展为崩漏。

西医学排卵障碍相关异常子宫出血出现月经先后无定期征象者可参照本病辨治。

## 二、临床诊断要领

### （一）问诊要点

**1. 询问既往史、婚育情况**　是否采取避孕措施，是否有生育计划等，有助于根据患者需求选择治疗方案及鉴别诊断。

**2. 月经周期情况**　月经周期提前或延后 7 天以上，连续 3 个月经周期。

**3. 询问伴随症状**

（1）伴经量或多或少，有血块，或经行不畅，胸胁、乳房、少腹胀痛，精神郁闷，时欲太息，嗳气食少者，多属郁怒伤肝，疏泄失常，冲任失调，血海蓄溢无常。

（2）伴量少，质稀，头晕耳鸣，腰酸腿软，小便频数者，多属肾气虚弱，封藏失司，冲任失调，血海蓄溢无常。

### （二）查体要点

**1. 望诊**

（1）望面色　面色暗或有斑者多为肝郁；面色晦暗或有暗斑者多属肾虚。

（2）望经色、经质　色暗红，有血块者多属肝郁；色暗淡，质稀者多属肾虚；色暗红或暗淡，或有块者多为肝郁肾虚。

（3）望舌　舌苔薄白或微黄者多属肝郁；舌淡暗，苔薄白者多属肾虚；舌淡苔白者多为肝郁肾虚。

**2. 闻诊**　患者时叹息、嗳气，或心烦易怒，多为肝郁；患者精神疲惫多属肾虚。

**3. 切诊**　肝郁者脉弦；肾虚者脉多沉细；肝郁肾虚者脉弦细。

### （三）辅助检查选择

**1. B 超**　无明显器质性病变。

**2. 女性生殖激素测定**　常可表现为黄体不健或伴催乳素升高。

### （四）诊断要点

1. 月经不按周期来潮，提前或延后 7 天以上，并连续出现 3 个周期以上。

2. 结合辅助检查帮助确定诊断（见辅助检查选择）。

### （五）辨证要点

月经先后无定期应结合月经的量、色、质及脉证综合分析。一般实证多为肝郁，虚证多为肾虚，常见虚实夹杂的肝郁肾虚。治疗以疏肝、补肾、调理冲任气血为法，随证治之。总宜使肝肾开合正常，气血调和，则经自如期。

## 三、鉴别诊断

本病与崩漏相鉴别。后者表现为阴道出血完全没有周期性，并同时出现经期和经量的异常；性激素检查雌、孕激素及垂体激素异常；基础体温（BBT）单相；子宫内膜诊刮可帮助诊断。

## 四、中医治疗

### （一）治则治法

月经先后无定期的治疗原则重在疏肝补肾、调和冲任。

### （二）分证论治

**1. 肝郁证**

证候：经行或先或后，经量或多或少，色暗红，有血块；或经行不畅，胸胁、乳房、少腹胀痛，精神郁闷，时欲太息，嗳气食少；舌苔薄白或薄黄，脉弦。

治法：疏肝解郁，和血调经。

方药：逍遥散（《太平惠民和剂局方》）。

柴胡、白术、茯苓、当归、白芍、薄荷、煨姜。

加减：若经来腹痛者，加香附、延胡索理气止痛；夹有血块者，加鸡血藤、益母草活血化瘀；肝郁日久化热者，加牡丹皮、栀子清热凉血；脘闷纳呆者，加枳壳、陈皮理气健脾；兼肾虚者，加桑寄生、熟地黄、续断补肾养血。

**2. 肾虚证**

证候：经行或先或后，量少，色淡暗，质稀；头晕耳鸣，腰酸腿软，小便频数；舌淡，苔薄，脉沉细。

治法：补肾益气，养血调经。

方药：固阴煎（方见月经先期）。

加减：若腰骶酸痛者，酌加杜仲、巴戟天；带下量多者，加鹿角霜、沙苑子、金樱子。

若肝郁肾虚者，症见月经先后无定期，经量或多或少，平时腰膝酸软，经前乳房胀痛，心烦易怒，舌暗红，苔白，脉弦细，治宜补肾疏肝，方用定经汤（《傅青主女科》）。

柴胡、荆芥穗、当归、白芍、山药、茯苓、菟丝子、熟地黄。

### （三）辨治小结

月经先后无定期的发生与肝、肾功能失常相关，临证应注意两脏同病或多脏受累的复杂病机。因肝与脾又为相克关系，肝病可以克脾土，发为肝脾同病。治疗以疏肝、补肾、调理冲任气血为法，随证治之。

## 五、西医治疗要点

月经先后无定期与西医关系最密切的是排卵障碍相关异常子宫出血。其发生或因卵泡发育缓慢；或虽有排卵但 LH 峰值不高，致使排卵后黄体发育不全，过早衰退，月经提前而至；或月经周期中不能形成 LH/FSH 高峰，不排卵导致月经紊乱。治疗上可给予对症治疗，如促进卵泡发育、激素替代疗法等。

————— 月经过多 —————

## 一、概述

月经量较正常明显增多，或每次经行总量超过 80mL，而周期、经期基本正常者，称为"月经过多"，亦称为"经水过多"或"月水过多"。

本病常与月经先期、月经延长伴见，可继发贫血。

西医学排卵障碍相关异常子宫出血出现月经过多征象者可参照本病辨治。

## 二、临床诊断要领

### （一）问诊要点

**1.询问病史** 有无子宫内膜息肉、子宫肌瘤、子宫腺肌病、血液病等，有无放置宫内节育器。

**2.询问伴随症状**

（1）伴神疲体倦，气短懒言，小腹空坠，面色白者，多属气虚冲任不固，经血失于制约。

（2）伴质黏稠，或有小血块，口渴心烦，尿黄便结者，多属热盛于里，扰及冲任血海。

（3）伴色紫暗，有血块，经行腹痛，或平时小腹胀痛者，多属瘀阻冲任，新血不能归经，乘经行之际妄行。

### （二）查体要点

**1.望诊**

（1）望面色 面色白者多为气虚；面红者多为血热；面色暗或有斑者多属血瘀。

（2）望经色、经质 色淡红，质清稀多属气虚；色鲜红或深红，质稠多属血热；色紫暗，有血块多属血瘀。

（3）望舌 舌淡苔薄白者多属气虚；舌红苔黄多属血热；舌紫暗有瘀点多属血瘀。

**2.闻诊** 患者神疲乏力，气短懒言，多属气虚；患者心烦易怒，语声高，多属血热。

**3.切诊** 气虚者脉多细弱，血热者脉多滑数，血瘀者多脉涩。

### （三）辅助检查选择

**1.B超** 明确盆腔器官有无明显器质性病变。

**2.女性生殖激素测定** 性激素测定可帮助判断卵巢功能。

**3.子宫内膜病理检查。**

**4.宫腔镜检查** 明确有无子宫内膜息肉、黏膜下子宫肌瘤等导致的月经过多。

### （四）诊断要点

1.月经量较正常明显增多，或每次经行总量超过80mL，而周期、经期基本正常。

2.结合妇科检查、B超、性激素测定等辅助检查可帮助明确诊断。

### （五）辨证要点

一般经量多，色淡，质清稀，气短乏力，舌淡脉虚，属气虚；量多，色鲜红或紫红，质黏稠，口渴便结，舌红脉数，属血热；量多，色暗有块，伴小腹疼痛，舌紫脉涩，属血瘀。

## 三、鉴别诊断

本病应与崩漏、癥瘕，以及血小板减少症、再生障碍性贫血等血液疾病引起的月经过多相鉴别。本病月经周期正常，经量明显增多，大于80mL。辅助检查：生殖器官无明显器质性病变，女性内分泌激素测定、BBT、B超、子宫内膜活检有助于诊断。

1.**崩漏** 多有月经不调史或不孕史，多发生于青春期和绝经前后，主要表现为子宫不规则出血，无规律的月经周期。辅助检查：生殖器官无明显器质性病变，BBT单相。

2.**癥瘕** 月经量多，病程长。辅助检查：B超、宫腔镜检查有助于发现子宫内膜息肉、黏膜下肌瘤等。

3.**血小板减少症、再生障碍性贫血等** 具有血液病病史，月经量多，或有皮下出血、牙龈出血等全身的出血症状。辅助检查：血液学检查等有助于鉴别。

## 四、中医治疗

### （一）治则治法

月经过多的治疗原则为经期重在固冲调经，平时重在调理气血，气虚者宜益气摄血，血热者宜清热凉血，血瘀者宜化瘀止血。

### （二）分证论治

#### 1.气虚证

证候：行经量多，色淡红，质清稀；神疲体倦，气短懒言，小腹空坠，面色白；舌淡，苔薄，脉细弱。

治法：补气摄血固冲。

方药：举元煎（《景岳全书》）。

人参、黄芪、白术、升麻、炙甘草。

加减：若正值经期，血量多者，酌加棕榈炭、茜草炭、藕节炭以固涩止血；经行有块或伴下腹痛者，酌加泽兰、益母草、五灵脂以化瘀止血止痛；兼见腰骶冷痛，大便溏薄者，为脾肾双亏，酌加鹿角霜、补骨脂、续断、杜仲炭以温补脾肾，固冲止血。

#### 2.血热证

证候：经行量多，色鲜红或深红，质黏稠，或有小血块；伴口渴心烦，尿黄便结；舌红，苔黄，脉滑数。

治法：清热凉血，固冲止血。

方药：保阴煎（《景岳全书》）加地榆、茜草、马齿苋。

保阴煎：生地黄、熟地黄、黄芩、黄柏、白芍、山药、续断、甘草。

加减：若热盛津伤，口干而渴者，加天冬、麦冬、南沙参、北沙参等以生津止渴；若兼气短懒言，倦怠乏力，或心悸少寐者，乃失血伤气，气虚血热之象，酌加黄芪、党参、白术以健脾益气；经行有块者，加蒲黄、五灵脂、三七祛瘀止血。

#### 3.血瘀证

证候：经行量多，色紫暗，有血块；经行腹痛，或平时小腹胀痛；舌紫暗或有瘀点，脉涩。

治法：活血化瘀止血。

方药：失笑散（《太平惠民和剂局方》）加益母草、三七、茜草。

失笑散：蒲黄、五灵脂。

加减：若经行腹痛甚者，酌加制没药、延胡索、香附以理气止痛；血瘀夹热，经色鲜红或深红者，加藕节、仙鹤草凉血止血。

### （三）辨治小结

月经过多主要病机是冲任不固，经血失于制约，常见病因有气虚、血热、血瘀。本病经期应与平时采取不同的治疗方法。经期以辨证止血固冲为主，目的在于减少血量，防止失血伤阴。平时应辨证论治，采用益气、清热、养阴、化瘀等法以治本。慎用辛燥动血之品，以免增加出血量。

## 五、西医治疗要点

月经过多与西医临床关系最密切的是排卵障碍相关异常子宫出血，需除外子宫肌瘤、子宫内膜异位症、子宫内膜息肉等引起的出血量多。结合辅助检查，明确诊断，对症治疗。对子宫肌瘤导致月经过多必要时采取手术治疗。

## 月经过少

## 一、概述

月经周期正常，经量明显少于平时正常经量的1/2，或少于20mL，或行经时间不足2天，甚或点滴即净者，称为"月经过少"，又称"经水涩少""经水少""经量过少"。

本病常与月经后期并见，若失治、误治、不治，可致闭经、不孕。

西医学中子宫发育不良、性腺功能低下等疾病及计划生育手术后导致的月经过少可参照本病辨证治疗。

## 二、临床诊断要领

### （一）问诊要点

1.询问人工流产病史等。

2.询问既往史、婚育情况、目前有无生育要求等，以助于根据患者的需求选择治疗方案和进行鉴别诊断。

### （二）查体要点

#### 1. 望诊

（1）望面色　面色晦暗或有暗斑多属肾虚；面色萎黄者多属血虚；面色暗或有斑者多属血瘀证；面色晦暗，或光亮如涂油者多属痰湿。

（2）望经色、经质　色暗淡，质清稀者多属肾虚；色淡红，质清稀者多为血虚；色紫暗夹有血块者多属血瘀；经血色淡红，质黏如痰，或夹杂黏液多为痰湿。

（3）望舌　舌淡暗，苔薄白者多属肾虚；舌淡，苔薄者多为血虚；舌紫暗，或有瘀斑、瘀点者为血瘀；舌淡胖，苔白腻者多为痰湿。

#### 2. 闻诊　患者精神不振，语声低微多属虚证；语声较高亢，或时叹息多为实证。

#### 3. 切诊　肾虚者脉多沉弱或沉迟；血虚者脉多细；血瘀者脉沉弦或沉涩；痰湿者多脉滑。

### （三）辅助检查选择

#### 1. 女性生殖激素测定　对高催乳素血症、高雄激素血症、卵巢功能衰退等的诊断有参考意义。

#### 2. B超　可了解子宫大小、内膜厚度、形态有无异常。

#### 3. 宫腔镜检查　宫腔镜检查对子宫内膜结核、子宫内膜炎或宫腔粘连等有诊断意义。

### （四）诊断要点

1. 可有失血史、长期口服避孕药史、反复流产或刮宫等病史。

2. 月经周期正常，经量明显少于平时正常经量的1/2，或少于20mL，或行经时间不足2天，甚或点滴即净。

3. 妇科检查及辅助检查可帮助明确诊断。

### （五）辨证要点

月经量少虚者多因精亏血少，冲任血海亏虚，经血乏源；实者多因瘀血内停，或痰湿内生所致。但临床以虚证或虚中夹实者为多，应灵活掌握其病机变化。

## 三、鉴别诊断

本病应与经间期出血、激经、胎漏、异位妊娠等相鉴别。本病月经周期正常，经量明显少于平时正常经量的1/2，或少于20mL，甚或点滴即净。辅助检查：子宫正常或偏小；内分泌检查或提示雌激素水平低下、促卵泡激素升高、高雄激素、高催乳素等内分泌异常；B超或宫腔镜示子宫内膜薄。

#### 1. 经间期出血　发生在两次月经之间，出血量明显少于一次月经量，出血时间较短，持续数小时以至2～7天自行停止，或为带下中夹有血丝。辅助检查：生殖器官无明显器质性病变；BBT双相，高、低温相转变时出血。

#### 2. 激经　为早期妊娠期间每月仍按时少量行经。辅助检查：妊娠试验阳性；B超检查见宫内孕囊。

#### 3. 胎漏　月经过期未至，阴道少量出血，或伴轻微腹痛。辅助检查：妊娠试验阳性；妇科检查示子宫增大符合妊娠月份；B超检查见宫内孕囊。

#### 4. 异位妊娠　月经过期未至，阴道少量出血，或突然出现一侧下腹部撕裂样剧痛，甚至出现昏厥或休克。辅助检查：妊娠试验阳性；B超检查宫内未见孕囊，或于一侧附件区见有混合性包块。

## 四、中医治疗

### （一）治则治法

月经过少的治疗原则重在补肾养血、活血调经，虚者补之，实者泻之。

### （二）分证论治

#### 1. 肾虚证

证候：经量素少或渐少，色暗淡，质稀；腰膝酸软，头晕耳鸣，足跟痛，或小腹冷，或夜尿多；舌淡，脉沉弱或沉迟。

治法：补肾益精，养血调经。

方药：归肾丸（《景岳全书》）。

菟丝子、杜仲、枸杞子、山茱萸、当归、熟地黄、山药、茯苓。

加减：如小腹凉，夜尿多，手足不温，加益智仁、巴戟天、淫羊藿温补肾阳；五心烦热，颧红，加女贞子、白芍、龟甲等滋补阴血。

**2. 血虚证**

证候：经来血量渐少，或点滴即净，色淡，质稀；或伴小腹隐痛，头晕眼花，心悸怔忡，面色萎黄；舌淡红，脉细。

治法：养血益气调经。

方药：滋血汤（《证治准绳·女科》）。

人参、山药、黄芪、茯苓、川芎、当归、白芍、熟地黄。

加减：若面色苍白，重用黄芪、加鸡血藤以益气生血；经来点滴即止，属经血亏少，乃闭经之先兆，宜加枸杞子、山茱萸、丹参、香附，以滋养肝肾，填精益血，活血调经。

**3. 血瘀证**

证候：经行涩少，色紫暗，有血块；小腹胀痛，血块排出后胀痛减轻；舌紫暗，或有瘀斑、瘀点，脉沉弦或沉涩。

治法：活血化瘀调经。

方药：桃红四物汤（《医宗金鉴·妇科心法要诀》）。

桃仁、红花、当归、熟地黄、白芍、川芎。

加减：若小腹胀痛，加路路通、大血藤、忍冬藤活血通络；小腹冷痛加肉桂、小茴香以温经止痛；神疲乏力加党参、白术、黄芪健脾益气。

**4. 痰湿证**

证候：经行量少，色淡红，质黏腻如痰；形体肥胖，胸闷呕恶，或带多黏腻；舌淡，苔白腻，脉滑。

治法：化痰燥湿调经。

方药：苍附导痰丸（方见月经后期）。

加减：若带下量多，加车前子、虎杖利湿止带；痰多黏腻，加胆南星、竹茹清热化痰；腰膝酸软者加桑寄生、续断补肾调经。

**（三）辨治小结**

月经过少的发病有虚实之分，应从月经的色、质，有无腹痛，结合全身症状及舌脉以辨虚实。虚者主要有肾虚和血虚，实者主要为血瘀和痰湿。本病的治疗，虚者注重补肾滋肾，或濡养精血以调经，不可妄行攻破，以免重伤精血；实者宜活血通利，佐以温经、行气、祛痰。虚实错杂者，攻补兼施。

## 五、西医治疗要点

月经过少与西医临床关系最密切的是子宫发育不良、性腺功能低下等疾病，以及计划生育手术后导致的月经过少。治疗上根据辅助检查结果，对症治疗，如雌孕激素序贯疗法等。若考虑为子宫内膜粘连，必要时需行宫腔镜诊治。

# 第二节　经间期出血

## 一、概述

两次月经中间，即氤氲之时，出现周期性少量阴道出血者，称为"经间期出血"。如出血量很少，仅仅1～2天，或偶尔一次者，不作病论。反复经间期出血，持续时间较长，连续3个月经周期者，当及时治疗。

西医学的围排卵期出血，属异常子宫出血的范畴，可参照本病辨证治疗。

## 二、临床诊断要领

### （一）问诊要点

1. 询问有无宫颈炎、子宫内膜炎、子宫内膜息肉、子宫肌瘤等病史。

2. 询问经间期出血的颜色、质地，全身伴随症状及舌脉。

3. 询问目前有无生育要求，以根据患者的需求选择治疗方案和进行鉴别诊断。

4. 经间期出血的伴发病症情况

（1）伴头晕耳鸣，腰膝酸软，五心烦热，便坚尿黄者，多属肾阴偏虚，虚火内生，虚火与阳气相搏，损伤阴络，冲任不固。

（2）伴腰骶酸楚，或下腹时痛，神疲乏力，胸胁满闷，口苦纳呆，小便短赤者，多属湿邪阻于冲任胞络之间，蕴蒸生热，得经间期重阴转阳，阳气内动，引动内蕴之湿热，扰动冲任血海，影响固藏。

（3）伴少腹一侧或两侧胀痛或刺痛，拒按，胸闷烦躁者，多属瘀血阻于胞络冲任之间，经间期阳气内动，与之相搏，脉络损伤，血不循经，血海失固而出血。

### （二）查体要点

#### 1. 望诊

（1）望面色　两颧潮红多属肾阴虚；面色暗红多为湿热；面色暗或有瘀斑多为血瘀。

（2）望出血色、质　色鲜红、质稍稠多属肾阴虚；色深红、质黏腻，无血块多属湿热；色紫黑或有血块属血瘀。

（3）望舌　舌体偏小质红属肾阴虚；舌质红，苔黄腻属湿热；舌质紫或有紫斑多为血瘀。

#### 2. 闻诊　患者语声高多属热证；语气烦躁或语声低落多属血瘀。

#### 3. 切诊　肾阴虚者多脉细数，湿热者多脉细弦或滑数，血瘀者多脉细弦。

#### 4. 妇科检查　宫颈黏液透明呈拉丝状，夹有血丝。宫颈无赘生物或重度炎症，无接触性出血。

### （三）辅助检查选择

#### 1. BBT　多于低、高温相交替时出血。

#### 2. B超　B超监测可见成熟卵泡或接近成熟的优势卵泡。

#### 3. 女性生殖激素测定　月经中期测定血清雌、孕激素水平偏低。

#### 4. 诊断性刮宫　诊断性刮宫示子宫内膜呈早期分泌期改变，可能有部分晚期增生。

### （四）诊断要点

1. 多见于青春期及育龄期女性，月经周期及经期正常。

2. 两次月经中间出现规律性的少量阴道出血，常出现在周期的 10～16 天，出血一般不超过 3～7 天。可伴有腰酸，少腹一侧或两侧胀痛，乳胀，白带增多，如蛋清样或透明呈拉丝状，夹有血丝。

3. 结合妇科检查、基础体温、B超、血清雌孕激素或诊断性刮宫等辅助检查可明确诊断。

### （五）辨证要点

经间期是继经后期由阴转阳，由虚至盛之时期，此时阴血渐盛，精血充盛，阴长至重，阴转为阳，氤氲之状萌发"的候"到来。若体内阴阳调节功能正常者，可适应变化。若肾阴不足，或湿热内蕴，或瘀阻胞络，当阳气内动之时，阴阳转化不协调，阴络易伤，损及冲任，血海固藏失职，血溢脉外，酿成经间期出血。临证需根据体质、全身情况、舌脉及基础体温曲线波动进行辨证，拟定治疗方案。

## 三、鉴别诊断

经间期出血应与月经先期、月经过少、赤带相鉴别。

1. 月经先期　月经周期提前，个别也有恰巧在经间期这一时间段出现周期提前，周期提前 1 周及以上，连续 2 个周期以上，一般无明显改变，同平时月经量，也可能时多时少；B超无明显器质性病变；内分泌激素检查可有异常。

2. 月经过少　月经周期无明显改变，量明显少于平时月经量，甚或点滴而下；B超无明显器质性病变；内分泌激素检查可有异常。

3. 赤带　月经周期任何一个时间段均可出现，量少，持续时间长或反复发作，常见宫颈糜烂、宫颈赘生物，或子宫、附件区压痛明显；妇科检查可见宫颈有赘生物，子宫附件区或有炎症相关表现。

## 四、中医治疗

### （一）治则治法

经间期出血的治疗时机重在经后期，一般以滋肾养血为主，热者清之，湿者除之，瘀者化之，阳气虚者补之，但应认识到本病的病理生理特点，以及阴阳互根关系，补阴不忘阳，选择适当的补阳药物。经间期出血时酌加固冲止血药物，使阴阳平和，气血和调。

### （二）分证论治

**1. 肾阴虚证**

证候：经间期出血、量少或稍多，色鲜红，质黏；头晕耳鸣，腰膝酸软，五心烦热，便坚尿黄；舌红，苔少，脉细数。

治法：滋肾养阴，固冲止血。

方药：两地汤（方见月经先期）合二至丸。

二至丸：女贞子、墨旱莲。

若阴虚及阳或阴阳两虚，症见经间期出血量稍多，色淡红，无血块，头晕腰酸，神疲乏力，大便溏薄，尿频，舌质淡红，苔白，脉细；治宜益肾助阳，固摄止血；方用大补元煎（《景岳全书》）加减。

**2. 湿热证**

证候：经间期出现少量阴道流血，色深红，质稠，可见白带中夹血，或赤白带下，腰骶酸楚；或下腹时痛，神疲乏力，胸胁满闷，口苦纳呆，小便短赤；舌红，苔黄腻，脉濡或滑数。

治法：清利湿热，固冲止血。

方药：清肝止淋汤（《傅青主女科》）去阿胶、大枣，加小蓟、茯苓。

清肝止淋汤：当归、白芍、生地黄、牡丹皮、黄柏、牛膝、制香附、黑豆、阿胶、大枣。

加减：若出血多，去牛膝，加侧柏叶、荆芥炭凉血止血；湿盛者加薏苡仁、苍术健脾燥湿。

**3. 血瘀证**

证候：经间期出血量少或稍多，色暗红，或紫黑或有血块，少腹一侧或两侧胀痛或刺痛，拒按，胸闷烦躁；舌质紫或有瘀斑，脉细弦。

治法：化瘀止血。

方药：逐瘀止血汤（《傅青主女科》）。

生地黄、大黄、赤芍、牡丹皮、当归尾、枳壳、桃仁、龟甲。

若出血偏多时，宜去赤芍、当归尾，加失笑散。若带下黄稠，夹有湿热者，上方加大血藤、败酱草、薏苡仁以清热利湿；若大便溏者，去生地黄、大黄，加煨木香、炒白术、焦神曲以健脾和胃。

### （三）辨治小结

经间期出血的辨证主要是针对出血的量、色、质及全身症状进行辨别，主要包括肾阴虚、湿热、血瘀。本病的治疗重在经后期，以滋肾养血为主，兼热者清之，兼湿者除之，兼瘀者化之，但必须认识到本病的病理生理特点，以及阴阳互根的关系，补阴不忘阳，选择适当的补阳药物。出血时在辨证论治前提下，适当加一些固冲止血药，使阴阳平和，气血调和。

## 五、西医治疗要点

本病与西医临床关系最密切的是排卵期出血，可行口服短效避孕药或排卵期口服雌激素等方案进行治疗。

# 第三节 崩 漏

## 一、概述

崩漏是指经血非时暴下不止或淋漓不尽，前者称崩中，后者称漏下，由于崩与漏二者常相互转化，故概称崩漏。其是月经周期、经期、经量严重紊乱的月经病。

西医学排卵障碍相关异常子宫出血可参照本病治疗。

## 二、临床诊断要领

### （一）问诊要点

1. 崩漏的诱因与该病发生的相关因素。

2. 崩漏发生的时间和病程，如既往有无月经先期、先后无定期、经期延长、月经过多等月经失调病史。

3. 与崩漏发作有关联的疾病，如肝病、血液病、高血压，以及甲状腺、肾上腺、脑垂体病史。

（二）查体要点

1. 望诊

（1）望面色　面红者多属血热；面色晦暗或有暗斑多属肾虚；面色萎黄多属脾气虚；面色暗或有瘀斑多为血瘀。

（2）望出血色、质　色鲜红而质稠多属阴虚虚热；色深红或鲜红而质稠多属实热；色淡而质清多属肾阳虚；色淡而质薄多属脾虚。

（3）望舌　舌质红，苔黄属热；舌体偏小质红属肾阴虚；舌质淡，苔薄白属阳虚；舌淡胖，边有齿痕，苔薄白者多属脾气虚；舌质紫或有紫斑多为血瘀。

2. 闻诊　患者声高、烦躁易怒，多属实证、热证；患者语声低微、少言懒语，多属虚证。

3. 切诊　肾阴虚或虚热者多脉细数，实热者多脉滑数，肾阳虚者多脉沉细，脾虚者多脉弱或沉细，血瘀者多脉涩或细弦。

4. 妇科检查　出血来自子宫腔。检查生殖器官有无器质性病变，有无妊娠因素等。

（三）辅助检查选择

1. B超检查　了解子宫大小及内膜厚度，排除妊娠、生殖器肿瘤或赘生物等。

2. 血液检查　如血常规、血小板计数、出凝血时间和凝血功能检查等以了解贫血程度并排除血液病。

3. 卵巢功能及激素测定　基础体温呈单相型；血清雌、孕激素及垂体激素测定等。有性生活史者，应进行妊娠试验。

4. 诊断性刮宫　对大出血或淋漓不净或不规则出血者，可随时刮取子宫内膜送病理检查，以明确有无排卵及排除子宫内膜恶性病变。但对未婚患者，仅在药物治疗失败、出血量多造成贫血危及生命或疑有器质性病变、经本人或其家长知情同意后方可诊刮。

（四）诊断要点

1. 病史　月经先期、先后无定期、经期延长、月经过多等月经失调病史；年龄、孕产史、目前采取的避孕措施、激素类药物的使用史；肝病、血液病、高血压，以及甲状腺、肾上腺、脑垂体病史。

2. 临床表现　月经来潮无周期规律而妄行，出血量多如山崩之状，或量少淋漓不止。

3. 妇科检查　出血来自子宫腔。

4. 辅助检查　B超检查可了解子宫大小及内膜厚度，排除妊娠、生殖器肿瘤或赘生物等；血常规、血小板计数及凝血功能等血液检查可了解贫血程度并排除血液病；卵巢功能及激素测定评估黄体及排卵功能；有性生活史者，应进行妊娠试验排除妊娠可能；诊断性刮宫可止血并明确诊断。

（五）辨证要点

崩漏为经乱之甚，其发病常非单一原因所致。一般而言，崩漏虚证多而实证少，热证多而寒证少。即便是热亦是虚热为多，但发病初期可为实热，失血伤阴即转为虚热。临证治疗崩漏，应根据其病情缓急和出血时间长短的不同，本着"急则治其标，缓则治其本"的原则，应用"塞流、澄源、复旧"三法。崩漏属于急症，崩漏发作之时，出血量多势急，急当"塞流"止崩，选择适宜的止血方法急止其血；症状缓解后正本清源，根据不同证型辨证论治，即为"澄源"；血止后固本善后，调理恢复即为"复旧"。

## 三、鉴别诊断

崩漏应与月经不调、胎漏、异位妊娠、产后出血、赤带、癥瘕、外伤、全身性疾病等鉴别。崩漏与妇科血证的鉴别有时较为困难，在详细询问病史的基础上，常需借助妇科检查和临床辅助检查，并进行全面分析才能最终明确诊断。

1. 月经不调　月经先期、先后无定期是周期异常，经期、经量正常；月经过多为经量异常（多于平时），周期、经期正常；经期延长为行经持续时间延长，但非淋漓不尽，月经周期正常；经间期出血为两次月经之间少量阴道下血，周期规则。妇科检查生殖器官无明显器质性病变。

2. 胎漏　多有停经史或早孕反应，阴道出血量少，或伴轻微腹痛。妇科检查子宫增大符合妊娠月份；妊娠试验阳性。

3. 异位妊娠　有停经史或急腹痛史，阴道出血量少，点滴性出血，血色暗褐，或有蜕膜管型排出。妇科检查少腹一侧可触及包块，子宫无明显增大，或宫颈摇举痛；妊娠试验弱阳性。

**4. 产后出血** 发生于分娩后至产褥期的阴道出血，如恶露不绝、产后血晕等。检查子宫复旧不良，或有胎盘、胎膜残留。

**5. 赤带** 带下呈血性，多在月经净后出现。检查见宫颈糜烂或息肉，或有小腹压痛。

**6. 癥瘕及外伤出血** 妇科检查可发现癥块，外伤出血多能追询外伤史。子宫增大质硬，外形不规则；外伤出血可查见伤处。

**7. 全身性疾病及其他疾病** 如血液病，其他内分泌疾病，营养不良，心力衰竭，严重肝、肾功能障碍，生殖器官炎症，药物影响等。专科检查以助鉴别。

## 四、中医治疗

### （一）治则治法

着重介绍崩漏出血阶段的中医药治疗方法，即塞流结合澄源的治法和方药，至于复旧固本、善后调理的具体方药参照月经不调类病证、闭经等病证的辨证论治。

### （二）分证论治

**1. 血热证**

（1）虚热证

证候：经血非时而下，量少淋漓，血色鲜红而质稠；心烦潮热，小便黄少，或大便燥结。舌质红，苔薄黄，脉细数。

治法：养阴清热，止血调经。

方药：上下相资汤（《石室秘录》）。

人参、沙参、玄参、麦冬、玉竹、五味子、熟地黄、山茱萸、车前子、牛膝。

加减：若暴崩下血者，加仙鹤草、海螵蛸涩血止血；淋漓不断者，加茜草、三七化瘀止血；心烦少寐者，加炒枣仁、柏子仁养心安神；烘热汗出，眩晕耳鸣者，加龟甲、龙骨育阴潜阳；血久不止，面色苍白，心悸气短，血色淡而质清者，加黄芪、枸杞子、当归益气养血。

（2）实热证

证候：经血非时暴下，或淋漓不净又时而增多，血色深红或鲜红，质稠，或有血块；唇红目赤，烦热口渴，或大便干结，小便黄。舌红苔黄，脉滑数。

治法：清热凉血，止血调经。

方药：清热固经汤（《简明中医妇科学》）。

黄芩、栀子、生地黄、地骨皮、地榆、阿胶、藕节、棕榈炭、龟甲、牡蛎、生甘草。

加减：若因外感热邪或过服辛燥助阳之品酿成实热崩漏，加贯众炭、蒲公英、马齿苋清热解毒，凉血止血；实热耗气伤阴，出现气阴两虚证者，合生脉散加沙参益气养阴；如实热已除，血减少而未止者，当根据证候变化塞流佐以澄源，随证遣方中酌加仙鹤草涩血止血，茜草、益母草化瘀止血。

**2. 肾虚证**

（1）肾阴虚证

证候：经乱无期，出血淋漓不净或量多，色鲜红，质稠；头晕耳鸣，腰膝酸软，或心烦。舌质偏红，苔少，脉细数。

治法：滋肾益阴，止血调经。

方药：左归丸（《景岳全书》）去牛膝合二至丸（方见经间期出血）。

左归丸：熟地黄、山药、枸杞子、山茱萸、川牛膝、菟丝子、鹿角胶、龟甲胶。

加减：若胁胀痛者加柴胡、香附、白芍疏肝解郁柔肝；咽干、眩晕者，加玄参、牡蛎、夏枯草养阴平肝清热；心烦、眠差者，加五味子、柏子仁、首乌藤养心安神；阴虚生热而热象明显者，参照崩漏虚热证治疗。

（2）肾阳虚证

证候：经来无期，出血量多或淋漓不尽，色淡质清；畏寒肢冷，面色晦暗，腰腿酸软，小便清长。舌质淡，苔薄白，脉沉细。

治法：温肾固冲，止血调经。

方药：右归丸（《景岳全书》）去肉桂，加补骨脂、淫羊藿。

右归丸：附子、肉桂、熟地黄、山药、山茱萸、枸杞子、菟丝子、鹿角胶、当归、杜仲。

加减：若形寒肢冷，小便清长，加补骨脂、鹿角霜补肾固摄；若腰腿酸软，周身无力，加用杜仲、续断益肾强腰；若久崩不止，出血色淡，量多，宜加党参、黑荆芥、生黄芪、炙黄芪等益气固经。

### 3.脾虚证

证候：经血非时而至，崩中暴下继而淋漓，血色淡而质薄；气短神疲，面色白，或面浮肢肿，手足不温。舌质淡，苔薄白，脉弱或沉细。

治法：补气升阳，止血调经。

方药：举元煎（方见月经过多）合安冲汤（《医学衷中参西录》）加炮姜炭。

安冲汤：黄芪、白术、生地黄、白芍、续断、海螵蛸、茜草、龙骨、牡蛎。

加减：若久崩不止，头昏、乏力、心悸、失眠者，酌加制首乌、桑寄生、五味子养心安神；脘腹胀闷者，加黑荆芥、煨木香、炒枳壳宽中行气；崩中量多者，加侧柏叶、仙鹤草、血余炭敛阴涩血止血。

### 4.血瘀证

证候：经血非时而下，时下时止，或淋漓不净，色紫黑有块；或有小腹不适。舌质紫暗，苔薄白，脉涩或细弦。

治法：活血化瘀，止血调经。

方药：四草汤（《实用中医妇科方剂》）加三七、蒲黄。

四草汤：鹿衔草、马鞭草、茜草炭、益母草。

加减：若月经久闭不行，B超提示子宫内膜较厚者，加花蕊石、马齿苋活血化瘀通经；少腹冷痛，经色暗黑夹块属寒凝血瘀者，加艾叶炭、炮姜炭温经涩血止血；血多者加海螵蛸、仙鹤草、血余炭收涩止血；口干苦，血色红而量多，苔薄黄者，为瘀久化热，加炒地榆、贯仲炭、侧柏叶凉血止血；气血虚兼有瘀滞者，改用八珍汤加益母草、鸡血藤、香附调补气血，化瘀生新。

### （三）辨治小结

崩漏是月经周期、经期和经量严重紊乱的病证，往往病程较长，病因较为复杂，但可概括为虚、热、瘀三个方面。新病常以血热证为主，随着病情发展常损及阴血，部分漏下淋漓者又多合并瘀血阻滞。故崩漏的病机特点是因果相干，气血同病，多脏受累，其本在肾。治疗过程中除要辨证求因、审因论治外，要抓住本病肾虚为主的基本病机，将补肾治本调经贯穿整个治疗过程中。在急性出血期常采用塞流之法以止血，对绝经过渡期血势汹涌者，应采用诊断性刮宫止血并排除子宫内膜恶性病变。血势减缓后，则辨证求因，止血结合澄源。止血后，根据患者不同年龄运用中药调整周期，促进排卵，恢复月经周期。

## 五、西医治疗要点

**1.止血** 首选性激素，应尽量使用最低有效剂量，若为尽快止血而用量较大时应及时合理调整剂量，治疗过程中应严密观察，以免引起医源性出血。大量出血且药物治疗无效或需要子宫内膜组织学检查的患者应行刮宫术。

**2.调节周期** 对于无排卵障碍相关异常子宫出血患者，止血只是治疗的第一步，而调整月经周期是治疗的根本，也是巩固疗效、避免复发的关键。应根据患者的年龄、激素水平、生育要求等选择适宜的调整周期方法。

**3.促排卵** 用于生育期、有生育需求者，尤其是不孕患者。

**4.手术治疗** 适用于药物治疗无效、不愿或不适合子宫切除术、无生育要求的患者，尤其是不易随访的年龄较大者。包括子宫内膜切除术和子宫切除术。

# 第四节 闭 经

## 一、概述

原发性闭经是指女性年逾16岁，虽有第二性征发育但无月经来潮，或年逾14岁，尚无第二性征发育及月经。继发性闭经是指月经来潮后停止3个周期或6个月以上。

本病以持续性月经停闭为特征，临床常见，属于疑难性月经病，病程较长，病机复杂，治愈难度较大。妊娠、哺乳和围绝经期，或月经初潮后1年内发生月经停闭，不伴有其他不适症状者，不作闭经论。因先天性生殖器官发育异常，或后天器质性损伤而闭经者，药物治疗很难奏效，临床应注意鉴别。

闭经在西医学中为常见的妇科症状，病因复杂，与遗传学原因或先天性腺发育缺陷，下丘脑、垂体、卵巢、子宫功能障碍及器质性病变相关，可见于多种疾病，如特纳综合征、希恩综合征、卵巢早衰、多囊卵巢综合征、Asherman 综合征等。

## 二、临床诊断要领

### （一）问诊要点

**1. 闭经的诱因** 问清与该病发生的相关因素，可因禀赋不足，后天失养、房劳多产、七情内伤等而诱发。因七情所伤，肝气郁结；经期产后，感受寒邪；素体肥胖，痰湿偏盛等而发多为实。因禀赋不足，房劳多产，久病大病，饮食劳倦，损伤脾运等而发多为虚。

**2. 闭经的发病时间及病程** 年逾 16 岁尚未行经，或已行经而又月经稀发、量少，渐至停闭者，多属虚证；既往月经基本正常，而骤然停闭者，或伴有痰饮、瘀血等征象者，多属实证。

**3. 闭经伴发病症**

（1）伴腰膝酸软，头晕耳鸣，小便频数，性欲降低，经血量少，质稀者，多属肾气不足，精血衰少，冲任气血不充。多见于卵巢早衰、子宫发育不良，以及下丘脑、垂体性闭经等。

（2）伴头晕耳鸣，腰膝酸软，或足跟痛，手足心热，甚则潮热盗汗，心烦少寐，颧红唇赤者，多属肾阴不足，精血亏虚，血海不能满溢。多见于卵巢早衰及下丘脑、垂体性闭经等。

（3）伴头晕耳鸣，腰痛如折，畏寒肢冷，小便清长，夜尿多，大便溏薄，面色晦暗，或目眶暗黑者，多属肾阳虚衰，脏腑失于温养，精血化生乏源。多见于希恩综合征、子宫发育不良及下丘脑、垂体性闭经等。

（4）伴神疲肢倦，食少纳呆，脘腹胀满，大便溏薄，面色淡黄者，多属脾虚生化无力而乏源，冲任气血不足。多见于先天发育不良、体重下降等引起的闭经。

（5）伴头晕目花，心悸少寐，面色萎黄，阴道干涩，皮肤干枯，毛发脱落，生殖器官萎缩者，多属精血亏虚，冲任气血衰少。多见于希恩综合征，下丘脑、垂体及卵巢性闭经等。

（6）伴小腹胀痛拒按，精神抑郁，烦躁易怒，胸胁胀满，嗳气叹息者，多属气滞血瘀，冲任瘀阻。多见于高催乳素血症、应激或精神因素所致闭经。

（7）伴小腹冷痛拒按，得热则痛缓，形寒肢冷，面色青白者，多属寒邪客于冲任，血为寒凝，冲任瘀阻。多见于继发性闭经。

（8）伴带下量多，色白质稠，形体肥胖，胸脘满闷，神疲肢倦，头晕目眩者，多属痰湿阻于冲任，壅遏血海。多见于多囊卵巢综合征等。

### （二）查体要点

**1. 望诊** 先望全身，注意观察患者体质和精神状态，形态特征和营养状况，全身毛发分布和身高体重，女性第二性征发育情况等。

（1）望神志和体态 畏寒肢冷，多为肾阳虚；心烦潮热，多为肾阴不足；精神不振、神疲肢倦，多为脾虚，气血不足；精神抑郁，烦躁易怒，嗳气叹息，多为气滞血瘀；精神不振，形体肥胖，神疲肢倦，多为痰湿凝滞；皮肤干枯，毛发脱落，阴道干涩，生殖器官萎缩，多为精血亏虚。

（2）望面色 颧红唇赤，多属肾阴虚；面色晦暗，或目眶暗黑，多属肾阳虚；面色淡白、萎黄，多属气血不足，脾虚；面色青白，多属寒凝血瘀。

（3）望舌 舌淡红，苔薄白，多属肾气不足；舌红，苔少或无苔，多属肾阴不足；舌淡，苔白，多属肾阳不足；舌淡胖有齿痕，苔白腻，多属脾虚失运，气血不足；舌淡，苔少，多属精血亏虚；舌紫暗或有瘀点，多属气滞血瘀；舌紫暗，苔白，多属寒凝血瘀；舌淡胖，苔白腻，多属痰湿凝滞。

**2. 闻诊** 闭经患者语声高、烦躁易怒，多属实；患者语声低微、少言懒语，多属气血亏虚，精血不足。

**3. 切诊** 舌淡红，苔薄白，脉沉细，多属肾气虚之候；舌红，苔少或无苔，脉细数，多属肾阴虚之候；舌淡，苔白，脉沉弱，多属肾阳虚之候；舌淡胖有齿痕，苔白腻，脉缓弱，多属脾虚之候；舌淡，苔少，脉沉细弱，多属精血亏虚之候；舌紫暗或有瘀点，脉沉弦或涩而有力，多属气滞血瘀之候；舌紫暗，苔白，脉沉紧，多属寒湿凝滞之候；舌淡胖，苔白腻，脉滑，多属痰湿凝滞之候。

### （三）辅助检查选择

闭经的病因复杂，应选用相关的辅助检查以明确病变的环节和病因，对指导治疗有积极意义。

**1. 血清激素** 测定卵巢激素［雌二醇（$E_2$）、孕酮（P）、睾酮（T）］、促性腺激素（FSH、LH）、催乳素（PRL），以及甲状腺、肾上腺功能，对于诊断下丘脑 - 垂体 - 卵巢性腺轴功能失调性闭经具有意义。

**2. 基础体温（BBT）测定、宫颈黏液结晶检查**　有助于诊断卵巢性闭经。

**3. 影像学检查**　B超检查可了解子宫及卵巢大小、卵泡发育及内膜厚薄等情况；子宫输卵管碘油造影可间接了解内生殖器情况及其病变；必要时可行 CT、MRI 检查。

**4. 诊断性刮宫手术或宫腔镜、腹腔镜检查等**　均可协助判断闭经的原因。

### （四）诊断要点

1. 年逾 16 周岁女子，月经尚未初潮者；或年逾 14 周岁，尚无第二性征发育及月经。属原发性闭经。
2. 女子已行经而又中断 6 个月或 3 个周期以上者，属继发性闭经。
3. 需与妊娠期、哺乳期、绝经期等生理性停经相鉴别。

### （五）辨证要点

**1. 辨虚实**　本病应根据病因病机、诊断要点，结合鉴别诊断与四诊信息辨别证候虚实。一般而论，年逾 16 岁尚未行经，或已行经而又月经稀发、量少，渐至停闭，并伴腰膝酸软，头晕眼花，面色萎黄，五心烦热，或畏寒肢冷，舌淡脉弱等证者，多属虚证；若既往月经基本正常，而骤然停闭，伴胸胁胀满，小腹疼痛，或脘闷痰多，形体肥胖，脉象有力等证者，多属实证。本病以虚证为主，或虚实夹杂、本虚标实，临证时须细辨。

**2. 辨脉象**　闭经者脉沉细，为肾气虚之证；脉细数，为肾阴虚之证；脉沉弱，为肾阳虚之证；脉缓弱，为脾虚之证；脉沉细弱，为精血亏虚之证；脉沉弦或涩而有力，为气滞血瘀之证；脉沉紧，为寒湿凝滞之证；脉滑，为痰湿凝滞之证。

**3. 辨原发病**　多数就诊而诊断为闭经的患者，首先应明确的是原发性还是继发性闭经，根据控制月经周期的 5 个主要环节进行辨别。若为下丘脑性闭经，如精神应激、体重下降所致，多为气滞血瘀，脾虚气血不足；若为垂体性闭经，如希恩综合征，多见于精血亏虚；若为卵巢性闭经，如卵巢早衰、多囊卵巢综合征，以肾虚、肾虚痰阻为主；若为子宫性闭经，如 Asherman 综合征，则多为肾虚血瘀。

## 三、鉴别诊断

闭经涵盖了许多西医妇科疾病，如多囊卵巢综合征、卵巢早衰、希恩综合征、闭经泌乳综合征等，临床治疗前需要根据病史、症状体征和辅助检查加以鉴别，明确诊断。

**1. 多囊卵巢综合征**　闭经，痤疮多毛，带下量多，脘腹胀满，大便不爽，舌肥嫩暗，苔白腻；基础体温单相；血清睾酮异常升高；B超检查一侧或双侧卵巢内小卵泡≥ 12 个。

**2. 卵巢早衰**　闭经，伴烘热汗出，烦躁抑郁，失眠多梦，阴道干涩，脉沉细或细弦；基础体温单相；卵泡刺激素异常升高；B超见卵巢无窦卵泡或减少；生殖器萎缩。

**3. 闭经泌乳综合征**　闭经，或泌乳，头痛，复视，脉弦；基础体温单相；催乳素异常升高；检查头颅 CT 或 MRI，除外垂体腺瘤等病变。

**4. 希恩综合征**　产后大出血史，闭经，毛发脱落，畏寒肢冷，性欲淡漠，舌淡，脉沉；基础体温单相；促性腺激素（FSH、LH）水平降低；B超检查可见生殖器萎缩。

## 四、中医治疗

### （一）治则治法

闭经的治疗原则，虚者补而通之，或补肾滋肾，或补脾益气，或填精益阴，大补气血，以滋养精血之源；实证者泻而通之，或理气活血，或温经通脉，或祛痰行滞，以疏通冲任经脉；虚实夹杂者当补中有通，攻中有养；皆以恢复月经周期为要。切不可一味滥用攻破或峻补之法，以犯虚虚实实之戒。若因其他疾病而致经闭者，又当先治他病，或他病调经并治。

### （二）分证论治

**1. 肾虚证**

（1）肾气虚证

证候：月经初潮来迟，或月经后期量少，渐至闭经；头晕耳鸣，腰膝酸软，小便频数，性欲降低；舌淡红，苔薄白，脉沉细。

治法：补肾益气，养血调经。

方药：大补元煎（方见月经后期）加丹参、牛膝。

加减：若闭经日久，畏寒肢冷甚者，酌加菟丝子、肉桂、紫河车以温肾助阳调冲任；夜尿多者，酌加金樱子、覆盆子以温肾缩尿；腰膝酸软甚者，酌加续断、桑寄生补肾强腰。

（2）肾阴虚证

证候：月经初潮来迟，或月经后期量少，渐至闭经；头晕耳鸣，腰膝酸软，或足跟痛，手足心热，甚则潮热盗汗，心烦少寐，颧红唇赤；舌红，苔少或无苔，脉细数。

治法：滋肾益阴，养血调经。

方药：左归丸（方见崩漏）。

加减：若潮热盗汗者，酌加青蒿、鳖甲、地骨皮以滋阴清热；心烦不寐者，酌加柏子仁、丹参、珍珠母以养心安神；阴虚肺燥，咳嗽咯血者，酌加沙参、白及、仙鹤草以养阴润肺止血。

（3）肾阳虚证

证候：月经初潮来迟，或月经后期量少，渐至闭经；头晕耳鸣，腰痛如折，畏寒肢冷，小便清长，夜尿多，大便溏薄，面色晦暗，或目眶暗黑；舌淡，苔白，脉沉弱。

治法：温肾助阳，养血调经。

方药：十补丸（《济生方》）加当归、川芎。

十补丸：熟地黄、山茱萸、炒山药、鹿茸、茯苓、牡丹皮、泽泻、炮附子、肉桂、五味子。

加减：若腰痛如折，畏寒肢冷，性欲淡漠者，酌加淫羊藿、菟丝子以温阳益肾；若大便溏薄，面肢浮肿者，酌加黄芪、桂枝以温阳益气利水；面色晦暗兼有色斑，少腹冷痛者，酌加蒲黄、香附以温阳活血理气。

**2. 脾虚证**

证候：月经停闭数月；神疲肢倦，食少纳呆，脘腹胀满，大便溏薄，面色淡黄；舌淡胖有齿痕，苔白腻，脉缓弱。

治法：健脾益气，养血调经。

方药：参苓白术散（《太平惠民和剂局方》）加泽兰、怀牛膝。

参苓白术散：人参、白术、茯苓、白扁豆、甘草、山药、莲子肉、桔梗、薏苡仁、砂仁。

加减：若兼见腰膝酸软，五更泻，小便频数者，乃脾肾阳虚，酌加肉豆蔻、巴戟天以温阳止泻；若腹痛而泄泻，伴胸胁、乳房胀痛者，为脾虚而肝气乘之，酌加防风、白芍、柴胡以平肝止痛；若带下量多者，为脾虚不运，湿邪下注，酌加车前子、泽泻利湿止带。

**3. 精血亏虚证**

证候：月经停闭数月；头晕目花，心悸少寐，面色萎黄，阴道干涩，皮肤干枯，毛发脱落，生殖器官萎缩；舌淡，苔少，脉沉细弱。

治法：填精益气，养血调经。

方药：归肾丸（方见月经过少）加北沙参、鸡血藤。

加减：若精血亏虚日久，渐至阴虚血枯经闭者，兼见形体羸瘦，骨蒸潮热，或咳嗽唾血，两颧潮红，舌绛苔少或无苔，脉细数；治宜滋肾养血，壮水制火，可选用补肾地黄汤（《陈素庵妇科补解》）。若精血亏虚日久，渐至阳虚血枯经闭者，兼见神疲倦怠，面色苍白，畏寒肢冷，性欲淡漠，舌淡，脉沉缓；治宜温肾养血，益火之源，可选用四二五合方（《刘奉五妇科经验》）；若因产后大出血所致闭经，兼见毛发脱落、精神淡漠，阴道干涩，性欲减退，酌加鹿茸、紫河车等血肉有情之品。

**4. 气滞血瘀证**

证候：月经停闭数月，小腹胀痛拒按；精神抑郁，烦躁易怒，胸胁胀满，嗳气叹息；舌紫暗或有瘀点，脉沉弦或涩而有力。

治法：行气活血，祛瘀通经。

方药：膈下逐瘀汤（《医林改错》）。

当归、川芎、赤芍、桃仁、红花、枳壳、延胡索、五灵脂、乌药、香附、牡丹皮、甘草。

加减：若烦急，胁痛或乳房胀痛，舌尖边红者，酌加柴胡、郁金、栀子以疏肝清热；口干渴，大便结，脉数者，酌加黄芩、知母、大黄以清热泻火；若肝郁气逆，水不涵木，闭经而兼见溢乳，心烦易怒，头痛，腰膝酸软，舌红苔薄，脉弦而尺弱，治宜疏肝回乳、益阴通经，方用逍遥散（《太平惠民和剂局方》）酌加川楝子、炒麦芽、川牛膝、生地黄；若少腹疼痛拒按者，酌加姜黄、益母草、丹参活血通经；若精神抑郁者，酌加合欢皮、玫瑰花、广郁金疏肝解郁。

**5. 寒凝血瘀证**

证候：月经停闭数月，小腹冷痛拒按，得热则痛缓；形寒肢冷，面色青白；舌紫暗，苔白，脉沉紧。

治法：温经散寒，活血通经。

方药：温经汤（方见月经后期）。

加减：若小腹冷痛重者，酌加艾叶、小茴香、香附以温经暖宫止痛；四肢不温畏寒者，酌加制附子、吴茱萸、肉桂以温经助阳通经。

**6. 痰湿阻滞证**

证候：月经停闭数月，带下量多，色白质稠；形体肥胖，胸脘满闷，神疲肢倦，头晕目眩；舌淡胖，苔白腻，脉滑。

治法：豁痰除湿，活血通经。

方药：丹溪治湿痰方（《丹溪心法》）。

苍术、白术、半夏、茯苓、滑石、香附、川芎、当归。

加减：若胸脘满闷重者，酌加瓜蒌、枳壳、郁金以宽胸理气；面目肢体浮肿者，酌加益母草、泽泻、泽兰以除湿化瘀；腰膝酸软者，酌加川续断、菟丝子、杜仲以补肾气、强腰膝；带下量多者，酌加薏苡仁、车前子除湿止带；痰多黏腻者，酌加瓜蒌、胆南星、浙贝母清热化痰。

### （三）辨治小结

闭经原因复杂，病程较长，属慢性难治病证。虚证主要是肾气不足，精血亏虚，冲任不盛、血海干涸，或脾胃虚弱、气血乏源，以致血海空虚，无血可下；实证主要是气滞血瘀、痰湿阻滞冲任胞宫，血海阻隔，经血不得下行。虽有虚实之分，但临床以虚证为多。中医治疗应谨守"虚者补而充之，实者泻而通之"的原则，虚实夹杂者当补中有通，泻中有养。

## 五、西医治疗要点

首先区分闭经是原发性闭经或继发性闭经。寻找发病的原因及病变的部位，确定何种疾病所引起，制订相应的治疗方案。

1. 闭经为原发性闭经时，常见原因有性腺发育障碍、米勒管发育不全及下丘脑功能异常等，诊断时注意检查乳房、第二性征、子宫发育情况，重视染色体核型分析。治疗注重心理疏导，消除紧张和焦虑。若为含 Y 染色体的高促性腺性闭经应尽快行性腺切除术；因生殖道畸形经血引流障碍而引起的闭经，应手术矫正使经血流出通畅。明确病变环节及病因后，采取相应的措施。

2. 闭经为继发性闭经时，病因复杂，根据控制正常月经周期的 5 个主要环节，以下丘脑性闭经最常见，后依次为垂体、卵巢、子宫性及下生殖道发育异常闭经。常见的原因有多囊卵巢综合征、高催乳素血症及卵巢早衰等。要明确其发生的具体原因，以积极治疗原发病。低体重或因节食消瘦致闭经者，应调整饮食，加强营养；运动性闭经者适当减少运动量及训练强度；因应激或精神因素所致闭经，应进行心理治疗，消除精神紧张和焦虑；多囊卵巢综合征、闭经泌乳综合征、肿瘤等引起的闭经，应进行特异性治疗。

# 第五节　痛　经

## 一、概述

痛经系由情志所伤，六淫为害，导致冲任受阻；或因素体不足，胞宫失于濡养，导致经期或经行前后呈周期性小腹疼痛的月经病。

本病的临床特征是伴随月经周期而发作，表现为小腹疼痛，或伴腰骶酸痛。故本节所述痛经应具备此特征。至于异位妊娠、先兆流产、卵巢囊肿蒂扭转等病证导致的下腹痛，均不属于本病，在诊断痛经时应进行鉴别。

本病见于西医学原发性痛经，子宫内膜异位症、子宫腺肌病、盆腔炎性疾病或宫颈狭窄等引起的继发性痛经。

## 二、临床诊断要领

### （一）问诊要点

1. **痛经的诱因**　可因情志不畅，精神过度紧张，过食寒凉，外感寒湿、湿热或妇科手术，久病大病，禀赋不足等而诱发。因情志、外感而发多为实，因久病大病，禀赋不足而发多为虚。

**2. 痛经发生时间** 原发性痛经多发生于年轻女性，初潮或其后 1 ~ 2 年开始；继发性痛经生育年龄妇女较多见，有盆腔器质性病变。一般经前或经行之初疼痛者多属实，月经将净或经后疼痛者多属虚。

**3. 痛经的性质及程度** 掣痛、绞痛、灼痛、刺痛，疼痛拒按多属实；隐痛、空痛，按之痛减多属虚；坠痛虚实兼有；绞痛、冷痛，得热痛减多属寒；灼痛，得热痛剧多属热。胀甚于痛，时痛时止多属气滞；痛甚于胀，持续作痛多属血瘀。

**4. 痛经的部位** 痛在小腹正中，多为胞宫瘀滞；痛在少腹一侧或两侧，病多在肝；痛连腰骶，病多在肾。

**5. 痛经伴随病症**

（1）伴畏寒肢冷，面色青白，周期延后，经血量少，色暗有块者，多属寒邪凝滞，瘀阻胞宫。多见于原发性痛经。

（2）伴经行不畅，色紫暗有块，块下痛减，胸胁、乳房胀痛者，多为肝郁气滞，气滞血瘀，滞于冲任、胞宫。多见于子宫内膜异位症、子宫腺肌病。

（3）伴平素带下量多，色黄稠臭秽，或伴低热，小便黄赤，月经量多或经期长，色暗红，质稠或有血块者，多属湿热瘀阻胞宫。多见于盆腔炎性疾病。

（4）伴神疲乏力，头晕心悸，面色苍白，失眠多梦者，多属气血亏虚，胞脉失养。多见于原发性痛经。

（5）伴头晕耳鸣，面色晦暗，失眠健忘，或伴潮热者，多属肝肾亏虚，胞脉失养。多见于原发性痛经。

### （二）查体要点

**1. 望诊**

（1）面色 面色青白多属寒凝血瘀；面色苍白多属于气血虚弱。

（2）舌象 舌暗，苔白，多属寒凝血瘀之候；舌紫暗，或有瘀点，为气滞血瘀之候；舌红，苔黄腻，多属湿热蕴结之候；舌质淡，苔薄，多属气血两虚之候；舌质淡红，苔薄白，多属肝肾亏损之象。

**2. 切诊**

（1）切脉 脉沉紧，多属寒凝血瘀之候；脉弦涩，为气滞血瘀之候；脉滑数或濡数，多属湿热蕴结之候；脉细弱，多属气血两虚之候；脉沉细，多属肝肾亏损之象。

（2）切腹部 经期及前后小腹疼痛，按之则剧，多属实证；按之则舒，多属虚证。

**3. 妇科检查** 原发性痛经者，检查多无明显异常。部分患者可见子宫体极度屈曲，或宫颈口狭窄。子宫内膜异位症者多有痛性结节，或伴有卵巢囊肿；子宫腺肌病者子宫多呈均匀性增大，或伴有压痛；盆腔炎性疾病可有子宫或附件压痛等征象；有妇科手术史者，多有子宫粘连、活动受限等。

### （三）辅助检查选择

**1. 盆腔超声** 有助于诊断子宫内膜异位症、子宫腺肌病、盆腔炎性疾病，排除妊娠、生殖器肿瘤等。

**2. 血液检查** 如血常规，白细胞计数是否增高有助于诊断盆腔炎性疾病。

**3. 盆腔 MRI 检查、腹腔镜、子宫输卵管碘油造影、宫腔镜等检查** 有助于明确痛经的病因。

### （四）诊断要点

1. 经期或经行前后小腹疼痛，痛及腰骶，甚则昏厥。呈周期性发作。

2. 排除盆腔器质性疾病所致腹痛。

### （五）辨证要点

**1. 辨虚实** 虚者指脏腑、气血亏虚；实者多指寒凝、瘀血、气滞、湿热之类。辨证时，应分清虚实的多寡主次，虚实夹杂的特点，以指导治疗用药之主次。

**2. 辨气血、寒热** 胀甚于痛，时痛时止多属气滞；痛甚于胀，持续作痛多属血瘀；绞痛、冷痛，得热痛减多属寒；灼痛，得热痛剧多属热。

**3. 辨原发病** 青年未婚女性的痛经，常属于原发性痛经，多见于湿热以外的各种病因。继发性痛经生育年龄妇女较多见，以子宫内膜异位症、子宫腺肌病为基础者，多为气滞、寒凝、气虚、肾虚导致血瘀而致；以盆腔炎性疾病为基础者，多为寒凝血瘀、湿热蕴结、气滞血瘀、气虚血瘀、肾虚血瘀而致。

## 三、鉴别诊断

痛经应与异位妊娠、宫内妊娠流产、黄体破裂、卵巢囊肿蒂扭转、盆腔炎性疾病、急性阑尾炎等疾病鉴别。

**1. 异位妊娠** 多有停经史或月经量突然减少，小腹坠痛，下腹压痛、反跳痛，肌紧张不明显，可有移动性浊音。血 HCG 阳性，超声检查宫内无妊娠囊，宫旁有包块。

**2. 宫内妊娠流产** 停经史，小腹坠痛，阴道少量流血。血 HCG 阳性，超声检查宫内有妊娠囊。

**3. 黄体破裂** 多发生在排卵后期，下腹一侧突发疼痛。血 HCG 阴性，下腹压痛、反跳痛。

**4. 卵巢囊肿蒂扭转** 多有卵巢囊肿病史，体位改变时下腹一侧突发剧烈疼痛。血 HCG 阴性，下腹压痛、反跳痛，超声提示附件包块。

**5. 盆腔炎性疾病** 下腹疼痛，伴有阴道分泌物增多。宫颈摇摆痛，子宫压痛，附件增厚、压痛或扪及痛性包块。

**6. 急性阑尾炎** 由上腹转至右下腹的持续性疼痛，伴恶心呕吐。右下腹压痛、反跳痛，肌紧张，血常规白细胞增高。

## 四、中医治疗

### （一）治则治法

痛经的治疗，应根据证候在气、在血，寒热虚实的不同，以止痛为核心，以调理胞宫、冲任气血为主，或补气，或活血，或散寒，或清热，或补虚，或泻实。具体治法分两步：经期重在调血止痛以治标，及时缓解、控制疼痛；平素辨证求因以治本。标本缓急，主次有序，分阶段治疗。

痛经在辨证治疗中，应适当选加相应的止痛药以加强止痛之功。如寒者选加艾叶、小茴香、肉桂、吴茱萸、桂枝；气滞者选加香附、枳壳、川楝子；血瘀者选加三七粉、血竭、莪术、失笑散；热者选加牡丹皮、黄芩等。

### （二）分证论治

#### 1. 寒凝血瘀证

证候：经前或经期，小腹冷痛拒按，得热痛减，或周期后延，经血量少，色暗有块；畏寒肢冷，面色青白；舌暗，苔白，脉沉紧。

治法：温经散寒，化瘀止痛。

方药：少腹逐瘀汤（《医林改错》）。

肉桂、小茴香、干姜、当归、川芎、赤芍、蒲黄、五灵脂、没药、延胡索。

加减：若小腹冷痛较甚，加艾叶、吴茱萸散寒止痛；若寒凝气闭，痛甚而厥，四肢冰凉，冷汗淋漓，加附子、细辛、巴戟天回阳散寒；若伴肢体酸重不适，苔白腻，或有冒雨、涉水、久居阴湿之地史，乃寒湿为患，应酌加苍术、茯苓、薏苡仁、羌活以健脾除湿；若痛而胀者，酌加乌药、香附、九香虫以理气行滞。

#### 2. 气滞血瘀证

证候：经前或经期，小腹胀痛拒按，月经量少，经行不畅，色紫暗有块，块下痛减，胸胁、乳房胀痛；舌紫暗，或有瘀点，脉弦涩。

治法：行气活血，化瘀止痛。

方药：膈下逐瘀汤（方见闭经）。

加减：若肝气夹冲气犯胃，痛而恶心呕吐者，加吴茱萸、法半夏、陈皮和胃降逆；小腹坠胀不适或前后阴坠胀不适，加柴胡、升麻行气升阳；郁而化热，心烦口苦，舌红苔黄，脉数者，加栀子、郁金清热泻火；若胸脘满闷，食少纳呆者，加炒白术、茯苓、陈皮以健脾和胃；若胸胁、乳房胀痛明显者，加柴胡、川楝子疏肝止痛。

#### 3. 湿热蕴结证

证候：经前或经期，小腹疼痛或胀痛不适，有灼热感，或痛连腰骶，或平时小腹痛，经前加剧，月经量多或经期长，色暗红，质稠或有血块；平素带下量多，色黄稠臭秽，或伴低热，小便黄赤；舌红，苔黄腻，脉滑数或濡数。

治法：清热除湿，化瘀止痛。

方药：清热调血汤（《古今医鉴》）加车前子、败酱草、薏苡仁。

清热调血汤：黄连、牡丹皮、生地黄、白芍、当归、川芎、红花、桃仁、延胡索、莪术、香附。

加减：若月经过多或经期延长者，酌加槐花、地榆、马齿苋以清热止血；带下量多者，酌加黄柏、椿根白皮以清热除湿；痛连腰骶者，酌加秦艽、续断清热除湿止痛。

#### 4. 气血虚弱证

证候：经期或经后小腹隐痛喜按，月经量少，色淡质稀；神疲乏力，头晕心悸，面色苍白，失眠多梦；舌质淡，苔薄，脉细弱。

治法：益气养血，调经止痛。

方药：圣愈汤（《医宗金鉴·妇科心法要诀》）。

人参、黄芪、熟地黄、白芍、当归、川芎。

加减：若月经夹有血块者，酌加蒲黄、五灵脂以活血止痛；若伴有经行便溏，腹痛严重者，可去当归，加茯苓、炒白术以健脾止泻；若失眠多梦，心脾虚者，酌加远志、合欢皮、首乌藤，以养心安神；若见胁痛、乳胀、小腹胀痛，血虚肝郁者，酌加川楝子、柴胡、乌药以行气止痛；若腰腿酸软者，酌加续断、桑寄生补肾强腰肌。

**5. 肝肾亏损证**

证候：经期或经后小腹绵绵作痛，喜按，伴腰骶酸痛，月经量少，色淡暗，质稀；头晕耳鸣，面色晦暗，失眠健忘，或伴潮热；舌质淡红，苔薄白，脉沉细。

治法：补养肝肾，调经止痛。

方药：益肾调经汤（《中医妇科治疗学》）。

巴戟天、杜仲、续断、乌药、艾叶、当归、熟地黄、白芍、益母草。

加减：若少腹或两胁胀痛，肝郁者，酌加川楝子、延胡索、郁金疏肝行气止痛；若头晕耳鸣、健忘失眠者，酌加枸杞子、酸枣仁、柏子仁补肾养血安神；若痛及腰骶者，酌加狗脊、桑寄生补肾壮腰；若潮热者，酌加枸杞子、知母、黄柏养阴清热。

### （三）辨治小结

痛经是以疼痛为主症，故辨证首先当识别痛证的属性。根据疼痛发生的时间、部位、性质及疼痛程度，结合月经期、量、色、质及兼证、舌脉，并根据素体情况，参考发病相关因素等辨其寒热虚实。一般来说，实证者应着重在经前 5～10 天开始治疗，用药以疏通气血为主，重在消除气机之郁滞和血脉之瘀阻，使气血流畅，通则不痛；虚证者则着重在行经末期和经后 3～7 天治疗，以养血益精为主，补精血之不足，使胞宫得以濡养，荣则不痛。

痛经表现为周期性小腹疼痛，诊断时必须排除与妊娠和内、外、妇科有关的腹痛疾患。一般而言，痛经实证居多，虚证较少，但发病因素较为复杂，而且相互交错或重复出现，临床上多有虚实夹杂，因此，临证之时，应辨证求因，对证施治。

## 五、西医治疗要点

痛经为最常见的妇科症状之一，其分为原发性痛经和继发性痛经，原发性痛经指生殖器官无器质性病变的痛经，占 90% 以上；继发性痛经指盆腔器质性疾病引起的痛经。

1. 痛经为原发性痛经时，注重心理治疗，强调足够的休息和睡眠，规律适度的锻炼，戒烟等对缓解疼痛的重要性。疼痛不能忍受时可辅以药物治疗，包括前列腺素合成酶抑制剂、口服避孕药。

2. 痛经为继发性痛经时，要明确其发生的具体原因，以积极治疗原发病。因盆腔炎性疾病导致的，需经抗感染等治疗；因子宫内膜异位症导致的，可采取抑制疼痛的对症治疗、抑制雌激素合成使异位内膜萎缩、阻断下丘脑-垂体-卵巢轴的刺激和出血周期为目的性激素治疗、手术治疗、手术联合药物治疗；因子宫腺肌病导致的，可根据患者症状、年龄、生育要求而采用促性腺激素释放激素（GnRH）等药物治疗，药物治疗无效者，可行全子宫切除术。

# 第六节　绝经前后诸证

## 一、概述

绝经前后诸证是指妇女在绝经期前后，出现烘热汗出，烦躁易怒，潮热面红，失眠健忘，精神倦怠，头晕目眩，耳鸣心悸，腰背酸痛，手足心热，或伴月经紊乱等与绝经有关的症状，称为绝经前后诸证，亦称经断前后诸证。

西医学绝经综合征、双侧卵巢切除或放射治疗后卵巢功能衰竭出现绝经综合征表现者，可参照本病辨证治疗。

## 二、临床诊断要领

### （一）问诊要点

**1. 绝经前后诸证的诱因** 既往有双侧卵巢切除手术史或放射治疗史；工作、生活的特殊改变可诱发；精神创伤史者亦可发生。

**2. 绝经前后诸证的持续时间与病程** 绝经前后诸证常有月经紊乱或绝经，伴发烘热汗出、烦躁易怒、潮热面红、失眠健忘、精神倦怠、头晕目眩、耳鸣心悸、腰背酸楚、手足心热、面浮肢肿、皮肤蚁行样感、情志不宁等症状，持续时间或长或短，可反复发作。病程短、病情轻者可自行缓解；病程久长，发作持续日久不解，或多症并见，为虚实夹杂。

**3. 绝经前后诸证伴发病症**

（1）伴烘热汗出，头晕耳鸣，五心烦热，腰膝酸软，失眠多梦，口燥咽干，皮肤干燥瘙痒，尿少便结者，多属肾阴不足。

（2）伴精神萎靡，面色晦暗，腰膝酸痛，头晕耳鸣，腰痛如折，腹冷阴坠，形寒肢冷，带下量多，小便清长，夜尿多，大便稀溏者，多肾阳虚弱。

（3）伴乍寒乍热，烘热汗出，头晕耳鸣，健忘，腰背冷痛者，多属肾阴阳俱虚。

（4）伴烘热汗出，腰膝酸软，头晕健忘，心悸怔忡，心烦失眠者，多属心肾不交，扰动心神。

（5）伴烘热汗出，烦躁易怒或易于激动，或精神紧张，或郁郁寡欢；腰膝酸软，头晕失眠，乳房胀痛或胁肋疼痛，口苦咽干，多属肾虚肝郁。

（6）伴腰膝酸软，食少腹胀，四肢倦怠，或四肢浮肿，大便溏薄者，多属脾肾阳虚。

### （二）查体要点

**1. 望诊**

（1）望神志 患者精神亢奋、面红目赤，多为阳盛；精神萎靡、面色晦暗，多为肾阳亏虚；精神紧张，忧思多虑，或郁郁寡欢，多为肝气郁结；烦躁易怒，易于激动，多为肝郁化热，肝阳上亢。

（2）望面色 患者面色潮红，五心烦热，多为阴虚火旺；面色晦暗，腰膝酸软，多为肾阳虚衰。

（3）望舌 患者舌红，少苔，多为阴虚；舌淡，或胖嫩边有齿痕，苔白滑，多为脾肾阳虚；舌边尖红，少苔，多为心肝火旺。

**2. 闻诊** 患者语声高亢、烦躁易怒，多属实热；语声低微、少气懒言，多属阳虚或气虚。

**3. 切诊** 患者脉细数，多为阴虚；脉沉细而迟，多为阳虚；脉弦数有力，多为肝郁化热。

**4. 妇科检查** 绝经后可见外阴及阴道萎缩，阴道分泌物减少，阴道皱襞消失，宫颈、子宫可有萎缩。

### （三）辅助检查选择

**1. 血清 FSH 和 $E_2$ 值测定** 了解卵巢功能。绝经过渡期 FSH > 10U/L，提示卵巢储备功能下降。闭经 FSH > 40U/L 且 $E_2$ < 10 ～ 20pg/mL，提示卵巢功能衰竭。

**2. 血清抗米勒管激素（AMH）检查** 了解卵巢功能。AMH 值低于 1.1ng/mL 提示卵巢功能衰退，低于 0.2ng/mL 提示即将绝经，绝经后 AMH 一般测不出。

### （四）诊断要点

1. 发病年龄多在 45 ～ 55 岁，若在 40 岁以前发病者，应考虑为"卵巢早衰"。

2. 见有月经紊乱或停闭，随之出现烘热汗出、潮热面红、烦躁易怒、头晕耳鸣、心悸失眠、腰背酸楚、面浮肢肿、皮肤蚁行样感、情志不宁等症状。

3. 既往有双侧卵巢切除手术史或放射治疗史；发病前工作、生活的特殊改变及精神创伤史等原因可诱发。

4. 妇科检查示子宫大小正常或偏小，可见阴道分泌物减少。

5. 血清 FSH、$E_2$ 测定及 AMH 测定等检查有助于明确诊断。

### （五）辨证要点

**1. 辨寒热虚实** 患者烘热汗出，五心烦热，腰膝酸软，失眠多梦，口燥咽干，皮肤干燥瘙痒，舌红苔少、脉细数，多为热证、虚证；精神萎靡，面色晦暗，形寒肢冷，疲乏无力，多为寒证、虚证；烘热汗出，烦躁易怒或易于激动，口苦咽干，尿赤便秘，多为热证、实证；乍热乍寒则为阴阳两虚证。

2. **辨脏腑** 腰膝酸痛、耳聋耳鸣等病位多在肾；胸胁胀痛、头晕胀痛、烦躁易怒等病位多在肝；心悸怔忡、失眠多梦、心烦健忘等病位多在心。

## 三、鉴别诊断

围绝经期是高血压、冠心病、肿瘤等疾病的好发时期，须注意与心血管疾病、泌尿生殖器官器质性病变鉴别，也要与甲状腺功能亢进症等内分泌疾病相鉴别。

**1. 甲状腺功能亢进症** 患者表现为怕热汗出、焦虑不安、情绪激动、手及眼睑震颤、心悸失眠，眼球突出，甲状腺肿大，实验室检查见血清促甲状腺激素（TSH）降低，血清总甲状腺素（$TT_4$）、总三碘甲腺原氨酸（$TT_3$）、血清游离三碘甲腺原氨酸（$FT_3$）及血清游离甲状腺素（$FT_4$）增高；可有甲状腺球蛋白抗体、甲状腺过氧化物酶抗体增高。

**2. 高血压病** 患者常有头晕、头痛、颈部板紧、疲劳等不适；未服降压药情况下，非同日3次测量血压，收缩压≥140mmHg和/或舒张压≥90mmHg。24小时动态血压、超声心动图、颈动脉B超等可有异常。

**3. 冠状动脉粥样硬化性心脏病** 患者表现为心绞痛，典型部位为胸骨体后，可波及心前区，呈压迫、发闷或紧缩性；一般无异常体征，心绞痛发作时可有心率增快、血压升高，皮肤冷或出汗，有时出现第四或第三心音奔马律；冠脉CTA可判断冠脉管腔狭窄程度和管壁钙化情况；冠状动脉造影可见狭窄性病变；心电图可有ST-T段改变；血清心肌损伤标记物可呈阳性。

**4. 子宫内膜癌** 患者常有不规则阴道出血；子宫可有增大、宫旁可扪及增厚结节；子宫内膜活检提示恶性病变；盆腹腔CT及MRI可提示肿瘤浸润或转移；血清CA125可有异常增高。

## 四、中医治疗

### （一）治则治法

本病病机以肾虚为本，病理变化以肾阴阳平衡失调为主，并伴有脏腑功能失调，气、火、痰、瘀等病理产物生成。临证需根据临床表现、月经紊乱的情况及舌脉重点辨寒热、虚实、阴阳属性，以及脏腑、气血。

本病治疗以平调肾中阴阳、补益肾中精气为治则。同时注意调节心、肝、脾等脏腑气血，去除气、火、痰、瘀等病理实邪，以恢复脏腑功能而阴阳平衡、气血调和。注意清热不宜过于苦寒，祛寒不宜过于温燥，更不可妄用克伐，以免犯虚虚之戒。若涉及他脏者，则兼而治之。

### （二）分证论治

**1. 肾阴虚证**

证候：绝经前后，月经周期紊乱，量少或多，经色鲜红，烘热汗出，头晕耳鸣，五心烦热，腰膝酸软，失眠多梦，口燥咽干，皮肤干燥瘙痒，尿少便结；舌红，少苔，脉细数。

治法：滋肾益阴，育阴潜阳。

方药：六味地黄丸（《小儿药证直诀》）加生龟甲、生牡蛎、石决明。

六味地黄丸：熟地黄、山药、山茱萸、茯苓、牡丹皮、泽泻。

加减：若出现双目干涩等肝肾阴虚证时，宜滋肾养肝，平肝潜阳，以杞菊地黄丸加减；若头痛、眩晕较甚者，加天麻、钩藤、珍珠母以增平肝息风镇潜之效；若肾阴亏，伴情志不遂，以致肝郁化热者，症见头晕目眩，口苦咽干，心胸烦闷，口渴饮冷，便秘溲赤，治宜滋阴疏肝，方用一贯煎；若头晕目眩、耳鸣严重，加何首乌、黄精、肉苁蓉滋肾填精益髓；若烘热汗出明显，五心烦热，阴虚内热者，可用知柏地黄丸或加五味子、浮小麦。

**2. 肾阳虚证**

证候：绝经前后，月经不调，经行量多或崩中漏下，色淡质稀，精神萎靡，面色晦暗，腰膝酸痛，头晕耳鸣，腰痛如折，腹冷阴坠，形寒肢冷，带下量多，小便清长，夜尿多，大便稀溏；舌淡，或胖嫩边有齿痕，苔白滑，脉沉细而迟。

治法：温肾扶阳，填精养血。

方药：右归丸（方见崩漏）。

加减：若脾肾阳虚，腰膝酸软，四肢倦怠者，加人参、巴戟天、补骨脂、淫羊藿；若四肢浮肿，大便溏薄者，加白术、茯苓、薏苡仁、山药；若月经量多，崩中漏下者，加补骨脂、赤石脂、鹿角霜；若便溏者，去当归，加煨肉豆蔻；若浮肿者，加茯苓、泽泻。

**3. 肾阴阳两虚证**

证候：绝经前后，月经紊乱，经量少或多，乍寒乍热，烘热汗出，头晕耳鸣，健忘，腰背冷痛；舌淡，苔薄，脉沉弱。

治法：阴阳双补。

方药：二仙汤（《中医方剂临床手册》）合二至丸（方见崩漏）加制首乌、龙骨、牡蛎。

二仙汤：仙茅、淫羊藿、当归、巴戟天、黄柏、知母。

加减：如便溏者，去当归，加茯苓、炒白术以健脾止泻；若腰背冷痛较重者，加川椒、桑寄生、杜仲；若腰膝酸软，头晕耳鸣，加枸杞子、菟丝子、杜仲；郁郁不乐，欲哭寡言，胸胁、乳房胀痛，加柴胡、香附、合欢皮。

**4. 心肾不交证**

证候：绝经前后，月经周期紊乱，经量少或多，色鲜红，烘热汗出，腰膝酸软，头晕健忘，心悸怔忡，心烦失眠，甚至情志异常；舌红，少苔，脉细或细数。

治法：滋阴降火，补肾宁心。

方药：天王补心丹（《摄生秘剖》）。

人参、玄参、当归身、天冬、麦冬、丹参、茯苓、五味子、远志、桔梗、酸枣仁、生地黄、朱砂、柏子仁。

加减：若月经先期、量多，或崩或漏，加墨旱莲、地榆炭、茜草炭；若烘热汗出，夜寐不安，加肉桂、黄连；若烦躁易怒或精神紧张，或郁郁寡欢，加白芍；若腰膝酸软，头晕失眠，加熟地黄、山药、山茱萸、泽泻、牡丹皮、茯苓；若乳房胀痛或胁肋疼痛，口苦咽干，加栀子、延胡索、川楝子。

### （三）辨治小结

本病以肾虚精亏为本，肾阴阳平衡失调是本病关键，心、肝、脾功能失调可产生气、火、痰、瘀等病理实邪。临床以肾阴虚居多，由于体质或阴阳转化等因素，亦可表现为偏肾阳虚，或阴阳两虚或心肾不交、肾虚肝郁，并由于诸种因素，经断前后常可兼夹气郁、内火、痰湿、血瘀等复杂病机。

本病证候复杂，常寒热错杂，虚实并存，涉及多个脏腑，故在治疗时要注意同时兼顾。临证需以补肾为要旨，并辨清寒热虚实，以燮理心肾之阴阳，恢复脏腑气血功能为要旨。

## 五、西医治疗要点

**1. 一般处理和对症治疗**　围绝经期是自然的生理过程，应以积极的心态适应这一变化。心理治疗是围绝经期治疗的重要组成部分。如有睡眠障碍，影响生活质量，可适当服用镇静药物辅助睡眠。

**2. 激素治疗或激素补充治疗**　激素治疗要明确适应证，并排除禁忌证，根据患者的具体情况，制订个体化激素治疗方案，并加强随访。

**3. 注意防治骨质疏松**　适当锻炼，增加日晒的时间，摄入高蛋白及高钙食物，必要时应用骨吸收抑制剂。

# 第三章　带下病

带下病是指带下量明显增多或明显减少，色、质、气味发生异常，或伴有全身或局部症状的疾病。《傅青主女科》云："夫带下俱是湿症。盖带脉通于任、督，任、督病而带脉始病；而以'带'名者，因带脉不能约束，而有此病，故以名之。"由此可见，带下病多与任、督、带三脉病有关。带下过多与脾肾之虚或湿热内侵阴器、胞宫有关，湿邪伤及任带二脉，使任脉不固、带脉失约是导致带下过多的主要原因。各种阴道炎、宫颈炎、盆腔炎性疾病等均可致带下过多。带下过少与脏腑功能衰退有关，其中肝肾亏虚，血少精亏，阴液不充，任脉失养是导致带下过少的主要原因。卵巢功能衰退、手术切除卵巢、严重卵巢炎、希恩综合征、肿瘤放化疗损伤、长期服用某些药物引起雌激素水平低下等均可致带下过少。

带下一词，有广义、狭义之分。广义带下是泛指女性经、带、胎、产、杂诸病而言。由于这些疾病都发生在带脉之下，故称为"带下病"。狭义带下又分为生理性带下及病理性带下。生理性带下属于妇女体内的一种阴液，是由胞宫渗润于阴道的色白或透明，无特殊气味的黏液，氤氲之时增多。病理性带下即带下病，有带下量多，色、质、气味异常；有带下量少，阴道干涩；或伴全身、局部症状。

带下病是妇科常见病、多发病，常合并月经不调、闭经、阴痒、阴痛、不孕、癥瘕等。女性生殖系统炎症是妇科常见疾病，包括外阴炎、前庭大腺炎、阴道炎、宫颈炎、盆腔炎性疾病等。炎症可以局限于生殖系统一个部位或多个部位同时受累；病情可轻可重，轻者常无症状，重者可引起败血症甚至感染性休克。引起炎症的病原体包括多种微生物，如细菌、病毒、真菌及原虫等。女性生殖系统炎症不仅危害患者，还可以危害胎儿、新生儿，因此，对生殖系统炎症应积极防治。女性生殖系统炎症多表现为带下量明显增多、阴部瘙痒、下腹疼痛等，属中医学"带下病""阴痒""妇人腹痛"等范畴，若发生炎症性包块，则属"癥瘕"范畴。

# 第一节　带下过多

## 一、概述

带下量过多，色、质、气味异常，或伴全身、局部症状者，称为"带下过多"，又称"下白物""流秽物"等。

西医妇科疾病如阴道炎、宫颈炎、盆腔炎性疾病等引起的阴道分泌物异常与带下过多临床表现类似者，可参照本病辨证施治。

## 二、临床诊断要领

### （一）诊断要点

1. 带下量多，绵绵不绝。

2. 带下量虽不多，但色黄或赤或青绿；质稠浊或清稀如水，气腥秽或恶臭。

3. 可伴有外阴瘙痒、灼热、疼痛，或兼有尿频尿痛。

4. 须与输卵管和子宫体、颈的恶性肿瘤相鉴别，阴道分泌物、宫颈细胞学、妇科彩超等检查有助于明确诊断。

### （二）辨证要点

带下过多辨证要点主要根据带下的量、色、质、气味的异常及伴随症状，结合舌脉辨其寒热虚实。临证时尚需结合全身症状及病史等进行全面综合分析，方能进行正确诊断与辨证。同时需进行必要的妇科检查及子宫、输卵管等部位恶性肿瘤的排查，以免贻误病情。

## 三、鉴别诊断

### （一）带下呈赤色时应与经间期出血、崩漏相鉴别

1. 经间期出血指月经周期正常，在两次月经中间出现周期性出血，一般持续3～7日，量少，能自行停止；赤带者，出血无规律性，月经周期正常。

2.崩漏指经血非时而下，淋漓不尽，无正常月经周期；而赤带者，月经周期正常。

### （二）带下呈赤白带或黄带淋漓时，需与阴疮、妇科肿瘤鉴别

**1.阴疮**　阴疮溃破时也可出现赤白样分泌物，可伴有阴户红肿热痛，或阴户结块；带下病无此症。

**2.妇科肿瘤**　子宫黏膜下肌瘤突入阴道伴感染时，可见脓性白带或赤白带，伴臭味，症状与黄带、赤带相似，妇科检查可见悬吊于阴道内的黏膜下肌瘤。若出现大量浆液性黄水或脓性、米汤样恶臭白带时，需警惕输卵管癌、子宫颈癌、子宫肿瘤等。可通过妇科检查、B超检查、宫腔镜及腹腔镜检查、阴道细胞学检查、组织活检病理检查等进行鉴别。

### （三）带下色白量多时需与白浊鉴别

白浊是泌尿生殖系统的化脓性感染，临床特征为尿窍流出混浊如脓之物，多随小便流出，可伴有小便淋沥涩痛。尿道口分泌物淋病奈瑟球菌培养呈阳性，可资鉴别。

## 四、中医治疗

### （一）治则治法

带下俱是湿证，故治疗上以祛湿止带为基本原则。一般治脾宜运、宜升、宜燥；治肾宜补、宜固、宜涩；湿热和热毒宜清、宜利；阴虚夹湿则清补兼施。临证治法有清热解毒或清热利湿止带；健脾除湿止带；温肾固涩止带；滋肾益阴，除湿止带。另外，还需配合口服中成药、中药制剂外洗、栓剂阴道纳药、中医特色疗法等，同时还可选用食疗进行预防调护，以增强疗效，预防复发。

### （二）分证论治

**1.脾虚证**

证候：带下量多，色白，质地稀薄，如涕如唾，无臭味；伴面色萎黄或白，神疲乏力，少气懒言，倦怠嗜睡，纳少便溏；舌体胖质淡，边有齿痕，苔薄白或白腻，脉细缓。

治法：健脾益气，升阳除湿。

方药：完带汤（《傅青主女科》）。

人参、白术、白芍、山药、苍术、陈皮、柴胡、荆芥穗、车前子、甘草。

加减：若脾虚及肾，兼腰痛者，酌加续断、杜仲、菟丝子温补肾阳，固任止带；若寒湿凝滞腹痛者，酌加香附、艾叶温经理气止痛；若带下日久，滑脱不止者，酌加芡实、龙骨、牡蛎、乌贼骨、金樱子等固涩止带；若脾虚湿蕴化热，带下色黄黏稠，有臭味者，宜健脾除湿，清热止带，方选易黄汤（《傅青主女科》）。

**2.肾阳虚证**

证候：带下量多，色淡，质清稀如水，绵绵不断；面色晦暗，畏寒肢冷，腰背冷痛，小腹冷感，夜尿频，小便清长，大便溏薄；舌质淡，苔白润，脉沉迟。

治法：温肾助阳，涩精止带。

方药：内补丸（《女科切要》）。

鹿茸、肉苁蓉、菟丝子、潼蒺藜、肉桂、制附子、黄芪、桑螵蛸、白蒺藜、紫菀茸。

加减：若腹泻便溏者，去肉苁蓉，酌加补骨脂、肉豆蔻；若精关不固，精液下滑，带下如崩，谓之"白崩"，治宜补脾肾，固奇经，佐以涩精止带之品，方选固精丸（《仁斋直指方》）。

**3.阴虚夹湿热证**

证候：带下量较多，质稍稠，色黄或赤白相兼，有臭味，阴部灼热或瘙痒；伴五心烦热，失眠多梦，咽干口燥，头晕耳鸣，腰酸腿软；舌质红，苔薄黄或黄腻，脉细数。

治法：滋阴益肾，清热祛湿。

方药：知柏地黄丸加芡实、金樱子。

知柏地黄丸：知母、黄柏、熟地黄、山药、山茱萸、泽泻、茯苓、牡丹皮。

加减：若失眠多梦明显者，加柏子仁、酸枣仁以养心安神；咽干口燥甚者，加沙参、麦冬养阴生津；五心烦热甚者，加地骨皮、银柴胡以清热除烦。

**4.湿热下注证**

证候：带下量多，色黄或呈脓性，气味臭秽，外阴瘙痒或阴中灼热；伴全身困重乏力，胸闷纳呆，小腹作痛，口苦口腻；小便黄少，大便黏滞难解；舌质红，舌苔黄腻，脉滑数。

治法：清热利湿止带。

方药：止带方（《世补斋医书》）。

猪苓、茯苓、车前子、泽泻、茵陈、赤芍、牡丹皮、黄柏、栀子、川牛膝。

加减：若湿浊偏甚者，症见带下量多，色白，如豆渣状或凝乳状，阴部瘙痒，脘闷纳差，舌红，苔黄腻，脉滑数，治宜清热利湿，化浊止带，方用萆薢渗湿汤（《疡科心得集》）酌加苍术、藿香。

**5. 湿毒蕴结证**

证候：带下量多，色黄绿如脓，或五色杂下，质黏稠，臭秽难闻；伴小腹或腰骶胀痛，烦热头昏，口苦咽干，小便短赤或色黄，大便干结；舌质红，苔黄腻，脉滑数。

治法：清热解毒，利湿止带。

方药：五味消毒饮（《医宗金鉴》）加土茯苓、薏苡仁、黄柏、茵陈。

五味消毒饮：蒲公英、金银花、野菊花、紫花地丁、天葵子。

加减：若腰骶酸痛，带下臭秽难闻者，酌加贯众、马齿苋、鱼腥草等清热解毒除秽；若小便淋痛，兼有白浊者，酌加萆薢、萹蓄、虎杖、甘草梢以清热解毒，除湿通淋。

### （三）重症辨治

带下过多患者出现发热、腹痛加剧时，应积极诊断，明确是否为急性盆腔炎；如果确诊，应立即按照急性盆腔炎中西医结合治疗，否则可能出现盆腔脓肿、腹膜炎甚至败血症，危及生命。具体治疗参见急性盆腔炎。

### （四）辨治小结

带下过多是妇科临床常见病、多发病，是许多疾病的共同表现形式。临证时首先应明确引起带下过多的原因，对于赤带、赤白带、五色杂下，气味秽臭者，需先排除恶性病变，若为生殖道肿瘤引起的当以手术治疗为主。带下病总以湿邪为患，治疗以利湿为主。除内服中药外，配合中成药、食疗、外治法，方能提高临床疗效。

## 五、西医治疗要点

带下量多与西医临床关系最密切的是阴道炎、盆腔炎及各种生殖道肿瘤。临证时，需首先明确诊断，根据情况选择相应的药物及治疗方法，具体内容参见相关章节。

# 第二节　带下过少

## 一、概述

带下量少，甚或全无，阴道干涩，伴有全身、局部症状者，称为带下过少。

西医学的卵巢早衰、双侧卵巢切除术后、盆腔放射治疗后、绝经综合征、希恩综合征、长期服用某些药物抑制卵巢功能等引起的阴道分泌物过少可参照本病辨证治疗。

## 二、临床诊断要领

### （一）诊断要点

1. 带下量少，甚或无带下。

2. 可伴有阴道干涩，甚至阴部萎缩；或伴性欲低下，性交疼痛；烘热汗出，心烦失眠；月经错后、经量过少，甚至闭经。

3. 须与盆腔及中枢系统病变相鉴别，内分泌激素、盆腔超声等检查有助于明确诊断。

### （二）辨证要点

本病辨证不外乎虚实二端，虚者肝肾亏损，常兼有头晕耳鸣，腰腿酸软，手足心热，烘热汗出，心烦少寐；实者血瘀津亏，常有小腹或少腹疼痛拒按，心烦易怒，胸胁、乳房胀痛。

## 三、鉴别诊断

育龄期女性带下过少，往往是卵巢功能低下的征兆，常见于卵巢早衰、绝经后、手术切除卵巢或盆腔放疗后、希恩综合征等，应进一步完善相关检查以明确诊断并进行疾病和病因的鉴别。

1. **卵巢早衰**　是指妇女在 40 岁前绝经，常伴有绝经期症状，$E_2$ 下降，FSH、LH 升高。

**2. 绝经后**　正常妇女一般在 45～54 岁绝经。妇女自然绝经后，因卵巢功能下降而出现带下过少，少数可出现阴道干涩不适等症状。

**3. 手术切除卵巢或盆腔放疗后**　有手术切除大部分卵巢或全部卵巢史，或有盆腔放疗史。

**4. 希恩综合征**　希恩综合征由产后大出血、休克造成垂体前叶急性坏死，丧失正常分泌功能而引起。临床表现为产后体质虚弱，面色苍白，无乳汁分泌，闭经，阴部萎缩，性欲减退，并有畏寒、头昏、贫血、毛发脱落等症状。FSH、LH 值明显降低，甲状腺功能（TSH、$T_3$、$T_4$）降低，尿 17- 羟皮质类固醇、17- 酮皮质类固醇低于正常。

## 四、中医治疗

### （一）治则治法

本病治疗重在补益肝肾，佐以养血化瘀等。用药不可肆意攻伐，过用辛燥苦寒之品，以免耗津伤阴，犯虚虚之戒。

### （二）分证论治

#### 1. 肝肾亏损证

证候：带下量少，甚至全无，无臭味，阴部干涩或瘙痒，甚则阴部萎缩，性交涩痛；头晕耳鸣，腰膝酸软，烘热汗出，夜寐不安，小便黄，大便干结；舌红少津，少苔，脉沉细。

治法：滋补肝肾，益精养血。

方药：左归丸（方见崩漏）。

加减：若阴虚阳亢，头痛甚者，加天麻、钩藤、石决明平肝息风止痛；心火偏盛者，加黄连、炒酸枣仁、龙骨清泻心火；皮肤瘙痒者，加蝉蜕、防风、白蒺藜祛风止痒；大便干结者，加生地黄、玄参、何首乌润肠通便。

#### 2. 血瘀津亏证

证候：带下量少，阴道干涩，性交疼痛；精神抑郁，烦躁易怒，小腹或少腹疼痛拒按，胸胁、乳房胀痛，经量少或闭经；舌质紫暗，或舌边有瘀斑，脉弦涩。

治法：补血益精，活血化瘀。

方药：小营煎（《景岳全书》）加丹参、桃仁、川牛膝。

小营煎：当归、白芍、熟地黄、山药、枸杞子、炙甘草。

加减：若大便干结者，加火麻仁、冬瓜仁润肠通便；下腹有包块者，加三棱、莪术以消癥散结。

### （三）辨治小结

带下过少，往往伴见于月经过少、闭经，通常是多种疾病引起卵巢功能减退的征兆，应进行生殖内分泌激素检查，以明确原因。中医治疗以滋阴养血活血为主，待阴血渐充，自能濡润。同时应针对引起带下过少的病因和疾病治疗，卵巢早衰，闭经日久，阴道干涩，性交疼痛者，可配合西药激素替代治疗。

## 五、西医治疗要点

对于因卵巢早衰、手术或放化疗损伤卵巢功能造成带下过少者，根据患者具体情况，可选择激素替代治疗；对于绝经期女性可选择雌激素阴道栓剂局部治疗，可缓解症状。

### 附1：阴道炎症诊疗要点

## 一、细菌性阴道病

### （一）临床表现

**1. 症状**　10%～40% 的患者无临床症状，有症状者表现为阴道分泌物增多，有鱼腥臭味，性交后症状加重，可伴有轻度外阴瘙痒或烧灼感。

**2. 体征**　检查见阴道黏膜无红肿、充血等炎症反应，分泌物呈灰白色、均匀一致、稀薄、黏度低，容易从阴道壁拭去。

### （二）诊断

细菌性阴道病患者，阴道分泌物可找到线索细胞，氨臭味试验阳性，无乳杆菌。

**（三）处理原则**

**1. 全身治疗** 甲硝唑 400～500mg，口服，每日 2 次，连用 7 天。

**2. 局部治疗** 0.75% 甲硝唑凝胶 5g，阴道用药，每日 1 次，连用 5 天；或 2% 克林霉素乳膏 5g，睡前阴道用药，连用 7 天。

**3. 妊娠期治疗** 本病与不良妊娠结局（绒毛膜羊膜炎、胎膜早破、早产等）有关，且有合并上生殖道感染的可能，故妊娠期应选择口服用药。甲硝唑 200mg，每日 3 次，连用 7 日；或克林霉素 300mg，每日 2 次，连用 7 日。

## 二、外阴阴道假丝酵母菌病

### （一）临床表现

**1. 症状** 外阴及阴道瘙痒难忍、疼痛，阴道分泌物增多，呈白色稠厚的凝乳状或豆渣样；外阴肿胀，伴有灼热感、尿痛、排尿困难、性交痛。

**2. 体征** 外阴红斑、水肿，常伴抓痕；小阴唇内侧及阴道黏膜附有白色块状物，擦除后见黏膜充血红肿。急性期还可见糜烂面及浅表溃疡。表皮剥脱严重者可导致小阴唇肿胀粘连。

### （二）诊断

外阴阴道假丝酵母菌病患者，阴道分泌物中可找到假丝酵母菌的芽孢或假菌丝，还可见少量白细胞。

### （三）处理原则

**1. 全身治疗** 氟康唑 150mg，顿服；或伊曲康唑 200mg，每日 2 次。

**2. 局部治疗** 克霉唑阴道片 500mg，单次用药；或克霉唑阴道片 200mg，每日 1 次，连用 3 天；或咪康唑阴道栓 1200mg，单次用药；或咪康唑阴道栓 400mg，每日 1 次，连用 3 天；或伊曲康唑阴道栓 150mg，单次用药。

**3. 注意** 去除病因，保持皮肤清洁、外阴干燥；用过的内裤、盆及毛巾均需用开水烫洗；及时停用广谱抗生素或激素；积极治疗糖尿病；妊娠期患者应以局部治疗为主。

## 三、滴虫性阴道炎

### （一）临床表现

**1. 症状** 阴道分泌物增多，外阴瘙痒，或有灼热、疼痛、性交痛等。因滴虫能消耗氧，使阴道成为厌氧环境，而滴虫不具有氧酵解碳水化合物，故可产生腐臭气体，使阴道分泌物呈稀薄脓性、泡沫状、有臭味，若合并其他细菌感染则呈黄绿色。滴虫不仅寄生于阴道，还常侵入尿道或尿道旁腺，甚至膀胱，患者可有尿频、尿痛，甚至血尿。阴道毛滴虫能吞噬精子，并阻碍乳酸形成，影响精子在阴道内存活，可致不孕。

**2. 体征** 阴道黏膜充血，严重者可有散在出血点，甚至宫颈有出血斑点，形成"草莓样宫颈"。后穹隆有大量灰黄色、黄白色稀薄液体或黄绿色脓性分泌物，多呈泡沫状。

### （二）诊断

滴虫性阴道炎患者，阴道分泌物中可找到滴虫。

### （三）处理原则

**1. 全身治疗** 甲硝唑 400～500mg，口服，每日 2 次，连用 5～7 天；或甲硝唑 2g，顿服；或替硝唑 2g，顿服。服用后，部分患者可有食欲不振、恶心、呕吐等胃肠道反应，偶见头痛、皮疹、白细胞减少等不良反应，一旦发现上述症状应停药。甲硝唑治疗 24 小时、替硝唑治疗 72 小时内应禁止饮酒；哺乳期患者用药后不宜哺乳。因滴虫性阴道炎主要由性行为传播，故性伴侣应同时治疗。

**2. 持续性或反复性发作的治疗** 甲硝唑 400～500mg，口服，每日 2 次，连用 7 天；或甲硝唑 / 替硝唑每日 2g，口服，连用 5～7 天；或甲硝唑 800mg，口服，每日 3 次，连用 7 天；或替硝唑 1g，口服，每日 2 次或 3 次，连用 14 天左右，阴道用替硝唑 500mg，每日 2 次，连用 14 天；或替硝唑 2g，口服，每日 2 次，连用 14 天左右，阴道用替硝唑 500mg，每日 2 次，连用 14 天。

**3. 妊娠期治疗** 妊娠期滴虫性阴道炎可致胎膜早破、早产及低出生体重儿，治疗妊娠期滴虫性阴道炎可以减轻症状，减少传播，防止新生儿呼吸道和生殖道感染。方案为甲硝唑 2g，顿服；或甲硝唑 400mg，每日 2 次，连用 7 日。应用甲硝唑前应取得患者及其家属的同意。

### 四、萎缩性阴道炎

#### （一）临床表现

1. **症状** 阴道分泌物增多及外阴瘙痒、灼热感，分泌物稀薄，呈淡黄色，严重者呈脓血性白带，阴道黏膜萎缩，可伴有性交痛。

2. **体征** 外阴、阴道黏膜潮红、充血，阴道黏膜萎缩性改变，上皮皱襞消失、萎缩、菲薄，呈老年性改变，阴道黏膜可见散在小出血点或点状出血斑，有时见浅表溃疡。阴道黏膜溃疡后可与对侧形成粘连，造成阴道狭窄甚至闭锁，炎性分泌物引流不畅，可形成阴道积脓或宫腔积脓。

#### （二）诊断

萎缩性阴道炎患者，阴道分泌物可见大量基底层细胞及白细胞而无滴虫及假丝酵母菌，pH 值升高，激素测定显示雌激素水平明显低下。

#### （三）处理原则

1. **全身治疗** 提高阴道抵抗力、补充雌激素是治疗萎缩性阴道炎的主要方法。给予替勃龙 2.5mg，每日 1 次，也可选用其他雌孕激素制剂连续联合用药。

2. **局部治疗** 雌三醇软膏局部涂抹，每日 1 次，连用 14 日；或可选用氯喹那多 / 普罗雌烯阴道片，每日 1 次，连用 7 ～ 10 日；抗生素如诺氟沙星 100mg，置于阴道深部，每日 1 次，7 ～ 10 日为一个疗程；也可选用中成药保妇康栓阴道纳药。阴道局部干涩明显者，可应用润滑剂。

### 附 2：子宫颈炎症诊疗要点

子宫颈炎症是常见的女性下生殖道炎症。包括子宫颈阴道部炎症及子宫颈管黏膜炎症，因子宫颈阴道部鳞状上皮与阴道鳞状上皮相延续，故阴道炎症可引起子宫颈阴道部炎症。临床多见的子宫颈炎为子宫颈管黏膜炎，若得不到及时治疗，可引起上生殖道炎症，重者有可能诱发子宫颈癌。

## 一、临床表现

#### （一）急性子宫颈炎

1. **症状** 多无症状；有症状者主要表现为阴道分泌物增多，呈黏液脓性，可伴有外阴瘙痒及灼热感，或见月经间期出血、性交后出血等症状。若合并尿路感染，可出现尿频、尿急、尿痛之症。

2. **体征** 可见子宫颈充血、水肿、黏膜外翻，黏液脓性分泌物附着甚至从子宫颈管流出，子宫颈管黏膜质脆，容易诱发出血。若为淋病奈瑟球菌感染，则尿道旁腺、前庭大腺易受累，可见尿道口、阴道口黏膜充血、水肿及大量脓性分泌物附着。

#### （二）慢性子宫颈炎

1. **症状** 亦多无症状。少数患者可见阴道分泌物增多，呈乳白色黏液状，有时呈淡黄色脓性，性交后出血，或月经间期出血，可伴腰骶部疼痛、下腹坠痛。

2. **体征** 可见子宫颈呈糜烂样改变，或有黄色分泌物覆盖子宫颈口或从子宫颈口流出，也可表现为子宫颈肥大或子宫颈息肉。

## 二、诊断

#### （一）病史

常有分娩、流产、手术感染史，或经期不卫生、不洁性生活史，或子宫颈损伤，或化学物质刺激，或病原体感染及邻近器官炎症等病史。

#### （二）临床表现

可见阴道分泌物增多，呈黏液脓性或乳白色黏液状，甚至有血性白带或性交后出血，或伴有外阴瘙痒或腰酸，下腹坠痛。

### （三）妇科检查

可见子宫颈充血、水肿、黏膜外翻，白带量多；于子宫颈管棉拭子标本上，肉眼见到脓性或黏液脓性分泌物；用棉拭子擦拭子宫颈管时，容易诱发子宫颈管内出血；子宫颈糜烂、肥大，或见息肉。

### （四）实验室及其他检查

**1. 实验室检查** 阴道分泌物检查白细胞增多即可作出子宫颈炎症的初步诊断。子宫颈炎症诊断后，需进一步行淋病奈瑟球菌及衣原体检测、子宫颈刮片或 TCT 检查。①细胞学检测：子宫颈管脓性分泌物涂片革兰染色，本病患者中性粒细胞可 > 30/HP，阴道分泌物涂片白细胞可 > 10/HP。②病原体检测：应进行淋病奈瑟球菌及衣原体的培养，以及分泌物检查有无细菌性阴道病、滴虫性阴道炎及外阴阴道假丝酵母菌病。

**2. 其他辅助检查** 由于子宫颈炎是上生殖道感染征象之一，所以还应注意有无上生殖道感染。B 型超声、彩色多普勒超声、CT、MRI 等检查可助详细了解子宫颈及盆腔情况。若 TCT 检查发现异常，则应进一步行阴道镜检查或活组织检查以明确诊断。

## 三、处理原则

急性子宫颈炎主要针对病原体进行治疗，治疗应及时彻底，以免转为慢性；慢性子宫颈炎以局部治疗为主，根据病理特点采用不同的治疗方法。中医治疗多采用辨证与辨病相结合、整体与局部相结合的方法，对慢性子宫颈炎多是内外同治。慢性子宫颈炎在治疗过程中，需定期行子宫颈细胞学检查。

### （一）针对病原体选用抗生素治疗

1. 对于单纯急性淋病奈瑟球菌性子宫颈炎，主张大剂量、单次给药。常用药物有头孢菌素类，如头孢曲松钠 250mg，单次肌内注射；或头孢克肟 400mg，单次口服；或头孢唑肟 500mg，肌内注射；头孢西丁 2g，肌内注射，加丙磺舒 1g，口服；或头孢噻肟钠 500mg，肌内注射；也可选择氨基糖苷类的大观霉素 4g，单次肌内注射。

2. 沙眼衣原体感染所致子宫颈炎可选用四环素类，如多西环素 100mg，每日 2 次，连服 7 日。红霉素类，如阿奇霉素 1g，单次顿服；或红霉素 500mg，每日 4 次，连服 7 日。喹诺酮类，如氧氟沙星 300mg，每日 2 次，连服 7 日；或左氧氟沙星 500mg，每日 1 次，连服 7 日；或莫西沙星 400mg，每日 1 次，连服 7 日。由于淋病奈瑟球菌感染常伴有衣原体感染，因此，若确诊为淋病奈瑟球菌性子宫颈炎，治疗时可同时选用抗淋病奈瑟球菌药物和抗衣原体药物。

3. 合并细菌性阴道病应同时治疗细菌性阴道病，否则将导致子宫颈炎症持续存在。

### （二）子宫颈糜烂样改变

1. 无症状的生理性柱状上皮异位无须进行处理。

2. 糜烂样改变伴有白带量多、乳头状增生、接触性出血可给予局部物理治疗，包括激光、冷冻、电熨、微波及红外线凝结等。局部物理治疗是治疗本病最常用的治法，治疗后创面愈合需 3 ~ 4 周，病变较深者需 6 ~ 8 周。局部物理疗法治疗前应常规行子宫颈癌筛查；有急性生殖器炎症者禁做；治疗时间应选在月经干净后 3 ~ 7 日；术后可出现大量阴道水样排液，术后 1 ~ 2 周脱痂时可有少许出血；治疗后应保持外阴清洁，在创面尚未完全愈合期间（4 ~ 8 周）应避免盆浴、性交及阴道冲洗。

### （三）子宫颈息肉

有子宫颈息肉者行息肉切除术，将切除的息肉送病理组织学检查。

### （四）子宫颈肥大

子宫颈肥大一般无须治疗。

### （五）子宫颈腺囊肿

子宫颈腺囊肿一般无须治疗，若囊肿大或合并感染，可用微波或激光治疗。

# 第四章　妊娠病

妊娠期间，发生与妊娠有关的疾病，称为妊娠病，又称"胎前病"。

常见的妊娠病有：妊娠恶阻、异位妊娠、胎漏、胎动不安、堕胎、小产、滑胎、胎萎不长、胎死不下、胎水肿满、胎气上逆、葡萄胎、子肿、子晕、子痫、妊娠咳嗽、妊娠小便淋痛、妊娠小便不通、难产等。

妊娠病常见发病机理有四：一是阴血虚。阴血素虚，孕后血聚胞宫养胎，阴血益虚，致阴虚阳亢而发病。二是脾肾虚。脾虚则气血生化乏源，胎失所养；若脾虚湿聚，则泛溢肌肤或水停胞中为病。肾虚则肾精匮乏，胎失所养，或肾气虚弱，胎失所系，胎元不固。三是冲气上逆。孕后经血不泻，聚于冲任、子宫以养胎，冲脉气盛，上逆犯胃，胃失和降则呕恶。四是气滞。素多忧郁，气机不畅，腹中胎体渐大，易致气机升降失常，气滞则血瘀水停而致病。

妊娠病的诊断：首先要明确妊娠诊断。根据临床表现，结合辅助检查，如妊娠试验、基础体温、B超等，判断是否妊娠。如需保胎可暂不予妇科检查。如病情需要亦择时妇科检查以明确诊断，并注意与激经、闭经、癥瘕等鉴别。妊娠病的诊断，自始至终要注意胎元未殒与已殒的鉴别，注意胎儿的发育情况及母体的健康状况，必要时要注意排除畸胎等。

妊娠病的治疗原则：以胎元的正常与否为前提。胎元正常者，宜治病与安胎并举，如因母病而致胎不安者，重在治病，病去则胎自安；若因胎不安而致母病者，重在安胎，胎安则病自愈。安胎之法，以补肾健脾，调理气血为主。补肾为固胎之本，健脾为益血之源，理气以通调气机，理血以养血为主或佐以清热，使脾肾健旺，气血和调，本固血充，则胎可安。若胎元不正，胎堕难留，或胎死不下，或孕妇有病不宜继续妊娠者，则宜从速下胎以益母。

妊娠期用药原则：凡峻下、滑利、祛瘀、破血、耗气、散气及一切有毒药品，都应慎用或禁用。如果病情确实需要，亦可适当选用。如妊娠恶阻也可适当选用法半夏等药物；确有瘀阻胎元时，还须在补肾安胎的基础上适当选配活血化瘀药，使瘀去而胎安，即所谓"有故无殒，亦无殒也"。但须严格掌握剂量和用药时间，"衰其大半而止"，以免动胎、伤胎。

## 第一节　异位妊娠

### 一、概述

异位妊娠指受精卵在子宫体腔以外着床发育，俗称"宫外孕"。但两者含义有不同，宫外孕，是指子宫以外的妊娠，如输卵管妊娠、卵巢妊娠、腹腔妊娠、阔韧带妊娠等；异位妊娠是指受精卵在子宫正常体腔以外的妊娠，除上述妊娠部位外，还包括宫颈妊娠、子宫残角妊娠、子宫瘢痕妊娠等，较"宫外孕"的含义更广。异位妊娠中以输卵管妊娠最为常见，约占95%，故本节以输卵管妊娠为例叙述。

输卵管妊娠破裂或流产是妇科临床上最常见的急腹症之一，可造成急性腹腔内出血，发病急，病情重，处理不当可危及生命。

### 二、临床诊断要领

#### （一）诊断要点

1.多有停经史，早期可有一侧下腹隐痛，输卵管妊娠流产或破裂时，突感一侧下腹疼痛或撕裂样剧痛，持续或反复发作，常伴有恶心呕吐，肛门坠胀和排便感；阴道有不规则出血，量少，亦有阴道出血量较多者，或可同时排出蜕膜样组织。

2.由腹腔内急性出血和剧烈腹痛引起，初始或轻者出现晕厥，严重者出现低血容量性休克，休克程度与腹腔内出血的速度及血量成正比，但与阴道出血量无明显关系。

3.输卵管妊娠流产或破裂时所形成的血肿时间较久者，由于血液凝固并与周围组织或器官发生粘连形成腹部包块。

4. 既往或有盆腔炎性疾病、不孕症、异位妊娠等病史。

5. 妊娠试验、B 超检查、诊断性刮宫、阴道后穹隆穿刺等检查有助于明确诊断。

### （二）辨证要点

异位妊娠要辨其是否破损，如下腹隐痛，阴道少量流血，生命体征平稳，妊娠试验阳性，B 超检查可见一侧附件区包块，盆腹腔未见液性暗区多为异位妊娠未破损期；下腹疼痛剧烈，甚至晕厥休克，伴心率增快、血压下降，妊娠试验阳性，B 超检查提示盆腹腔积液，后穹隆穿刺可见不凝血，此为异位妊娠破损期，为危急重症。

## 三、鉴别诊断

1. 未破损期输卵管妊娠应与胎动不安相鉴别。两者均可有停经史，出现阴道不规则出血及下腹痛，HCG 阳性。B 超检查宫内可见胎囊则为胎动不安，B 超提示宫内未见妊娠囊，一侧附件区见有包块多为异位妊娠。在妊娠的早期常需根据动态测定 HCG、B 超检查等进行鉴别。

2. 已破损期输卵管妊娠应与流产、急性输卵管炎、急性阑尾炎、卵巢囊肿蒂扭转、黄体破裂相鉴别。

输卵管妊娠破裂时可见突发下腹一侧撕裂样剧痛，向全腹扩散，甚或可有休克表现，阴道出血量少色暗，盆腔检查宫颈举摆痛明显，患侧可触及不规则包块，体温正常或稍高，实验室检查妊娠试验阳性，白细胞正常或稍高，血红蛋白下降，后穹隆穿刺可抽出不凝血液，超声提示一侧附件低回声区，宫内未见妊娠囊。

（1）流产  有停经史，妊娠试验阳性，可见下腹中央阵发性疼痛，阴道先少量流血后增多，有小血块或蜕膜绒毛组织排出，妇科检查可见宫口稍开，子宫增大变软，超声提示宫内或有妊娠囊。

（2）急性输卵管炎  无停经史，妊娠试验阴性，伴下腹持续性疼痛，多无异常阴道出血，妇科检查附件区压痛明显，或可触及边界不清囊性肿块，体温升高，实验室检查白细胞增高，红细胞沉降率、C 反应蛋白升高，后穹隆穿刺可抽出渗出液或脓液，超声提示附件低回声区。

（3）急性阑尾炎  无停经史，妊娠试验阴性，可见持续性腹痛，从上腹部转移至右下腹，麦氏点压痛，无阴道异常出血及休克，盆腔检查无肿块触及，直肠指检右侧高位压痛，体温升高，实验室检查白细胞增高，超声提示子宫附件区无异常回声。

（4）卵巢囊肿蒂扭转  无停经史，妊娠试验阴性，下腹一侧突发性疼痛，无阴道出血及休克，盆腔检查一侧附件区可触及囊实性包块，边缘清晰，蒂部触痛明显，体温稍高，实验室检查白细胞稍高，超声提示一侧附件见不均质低回声区，边缘清晰。

（5）黄体破裂  下腹一侧突发性疼痛多发生在黄体期，多无停经史，无阴道出血史，妊娠试验阴性，下腹部压痛、反跳痛，体温稍高，实验室检查白细胞正常或稍高，血红蛋白下降，后穹隆穿刺可抽出不凝血液，超声提示盆腹腔积液。

## 四、中医治疗

### （一）治则治法

输卵管妊娠破裂或流产致腹腔内急性出血，属危、急、重症，须立即进行抢救。将患者平卧，观察患者血压、脉搏、呼吸、体温、神志，急查血常规、血型，急行交叉配血试验等，做好自体血回输准备；同时开放静脉补液，立即给予吸氧，若出现失血性休克可开放两条静脉通路，迅速补充血容量；腹腔内出血较多者，应立即手术治疗。

如未破损可根据临床症状、舌脉进行辨证论治。

### （二）分证论治

#### 1. 未破损期

（1）胎元阻络证

证候：停经，或有不规则阴道流血，或伴下腹隐痛；B 超检查一侧附件区或有包块，HCG 阳性，但未发生破裂或流产；舌质暗，苔薄，脉弦滑。

治法：化瘀消癥杀胚。

方药：宫外孕 I 号方（山西中医药大学第一附属医院经验方）。

丹参、赤芍、桃仁。

加减：可酌加蜈蚣（去头足）、紫草、天花粉、三七加强化瘀消癥杀胚之功。

（2）胎瘀阻滞证

证候：停经，可有小腹坠胀不适；B超检查或有一侧附件区局限性包块，HCG曾经阳性现转为阴性；舌质暗，苔薄，脉弦细涩。

治法：化瘀消癥。

方药：宫外孕Ⅱ号方（山西中医药大学第一附属医院经验方）。

丹参、赤芍、桃仁、三棱、莪术。

加减：可酌加三七、水蛭加强化瘀消癥之功。若兼神疲乏力，心悸气短者，加黄芪、党参以益气；兼见腹胀者，加枳壳、川楝子以理气行滞。

**2.已破损期**

（1）气血亏脱证

证候：停经，不规则阴道流血，突发下腹剧痛；HCG阳性，B超提示有盆、腹腔积液，后穹隆穿刺或腹腔穿刺抽出不凝血；面色苍白，冷汗淋漓，四肢厥冷，烦躁不安，甚或昏厥，血压明显下降；舌淡，苔白，脉细微。

治法：益气止血固脱。

方药：四物汤（《太平惠民和剂局方》）加黄芪。

四物汤：当归、熟地黄、白芍、川芎。

加减：此证为腹腔内出血所致，首应及时手术止血治疗。术后再辅以益气养血，活血化瘀治疗。

（2）正虚血瘀证

证候：输卵管妊娠发生破损不久，腹痛拒按，不规则阴道流血；HCG阳性，B超检查盆腔一侧有混合性包块；头晕神疲，但生命体征平稳；舌质暗，苔薄，脉细弦。

治法：益气养血，化瘀杀胚。

方药：宫外孕Ⅰ号方加党参、黄芪、何首乌、熟地黄、蜈蚣（去头足）、紫草、天花粉。

（3）瘀结成癥证

证候：输卵管妊娠发生破损已久，腹痛减轻或消失，小腹坠胀不适，HCG曾经阳性现转为阴性，B超检查盆腔一侧有局限的混合性包块；舌质暗，苔薄，脉弦细涩。

治法：活血化瘀消癥。

方药：宫外孕Ⅱ号方加乳香、没药。

加减：若气短乏力、神疲纳呆，加黄芪、党参、神曲以益气扶正，健脾助运；若腹胀甚者，加枳壳、川楝子以理气行滞。

### （三）重症辨治

异位妊娠破裂腹内出血可导致失血性休克，危及生命，是该病的急危重症，应尽快备血、建立静脉通道，在输血、吸氧、抗休克的同时立即开腹手术，迅速用卵圆钳钳夹患侧输卵管病灶控制出血，快速输血、输液、纠正休克。术后再四诊合参加以辨证治疗。

### （四）辨治小结

异位妊娠的主要证候是"少腹血瘀"之实证或虚实夹杂证，治疗始终以化瘀为主。本病的治疗应随着病程发展，动态观察，根据病情变化，及时采取恰当的中医或中西医结合或手术治疗等措施。

## 五、西医治疗要点

异位妊娠破裂腹腔内大量出血是手术的指征，应该在备血、建立静脉通道、吸氧的同时，急行腹腔镜或开腹手术，可行患侧输卵管切除术；如果患者有生育要求，可以根据输卵管损伤情况行输卵管切开取胚术。

# 第二节　胎动不安

## 一、概述

妊娠期间出现腰酸、腹痛、小腹下坠，或伴有少量阴道出血者，称胎动不安。

胎动不安是堕胎、小产的先兆，多发生在妊娠早期和妊娠中期。西医学的先兆流产和妊娠中晚期的前置胎盘出血，可参照本病辨证治疗。

## 二、临床诊断要领

### （一）问诊要点

**1. 病史及诱因**　详细询问婚育史。既往是否有胎漏、胎动不安病史；是否有堕胎、小产史；是否有人工流产、药物流产史；是否有精神创伤史、癥瘕病史、孕后不节房事史、过度劳累史、跌仆闪挫史等。询问本次发病的诱因。

**2. 主要症状**　阴道出血的量、色、质、持续时间，有无组织物排出；腹痛的性质、程度（隐痛、下坠或剧痛）、部位、加重及缓解因素；腰酸、腹部下坠情况。

**3. 伴随症状**　带下量、色、质情况；恶心呕吐及进食情况。

**4. 月经情况**　平素月经周期、经期、经色、经量、痛经情况；末次月经及末前次月经时间及具体情况。月经规律者根据末次月经计算停经时间，月经不规律者参考基础体温上升天数计算停经时间。

### （二）查体要点

**1. 望诊**

（1）望面色　面色暗，眼眶暗黑，为肾虚证；面色白，多为气血亏虚证；面色红赤，多为血热证。

（2）望舌　舌淡暗、苔白，为肾虚之象；舌质淡、苔薄白，为气血两虚之象；舌红、苔黄而干，为实热之象；舌红、少苔，为虚热之象；舌暗或有瘀斑，为血瘀之象。

（3）望阴道出血　阴道少量出血，色淡暗，为肾虚之象；阴道少量出血，色淡红、质稀薄，为气血虚弱之象；阴道少量出血，色鲜红或深红，质稠，为实热；阴道少量出血，色鲜红，质稀，为虚热；阴道不时出血，色暗红，夹血块，为血瘀之象。

**2. 切诊**　脉沉滑尺弱，为肾虚之象；脉滑无力，为气血两虚之象；脉滑数或弦数，为实热之象；脉细数，为虚热之象；脉弦滑或沉弦，为血瘀之象。

**3. 妇科检查**　子宫颈口未开，子宫大小与停经月份相符。

### （三）辅助检查选择

**1. HCG、P**　血 HCG 于受精后第 7 天可检测到，以后每 1.7～2 日上升 1 倍，8～10 周达到高峰，后迅速下降至峰值的 10%。妊娠时血清孕酮（P）水平随孕期增加而稳定上升，妊娠 6 周内主要来自卵巢黄体，妊娠中晚期主要由胎盘分泌。孕 12 周内，孕酮水平低，早期流产风险高。先兆流产时，孕酮值若有下降趋势有流产的可能。

**2. B 超**　提示宫内妊娠，可见完整妊娠囊，或有原始心管搏动，或有胎心音或胎动存在，或伴有绒毛膜下出血。

### （四）诊断要点

**1. 病史**　有停经史。

**2. 症状**　胎动不安为腰酸、腹痛、小腹下坠，或伴有阴道少量出血。

**3. 血 HCG 及 B 超检查**　有助于明确诊断。

### （五）辨证要点

**1. 辨虚实**　根据腰酸、腹痛、小腹下坠的性质和程度，以及阴道流血的量、色、质及舌质、脉症、全身症状，以分虚实，积极对应安胎治疗。

**2. 辨顺逆**　若出血量少，腰腹痛和下坠感轻微，脉滑者，则胎元未损，宜安胎；若出血量多，腹痛加重，腰痛如折，阵阵下坠者，则已发展为胎堕难留，安之无益；若反复阴道出血，色暗，小腹冷痛，早孕反应消失，脉由滑转涩者，则为胎死不下之兆，应行进一步检查。

## 三、鉴别诊断

与堕胎、小产、胎死不下、激经、异位妊娠、葡萄胎（鬼胎）、激经、各种原因所致宫颈出血相鉴别。

**1. 堕胎、小产**　胎动不安与堕胎、小产均为妊娠后出现腰酸、腹痛、阴道不规则出血等症状。堕胎、小产者胚胎或胎儿已死亡，子宫颈口或已扩张，有时可见胚胎组织堵塞于宫口，B 超检查可见宫腔内妊娠囊下移或未见妊娠囊，或组织物残留。胎动不安是以宫内活胎为前提，经治疗后可继续妊娠。

**2. 胎死不下**　胎动不安与胎死不下均为妊娠后出现腰酸、腹痛、阴道不规则出血等症状。胎死不下者指胚胎或胎儿已经死亡，尚未从宫腔排出，B 超检查无胎心、胎动。胎动不安者 B 超检查提示宫内妊娠，可见胎芽、胎心。

**3. 异位妊娠**　胎动不安与异位妊娠均为妊娠后出现腹痛、阴道不规则出血等症状。异位妊娠者 B 超提示宫内未见妊娠囊，一侧附件区可见混合性包块。胎动不安者 B 超提示宫内妊娠，宫内可见明确妊娠囊，宫外未见明显包块。

**4. 葡萄胎（鬼胎）**　二者均有停经、阴道不规则出血史。葡萄胎者妇科检查子宫一般大于孕周，血 HCG 异常升高，B 超检查提示宫内未见妊娠囊或胎心搏动，宫内见"落雪状"或"蜂窝状"回声。胎动不安者 B 超提示宫内早孕，宫内可见明确妊娠囊。

**5. 激经**　二者均有妊娠后阴道出血史。激经者阴道出血量少并有明显的周期性，至孕 3 个月后自行停止，通常不影响胚胎的生长发育，无须特殊治疗。胎动不安者阴道出血没有规律周期性，时作时止，治疗不及时或可发展为堕胎、小产。

**6. 各种原因所致的宫颈出血**　如宫颈赘生物、急性炎症（急性宫颈炎）、宫颈上皮内瘤样病变、宫颈癌等，或有妊娠后阴道出血的情况，但妇科检查多可见宫颈活动性出血或赘生物接触性出血，必要时进一步行 TCT 检查或阴道镜下活检送病理检查，以进一步明确诊断。

## 四、中医治疗

### （一）治则治法

本病治疗以补肾固冲安胎为大法。依不同证型，采用固肾、益气、清热、化瘀等法。经治疗，若阴道出血迅速得到控制，腰酸腹痛症状好转，多可继续妊娠；若症状进一步加重，发展为胎殒难留则应下胎益母。治疗过程中若有他病，应遵循治病与安胎并举的原则。

### （二）分证论治

**1. 肾虚证**

证候：妊娠期阴道少量出血，色淡暗；腰膝酸软，腹痛下坠；或曾屡孕屡堕，伴头晕耳鸣，小便频数，夜尿多；舌淡，苔白，脉沉滑尺弱。

治法：固肾安胎，佐以益气。

方药：寿胎丸（《医学衷中参西录》）加党参、白术。

寿胎丸：菟丝子、桑寄生、续断、阿胶。

加减：若小腹下坠明显，加黄芪、升麻；若阴道出血多，加山茱萸、椿根皮；若腰痛明显、小便频数或夜尿多，加杜仲、覆盆子、益智仁；若潮热盗汗、五心烦热，加女贞子、墨旱莲、枸杞子；若大便秘结，加生白术、桑椹。

**2. 气血虚弱证**

证候：妊娠期阴道少量出血，色淡红，质稀薄；腰酸，小腹空坠而痛，神疲肢倦，面色白，心悸气短；舌淡，苔薄白，脉滑无力。

治法：益气养血，固冲安胎。

方药：胎元饮（《景岳全书》）。

人参、白术、当归、白芍、熟地黄、杜仲、陈皮、炙甘草。

加减：若气虚明显，小腹下坠，加黄芪、升麻；若纳呆、便溏，舌苔白腻、齿痕明显，加砂仁、山药；若阴道出血量多，加椿根皮、棕榈炭、山茱萸；若腰酸明显，可合寿胎丸。

**3. 血热证**

（1）实热证

证候：妊娠期阴道少量出血，色鲜红或深红，质稠；腰酸，小腹灼痛，伴渴喜冷饮，小便短黄，大便秘结；舌红，苔黄而干，脉滑数或弦数。

治法：清热凉血，固冲止血。

方药：阿胶汤（《医宗金鉴》）去当归、川芎。

阿胶汤：黑栀子、侧柏叶、黄芩、白芍、熟地黄、阿胶、当归、川芎。

（2）虚热证

证候：妊娠期阴道少量出血，色鲜红，质稀；腰酸，小腹灼痛，五心烦热，咽干少津，便结溺黄；舌红，少苔，脉细数。

治法：滋阴清热，养血安胎。

方药：保阴煎（方见月经过多）。

加减：若出血量多，加贯众炭、棕榈炭、生地黄、墨旱莲；若肝郁化火，加白芍、竹茹；若肝胃不和，恶心呕吐，加橘皮、竹茹、黄连。

### 4. 血瘀证

证候：宿有癥积，孕后常有腰酸，下腹刺痛，阴道不时出血，色暗红；或妊娠期不慎跌仆闪挫，或劳力过度，或妊娠期手术创伤，继之腰酸腹痛，胎动下坠或阴道少量出血；舌暗红，或有瘀斑，苔薄，脉弦滑或沉弦。

治法：活血化瘀，补肾安胎。

方药：桂枝茯苓丸（《金匮要略》）合寿胎丸（《医学衷中参西录》）去桃仁。

桂枝茯苓丸：桂枝、芍药、桃仁、牡丹皮、茯苓。

加减：若瘀而化热，加黄芩、地骨皮；若脾气亏虚，加党参、山药；若血虚血瘀，加当归、阿胶珠。

### （三）辨治小结

胎动不安的主要病机是冲任损伤、胎元不固。引起冲任损伤、胎元不固的常见病因病机有肾虚、血热、气血虚弱和血瘀。临床应首辨胚胎、胎儿是否存活，在整个治疗过程中都要动态观察病情变化。辨证要点主要抓住阴道出血、腰酸、腹痛、下坠四大主症，结合兼证、舌脉，分型论治。

## 五、西医治疗要点

胎动不安与西医先兆流产临床关系最密切。其发病与胚胎因素、母体因素、父亲因素和环境因素等有关。黄体功能不全者可补充孕激素治疗，妊娠合并甲状腺功能减退者予补充甲状腺激素治疗，易栓症者予阿司匹林、低分子肝素抗凝治疗。

# 第三节　滑　胎

## 一、概述

凡堕胎、小产连续发生 3 次或以上者，称为"滑胎"，亦称"数堕胎"。

滑胎是妇科临床常见病之一，治疗强调"预培其损"，重视孕前检查及孕前保健，探明并消除病因，孕后即予安胎治疗，避免屡孕屡堕、应期而堕。

西医学之复发性流产可参照本病诊治。

## 二、临床诊断要领

### （一）问诊要点

1. 年龄　询问夫妻双方的年龄，一方或双方年龄较大，精气不足，可致胎元不健，屡孕屡堕；女性年龄≥35 岁者，或可因肾气渐虚，冲任不固，胎失所系而滑胎。

2. 月经　既往月经规律与否，问清患者月经的周期、经期，经血的多少、颜色及有无血块，行经前后伴随症状等。平素月经过少、后期、闭经，色暗淡质稀，伴经行泄泻者，多为肾虚；月经延后，色淡质稀，伴经行小腹绵绵作痛者，多为气血虚弱；月经过多或经期延长，色紫暗有块，经行下腹刺痛或胀痛、乳房胀痛、头痛者，多为血瘀。

3. 流产史　问清既往堕胎、小产发生的次数及妊娠月份，对于明确诊断、查明病因具有重要价值。妊娠早期堕胎连续发生，多为虚证；妊娠中晚期小产连续发生多为实证，或孕母素有癥瘕，或先天禀赋不足，子宫宫颈发育异常。

4. 既往流产的病因　滑胎多因母病、子病及环境因素而发，问诊时应全面详尽地询问夫妻双方的既往史、个人史、婚育史及家族史。包括既往有无严重全身性疾病（如高血压病、糖尿病、心脏病、系统性红斑狼疮、甲状腺功能异常、精神病），患者有无易栓症病史，有无结核病史，有无宫颈锥切、盆腔手术病史；有无子宫畸形、子宫肌瘤、子宫内膜息肉，有无长期放射线、化学毒物、病毒等微生物接触史；有无房劳多产、宫腔操作或宫腔粘连病史；家族有无重大遗传病（如地中海贫血）、传染病或出生缺陷患儿。

### （二）查体要点

**1. 望诊**

（1）望毛发　过早出现白发，阴毛、腋毛稀疏多属肾虚；头发干枯、发黄、易落多属气血虚弱。

（2）望面色　面色晦暗，目眶鬶黑，口唇暗淡者多属肾虚；面色苍白、萎黄，口唇淡白者多属气血虚弱；面色青暗、黑斑，口唇青紫甚或有暗斑者多属血瘀。

（3）望舌　舌质暗淡，苔白多为肾虚；舌淡，苔薄白，多属气血虚弱；舌质紫暗或有瘀斑瘀点多为血瘀。

（4）望带下　平素带下清稀如水样，多为肾虚；带下量多，色淡质稀，多属气血虚弱。

**2. 闻诊**　虚证多见语声低微、少气懒言；实证可见语声高亢、烦躁易怒。

**3. 切诊**　肾虚者脉沉弱；气血虚弱者脉细弱；瘀血者脉沉涩。

**4. 妇科检查**　了解子宫发育情况，查清有无子宫肌瘤、子宫畸形、宫颈松弛及盆腔包块等。

### （三）辅助检查选择

必要的辅助检查对于明确滑胎的病因及指导治疗具有重要意义。

**1. 影像学检查**　妇科超声、磁共振成像、子宫输卵管造影可以明确有无子宫发育异常或生殖器官器质性病变导致的滑胎。

**2. 宫腹腔镜联合检查**　可以明确有无宫腔粘连、子宫肌瘤尤其黏膜下肌瘤、纵隔子宫、子宫内膜息肉、盆腔包块等宫腔、盆腔内环境异常导致的滑胎。

**3. 绒毛染色体检查**　可以明确病因，排除胎元因素导致的滑胎。

**4. 其他**　血常规、血型检查、凝血功能检查、血栓前状态检查、血液生化检查、甲状腺功能检查，封闭抗体、抗心磷脂抗体等免疫检查，性激素、优生五项、夫妻双方的染色体核型分析、生殖道衣原体/支原体检查、丈夫精液常规检查。

### （四）诊断要点

1. 堕胎、小产连续发生3次或以上。

2. 可无明显症状，或有月经过少、闭经、月经后期、经期延长、经间期出血等月经病症状或带下病症状。

3. 多有严重全身性疾、子宫发育异常、宫腔粘连、家族遗传病病史等。

4. 妇科检查可见宫颈过短、陈旧性宫颈裂伤；子宫增大、有包块、压痛；双侧附件区增厚、有包块、压痛。

5. 妇科影像学检查、宫腹腔镜联合检查、血液检查等辅助检查有助于明确诊断。

### （五）辨证要点

**1. 辨虚实**　虚者肾气虚损，气血虚弱，胎失所养所系，屡孕屡堕；实者瘀阻冲任胞宫，胎元不固。

**2. 辨脉象**　滑胎者脉沉弱为肾虚之征；脉细弱为气血虚弱之征；脉沉涩为血瘀之象。

## 三、鉴别诊断

滑胎应与堕胎、小产、胎漏、胎动不安等相鉴别。

## 四、中医治疗

### （一）治则治法

临证分清虚实两端，遵从"虚则补之，实则泻之，预培其损"的治疗原则，虚证治当益气养血、补肾固冲；实证治当祛瘀消癥，固冲安胎。

### （二）分证论治

**1. 孕前预培其损**

（1）肾虚证

证候：屡孕屡堕，甚或应期而堕；月经过少、后期，甚或闭经，色暗淡，质稀；精神萎靡，目眶暗黑，或面色晦暗，头晕耳鸣，腰酸膝软，小便频数；舌暗淡，苔白，脉沉弱。

治法：补肾益气固冲。

方药：补肾固冲丸（《中医学新编》）。

菟丝子、续断、巴戟天、杜仲、当归、熟地黄、鹿角霜、枸杞子、阿胶、党参、白术、大枣、砂仁。

加减：若肾阳虚甚者，兼见畏寒肢凉，小腹冷感，性欲低下，带下清冷，舌暗淡，苔白滑，脉沉迟无力，治宜温肾壮阳，固冲安胎，方可用肾气丸（《金匮要略》）加菟丝子、杜仲、覆盆子、鹿角霜、金樱子；偏肾阴虚，兼见形体消瘦，颧红唇赤，心烦少寐，便结溲黄，舌体瘦小，舌质红，少苔，脉沉细数者，治宜清热养血固冲，方用保阴煎（《景岳全书》）加女贞子、菟丝子、桑寄生、墨旱莲、阿胶；若兼少气乏力懒言者，为脾肾两虚，加黄芪、人参、山药、紫苏梗健脾益气。

（2）气血虚弱证

证候：屡孕屡堕；月经延后，色淡质稀，伴经行小腹绵绵作痛；头晕眼花，神倦乏力，心悸气短，面色苍白；舌质淡，苔薄白，脉细弱。

治法：益气养血固冲。

方药：泰山磐石散（《景岳全书》）。

人参、黄芪、当归、续断、黄芩、川芎、白芍、山药、熟地黄、白术、炙甘草、砂仁、糯米。

（3）血瘀证

证候：素有癥瘕伤胎，屡孕屡堕；月经过多或经期延长，色紫暗有块，或经行腹痛；时有少腹刺痛或胀痛，肌肤无华、甲错；舌质紫暗或有瘀斑，苔薄，脉细弦或涩。

治法：祛瘀消癥固冲。

方药：桂枝茯苓丸（方见胎动不安）。

**2. 孕后安胎**　孕后畅情志，慎起居，调饮食，适劳逸，禁房事；立即参照"胎动不安"辨证安胎治疗。对于宫颈功能不全者，可在孕前或孕后行宫颈内口环扎术，配合补肾健脾，益气固脱治疗。务求治疗期限超过既往胚胎、胎儿自然殒堕的时间。

### （三）辨治小结

滑胎因冲任损伤，胎元不固而发病。病位在冲任、胞宫，与肝、脾、肾关系密切。排除夫妻双方非药物所能奏效的因素后，针对病因辨证论治。辨证首当辨虚实，滑胎虚证由肾气虚损，气血虚弱，冲任不充，胎失所养所系导致，治当益气养血，补肾固冲；实证由瘀血阻滞，冲任损伤，胎元不固导致，治当祛瘀消癥，固冲安胎。总之，本病证分虚实两端，遵从"虚则补之，实则泻之"的治疗原则，治以补肾固冲、益气养血、活血消癥为主。强调"预培其损"，经不调者，当先调经；若因他病而致滑胎者，当先治他病。一旦妊娠，应行安胎治疗。

## 五、西医治疗要点

**1. 药物治疗**　对于黄体功能不足的复发性流产患者，可给予孕激素保胎治疗；对于血栓前状态导致的复发性流产患者，给予低分子肝素、阿司匹林等抗凝治疗，用药期间注意监测肝功能、血小板及药物导致的出血倾向；对于患有严重的全身性疾病（如糖尿病、甲状腺功能异常等）且与复发性流产发病有因果关系者，应至专科咨询治疗。

**2. 手术治疗**

（1）宫腹腔镜手术　对于因子宫发育异常或生殖器官的器质性病变导致复发性流产者，如纵隔子宫、宫腔粘连、子宫肌瘤、子宫内膜息肉等可选择宫腔镜和/或腹腔镜治疗。

（2）宫颈内口环扎术　妊娠中期发生的复发性流产，检查提示宫颈功能不全者，可于妊娠14～16周行宫颈内口环扎术。

**3. 免疫治疗**　对于封闭抗体阴性的复发性流产患者，可行淋巴细胞经主动免疫治疗。采用患者丈夫或供血者的外周血淋巴细胞制成细胞悬液，于其前臂内侧行多点皮内注射，每月1次，每3次为1个疗程，治疗过程中注意复查，待封闭抗体阳性后可计划妊娠，如妊娠，再持续免疫治疗3次。

**4. 辅助生殖技术**　对于因亲代染色体异常，或某些家族遗传性疾病如地中海贫血引起的复发性流产患者，可以行体外受精-胚胎移植，植入前需胚胎遗传学诊断排查。

# 第四节　妊娠恶阻

## 一、概述

妊娠早期，出现严重的恶心呕吐，头晕厌食，甚则食入即吐者，称为"妊娠恶阻"，又称"妊娠呕吐""子病""病儿""阻病"等。本病是妊娠早期常见的病证之一，以恶心呕吐，头重眩晕，厌食为特点。治疗及时，护理得法，多数患者可迅速康复，预后大多良好。若仅见恶心择食，偶有吐涎等，不作病论。本病最早见于《金匮要略·妇人妊娠病脉证并治》："妇人得平脉，阴脉小弱，其人渴，不能食，无寒热，名妊娠，桂枝汤主之。"《诸病源候论·妊娠恶阻候》首次提出恶阻病名。

西医学妊娠剧吐可参照本病辨证治疗。

## 二、临床诊断要领

### （一）诊断要点

1. **病史** 有停经史、早期妊娠反应，多发生在孕 3 个月内。

2. **症状** 频繁呕吐，厌食，甚至全身乏力，精神萎靡，全身皮肤和黏膜干燥，眼球凹陷，体重下降，严重者可出现血压下降，体温升高，黄疸，嗜睡和昏迷。

3. **检查**

（1）妇科检查　妊娠子宫。

（2）辅助检查　尿妊娠试验阳性，尿酮体阳性。为识别病情轻重，可进一步测定外周血红细胞计数、血细胞比容、血红蛋白、血酮体和血钾、钠、氯等电解质，必要时做血尿素氮、肌酐及胆红素测定，记录 24 小时尿量等。

### （二）辨证要点

本病辨证着重从呕吐物的性状及患者的口感，结合舌脉综合分析，辨其寒热、虚实。呕吐清水清涎，口淡者，多属虚证；呕吐酸水或苦水，口苦者，多属实证、热证；呕吐痰涎，口淡黏腻者，为痰湿阻滞；吐出物呈咖啡色黏涎或带血样物，则属气阴两亏之重证。

## 三、鉴别诊断

1. **葡萄胎** 本病恶心呕吐较剧，阴道不规则流血，偶有水泡状胎块排出，子宫大多较停经月份大，质软，血 HCG 水平显著升高，B 超显示宫腔内呈落雪状图像，而无妊娠囊及胎心搏动。

2. **妊娠合并急性胃肠炎** 本病多有饮食不洁史，除恶心呕吐外，常伴有腹痛、腹泻等胃肠道症状，大便检查可见白细胞及脓细胞。

3. **孕痈** 即妊娠期急性阑尾炎，表现为脐周或中上腹部疼痛，伴有恶心呕吐，24 小时内腹痛转移到右下腹；查体右下腹部有压痛、反跳痛，伴肌紧张、体温升高和白细胞增多。

## 四、中医治疗原则

本病的治疗原则，以调气和中，降逆止呕为主。并应注意饮食和情志的调节，忌用升散之品。

# 第五章　产后病

产妇在产褥期内发生与分娩或产褥有关的疾病，称为"产后病"。从胎盘娩出至产妇全身各器官（除乳腺外）恢复至孕前状态的一段时期，称为"产褥期"，一般需 6～8 周，产后 7 日内，称为"新产后"。

常见的产后病有产后血晕、产后痉证、产后发热、产后腹痛、产后恶露不绝、产后身痛、产后自汗盗汗、产后大便难、产后小便异常（产后小便不通、产后小便淋痛）、产后乳汁异常（缺乳、乳汁自出）及产后情志异常等。古代医家对产后常见病和危重症概括为"三病""三冲""三急"。前人所说的产后"三冲"，与西医产科的"羊水栓塞"有相似之处，应为产时危急重症。

产后病的病因病机，可以概括为四个方面：一是亡血伤津。由于分娩用力、出汗、产创出血，导致阴血暴亡，虚阳浮散，易致产后血晕、产后痉证、产后发热、产后大便难、产后小便淋痛等。二是元气受损。由于产时用力耗气，或产程过长、耗气更甚，或失血过多、气随血耗，或产后操劳过早，导致气虚失摄，冲任不固，易致产后发热、产后恶露不绝、产后自汗、产后小便不通、产后乳汁自出等。三是瘀血内阻。分娩创伤，脉络受损，血溢脉外，离经成瘀；产后百脉空虚，起居不慎，寒热入侵，寒凝血瘀或热灼成瘀；元气亏虚，运血无力，血滞成瘀；情志所伤，气机不畅，气滞成瘀；胞衣残留，瘀血内阻，败血为病。其易致产后血晕、产后发热、产后腹痛、产后恶露不绝、产后身痛、产后情志异常等。四是外感六淫或饮食房劳所伤。产后元气受损，气血俱伤，腠理疏松，卫表不固，所谓"产后百节空虚"，稍有不慎或调摄失当，便可发生产后痉证、产后发热、产后腹痛、产后恶露不绝、产后身痛等。总之，产后病以"虚""瘀"居多，故形成了产后"多虚多瘀"的病机特点。

产后病的诊断，在辨证论治基础上，还须根据新产的生理、病理特点注意"三审"，即先审小腹痛与不痛，以辨恶露有无停滞；次审大便通与不通，以验津液之盛衰；再审乳汁的行与不行和饮食多少，以察胃气的强弱。必要时配合妇科检查及辅助检查，进行全面综合分析，才能作出正确诊断。

产后病的治疗原则：应根据亡血伤津、元气受损、瘀血内阻、多虚多瘀的特点，本着"勿拘于产后，亦勿忘于产后"的原则，结合病情进行辨证论治。具体治法有补虚化瘀、益气固表、清热解毒、调理肾肝脾等。补虚化瘀以补益气血为主，佐以化瘀，使瘀去血生；益气固表，以补肺健脾为主，佐以调和营卫，使卫气固、腠理实；清热解毒，以清泄产后邪毒感染为主，佐以凉血化瘀，使邪毒无法深入营血；调理肾肝脾，佐以调和气血，以恢复肾肝脾之功能，使气血充盈、调顺。掌握补虚不滞邪、攻邪不伤正的原则，勿犯虚虚实实之戒。选方用药，必须兼顾气血。行气勿过于耗散，化瘀勿过于攻逐；寒证不宜过用温燥，热证不宜过用寒凉；解表不过于发汗，攻里不过于削伐。同时应掌握产后用药"三禁"，即禁大汗以防亡阳，禁峻下以防亡阴，禁通利小便以防亡津液。此外，对产后急危重症，如产后血晕、产后痉证、产后发热等，须及时明确诊断，必要时中西医结合救治。

产后病的调护：居室宜寒温适宜，空气流通，阳光充足；衣着宜温凉合适，厚薄得当，以防受凉或中暑；饮食宜清淡，富含营养，容易消化，不宜过食生冷、辛辣、肥腻和煎炒之品；注意劳逸结合，以免耗气伤血；保持心情舒畅，以防情志致病。产后百日内不宜交合，以防房劳所伤；保持外阴清洁，以防邪毒滋生。

## 第一节　产后发热

### 一、概述

产后发热是指产褥期内，出现发热持续不退，或低热持续，或突然高热寒战，并伴有其他症状者。

由于产时气血骤虚，阳气浮越，感染邪毒，正邪交争，而出现产后 10 天内发热，伴有腹痛及阴道分泌物的色、质、量、气味异常变化，称产后感染发热。

产后 1～2 日内，由于产妇阴血骤虚，营卫暂时失于调和，常有轻微发热，不兼有其他症状者，属生理性发热，一般能在短时间内自退。亦有在产后 3～4 日泌乳期间有低热，俗称"蒸乳"，也非病态，在短期内会自然消失。

本病以产后发热持续不退，且伴有小腹疼痛或恶露异常为特点，可见于西医学的产褥感染、产褥中暑、产褥期上呼吸道感染等。产褥感染严重者常可危及产妇生命，应当引起高度重视。

## 二、临床诊断要领

### （一）问诊要点

**1. 病史及诱因** 问清与起病相关的因素，可因素体虚弱，营养不良，孕期贫血，孕晚期不禁房事；分娩产程过长，胎膜早破，产后出血，剖宫产、助产手术及产道损伤或胎盘、胎膜残留，消毒不严，产褥不洁等；或产时、产后当风感寒，不避暑热，或情志不畅等而诱发。因情志、外感、瘀血内阻而发多为实，因素体虚弱、产后出血而发多为虚。

**2. 主要症状** 寒战高热多属感染邪毒；恶寒发热多属外感；低热不退多属血虚发热；寒热时作多属血瘀发热。

**3. 伴随症状**

（1）伴小腹疼痛拒按，恶露初时量多，继则量少，色紫暗，质如败酱，其气臭秽，心烦不宁，口渴喜饮，小便短赤，大便燥结者，多属感染邪毒。西医诊断应考虑产褥感染等。

（2）伴头痛身痛，鼻塞流涕，咳嗽，无汗者，多属外感风寒。西医诊断应考虑上呼吸道感染等。

（3）伴微汗或汗出恶风，头痛，咳嗽或有黄痰，咽痛口干，口渴，恶露正常者，多属外感风热。西医诊断应考虑上呼吸道感染等。

（4）伴恶露不下，或下亦甚少，色紫暗有块，小腹疼痛拒按者，多属血瘀证。西医诊断应考虑胎盘、胎膜残留等。

（5）伴头晕眼花，心悸少寐，恶露或多或少，色淡质稀，小腹绵绵作痛，喜按者，多属血虚。西医诊断应考虑各种原因的产后贫血导致发热等。

### （二）查体要点

**1. 望诊** 先望全身，观察患者神情（烦躁或平静淡漠）、气息（轻松平和或急促），是否辗转不安或倦怠乏力，对病情轻重缓急进行初步评估。

（1）望神志 精神不振、倦怠乏力、少气懒言、头晕眼花，多为血虚；精神烦躁、心烦，多为感染邪毒。

（2）望面色 满面通红多属感染邪毒；面色淡白、萎黄多属气血不足。

（3）望舌 舌红苔黄而干，多属感染邪毒；舌淡苔薄白，多属外感风寒；舌红苔薄黄，多属外感风热；舌紫暗，或有瘀点瘀斑，苔薄，多属瘀血内阻；舌淡红苔薄白，多属血虚。

（4）望恶露 恶露初时量多，继则量少，色紫暗，质如败酱，其气臭秽多属感染邪毒；恶露不下，或下亦甚少，色紫暗有块，多属血瘀；恶露或多或少，色淡质稀，多属血虚。

**2. 闻诊** 患者语声高、烦躁易怒，多属热毒之邪内扰；患者语声低微、少言懒语，多属气血亏虚。

**3. 切诊**

（1）切脉 脉数有力，多属感染邪毒之候；脉浮紧，为外感风寒之候；脉浮数，多属外感风热之候；脉弦涩有力，多属血瘀之候；脉细弱，多属血虚之象。

（2）按腹部 小腹疼痛拒按，多属感染邪毒；小腹绵绵作痛，多属血虚；小腹疼痛拒按，块下痛减，多属血瘀。

**4. 妇科检查** 如外阴、阴道、宫颈创面或伤口感染处，可见局部红肿、化脓或伤口裂开、压痛，脓血性恶露，气臭；若出现子宫内膜炎或子宫肌炎，则子宫复旧不良、压痛、活动受限；若炎症蔓延至附件及宫旁组织，检查时可触及附件增厚、压痛或盆腔肿物，表现出盆腔炎性疾病和腹膜炎的体征。

### （三）辅助检查选择

**1. 血液检查** 血常规检查可见白细胞计数及中性粒细胞升高；血培养可发现致病菌，并进行药敏试验。检测血清 C 反应蛋白＞ 8mg/L（速率散射浊度法），有助于早期诊断产褥感染。

**2. 宫颈分泌物检查** 分泌物检查或培养可发现致病菌，并进行药敏试验。

**3. B 型超声检查** 有助于盆腔炎性肿物、脓肿的诊断。

**4. CT、磁共振检查** 能对感染形成的包块、脓肿及静脉血栓的定位和定性进行协助诊断。

## 三、中医治则治法

总以扶正祛邪、调气血、和营卫为主。感染邪毒者，宜清热解毒，凉血化瘀；外感风寒者，宜扶正解表，疏邪宣肺；外感风热者，宜辛凉解表，肃肺清热；外感暑热者，宜清暑益气，养阴生津；血瘀发热者，宜活血化瘀，清热解毒；血虚发热者，宜补血益气，养阴清热。

# 第二节　产后腹痛

## 一、概述

产后腹痛是指产妇在产褥期，发生与分娩或产褥有关的小腹疼痛，又称"儿枕痛"。

产后腹痛有生理性与病理性的区别：生理性产后腹痛于产后 1～2 日出现，持续 2～3 日自然消失，一般不需治疗；若腹痛阵阵加剧，难以忍受，或腹痛绵绵，疼痛不已，影响产妇的康复，则为病理性产后腹痛，应予治疗。

西医学的产后宫缩痛可参照本病辨证治疗。

## 二、临床诊断要领

### （一）问诊要点

1. **病史与诱因**　产后腹痛好发于经产妇，可有难产、胎膜早破、产时或产后出血过多、情志不遂及感寒等病史。

2. **主要症状**　产后腹痛有不荣则痛与不通则痛之虚实两端，腹部隐隐作痛，喜温喜按多为虚证，以冲任血虚，胞脉失养所致；腹部刺痛或冷痛、拒按，多为实证，以瘀血阻滞胞宫所致。

3. **伴随症状**

（1）伴恶露色淡质稀，头晕心悸者，多为素体虚弱，复因产时、产后失血过多，因产重虚，冲任血虚，胞脉失养所致。

（2）伴恶露色暗有块，胸胁胀痛者，多为产后情志不畅，肝气郁结，气滞血瘀，瘀血阻滞冲任、胞宫所致。

（3）伴恶露色暗有块，四肢不温者，多为产后感寒，血为寒凝，胞脉失于温煦，气血运行不畅所致。

### （二）查体要点

1. **望诊**　先望全身，观察患者神态，对病情轻重缓急进行初步评估。再观察面色、舌象。产后腹痛患者面色苍白，舌质淡，苔薄白者多为血虚；面色青白，舌质紫暗者多有瘀滞。

2. **闻诊**　从产后腹痛患者的语声高低与语气中亦可辅助评估患者的病情轻重缓急。语声高或正常，病情多轻、缓；语声低微或因疼痛而语声断续不连贯，病情多重、急。

3. **切诊**　产后腹痛患者的脉象是辨证虚实的重要依据。脉象细弱者为虚，脉象沉紧或弦涩者为实。

4. **体格检查**　应注意腹部有无压痛、反跳痛及肌紧张，有无移动性浊音，注意子宫复旧情况，是否有缩复不全。

5. **妇科检查**　应注意恶露的量、色、质、气味有无异常；有无伤口感染；宫颈口有无组织物嵌顿；盆腔有无触痛包块。

### （三）辅助检查选择

1. **实验室检查**　必要时行血常规检查了解有无继发贫血，行分泌物培养排除产褥感染可能。

2. **B 超检查**　了解子宫腔内有无胎盘、胎衣残留及子宫复旧情况。

3. **其他检查**　必要时进行腹部 MRI 检查、腹部平片检查等排除腹腔其他脏器疾病。

## 三、中医治则治法

本病的治疗当以补血化瘀，调畅气血为主，虚者补而调之，实者通而调之，气充血畅，胞脉流通，则腹痛自除。

# 第三节　产后恶露不绝

## 一、概述

产后血性恶露持续 10 天以上，仍淋漓不尽者，称为"产后恶露不绝"，又称"产后恶露不尽""产后恶露不止"。

西医学因产后子宫复旧不全、胎盘胎膜残留、子宫内膜炎所致晚期产后出血，以及中期妊娠引产、人工流产、药物流产后表现为恶露不尽者，均可参照本病辨证治疗。

## 二、临床诊断要领

### （一）问诊要点

**1.病史与诱因**　产后恶露不绝患者多体质素弱；或产时感邪、操作不洁；或有产程过长、胎盘胎膜残留、产后子宫复旧不良等病史。

**2.主要症状**　恶露指产后经阴道排出的血液、坏死蜕膜等组织，包括血性恶露和浆液恶露。血性恶露含大量血液，色鲜红，量多，有时有小血块、坏死蜕膜及少量胎膜，通常持续 3～4 日。其后出血逐渐减少，转变为浆液恶露。浆液恶露色淡红，有较多坏死蜕膜组织、宫腔渗出液、宫颈黏液，少量红细胞及白细胞，且有细菌。通过询问恶露的量、色、质、气味以辨别寒热虚实，若恶露量多，色淡，质稀，无臭气者，多为气虚；若恶露量较多，色红或紫，黏稠而臭秽者，多为血热；若恶露淋漓量少，或突然量多，色暗有块者，多为血瘀。

**3.伴随症状**

（1）伴精神倦怠，四肢无力，气短懒言，小腹空坠者，多为素体气虚，复因产时气随血耗，或产后操劳过早，劳倦伤脾，中气不足，冲任不固，血失统摄所致。

（2）伴口燥咽干，面色潮红者，多为素体阴虚，因产亡血伤津，营阴更亏，阴虚内热；或产后感受热邪；或因情志不遂，肝郁化热，热扰冲任，迫血妄行所致。

（3）伴小腹疼痛拒按，块下痛减者，多为产后胞宫、胞脉空虚，寒邪乘虚而入，寒凝血瘀；或七情内伤，气滞血瘀，瘀阻冲任，血不归经所致。

### （二）查体要点

**1.望诊**　先望全身，观察患者神态、面色、舌象，若患者神疲倦怠，面色白，舌淡者，多为气虚；若患者面色潮红，舌红者，多为血热；若舌紫暗，或有瘀点者，多为血瘀。

**2.闻诊**　从产后恶露不绝患者的语声高低可辅助评估病证的虚实。语声高或正常，多实证；语声低微或气短懒言者，多虚证。恶露无臭气者，多为虚证；恶露臭秽者，多为实证。

**3.切诊**　产后恶露不绝患者的脉象也是辨证虚实的依据之一。脉象缓弱、细而无力者为虚，脉象弦涩者为实。

**4.妇科检查**　子宫复旧不良者，可见子宫较同期正常产褥期子宫大而软，或伴压痛；胎盘残留者，有时可见胎盘组织堵塞于子宫颈口处。

### （三）辅助检查选择

**1.血常规及凝血功能检测**　了解有无继发贫血、炎症改变，排除凝血功能障碍。

**2.B超检查**　了解子宫复旧情况及有无胎盘、胎膜残留。

**3.血 HCG 测定**　可排查有无胎盘、蜕膜残留，并除外滋养细胞肿瘤。

**4.诊断性刮宫**　刮出宫内容物送病理检查以进一步诊断。

## 三、中医治则治法

治疗应遵循虚者补之、热者清之、瘀者攻之的原则分别施治，并随证选加相应止血药以达标本同治。

# 第四节　产后乳汁异常

## ════ 缺　乳 ════

## 一、概述

产后缺乳系气血不足，不能生乳，或肝郁气滞，乳络不通，导致产妇在哺乳期乳汁甚少或全无，产后乳汁不行。

本病的特点是产妇哺乳期完全无乳或乳汁甚少，不足以喂养婴儿。多发生在产后 2～3 天至半个月内，也可发生在整个哺乳期。

西医学产后缺乳、泌乳过少等可参照本病辨证治疗。

## 二、临床诊断要领

### （一）问诊要点

**1.病史及诱因**  问清与起病相关的素体因素或产时、产后耗气伤血及情志因素等。因素体虚弱，或脾胃虚弱，或耗伤气血而发多为正虚，因情志而发多为实证。问诊时应根据起病特点全面而有重点地进行询问，并问清诱因与缺乳起病或加重的时间关系，是诱发缺乳还是加重缺乳，诱因消除缺乳是否可渐缓甚至消失。

**2.主要症状**  乳汁清稀多为虚证；乳汁浓稠多为实证。乳房柔软无胀感，多为虚证；乳房胀硬、疼痛多为实证。

**3.伴发病症**

（1）伴面色少华，倦怠乏力，神疲食少者，多属气血虚弱证。

（2）伴胸胁胀满，情志抑郁，食欲不振者，多属肝郁气滞证。

### （二）查体要点

**1.望诊**

（1）望神志  精神不振、倦怠乏力、少气懒言，多为气血不足；精神抑郁，多为肝气郁结。

（2）望舌  舌质淡，苔薄白，多属气血虚弱证；舌质红，苔薄黄，多属肝郁气滞证。

（3）望乳汁  乳汁清稀，多属气血虚弱证；乳汁浓稠，多属肝郁气滞证。

**2.闻诊**  缺乳患者语声高、烦躁易怒，多属实证；患者语声低微、少言懒语，多属虚证。

**3.切诊**

（1）脉诊  脉细弱为气血虚弱所致；脉弦或弦数，为肝郁所致。

（2）乳房触诊  乳腺发育正常，乳房柔软，不胀不痛，多属虚证；乳房胀硬疼痛，多属实证。

### （三）辅助检查选择

乳腺超声排除乳腺疾病。

## 三、中医治则治法

治疗以调理气血，通络下乳为主。虚者补益气血，实者疏肝解郁，均宜佐以通乳之品。

# 第六章　妇科杂病

凡不属经、带、胎、产疾病，而又与女性的解剖、生理、病理特点密切相关的妇科疾病，称为妇科杂病。包括不孕症、癥瘕、阴挺、阴痒、阴疮、盆腔炎性疾病、子宫内膜异位症、子宫腺肌病及多囊卵巢综合征等。

妇科杂病的病因病机复杂，与禀赋不足、感受外邪、房劳多产和情志内伤等导致脏腑功能失常，气血失调，冲任、胞宫、胞脉、胞络直接或间接损伤有关。临床应根据病史、症状、体征、舌象及脉象等，结合妇科检查和必要的辅助检查以明确诊断。

妇科杂病的治疗重在调补脏腑，调理气血，调治冲任、胞宫，且身心兼调，内外兼治。常用治法有补肾、疏肝、健脾、养血益气、活血祛瘀、消癥散结、除湿化痰、清热解毒及外用杀虫止痒等。

## 第一节　不孕症

### 一、概述

女子未避孕，性生活正常，与配偶同居1年而未孕者，称为不孕症。不孕症可有多种分类，原发性不孕与继发性不孕是临床目前最常用的分类方式。从未妊娠者为原发性不孕，《备急千金要方》称为"全不产"；有过妊娠者为继发性不孕，《备急千金要方》称为"断绪"。

西医学之不孕症可由排卵障碍、输卵管因素、免疫因素等所致，均可参照本病辨证治疗。

### 二、临床诊断要领

#### （一）问诊要点

##### 1. 病史及诱因

（1）年龄　女性年龄是影响生育力和妊娠结局的独立危险因素。随着年龄的增加，不孕症的发生率也逐渐升高。20～25岁女性不孕症发生率约为6%，25～30岁约为9%，30～35岁约为15%，35～40岁约为30%，40～45岁约为64%。

（2）婚史　询问婚姻情况，包括结婚（再婚）年龄、婚次、配偶年龄及健康状况；了解性生活情况，包括同居时间、性生活频率等。

（3）孕产史　孕次及妊娠结局（如足月顺产、早产、难产、剖宫产、自然流产、人工流产、异位妊娠、葡萄胎等）；末次妊娠的时间和结局；孕期有无妊娠病；产后出血多少，恶露量、色、质、气味和哺乳情况。此外，还需了解避孕或绝育措施及使用时间。

（4）月经史　详细询问月经情况。包括初潮年龄、月经周期、经期、经量、经色、经质、气味，末次月经日期，伴随月经周期出现的症状，如乳房胀痛、腹痛、腹泻、头痛、腰痛等。

（5）既往史　与不孕有关的既往病史，尤其是妇科疾病、内分泌疾病、血液病、高血压、肝病、阑尾炎等，以及腹部、子宫、宫颈、会阴等部位的手术史及药物过敏史。尤需注意有无结核、甲状腺疾病、糖尿病及盆腹腔手术史。

（6）家族史及个人史　了解患者的家族成员有无遗传病或具有家族发病倾向的病症、传染病等，如地中海贫血、糖尿病、高血压、肿瘤、结核病等；此外，了解患者的生活和工作环境，出生地与居处，环境的变迁，饮食、烟酒等嗜好。

##### 2. 主要症状　未避孕，性生活正常，同居1年或曾孕育后未避孕1年而未孕。

##### 3. 伴发病症

（1）伴初潮延迟，月经不调或停闭者，多属肾虚。西医诊断应考虑排卵障碍。

（2）伴形体肥胖，月经不调，甚或闭经者，多为痰湿内阻。西医诊断应考虑多囊卵巢综合征。

（3）伴月经不调，色紫黑，有血块，痛经，少腹疼痛，或肛门坠胀不适者，多属瘀滞胞宫。西医诊断应考虑盆腔炎性疾病后遗症、子宫内膜异位症等。

## （二）查体要点

### 1.望诊

（1）望形体　形体消瘦者，多为肾阴亏虚；形体肥胖者，多为痰湿内阻。

（2）望面色　面色晦暗，或面颊有暗斑者，多为肾气不足。

（3）望舌　舌淡，苔薄白，多属气虚或阳虚；舌淡或舌红，少苔，多为阴虚；舌淡胖，苔白腻，多属痰湿内阻；舌质紫暗或有瘀斑，多属瘀滞胞宫。

（4）望乳房　观察两侧乳房对称性，乳房隆起情况，乳头有无溢液，皮肤有无其他改变，可以了解第二性征发育情况。

（5）望阴户、阴道　观察阴户、阴道的形态、色泽与带下情况。若阴道如螺、纹之状，或阴户呈鼓、角之形，均属先天畸形。

### 2.闻诊　情志抑郁，善太息，或烦躁易怒，多属肝气郁结；胸闷呕恶，多属痰湿内阻。

### 3.切诊　脉沉细，两尺尤甚，多属肾气不足，冲任虚衰；脉沉迟，多属肾阳虚；脉细或细数，多属肾阴亏虚，冲任血海匮乏或阴虚内热；脉弦，多属肝气郁结；脉滑，多属痰湿内阻；脉弦涩，多属瘀血内阻，阻滞胞宫。

## （三）辅助检查选择

不孕症是一种生育障碍状态，可由多种原因导致。夫妇双方全面检查，寻找病因，是诊断不孕症的关键。

### 1.卵巢功能检查　了解排卵及黄体功能状态。包括基础体温测定、B超监测排卵、子宫颈黏液结晶检查、子宫内膜活检、血清生殖内分泌激素测定等。

### 2.输卵管通畅试验　常用输卵管通液术、子宫输卵管碘油造影术及子宫输卵管超声造影术。

### 3.免疫因素检查　包括生殖相关抗体，如抗精子抗体、抗子宫内膜抗体等。

### 4.宫腔镜检查　了解宫腔情况，诊断宫腔粘连、黏膜下肌瘤、内膜息肉、子宫畸形、子宫内膜炎等。

### 5.腹腔镜检查　用于盆腔情况的诊断，直接观察子宫、输卵管、卵巢有无病变或粘连，直视下可行输卵管亚甲蓝通液，了解输卵管通畅度，且检查与治疗可同时进行，可行腹腔镜盆腔粘连分离术、子宫内膜异位病灶电灼术、子宫肌瘤剔除术等。

## （四）诊断要点

1.育龄妇女结婚1年以上，夫妇同居，配偶生殖功能正常，不避孕而未能受孕者，为原发性不孕。曾有孕产史，继又间隔1年以上，不避孕而未怀孕者，称为继发性不孕。

2.排除生殖系统的先天性生理缺陷和畸形。

## （五）辨证要点

### 1.辨病　排卵障碍性不孕多责之于肾虚，涵盖的病种有异常子宫出血、多囊卵巢综合征、高催乳素血症、未破裂卵泡黄素化综合征及卵巢早衰等，证型有肾虚血瘀、肾虚痰湿及肾虚肝郁；输卵管性不孕以"瘀"立论，可由气滞、湿热、寒凝等所致；免疫性不孕以肾虚为本，痰瘀互结为标。

### 2.辨证　不孕症辨证需审脏腑、冲任、胞宫之病位，辨气血、寒热、虚实之变化。重视辨病与辨证相结合。

# 三、鉴别诊断

不孕症主要与暗产鉴别，暗产即有妊娠迹象但很快伴随月经而自然消失，类似现代所言生化妊娠。

# 四、中医治疗

## （一）治则治法

不孕症治疗以温养肾气，调理气血为主，还须情志舒畅，房事有节，择"的候"而合阴阳，以利于受孕。

## （二）分证论治

### 1.肾气虚证

证候：婚久不孕，月经不调或停闭，量多或少，色淡暗质稀；腰酸膝软，头晕耳鸣，精神疲倦，小便清长；舌淡，苔薄白，脉沉细，两尺尤甚。

治法：补益肾气，调补冲任。

方药：毓麟珠（《景岳全书》）。

当归、熟地黄、白芍、川芎、人参、白术、茯苓、炙甘草、菟丝子、杜仲、鹿角霜、川椒。

加减：若经来量多者，加阿胶、炒艾叶固冲止血；若经来量少不畅者，加丹参、鸡血藤活血调经；若心烦少寐者，加柏子仁、首乌藤养心安神；若腰酸腿软者，加续断、桑寄生补肾强腰；若头晕耳鸣甚者，加枸杞子、女贞子补肾益精血。

### 2. 肾阳虚证

证候：婚久不孕，初潮延迟，月经后期，量少，色淡质稀，甚至停闭，带下量多，清稀如水；腰膝酸冷，性欲淡漠，面色晦暗，大便溏薄，小便清长；舌淡，苔白，脉沉迟。

治法：温肾助阳，调补冲任。

方药：温胞饮（《傅青主女科》）。

巴戟天、补骨脂、菟丝子、肉桂、附子、杜仲、白术、山药、芡实、人参。

加减：若小便清长，夜尿多者，加益智仁、桑螵蛸补肾缩尿；若小腹冷甚者，加淫羊藿、紫石英温肾散寒；若性欲淡漠者，加鹿茸、肉苁蓉填精益髓；若失眠健忘者，加柏子仁、酸枣仁养血安神；血肉有情之品如紫河车、龟甲等，具补肾阴阳，通补奇经之效，可适时加味。

### 3. 肾阴虚证

证候：婚久不孕，月经先期，量少，色红质稠，甚或闭经，或带下量少，阴中干涩；腰酸膝软，头晕耳鸣，形体消瘦，五心烦热，失眠多梦；舌淡或舌红，少苔，脉细或细数。

治法：滋肾养血，调补冲任。

方药：养精种玉汤（《傅青主女科》）。

当归、白芍、熟地黄、山茱萸。

加减：若胁肋隐痛，两目干涩者，加女贞子、墨旱莲柔肝养阴；面色萎黄，头晕眼花者，加龟甲、紫河车填精养血；五心烦热，午后潮热者，加地骨皮、牡丹皮、知母滋阴清热；大便干结者，加生地黄、玄参润肠通便；若咽干口渴，加麦冬、石斛养阴生津。

### 4. 肝气郁结证

证候：婚久不孕，月经周期先后不定，量或多或少，色暗，有血块，经行腹痛，或经前胸胁、乳房胀痛；情志抑郁，或烦躁易怒；舌淡红，苔薄白，脉弦。

治法：疏肝解郁，理血调经。

方药：开郁种玉汤（《傅青主女科》）。

当归、白芍、牡丹皮、香附、白术、茯苓、天花粉。

加减：若痛经较重者，加延胡索、生蒲黄、山楂化瘀止痛；心烦口苦者，加栀子、夏枯草清泄肝热；胸闷纳少者，加陈皮、砂仁健脾和胃；经前乳房胀痛明显者，加橘核、青皮、玫瑰花理气行滞；腰骶酸痛者，加桑寄生、续断补肾强腰。

### 5. 痰湿内阻证

证候：婚久不孕，月经后期，甚或闭经，带下量多，色白质黏；形体肥胖，胸闷呕恶，心悸头晕；舌淡胖，苔白腻，脉滑。

治法：燥湿化痰，理气调经。

方药：苍附导痰丸（药见月经后期）。

加减：若带下量多者，加芡实、金樱子固涩止带；胸闷气短者，加瓜蒌、石菖蒲宽胸利气；心悸者，加远志祛痰宁心；月经后期、闭经者，加丹参、泽兰养血活血通经；纳呆、便溏者，加山药、扁豆以健脾燥湿。

### 6. 瘀滞胞宫证

证候：婚久不孕，月经后期，量或多或少，色紫黑，有血块，可伴痛经；平素小腹或少腹疼痛，或肛门坠胀不适；舌质紫暗，边有瘀点，脉弦涩。

治法：活血化瘀，止痛调经。

方药：少腹逐瘀汤（方见痛经）。

加减：若小腹冷痛者，加吴茱萸、乌药温经散寒；经血淋漓不止者，加茜草、三七粉化瘀止血；下腹结块者，加鳖甲、炮山甲散结消癥；带下量多，加苍术、白术以利湿止带；胸胁胀痛者，加郁金、柴胡以疏肝理气止痛。

### （三）辨治小结

不孕症的主要病机为肾气不足，冲任气血失调。肾虚与肝郁是不孕症的常见病机特点，瘀血与痰湿是常见的病理产物，且互为因果。作为多种疾病的结局，不孕是生殖健康的不良事件，病因复杂，临床表现纷繁多样，可由多囊卵巢综合征、子宫内膜异位症、高催乳素血症及盆腔炎性疾病后遗症等疾病导致，亦与多种内、外科疾病密切相关。需详问病史，认真查体，明辨病因，分析病位。临床还要重视男方因素，提倡夫妇同诊。

中医药治疗不孕症特色鲜明，强调"调经种子"，调经之法，重在补肾疏肝，调理气血，祛痰除湿；并要注意个体化治疗，异病同治，同病异治，辨其虚实，因人施治。注重局部与整体相结合，形成了特色鲜明的临证思路与治疗方案，突出体现于两点：一是病证结合治疗。中医辨证与西医辨病相结合，加强治疗针对性。二是中西医结合治疗。关键在于把握结合治疗的切入点，如中西医联合诱导排卵能提高临床妊娠率且降低副作用；宫腔镜与腹腔镜联合中药治疗子宫内膜异位症及输卵管性不孕症；中医药联合辅助生殖技术亦展现出良好的应用前景，对处理高龄不孕、反复种植失败等困扰助孕技术的瓶颈问题亦积累了较丰富的临床经验。

情怀不畅则冲任不充，冲任不充则胎孕不受，古有"嫉妒不孕"之说。不孕症是影响夫妇双方身心健康的医学与社会问题。患者求子心切，常合并心理疾患，辅以心理治疗，建立良好的医患合作关系，可提高受孕率。

## 五、西医治疗要点

**1. 一般治疗**　加强锻炼，增强体质，保持良好乐观的生活态度。对于肥胖、消瘦、有不良生活习惯或环境接触史的患者需首先改变生活方式。宣教性生活知识，帮助患者了解排卵规律，调节性生活频率和时机以增加受孕机会。

**2. 纠正盆腔器质性病变**

（1）输卵管病变　输卵管成形术适用于输卵管周围粘连、远端梗阻和轻度积水，可通过腹腔镜下输卵管造口术、周围粘连松解术和输卵管吻合术等，恢复输卵管及周围组织正常解剖结构，改善通畅度和功能。

（2）子宫病变　对于子宫黏膜下肌瘤、较大的肌壁间肌瘤、子宫内膜息肉、宫腔粘连和纵隔子宫等，若显著影响宫腔形态，建议手术治疗。

（3）卵巢肿瘤　对非赘生性卵巢囊肿或良性卵巢肿瘤，有手术指征者，可考虑手术予以剥除或切除；性质不明的卵巢肿块，应先明确诊断，必要时行手术治疗。

（4）子宫内膜异位症　可通过腹腔镜进行诊断及治疗，但对于复发性子宫内膜异位症或卵巢功能明显减退的患者应慎重选择手术时机。中重度患者术后辅以药物治疗3～6个周期后，可尝试3～6个月自然受孕，如仍未妊娠，需积极行辅助生殖技术助孕。

（5）生殖器官结核　活动期应先行规范的抗结核治疗，药物作用期及药物敏感期需避孕。对于盆腔结核导致的子宫和输卵管后遗症，可在评估子宫内膜情况后决定是否行辅助生殖技术助孕。

**3. 诱导排卵**　适用于排卵障碍性不孕，常用药物包括氯米芬、来曲唑、尿促性素（hMG）及 HCG 等。

**4. 辅助生殖技术**　包括人工授精、体外受精-胚胎移植及其衍生技术等。具备正常发育的卵泡、正常范围的活动精子数目、健全的女性生殖道结构，至少一条通畅输卵管的不孕症夫妇，可以实施人工授精治疗。体外受精-胚胎移植的适应证为输卵管性不孕、子宫内膜异位症、男性因素不育症、排卵异常及不明原因不孕症，经规范治疗未孕的患者。

# 第二节　癥　瘕

## 一、概述

癥瘕是指妇女小腹内的结块，伴有或胀，或痛，或满，并常致月经或带下异常，甚至影响其生育的疾病。

癥与瘕，虽然都是结块的一类病证，但其性质不同。癥者，坚硬成块，固定不移，痛有定处，病属血分；瘕者，积块不坚，推之可移，痛无定处，病属气分。由于癥瘕的产生，常先气聚成瘕，日久则血瘀成癥，二者不易分开，故古今多以癥瘕并称。

西医学之女性内生殖器官良性肿瘤、女性盆腔炎性疾病后遗症、子宫内膜异位症、陈旧性宫外孕等可参照本病辨证治疗。

## 二、临床诊断要领

### （一）诊断要点

1. 月经改变为最常见的症状，表现为月经量多或经期延长，不规则流血，或有异常带下，或有小腹胀满，或疼痛，或经期小腹疼痛等。甚者可引起不孕。

2. 全身症状可出现尿频、排尿障碍、尿潴留、便秘等。

3. 有情志抑郁，经行产后感受外邪，月经不调，带下异常等病史。

4. 妇科检查或腹部检查时可扪及包块，质地或硬或软，推之活动或不移，可有压痛。

5. B超、CT、MRI、腹腔镜、宫腔镜等检查可协助诊断。血清肿瘤标记物检查、宫颈细胞学检查等有助于诊断。

### （二）辨证要点

1. **辨善恶**　即辨癥瘕之良恶性。良性癥瘕一般生长缓慢，质地较软，边界清楚，活动良好，恶性癥瘕一般生长较快，质地坚硬，边界不清，并伴消瘦、腹水等。

2. **辨虚实**　即辨虚实的属性，实邪多属瘀、痰、寒、湿、热等。一般包块固定、质硬、痛有定处，舌质暗或有瘀点者属瘀；包块质地软，舌淡苔腻者属痰；小腹冷痛，喜温者属寒；带下色黄，舌苔黄腻者属湿热。虚者以气虚、肾虚为多见，一般小腹空坠，气短懒言属气虚；腰膝酸软，夜尿频多属肾虚。

一般而言，癥瘕发病初期以邪实为主，中期以邪实正虚为主，后期则以正虚为主；在疾病发展中，邪可以伤正，虚可以致实。

## 三、鉴别诊断

首先通过血或尿HCG，以及B超检查，与妊娠子宫鉴别。然后需进一步识别妇科良性癥瘕的主要病种，如卵巢良性肿瘤、子宫肌瘤、盆腔炎性包块、陈旧性宫外孕等。

1. **妊娠子宫**　育龄妇女有停经史。盆腔检查示子宫均匀增大变软。尿或血HCG测定及盆腔B超检查予以确诊。

2. **卵巢囊肿**　有卵巢囊肿病史；或偶然发现。妇科检查可扪及肿块位于子宫旁，一般无压痛；B超可见一侧或两侧液性包块。

3. **子宫肌瘤**　多有月经失调史，可见月经过多，经期延长，甚至出现压迫症状。妇科检查示子宫增大、质硬，或表面不平；B超提示子宫浆膜下或肌壁间或黏膜下见实质性包块。

4. **盆腔炎性包块**　有慢性盆腔感染史，急性发作时可见腹痛，伴高热、带下增多、昏晕。妇科检查示宫颈举痛，宫体压痛，宫旁组织增厚，压痛明显，附件区可扪及包块，有压痛；急性发作时可有白细胞及中性粒细胞增高。

5. **陈旧性宫外孕**　多有停经史，出现不规则阴道出血、腹痛、昏晕。妇科检查示宫颈举痛，宫旁可触及包块，有压痛，子宫大小与停经月份不符；B超提示一侧附件区可见实质性包块。

## 四、中医治疗

### （一）治则治法

本病治疗大法为活血化瘀、软坚散结。然癥瘕病机复杂，常病势迁延，顽固不化，治疗又需遵"和法"之原则，即临床上宜根据患者寒热虚实属性之不同，结合体质及病程长短，而酌用攻补，以期达到阴阳平和之目的。

### （二）分证论治

#### 1. 气滞血瘀证

证候：下腹包块质硬，下腹或胀或痛，经期延长，或经量多，经色暗夹血块，经行小腹疼痛；精神抑郁，善太息，胸胁胀闷，乳房胀痛，面色晦暗，肌肤不润；舌质暗，边见瘀点或瘀斑，苔薄白，脉弦涩。

治法：行气活血，化瘀消癥。

方药：香棱丸（《严氏济生方》）。

木香、丁香、三棱、枳壳、青皮、川楝子、小茴香、莪术。

加减：若经行量多或经漏淋漓不止者，加炒蒲黄、五灵脂、三七活血止血；月经后期量少者，加丹参、香附活血行气祛瘀；经行腹痛甚者加乌药、延胡索行气止痛。

#### 2. 寒凝血瘀证

证候：下腹包块质硬，小腹冷痛，喜温，月经后期，量少，经行腹痛，色暗淡，有血块；面色晦暗，形寒肢冷，手足不温；舌质淡暗，边见瘀点或瘀斑，苔白，脉弦紧。

治法：温经散寒，祛瘀消癥。

方药：少腹逐瘀汤（方见痛经）。

加减：若积块坚牢者加血竭、穿山甲化瘀消癥；月经量多者加血余炭、花蕊石收敛止血；漏下不止者加三七散瘀止血；月经过少或闭经者加泽兰、牛膝活血调经祛瘀；经行腹部冷痛者加艾叶、吴茱萸散寒止痛。

### 3. 痰湿瘀结证

证候：下腹包块按之不坚，小腹或胀或满，月经后期或闭经，经质黏稠，夹血块；体形肥胖，胸脘痞闷，肢体困倦，带下量多，色白质黏稠；舌暗淡，边见瘀点或瘀斑，苔白腻，脉弦滑或沉滑。

治法：化痰除湿，活血消癥。

方药：苍附导痰丸（方见月经后期）合桂枝茯苓丸（方见胎动不安）。

加减：若积块不坚，病程已久，可加鸡内金、浙贝母、三棱、莪术消肿散结、化瘀消癥；若带下量多者，可加芡实、海螵蛸除湿止带；若脾虚气弱者，加党参、白术、黄芪健脾益气。

### 4. 气虚血瘀证

证候：下腹部结块，下腹空坠，月经量多，或经期延长，经色淡红，有血块，经行或经后下腹痛；面色无华，气短懒言，语声低微，倦怠嗜卧，纳少便溏；舌质暗淡，舌边有瘀点或瘀斑，苔薄白，脉细涩。

治法：补气活血，化瘀消癥。

方药：四君子汤合桂枝茯苓丸（方见胎动不安）。

四君子汤：人参、茯苓、白术、炙甘草。

加减：若经量多，经期酌加阿胶、炮姜温经止血；若经漏不止经期酌加三七、炒蒲黄祛瘀止血；若积块较坚，可酌加鸡内金、荔枝核、浙贝母、橘核、川芎消肿散结、化瘀消癥。

### 5. 肾虚血瘀证

证候：下腹部积块，下腹或胀或痛，月经后期，量或多或少，经色紫暗，有血块，面色晦暗，婚久不孕，腰膝酸软，小便清长，夜尿多；舌质淡暗，边见瘀点或瘀斑，苔白润，脉沉涩。

治法：补肾活血，消癥散结。

方药：金匮肾气丸合桂枝茯苓丸（方见胎动不安）。

金匮肾气丸：熟地黄、山药、山茱萸、茯苓、牡丹皮、泽泻、桂枝、附子。

加减：若积块较坚，加三棱、莪术、血竭消肿散结、化瘀消癥；若积块不坚，可加浙贝母、鸡内金散结消积；若经行腹痛明显，经期可加艾叶、吴茱萸、延胡索散寒止痛；若经量多，经期可加三七、炒蒲黄、五灵脂活血止血。

### 6. 湿热瘀阻证

证候：下腹积块，小腹或胀或痛，带下量多色黄，月经量多，经期延长，经色暗，有血块，质黏稠，经行小腹疼痛；身热口渴，心烦不宁，大便秘结，小便黄赤；舌暗红，边见瘀点或瘀斑，苔黄腻，脉弦滑数。

治法：清利湿热，化瘀消癥。

方药：大黄牡丹汤（《金匮要略》）。

大黄、牡丹皮、桃仁、冬瓜仁、芒硝。

加减：若经血淋漓不尽，经期加三七、炒蒲黄、地榆炭活血止血；若经行腹痛，可加延胡索、莪术、五灵脂、蒲黄行气活血止痛；带下多，黄稠者，酌加芡实、乌贼骨除湿止带。

### （三）辨治小结

癥瘕为妇人小腹内积块，临证时务必排除恶性肿瘤及良性肿瘤恶性变，以免贻误病情。癥瘕之疾病机复杂，病程较长。缘由有二，一是其基本病机虽为瘀血，然各种有形病邪易相互胶结，尤以痰瘀互结为突出特点。二是"正与邪、虚与实"往往互相影响、互为因果。因此，临证之时既要把握正邪力量对比，又要仔细辨清各种病邪之属性。临证时除辨证外，还可结合辨其西医学的"病"，适当考虑各个"病"的特点，如子宫肌瘤可用扶正软坚、散瘀消癥法；子宫内膜异位症多用补肾化瘀消癥法；卵巢型子宫内膜异位囊肿、多囊卵巢综合征可痰瘀同治。

## 五、西医治疗要点

癥瘕与西医临床关系最密切的是女性内生殖器官良性肿瘤、女性盆腔炎性疾病后遗症、子宫内膜异位症、陈旧性宫外孕等，根据患者临床症状和意愿可选择药物治疗、手术治疗或介入、子宫肌瘤消融术等治疗方法。

1. 癥瘕对应的疾病是子宫肌瘤时，应根据患者的年龄、症状和生育要求，以及肿瘤的类型、大小、数目全面考虑。无症状肌瘤一般不需治疗，定期随访，若出现症状可考虑药物治疗或手术治疗等治疗方法。

2.癥瘕对应的疾病是女性盆腔炎性疾病后遗症时，需根据不同情况选择不同治疗方案。不孕患者，多需要辅助生殖技术协助受孕。对慢性盆腔痛，尚无有效治疗方法，对症处理或给予中药、理疗等综合治疗，治疗前需排除子宫内膜异位症等其他引起盆腔痛的疾病。盆腔炎性疾病反复发作者，在抗生素药物治疗的基础上可根据具体情况选择手术治疗。输卵管积水者需行手术治疗。

3.癥瘕对应的疾病是子宫内膜异位症时，应根据患者年龄、症状、病变部位和范围，以及对生育要求等加以选择，强调治疗个体化。目前认为，腹腔镜确诊、手术加药物为子宫内膜异位症的"金标准"治疗。

4.癥瘕对应的疾病是陈旧性宫外孕时，主要采用保守治疗，保守治疗无效进行手术治疗。治疗期间应常规观察患者生命体征、阴道流血、腹部疼痛、腹部包块等情况。为更好地预防感染和提高机体的抗病能力，可用抗生素和支持疗法。贫血较重者可适当输血。

# 第三节　阴　挺

## 一、概述

阴挺是指妇女子宫下脱，甚则脱出阴户之外，或阴道壁膨出，又称"阴脱"。根据突出形态的不同而有"阴菌""阴痔"等名称，因其多由妊娠及分娩损伤所致，故又有"产肠不收"之称。

西医学之盆腔器官脱垂可参照本病诊治。

## 二、临床诊断要领

### （一）问诊要点

1.**病史及诱因**　问清与发病相关的因素。阴挺多因房劳多产而发，问诊时应全面而有重点地询问患者孕产史，包括足月妊娠次数，经阴道分娩次数，产程有无异常（如有无第二产程延长，有无使用产钳助产），产后有无过早劳作持重等；年老体衰，天癸竭，肾气衰亦是阴挺的常见病因，问诊需详询患者年龄，经水绝止情况；阴挺可由慢性咳嗽、便秘，盆底手术，肥胖，情志刺激而诱发，问诊时还应问清诱因与阴挺发病或加重的先后时间关系，其诱发阴挺还是加重阴挺，诱因消除阴挺是否可渐缓甚或消失。

2.**病程与严重程度**　阴挺有偶发；有常发常消，时轻时重；有持续发作而合并诸症等多种表现。阴挺偶发或有诱因突然发病，稍后可自行缓解者多病轻；发作持续日久不解或不能回纳，或诸症杂参，迁延不愈者多病重。

3.**伴随症状**

（1）伴带下量多、异味，黄水淋漓，尿频、尿急、尿痛，发热者，多属正虚邪干，湿热下注。西医诊断应考虑宫颈溃疡、阴道溃疡、尿路感染等。

（2）伴腹压增加时不自主溢尿者，多属肾虚固摄气化失权。西医诊断应考虑压力性尿失禁等。

（3）伴月经过多、经期延长、崩漏、月经先期或经间期出血者，多为脾肾两虚，统摄失司，冲任不固。西医诊断应考虑异常子宫出血等。

### （二）查体要点

1.**望诊**　先望全身，体型肥胖者多属气虚，体型羸瘦者多属肾虚；望步态、体位是否自如，对病情轻重进行初步评估。

（1）望毛发　头发干枯，脱发多属脾虚气血不足；头发早白，阴毛腋毛稀疏多属肾虚。

（2）望面色　面色萎黄、黄白，甚则面目浮肿，口唇淡白者多属脾虚气血不足，头面失养；面色晦暗，目眶鳖黑，口唇暗淡者多属肾虚，阳不达表；面红唇赤者多属湿热熏蒸。

（3）望舌　舌质淡胖，边有齿痕，苔薄白或苔润，多属气虚；舌质暗淡，苔滑多为肾虚；舌红，苔黄腻多属湿热下注。

（4）望带下　带下量多，色淡质稀，多属气虚；带下清稀如水样，多为肾虚；带下量多，色黄臭秽多属湿热下注。

2.**闻诊**　阴挺患者多见语声低微、少气懒言；兼湿热下注者可见语声高亢、烦躁易怒。

3.**切诊**　脉象亦是辨证的重要客观依据，阴挺气虚者脉象虚细或沉缓；肾虚者脉象沉细或沉迟；湿热下注者脉象弦滑或细滑数。

4.**妇科检查**　患者取膀胱截石位后，检查子宫脱垂、阴道前后壁膨出及会阴撕裂的程度，增加腹压时有无不自主溢尿。判断子宫脱垂的程度：以患者平卧用力向下屏气时子宫下降的最低点为分度标准，将子宫脱垂分为 3 度。

Ⅰ度：轻型，宫颈外口距处女膜缘 < 4cm，未达到处女膜缘；重型：宫颈外口已达处女膜缘，阴道口可见宫颈。

Ⅱ度：轻型，宫颈脱出阴道口外，宫体仍在阴道内；重型：宫颈及部分宫体脱出阴道口外。

Ⅲ度：宫颈与宫体全部脱出于阴道口外。

### （三）辅助检查选择

阴挺根据病史、症状、体征及妇科检查容易确诊，适当选用辅助检查对于明确有无并发器质性病变，明确病因，指导治疗，具有积极意义。

**1. 妇科 B 超** 对盆腔内有无宫体，阴道内肿物的性质具有诊断价值；对阴挺伴发经水过多、崩漏、月经先期或经间期出血者，可以明确有无子宫肌瘤、子宫内膜息肉、子宫内膜增厚等器质性病变。

**2. 宫颈脱落细胞学检查** 对阴挺伴发带下量多、色黄臭秽，黄水淋漓者，可以明确有无宫颈病变；宫颈细胞学筛查结果对阴挺需手术治疗者的手术方法选择具有指导意义。

**3. 诊断性刮宫** 对阴挺伴发经水过多、崩漏、月经先期或经间期出血者，诊刮可以起到止血及明确病因的作用。

**4. 其他** 血常规、尿常规、白带常规、血液生化检查，肝肾功能、性激素检测等。

## 三、鉴别诊断

**1. 子宫黏膜下肌瘤（带蒂脱出型）** 本病临床表现为月经量多，经期延长或月经周期缩短，白带异常。妇科检查可见宫颈外口有红色、质地硬韧脱出的肿块，也可脱出至阴道口，但肿块上见不到宫颈外口，阴道内可触及宫颈。B 超宫腔内可见条状低回声带，宫颈管可扩张，脱出物为实性低回声团块。

**2. 阴道壁肿物** 本病临床一般无不适，可有白带增多。妇科检查可见阴道壁肿物（囊性或实性）在阴道壁内，边界清楚，活动或固定。

## 四、中医治法

阴挺气虚证由脾气虚弱，中气下陷，固摄无权所致，治当补中益气，升阳举陷；阴挺肾虚证由肾气亏虚，胞络损伤，系胞无力所致，治当补肾固脱，益气升提。此外，子宫脱出阴户之外，若调护不慎，邪毒侵及子门，湿热下注，可致疮疡，治当扶正固本，佐以清热利湿，辅以外治法。总之，本病主证为气虚及肾虚，可兼有湿热之标证。遵"虚者补之，陷者举之，脱者固之"的治疗原则，治法以益气升提、补肾固脱为主，兼湿热者，佐以清热利湿。

# 第四节　阴　痒

## 一、概述

女性外阴及阴道瘙痒，甚则痒痛难忍，坐卧不宁，或伴带下增多者，称为"阴痒"，又称"阴门瘙痒"。西医学外阴瘙痒症、外阴炎、阴道炎及外阴色素减退性疾病等出现阴痒症状者，均可参照本病辨证治疗。

## 二、临床诊断要领

### （一）问诊要点

**1. 病史及诱因** 问患者是否有外阴炎、阴道炎病史。问患者年龄，育龄期患者多实证，多见湿热下注、湿虫滋生；绝经期前后患者多虚证，多见肝肾阴虚，血燥生风。问清与起病相关的因素，阴痒或因饮食辛辣而发，或因摄生不慎而发，或体虚劳累而发。因饮食辛辣、摄生不慎而发多为邪实，因体虚劳累而发多为正虚。

**2. 主要症状** 询问阴痒持续的时间、程度与病程，阴痒有偶发而不持久，也有反复发作时轻时重。阴痒持续、程度重、病程短者，以邪实为多；病程久长，发作时轻时重者，以虚证为多。

**3. 伴随症状**

（1）伴带下量少，五心烦热，烘热汗出，腰酸膝软者，为肝肾阴虚、血燥生风而致阴痒。西医诊断可考虑老年性阴道炎、外阴皮肤色素减退性疾病等。

（2）伴带下量多，色黄如脓，稠黏臭秽，口苦咽干，心烦不宁，便秘溲赤者，多为肝经湿热下注而致阴痒。西医诊断可考虑细菌性阴道病或阴道菌群失调等。

（3）伴带下量多，色黄，呈泡沫状，或色白如豆渣状，臭秽，心烦少寐，口苦咽干，小便短赤者，多为湿热与病虫互相滋生，其虫作食，而致阴部瘙痒。西医诊断可考虑滴虫性阴道炎、外阴阴道假丝酵母菌病等。

### （二）查体要点

**1. 望诊** 先望全身，观察阴痒患者神态（表现烦躁还是平静），据此可对阴痒病情轻重缓急进行初步评估。

（1）望神志、面色 患者精神不振、面容倦怠或时有面色潮红，多为虚证；面容焦虑，神情烦躁，多为实证。

（2）望舌 患者舌红，苔少，为肝肾阴虚之征；舌红，苔黄腻，为湿热下注之征。

**2. 闻诊** 阴痒患者语声高、烦躁易怒，妇科检查带下臭秽，多属实证、热证；语声低微、少言懒语，多属虚证。

**3. 切诊** 阴痒患者的脉象是辨证的重要客观依据。脉弦细而数，为肝肾阴虚之征；脉弦滑而数，为湿热下注之征。

**4. 妇科检查** 外阴皮肤正常或潮红或粗糙，有抓痕，分泌物多，或黄稠如脓，或呈泡沫状，或呈豆渣样，多为湿热或虫蚀。病程长者，外阴色素减退，甚则呈皲裂、破溃、湿疹，多为肝肾阴虚或夹湿热。

### （三）辅助检查选择

阴道分泌物检查可显示正常，也可见滴虫或假丝酵母菌等。

### （四）诊断要点

**1. 病史** 有摄生不慎，或有外阴、阴道炎病史。

**2. 症状** 阴部瘙痒，或如虫行状，奇痒难忍，坐卧不宁，甚至灼热、疼痛，波及肛门周围，兼带下量多、臭秽。

**3. 妇科检查** 外阴皮肤正常或潮红或粗糙，有抓痕，分泌物增多。病程长者，外阴色素减退，甚则呈皲裂、破溃、湿疹。

**4. 辅助检查** 阴道分泌物检查可显示正常，或见滴虫或假丝酵母菌等。

### （五）辨证要点

1. 阴痒可出现在多种疾病中，外阴炎、阴道炎、外阴色素减退性疾病，以及糖尿病、神经性皮炎等全身性疾病都可出现阴痒，应详细询问患者病史、症状表现，进行妇科检查、阴道分泌物检查等以明确诊断。

2. 阴痒有虚实之分，因肝肾阴虚、精血亏损、外阴失养而致阴痒者，属虚证；因肝经湿热下注，带下浸渍阴部，或湿热生虫，虫蚀阴中以致阴痒者，为实证。临床可结合瘙痒的性质、程度，患者的年龄、局部表现与兼证、舌脉，所伴带下量、色、质、气味等以辨虚实。

3. 重视患者禀赋、体质、情志因素及其他病史等情况。

## 三、鉴别诊断

本病主要与股癣、湿疹进行鉴别。

**1. 股癣** 是皮肤真菌感染所致的体癣，发生于股内侧及会阴部，病灶边缘呈堤状，清晰可见，表面有鳞屑，有明显炎症改变。阴痒则无明显堤状皮损。

**2. 湿疹** 皮肤病变分布呈对称性，易复发，水洗或食鱼及虾蟹，往往使病情加重，且可以发生在全身任何部位。阴痒无以上特点。

## 四、中医治疗

### （一）治则治法

对本病的治疗以止痒为主，实者宜清热利湿、杀虫止痒；虚者宜滋阴养血止痒。要着重调理肝、肾、脾的功能，同时重视局部治疗护理，采用外阴熏洗、阴道纳药等法，将内服与外治、整体与局部相结合进行施治。

### （二）分证论治

#### 1. 肝肾阴虚证

证候：阴部干涩，奇痒难忍，或阴部皮肤变白、增厚或萎缩，皲裂破溃；五心烦热，头晕目眩，时有烘热汗出，腰酸膝软；舌红苔少，脉弦细而数。

治法：调补肝肾，滋阴降火。

方药：知柏地黄丸（方见带下过多）酌加何首乌、白鲜皮。

加减：若瘙痒不止，可加防风、徐长卿、薄荷；若见赤白带下，可加白及、茜草、海螵蛸；若见外阴干枯，可加制首乌、木瓜、生甘草；烘热汗出、腰膝酸软明显者，可加生牡蛎、续断、龟甲。

### 2.湿热下注证

证候：阴部瘙痒灼痛，带下量多，色黄如脓，稠黏臭秽；头晕目眩，口苦咽干，心烦不宁，便秘溲赤；舌红，苔黄腻，脉弦滑而数。

治法：泻肝清热，除湿止痒。

方药：龙胆泻肝汤（《医宗金鉴》）酌加虎杖、苦参。

龙胆泻肝汤：龙胆、栀子、黄芩、木通、泽泻、车前子、柴胡、甘草、当归、生地黄。

加减：若湿蕴较甚，可加萹蓄、瞿麦；若大便干燥加大黄、枳实；若阴虫侵蚀，可加鹤虱、川楝子、槟榔；若心烦不宁，可加珍珠母、莲子心。

### 3.湿虫滋生证

证候：阴部瘙痒，如虫行状，甚则奇痒难忍，灼热疼痛；带下量多，色黄，呈泡沫状，或色白如豆渣状，臭秽；心烦少寐，胸闷呃逆，口苦咽干，小便短赤；舌红，苔黄腻，脉滑数。

治法：清热利湿，解毒杀虫。

方药：萆薢渗湿汤（《疡科心得集》）加白头翁、苦参、防风。

萆薢渗湿汤：萆薢、薏苡仁、黄柏、赤茯苓、牡丹皮、泽泻、通草、滑石。

加减：若带下色黄呈泡沫状，可加茵陈、椿根皮；若带下呈凝乳状，可加土茯苓、徐长卿、川槿皮；若口苦咽干明显，可加柴胡、黄芩；若心烦少寐明显，酌加黄连、栀子、珍珠母。

### （三）辨治小结

阴痒的病因比较复杂，接触性、过敏性、化学制品的刺激及全身慢性疾病等都可能引发本病。中医认为肝肾阴虚、湿热下注和湿虫滋生是引发本病的常见原因。对于接触性、过敏性引发的阴痒，去除诱因是关键；而全身慢性疾病导致的阴痒，则以治疗原发病为主，在治疗原发病的过程中可按照全身及局部情况分证论治，并运用外治法治疗。

中医治疗以止痒为主，实者宜清热利湿、杀虫止痒，虚者宜滋阴养血止痒。除内服药物外，辨证选用或结合阴道分泌物检查，配合相应的外治法，可提高临床疗效。

## 五、西医治疗要点

阴痒与西医临床关系最密切的是阴道炎，治疗之时，可根据妇科及白带检查的阳性结果，针对性地用药。

# 第五节　阴　疮

## 一、概述

妇人阴户生疮，结块红肿、热痛，或化脓腐烂，黄水淋漓，甚则溃疡如虫蚀，或者肿块位于阴道边侧，如有蚕茧，称为"阴疮""阴蚀""阴茧"。

西医学的外阴溃疡、前庭大腺炎和前庭大腺囊肿可参照本病辨证论治。

## 二、临床诊断要领

### （一）问诊要点

1.病史及诱因　问清与起病相关的外感或内伤因素，可因外感、饮食而诱发或与体质有关。因外感、饮食而发多为邪实，因体质而发多为虚实夹杂。问诊时应根据起病特点全面而有重点地进行询问。

2.主要症状　外阴皮肤灼热结块，甚则溃烂流脓，黏稠臭秽，属阳证，与热毒有关，一般见于急性期；若外阴皮肤坚硬，皮色不变或溃后脓水淋漓，为阴证，与体虚有关，为慢性、迁延性。

3.伴随症状

（1）伴恶寒发热，头晕目眩，口苦咽干，心烦不宁，便秘尿黄，多属热毒侵入，侵蚀外阴皮肤。西医诊断应考虑前庭大腺囊肿、前庭大腺炎。

（2）伴神疲倦怠，食少纳呆，舌淡，多属寒湿相结，痰瘀交阻，肌肤失养。西医诊断应考虑外阴溃疡、外阴结核。

### （二）查体要点

**1.望诊**

（1）望神志　精神不振、倦怠乏力、少气懒言，多为脾阳不振。

（2）望面色　满面通红多属外感发热，为外感之邪内扰心脉；两颧潮红多属阴虚阳亢，为阴虚火旺、扰动心脉；面色淡白多属心阳虚衰或气血不足，心脉失养；面色与口唇青紫多属心气、心阳虚衰而血行不畅，为心血瘀阻、气滞血瘀。

（3）望舌　舌红苔黄多属热证、阳证，为湿热证；舌淡，苔白腻为寒证、阴证，为寒湿证。

（4）望外阴　外阴溃烂流脓，黏稠臭秽，为湿热证；若阴疮溃后脓水淋漓，为寒湿证。

**2.切诊**　脉滑数为湿热之征；脉细弱为寒湿之征。

**3.妇科检查**　外阴局部黏膜充血、糜烂、溃疡、流脓，或覆有脓苔；若有脓肿形成时可触及波动感，溃疡则有脓性分泌物，乃湿热证；阴疮坚硬，皮色不变，脓水淋漓，乃寒湿证。腹股沟淋巴结可不同程度增大，触痛明显为热证。

### （三）辅助检查选择

1.血常规可见白细胞、中性粒细胞计数增高。

2.性传播疾病检查，梅毒、艾滋病血清学检测。

3.外阴局部分泌物病原体培养。

4.外阴局部活组织病理检查。

## 三、中医治则治法

根据热者清之，寒者温之，坚者消之，虚者补之，下陷者托之的原则，阴疮初起属热毒者，以清热解毒，活血化瘀，消肿止痛为主。病程日久，以扶正祛邪为主，治疗应内外兼顾，重视局部治疗。

# 第六节　盆腔炎性疾病

盆腔炎性疾病（PID）指一组女性上生殖道及其周围组织的感染性疾病，包括子宫内膜炎、输卵管炎、输卵管卵巢脓肿、盆腔腹膜炎。病变可局限于一个部位，或同时累及多个部位，最常见的是输卵管炎。本病多发于育龄期妇女，若治疗不及时可引起弥漫性腹膜炎、败血症、感染性休克，严重者甚至危及生命。

中医古籍中无此病名记载，在"热入血室""带下病""妇人腹痛""癥瘕"等病证中可见相关记载。

—— 急性盆腔炎 ——

## 一、临床诊断要领

### （一）问诊要点

**1.病史及诱因**　近期有妇产科手术史，或经期产后摄生不慎史，或房事不洁史，或慢性生殖道炎症病史。问清与本病发生的诱发因素，如分娩、流产、宫腔手术操作、经行房事等，此时妇人胞宫、胞脉空虚，血室正开，气血耗伤而余血未尽，若调摄失当，或手术消毒不严，湿、热、毒邪乘虚而入，与气血相搏结，蕴积胞宫、胞脉、胞络，冲、任损伤，正邪交争，发为本病。

**2.主要症状**　常见症状有下腹部疼痛难忍、高热或伴寒战、带下量多臭秽；正值经期可有经量增多、经期延长。

**3.伴随症状**　伴有恶心呕吐，腹胀腹泻，尿频尿急等症状。

### （二）查体要点

**1.望诊**

（1）望神　神思清楚，捧腹曲背，面呈痛苦，多为妇科痛证；神昏谵语，高热不退，躁动不宁，面赤息粗，多为热证。

（2）望面色　面色紫暗有瘀斑者，多为血瘀；面色白兼有面目虚浮者，多夹湿。

（3）望唇舌　望唇舌包括望口唇、望舌质、望舌苔。

① 望口唇：唇色深红，多属血热；兼见口唇干裂，甚或肿胀生疮，多属热毒；口唇紫暗多属血瘀。

② 望舌质：舌质深红者，多为血热；舌质绛红者，为热入营血；舌有瘀斑紫点者，多属血瘀。

③ 望舌苔：苔白厚腻者，多为湿浊内停，或寒湿凝滞。苔黄薄者，多属血热轻证；苔黄厚而干者，多属血热重证，或里热炽盛；苔焦黄或焦老而有芒刺者，多属热结在里；苔灰而干，甚或黑苔者，多属热炽伤津；舌红绛而干，无苔或花剥苔，多属热入营血。

（4）望月经　经量过多，经色紫红或鲜红，多属血热；经色紫暗，多属瘀滞；经质稠黏，多属瘀、热；经质夹紫暗血块者，多属血瘀。

（5）望带下　带下色黄，多属湿热或湿毒；带下色赤或赤白相兼，多属血热或邪毒；带质稠黏，多属湿热蕴结。

（6）望阴户、阴道　阴户、阴道潮红肿胀多为感染湿热之邪所致。

**2. 闻诊**

（1）耳听声音　声高气粗，甚或语无伦次者，多属实证、热证。

（2）鼻嗅气味　若月经、带下、恶露等气味臭秽，多属血热或湿热蕴结；气味恶臭难闻者，多属邪毒壅盛或瘀浊败脓等病变。

**3. 切诊**

（1）切脉　妇产科疾病寒、热、虚、实的辨证，其脉诊与其他科相同。在盆腔炎性疾病中，脉滑数、洪数者，多属血热；脉滑数或弦数者，多见湿热。

（2）按诊　盆腔炎性疾病患者，小腹疼痛拒按，多属于实；按之灼热而痛甚者，多为热盛。

**4. 妇科检查**　可见阴道壁黏膜充血，内见多量脓性臭秽分泌物；宫颈充血、水肿、举痛，宫颈口可见脓性分泌物；子宫体正常或稍大，压痛明显，活动受限；宫体一侧或双侧压痛明显，可触及增厚或包块；后穹隆饱满、触痛，或有波动感。

### （三）辅助检查选择

1. 血常规检查可见白细胞计数及中性粒细胞升高。

2. 红细胞沉降率＞20mm/h，C 反应蛋白升高。

3. 阴道、宫颈管分泌物涂片可见白细胞，或培养可见致病菌，并进行药敏试验。

4. 后穹隆穿刺可抽出脓液。

5. 妇科彩超检查可见盆腔积液或包块。

6. 腹腔镜检查发现 PID 征象。

### （四）诊断要点

最低标准：子宫颈举痛或子宫压痛或附件区压痛。

附加标准：

① 体温超过 38.3℃（口表）。

② 子宫颈异常黏液脓性分泌物或脆性增加。

③ 阴道分泌物湿片出现大量白细胞。

④ 红细胞沉降率升高。

⑤ 血 C 反应蛋白升高。

⑥ 实验室检查证实的子宫颈淋病奈瑟球菌或衣原体阳性。

特异标准：

① 子宫内膜活检组织学证实子宫内膜炎。

② 阴道超声或核磁共振检查显示输卵管增粗，输卵管积液，伴或不伴有盆腔积液、输卵管卵巢肿块，腹腔镜检查发现盆腔炎性疾病征象。

## 二、鉴别诊断

盆腔炎性疾病应与急性阑尾炎、异位妊娠、卵巢囊肿蒂扭转、子宫内膜异位囊肿破裂等相鉴别。

**1. 急性阑尾炎**　两者均有身热、腹痛、血白细胞升高。PID 痛在下腹部，病位较低，常伴月经异常、带下增多；急性阑尾炎痛多局限于右下腹，有麦氏点压痛、反跳痛，可做腰大肌和闭孔内肌试验以资鉴别。

**2. 异位妊娠** 异位妊娠者多有停经、下腹疼痛、阴道不规则流血，血、尿 HCG 阳性，阴道后穹隆穿刺可吸出不凝血。PID 下腹痛常伴发热，血中白细胞明显升高，阴道后穹隆穿刺可抽出脓液或淡黄色积液，可资鉴别。

**3. 卵巢囊肿蒂扭转** 常突发下腹痛，逐渐加重，与体位改变有关，可伴有恶心呕吐。多有附件包块病史，B 超、妇科检查可资鉴别。

**4. 子宫内膜异位囊肿破裂** 常突发剧烈腹痛，与性生活等腹压增加有关，伴恶心呕吐和肛门坠胀。多有子宫内膜异位囊肿病史，妇科检查、B 超、经阴道后穹隆穿刺可资鉴别。

## 三、中医治则治法

本病起病急骤、病情危重，临床上以实证为主，中医辨证为热毒炽盛、湿热瘀结为多见。因属急性病，故治疗贯彻"急则治标，缓则治本"的原则，高热阶段以清热解毒为主；热减或热退后，则以消癥散结化湿为主。

盆腔炎性疾病后遗症

## 一、概述

盆腔炎性疾病后遗症是 PID 的遗留病变，以往称为慢性盆腔炎，多是由于 PID 未能得到及时正确的治疗，迁延日久而来，临床缠绵难愈，以不孕、输卵管妊娠、慢性盆腔痛、炎症反复发作为主要临床表现，严重影响妇女的生殖健康和生活质量。根据发病部位及病理不同，可分为慢性输卵管炎与输卵管积水、输卵管卵巢炎及输卵管卵巢囊肿、慢性盆腔结缔组织炎。

中医古籍无此病名记载，根据其临床表现，归属于"癥瘕""妇人腹痛""带下病""月经不调""不孕症"等范畴。

## 二、临床诊断要领

### （一）诊断要点

**1. 病史** 大多有 PID 发作史，或宫腔、盆腔手术史，或不洁性生活史。

**2. 症状** 下腹部疼痛或坠胀痛，痛连腰骶，常在劳累、性交后及月经前后加重。可伴有低热起伏，易疲劳，劳则复发，带下增多，月经不调，不孕等。

**3. 检查**

（1）妇科检查 子宫常后倾后屈，有压痛，活动受限或粘连固定；宫体一侧或两侧附件增厚，或触及呈条索状增粗的输卵管，或触及囊性肿块，压痛；宫骶韧带增粗、变硬、触痛。

（2）辅助检查 ①实验室检查：白带常规、细菌性阴道病检查（BV）、宫颈分泌物检测及红细胞沉降率、血常规检查等可有异常发现。②B 超检查：可有一侧或两侧附件液性包块。③子宫输卵管造影检查：输卵管迂曲、阻塞或通而不畅。④腹腔镜检查：盆腔粘连，输卵管积水，伞端闭锁。

### （二）辨证要点

盆腔炎性疾病后遗症主要是湿热毒邪残留于冲任、胞宫，与气血搏结，聚结成瘀。故以血瘀为关键，病情缠绵，证候虚实错杂。临证需结合全身症状及舌脉辨别寒热、虚实。一般而言，本病以实证或虚实夹杂证多见，纯虚证少见。

## 三、鉴别诊断

**1. 子宫内膜异位症** 子宫内膜异位症与盆腔炎性疾病后遗症相似，但常表现为痛经，进行性加重；盆腔炎性疾病后遗症疼痛不仅限于经期，平时亦有腹部疼痛，且可伴有发热，抗感染治疗有效。妇科检查、B 超、腹腔镜检查有助于诊断。

**2. 盆腔淤血综合征** 两者均可表现为长期慢性下腹疼痛、腰骶痛。但盆腔淤血综合征妇科检查多无明显异常，有时可见宫颈紫蓝或有举痛。腹腔镜检查及盆腔静脉造影有助诊断与鉴别。

**3. 卵巢肿瘤** 盆腔炎性疾病后遗症相关的输卵管积水或卵巢囊肿除有盆腔炎病史外，肿块呈腊肠形，囊壁较薄，周围有粘连。而卵巢良性肿瘤以圆形或椭圆形较多，多为囊性，表面光滑，活动；卵巢恶性肿瘤可在阴道后穹隆触及盆腔内硬结节，肿块多为双侧，实性或半实性，表面凹凸不平，不活动，常伴有腹水，晚期可有恶病质征象。

## 四、中医治则治法

治疗以活血化瘀，行气止痛为主，配合清热利湿、疏肝行气、散寒除湿、补肾健脾益气等治疗。在内治法的基础上，配合中药直肠导入、中药外敷、中药离子导入等综合疗法，以提高临床疗效。

# 第七节　子宫内膜异位症

## 一、概述

子宫内膜异位症简称内异症，是指具有生长功能的子宫内膜组织出现在子宫腔被覆内膜及宫体肌层以外的其他部位所引起的一种疾病。卵巢型子宫内膜异位症形成囊肿者，称为卵巢子宫内膜异位囊肿（俗称"巧克力囊肿"）。本病多发于 25～45 岁，发病率为该年龄段妇女的 10%～15%，是常见的妇科疾病。

中医古籍中没有"子宫内膜异位症"的病名记载，根据其临床表现，可归属在"痛经""月经过多""经期延长""癥瘕""不孕"等病症中。

## 二、临床诊断要领

### （一）问诊要点

**1.病史及诱因**　有进行性加剧的痛经史，或有不孕史，或有剖宫产、人工流产等手术史。

**2.主要症状**　为继发性、进行性加剧的痛经，需问清引起疼痛的原因，疼痛的具体部位，疼痛持续的时间，疼痛的性质，加重或缓解因素，疼痛时是否有恶心、呕吐、腹泻等其他伴随症状。非经期是否有性交痛、肛门坠胀感，是否随着经期加剧。

**3.伴随症状**　详细询问患者的月经周期、经期，行经时的伴随症状及生育史。

（1）月经异常　行经时经量、经色是否异常，是否伴有血块；行经天数是否有延长。

（2）不孕或流产　详细询问患者孕产史，是否有原发或者继发不孕，是否有不良妊娠史。

（3）其他　肠道内异症可见腹痛、腹泻或便秘，甚至周期性少量便血；膀胱内异症可在经期出现尿痛、尿频和血尿；呼吸道内异症可见经期咯血及气胸；瘢痕内异症可见瘢痕处结节于经期增大，疼痛加重。

### （二）查体要点

妇科检查：子宫多后倾固定，宫颈后上方、子宫后壁、子宫骶韧带或直肠子宫陷凹处可扪及硬性、触痛性结节，一侧或双侧附件可触及囊实性肿块，活动度差，有轻压痛。较大的卵巢内膜异位囊肿可扪及与子宫粘连的肿块，囊肿破裂时出现腹膜刺激征。若病变位于宫颈，可见宫颈表面有稍突出的紫蓝色小点或出血点，质硬，光滑，有触痛。若病变累及直肠阴道隔，可在阴道后穹隆扪及隆起的小结节或包块。若病变累及腹壁切口、脐部等，在相应部位可触及结节性肿块。

### （三）辅助检查选择

**1.血液检查**　血清 CA125、CA199、抗子宫内膜抗体（EMAb）值测定可提高内异症的诊断率，并可作为药物疗效评价的参考指标。

**2.影像学检查**　B 超检查有助于发现盆腔或其他病变累及部位的包块，了解病灶位置、大小和形状，对诊断卵巢内膜异位囊肿有重要意义。钡剂灌肠有助于发现直肠子宫陷凹及直肠阴道隔内异症病灶。必要时行盆腔CT 及 MRI 检查。

**3.腹腔镜检查**　是目前内异症诊断的金标准。腹腔镜检查的最佳时间是月经干净后立即进行，可直接了解病灶范围和程度。

### （四）诊断要点

**1.病史**　重点询问月经史、妊娠史、流产史、分娩史、家族史及手术史。

**2.临床表现**　育龄妇女有继发性、进行性加剧的痛经和不孕、性交痛，或慢性盆腔痛病史，盆腔检查扪及与子宫相粘连的囊性包块或盆腔内有触痛性结节，即可初步诊断为子宫内膜异位症。但临床确诊尚需参考腹腔镜检查和活组织检查结果。

**3.实验室及其他检查**

（1）影像学检查　B 型超声检查可确定卵巢异位囊肿的位置、大小和形状。囊肿壁厚且粗糙，囊内有点状细小的絮状光点，与周围特别是与子宫粘连，但此回声图像无特异性，不能单纯根据 B 型超声确诊。盆腔 CT、MRI 对盆腔深部内异症的诊断和评估有意义。

（2）腹腔镜检查　是目前诊断子宫内膜异位症的最佳方法，特别是对盆腔检查和 B 型超声检查无阳性发现，但有典型内异症症状者更为重要。在腹腔镜下活检即可确诊，并可确定临床分期。

（3）CA125 值测定　血清 CA125 值可升高，重症患者血清 CA125 值高于Ⅰ、Ⅱ期患者，但一般不超过 100U/L。CA125 测定还可用于监测异位内膜病变活动情况，监测疗效、复发情况。但 CA125 特异性较局限。

（4）膀胱镜或肠镜检查　可疑膀胱或肠道内异症，可行膀胱镜或肠镜检查及活检，并除外器官本身病变，诊断概率为 10% ～ 15%。

目前内异症的临床分期采用美国生殖医学协会（ARSM）1997 年第三次修订的 rAFS 分期标准，即经腹腔镜检查或剖腹探查确诊，对病灶的部位、数目、大小、深浅、粘连的范围和程度等进行评分。未行探查的临床分期可根据 1990 年中国中西医结合学会妇产科专业委员会第三届学术会议制定的盆腔内异症临床分期标准（以妇科双合诊、三合诊、结合 B 超检查为主）。

轻度：①散在的病灶种植，卵巢触痛，正常大或略大，但无明显的内膜囊肿形成。②粘连轻微或不明显，子宫、卵巢均活动。

中度：①卵巢单侧或双侧有多个病灶，卵巢增大，或有小的内膜囊肿形成，但囊肿直径不超过 3cm。②输卵管、卵巢有粘连。③有明显的散在病灶硬结，可触及触痛结节。

重度：①卵巢子宫内膜囊肿大于 3cm（单侧或双侧）。②盆腔粘连明显。③直肠子宫陷凹封闭，片状增厚，伴触痛结节。④病变累及直肠、膀胱，伴子宫固定不动（重度广泛性）。

### 三、鉴别诊断

子宫内膜异位症主要与子宫腺肌病、原发性痛经、盆腔炎性包块、卵巢恶性肿瘤相鉴别。

**1. 子宫腺肌病**　可合并内异症，痛经症状与内异症相似，但多位于小腹正中且更剧烈。妇科检查示子宫呈球形增大、质硬、经期触痛。B 超和腹腔镜检查可帮助鉴别。

**2. 原发性痛经**　经行小腹疼痛，呈阵发性、痉挛性或胀痛下坠感，常于 1 ～ 2 天内消失。妇科检查无阳性体征。B 超检查盆腔无异常。

**3. 盆腔炎性包块**　多有盆腔炎性疾病反复发作史，疼痛无周期性，平时亦有小腹部疼痛，可伴有发热和白细胞增高等，抗感染治疗有效。妇科检查示子宫活动度差，附件区可扪及边界不清包块，有压痛。

**4. 卵巢恶性肿瘤**　早期无症状，但病情发展迅速，腹痛、腹胀为持续性，与月经周期无关，患者一般情况差。妇科检查除扪及盆腔包块外，常有腹水。B 超提示包块以实性或混合性居多，形态多不规则。血 CA125 值多大于 200U/L，凡诊断不明确时应尽早剖腹探查。

### 四、中医治则治法

以活血化瘀为治疗总则，根据辨证结果，分别佐以理气行滞、温经散寒、清热除湿、补气养血、补肾、化痰等治法。结合病程长短及体质强弱决定祛邪扶正之先后，病程短，体质较强，属实证，以祛邪为主；病程较长，体质较弱，多为虚实夹杂证，或先祛邪后扶正，或先扶正后祛邪，亦可扶正祛邪并用。还应结合月经周期不同阶段治疗，一般经前宜行气活血止痛，经期以理气活血祛瘀为主，经后兼顾正气，在健脾补肾的基础上活血化瘀。同时注意辨病与辨证相结合，以痛经为主者重在祛瘀止痛；月经不调或不孕者要配合调经、助孕；癥瘕结块者要散结消癥。

# 第八节　多囊卵巢综合征

## 一、概述

多囊卵巢综合征（polycystic ovary syndrome，PCOS）是一种以月经紊乱、不孕、多毛、肥胖、双侧卵巢持续增大，以及雄激素过高、持续无排卵或偶发排卵为临床特征的疾病。从青春期开始发病，20 ～ 30 岁为高峰，约占总数的 85.3%，近年国内患病率 6.11% 或 6.46%。PCOS 的病因迄今不明。

中医古籍中虽无此病名，但根据临床表现，可归于"月经后期"或"月经先后不定期""闭经""崩漏""不孕症"等范畴。

## 二、临床诊断要领

### （一）问诊要点

**1. 病史及诱因** 多起病于青春期，初潮后渐现月经稀发或稀少，甚则闭经，部分也会出现月经频发、淋漓不尽等，渐可转为继发性闭经、不孕等。

**2. 主要症状**

（1）月经失调 主要表现为月经稀发与闭经；也有表现为月经频发或淋漓不净等崩漏征象。

（2）不孕 主要与月经失调和无排卵有关，且妊娠也易出现不良妊娠结局。

**3. 伴随体征**

（1）肥胖 PCOS患者中40%～60%的体重指数［体重（kg）/身高平方（m²）］≥25kg/m²，常呈腹型肥胖，这类肥胖者35%～60%伴有无排卵和多囊卵巢。

（2）多毛 常见于上唇、下腹部、大腿内侧、乳晕和脐周处，阴毛呈男性型分布。

（3）痤疮 常累及面颊下部、前胸和后背。

（4）黑棘皮病 局部皮肤或大或小的天鹅绒样、角化过度、灰棕色病变，常分布于颈后部、腋下、外阴、腹股沟等皮肤皱褶处。

### （二）查体要点

**1. 望诊** 先望全身，观察患者有无形体肥胖、面部痤疮、唇口毛发较密，颈项天鹅绒样色素沉着，性情急躁等，进行初步评估。

（1）望神志 精神抑郁，烦躁易怒，多为肝郁气滞；精神不振，倦怠乏力，多为脾肾亏虚。

（2）望面色 两颧潮红多属阴虚火旺；面色淡白多属脾肾阳虚或气血不足；面色与口唇青紫多属气滞血瘀。

（3）望舌 舌质红，少苔或无苔多属肾阴虚；舌淡，苔白多属肾阳虚；舌体胖大，色淡，苔厚腻多属脾虚痰湿；舌红，苔黄厚多属肝郁化火；舌质暗红有瘀点、瘀斑多属气滞血瘀。

**2. 闻诊** 患者声高、烦躁易怒，多属实证、热证；患者语声低微、少言懒语，多属虚证。

**3. 切诊** 患者的脉象是辨证的重要客观依据，常见的异常脉象有数脉、滑脉、细脉、沉脉、弦脉等。阳热为数，湿盛则滑，虚则沉细，气滞则弦。

**4. 妇科检查** 外阴阴毛较长而浓密，可布及肛周、腹股沟及腹中线；子宫体大小正常或略小；双侧或单侧卵巢增大，较正常卵巢大1～3倍，呈圆形或椭圆形，但质坚韧。少数患者卵巢并不增大。

### （三）辅助检查选择

根据病史及临床表现疑似PCOS者，可行下列检查。

**1. 基础体温（BBT）** 不排卵患者表现为单相型。

**2. B型超声检查** 见双侧卵巢均匀性增大，包膜回声增强，轮廓较光滑，间质内部回声增强。一侧或双侧卵巢各可见12个以上直径为2～9mm无回声区围绕卵巢边缘，呈车轮状排列，称为"项链征"。连续监测未见优势卵泡发育和排卵迹象。

**3. 内分泌测定** ①血清雄激素（T）水平。通常不超过正常范围上限2倍（如果雄激素水平高于正常范围上限2倍，要排除卵巢和肾上腺肿瘤的可能）。②卵泡早期血清卵泡刺激素（FSH）值偏低或者正常而黄体生成素（LH）值升高，LH/FSH＞2～3提示PCOS可能。③血清雌激素。雌酮升高，雌二醇正常或者轻度升高，恒定于早卵泡期水平，无周期性变化，雌酮/雌二醇＞1，高于正常周期，提示PCOS。④血清催乳素。部分患者可出现血清催乳素水平轻度增高。⑤尿17-酮类固醇正常或者轻度升高，正常时提示雄激素来源于卵巢，升高时提示肾上腺功能亢进。⑥葡萄糖耐量试验。测定空腹胰岛素水平（正常＜20mU/L）及葡萄糖负荷后血清胰岛素最高浓度（正常＜150mU/L）。注意结合糖尿病家族史。

**4. 诊断性刮宫** 月经前或者月经来潮6小时内行诊断性刮宫，子宫内膜呈增生期或增生过长，无分泌期变化。对B超提示子宫内膜增厚的患者或者年龄＞35岁的患者应进行诊断性刮宫，以除外子宫内膜不典型增生或子宫内膜癌。

**5. 腹腔镜检查** 镜下可见卵巢增大，包膜增厚，表明光滑，呈灰白色，有新生血管，包膜下显露多个卵泡，但无排卵征象（排卵孔、血体或黄体）。腹腔镜下取卵巢组织送病理检查，诊断即可确定。在诊断的同时可进行腹腔镜治疗。

### 三、鉴别诊断

多囊卵巢综合征应与卵泡膜细胞增殖综合征、肾上腺皮质增生或肿瘤、卵巢雄激素肿瘤、甲状腺功能异常等疾病鉴别。

**1. 卵泡膜细胞增殖综合征**　本病临床表现和内分泌检查与 PCOS 相似，但比 PCOS 更加严重，而且肥胖与男性化的程度比 PCOS 更明显。血清睾酮值增高，硫酸脱氢表雄酮水平正常，LH/FSH 比值可正常。卵巢活体组织检查，镜下可见卵巢皮质黄素化的卵泡膜细胞群，皮质下无类似 PCOS 的多个小卵泡。

**2. 肾上腺皮质增生或肿瘤**　PCOS 血清硫酸脱氢表雄酮值超过正常范围上限 2 倍时，应与肾上腺皮质增生或肿瘤相鉴别。肾上腺皮质增生患者的血 17α- 羟孕酮明显增高，促肾上腺皮质激素（ACTH）兴奋试验反应亢进，地塞米松抑制试验抑制率 ≤ 0.7；肾上腺皮质肿瘤患者则对这两项试验均无明显反应。

**3. 卵巢雄激素肿瘤**　卵巢睾丸母细胞瘤、门细胞瘤、肾上腺残迹肿瘤等均可产生大量雄激素，但多为单侧性、实性，进行性增大明显，可通过 B 超、CT 或 MRI 协助鉴别。

**4. 甲状腺功能异常**　临床上也可出现月经失调或闭经，可通过检测血清 TSH 鉴别。

### 四、中医治则治法

治疗以补肾治其本，健脾理气化痰，疏解肝郁泻火，活血化瘀调经治其标，标本同治。同时还应根据月经周期的不同和患者的体质情况辨证论治，选方用药。

# 第七章  妇科基本技能

## 第一节  妇科常用检查

### 一、妇科检查

妇科检查也称盆腔检查，包括外阴、阴道、宫颈、宫体及双侧附件检查。

#### （一）基本要求

**1. 注意事项**

（1）检查者应做到态度严肃，语言亲切，检查仔细，动作轻柔。检查前应告知患者盆腔检查可能引起不适，不必紧张并尽可能放松腹肌。

（2）除尿失禁患者外，检查前应嘱患者排空膀胱，必要时导尿。大便充盈者应在排便或灌肠后进行检查。

（3）应避免于经期进行盆腔检查，若为阴道异常出血则必须检查。检查前应先消毒外阴，并使用无菌手套及器械，以防发生感染。

（4）置于臀部下方的垫单或纸单应一人一换，以免交叉感染。

（5）患者取膀胱截石位，臀部置于台缘，头部略抬高，两手平放于身旁，以使腹肌松弛。检查者面向患者，立在患者两腿之间。危重患者不宜搬动时可在病床上检查。

（6）对无性生活史者禁行阴道窥器检查及双合诊检查，应行直肠 - 腹部诊。确有检查必要时，应先征得患者及其家属同意，方可进行。男医生检查患者时，需有其他医护人员在场。

（7）疑有盆腔内病变的腹壁肥厚、高度紧张不合作者，若盆腔检查不满意时，可在麻醉下进行盆腔检查，或改用超声检查。

**2. 操作前准备**　一次性会阴垫、阴道扩张器（窥器）、无菌手套。

#### （二）检查方法及步骤

**1. 外阴部检查**　观察外阴发育及阴毛多少和分布情况，有无畸形、皮炎、溃疡、赘生物或肿块，注意皮肤和黏膜色泽及质地变化，有无增厚、变薄或萎缩。分开小阴唇，暴露阴道前庭，观察尿道口和阴道口。查看尿道口周围黏膜色泽及有无赘生物。无性生活者的处女膜一般完整未破，其阴道口勉强可容示指；已有性生活者的阴道口能容两指通过；经产妇的处女膜仅余残痕或可见会阴后一侧切瘢痕。检查时还应让患者用力向下屏气，观察有无阴道前壁或后壁膨出、子宫脱垂或尿失禁等。

**2. 阴道窥器检查**　应根据患者阴道宽窄选用大小合适的阴道窥器。

（1）放置和取出　放置阴道窥器时，应先将窥器两叶前端合并，表面涂润滑剂以利插入，避免损伤。拟行宫颈细胞学检查或取阴道分泌物进行涂片检查时，为避免影响涂片结果，不应用润滑剂，改用生理盐水。放置窥器时，检查者用一手拇指、示指分开两侧小阴唇，暴露阴道口，另一手将窥器避开敏感的尿道周围区，斜行沿阴道侧后壁缓慢插入阴道内，边推进边将窥器两叶转正并逐渐张开，暴露宫颈、阴道壁和穹隆部。取出窥器前，先将窥器两叶合拢再沿阴道侧后壁缓慢取出。

（2）视诊

① 检查阴道：观察阴道前后壁和侧壁黏膜颜色、皱襞多少，是否有阴道隔或双阴道等先天畸形，有无溃疡、赘生物或囊肿等。注意阴道内分泌物量、色泽、性质、有无臭味。阴道分泌物异常者应进行滴虫、假丝酵母菌、淋病奈瑟球菌及线索细胞等检查。

② 检查宫颈：暴露宫颈后，观察宫颈大小、颜色、外口形状，有无出血、肥大、糜烂样改变、撕裂、外翻、腺囊肿、息肉、赘生物，宫颈管内有无出血或分泌物。同时可采集宫颈外口鳞 - 柱状上皮交接部脱落细胞行宫颈细胞学检查和 HPV 检测。

**3. 双合诊**　检查者一手的两指或一指放入阴道，另一手在腹部配合检查，称为双合诊。目的在于检查阴道、宫颈、宫体、输卵管、卵巢、宫旁结缔组织及盆腔内壁有无异常。

检查方法：检查者戴无菌手套，一手示指、中指涂润滑剂，顺阴道后壁轻轻插入，检查阴道通畅度、深度、弹性，有无畸形、瘢痕、肿块及阴道穹隆情况。再扪触宫颈大小、形状、硬度及宫颈外口情况，检查有无接触性出血。随后检查宫体，将阴道内两指放在宫颈后方，另一手掌心朝下手指平放在患者腹部平脐处，当阴道内手指向上向前方抬举宫颈时，腹部手指往下往后按压腹壁，并逐渐向耻骨联合部位移动，通过内、外手指同时分别抬举和按压，相互协调，即可扪清子宫位置、大小、形状、软硬度、活动度及有无压痛。子宫位置一般是前倾略前屈。"倾"指宫体纵轴与身体纵轴的关系。若宫体朝向耻骨，称前倾；当宫体朝向骶骨，称后倾。"屈"指宫体与宫颈间的关系。若两者间的纵轴形成的角度朝向前方，称为前屈；形成的角度朝向后方，称为后屈。扪清子宫情况后，将阴道内两指由宫颈后方移至一侧穹隆部，尽可能往上向盆腔深部扪触。与此同时，另一手从同侧下腹壁髂嵴水平开始，由上往下按压腹壁，与阴道内手指相互对合，以触摸该侧附件区有无肿块、增厚或压痛。若扪及肿块，应查清其位置、大小、形状、软硬度、活动度、与子宫的关系及有无压痛等。正常卵巢偶可扪及，触后稍有酸胀感。正常输卵管不能扪及。

**4. 三合诊**　经直肠、阴道、腹部联合检查，称为三合诊。双合诊检查结束后，一手示指放入阴道，中指插入直肠以替代双合诊时的两指，其余检查步骤与双合诊相同，是对双合诊检查不足的重要补充。通过三合诊可扪清后倾或后屈子宫大小，发现子宫后壁、宫颈旁、直肠子宫陷凹、宫骶韧带及盆腔后部病变，估计盆腔内病变范围及其与子宫或直肠的关系，特别是癌肿与盆壁的关系，以及扪诊阴道直肠隔、骶骨前方或直肠内有无病变。所以三合诊在生殖器官肿瘤、结核、子宫内膜异位症、炎症的检查时尤显重要。

## （三）记录

盆腔检查结束后，应将检查结果按解剖部位先后顺序记录。

外阴：发育情况及婚产式（未婚、已婚未产或经产式）。有异常发现时，应详加描述。

阴道：是否通畅，黏膜情况，分泌物量、色、性状及有无气味。

宫颈：大小、硬度，有无糜烂样改变、撕裂、息肉、腺囊肿，有无接触性出血、举痛及摇摆痛等。

宫体：位置、大小、硬度、活动度，表面是否平整，有无突起，有无压痛等。

附件：有无块状物、增厚或压痛。若扪及块物，记录其位置、大小、硬度，表面光滑与否，活动度，有无压痛，以及与子宫及盆壁的关系。左右两侧情况分别记录。

## 二、基础体温测定

基础体温（BBT）是机体处于最基本情况下的体温，反映机体在静息状态下的能量代谢水平。

**1. 测定方法**　每晚睡前将体温计水银柱调至36℃以下，并将其放在伸手可取的地方。次日清晨醒后，不讲话、不活动，将体温计放于舌下，测口腔温度5分钟，每日测量时间最好固定，并最好能保持6～8小时睡眠。将测得结果逐日记录于基础体温单上，连成曲线，并将生活中有关情况，如月经期、性生活、失眠、感冒等可影响体温的因素及治疗用药都记录在基础体温单上。一般需连续测量至少3个周期。

**2. 临床应用**

（1）指导避孕与受孕　育龄期妇女，排卵期在下次月经来潮前的14天左右。基础体温上升4日后可肯定已排卵，此时至月经来潮前的10天称安全期。基础体温上升前后2～3日是排卵期的范围，易受孕，称易孕期。因此可指导避孕及受孕。

（2）协助诊断妊娠　妊娠后由于妊娠黄体的作用，雌孕激素水平均增高，故基础体温于排卵后持续升高。若基础体温上升持续3周以上，则提示有妊娠可能。在孕早期BBT曲线渐渐下降，则示黄体功能不足或胎盘功能不良，有流产倾向。

（3）协助诊断　无排卵障碍相关异常子宫出血者基础体温为单相。排卵障碍相关异常子宫出血，可以基础体温上升持续时间、体温高低、下降方式来推断黄体功能状态。若黄体期短于11日，属黄体过早萎缩；若持续时间虽正常，但体温上升幅度<0.3℃，可能是黄体发育不良，黄体酮分泌不足；若基础体温虽为双相，但下降缓慢，为黄体萎缩过程延长，则可导致子宫内膜不规则脱落。

（4）检查不孕原因　可了解有无排卵及黄体功能情况。

（5）辅助诊断闭经发病部位　如基础体温为双相，则闭经的病变部位在子宫；基础体温为单相，则闭经的病变部位可能在卵巢或垂体、下丘脑。

## 三、生殖道细胞学检查

女性生殖道细胞通常包括阴道、宫颈管、子宫及输卵管的上皮细胞。临床上常通过阴道脱落上皮细胞检查反映其生理及病理变化。生殖道脱落细胞主要来自阴道上段和宫颈阴道部，也可来源于子宫、输卵管、卵巢及腹腔上皮。生殖道上皮细胞受卵巢激素影响而具有周期性变化，妊娠期亦有变化。因此，检查阴道脱落细胞可反映体内性激素水平，又可协助诊断生殖器不同部位的恶性肿瘤及观察其治疗效果。生殖道脱落细胞检查找到恶性细胞也只能作为初步筛选，不能定位，需要进一步检查才能确诊。

### （一）生殖道细胞学检查取材、制片及相关技术

**1. 涂片种类及标本采集**　采集标本前 24 小时内禁止性生活、阴道检查、阴道灌洗及用药，取标本的用具必须无菌干燥。

（1）阴道涂片　主要了解卵巢或胎盘功能。已婚妇女一般用干燥木刮板在阴道侧壁上 1/3 处轻轻刮取分泌物及细胞，避免将深层细胞混入影响诊断；对无性生活的妇女，阴道分泌物较少，可用无菌棉签先蘸生理盐水湿润，伸入阴道侧壁上 1/3 处涂抹，取出棉签，薄而均匀地涂于玻片上，并置于 95% 乙醇中固定。

（2）宫颈刮片　是筛查早期子宫颈癌的重要方法。取材应在宫颈外口鳞 - 柱状上皮交接处。该方法获取细菌数目较少，制片也较粗劣，故多推荐涂片法。

（3）宫颈管涂片　是筛查早期子宫颈癌的重要方法。先将宫颈表面分泌物拭净，用小型刮板进入宫颈管内，轻轻刮取一周制涂片，还可使用"细胞刷"刮取宫颈管上皮。将"细胞刷"置于宫颈管内，达宫颈外口上方 10mm 左右，在宫颈管内旋转 360°后取出，旋转"细胞刷"将附着于小刷子上的标本均匀地涂布于玻片上，或立即固定或洗脱于保存液中。小刷子的摩擦力可使上皮细胞脱落，取材效果优于棉拭子。

（4）宫腔吸片　怀疑有宫腔内恶性病变时，可采用宫腔吸片，较阴道涂片及诊刮阳性率高。选择直径 1～5mm 不同型号塑料管，一端连于干燥消毒的注射器，用长镊将塑料管另一端送入宫腔内达宫底部，上下左右转动，用注射器轻轻抽吸，将吸出物涂片、固定、染色。取出吸管时停止抽吸，以免将宫颈管内容物吸入。宫腔吸片标本中可能含有输卵管、卵巢或盆腹腔上皮细胞成分；亦可用宫腔灌洗法，用注射器将 10mL 无菌 0.9% 氯化钠注射液注入宫腔，轻轻抽吸洗涤内膜面，然后收集洗涤液，离心后取沉渣涂片，此法简单，取材效果好，特别适合绝经后出血妇女，与诊刮效果相比，患者痛苦小，易于接受，但取材不够全面。

**2. 染色方法**　细胞学染色方法有多种，如巴氏染色法、邵氏染色法及其他改良染色法。常用巴氏染色法，该法可用于检查雌激素水平及筛查癌细胞。

**3. 辅助诊断技术**　随着分子生物技术不断发展，细胞学辅助诊断技术可采用免疫细胞化学技术、原位杂交技术、影像分析、流式细胞仪测量及自动筛选或人工智能系统协助诊断。

### （二）正常生殖道脱落细胞的形态特征

**1. 鳞状上皮细胞**　阴道及宫颈阴道部上皮的鳞状细胞相仿，为非角化性分层鳞状上皮。上皮细胞分为表层、中层及底层，其生长与成熟受卵巢雌激素影响。女性一生中不同时期及月经周期中不同时间，各层细胞比例均不相同，细胞由底层向表层逐渐成熟。鳞状细胞的成熟过程是：细胞由小逐渐变大；细胞形态由圆形变为舟形、多边形；胞浆染色由蓝染变为粉染；胞浆由厚变薄；胞核由大变小，由疏松变为致密。

（1）底层细胞　按细胞形态、大小及胞浆多少可分为：①内底层细胞，只含一层基底细胞，是鳞状上皮细胞再生的基础，细胞呈圆形或椭圆形，细胞小，为中性粒细胞的 4～5 倍，巴氏染色胞浆蓝染，胞核大而圆。育龄妇女卵巢功能正常时不出现，仅在哺乳期、闭经后，阴道高度萎缩或创伤、糜烂时才出现。②外底层细胞，为 3～7 层细胞。圆形，比内底层细胞大，为中性粒细胞的 8～10 倍，巴氏染色细胞质淡蓝；核为圆形或椭圆形，核质比例 1：（2～4）。卵巢功能正常时，涂片中很少出现。

（2）中层细胞　是鳞状上皮中最厚的一层。接近底层者细胞呈舟状；接近表层者细胞大小与形状接近表层细胞。胞浆巴氏染色淡蓝，根据储存的糖原多寡，可有多量嗜碱性染色或半透明细胞质；核小，为圆形或卵圆形，染色质疏松为网状，核质比例约为 1：10。

（3）表层细胞　细胞大，为多边形，胞浆薄、透明；胞浆粉染或淡蓝，核小固缩。核固缩是鳞状细胞成熟的最后阶段。表层细胞是育龄妇女宫颈涂片中最常见的细胞。

**2. 柱状上皮细胞**　分为宫颈黏膜细胞及子宫内膜细胞。

（1）宫颈黏膜细胞　有黏液细胞和带纤毛细胞两种。在宫颈刮片或宫颈管吸片中均可见。黏液细胞呈高柱状或立方状，核在底部，呈圆形或卵圆形，染色质分布均匀，胞浆内有空泡，易分解而留下裸核。带纤毛细胞呈立方状或矮柱状，带有纤毛，核为圆形或卵圆形，位于细胞底部。

（2）子宫内膜细胞　为低柱状，较宫颈黏膜细胞小，为中性粒细胞的 1～3 倍。核为圆形，核大小、形状一致，多成堆出现，胞浆少，呈淡灰色或淡红色，边界不清。

**3. 非上皮细胞** 如吞噬细胞、白细胞、淋巴细胞、红细胞等。

### （三）生殖道脱落细胞检查在生殖道感染性炎症中的临床应用

**1. 细菌性阴道病** 常见的有乳杆菌、球菌、加德纳菌和放射菌等感染。涂片中炎性阴道细胞表现为细胞核呈豆状核，核破碎和核溶解，上皮细胞核周有空晕，细胞质内有空泡。

**2. 衣原体感染** 在宫颈涂片上可见化生的细胞质内有球菌样物及嗜碱性包涵体，感染细胞肥大多核。

**3. 病毒感染** 常见的有人乳头瘤病毒（HPV）感染和单纯疱疹病毒Ⅱ型（HSV-Ⅱ）感染。

（1）HPV感染 鳞状上皮细胞被HPV感染后具有典型的细胞学改变。在涂片标本中见挖空细胞、不典型角化不全细胞及反应性外底层细胞，即提示有HPV感染。

（2）HSV感染 早期表现为感染细胞的核增大，染色质结构呈"水肿样"退变，染色质很细，散布在整个胞核中，呈淡的嗜碱性染色，均匀，犹如毛玻璃状，细胞多呈集结状，有许多胞核。晚期可见嗜伊红染色的核内包涵体，周围可见一清亮晕环。

### （四）生殖道细胞学在妇科肿瘤中的应用

**1. 癌细胞的特征** 主要表现在细胞核、细胞及细胞间关系的改变。

**2. 宫颈/阴道细胞学诊断的报告形式** 报告形式主要为分级诊断及描述性诊断两种。目前，我国仍有医院采用分段诊断（巴氏5级分类法），但是近年来更推荐应用TBS分类法及其描述性诊断。现行的TBS描述性诊断报告主要包括以下内容：评价涂片质量，包括细胞量与鳞状上皮细胞、柱状上皮细胞两种上皮细胞的分布；描述有关发现，作出诊断；描述对诊断能提供依据的细胞成分和形态特征。

（1）病原体 有无真菌、细菌、原虫、病毒等感染。可诊断滴虫性阴道炎、外阴阴道假丝酵母菌病、细菌性阴道病；放射菌感染；单纯疱疹病毒感染；衣原体感染；人乳头瘤病毒（HPV）感染。

（2）非癌样发现 ①反应性细胞改变：与炎症有关的反应性细胞改变（包括典型的修复）；与放疗有关的反应性细胞改变；与宫内节育器有关的反应性细胞改变。②子宫切除术后的腺细胞。③萎缩（有或无炎症）：常见于儿童、绝经期和产后妇女。

（3）其他 子宫内膜细胞出现在40岁以上妇女的涂片中，未见上皮细胞不正常。

（4）鳞状上皮细胞异常 ①不典型鳞状细胞（ASC）：包括无明确诊断意义的不典型鳞状细胞（ASC-US）和不能排除高级别鳞状上皮内病变的不典型鳞状细胞（ASC-H）。②低级别鳞状上皮内病变（LSIL）：与CIN Ⅰ术语符合。③高级别鳞状上皮内病变（HSIL）：包括CIN Ⅱ、CIN Ⅲ和原位癌。④鳞状细胞癌：若能明确组织类型，应按下述报告：角化型鳞癌、非角化型鳞癌、小细胞型鳞癌。

（5）腺上皮细胞改变 ①不典型腺细胞（AGC）：包括宫颈管细胞AGC和子宫内膜细胞AGC。②原位腺癌（AIS）。③腺癌：若可能，则判断来源（宫颈管、子宫内膜或子宫外）。

（6）其他恶性肿瘤，如不能分类的癌细胞等。

（7）建议在性生活开始3年后，或21岁以后开始宫颈细胞学检查，并结合HPV-DNA定期复查。

**3. 人乳头瘤病毒（HPV）分型** 人乳头状瘤病毒分为两类：致癌型（高危型）和非致癌型（低危型）。感染高危型HPV通常是发生宫颈鳞癌的必要非充分条件，其中以HPV16、18型与宫颈癌的关系最为密切。因此，HPV-DNA检测可作为筛查子宫颈癌及其癌前病变的常规筛查手段。

（1）根据生物学特征和致癌潜能，HPV被分为高危型（high-risk）和低危型（low-risk）

① 高危型HPV如HPV16、18、31、33、35、39、45、51、52、56、58、59、66、68等与癌及癌前病变相关。

② 低危型HPV如HPV6、11、42、43、44等主要与轻度鳞状上皮损伤和泌尿生殖道系统疣、复发性呼吸道息肉相关。

（2）临床意义

① 子宫颈癌筛查：与细胞学检查联合或单独使用进行子宫颈癌的初筛，可有效减少细胞学检查的假阴性结果。

② 细胞学无明确诊断意义的不典型鳞状细胞（ASC-US）的处理：对于细胞学检测提示ASC-US的患者，高危型HPV-DNA检测结果如为阳性，建议行阴道镜检查，如结果为阴性，则建议一年后复查。

③ 监测治疗效果。用于监测子宫颈病变术后治疗效果。

④ 监测疫苗，即针对使用疫苗者的监测。

## 四、超声检查

妇产科常用的超声检查途径为经腹及经阴道两种。经腹部超声检查需在膀胱充盈下检查（即憋尿检查），而经阴道超声检查应排空膀胱。

### （一）B型超声检查

B型超声检查是应用二维超声诊断仪，在荧光屏上以强弱不等的光点、光团、光带或光环，显示探头所在部位脏器或病灶的断面形态及其与周围组织器官的关系，并可行实时动态观察和照相的检查手段。

**1. 检查方法的选择** 经阴道B型超声检查分辨率高，尤其对急诊、肥胖患者或盆腔深部器官的观察，其效果更佳，而对超出盆腔的肿物及无性生活史者，应选用经腹部B型超声检查。

**2. 临床运用** 在产科方面，可用于诊断早期妊娠，鉴别胎儿是否存活；测定胎盘位置、胎盘成熟度及羊水量、有无畸形胎儿，还可诊断葡萄胎、异位妊娠，判断前置胎盘、胎盘早剥、多胎妊娠等，测量胎头双顶径，估计胎儿体重，探查有无宫内节育器及是否带器妊娠。在妇科方面，可诊断子宫肌瘤、子宫腺肌病和腺肌瘤、盆腔炎，监测卵泡发育，鉴别卵巢肿瘤为囊性或实性，鉴别巨大卵巢囊肿等。

### （二）彩色多普勒超声检查

彩色多普勒超声既具有二维超声的结构图像，又同时提供了血流动力学信息。在妇产科领域中，用于评估血管收缩期和舒张期血流状态的3个常用指数为阻力指数（RI）、搏动指数（PI）和收缩期/舒张期比值（S/D）。彩色超声探头也包括腹部和阴道探头。患者受检前的准备及体位与B型超声检查相同。可判断盆腔肿瘤边界及肿瘤血流分布；测定子宫动脉的血流指数；并可以对胎儿脐带血流进行检测，也可进行胎儿心脏超声检查。

### （三）三维超声检查

三维超声检查可显示出超声的立体图像，构成立体图像的方法有数种，目前应用的仪器多为在二维图像的基础上利用计算机软件进行三维重建。三维超声在用于胎儿畸形和妇科疾病，尤其妇科肿瘤的诊断方面具有独特优势。

### （四）超声造影

超声造影是利用造影剂增强"后散射"回声，提高图像分辨能力的一种超声诊断技术。分两种方式：一是经非血管途径超声造影，主要用于子宫输卵管超声造影；二是经血管途径超声造影，可提高子宫肌瘤、子宫腺肌病、宫腔占位性病变、子宫恶性肿瘤的诊断能力，了解肿瘤浸润范围、程度和周围脏器侵犯情况等。

## 五、计算机体层扫描（CT）检查

计算机体层扫描除显示组织器官的形态外，还可高分辨显示组织密度，能显示肿瘤的结构特点、周围侵犯及远处转移情况，可用于各种妇科肿瘤治疗方案的制订、预后估计、疗效观察及术后复发的诊断。

# 第二节　妇科技术操作

## 一、常用的标本采集

### （一）阴道后穹隆穿刺

直肠子宫陷凹是体腔最低的位置，盆、腹腔液体最易积聚于此，亦为盆腔病变最易累及的部位。通过阴道后穹隆穿刺，对抽出物进行观察、化验等，可协助明确诊断。

**1. 适应证**

（1）疑有腹腔内出血时，如异位妊娠、卵巢黄体破裂等。

（2）明确直肠子宫陷凹积液性质，或贴近后穹隆的肿块性质。

（3）在B型超声引导下经阴道后穹隆穿刺取卵可用于辅助生殖技术。

**2. 禁忌证**

（1）直肠子宫陷凹被较大肿块完全占据，并已凸向直肠。

（2）疑有肠管与子宫后壁粘连者。

（3）有恶性肿瘤倾向者。

（4）对于异位妊娠准备采取非手术治疗时，尽量避免穿刺，以免引起感染，影响疗效。

**3. 操作方法**

（1）排空膀胱后取膀胱截石位，外阴、阴道常规消毒，铺巾。阴道窥器暴露宫颈及阴道后穹隆，再次消毒阴道及宫颈，用宫颈钳钳夹宫颈后唇向前牵拉，充分暴露阴道后穹隆。

（2）用 22 号长针头或 18 号腰椎穿刺针接 10mL 注射器，于后穹隆中点快速进针刺入 2 ～ 3cm，有落空感后抽吸。若为肿块，则于最凸出或囊性感最明显的部位穿刺。

（3）抽吸完毕，拔针。若穿刺点有渗血可用无菌纱布填塞压迫止血，待血止后取出纱布及阴道窥器。

#### 4. 穿刺液性质和结果判断

（1）血液　新鲜血液放置后迅速凝固为误伤血管；暗红色血液不凝固表明有腹腔内出血，多见于异位妊娠、卵巢黄体破裂或脾破裂等；巧克力色黏稠液体多为卵巢子宫内膜异位囊肿破裂。

（2）脓液　可呈黄色、黄绿色、淡巧克力色，或稀薄或浓稠，有臭味，提示盆腹腔内有化脓性病变或脓肿破裂。脓液应行细胞学涂片、细菌培养、药物敏感试验。

（3）炎性渗出物　呈粉红色、淡黄色混浊液体，提示盆腹腔内有炎症。应行细胞学涂片、细菌培养、药物敏感试验。

（4）盆腔积液　有血性、浆液性、黏液性等。肉眼血性腹水，多疑为恶性肿瘤，应行细胞学检查。

#### 5. 注意事项

（1）穿刺时注意进针方向、深度，一般为后穹隆中点进针，采用与宫颈管平行的方向，深入至直肠子宫陷凹，不可过分向前或向后伤及子宫或肠管，如穿刺处出血，可压迫止血。

（2）检查抽出物，如为血液，放置 1 分钟，观察有无凝血。如凝血则为血管内出血；如不凝则为腹腔内出血。

（3）抽出物必要时送检。

（4）可先行经阴道 B 超检查，协助诊断后穹隆有无积液及液体量。

（5）子宫直肠窝粘连严重者，如子宫内膜异位症，易造成假阴性结果。

### （二）腹部穿刺

经腹壁腹腔穿刺术是通过穿刺抽吸出腹腔积液，观察其颜色、浓度及黏稠度，决定送检项目的操作，既可用于诊断又可用于治疗。

#### 1. 适应证

（1）明确腹腔积液的性质。

（2）鉴别贴近腹壁的肿物性质。

（3）腹水过多时，可通过腹腔穿刺放出腹腔积液，并可向腹腔内注射药物行腹腔内化疗。

#### 2. 禁忌证

（1）疑有盆腔恶性肿瘤腹腔转移者。

（2）疑有巨大卵巢囊肿者。

（3）中、晚期妊娠。

#### 3. 操作方法

（1）排尿后取半卧位或侧卧位。取脐与髂前上棘连线中外 1/3 交界处为穿刺点。

（2）常规消毒术野，铺无菌孔巾，以 1% 利多卡因行局部浸润麻醉。将穿刺针自穿刺点垂直刺入，进入腹腔有落空感，拔去针芯，即有液体溢出，连接注射器抽取。

（3）若需持续放液作为持续引流或减压者，可用腹腔穿刺器。选好适宜的套管与导管，在穿刺点局部麻醉下切开皮肤、筋膜，将穿刺器刺入，拔去针芯，再由套管插入导管，使液体缓慢流出并收取送检。取下套管，将导管连接于引流瓶。导管放置时间以病情而定。

（4）穿刺送检者，取液后即拔出穿刺针，局部覆以无菌纱布。穿刺引流者需缝合伤口并固定导管。

#### 4. 穿刺液性质和结果判断　吸取标本肉眼观察及送检基本同经阴道后穹隆穿刺。

#### 5. 注意事项

（1）腹腔积液少、移动性浊音阴性，或疑有腹腔广泛粘连者不宜行腹腔穿刺。

（2）腹腔积液量多者，在放液过程中应注意患者的血压、脉搏、呼吸，控制放液速度及放液量。

（3）严格无菌操作，以免腹腔感染。

（4）控制好针头进入的深度，以免刺伤血管及肠管。

## 二、输卵管造影术

子宫输卵管造影（hystero salpingography，HSG）是通过导管将造影剂注入子宫腔及输卵管，同时在 X 线下透视了解子宫、输卵管内腔的显影情况，协助诊断子宫内膜息肉、肿瘤、畸形、宫腔粘连、宫颈内口松弛症、盆腔慢性炎症，以及判断输卵管阻塞的部位。

**1. 适应证**

（1）不孕症，以明确输卵管是否梗阻或阻塞部位。

（2）原因不明的复发性流产。了解宫颈内口是否松弛，子宫及宫颈是否畸形等。

（3）检查宫腔疾病，如子宫畸形、宫腔粘连、内膜息肉、黏膜下肌瘤和子宫内口功能不全等。

（4）内生殖器结核非活动期。

**2. 禁忌证**

（1）内、外生殖器官急性或亚急性炎症期。

（2）有严重的全身性疾病，不能耐受手术。

（3）产后、流产后或刮宫术后 6 周内。

（4）停经不能排除妊娠者。

（5）碘过敏者。

**3. 术前准备**

（1）造影时间　宜在月经干净后 3～7 日，经净后禁止性生活。

（2）常规检查　术前需行白带常规检查，必要时加做宫颈分泌物培养以排除生殖器官感染性疾病。

（3）造影剂种类　有碘化油和碘水剂两种。40% 碘化油显影清楚，刺激性小；但碘油吸收慢，可引起异物反应性肉芽肿；用量过多易进入静脉，引起油栓。76% 复方泛影葡胺，用量为 10～20mL，临床上较常用。

（4）碘过敏试验　每次造影前必须询问有无服碘过敏史和行碘过敏试验。常用静脉试验，30% 泛影葡胺 1mL 加生理盐水 2mL，静脉注射，严密观察 10 分钟，出现心慌、颊黏膜水肿、恶心、呕吐、荨麻疹为阳性。

**4. 操作步骤**

（1）排尿后取膀胱截石位，外阴、阴道常规消毒，铺无菌孔巾，查清子宫大小及位置。

（2）用阴道窥器暴露宫颈，并消毒宫颈及穹隆部。

（3）将造影剂充盈导管，驱出管内的液体及气体。

（4）钳夹固定宫颈前唇，用子宫探针探查子宫方向及宫腔深度后，插入金属导管或双腔管，双腔管气囊要进入宫颈内口，囊内注入 3mL 空气；用金属导管者，应顶紧橡皮塞，固定导管位置，防止造影剂漏出。

（5）在荧光透视下徐徐注入造影剂，观察其进入子宫及流经输卵管的情况并摄片。用碘油造影者，24 小时后再摄盆腔平片，观察腹腔内有无游离的碘化油；如用碘水剂造影，因其流动及吸收快，应在首次摄片后 10～20 分钟再摄第二张片。

**5. 结果判断**

（1）正常图像　宫腔呈倒置的三角形，双侧输卵管影细长、柔软，24 小时后盆腔平片可见造影剂弥散于盆腔内。

（2）输卵管积水　输卵管远端扩张，碘油呈散珠状积聚其中，24 小时后依然不变，盆腔平片无造影剂弥散。

（3）子宫、输卵管结核　宫颈管呈锯齿状不平，宫腔变形或缩小，存在粘连时显示不规则的充盈缺损，输卵管内腔形态不规则，僵直，呈棒状或串珠状。

（4）子宫黏膜下肌瘤或内膜息肉　宫腔内充盈缺损。

（5）子宫畸形　单角子宫、双角子宫、纵隔子宫或双子宫等。

（6）宫颈内口松弛症　内口增宽和峡部缺陷。

**6. 注意事项**

（1）造影前抽取造影剂并充盈宫颈导管时，应将导管头向上，以便驱除管内空气，避免气泡进入宫腔造成充盈缺损，引起误诊。

（2）宫颈导管与宫颈外口必须紧贴，以免造影剂倒流入阴道，影响诊断。

（3）注射造影剂时切勿用力过大、推进过速，以免引起病变的输卵管损伤。

（4）在透视下如发现造影剂进入异常通道（进入血管或淋巴管）或患者发生咳嗽，应立即停止注射并取出导管，置患者于头低足高位，严密观察血压、呼吸等，应摄胸片警惕肺栓塞并及时对症处理。

（5）造影后 2 周内禁性生活及盆浴，可酌情给予抗生素预防感染。

## 三、计划生育手术

### （一）宫内节育器放置取出术

宫内节育器（IUD）是一种安全、有效、简便、经济、可逆的避孕工具，为我国育龄妇女的主要避孕措施。

**1. 宫内节育器放置术**

（1）适应证　凡育龄妇女自愿要求以 IUD 避孕而无禁忌证者。

（2）禁忌证

① 妊娠或可疑妊娠者。

② 生殖道急性炎症。

③ 人工流产、分娩或剖宫产后疑有妊娠组织物残留或感染可能者。

④ 宫颈过松、重度裂伤、重度狭窄等。

⑤ 生殖器官肿瘤、畸形，宫腔过大或过小，重度子宫脱垂等。

⑥ 严重的全身疾患。

⑦ 近 3 个月内有月经不调、阴道不规则流血。

⑧ 有铜过敏史者，禁用带铜节育器。

（3）放置时间

① 月经干净后 3 ～ 7 天，禁性生活。

② 人工流产术后立即放置。

③ 自然流产于转经后放置，药物流产于 2 次正常月经后放置。

④ 产后 42 日恶露已净，会阴伤口愈合，子宫恢复正常；剖宫产术后满半年。

⑤ 哺乳期，应排除早孕后放置。

⑥ 性交后 5 日内放置为紧急避孕方法之一。

⑦ 含孕激素 IUD 在月经第 3 日放置。

（4）放置方法

① 受术者排空膀胱后，取膀胱截石位，常规消毒外阴、阴道后铺巾，双合诊复查子宫位置、大小、倾曲度及附件情况。

② 阴道窥器暴露宫颈并消毒。

③ 以宫颈钳钳夹宫颈前唇，子宫探针沿宫腔方向探测宫腔深度以选择合适节育器。

④ 用放置器将节育器推送入宫腔，其上缘必须抵达宫底。带有尾丝者在距宫口 2cm 处剪断。观察无出血取出宫颈钳和阴道窥器。

（5）注意事项

① 严格无菌操作，以防感染。

② 节育器要一次放至宫底部，不可扭动放置器。

③ 哺乳期子宫很软，易穿孔，操作必须谨慎。

④ 术后休息 3 日，1 周内忌重体力劳动，2 周内忌性交及盆浴。

⑤ 定期随访，一般在术后第 1、3、6、12 个月各随访 1 次，以后每年随访 1 次，特殊情况应随时就诊。

**2. 宫内节育器的取出**

（1）取器指征　因副反应及并发症需取器者；改用其他避孕措施或绝育者；计划再生育或不需避孕者；放置年限已到需更换者；围绝经期停经 1 年内或月经紊乱者；带器妊娠者，包括宫内和宫外妊娠。

（2）取器时间　月经干净后 3 ～ 7 天；因出血多需取器，随时可取；带器合并早期妊娠，行人工流产时同时取器；带器异位妊娠，在术前诊断性刮宫时或在术后出院前取器。

（3）取器方法

① 有尾丝者，常规消毒后，用血管钳夹住尾丝后轻轻牵引取出。

② 无尾丝者，前三步与放置方法相同，然后用子宫探针查清节育器位置，再用取环钩或取环钳将节育器取出。取器困难者可在 B 型超声下进行操作，必要时在宫腔镜下取出。

**3. 宫内节育器的副作用**　主要表现为经量增多、经期延长或点滴出血；或白带增多，伴有下腹胀痛。在明确诊断后可采用中西医的方法对症处理。

**4. 常见并发症**

（1）出血。

（2）疼痛。

（3）子宫穿孔、节育器异位。

（4）感染。

（5）节育器嵌顿或断裂。

（6）异位。

（7）带器妊娠。

（8）节育器下移或脱落等。

## （二）负压吸引术

利用负压吸引原理，将妊娠物从宫腔内吸出。

### 1. 适应证

（1）妊娠 10 周内要求终止妊娠而无禁忌证者。

（2）妊娠 10 周内因患某种疾病不宜继续妊娠者。

### 2. 禁忌证

（1）生殖道炎症。

（2）各种疾病的急性期，或严重的全身性疾病不能耐受手术者。

（3）术前 2 次体温在 37.5℃ 以上者。

**3. 术前准备** 详细询问病史，进行全身及妇科检查；血或尿 HCG 检测、超声检查确诊；白带常规、血常规、凝血功能检查；术前测量体温、脉搏、血压。

### 4. 手术步骤

（1）前两步与放置宫内节育器相同。

（2）探测宫腔 宫颈钳夹持宫颈前唇后，用子宫探针探测子宫屈向和深度。

（3）扩张宫颈 宫颈扩张器扩张宫颈管，由小号到大号，循序渐进，扩张到比选用吸管大半号或 1 号。对于精神紧张恐惧或疼痛敏感者，扩张宫颈前宜行宫颈黏膜麻醉、宫旁阻滞麻醉或静脉麻醉。其中静脉麻醉应有麻醉医师监护，以防出现麻醉意外。

（4）吸管吸引 吸引前，进行负压吸引试验。无误后，按孕周选择吸管粗细及负压大小，负压一般控制在 400 ～ 500mmHg，顺时针方向吸引宫腔 1 ～ 2 周，将妊娠物吸引干净，当感到宫腔缩小、宫壁粗糙、吸管抽动有涩滞感时，表明已吸净，可取出吸管。

（5）检查宫腔是否吸净 用小号刮匙轻刮宫腔，尤其注意宫底及两侧宫角部，以防吸宫不全。检查吸出物有无绒毛及胚胎组织，与妊娠月份是否相符，有异常情况时应送病理检查。

### 5. 手术流产并发症的诊断与防治

（1）术中出血 多发生在妊娠月份较大时，主要为组织不能迅速排出，影响子宫收缩。可在扩宫后，注射缩宫素促进子宫收缩，同时尽快钳取或吸取胎盘及胚胎。

（2）子宫穿孔 器械进入宫腔突然出现"无底"感觉，或其深度明显超过检查时子宫的大小，提示子宫穿孔。应立即停止手术，给予缩宫素和抗生素，严密观察患者生命体征、腹痛、阴道流血以及腹腔内出血征象。若患者情况稳定，手术已完成，可行保守治疗；若胚胎组织尚未吸净，可换有经验的医师避开穿孔部位，也可在 B 型超声引导下或腹腔镜下完成手术。若出现内出血增多或疑有脏器损伤者，应立即剖腹探查或腹腔镜检查，根据情况进行相应处理。若尚未进行吸宫操作者，则等待 1 周后再清除宫腔内容物。

（3）人工流产综合征 指受术者在人工流产术中或结束时，出现恶心呕吐、心动过缓、心律失常、面色苍白、出冷汗、头晕、胸闷，甚至血压下降、晕厥和抽搐等迷走神经兴奋症状。出现症状应立即停止手术，给予吸氧，一般能自行恢复，重者静脉注射阿托品 0.5 ～ 1mg。

（4）吸宫不全 宫腔内部分妊娠组织物残留，术后阴道流血时间长，血量过多，或流血停止后又有多量流血，应考虑为吸宫不全，B 型超声检查有助于诊断。如无明显感染征象，尽早行诊刮术，刮出物送病理检查，术后用抗生素预防感染。伴感染者，应控制感染后再行刮宫术。

（5）漏吸 确定为宫内妊娠，术中未能吸到胚胎及胎盘绒毛，术中吸出物过少，尤其未见胚囊时，应复查子宫位置、大小及形状，并重新探查宫腔，能及时发现问题并解决。确属漏吸，应再次行负压吸引术。

（6）羊水栓塞 羊水栓塞偶可发生在人工流产钳刮术中。为宫颈损伤、胎盘剥离使血窦开放，羊水进入血液所致。

（7）感染 可发生急性子宫内膜炎、盆腔炎等，治疗不及时可扩散至子宫肌层、附件、腹膜，甚至发展为败血症。处理：卧床休息、支持疗法，及时应用广谱抗生素。

（8）远期并发症 宫颈粘连、宫腔粘连、慢性盆腔炎、月经失调、继发性不孕等。

### （三）药物流产

药物流产指应用药物终止早期妊娠的方法，目前临床常用方案为米非司酮配伍米索前列醇。米非司酮具有抗孕激素、糖皮质醇作用。米索前列醇是前列腺素类似物，有促进子宫收缩及宫颈软化作用。两者合用，抗早孕效果良好。

#### 1. 适应证

（1）正常宫内妊娠，孕龄7周以内，本人自愿，18～40岁的健康育龄妇女。

（2）超声确诊为宫内妊娠且胎囊最大径线≤2.5cm。

（3）高危人工流产对象，如有瘢痕子宫、哺乳期、多次人工流产及严重骨盆畸形等。

（4）对手术流产有恐惧或顾虑心理者。

#### 2. 禁忌证

（1）米非司酮的禁忌证　肾上腺及其他内分泌疾病、肝肾功能异常、妊娠期皮肤瘙痒史、血液病和血栓性疾病、与甾体激素有关的肿瘤。

（2）前列腺素药物禁忌证　心血管疾病、青光眼、胃肠功能紊乱、高血压、哮喘、癫痫等。

（3）其他　过敏体质、带器妊娠、异位妊娠或可疑异位妊娠、妊娠剧吐，长期服用抗结核、抗癫痫、抗抑郁、抗前列腺素药物等。

#### 3. 用药方法

米非司酮分为顿服法和分服法。

顿服法：于用药第1日顿服200mg米非司酮。

分服法：分次口服150mg米非司酮，于第1日晨服50mg，8～12小时后再服25mg；第2日早晚再各服米非司酮25mg；第3日上午7时再服25mg。每次服药前后至少空腹1小时。

顿服法于服药的第3日早上口服米索前列醇片0.6mg，前后空腹1小时；分服法于第3日服用米非司酮后1小时服米索前列醇。

服药后应严密随访，除了服药过程中可出现的恶心、呕吐、腹痛、腹泻等胃肠道症状外，药物流产后出血量多、出血时间长是其主要副作用。出血量多者需急诊刮宫。

## 四、阴道镜检查

阴道镜检查是对子宫颈筛查结果阳性妇女的专项检查，采用染色对比与阴道镜低倍放大图像评估子宫颈及下生殖道被覆上皮有无浸润癌及癌前病变，并对可疑病变部位行活检（包括多点活检、宫颈锥切术、宫颈管搔刮术）。

**1. 检查目的**　针对子宫颈癌筛查结果阳性的妇女，通过阴道镜的放大和定位功能，确定筛查结果阳性的来源，及早发现和诊断子宫颈及下生殖道浸润癌及癌前病变。

**2. 适应证**

（1）宫颈筛查结果异常

① 宫颈细胞学未见异常，HPV16、18型阳性，或其他高危型HPV感染持续1年及以上者。

② ASC-US伴高危型HPV阳性或重复性ASC-US。

③ ASC-H。

④ 低级别鳞状上皮内病变（LSIL）。

⑤ 高级别鳞状上皮内病变（HSIL）。

⑥ 不典型腺细胞（AGC）。

⑦ 原位腺癌（AIS）、腺癌。

⑧ 鳞状细胞癌。

⑨ 巴氏分级标准中≥巴氏ⅡB级以上的结果。

（2）妇科检查体征可疑

① 裸眼检查见严重或明显的子宫颈溃疡、包块（肿物）或赘生物。

② 裸眼检查或其他检查可疑癌。

（3）病史可疑

① 不明原因的下生殖道出血。

② 患者性伴侣生殖器官确诊湿疣或上皮内瘤变或癌。

③ 子宫颈或阴道上皮内病变治疗后随访。

④ 外阴或阴道壁存在 HPV 感染相关疾病。

**3. 禁忌证** 阴道镜检查没有绝对禁忌证，唯有妊娠期妇女绝对禁止行宫颈管搔刮术，以免引发流产，除此之外，下生殖道的急性感染应该在检查前进行相应治疗，以免因炎症反应、出血影响阴道镜评估的准确性。

**4. 注意事项**

（1）患者在检查前 24 小时内禁止性交、冲洗或上药。

（2）阴道镜检查可在除月经期的任意时段，最佳时间为月经周期第 8 ～ 12 天。

（3）妊娠期妇女的阴道镜检查最好安排在妊娠期 12 ～ 24 周，由资深阴道镜专家进行检查。

（4）注意询问患者有无血液疾病，有无使用抗凝剂及抗血小板药物的情况。

**5. 检查方法**

（1）患者取膀胱截石位，常规外阴消毒。

（2）窥阴器打开阴道，暴露宫颈。

（3）生理盐水清洁阴道、宫颈上皮，擦拭黏液。

（4）3% ～ 5% 醋酸试验。

（5）复方碘试验。

（6）识别鳞 - 柱状上皮交界，可视化记录生理盐水、醋酸试验、复方碘试验后宫颈及下生殖道被覆上皮的黏膜、血管变化，必要时包括肛周皮肤黏膜的评估。

（7）评估和识别病变的解剖位置、尺寸、大小和严重程度，并在最严重部位行活组织检查。

## 五、腹腔镜检查及手术

腹腔镜检查是将接有冷光源照明的腹腔镜经腹壁插入腹腔（妇科主要为盆腔），连接摄像系统，将盆腔、腹腔内脏器显示于监视屏幕上。通过图像检查盆、腹腔以诊断疾病，称为诊断性腹腔镜。在体外操纵进入盆、腹腔的手术器械，直视屏幕对疾病进行手术治疗，称为治疗性腹腔镜，治疗性腹腔镜不在此处介绍。

**1. 适应证**

（1）子宫内膜异位症（腹腔镜是国内该病最准确的诊断方法）。

（2）明确盆、腹腔肿块性质。

（3）确定不明原因急、慢性腹痛和盆腔痛的原因。

（4）明确或排除引起不孕的盆腔疾病。

（5）计划生育并发症的诊断，如异位节育器、子宫穿孔等。

**2. 禁忌证**

（1）绝对禁忌证 严重心肺功能不全；凝血功能障碍；绞窄性肠梗阻；大的腹壁疝或膈疝；腹腔内广泛粘连；弥漫性腹膜炎；腹腔内大出血。

（2）相对禁忌证 盆腔肿块过大，超过脐水平；妊娠＞ 16 周；晚期卵巢癌。

**3. 并发症**

（1）腹膜后大血管损伤 穿刺部位邻近后腹膜腹主动脉、下腔静脉和髂血管，应注意避免损伤。一旦发生腹膜后大血管损伤，可危及患者生命，应立即开腹止血，修补血管。

（2）腹壁血管损伤 多发生在第 2 或第 3 穿刺部位，穿刺过程中应使用腹腔镜透视法避开腹壁血管。如有损伤应及时发现并进行缝合或电凝止血。

（3）术中出血 是腹腔镜手术最常见的并发症。术者应熟悉手术操作和解剖，熟悉各种腹腔镜手术设备及器械使用方法。必要时需开腹止血。

（4）脏器损伤 主要指与内生殖器官邻近的脏器损伤，如膀胱、输尿管和肠管等损伤，多因周围组织粘连导致解剖结构异常、电器械使用不当或手术操作不熟练所致。一旦发生应及时修补，以免发生并发症。

（5）与气腹相关的并发症 包括皮下气肿、气胸和气体栓塞。因 $CO_2$ 对膈肌产生刺激，术后出现上腹部不适及肩痛，术后数日会减轻或消失，无须特殊处理；如术中发现胸壁上部及颈部皮下气肿，应立即停止手术；气体栓塞少见，一旦发生有生命危险。

（6）其他 如穿刺口不愈合、穿刺口疝等。

中医儿科学

# 第一章　中医儿科学发展简史

## 第一节　主要儿科名医学术思想

中医儿科学是中医学的重要组成部分，具有悠久的历史。中华民族在长期与儿童疾病做斗争的过程中，积累了极其丰富的经验，经历代医家总结整理，逐步形成和发展了中医儿科学的理论和实践体系。远古至南北朝是中医儿科学的萌芽期；隋朝、宋朝是中医儿科学的形成期；元朝至中华人民共和国成立前是中医儿科学的发展期；中华人民共和国成立后是中医儿科学的新时期。钱乙、万全、陈复正、吴瑭等是中医儿科学术发展史上有杰出贡献的医家。

### 一、钱乙

钱乙（1032—1113，宋朝），字仲阳，宋东平郡（今山东东平）人，是中医儿科学术发展史上有杰出贡献的医家。其医术精湛，被誉为"儿科之圣""幼科之鼻祖"。

#### （一）编撰《小儿药证直诀》

《小儿药证直诀》是一部承上启下，系统论述儿科疾病辨证论治的专著，是钱乙的弟子阎季忠将他的理论、医案和验方加以整理编撰而成。书中对小儿生理病理特点、生长发育、小儿病的诊断辨证、立法处方等做了比较全面的论述，确立了中医儿科的理论体系，使儿科自此发展成为独立的一门学科，后人视该书为儿科的经典著作。

《小儿药证直诀》一书分上、中、下3卷：上卷记载脉证治法；中卷记载钱乙所治病案，包括脏腑辨证及治疗预后；下卷记载药物方剂和治疗。

#### （二）明析小儿生理病理特点

钱氏在《灵枢·逆顺肥瘦》"婴儿者，其肉脆血少气弱"以及《诸病源候论·小儿杂病候》"小儿脏腑之气软弱，易虚易实"等学说的启发下，创造性地提出小儿两大生理特点：一曰"五脏六腑，成而未全……全而未壮"，说明小儿脏腑娇嫩，形气未充；二曰"骨脉、五脏六腑，神智精神"在天天"变蒸"，指出小儿在功能上生机旺盛，发育迅速。他还指出，在病理上，小儿"脏腑柔弱，易虚易实，易寒易热"。因此，钱氏治疗小儿疾病十分注意辨别其寒热虚实，时时以妄攻峻补、损伤竭津为禁约。

#### （三）师仲景法，首创五脏辨证

钱乙潜心研究《黄帝内经》《伤寒杂病论》理论，师从张仲景，建立了儿科五脏辨证体系，以五脏为基础，以证候为依据，辨别其虚实寒热以作为论治的准则。提出"五脏所主"，即心主惊、肝主风、脾主困、肺主喘、肾主虚，并强调五脏虚实辨证的重要性，各脏证有虚、实、寒、热之分，创立五脏补泻之方，方有温、清、补、泻之别。心经病证中，心热以导赤散，心实以泻心汤，心虚热以生犀散。肝经病证中，肝实处泻青丸，肝虚处地黄丸。脾经病证中，脾热用泻黄散，脾虚用补脾散。肺经病证中，肺热予泻白散，肺虚予阿胶散。肾经病证中，肾虚给地黄丸。论治法从五脏补虚泻实出发，又注意柔润清养，运补兼施。这种以脏腑病机立论的辨证论治思想，可谓执简驭繁，提纲挈领，是切合实际的辨证方法，对后来儿科学的发展产生了深远的影响。

#### （四）创立小儿四诊诊法，注重望诊

在诊断上，钱氏将中医四诊用于儿科临床，并将四诊与五脏辨证联系起来。他尤其重视望诊，主张从面部和眼部诊察小儿的五脏疾病，增加了"面上证"与"目内证"两种特殊的观察方法。他认为面部"左腮为肝，右腮为肺，额上为心，鼻为脾，颏为肾"，可以通过这几部分的颜色变化判断小儿的病症。对于目内证，他提出"赤者，心热""淡红者，心虚热""青者，肝热""黄者，脾热""无精光者，肾虚"等。其他如望见弄舌是"脾脏微热"；望见"手掐眉目鼻面"是肺热；望吐泻物时指出"吐乳泻黄，伤热乳也；吐乳泻青，伤冷乳也"等。又如对于小儿脉法，钱氏提出"小儿脉法，只是浮沉分表里，缓急分寒热，脉乱弦急分虚实"。总之，

钱氏创立了小儿四诊诊法，主张四诊合参，对儿科疾病诊治具有重要意义。

### （五）儿科临证，首重脾胃

钱乙认为脾胃失调是导致小儿多种疾病的重要因素，提出"脾胃虚衰，四肢不举，诸邪遂生"。不但认为虚羸、积、疳、伤食、吐泻、腹胀、慢惊、虫症等病都从脾胃论治，而且认为疮疹、咳嗽、黄疸、肿病、夜啼等病也与脾胃相关，也可以从脾胃论治。如诸疳"皆脾胃病，亡津液之所作也"；腹胀由"脾胃虚，气攻作也"；咳嗽若"痰盛者，先实脾"；肿病是"脾胃虚而不能制肾"等。因而钱氏往往先调治其脾胃，使中气恢复后再治其本病；或先攻下后再补脾；或补脾以益肺、滋肾等。如"小儿虚不能食，当补脾，候饮食如故，即泻肺经，病必愈"；又如"实食在内，乃可下之，毕，补脾必愈"等。钱氏注重调治小儿脾胃的学术思想，对后世李东垣的脾胃学说有深远的影响。

### （六）区分痘疹，明辨惊证

钱乙对小儿四大症状（痧、痘、惊、疳）有开创性的认识，首先将小儿发热出疹性的疾病痘疹、水痘、麻疹等传染病一一区分；其次对惊风、痫证加以鉴别，阐明了急、慢惊风为阴阳异证，认为急惊属阳、热、实，治合凉泻；慢惊属阴、寒、虚，治合温补，成为后世治疗惊风的准则。

### （七）治疗热病，善用清凉

钱氏对于小儿热性病的治疗注重清凉解毒，芳香开窍。例如，对于疮疹的治疗，认为"疮疹属阳，出则为顺"，故初起不宜妄下妄攻伐；若热旺毒盛之时，则宜百祥丸解毒，生犀角磨汁凉血，抱龙丸清凉开窍。又如急惊一证，主张用凉泻之法，每用泻心汤、导赤散泻心火，泻青丸泻肝热，大黄丸下里热，利惊丸下痰热，抱龙丸开窍醒神。这为清代温病学说的温热之邪陷入心包营分而采用芳香开窍一法开了先河。

### （八）巧裁古方，善创新方

钱乙遣方用药的特点是处处注意到五脏的虚实寒热，在祛邪务尽的原则下，处方力求攻不伤正，补不滞邪，或消补兼施，或寒热并投，并注重柔润，以扭转当时医家滥用香燥药物的偏向。

钱氏善于化裁古方，如异功散系四君子汤加陈皮而成，陈皮理气消导，使全方补而不滞；又如从《金匮要略》肾气丸中去桂附而为地黄丸，成为壮水之主、以制阳光之剂，适合小儿阴常不足、无烦益火的特点。

钱氏善于根据儿科特点创制新方。如泻白散中除用桑白皮泻肺化痰、降逆平喘之外，又用地骨皮滋阴退热，甘草、粳米益胃和中。此方泻实顾虚，泻肺顾脾，故李时珍称之为"泻肺诸方之准绳"。如以白术散治脾胃久虚吐泻，以四君子加藿香、木香、葛根，创升提举陷、甘温除热之法。又如益黄散用青皮、陈皮、丁香理气燥湿，芳香化浊，另有诃子涩肠，甘草守中，虽不用一味正补之药，而方名却曰补脾散，可见立方之奥。

## 二、万全

万全（1499—1582，明代），字事，号密斋，湖北罗田人。祖传三世名医，祖、父皆为儿科医生，万氏师承家传经验，融会诸家之学，汇集众长，学验俱丰，尤精于儿科，一生著述颇多，约20部，主要著作编辑成《万密斋医学全书》，其中包括《育婴家秘》《片玉心书》《幼科发挥》《痘疹心法》等多部儿科专著。对小儿生理、病理特点及诊断、治疗提出了许多独到的见解，所处之方多简便实用，效验价廉，对儿科学的发展做出了卓越的贡献。

### （一）提出"育婴四法"

万全对不同年龄儿童，提出了"育婴四法"。《育婴家秘·十三科》中说："一曰预养以培其元，二曰胎养以保其真，三曰蓐养以防其变，四曰鞠养以慎其疾。预养者，即调元之意也；胎养者，即保胎之道也；蓐养者，即护产之法也；鞠养者，即育婴之教也。"在当时就提出备胎、养胎的重要性，以及新生儿期疾病易迅变，死亡率高，婴幼儿年幼容易发病的特点，为中医儿童保健学的形成奠定了基础。

### （二）创脏腑有余不足论，完善小儿生理病理

万全在总结钱乙五脏虚实辨证的基础上，结合自己的临床实践体会，进一步完善了小儿生理病理学说，提出了小儿肝常有余，心常有余，脾常不足，肺常不足，肾常虚（三不足，二有余）之说。其"五脏有余不足论"的观点是对钱乙"五脏六腑，成而未全，全而未壮"理论的进一步发展。他在朱丹溪学术思想基础上，结合小儿的特点，认为小儿尚存在着阳有余、阴不足的体质状态。"阳常有余""阴常不足"加之五脏有余不足，万全开创了"三有余""四不足"学说，这是对小儿生理病理的高度概括。

### （三）治疗注重脾胃，用药精练轻灵

万氏继承钱乙的五脏辨证纲领并运用于临床，在治疗上提出了以"顾护正气，调理脾胃"为主的治疗原则。《幼科发挥·原病论》中强调指出"胃主受纳，脾主运化，脾胃壮实，四肢安宁，脾胃虚弱，百病蜂起"，五脏以胃气为本，脾胃受纳运化正常，则身体健康；如果脾胃虚弱，运化失司，则变生百病，认为诸如疳、惊、吐、泻等小儿常见病、多发病，无一不与脾胃有关。万氏指出："调理脾胃者，医中之王道也。"《育婴家秘·调理脾胃》中云："苟能饮食有节，寒温适宜，则脾胃强实，外邪不能侵，内邪无由起，何病之有哉？"万氏在治疗小儿疾病时尤其重视固护后天之本，调理小儿脾胃，追求中和，以达到阴阳平衡；并提出"节饮食，慎医药"，注重时时顾护脾胃之气；主张小儿用药不可峻攻，因攻伐之品多为苦寒药，可败阳而损胃。

### （四）儿科诊病四诊合参，尤重望诊

万全临证尤其注重望诊，《片玉心书》曰："唯形色以为凭"，"凡看小儿疾病，先观形色，而切脉次之"。但也推崇四诊合参，《幼科发挥》云："望闻问切，医家之大法也"，"儿有大小之不同，病有浅深之各异。观形察色之殊，望闻问切之间，若能详究于斯，可竭神圣工巧者矣"。

### （五）施治灵活，倡导内外合治

万全一生治学严谨，无论是前贤之论还是祖传之法，他都反复实践验证，以期对小儿疾病正确施治。万氏治疗惊风重视元气与脾胃，提出不可妄用辛香与寒凉之剂；治疗痘疹主张"温补凉泻，各附所宜"；诊治疾病强调求病因、定病位、探病机、辨病性、判病势、定证名，还倡导应用推拿、针灸、熨脐、药物沐浴等外治疗法，建立了一套系统的诊治小儿疾病的理论体系，为中医儿科学的进一步发展完善奠定了基础。

## 三、陈复正

陈复正（1690—1751，清代），字飞霞，广东罗浮山（今广东惠州）人。陈氏医、道兼修，研习医药。行医四十余载，慈悲为怀，据己实践，辑成《幼幼集成》。该书集清代以前中医儿科之大成，义理严谨，用方简切，注重实用，影响颇为深远。

### （一）护本培元，创小儿元气论

陈复正首创"赋禀""护胎"之说，十分重视优生和胎养，认为胎婴在腹，与母亲的精神状态、饮食营养、生活起居、语言举止、七情六欲、劳逸等有密切关系，故提出母亲受孕之后，务必谨慎护胎婴，做到戒嗔恚、寡嗜欲、适寒暑、慎饮食、防疾病、适当劳逸，认为这是培植小儿元气壮实之根源。

他认为初生儿"婴儿初诞，如蛰虫出户，草木萌芽"，甚是娇嫩，故告诫人们，对初生儿正气，要精心维护，处处培养，不能有丝毫损伤，反复论证正邪虚实关系，临证治疗，也强调保元为先。陈复正在《幼幼集成》中保元护正、慎施攻伐的思想，渗透在全书的每一节段。

### （二）注重望诊，阐述指纹脉诊见解

陈复正诊小儿病尤重望诊，通过观察面部五脏所属部位、形色，审苗窍知表里寒热虚实，提出简切辨证。除此之外，他还对小儿望指纹及脉诊提出自己的见解，将指纹辨证方法概括为"浮沉分表里、红紫辨寒热、淡滞定虚实""风轻、气重、命危"，至今为临床所采用。又根据小儿疾病表里寒热虚实概括出小儿脉诊"浮沉迟数，有力无力"六种基本脉象。

### （三）病证辨治，内外合治

《幼幼集成》所记载的病种，除儿科外感病、杂病外，还有新生儿疾病、五官科疾病、外科疾病、传染性疾病等，几乎囊括了当时所有儿科疾病。每叙一病，详论病因病机，证候特点，至于论治，首列正方，其未尽者，附以经验简方和外治之法，开创了内外合治的先例。

### （四）推崇外治，区分惊风

陈氏认为小儿勿轻易服药，故非常推崇外治法在儿科的应用，通过外治，使经气舒畅，气血流通，从而达到治疗疾病的目的。《幼幼集成》一书中，施用外治法多达 200 余处，并在治小儿热病中独创神奇外治法。如脐疗、敷贴、搽、擦、热熨、洗浴、浸泡、塞、针扎、挑刺、灸、砭、吹喉、取嚏、灌肠、熏、含漱等方法，简便效验。

针对当时医家对小儿出现抽搐、痉挛症状，不管是外感内伤，即以惊风统称，对于惊风，"妄用金石脑麝，开关镇坠之药，引邪深入脏腑"，提出批驳，并另立三搐：将伤寒病痉称为"误搐"，包括仲景之柔痉、刚痉；杂病致搐称为"类搐"，包括暑证疟痢、咳嗽丹毒、疮痘霍乱、客忤中恶所致；竭绝脱证称为"非搐"，即慢惊风、慢脾风之属。这样"条分缕析，证治判然"。治疗以解表、清热、温中三大法分别施之。

## 四、吴瑭

吴瑭（1758—1836，清代），字佩珩，号鞠通，江苏淮阴人。清代著名温病学家，儿科医家。其宗吴又可《瘟疫论》、叶天士《临证指南医案》等温病学说，并加以发挥，建立三焦辨证体系，同时兼通儿科，在小儿生理病理特点、外感及内伤疾病证治方面均有创见。

### （一）确立小儿生理病理特点

吴瑭在钱乙小儿生理病理理论的基础上，结合自身的临床实践，对"纯阳"理论进一步阐发，指出"纯阳"非"盛阳"之意；又根据《素问·宝命全形论》"人生有形，不离阴阳"的理论，以及阴阳互根、阳生阴长的理论，结合小儿的生长规律，提出"小儿稚阳未充，稚阴未长者也"，确立了"稚阴稚阳"的生理特点。对于病理特点，吴氏在《解儿难·儿科总论》中提及小儿"脏腑薄，藩篱疏，易于传变；肌肤嫩，神气怯，易于感触"，也是"稚阴稚阳"学说的具体体现。

### （二）用药轻灵，存阴退热

针对小儿"稚阴稚阳"的体质特点，受钱乙、李东垣影响，吴瑭强调保护小儿胃气的重要性，提出小儿的用药原则，提倡小儿用药要轻灵，中病即止。"其用药也，稍呆则滞，稍重则伤，稍不对症，则莫知其乡，捉风捕影，转救转剧，转去转远"。在治疗小儿疾病中，认为苦寒重伐胃汁，力辟苦寒之品，强调"儿科用苦寒，最伐生生之气""夫苦寒药，儿科之大禁也……"不可滥用苦寒之药。

此外，吴瑭指出"存阴退热为第一妙法，存阴退热，莫过六味之酸甘化阴也"，以钱乙的地黄丸为酸甘化阴的典型代表。同时，吴氏创制的人参乌梅汤、连梅汤，是酸甘化阴的代表方，为久痢伤阴、阴液大伤、热病液涸的"急以救阴"之法的代表方。

### （三）四纲九证，辨析痉病

吴瑭认为"惊风"即"痉"，指出："且俗名痉为惊风，原有急慢二条。所谓急者，一感即痉，先痉而后病；所谓慢者，久而致痉也。"他对痉、瘈、痫、厥四者的病机详细辨析，提出以寒热虚实辨之。根据感受邪气性质的不同，将小儿痉病分为九种证型，即寒痉、风温痉、温热痉、暑痉、湿痉、燥痉、内伤饮食痉、客忤痉、本脏自病痉。认为"六气皆能致痉"，但痉病的主要病因以风邪为主。"小儿易痉"是因"肌肤薄弱，脏腑嫩小，传变最速；一由近世不明六气感人之理，一见外感，无论何邪，即与发表"。说明小儿易得痉病的主观原因是小儿脏腑娇嫩、肌肤柔弱，导致邪气传变迅速，客观原因是医者发汗过度造成的阴液亏耗，筋脉失养，这也是吴氏温病学术中注重"固护阴液"的体现。因此在治疗惊风中，要标本兼顾，求本而治，既要平肝镇惊，息风泻火，又要滋肾养肝，滋水涵木。

### （四）疏补通调脾胃，创立治疳九法

吴瑭认为疳疾病根在于脾胃，提出"疳者干也，人所共知，不知干（疳）生于湿，湿生于土虚，土虚生于饮食不节，饮食不节生于儿之父母之爱其子，唯恐其儿之饥渴也"，阐明了病因病机，主要是父母唯恐小儿饥渴，小儿又不知节制，饮食过度，加之小儿脾常不足，致"脾气郁而不舒"，脾郁则不能为胃行津液，则湿停中焦，而脾喜燥恶湿，湿停则脾气更趋郁结，致中焦不受水谷之气。在治疗上注重疏补通调脾胃，提出"疏补中焦""升降胃气""升陷下之脾阳""甘淡养胃""调和营卫""食后击鼓，以鼓动脾阳""调其饮食""生有疳虫，再少用苦寒酸辛""每用丸药缓运脾阳，缓宣胃气"之治疳"九大妙法"，对后世乃至今日中医治疗小儿疳疾、小儿厌食起到了重要的指导作用。

# 第二节　中医儿科重要著作

历代医家为了中华民族的繁衍昌盛，为了新一代的健康成长，做出了卓越的贡献。著名儿科医家的学术观点及代表著作见表3-1-1。

表 3-1-1　历代中医儿科重要著作简表

| 书名 | 年代 | 作者 | 主要内容 |
|---|---|---|---|
| 《诸病源候论》 | 隋代 | 巢元方 | 巢氏将小儿外感病分为伤寒、时气两大类，内伤病以脏腑辨证为主。提出了小儿夜啼、痫证、解颅、滞颐、遗尿、蛔虫、蛲虫、脱肛、胎疝、鹅口疮、口疮等诸多儿科病证的病名病因证候 |
| 《备急千金要方》 | 唐代 | 孙思邈 | 首列妇人、少小婴孺方，将小儿病证分为九门，列方 325 首，《千金翼方》又载方 75 首，共 380 首。该书总结了唐代以前的儿科诊疗经验，为儿科病治疗提供了大量有效方药 |
| 《颅囟经》 | 约唐末宋初 | 佚名 | 首创"纯阳之体"的理论；论述了小儿脉法、囟门诊治法；论述了惊、痫、癫、疳、痢的证治 |
| 《小儿斑疹备急方论》 | 北宋 | 董汲 | 是论述小儿麻、痘、斑、疹的第一部专著，善用寒凉法 |
| 《小儿药证直诀》 | 北宋 | 钱乙（阎季忠编集） | 师仲景法，首创五脏辨证，提出治法方药，区分五脏的寒热虚实证候。总结出小儿面部望诊的实践经验，如"目内证""面上证"等；明确小儿的生理病理特点，是儿科发展成一门独立专科的先决条件；重视小儿脾胃病的调理，提出"疳皆脾胃病"的著名论点；区分麻疹、天花、水痘等出疹性疾病；对惊风和癫痫做出明确的鉴别；创制、化裁经典名方 |
| 《小儿卫生总微论方》 | 北宋 | 佚名 | 明确指出新生儿脐风撮口是由于断脐不慎所致。主张用烙脐饼按脐上，并烧灸脐带，再用封脐散敷裹，含有消毒意义，开小儿外科先河 |
| 《小儿痘疹方论》 | 南宋 | 陈文中 | 首论痘疹受病之源，次论痘疹治疗之法，后集痘疹经验良方。主张痘疹不可妄投寒凉之剂，创桂、附、丁香等燥热温补之剂治疗痘疹由于阴盛阳虚而出现倒塌者，创治痘疹温补学派 |
| 《小儿病源方论》 | 南宋 | 陈文中 | 一卷论养子真诀及小儿变蒸，叙述小儿护养与发育；二卷形证门，列附面部图形、按图论证；三卷分论惊风各证，后附方药；四卷论述痘疮引证和惊风引证 |
| 《活幼心书》<br>《活幼口议》 | 元代 | 曾世荣 | 详论初生诸疾，较早集中论述中医新生儿学的儿科著作。曾氏以调元散、补肾地黄丸治疗胎怯；归纳急惊风为"四证八候"，提出镇惊、截风、退热、化痰治法，立琥珀抱龙丸、镇惊丸等疗惊方；提出了"惊风三发便成痫""瘀血成痫"等创见 |
| 《婴童百问》 | 元代 | 鲁伯嗣 | 将儿科病证设为百问，每问一证，究其受病之源，详述其治疗之法。共 10 卷，方 800 多首 |
| 《保婴撮要》 | 元代 | 薛铠、薛己 | 论儿科病证 221 种，列医案 1540 则。其中论及小儿外科、皮肤、骨伤、眼、耳鼻咽喉、口齿、肛肠科病证 70 多种，脏腑、经络辨证用药，内治、外治、手术兼备，对中医小儿外科学的形成做出了重大贡献 |
| 《育婴家秘》<br>《幼科发挥》<br>《痘疹心法》<br>《片玉心书》 | 明代 | 万全 | 倡导"育婴四法"，提出了"三有余，四不足"的小儿生理病理学说；首次阐述了惊风有后遗症；治疗方面提出"首重保护胃气"，处方用药精练而切合病情，并将推拿疗法用于儿科 |
| 《小儿按摩经》 | 明代 | 四明陈氏 | 有"手法歌""观形察色法""认筋法歌""面部五位歌"等的详细记载 |
| 《证治准绳·幼科》 | 明代 | 王肯堂 | 广泛辑录明代以前医家名著有关儿科的理论和经验，分门别类，汇集成册，并阐明己见 |
| 《景岳全书·小儿则》 | 明代 | 张介宾 | 主张补益真阴元阳，慎用寒凉和攻伐，临证常用温补剂；提出小儿病理特点为"脏气清灵，随拨随应" |
| 《幼科折衷》 | 明代 | 秦昌遇 | 因虑"幼科诸书，非偏寒偏热之误，便喜补喜泻之殊，予故僭而折衷之" |
| 《博集稀痘方论》 | 明清 | 郭子章 | 提出婴孩之痘，须于病未成而治之的论点。载有稀痘方，稀痘方是牛痘接种发明以前预防天花的方法 |
| 《幼科铁镜》 | 清代 | 夏禹铸 | 重视望诊，提出"有诸内而形诸外"的著名论点；对惊风的治疗提出"疗惊必先豁痰，豁痰必先祛风，祛风必先解热，解热必先祛邪"的理论；主张用灯火燋疗法治疗脐风等证 |
| 《医宗金鉴·幼科心法》 | 清代 | 吴谦等 | 广泛搜集清代以前有关儿科的证治经验，加以分析归纳编纂，立论精当，条理分明，便于记忆，内容丰富，方法多效，既适用于临床，又适用于教学 |
| 《麻科活人全书》 | 清代 | 谢玉琼 | 是一部麻疹专著，详细阐述了麻疹各期及并发症的辨证和治疗，根据麻疹"喘而无涕，兼之鼻扇"的症状提出了"肺炎喘嗽"的病名 |

| 书名 | 年代 | 作者 | 主要内容 |
|------|------|------|----------|
| 《幼幼集成》 | 清代 | 陈复正 | 首创"赋禀""护胎"，认为胎婴在腹，与母亲的精神、饮食、劳逸等有密切关系；提出小儿指纹诊法当以"浮沉分表里，红紫辨寒热，淡滞定虚实"；论治方面，首列正方，其未尽者，附以经验简方及外治之法；对惊风、伤寒、痉病、杂病、诸搐搦症，提出误搐、类搐、非搐的区别 |
| 《幼科要略》 | 清代 | 叶天士 | 对小儿杂病如伏气、风温、夏热、厥逆、疳、胀、瘀疹、惊等的辨证和方药做了简要的叙述 |
| 《幼科释谜》 | 清代 | 沈金鳌 | 论述儿科诊法，并将主要病证（无痘科）分为24门（类），各编四言韵语一首，予以综括 |
| 《温病条辨·解儿难》 | 清代 | 吴瑭 | 提出"稚阳未充，稚阴未长"的生理特点、"易于感触，易于传变"的病理特点及"稍呆则滞，稍重则伤"的用药特点，论述了"六气为病、三焦分证、治病求本"的观点 |
| 《中医儿科学》 | 中华人民共和国成立后 | 王伯岳、江育仁等 | 该书精选古代儿科学术精华、梳理现代儿科临床经验，是现代首部大型中医儿科学术著作 |
| 《儿科医籍辑要丛书》 | 中华人民共和国成立后 | 张奇文等 | 全面整理了历代中医著作，选辑其中对现代儿科临床有指导意义的内容进行归类点注 |
| 《实用中医儿科学》 | 中华人民共和国成立后 | 江育仁、张奇文等 | 分基础篇、临床篇、治法篇，紧密结合临床，总结名家经验，是一部实用价值较高的学术著作 |
| 《中医药学高级丛书·中医儿科学》 | 中华人民共和国成立后 | 汪受传等 | 系统总结了中医儿科学基础理论研究的成果，全面反映了现代中医儿科临床和科研发展，提供了中医儿科学科研思路与方法，是汇集20世纪中医儿科学术发展成果的著作 |

# 第二章 肺系病证

## 第一节 感 冒

### 一、概述

感冒是指感受外邪引起的以发热恶寒、鼻塞、流涕、喷嚏、咳嗽、全身酸痛等为主要特征的小儿常见肺系疾病。西医学中的急性上呼吸道感染以上述症状为主要表现者可参考本病论治。本病各年龄段儿童皆可发病，婴幼儿更为常见。一年四季皆可发生，以冬春季节及气候骤变时发病率较高。本病有自限性，治疗得当大多预后良好，若感邪深重或兼有其他脏器的严重并发症，则可危及患儿生命。

中医认为外感风邪是感冒的主要病因，病位在肺，可累及肝脾。小儿肺脏娇嫩，神气怯弱，易于感邪；又因脾常不足，肝常有余，感邪之后，又会出现夹痰、夹滞、夹惊之兼证。小儿感受外邪，肺失宣肃，气机不利，津液不得敷布，聚而成痰，壅塞气道，而为感冒夹痰；若肺病及脾，脾运不健，乳食停滞，阻于中焦而为夹滞之象；若邪热炽盛，化火生风，出现惊风之象，尤需注意。

### 二、临床诊断要领

#### （一）四诊要点

##### 1. 问诊

（1）诱因　发病前是否遇气候变化、寒温交替或调护失宜等情况；是否有类似症状患者的接触史。

（2）主症情况　发热持续的时间，热峰情况，有无恶寒或寒战的情况，以确定发热的急、缓和热型等，可提示病情的严重程度；有无全身肌肉酸痛、头痛和咽喉疼痛，可区分外感六淫之邪或时行疫毒。

（3）伴随症状　恶寒无汗，多为感受风寒，卫阳被遏；发热恶风、有汗，多为风热外袭；暑天发热，热势较高并伴口渴心烦，多为暑热偏盛；起病急骤，肺系症状轻，全身症状重，多为感染时邪；脘腹胀满，不思乳食，为食滞中焦。

##### 2. 望诊
望诊被历代儿科医家列为四诊之首，通过观察患儿神志、面色、形体动态等来初步判断其病情的轻重缓急。

（1）望神色形态　精神如常，两目灵活，明亮有神，反应敏捷，体态自若，表情自然，面色红润，呼吸调匀，多提示病情轻微；烦躁不安，哭闹不宁，面红目赤，多为感染时疫或暑热炽盛；萎靡不振，气短懒言，提示染毒深重；若惊惕哭闹，睡卧不宁，甚则突然神昏，面色青紫，眼球上翻、凝视或斜视，四肢抽搐，提示邪热引动肝风。

（2）望咽喉　咽部红肿提示风热邪毒较甚；若出现黄白脓点，提示热邪入里，肺胃热甚，可参照乳蛾论治；若咽部见黄白或灰白色腐膜，可考虑白喉，为肺胃热浊之邪上壅于咽喉所致。

（3）望舌　舌淡、苔薄白多为风寒束表；舌苔薄黄多属风热袭表；苔腻可提示暑湿偏盛，舌苔厚腻为食积内阻之象。

（4）望指纹　指纹浮红为表寒之征；指纹浮紫为外感风热；指纹紫滞为感暑邪或时疫之邪，亦可见于感冒夹滞；指纹青滞多为感冒夹惊。

##### 3. 闻诊

（1）呼吸和声调　呼吸调匀，声音洪亮，表示患儿一般状态较好；呼吸急促或不均，语音低微，提示症状较重。

（2）咳嗽声　咳嗽渐重，喉间痰鸣，提示感冒夹痰。

（3）口气　口气臭秽提示饮食不化，宿食停滞，为感冒夹滞。

##### 4. 切诊

（1）脉诊　脉浮紧多为风寒感冒，脉浮数多为风热感冒，脉滑数多为暑邪感冒或夹滞，脉浮弦提示或有感冒夹惊。但由于小儿脉诊可受各种因素影响，故而仅作为参考，如遇证情复杂、脉证不符等情况，应当舍脉从证。

（2）按诊　感冒发热的患儿常伴随臀核肿大，按诊时切莫忽略，仔细观察臀核大小、质地，是否伴随压痛，表面是否泛红、破溃等。

### （二）辅助检查选择

**1. 血常规、超敏 C 反应蛋白（hs-CRP）**　白细胞总数正常或偏低，中性粒细胞减少，淋巴细胞比例增高，超敏 C 反应蛋白正常或轻度升高者，提示病毒感染；合并细菌感染者，白细胞总数及中性粒细胞常增高，超敏 C 反应蛋白升高明显。

**2. 病原学检查**　咽拭子培养、呼吸道病毒检测、血培养等可明确感染的病原体，抗链球菌溶血素 O 升高提示存在链球菌感染。

**3. 影像学检查**　如咳嗽、咳痰症状加重，高热持续者，可行胸部 X 线片或 CT 检查，有助于判断是否并发肺部感染。

### （三）诊断标准

1. 以发热恶寒、鼻塞流涕、喷嚏等症为主，多兼咳嗽，可伴呕吐、腹泻或高热惊厥。
2. 四时均有，多见于冬春，常因气候骤变而发病。
3. 白细胞总数正常或减少，中性粒细胞减少，淋巴细胞相对增加，单核细胞增加。

### （四）辨证要点

本病以八纲辨证为纲，重在辨风寒、风热、暑湿、表里、虚实；其次辨四时感冒与时疫感冒；再次辨兼夹证的有无。

**1. 辨寒热**　发热、恶寒无汗，鼻塞流清涕，唇、舌、咽不红，苔薄白者，属风寒之证；发热、恶风、微汗、鼻塞流浊涕，唇、舌、咽红，苔薄黄者，多为风热之证。

**2. 辨暑湿**　夏季多为暑邪感冒。热势较高，无汗或汗出而热不解，口渴心烦者，多为暑热偏盛；若胸闷、泛恶，身重困倦，食少纳呆，舌苔腻，为暑湿偏盛。

**3. 辨虚实**　感冒为外感疾病，病在肺卫，属表证、实证；若反复感冒，体质虚弱，汗多畏寒，多为虚实夹杂之证。

**4. 辨四时感冒与时疫感冒**　主要依据临床症状和是否有流行趋势辨识。四时感冒一般症状较轻，无流行趋势；时疫感冒一般症状较重，有流行病学史。

**5. 辨兼证**　感冒病程中，若咳嗽较剧，咳声重浊，喉中痰鸣，舌苔白腻，脉浮滑，为感冒夹痰；若脘腹胀满，不思乳食，呕吐酸腐，口气秽浊，大便酸臭，为感冒夹滞；若惊惕啼叫，睡卧不宁，甚或惊厥，舌尖红，脉弦数，为感冒夹惊。

## 三、类病鉴别

**1. 急性传染病早期**　多种急性传染病的早期都有类似感冒的症状，如麻疹、百日咳、水痘、手足口病、幼儿急疹、流行性脑脊髓膜炎等，应根据流行病学史、临床特点、实验室检查等加以鉴别。

**2. 急性感染性喉炎（急喉瘖）**　本病初起仅表现发热、微咳、声音嘶哑，病情较重时可闻犬吠样咳嗽及吸气性喉鸣。

**3. 过敏性鼻炎**　常表现为反复发作的鼻痒、打喷嚏、鼻塞、流涕，查体可见鼻黏膜苍白水肿，过敏原检测可作为鉴别。

## 四、辨证论治

感冒的病机关键为肺卫失宣。治疗主要以疏风解表为基本法则。根据不同的证候，分别治以辛温解表、辛凉解表、清暑解表、清热解毒。治疗兼证在解表基础上，分别佐以化痰、消导、镇惊之法。若发热时间长，病情迁延，疾病后期损伤阴津，患儿出现口干、舌干少津或地图舌等，可加养阴生津之品，如太子参、沙参、麦冬等。此外，还可辨证与辨病相结合，辅助检查提示病毒感染者可酌加抗病毒的中药，如板蓝根、大青叶、黄芩等清热解毒之品。

### （一）主证

#### 1. 风寒感冒

证候：恶寒重，发热轻，无汗，头痛，肢体疼痛，鼻流清涕，喷嚏，咳嗽，咽不红，舌淡红，苔薄白，脉浮紧或指纹浮红。

治法：辛温解表。

主方：荆防败毒散加减。

常用药：荆芥、防风、羌活、独活、川芎、柴胡、前胡、桔梗、枳壳、茯苓、甘草。

加减：头痛甚者加葛根、白芷；痰多加半夏、陈皮；呕吐加半夏、生姜、竹茹；外寒里热证加黄芩、石膏。

### 2. 风热感冒

证候：发热重，恶寒轻或恶风，有汗或少汗，头痛，鼻塞，鼻流浊涕，喷嚏，咳嗽，痰稠色白或黄，或目赤流泪，咽红肿痛，口干渴，舌质红，苔薄黄，脉浮数或指纹浮紫。

治法：辛凉解表。

主方：银翘散加减。

常用药：金银花、连翘、竹叶、荆芥、牛蒡子、薄荷、淡豆豉、桔梗、芦根、甘草。

加减：热重加栀子、黄芩；咳嗽重、痰稠色黄加桑叶、瓜蒌、浙贝母；咽红肿痛加虎杖、蒲公英、玄参；大便秘结加枳实、生大黄。

### 3. 暑邪感冒

证候：发热，无汗或汗出热不解，头晕、头痛，鼻塞，身重困倦，胸闷，泛恶，口渴心烦，食欲不振，或有呕吐，泄泻，小便短黄，舌质红，苔黄腻，脉数或指纹紫滞。

治法：清暑解表。

主方：新加香薷饮加减。

常用药：香薷、金银花、鲜扁豆花、厚朴、连翘。

加减：偏热重者加黄连、栀子、虎杖；偏湿重加佩兰、藿香；呕吐加半夏、竹茹；泄泻加葛根、黄芩、黄连、苍术。

### 4. 时邪感冒

证候：起病急骤，高热，恶寒，无汗或汗出热不解，头痛，心烦，目赤咽红，肌肉酸痛，腹痛，或有恶心、呕吐，舌质红，苔黄，脉数或指纹紫。

治法：清热解毒。

主方：银翘散合普济消毒饮加减。

常用药：金银花、连翘、竹叶、荆芥、牛蒡子、薄荷、淡豆豉、桔梗、芦根、甘草、黄芩、黄连、人参、橘红、玄参、板蓝根、马勃、白僵蚕、升麻、柴胡。

加减：高热者，加生石膏、知母；恶心、呕吐者，加竹茹、陈皮；泄泻者，加葛根、藿香。

## （二）兼证

### 1. 夹痰

证候：感冒兼见咳嗽较剧，痰多，喉间痰鸣，舌苔厚腻，脉浮滑或浮数。

治法：风寒夹痰者辛温解表，宣肺化痰；风热夹痰者辛凉解表，清肺化痰。

常用药：在疏风解表的基础上，风寒夹痰证加用三拗汤、二陈汤，常用炙麻黄、苦杏仁、半夏、陈皮。风热夹痰证加用桑菊饮加减，常用桑叶、菊花、鱼腥草、瓜蒌皮、浙贝母。

### 2. 夹滞

证候：感冒兼见脘腹胀满，不思饮食，呕吐酸腐，口气秽浊，大便酸臭，或腹痛泄泻，或大便秘结，小便短黄，苔厚腻，脉滑或指纹紫滞。

治法：解表兼以消食导滞。

常用药：在疏风解表的基础上，加用保和丸加减。常用焦山楂、焦六神曲、鸡内金、莱菔子、枳壳。若大便秘结，小便短黄，壮热口渴，加大黄、玄明粉。

### 3. 夹惊

证候：感冒兼见惊惕哭闹，睡卧不宁，甚至骤然抽搐、神昏，舌质红，脉浮弦或弦数，指纹青滞。

治法：解表兼以清热镇惊。

常用药：在疏风解表的基础上，加用镇惊丸加减。常加用钩藤、僵蚕、蝉蜕。可另服小儿回春丹、琥珀抱龙丸或小儿金丹片。

## 五、西医治疗要点

以充分休息、支持疗法和预防并发症为主。

**1. 一般治疗**　注意休息，多饮水，注意呼吸道隔离，预防并发症。

**2. 抗感染治疗**　大多数上呼吸道感染由病毒引起，常用抗病毒药物利巴韦林；抗细菌药物可选用抗生素，常用青霉素类、头孢菌素类或大环内酯类，疗程3～5天。

**3. 对症治疗**　高热可予对乙酰氨基酚或布洛芬口服，亦可采用冷敷额头、温水擦身等物理降温方法。如发生高热惊厥的患儿可予以镇静、止惊处理。

# 第二节　咳　嗽

## 一、概述

咳嗽是小儿时期常见的肺系疾病之一，以咳嗽或咳嗽伴咳痰为主要临床特征。西医学的气管炎、支气管炎可参考本病论治。

本病一年四季均可发生，但冬春二季发病率较高；任何年龄小儿皆可发病，以婴幼儿为多见。本病一般预后良好，部分可反复发作，迁延不愈，或者病情加重，发展为肺炎喘嗽。中医认为咳嗽外因主要为感受外邪，其中又以感受风邪为主，内因责之肺脾不足。小儿肺脏娇嫩，藩篱疏薄，外邪从口鼻或皮毛入侵于肺，肺气不宣，清肃失职，且脾常不足，若饮食失宜，脾胃亦伤，痰湿内生，上贮于肺，咳嗽乃生。咳嗽日久，耗伤正气，可转为内伤咳嗽。

## 二、临床诊断要领

### （一）四诊要点

**1. 问诊**

（1）诱因　发病前是否有感冒的病史或类似症状患者的接触史，是否有寒温失宜、饮食不节或疲劳史。

（2）主要症状　咳嗽起病急缓，病程长短，出现的时间和频率等可初步提示咳嗽病因属外感还是内伤。

（3）伴随症状　恶寒无汗，头痛，全身酸痛，多为外感风寒；口渴咽痛，发热恶风，多为感受风热；发热口渴，烦躁，溲黄便干，多属痰热；胸闷纳呆，神乏困倦，多为痰湿中阻；自汗畏寒，多属气虚；口渴、咽干喉痒，午后潮热或手足心热，多属阴虚。

**2. 望诊**

（1）望神色形态　精神如常，目光有神，反应敏捷，面色红润，呼吸调匀，提示病情轻微；烦躁不安，哭闹不宁，面红目赤，多属热证；面色㿠白，气短懒言，多属虚证。

（2）望痰液　痰液清稀者，多属寒证或气虚；痰黄黏稠者，多属热证；痰少而黏，多为阴虚。

（3）望舌　舌淡红，舌苔薄白，多属风寒；舌质红为有热，若舌苔薄黄多属风热，舌苔黄腻多属痰热；舌淡红，苔白腻，为痰湿蕴肺；舌淡嫩，边有齿痕，属肺脾气虚；舌质红少苔，属阴虚肺燥。

（4）望指纹　指纹浮红属风寒束肺；指纹紫属有热，浮紫多属风热袭肺，紫滞多为痰热蕴肺；指纹淡多为肺脾气虚。

**3. 闻诊**　咳嗽深浅、咳声特点往往提示疾病的病位以及病邪的性质。咳嗽频作、声重，考虑风寒外袭，肺气不宣；咳嗽不爽，气粗声嘎，考虑风热袭肺；咳嗽痰多，甚则喉间痰鸣，多属痰热壅肺；咳声重浊，喉间痰声辘辘，多属痰湿阻滞，气机不畅；咳嗽声低，咳而无力，属肺脾气虚或肺肾两虚；干咳无痰，或痰少而黏，声音嘶哑，多属阴虚火旺或肺燥伤津。

**4. 切诊**　脉浮紧，属风寒，脉浮数，属风热；脉滑属痰湿内蕴，滑数多属痰热；脉细无力为气虚，脉细数为阴虚。

### （二）辅助检查选择

**1. 血常规、超敏C反应蛋白**　白细胞总数正常或偏低，淋巴细胞比例增高，超敏C反应蛋白正常或轻度升高者，提示为病毒感染；伴细菌感染时，白细胞总数及中性粒细胞常增高，超敏C反应蛋白升高明显。

**2. 病原学检查**　痰培养、呼吸道病毒检测等提示相应病原体的感染，肺炎支原体抗体IgG、IgM检测用于肺炎支原体感染诊断，抗链球菌溶血素O升高提示链球菌感染，结核菌素试验阳性提示结核分枝杆菌感染。

3. **降钙素原检测** 有助于鉴别细菌还是病毒感染。

4. **影像学检查** 胸部 X 线片可初步判断感染病灶，如胸片存在异常需进一步排查，若经治疗症状未见明显改善者，可行胸部 CT 检查。

### （三）诊断标准

1. 咳嗽为主要症状，多继发于感冒之后，常因气候变化而发作。

2. 好发于冬春季节。

3. **肺部听诊** 两肺呼吸音粗糙，或有少量的散在的干、湿啰音。

4. X 线片或透视检查，示肺纹理增粗。

### （四）辨证要点

本病以八纲辨证为纲，首先辨外感、内伤，其次辨虚实，再次辨寒热。

1. **辨外感、内伤** 多根据病程长短和有无表证来辨。外感咳嗽发病较急，咳声高扬，病程短，伴有表证；内伤咳嗽，发病较缓，咳声低沉，病程较长。

2. **辨虚实** 外感咳嗽多属实证；内伤咳嗽多兼有不同程度的里证，且常呈由实转虚或虚中夹实的证候变化。

3. **辨寒热** 咳嗽痰白清稀，咽不红，舌质淡红，苔薄白或白腻，多属寒证；咳嗽痰黄黏稠，咽红，舌质红，苔黄腻，或见苔少，多属热证。

## 三、类病鉴别

1. **肺炎喘嗽** 以气喘、咳嗽、痰壅、发热为主症，双肺听诊吸气末可闻及固定的中细湿啰音，胸部 X 线检查可见肺纹理增粗、紊乱及斑片状阴影。

2. **肺结核** 婴幼儿活动性肺结核的症状及 X 线改变，与支气管肺炎有相似之处，特别是粟粒性肺结核，可出现咳嗽、气促、发绀等，但肺部啰音常不明显。应根据结核接触史、结核菌素试验阳性、正侧位 X 线胸片、随访结果示有肺结核或粟粒性肺结核改变，以及对结核的治疗效果等加以鉴别。

3. **支气管异物** 有异物吸入史，突然出现呛咳，胸部 X 线检查可见纵隔摆动，纤维支气管镜可明确诊断。

## 四、辨证论治

咳嗽的病机关键为肺失宣肃。小儿咳嗽多以感受外邪为病因，肺脾虚弱是发病的内在原因，病位在肺，常涉及脾。治疗总以宣降肺气为基本方法。外感咳嗽以疏散外邪、宣发肺气为基本法则，根据寒、热证候不同治以宣肺散寒、宣解肺热。内伤咳嗽应辨别病位、病性，随证施治。痰盛者，按痰热、痰湿不同，分别治以清肺化痰、燥湿化痰。气阴虚者，按气虚、阴虚之不同，分别治以健脾补肺、益气化痰，养阴润肺、化痰止咳之法。

### （一）外感咳嗽

**1. 风寒咳嗽**

证候：咳嗽频作、声重，咽痒，痰白清稀，鼻塞流涕，恶寒无汗，发热头痛，全身酸痛，咽部不红，苔薄白，脉浮紧，指纹浮红。

治法：疏风散寒，宣肺止咳。

主方：杏苏散加减。

常用药：苦杏仁、紫苏叶、陈皮、茯苓、法半夏、桔梗、甘草。

加减：表寒较重，有气喘者，加炙麻黄；咳甚者，加射干；痰多者，加金沸草、紫苏子。若风寒夹热或寒包热者，加黄芩、石膏。

**2. 风热咳嗽**

证候：咳嗽不爽，咳声高亢或声浊，痰黄黏稠，不易咳出，口渴咽痛，鼻流浊涕，或伴有发热恶风，头痛，微汗出，舌质红，苔薄黄，脉浮数，指纹浮紫。

治法：疏风解热，宣肺止咳。

主方：桑菊饮加减。

常用药：桑叶、菊花、薄荷、连翘、苦杏仁、桔梗、黛蛤散、浙贝母、大青叶、牛蒡子、芦根、甘草。

加减：咳嗽重，合麻杏石甘汤；发热甚，加生石膏、黄芩；咳嗽痰多者，加瓜蒌皮、天竺黄；喉核赤肿疼痛者，加板蓝根、射干、玄参。

### （二）内伤咳嗽

**1.痰热咳嗽**

证候：咳嗽痰多，色黄黏稠，难以咳出，甚则喉间痰鸣，发热口渴，烦躁不宁，尿少色黄，大便干结，舌质红，苔黄腻，脉滑数或指纹紫滞。

治法：清热泻肺，宣肃肺气。

主方：清金化痰汤加减。

常用药：黄芩、栀子、知母、桑白皮、瓜蒌子、贝母、麦冬、橘红、茯苓、桔梗、甘草。

加减：高热者，加石膏；痰多色黄者，加瓜蒌皮、胆南星、葶苈子；咳甚，胸胁疼痛者，加郁金、枳壳；心烦口渴加芦根、天花粉；大便秘结加制大黄。

**2.痰湿咳嗽**

证候：咳嗽重浊，痰多壅盛，色白而稀，喉间痰声辘辘，胸闷纳呆，神乏困倦，舌淡红，苔白腻，脉滑或指纹沉滞。

治法：燥湿化痰止咳。

主方：三拗汤合二陈汤加减。

常用药：麻黄、苦杏仁、半夏、橘红、茯苓、甘草。

加减：痰涎壅盛加紫苏子、莱菔子；湿盛加苍术、厚朴；咳嗽重加款冬花、百部、枇杷叶；纳呆者加焦神曲、炒麦芽、焦山楂。

**3.气虚咳嗽**

证候：咳而无力，痰白清稀，面色㿠白，气短懒言，语音低微，自汗畏寒，舌淡嫩，边有齿痕，脉细无力或指纹淡。

治法：健脾补肺，益气化痰。

主方：六君子汤加味。

常用药：人参、白术、茯苓、甘草、陈皮、半夏。

加减：气虚重加黄芪、太子参；咳重痰多加苦杏仁、浙贝母、炙紫菀；食少纳呆加焦山楂、焦神曲。

**4.阴虚咳嗽**

证候：干咳无痰，或痰少而黏，或痰中带血，不易咳出，口渴咽干，喉痒，声音嘶哑，午后潮热或手足心热，舌质红，少苔，脉细数或指纹紫。

治法：养阴润肺，化痰止咳。

主方：沙参麦冬汤加减。

常用药：沙参、麦冬、玉竹、白扁豆、桑叶、天花粉、炙甘草。

加减：阴虚重加地骨皮、生地黄、石斛；咳嗽重加炙紫菀、款冬花、枇杷叶；痰中带血加仙鹤草、白茅根。

## 五、西医治疗要点

**1.一般治疗** 注意休息和饮食，经常变换体位，多饮水，利于痰液排出。

**2.对症治疗** 若咳嗽频繁影响休息，可予祛痰药物，痰黏难咳可酌情予化痰药物，避免使用镇咳药。如支气管痉挛可予支气管扩张药物。

**3.其他治疗** 病原体多为病毒，一般不予抗生素治疗，如合并细菌感染可用抗菌药物，若支原体感染，则应予大环内酯类抗菌药。

# 第三节 肺炎喘嗽

## 一、概述

肺炎喘嗽是小儿时期常见的肺系疾病之一，以发热、咳嗽、气促、痰鸣为主要临床特征。西医学的小儿肺炎以上述症状为主要表现者可参考本病论治。

本病一年四季均可发生，但多见于冬春季节；任何年龄均可患病，年龄越小，发病率越高，病情越重。本病若治疗及时得当，一般预后良好，若发生变证者则病情危重。

本病的病因有内外因之分，外因责之于感受风邪，或由感冒、咳嗽等疾病转变而来；内因责之于小儿形气未充，脏腑娇嫩，卫外不固。

外感风邪，由口鼻或皮毛而入，侵犯肺卫，肺气郁闭，宣降失司，化热灼津，炼液成痰，阻于气道，肃降无权，从而出现发热、咳嗽、气促、痰鸣等证候，发为肺炎喘嗽。病变部位主要在肺，常累及脾，亦可内窜心肝。病机关键为肺气郁闭，痰热是其病理产物。

## 二、临床诊断要领

### （一）四诊要点

**1. 问诊**

（1）诱因　发病前是否有感冒、咳嗽等病史或接触史；是否有疲劳等因素。

（2）主症情况　发热持续时间、热峰情况、咳嗽严重程度、喘促程度可初步提示患儿病情程度及病情发展的趋势。

（3）伴随症状　胸闷胸痛，多属肺热壅盛，肺气不利；口渴咽痛，溲黄便干，多属风热闭肺、痰热闭肺、毒热闭肺；纳差便溏，多属脾虚运化不健。

（4）既往史　是否有肺炎、支气管炎、哮喘、反复呼吸道感染等肺系疾病史。

**2. 望诊**

（1）望神色　气息精神振作，两目有神，表情活泼，面色红润，呼吸调匀，反应敏捷，多提示病情轻微；精神烦躁，哭吵不宁，表情痛苦，面色红赤，气息粗重，多为肺热炽盛；精神萎靡，面青唇紫，呼吸急促或气息低微，多提示肺气郁闭，病情危重。

（2）望形态　鼻翼扇动，端坐呼吸，胁肋凹陷，提示肺气闭塞，病情危重。

（3）望舌　舌质不红，苔薄白或白腻，多属风寒闭肺；舌红苔薄白或黄，多属风热闭肺；舌红苔黄腻，多属痰热闭肺；舌红而干，苔黄燥，多属毒热闭肺；舌红少津，苔少、花剥或无苔，多属阴虚肺热；舌质偏淡苔薄白，多属肺脾气虚。

（4）望指纹　指纹浮红，属风寒闭肺；指纹浮紫，多属风热闭肺；指纹紫滞，多属痰热闭肺、毒热闭肺；指纹淡紫，属阴虚肺热；指纹淡，属肺脾气虚；指纹青紫，达于命关，或透关射甲，多属肺炎喘嗽重症。

**3. 闻诊**

（1）咳嗽声　咳嗽频作，甚则引吐，痰稠难咳，喉中痰鸣，多为肺气郁闭，痰热壅盛；干咳无痰或痰少，多为肺阴受损；咳嗽无力，喉中痰鸣，多为肺脾气虚，痰湿内蕴。

（2）呼吸声　呼吸气粗有力，多为肺蕴痰热；呼吸急促，甚则鼻翼扇动，属肺气郁闭；呼吸低微，吸气如哭泣样，为肺气欲绝危象。

**4. 切诊**

（1）脉诊　脉浮紧，属风寒闭肺；脉浮数，属风热闭肺；脉滑数，属痰热闭肺；脉洪数，属毒热闭肺；脉细数，属阴虚肺热；脉细无力，属肺脾气虚；脉细弱而数，属心阳虚衰重症。

（2）肌肤　肌肤灼热无汗，属肺热炽盛；胸腹肌肤灼热，但四肢厥冷，多属热深厥深；肌肤湿冷，四肢厥冷，多属心阳虚衰重症。

### （二）辅助检查选择

**1. 血常规**　细菌性肺炎白细胞总数和中性粒细胞多增高，甚至可见核左移，胞浆中可见中毒颗粒；病毒性肺炎白细胞总数正常或降低，有时可见异型淋巴细胞。

**2. C反应蛋白（CRP）**　细菌感染时，血清CRP浓度上升。

**3. 病原学检查**

（1）细菌培养　采集血、痰、气管吸出物、胸腔穿刺液等进行细菌培养，以明确病原体及敏感药物。

（2）病毒检测　发病7日内取鼻咽或气管分泌物做病毒分离。

（3）病原特异性抗体检测　肺炎支原体抗体检测可明确是否为肺炎支原体感染，抗链球菌溶血素O检测可明确是否有链球菌感染。

**4. 影像学检查**　①胸部X线检查：肺纹理增多、紊乱，可见小片状、斑片状阴影，也可出现不均匀的大片状阴影，严重者可伴肺不张、胸膜增厚、胸腔积液等。②当X线检查不能对肺部炎症情况进行判断时，可采用胸部CT进一步确诊。

（三）诊断标准

1. 起病较急，有发热、咳嗽、气促、鼻扇、痰鸣等症。或有轻度发绀。
2. 病情严重时，喘促不安，烦躁不宁，面色灰白，发绀加重，或高热持续不退。
3. 禀赋不足患儿，常病程迁延。新生儿患本病时，可出现不乳、口吐白沫、精神萎靡等不典型临床症状。
4. **肺部听诊**　肺部有中、细湿啰音，常伴有干啰音，或管状呼吸音。
5. **血象**　大多数白细胞总数增高，分类中性粒细胞增多。若因病毒感染引起者，白细胞计数可减少、稍增或正常。
6. **X 线透视或摄片检查**　肺部显示纹理增多、紊乱，透亮度降低，或见小片状、斑点状模糊阴影，也可呈不均匀大片阴影。

（四）辨证要点

1. **辨常证、变证**　常证重在辨表里、寒热、虚实、痰重热重；变证重在辨重症、危症。
2. **初期辨风寒、风热**　根据全身及局部症状，凡恶寒发热，无汗，咳嗽气急，痰多清稀，舌质不红，苔白，为风寒闭肺；若发热恶风，咳嗽气急，痰多黏稠或色黄，舌质红，苔薄白或黄，为风热闭肺。
3. **极期辨痰重、热重**　痰重则咳嗽剧烈、气促鼻扇，痰多喉鸣，甚则痰声辘辘，胸高抬肩撷肚，舌红苔白滑而腻，脉滑；热重则高热不退，面赤唇红，便秘尿赤，舌红苔黄糙，脉洪大。
4. **恢复期辨气虚、阴伤**　凡病程较长，低热盗汗，干咳无痰，舌红少津，舌苔花剥、苔少或无苔，为阴虚肺热；若病程迁延，面白少华，动则汗出，咳嗽无力，舌质淡，舌苔薄白，为肺脾气虚。
5. **辨重症、危症**　变证皆为重症，其程度又常与发病年龄有关，年龄越小病情越重。若出现心阳虚衰或热陷厥阴，见肢厥脉微疾数或神识昏迷抽搐，为邪毒炽盛，正气不支的重症；如救治不当，拖延稍久，又可出现气阴两竭，阴伤及阳之危症。

## 三、类病鉴别

1. **咳嗽（急性气管支气管炎）**　以咳嗽为主，可见发热或无发热，肺部听诊可闻及呼吸音粗糙或有不固定的干湿啰音，胸部 X 线大都显示正常或肺纹理增多。
2. **支气管异物**　吸入异物可致肺部炎症，但根据异物吸入史，突然出现呛咳，胸部 X 线检查可予以鉴别，支气管纤维镜检查可确定诊断。
3. **哮喘**　以咳嗽气喘、喉间痰鸣、呼气延长、反复发作为主症，常不发热。肺部听诊以哮鸣音为主。

## 四、辨证论治

肺气郁闭是肺炎喘嗽的基本病机，"热、咳、痰、喘"是肺炎喘嗽的典型症状。首先辨别常证、变证。常证初期应辨寒、热，中期应辨热重、痰重，后期辨别气虚、阴虚。本病治疗，以开肺化痰、止咳平喘为基本法则。开肺以恢复肺气宣发肃降功能为要务，宣肃如常则咳喘自平。若痰多壅盛者，须降气涤痰；喘憋严重者，治以平喘利气；气滞血瘀者，佐以活血化瘀；肺与大肠相表里，壮热炽盛时宜用攻下药通腑泄热。出现变证者，或温补心阳，或平肝息风，随证施治。病久阴虚肺燥，余邪留恋，用药宜甘寒养阴、润肺化痰，兼清余热；肺脾气虚者，宜健脾益气、补肺固表，以扶正为主。

（一）常证

1. **风寒郁肺**
证候：恶寒发热，无汗，呛咳气急，痰白而稀，口不渴，咽不红，舌质不红，舌苔薄白或白腻，脉浮紧，指纹浮红。
治法：辛温宣肺，化痰降逆。
主方：华盖散加减。
常用药：紫苏子、赤茯苓、桑白皮、陈皮、苦杏仁、麻黄、甘草。
加减：恶寒身痛重者加桂枝、白芷；痰多，苔白腻者加半夏、莱菔子。如寒邪外束，内有郁热，症见呛咳痰白，发热口渴，面赤心烦，苔白，脉数者，则宜用大青龙汤。
2. **风热闭肺**
证候：发热恶风，微有汗出，咳嗽气急，痰多，痰稠黏或黄，口渴咽红；继之则见高热烦躁，咳嗽微喘，气急鼻扇，喉中痰鸣，面色红赤，便干尿黄，舌红，苔薄白或黄，脉滑数，指纹紫或紫滞。

治法：辛凉宣肺，降逆化痰。

主方：本证表热为主，郁肺者选银翘散为主方，里热为主，闭肺者选麻杏石甘汤为主方。

常用药：金银花、连翘、竹叶、荆芥、牛蒡子、薄荷、淡豆豉、桔梗、芦根、麻黄、苦杏仁、石膏、甘草。

加减：发热、头痛、咽痛加蝉蜕、板蓝根；咳嗽剧烈、痰多者加桑叶、葶苈子、瓜蒌皮、浙贝母、天竺黄；里热重者，加黄芩、栀子、鱼腥草；喘促明显，合用葶苈大枣泻肺汤；热重便秘者，加桑白皮、厚朴、枳实。

### 3. 痰热闭肺

证候：发热烦躁，咳嗽喘促，气急鼻扇，喉间痰鸣，口唇发绀，面赤口渴，胸闷胀满，泛吐痰涎，舌质红，舌苔黄腻，脉滑数，指纹紫滞。

治法：清热涤痰，开肺定喘。

主方：五虎汤合葶苈大枣泻肺汤加减。

常用药：麻黄、苦杏仁、甘草、细茶、石膏、葶苈子、大枣。

加减：热甚者加黄芩、连翘；热盛便秘，痰壅喘急加生大黄，或用牛黄夺命散；痰盛者加浙贝母、天竺黄、鲜竹沥；喘促而面唇青紫者，加紫丹参、赤芍。

### 4. 毒热闭肺

证候：高热持续，咳嗽剧烈，气急鼻扇，甚至喘憋，涕泪俱无，鼻孔干燥，面赤唇红，烦躁口渴，溲赤便秘，舌红而干，舌苔黄燥，脉洪数，指纹紫滞。

治法：清热解毒，泻肺开闭。

主方：黄连解毒汤合麻杏石甘汤加减。

常用药：黄连、黄芩、黄柏、栀子、麻黄、苦杏仁、石膏、甘草。

加减：热毒重加虎杖、蒲公英、败酱草；便秘腹胀加生大黄、玄明粉；口干鼻燥，涕泪俱无，加生地黄、玄参、麦冬；咳重加前胡、款冬花；烦躁不宁加生牡蛎、钩藤。

### 5. 阴虚肺热

证候：病程较长，低热盗汗，干咳少痰，面色潮红，五心烦热，舌质红乏津，舌苔花剥、苔少或无苔，脉细数，指纹淡红。

治法：养阴清肺，润肺止咳。

主方：沙参麦冬汤加减。

常用药：沙参、麦冬、玉竹、白扁豆、桑叶、天花粉、炙甘草。

加减：余邪留恋，低热起伏者，加地骨皮、青蒿；久咳者，加百部、枇杷叶；汗多者，加龙骨、牡蛎、五味子。

### 6. 肺脾气虚

证候：咳嗽无力，喉中痰鸣，低热起伏不定，面白少华，动则汗出，食欲不振，大便溏薄，舌质偏淡，舌苔薄白，脉细无力，指纹淡。

治法：补肺健脾，益气化痰。

主方：人参五味子汤加减。

常用药：人参、白术、茯苓、五味子、麦冬、炙甘草。

加减：咳嗽多痰者，去五味子，加半夏、陈皮、苦杏仁；咳嗽重者，加紫菀、款冬花；动则汗出重者，加黄芪、煅龙骨、煅牡蛎；汗出不温者，加桂枝、白芍；食欲不振者，加山楂、神曲、麦芽。

## （二）变证

### 1. 心阳虚衰

证候：突然面色苍白，口唇发绀，呼吸困难或呼吸浅促，额汗不温，四肢厥冷，烦躁不安或神萎淡漠，肝脏迅速增大，舌质略紫，苔薄白，脉细弱而数，指纹青紫，可达命关。

治法：温补心阳，救逆固脱。

主方：参附龙牡救逆汤加减。

常用药：人参、附子、龙骨、牡蛎、白芍、炙甘草。

加减：亦可用独参汤或参附汤少量频服以救急；气阴两竭者，加麦冬、西洋参；肝脏增大者，可酌加红花、丹参。

**2. 邪陷厥阴**

证候：壮热烦躁，神昏谵语，四肢抽搐，口噤项强，双目上视，舌质红绛，指纹青紫，可达命关，或透关射甲。

治法：平肝息风，清心开窍。

主方：羚角钩藤汤合牛黄清心丸加减。

常用药：羚羊角、桑叶、川贝母、生地黄、钩藤、菊花、茯神、白芍、甘草、黄连、黄芩、栀子、郁金、朱砂、牛黄。

加减：昏迷痰多者，加石菖蒲、胆南星、竹沥；高热神昏抽搐者，可选加紫雪丹、安宫牛黄丸和至宝丹。出现变证，病情危重，应予中西医结合抢救治疗。

## 五、西医治疗要点

**1. 病因治疗** 细菌性肺炎选用青霉素类、头孢菌素类抗生素治疗，支原体肺炎选用大环内酯类抗生素治疗，病毒性肺炎选用利巴韦林注射液、干扰素治疗。

**2. 对症治疗**

（1）氧疗 凡有呼吸困难、喘憋、口唇发绀、面色苍灰等表现时应立即给氧。

（2）保持呼吸道通畅 清除鼻内分泌物，有痰时用祛痰剂（如氨溴索口服液），痰多时可吸痰。可用雾化吸入使痰液稀释便于排出。

（3）糖皮质激素的应用 糖皮质激素可减少炎性渗出物，解除支气管痉挛，改善血管通透性，降低颅内压，改善微循环。适应证：①中毒症状明显；②严重喘憋；③伴有脑水肿、中毒性脑病、感染性休克、呼吸衰竭等；④胸膜有渗出者。

**3. 肺炎合并心力衰竭治疗** 除镇惊、给氧外，可给予快速洋地黄制剂，以增强心肌的收缩力，减慢心率，增加心搏出量。一般选用毛花苷 C（西地兰）或毒毛花苷 K。应用血管扩张剂减轻心脏负荷，是治疗心功能不全方面的一项重要措施，常用酚妥拉明和东莨菪碱。

# 第四节 哮 喘

## 一、概述

哮喘是小儿时期常见的一种反复发作的哮鸣气喘性肺系疾病。哮指声响言，喘指气息言，哮必兼喘，故通称哮喘。临床以反复发作性喘促咳嗽，气急喉间哮鸣，呼气延长，严重者不能平卧，胸闷不适，张口抬肩，摇身撷肚，唇口青紫为特征。常在清晨或夜间发作或加剧。本病包括西医学所称的喘息性支气管炎、支气管哮喘。

哮喘有明显的遗传倾向，初发年龄以 1～6 岁多见。发作有较明显的季节性，以秋季、春季气候多变时易于发病。大多数患儿经治疗可缓解或自行缓解，在正确的治疗和调护下，随年龄的增长，大都可以治愈。但若失于防治，喘息持续，或反复发作，迁延不愈，可延及成年，甚至遗患终身。

哮喘的病因有内因和外因。内因责之于肺、脾、肾三脏功能不足，痰饮留伏，隐伏于肺窍，此为哮喘之夙根。外因责之于感受外邪，接触异物、异味以及嗜食咸酸等，其中以感受外邪触发最为多见。外因引动伏痰，痰阻气道，肺失肃降，气逆而上，为发作期病机；风痰内蕴，肺、脾、肾气亏虚，为迁延期病机；肺脾气虚、脾肾阳虚、肺肾阴虚为缓解期病机。

## 二、临床诊断要领

### （一）四诊要点

**1. 问诊**

（1）诱因 发病前是否有气候骤变、进食或接触某些过敏物质等，是否有感冒、咳嗽等病史或接触史，是否有情绪波动状况。

（2）主症情况 根据喘促、咳嗽、气急、胸闷的严重程度，可初步提示患儿病情程度及病情发展的趋势。

（3）伴随症状 痰白清稀，形寒肢冷，鼻塞清涕，多属寒哮；痰稠黄难咳，身热面赤，鼻塞黄稠涕，多属热哮；恶寒无汗，鼻塞清涕，痰稠黄黏，多属外寒内热；痰多胸闷，神疲纳呆，动则喘甚，多属虚实夹杂。

（4）既往史 是否有反复发作史，是否有湿疹、过敏性鼻炎等过敏性疾病史。

（5）家族史　是否有家族哮喘史。

**2. 望诊**

（1）望神色　气息精神良好，反应敏捷，表情自然，多提示为哮喘缓解期或发作期轻症；烦躁不安，呼吸频繁，口唇青紫，多提示为发作期重症；若张口抬肩，面色青灰，面色浮肿，精神萎靡，多提示病情危急。

（2）望形态　端坐喘促，不能平卧，甚至鼻翼扇动，张口抬肩，均属哮喘发作期重症。

（3）望舌　舌质淡红，舌苔薄白或白滑，多属寒哮；舌质红，舌苔黄，多属热哮、外寒内热；舌质淡，苔薄白，多属虚实夹杂、肺脾气虚、脾肾阳虚；舌红少津，舌苔花剥，多属肺肾阴虚。

（4）望指纹　指纹红，多属寒哮；指纹紫，多属热哮；指纹浮红或沉紫，多属外寒内热；指纹淡滞，多属虚实夹杂；指纹淡，多属肺脾气虚、脾肾阳虚；指纹淡红，多属肺肾阴虚。

**3. 闻诊**

（1）咳嗽声　咳嗽痰多，喉中哮鸣，多为哮喘发作期痰邪壅肺；咳嗽无力，多属肺脾气虚、脾肾阳虚；干咳痰少，多为肺肾阴虚。

（2）呼吸声　呼吸急迫，喉中哮鸣声，多属痰气互结，肺气上逆；气短，动则喘促，多属肺脾气虚、脾肾阳虚。

**4. 切诊**　脉浮紧，属寒哮；脉滑数，属热哮、外寒内热；脉细弱，属虚实夹杂、脾肾阳虚；脉细软，属肺脾气虚；脉细数，属肺肾阴虚。

### （二）辅助检查选择

**1. 血常规、C 反应蛋白**　了解是否合并感染以及感染程度。

**2. 肺功能检查**　①帮助早期哮喘的诊断；②评估药物或其他治疗方法对哮喘的疗效，辅助指导下一步治疗方案；③评估哮喘的严重程度及预后。

**3. 胸部 X 线片**　明确是否伴有肺部感染以及严重程度。

**4. 过敏原检测**　了解对哪些物质过敏，以便于哮喘患儿的生活调护，有助于预防哮喘发作。

### （三）诊断标准

1. 发作前常有喷嚏、咳嗽等先兆症状，或夜间突然发作。发作时喉间哮鸣，呼吸困难，咳痰不爽，甚则不能平卧，烦躁不安等。

2. 常因气候转变、受凉，或接触某些过敏物质等因素诱发。

3. 可有婴儿期湿疹史，或家族过敏史。

4. 心肺听诊两肺满布哮鸣音，呼气延长，或闻及湿啰音，心率加快。

5. 支气管哮喘，血白细胞总数正常，嗜酸性粒细胞可增高，可疑变应原皮肤试验常呈阳性。伴肺部感染时，血白细胞总数及中性粒细胞可增高。

### （四）辨证要点

**1. 发作期以邪实为主，重点辨寒热**　若咳喘畏寒，痰白清稀或泡沫样痰，苔白滑，为寒性哮喘；咳喘痰黄，身热面赤，口干舌红，为热性哮喘。

**2. 迁延期为虚实夹杂**　实为风痰内着留恋不解，哮喘减而未平，静则气息平和，动则喘鸣发作；虚则表现为肺、脾、肾虚的不同证候。

**3. 缓解期以正虚为主，以肺、脾、肾脏腑辨证结合阴阳辨证**　气短多汗，易于感冒，为肺脾气虚；动则心悸，面色㿠白，形寒肢冷，为脾肾阳虚；消瘦盗汗，面色潮红，为肺肾阴虚。

**4. 辨轻重险逆**　发作时哮鸣，呼吸困难，短期内即逐渐平复，其证多轻。哮喘久发不已，咳嗽喘鸣气促，胸闷不能平卧，则属重证。若哮发急剧，张口抬肩，面色青灰，面目浮肿，则为险逆之候。

## 三、类病鉴别

**1. 毛细支气管炎**　多见于 1 岁以内婴儿，冬春两季发病较多。也有呼吸困难和哮鸣音，血清病毒抗体检测或咽拭分离有助于诊断，病毒为呼吸道合胞病毒，其次为副流感病毒 3 型。

**2. 喘息性支气管炎**　多见于 3 岁以内婴幼儿，临床见发热，咳嗽伴喘息，抗感染治疗后，喘息症状消失，但应密切注意或随访，警惕为支气管哮喘的早期。

**3. 肺炎**　以发热、咳嗽、痰壅、气喘为主症，两肺听诊以湿啰音为主，胸部 X 线或肺部 CT 检查有助诊断。

## 四、辨证论治

哮喘应坚持长期、规范、个体化的治疗原则，按发作期和缓解期分别施治。发作期当攻邪以治其标，分辨寒热虚实而随证施治。如寒邪应温，热邪应清，痰浊宜涤，表邪宜散，气逆宜降等。若虚实兼见、寒热并存者，治疗时又应兼顾。缓解期当扶正以治其本，以补肺固表、补脾益肾为主，调整脏腑功能，去除生痰之因。

哮喘属于顽疾，宜采用多种疗法综合治疗，除口服药外，配合雾化吸入、敷贴、针灸疗法，以及环境疗法、心身疗法可增强疗效。本病应重视缓解期的治疗，以图根治。

### （一）发作期

#### 1. 寒性哮喘

证候：气喘咳嗽，喉间哮鸣，痰稀色白，多泡沫，形寒肢冷，鼻塞，流清涕，面色淡白，唇青，恶寒无汗，舌淡红，苔白滑或薄白，脉浮紧，指纹红。

治法：温肺散寒，涤痰定喘。

主方：小青龙汤合三子养亲汤加减。

常用药：麻黄、白芍、细辛、干姜、甘草、桂枝、五味子、半夏、紫苏子、白芥子、莱菔子。

加减：咳嗽甚者，加紫菀、款冬花、旋覆花；哮吼甚者，加射干、地龙、僵蚕。若外寒不甚，寒饮阻肺者，可用射干麻黄汤加减。

#### 2. 热性哮喘

证候：咳嗽喘息，声高息涌，喉间哮吼痰鸣，痰稠黄难咳，胸膈满闷，身热，面赤，鼻塞流黄稠涕，口干，咽红，尿黄，便秘，舌质红，舌苔黄，脉滑数，指纹紫。

治法：清肺涤痰，止咳平喘。

主方：麻杏石甘汤合苏葶丸加减。

常用药：麻黄、苦杏仁、石膏、甘草、葶苈子、紫苏子。

加减：喘急者，加地龙；痰多者，加胆南星、竹沥；咳甚者，加炙百部、炙款冬花；热重者，加栀子、虎杖、鱼腥草；咽喉红肿者，加重楼、山豆根、板蓝根；便秘者，加瓜蒌、枳实、大黄。若表证不著，喘息咳嗽，痰鸣，痰色微黄者，可选用定喘汤加减。

#### 3. 外寒内热

证候：喘促气急，咳嗽痰鸣，咳痰黏稠色黄，胸闷，鼻塞喷嚏，流清涕，或恶寒无汗发热，面赤口渴，夜卧不安，大便干结，小便黄赤，舌质红，舌苔薄白或黄，脉滑数或浮紧，指纹浮红或沉紧。

治法：散寒清热，降气平喘。

主方：大青龙汤加减。

常用药：麻黄、桂枝、甘草、苦杏仁、石膏、生姜、大枣。

加减：热重者，加栀子；咳喘哮吼甚者，加射干、桑白皮、葶苈子；痰热明显者，加地龙、黛蛤散、竹沥。

### （二）迁延期

#### 1. 风痰内蕴，肺脾气虚

证候：咳喘减而未平，动则气喘，面色少华，易于出汗，平素易感，晨起及吹风后易作喷嚏、流涕，神疲纳呆，大便稀溏，舌质淡，苔薄白或白腻，脉细弱，指纹淡滞。

治法：祛风化痰，补益肺脾。

主方：二陈汤合人参五味子汤加减。

常用药：陈皮、半夏、茯苓、甘草、人参、白术、茯苓、五味子、麦冬、炙甘草。

加减：喘鸣时作者，加炙麻黄、葶苈子；喷嚏频作者，加辛夷、苍耳子；汗多者，加碧桃干、浮小麦；痰多色黄者，加浙贝母、胆南星；纳呆者，加焦山楂、焦六神曲；便溏者，加炒白扁豆、山药。

#### 2. 风痰内蕴，肾气亏虚

证候：气喘、喉间哮鸣久作未止，动则喘甚，喘促胸满，咳嗽，喉中痰鸣，痰多质稀、色白、易咳，面色欠华，畏寒肢冷，神疲纳呆，小便清长，舌质淡，苔薄白或白腻，脉细弱或沉迟，指纹淡滞。

治法：泻肺祛痰，补肾纳气。

主方：偏于上盛者用苏子降气汤加减。偏于下虚者用都气丸合射干麻黄汤加减。

常用药：紫苏子、半夏、当归、甘草、前胡、厚朴、肉桂、生姜、大枣、熟地黄、山茱萸、山药、泽泻、牡丹皮、茯苓、五味子、射干、麻黄、细辛、紫菀、款冬花。

加减：动则气短难续者，加核桃仁、紫石英、诃子、蛤蚧；畏寒肢冷者，加制附片、淫羊藿；畏寒腹满者，加椒目；痰多色白，屡吐不绝者，加白果、芡实；发热咳痰黄稠者，加黄芩、冬瓜子、虎杖。

### （三）缓解期

#### 1.肺脾气虚

证候：咳嗽无力，反复感冒，气短自汗，神疲懒言，形瘦纳差，面白少华或萎黄，便溏，舌质淡胖，舌苔薄白，脉细软，指纹淡。

治法：健脾益气，补肺固表。

主方：人参五味子汤合玉屏风散加减。

常用药：人参、白术、茯苓、甘草、五味子、麦冬、黄芪、防风。

加减：汗出甚者，加煅龙骨、煅牡蛎；常有喷嚏流涕者，加辛夷、乌梅、白芍；咽痒者，加蝉蜕、僵蚕；痰多者，加浙贝母；纳谷不香者，加焦六神曲、炒谷芽、焦山楂；腹胀者，加莱菔子、枳壳、槟榔；便溏者，加山药、炒白扁豆。

#### 2.脾肾阳虚

证候：动则喘促，咳嗽无力，气短心悸，面色苍白，形寒肢冷，脚软无力，腹胀纳差，大便溏泄，夜尿多，发育迟缓，舌质淡，舌苔薄白，脉细弱，指纹淡。

治法：健脾温肾，固摄纳气。

主方：金匮肾气丸加减。

常用药：干地黄、山药、山茱萸、泽泻、茯苓、牡丹皮、肉桂、附子。

加减：虚喘明显者，加蛤蚧、冬虫夏草；咳嗽者，加款冬花、紫菀；夜尿多者，加益智仁、菟丝子、补骨脂。

#### 3.肺肾阴虚

证候：喘促乏力，咳嗽时作，干咳或咳痰不爽，面色潮红，形体消瘦，潮热盗汗，口咽干燥，手足心热，便秘，舌红少津，舌苔花剥，脉细数，指纹淡红。

治法：补肾敛肺，养阴纳气。

主方：麦味地黄丸加减。

常用药：麦冬、五味子、熟地黄、山茱萸、牡丹皮、山药、茯苓、泽泻。

加减：盗汗甚者，加知母、黄柏；呛咳不爽者，加百部、南沙参、款冬花；潮热者，加鳖甲、地骨皮。

## 五、西医治疗要点

#### 1.急性发作期

（1）抗炎　应用糖皮质激素，根据病情轻重，选择雾化吸入、口服或静脉用药。

（2）解痉平喘　合理选择 $\beta_2$ 受体激动剂、茶碱类、抗胆碱能类药物。

（3）抗感染　哮喘合并肺部感染，选择合理的抗感染药物。

#### 2.慢性持续期和临床缓解期　可选用气道吸入糖皮质激素等抗炎，降低气道高反应性，防止气道重塑。

# 第五节　反复呼吸道感染

## 一、概述

反复呼吸道感染是指一年内发生上、下呼吸道感染次数过于频繁，超过一定范围的疾病。根据部位可分为反复上呼吸道感染（鼻炎、咽炎、扁桃体炎）和反复下呼吸道感染（支气管炎、毛细支气管炎及肺炎等）。

本病于冬春季节气温变化剧烈时易反复不已，夏季有自然缓解趋势；多见于 6 个月至 6 岁的小儿，其中 1～3 岁的幼儿发病率最高，学龄期前后发病次数明显减少。本病迁延不愈，常并发咳喘、心悸、水肿、痹证等病证，甚则影响小儿生长发育与身心健康。

本病病因包括禀赋不足、喂养不当、顾护失宜、素禀体热等。病机责之于虚实两端：虚者正气不足，卫外不固；实者邪热内伏，遇感乃发。

## 二、临床诊断要领

### （一）四诊要点

#### 1. 问诊

（1）既往史　近1年内发生上呼吸道感染（鼻炎、咽炎、扁桃体炎）、下呼吸道感染（支气管炎、细支气管炎、肺炎）的次数及每次间隔时间。

（2）汗出　动则多汗，多属肺脾气虚；盗汗，多属气阴两虚；汗多而黏，多属肺胃实热。

#### 2. 望诊

（1）望神色　气息精神尚可，两目少神，面黄少华，唇口色淡，呼吸缓慢，多为肺脾气虚；精神尚可，面色潮红或颧红少华，唇干，呼吸调匀，多为气阴两虚；精神烦躁，哭闹不安，面红唇干，呼吸粗大，多提示肺胃实热。

（2）望形态　患儿多形体消瘦，肌肉松软，甚或生长发育迟缓。

（3）望舌　舌质淡红，苔薄白，属肺脾气虚；舌质红，苔少或花剥，属气阴两虚；舌质红，苔黄，属肺胃实热。

（4）望指纹　指纹淡，属肺脾气虚；指纹淡红，属气阴两虚；指纹青紫，多属肺胃实热。

#### 3. 闻诊

闻气味　口臭，多属肺胃实热。

#### 4. 切诊

（1）脉诊　脉细无力，属肺脾气虚或气阴两虚；脉滑数，属肺胃实热。

（2）肌肤　肌肤汗多不黏，属肺脾气虚；手足心热或肌肤低热，属气阴两虚；肌肤汗多而黏，属肺胃实热。

### （二）辅助检查选择

**1. 一般检查**　血常规多提示病毒感染，表现为淋巴细胞增高，合并细菌感染时，白细胞和中性粒细胞增高。血常规联合C反应蛋白（CRP）、降钙素原（PCT）对于鉴别是否为细菌感染具有一定的诊断价值。

**2. 病原学检查**　反复上呼吸道感染的病原体主要包括3个方面。

（1）病毒　鼻病毒、呼吸道合胞病毒、冠状病毒、柯萨奇病毒和腺病毒。

（2）细菌　A族溶血性链球菌、肺炎链球菌、流感嗜血杆菌、葡萄球菌。

（3）其他　肺炎支原体、衣原体。

**3. 免疫学检查**　常规免疫学检查指标包括血清免疫球蛋白（IgG、IgA、IgM、IgE）、淋巴细胞亚群、补体等。不同年龄段患儿的免疫球蛋白水平不同，在解读指标水平时必须考虑患儿年龄。

### （三）诊断标准

反复呼吸道感染判断条件详见表3-2-1。

表 3-2-1　反复呼吸道感染判断条件

| 年龄/岁 | 上呼吸道感染/（次/年） | 下呼吸道感染/（次/年） | |
| --- | --- | --- | --- |
| | | 反复气管支气管炎 | 反复肺炎 |
| 0～2 | 7 | 3 | 2 |
| 2⁺～5 | 6 | 2 | 2 |
| 5⁺～14 | 5 | 2 | 2 |

注：1. 两次感染间隔时间至少7天以上。

2. 若上呼吸道感染次数不够，可以将上、下呼吸道感染次数相加，反之则不能。但若反复感染是以下呼吸道为主，则应定义为反复下呼吸道感染。

3. 确定次数需连续观察1年。

4. 反复肺炎是指1年内反复患肺炎2次，肺炎需由肺部体征和影像学证实，两次肺炎诊断期间肺炎体征和影像学改变应完全消失。

### （四）辨证要点

**1. 辨虚实**　患儿形体瘦弱，常见多汗、气短、倦怠乏力、纳差、生长发育迟缓等症者，多属虚证。其中面色苍白，气短懒言，语声低微，舌淡嫩，边有齿痕，脉细无力者，属气虚；手足心热或低热，盗汗，咽干，舌红，少苔，脉细数者，属阴虚。体质壮实，平素嗜食肥甘厚腻，常见咽微红、口臭或口舌易生疮、大便偏干者，多属实证。

**2. 辨脏腑** 自汗、气弱、气短懒言者多为肺虚；面黄少华、厌食少食、倦怠乏力者多属脾虚；咽微红，口臭或口舌易生疮，大便干者，属肺胃实热；口臭、便干、腹胀、苔厚者为胃肠积热。

## 三、类病鉴别

**1. 过敏性鼻炎** 以突然和反复发作的鼻痒、喷嚏频频、流清涕、鼻塞为主要特征，与接触蒿草及花粉等有关；患儿常有过敏体质及变应性鼻炎家族史。鼻黏膜苍白水肿，鼻分泌物涂片可见嗜酸粒细胞。

**2. 咳嗽变异性哮喘** 咳嗽变异性哮喘可一年四季反复发作，冬季为多，常继发于病毒、细菌或支原体感染，出现慢性反复发作性咳嗽，清晨或晚间加重，大多数听不到哮鸣音，需细致诊察，避免将其诊断为反复呼吸道感染。

## 四、辨证论治

小儿反复呼吸道感染病位主要在肺，病机责之于虚实两端：虚者正气不足，卫外不固；实者邪热内伏，遇感乃发。本病以虚证为主，故治疗以补虚为要，关键要抓住用药的时机，或健脾补肺，或益气养阴，使"正气存内，邪不可干"。若属实证者，宜清泻肺胃为主。

**1. 肺脾气虚**

证候：反复外感，少气懒言，动则多汗，面黄少华，唇口色淡，食少纳呆，大便不调，舌质淡红，脉细无力，指纹淡。

治法：健脾补肺。

主方：玉屏风散加味。

常用药：黄芪、白术、防风。

加减：汗多者，加五味子、浮小麦；纳呆者，加鸡内金、焦麦芽、焦山楂；大便溏薄者，加薏苡仁、茯苓。

**2. 气阴两虚**

证候：反复外感，手足心热，或低热，盗汗，口干，神疲乏力，纳呆食少，大便偏干，舌质红，苔少或花剥，脉细无力，指纹淡红。

治法：益气养阴。

主方：生脉散加味。

常用药：人参、麦冬、五味子。

加减：偏气虚者，加黄芪；纳呆者，加焦山楂、焦麦芽；汗多者，加浮小麦、糯稻根；口干者，加天花粉、石斛；手足心热或低热者，加地骨皮、牡丹皮；大便偏干者，加柏子仁、火麻仁。

**3. 肺胃实热**

证候：反复外感，咽微红，口臭，口舌易生疮，汗多而黏，夜寐欠安，大便干，舌质红，苔黄，脉滑数。

治法：清泻肺胃。

主方：凉膈散加减。

常用药：大黄、芒硝、甘草、栀子、黄芩、薄荷、连翘、竹叶、蜂蜜。

加减：咽易红者，加胖大海、金果榄；扁桃体易肿大者，加僵蚕、玄参；口舌易生疮者，加通草；舌苔厚者，加焦山楂、鸡内金。

# 第三章　脾系病证

## 第一节　口　疮

### 一、概述

口疮是儿科较为常见的口腔疾患。临床以口腔黏膜局部（唇、舌、颊、上腭）及齿龈等处出现单个或多个大小不等淡黄色或灰白色溃疡为主要特征，可伴发热、疼痛、流涎甚至全身不适。若溃疡面积较大，甚至满口糜烂者，称为口糜；若溃疡发生在口唇两侧，称为燕口疮。本病属西医学"口角炎""疱疹性口炎""疱疹性咽峡炎""卡他性口炎""溃疡性口炎""复发性口腔溃疡"范畴，最常见者为细菌感染性口炎及疱疹性口炎。

本病各年龄小儿均可发病，以2～4岁幼儿多见，一年四季均可发病，无明显季节性。临床既可单独发生，也可伴发如急性感染、腹泻、久病体弱，以及维生素B族、维生素C缺乏等疾病。

口疮的病因有内外之分：内因责之于婴幼儿因血少气弱，黏膜柔嫩，不耐邪热熏灼或久病体虚而易于罹患本病；外因责之于平素调护失宜、喂养不当、过食辛辣厚味或感受外邪等。无论外感、内伤，凡化热、化火者均可循经上炎，熏蒸口舌而发病。

### 二、临床诊断要领

#### （一）四诊要点

**1. 问诊**

主要询问喂养史、疾病史、病程长短、伴随证候等，以分析病因病机、病性、病位。口疮病机主要为心、脾、肾三经素蕴积热，或阴虚火旺，或复感邪毒，热邪上炎，熏蒸口舌。

（1）诱发因素　常有喂养不当、过食辛辣厚味、口腔损伤、急性感染、久病、久泻等。

（2）病程长短与疱疹疼痛程度　病程短，疼痛剧烈，影响进食，多属实证、热证；病程长，疼痛不重，多属虚证。

（3）伴随证候　有发热、咽痛咽干、进食吞咽疼痛剧烈、流涎，多为外感、过食辛辣厚味、口腔损伤等外因者，属邪实，为风热乘脾。有久病、久泻等病史，口疮反复发作等内因者，属正虚，多为素体积热或阴虚火旺。小婴儿烦躁啼哭、流涎、拒食、大便干结或有腹胀、尿黄，多为脾胃积热、心火上炎。

**2. 望诊**　主要观察面部颜色，口腔内黏膜的疱疹、溃疡数量、颜色，以及舌苔、指纹等，有助于判断病情虚实寒热、轻重缓急以及病情进展。观察全身皮肤有无疱疹鉴别其他疾病。

（1）望面部　面赤唇红者多属外感风热；两颧潮红多为脾胃气阴不足，虚火上浮；口唇或口角疱疹或溃烂，为脾胃积热或心火上炎。

（2）望口腔　望诊的重点，通过观察分析口腔黏膜局部出现的疱疹，或溃疡的部位、颜色、数量、大小等分析疾病的性质、轻重缓急。口腔黏膜局部主要包含有两颊、上腭、口唇、口角、牙龈、舌体等处，疱疹或溃疡在多个部位出现的均较单一部位出现的严重。如疱疹或溃疡呈现为淡黄色或灰白色溃疡，大小不一，单个或多个，周围焮红，疼痛明显，流涎多，张口困难，多属风热、脾胃积热、心火上炎等热盛邪实。如疱疹或溃疡周围黏膜颜色淡红，为虚火上浮。

（3）望舌苔　舌质红，苔薄黄，多属风热乘脾；舌边尖红，苔薄黄，多属心火上炎；舌红苔黄，多属脾胃积热，舌红少苔或花剥，多属虚火上浮。

（4）望指纹　指纹紫滞，为心火上炎或虚火上浮；指纹浮紫，为风热乘脾；指纹紫滞粗大，为脾胃积热。

（5）望全身　除观察口腔皮肤外，尚需观察全身皮肤有无伴发疱疹或水痘，其部位、数量、颜色与分布等，以排除其他疾病所致口疮。单纯口疮不伴发全身皮肤疱疹。

**3. 闻诊**　语声高、烦躁易怒，多属实热，为风热乘脾、心火上炎；口臭多属脾胃积热。

**4. 切诊**

（1）脉诊　脉浮数，多为风热乘脾；脉数或细数，多为心火上炎、脾胃积热、虚火上浮。

（2）按诊　主要触摸颈部、下颌等周围浅表淋巴结有无肿大、触痛及质地、数量等，如伴有浅表淋巴结在短期内肿大、触痛、质地硬、拒按，须注意感染性疾病所致口疮。

### （二）辅助检查选择

血常规　白细胞总数及中性粒细胞比例升高提示细菌感染；白细胞总数正常或降低，中性粒细胞比例降低，淋巴细胞比例升高，则通常提示病毒感染。

### （三）诊断标准

**1.诱发因素**　较常见有喂养不当、过食辛辣厚味、口腔损伤、急性感染、久病、久泻等诱因或病史。

**2.临床表现**　口腔局部疼痛或不适，不欲或拒进饮食，可伴发热、咽痛，婴儿表现为啼哭烦躁、流涎；口腔黏膜（两颊、上腭、口唇、口角、牙龈、舌体等处）出现淡黄色或灰白色溃疡，一般呈圆形或椭圆形，大小深浅不一，或见疱疹，或上见溃疡，或周围红晕，数目不等，甚则满口糜腐，疼痛流涎，进食困难，可伴颌下臖核肿大、疼痛。疱疹性口炎先见散在或成丛的小疱疹，周围有红晕，继而疱疹破溃形成溃疡。口疮整个过程为 7～10 天。

**3.辅助检查**　血常规检查如白细胞总数及中性粒细胞比例升高提示细菌感染；白细胞总数正常或降低，中性粒细胞比例降低，淋巴细胞比例升高，则通常提示病毒感染。

### （四）辨证要点

本病常应用八纲辨证、脏腑辨证，首辨虚实，次辨脏腑，再辨病程。

**1.辨虚实**　起病急，病程短，口腔溃疡数目多，疼痛较重，局部黏膜红赤，有灼热感，口臭流涎，或伴发热烦躁，为实热证；起病缓，病程长，反复发作，口腔周围黏膜淡红，溃烂及疼痛较轻，或伴低热、颧红盗汗，为虚热证。

**2.辨脏腑**　实证病位多在心脾，虚证病位多在肝肾。若疱疹或溃疡以舌尖、舌边分布为主，伴烦躁啼哭、夜寐不安、尿赤，多归属于心；以口颊部、上腭、齿龈、口角溃烂为主，伴口臭流涎、脘腹胀满、大便秘结，归属脾胃。

**3.辨病程**　急性起病，时间短，疼痛剧烈，多为实热证；反复发作，时间长，疼痛不甚，多为虚热证。

## 三、类病鉴别

**1.鹅口疮**　多发生于新生儿或体弱多病小婴幼儿。口腔及舌上白屑呈点状，或小雪片状，重者布满，白屑周围可有红晕，其疼痛、流涎一般较轻。

**2.手足口病**　多见于 4 岁以下小儿，为时行疾病，春夏季流行。除口腔黏膜有溃疡以外，伴有发热及手、足、臀部皮肤疱疹，有接触史。

## 四、辨证论治

本病热证为主，病位以心、脾、肾为主，清热降火为其基本治疗法则。一般内、外治结合治疗。实热证以清热泻火解毒为主，根据病因病位分别用疏风、泻脾、清胃、通腑、清心、泻火等法；虚热证以滋阴降火、引火归原为主。外治以消肿止痛、祛腐生肌为主，以促进溃疡愈合。

**1.风热乘脾**

证候：口腔溃疡较多，以唇、舌、口颊、上颚、齿龈、口角等处溃烂为主，也可先有疱疹后破溃形成溃烂，周围焮红，灼热疼痛，流涎拒食，口臭涎多，面赤口渴，或小便短赤，大便秘结，伴发热，咽喉红肿疼痛，舌质红，苔薄黄，脉滑数，指纹浮紫。

治法：疏风清热。

主方：银翘散加减。

常用药：金银花、连翘、竹叶、荆芥、牛蒡子、薄荷、淡豆豉、桔梗、芦根、甘草。

加减：高热者，加石膏（先煎）、知母、黄芩、柴胡；风热夹湿夹滞，苔厚腻，疮面腐烂，有黄色黏腻渗出物者，加广藿香、佩兰、槟榔；小便短赤者，加栀子、车前草；大便秘结者，加生地黄、玄参、天花粉；咽红肿痛者，加玄参、蝉蜕、板蓝根、蒲公英。

**2.心火上炎**

证候：口腔溃疡或糜烂，以舌面、舌边尖为多，红肿灼热，疼痛明显，拒食，心烦不宁，叫扰啼哭，面赤唇红，口干，或伴发热，小便短赤，大便干结，舌边尖红，苔薄黄，脉细数，指纹紫滞。

治法：清心泻火。

主方：泻心导赤汤加减。

常用药：黄连、生地黄、通草、淡竹叶、甘草。

加减：热毒重者，加石膏（先煎）、黄芩、栀子、牡丹皮；大便秘结者，可加大黄（后下）、厚朴；口干甚者，加芦根、天花粉、北沙参；心烦尿赤者，加栀子、车前草。

### 3. 脾胃积热

证候：唇角、口颊、上颚、齿龈等处黏膜溃疡糜烂，色白或黄，呈圆形或椭圆形，溃疡较深，大小不一，有的融合成片，甚则满口糜烂，边缘鲜红，疼痛拒食，口臭涎多黏稠，或伴发热，烦躁不安，面赤口渴，大便秘结，小便短赤，舌红，苔黄，脉数，指纹紫滞。

治法：通腑泻火。

主方：凉膈散加减。

常用药：大黄、芒硝、甘草、栀子、黄芩、薄荷、连翘、竹叶、蜂蜜。

加减：口干渴者，加芦根、天花粉、北沙参；小便短赤者，加车前子（包煎）；烦躁者，加石膏（先煎）、郁金；口臭涎多，舌苔厚腻，湿热重者，加石菖蒲、滑石（先煎）、广藿香、枳实；溃疡满布黄色渗出物者，加金银花、蒲公英；黏膜红赤，疼痛重者，加生地黄、牡丹皮；食积内停，脘腹胀满者，加焦山楂、莱菔子。

### 4. 虚火上浮

证候：口腔溃烂点少，表面黄白色，周围色不红或微红，疼痛不甚，神疲颧红，手足心热，口干不渴，虚烦不寐，大便偏干，或伴饮食受限，反复发作或经久不愈，舌红少苔，或花剥，脉细数或指纹淡紫。

治法：滋阴降火，引火归原。

主方：六味地黄丸加肉桂。

常用药：熟地黄、山茱萸、山药、泽泻、牡丹皮、茯苓、肉桂。

加减：热病伤阴，口干者，加麦冬、玄参、乌梅；低热、颧红盗汗或手足心热者，加地骨皮、白薇；大便秘结者，加生地黄、玄参、桑椹；气阴两虚、神气困乏者，加党参、白术、白扁豆。

外用中成药：风热乘脾证、脾胃积热证、心火上炎证，可选冰硼散、开喉剑喷剂、西瓜霜喷剂；心火上炎证还可用双料喉风散；脾胃积热证、心火上炎证、虚火上浮证，溃疡愈合慢者，可用养阴生肌散、康复新液。

## 五、西医治疗要点

**1. 局部治疗** 为预防继发细菌感染，可予2.5%～5%金霉素鱼肝油局部涂搽。

**2. 全身治疗** 考虑细菌感染可用抗生素。

此外，要酌情补充液体，供给多种维生素等。

# 第二节 厌 食

## 一、概述

厌食是以较长时期厌恶进食、食量减少为特征的一种小儿常见病证。

本病四季均可发生，夏季暑湿当令之时，症状更明显。任何年龄儿童均可患病，以1～6岁多见。本病预后良好，但长期不愈者，可因气血生化乏源而变生他病。厌食病因有先天因素及后天因素，若先天禀赋不足，或后天调护失宜，都可影响脾胃的正常纳化功能，致脾胃不和，纳化失健，而成厌食。病位主要在脾胃，病机关键为脾胃失健，纳化失和。

## 二、临床诊断要领

### （一）四诊要点

厌食患儿一般症状不多，辨别证候重在问诊及望诊。

#### 1. 问诊

（1）病因 母亲孕期营养状况、患儿出生情况（如早产）、多产等个人史；辅食添加情况，有无饥饱无常、滥服滋补以及过食肥甘厚腻之品，有无偏食、嗜食生冷等喂养不当史；既往病史中是否存在他病伤及脾的情况；是否存在情志不遂、因环境变化而导致情绪不佳等情志失调病史。

（2）主症情况　症状出现的持续时间，是否存在病情反复以及可能的诱因。

（3）伴随症状　饮食稍多即感腹胀，多属脾失健运；大便溏薄，并伴面色少华，乏力多汗，多属脾胃气虚；食少饮多，口舌干燥，大便秘结，皮肤失润，多属脾胃阴虚；伴嗳气、胁胀、急躁，多属肝脾不和。

**2.望诊**　厌食患儿症状少，辨证困难时，舌象可作为重要辨证依据。

（1）望面色　形态形体尚可，无其他伴随症状者，多属脾失健运；面色少华，形体偏瘦者，多属脾胃气虚；面无光泽，皮肤不润，形体偏瘦者，多属胃阴不足。

（2）望舌　舌质不红，苔薄白或薄腻，多属脾失健运；舌苔厚腻，提示湿浊较重；舌苔垢腻，提示食滞较重。舌质淡，苔薄白，多属脾胃气虚。舌红少津，苔少或花剥，多属脾胃阴虚。

**3.闻诊**

（1）听声音　疳证患儿脾常虚，宗气生成不足，故常见语声低微或嘶哑；早期之疳证患儿，乳食停滞，郁而化热，耗伤津液，则矢气减少；肾阳为一身阳气之根本，疳证日久，脾肾阳虚，无以温化水谷津液，脾胃之升清降浊功能失调，后期则伴肠鸣、矢气频频。

（2）嗅气味　疳证患儿晨起口气臭秽，乃脾虚乳食内积，腐气上蒸；早期宿食不化，故二便或矢气酸臭；晚期因脾肾阳虚则下利清谷，小便清长，臭味不著。

**4.切诊**　脉有力，属脾失健运；脉缓而无力，属脾胃气虚；脉细数，属脾胃阴虚；脉弦细，属肝脾不和。

### （二）辅助检查选择

**1.血常规**　厌食可导致营养性贫血。

**2.微量元素及维生素检测**　某些微量元素的缺乏（如铁、锌）或补充过多维生素D等可出现厌食的表现。

### （三）诊断标准

1.长期食欲不振，而无其他疾病者。

2.面色少华，形体偏瘦，但精神尚好，无腹膨。

3.有喂养不当史，如进食无定时定量，过食生冷、甘甜厚味、零食或偏食等。

### （四）辨证要点

本病以脏腑辨证为纲，主要病变脏腑在脾胃，因脾胃受损程度不同，临床有虚实之分。

1.病程短，仅表现为纳呆食少，食而乏味，饮食稍多即感腹胀，形体尚可，舌苔薄腻，为脾失健运。

2.病程长，食而不化，大便溏薄，并伴面色少华，乏力多汗，形体偏瘦，舌质淡，苔薄白，为脾胃气虚；若食少饮多，口舌干燥，大便秘结，舌红少津，苔少或花剥，为脾胃阴虚。

3.厌食伴嗳气、胁胀、急躁，为肝脾不和。

## 三、类病鉴别

**1.疰夏**　为季节性疾病，有"春夏剧，秋冬瘥"的发病特点，临床表现除食欲不振外，可见精神倦怠，大便不调，或有发热等症，秋凉后则自行恢复正常。

**2.积滞**　有伤乳伤食史，除不思乳食外，应有脘腹胀满、嗳吐酸腐、大便酸臭等症。

## 四、辨证论治

厌食的病机关键为脾胃失健，纳化失司。本病治疗以运脾开胃为基本法则。脾运失健者，治以运脾和胃；脾胃气虚者，治以健脾益气；脾胃阴虚者，治以养胃育阴；肝脾不和者，治以疏肝理气助运。宜以芳香之剂解脾气之困，拨清灵脏气以恢复转运之机，使脾胃调和，脾运复健，则胃纳自开。运脾之法，有燥湿助运、消食助运、理气助运、温运脾阳，在本病中需对证灵活应用。临证时，消导不宜过峻，燥湿不宜过热，补益不宜呆滞，养阴不宜滋腻，以防损脾碍胃，影响纳化。

**1.脾失健运**

证候：食欲不振，厌恶进食，食而乏味，食量减少，或伴胸脘痞闷，嗳气泛恶，大便不调，偶尔多食后则脘腹饱胀，形体尚可，大便正常，舌淡红，苔薄白或薄腻，脉尚有力。

治法：调和脾胃，运脾开胃。

主方：不换金正气散加减。

常用药：苍术、厚朴、陈皮、甘草、藿香、半夏。

加减：脘腹胀满者，加木香、莱菔子；暑湿困阻者，加荷叶、扁豆花；大便偏干者，加枳实、莱菔子；大便偏稀者，加山药、薏苡仁。

### 2. 脾胃气虚

证候：不思进食，食而不化，大便偏稀夹不消化食物，面色少华，形体偏瘦，肢倦乏力，舌质淡，苔薄白，脉缓无力。

治法：健脾益气，佐以助运。

主方：异功散加味。

常用药：人参、白术、茯苓、陈皮、甘草。

加减：苔腻便溏者，加苍术、薏苡仁；便溏、面白肢冷者，加炮姜、肉豆蔻；饮食不化者，加焦山楂、炒谷芽、炒麦芽；汗多易感者，加炙黄芪、防风。

### 3. 脾胃阴虚

证候：不思进食，食少饮多，皮肤失润，大便偏干，小便短黄，甚或烦躁少寐，手足心热，舌红少津，苔少或花剥，脉细数。

治法：滋脾养胃，佐以助运。

主方：养胃增液汤加减。

常用药：石斛、乌梅、沙参、玉竹、白芍、甘草。

加减：脘腹痞满嗳气者，加香橼、佛手；口渴多饮者，加天花粉、芦根、胡黄连；大便秘结者，加火麻仁、郁李仁、瓜蒌子；夜寐不宁，手足心热者，加莲子心、酸枣仁、首乌藤；神倦乏力，面色少华者加山药、太子参。

### 4. 肝脾不和

证候：厌恶进食，嗳气频频，胸胁痞满，性情急躁，面色少华，神疲肢倦，大便不调，舌质淡，苔薄白，脉弦细。

治法：疏肝健脾，理气助运。

主方：逍遥散加减。

常用药：柴胡、白芍、当归、炒白术、茯苓、煨姜、薄荷、炙甘草。

加减：烦躁不宁者，加连翘、钩藤；夜寐不安者，加莲子心、栀子；口苦泛酸者，加黄连、吴茱萸；嗳气频频者，加旋覆花、赭石。

# 第三节 疳 证

## 一、概述

疳证是由喂养不当或多种疾病影响，导致脾胃受损，气液耗伤，不能濡养脏腑、经脉、筋骨、肌肤而形成的一种慢性消耗性疾病，临床以形体消瘦，面色无华，毛发干枯，精神萎靡或烦躁，饮食异常，大便不调为特征。"疳"之含义，自古有两种解释：其一曰"疳者甘也"，言其病因，是指小儿恣食肥甘厚腻，损伤脾胃，形成疳证；其二曰"疳者干也"，言其病机、主症，是指气液干涸、形体羸瘦。本病包含西医学的蛋白质 - 能量营养不良、维生素营养障碍、微量元素缺乏等疾病。

本病发病无明显季节性，各年龄段均可罹患，临床多见于 5 岁以下小儿。因其起病缓慢，病程迁延，不同程度地影响小儿的生长发育，严重者还可发展至阴竭阳脱，猝然变险，因而被古人视为恶候，列为儿科四大要证之一。本病经恰当治疗，绝大多数患儿均可治愈，仅少数重证或有严重兼证者，预后较差。

引起疳证的病因较多，临床以饮食不节、喂养不当、营养失调、疾病影响以及先天禀赋不足为常见，其病变部位主要在脾胃，可涉及五脏。病机关键为脾胃亏损，津液耗伤。正如《小儿药证直诀·诸疳》所说："疳皆脾胃病，亡津液之所作也。"

## 二、临床诊断要领

### （一）四诊要点

#### 1. 问诊

（1）问禀赋　父母之身体盛衰，饮食营养，所患疾病等。若母孕期患病，或脾胃虚弱，饮食营养摄入不足，化生之气血不足以充养胎儿，使其五脏失于濡养，功能失司，常继发疳证。

（2）问饮食　小儿饮食或喂养失当，是引起本病的原因之一。小儿脾常不足，乳食不知自节，若食休无律，偏嗜煎炸炙煿之品，或生冷坚硬难化之物，或妄投滋补，或饮食过细，致胃肠蠕动减弱，或辅食添加失宜，皆可损伤脾胃，形成食积，疳为积之渐，食积日久，渐成疳证。乳汁量少，或未及时添加辅食，营养摄入不足，机体失于濡养，亦可形成疳证。

（3）问睡眠　询问孩子睡眠之质、量与规律，入睡困难与否，睡眠时长，有无龄齿、汗出、睡中露睛、惊啼、梦中呓语、辗转反侧、喜俯卧等。睡眠环境以安静为佳，年龄愈小，睡眠时间愈长，疳证患儿因脾虚食积，气机升降不利，故入睡困难，或眠而易醒；食积郁而化热，则齿龄、汗出；睡中露睛多见于疳证后期；疳证患儿睡中惊惕不安，或啼哭不止，多因食积不化，阻滞气机，以致腹痛夜啼，或神不安啼；食积化热，扰动心神，则梦中呓语；加之脾乃至阴之脏，脾阴不足，故入睡后辗转反侧，喜俯卧。

（4）问既往史　以往是否易食积，有无久泄、久痢、大病久病、罕见病、遗传病等病史，是否为高敏体质或反复外感等。某些先天性心脏病患儿，因心阳无以温煦脾土，助脾运化，气血生化不足，形体羸瘦，多为疳证表现；兔唇患儿，因长期进食不畅，致营养失衡，亦可表现为疳证。疳证患儿脾常虚，卫气之生成受到影响，其护卫肌表、防御外邪作用减弱，故易反复外感或对多种物品过敏，现代研究表明，脾胃功能异常与西医学之免疫功能紊乱密切相关，故某些过敏性疾病可视为疳证之病理基础。

（5）问服药史　小儿为纯阳之体，患病易从阳化热，脾乃太阴湿土，若常投以大量苦寒药物，加之小儿脾常不足，最易侵脾犯胃，致脾胃虚寒，水谷精微吸收障碍，升清降浊功能亦受影响，日久形成疳证。

（6）问运动　包括运动的质和量。学龄前期小儿即应加强体育锻炼，并保持足够运动量，以增强体质，若过度安逸、少动，致胃肠蠕动缓慢，引起积滞、厌食等病证，长期易成疳证。

**2. 望诊**

（1）望神色　疳证患儿因心禀不足，多精神萎靡、双目无神；脾虚气血生化不足，则皮肤干枯、萎黄；疳证患儿气血亏虚，头面、毛发失养，则头不生发、发迟、发黄、发枯、发细、发软、发疏、发穗，面色苍白或萎黄，甚或呈老人貌。

（2）望形态　脾虚则肌瘦形瘠，肌肉痿弱不用，而见步态不稳，跌仆欲倒等；疳证后期，脾胃虚衰，津液消亡，气血两败，则腹部膨隆，青筋显露或腹凹如舟。

（3）审苗窍　足阳明胃经起于眶下缘，且为多气多血之经，疳证患儿脾虚血弱，故眼袋深重；脾之华在唇，脾虚则唇色淡白、唇口蠕动；舌质淡白，脉沉细，乃气血亏虚，舌失荣养；疳证患儿若先天禀赋不足，后天失于调养，则齿生较迟，生亦不固，或齿枯、齿黑等；脾虚则四末不荣，而见爪甲脆薄、白斑、凹陷，手足心萎黄。

（4）察二便　疳证患儿大便量偏多，干结或稀薄，后期呈水谷泻或白泻，小便短少或尿如米泔，均为脾胃虚弱，运化失司，致哺食不消而成。

（5）察指纹　疳证早期，指纹沉而色淡，乃气血亏虚之象；晚期则纹进气、命关，病情较重。

**3. 闻诊**

（1）听声音　疳证患儿脾常虚，宗气生成不足，故常见语声低微或嘶哑；早期之疳证患儿，乳食停滞，郁而化热，耗伤津液，则矢气减少；肾阳为一身阳气之根本，疳证日久，脾肾阳虚，无以温化水谷津液，脾胃之升清降浊功能失调，后期则伴肠鸣、矢气频频。

（2）嗅气味　疳证患儿晨起口气臭秽，乃脾虚乳食内积，腐气上蒸；早期宿食不化，故二便或矢气酸臭；晚期因脾肾阳虚则下利清谷，小便清长，臭味不著。

**4. 切诊**

（1）脉诊　疳证早期因患儿乳食内积，脉象偏实；后期因气血衰败，脾肾阳虚则脉沉弱，若不及时救治，可转为干疳重证。

（2）按诊　应诊其囟门、皮肤、肌肉、腹脐、颈项等。疳证患儿囟陷或囟填乃胎禀不足，或饮食伤脾所致；疳证患儿皮肤干枯、松弛，肌肉软弱，乃脾虚气血生化不足，无以充身泽毛，濡养肌肉；脾虚水湿内停，外溢肌肤则为肿，疳证患儿脐凸皮急，左右上下推之晃动，轮廓松弛，按之无力，乃脏气虚衰；小儿久患疳证，其颈细项软，致头不能抬起；另外，疳证早期，食积郁而化热，津液外泄，则手足心潮热，晚期因脾肾阳虚则手足不温。

**（二）辅助检查选择**

**1. 血清蛋白**　血清白蛋白浓度降低是最为特征性的改变。但轻、中度营养不良变化不大，不够灵敏。早期诊断选择某些半衰期较短的血浆蛋白如前白蛋白、维生素 A 结合蛋白、转铁蛋白等，其水平降低有参考价值。

**2. 血浆胰岛素生长因子 1（IGF-1）** 营养不良早期，在体重、身高等体格发育指标尚未改变前，IGF-1 即已下降，且不受肝功能的影响，可作为营养不良早期诊断的灵敏参考指标之一。

**3. 血清氨基酸** 血清必需氨基酸、牛磺酸含量可有降低，但非必需氨基酸变化不大。

**4. 其他** 血脂可有不同程度的改变，血糖水平可下降，但糖耐量曲线可与糖尿病患儿接近，血清微量元素与电解质可有下降。血清转氨酶、碱性磷酸酶、胆碱酯酶、淀粉酶、脂肪酶等活性降低，治疗后均可迅速恢复正常。

### （三）诊断标准

1. 饮食异常，大便干稀不调，或脘腹膨胀等明显脾胃功能失调者。

2. 形体消瘦，体重低于正常平均值的 15%～40%，面色不华，毛发稀疏枯黄，严重者干枯羸瘦。

3. 兼有精神不振，或好发脾气，烦躁易怒，或喜揉眉擦眼，或吮指磨牙等症。

4. 有喂养不当或病后饮食失调及长期消瘦史。

5. 因蛔虫引起者，谓之"蛔疳"，大便镜检可查见蛔虫卵。

6. 贫血者，血红蛋白及红细胞减少。

7. 出现肢体浮肿，属于营养性水肿者，血清总蛋白量大多在 45g/L 以下，血清白蛋白约在 20g/L 以下。

### （四）辨证要点

**1. 辨主证** 按病程长短、病情轻重、虚实分为疳气、疳积、干疳三种证候。初起面黄发疏，食欲欠佳，形体略瘦，大便不调，精神如常者，谓之疳气，属脾胃失和，病情轻浅之虚证轻证；病情进展，见形体明显消瘦，肚腹膨隆，烦躁多啼，夜卧不宁，善食易饥或嗜食异物者，称为疳积，属脾虚夹积，病情较重之虚实夹杂证；若病程久延失治，而见形体极度消瘦，貌似老人，杳不思食，腹凹如舟，精神萎靡者，谓之干疳，属脾胃衰败、津液消亡之虚证重证。

**2. 辨兼证** 常在干疳或疳积重证阶段出现，因累及脏腑不同，症状有别。脾病及心，则口舌生疮；脾病及肝，则目生云翳，干涩夜盲；脾阳虚衰，水湿泛溢，则肌肤水肿。

## 三、类病鉴别

**1. 厌食** 本病由喂养不当，脾胃运化功能失调所致，以长期食欲不振、厌恶进食为主症，无明显消瘦，精神尚好，病在脾胃，很少涉及他脏，一般预后良好。

**2. 积滞** 本病以不思乳食、食而不化、脘腹胀满、大便酸臭为特征，与疳证形体消瘦、毛发干枯、精神萎靡或烦躁易怒、饮食异常的特征有明显区别。但两者也有密切联系，若积久不消，损伤脾胃，水谷精微化生不足，致形体日渐消瘦，可转化为疳证。

## 四、辨证论治

本病治疗原则以健运脾胃为主，通过调理脾胃，助其纳化，以达气血丰盈、津液充盛、脏腑肌肤得养之目的。根据疳气、疳积、干疳的不同阶段，而采取不同的治法。疳气以和为主；疳积以消为主，或消补兼施；干疳以补为要。注意补脾须佐助运，使补不碍滞；消积勿过用攻伐，以免伤正。出现兼证者，应按脾胃本病与他脏兼证合参而随症治之，以平为期。此外，合理补充营养，纠正不良饮食习惯，积极治疗各种原发疾病，对本病康复也至关重要。

### （一）常证

#### 1. 疳气

证候：形体略瘦，或体重不增，面色萎黄少华，毛发稀疏，不思饮食，腹胀，精神欠佳，性急易怒，大便干稀不调，舌质略淡，苔薄微腻，脉细有力，指纹淡。

治法：调和脾胃，益气助运。

主方：资生健脾丸加减。

常用药：白术、橘皮、山楂、神曲、茯苓、党参、豆蔻、白扁豆、莲子、山药、芡实、薏苡仁。

加减：食欲不振，腹胀，苔厚腻者，去党参、白术，加苍术、鸡内金、厚朴；性情急躁，夜卧不宁者，加钩藤、黄连；大便稀溏者，加炮姜、肉豆蔻；大便秘结者，加火麻仁、决明子。

**2. 疳积**

证候：形体明显消瘦，面色萎黄少华或面白无华，肚腹膨胀，甚则青筋暴露，毛发稀疏结穗，精神烦躁，夜卧不宁，或见揉眉挖鼻，吮指磨牙，动作异常，食欲不振，或善食易饥，或嗜食异物，舌质淡，苔白腻，脉沉细而滑，指纹紫滞。

治法：消积理脾，和中清热。

主方：肥儿丸加减。

常用药：神曲、黄连、肉豆蔻、使君子、麦芽、槟榔、木香。

加减：腹胀明显者，加枳实；大便秘结者，加火麻仁、郁李仁；烦躁不安，揉眉挖鼻者，加栀子、莲子心；多饮善饥者，加石斛、天花粉；恶心呕吐者，加竹茹、姜半夏；胁下痞块者，加丹参、郁金；腹有虫积者，加苦楝皮、榧子。

**3. 干疳**

证候：形体极度消瘦，皮肤干瘪起皱，大肉已脱，皮包骨头，貌似老人，毛发干枯，面色白，精神萎靡，懒言少动，啼哭无力，表情冷漠呆滞，夜寐不安，腹凹如舟，杳不思食，大便稀溏或便秘，舌质淡嫩，苔花剥或无，脉沉细弱，指纹色淡隐伏。

治法：补脾益气，养血活血。

主方：八珍汤加减。

常用药：当归、川芎、熟地黄、白芍、人参、白术、茯苓、甘草。

加减：四肢欠温，大便稀溏，去熟地黄、当归，加肉桂、炮姜；夜寐不安，加五味子、首乌；舌红口干，加石斛、乌梅。若出现面色苍白，呼吸微弱，四肢厥冷，脉细欲绝，应急施独参汤或参附龙牡救逆汤，并配合西药抢救。

**（二）兼证**

**1. 眼疳**

证候：两目干涩，畏光羞明，眼角赤烂，甚则黑睛混浊，白翳遮睛或有夜盲眼痒，舌质红，苔薄白，脉细。

治法：养血柔肝，滋阴明目。

主方：石斛夜光丸加减。夜盲者，选羊肝丸加减。

常用药：石斛、天冬、地黄、枸杞子、菊花、白蒺藜、蝉蜕、木贼、青葙子、夏枯草、川芎、枳壳。

加减：肝热重者，加谷精草、石决明。若肝肾阴虚而火不甚者，可选用杞菊地黄丸加减。

**2. 口疳**

证候：口舌生疮，甚或满口糜烂，秽臭难闻，面赤心烦，夜卧不宁，五心烦热，进食时哭闹，小便短黄，或吐舌、弄舌，舌尖红，苔薄黄，脉细数。

治法：清心泻火，滋阴生津。

主方：泻心导赤散加减。

常用药：木通、生地黄、黄连、生甘草、灯心草。

加减：若大便秘结，加大黄；心火盛者，加栀子、连翘；偏于阴虚者，加麦冬、玉竹。内服药同时，可加外用冰硼散或珠黄散涂搽患处。

**3. 疳肿胀**

证候：足踝浮肿，眼睑浮肿，甚或颜面及全身浮肿，面色无华，神疲乏力，四肢欠温，小便短少，舌质淡嫩，苔薄白，脉沉迟无力。

治法：健脾温阳，利水消肿。

主方：防己黄芪汤合五苓散加减。

常用药：防己、黄芪、白术、生姜、甘草、大枣、茯苓、猪苓、桂枝、泽泻。

加减：若浮肿明显，腰以下为甚，四肢欠温，偏于肾阳虚，可用真武汤加减。

# 五、西医治疗要点

**1. 一般治疗** ①祛除病因：仔细找出患病原因，积极治疗原发疾病是治疗本病的首要措施。②加强护理：居室应空气新鲜，阳光充足，环境整洁。皮肤及口腔应保持清洁，睡眠宜充足，适度活动，并设法增进食欲。

**2. 调整饮食** 应根据患儿的具体情况，如病情轻重、消化功能强弱及对食物的耐受能力、有无并发症等，合理地安排饮食。原则上应由少量到多量，由流质到软食、普食，由单一到多种循序渐进地进行，切忌贪多求快，引起消化紊乱反而加重病情。

**3. 促进消化与代谢功能**　可给予各种消化酶（胃蛋白酶、胰酶等）帮助消化。营养不良时常伴维生素及微量元素缺乏，口服 B 族维生素及维生素 C 可促进消化代谢。

# 第四节　呕　吐

## 一、概述

呕吐是因胃失和降，气逆于上，胃中乳食经口而出的一种病证。一般认为有物有声谓之呕，有物无声谓之吐，有声无物谓之哕。因呕与吐经常同时出现，故多称呕吐。呕吐可见于西医多种疾病过程中，需注意鉴别。因消化功能紊乱所致呕吐者，可参考本节内容。

本病一年四季均可发生，但好发于夏秋季节；任何年龄均可患病，以婴幼儿多见。本病治疗及时得当，一般预后良好，但呕吐严重，可出现危重证候。

小儿脏腑娇嫩，脾常不足，加之小儿寒暖不能自调、乳食不能自节，后天喂养不当，感受外邪、伤于乳食等均易于损伤脾胃而发呕吐。临床常见病因有外邪犯胃、乳食积滞、胃中积热、脾胃虚寒、肝气犯胃等。病变部位主要在胃，与肝脾二脏密切相关。呕吐的病机关键为胃失和降，气逆于上。

## 二、临床诊断要领

### （一）四诊要点

**1. 问诊**

（1）诱因　发病前是否有乳食不节或不洁、进食生冷食物等饮食不当的情况；是否有外感病史；是否存在受惊吓打骂等情志不畅因素；询问是否误服药物或毒物，近期是否有头外伤病史，纯母乳喂养的小婴儿乳母的饮食结构、用药史、过敏史等，具有鉴别诊断意义。

（2）主症情况　呕吐次数、量以及呕吐物性状，是否为喷射状呕吐，可初步提示患儿病情程度及病情发展的趋势。

（3）伴随症状　胃脘不适或疼痛，伴发热恶寒、鼻塞流涕、全身不适，多属寒邪犯胃；不思乳食，口气臭秽，脘腹胀满，大便秘结或泻下酸臭，多属乳食积滞；口渴多饮，面赤唇红，烦躁少寐，多属胃热气逆；伴面色苍白，精神疲倦，四肢欠温，腹痛便溏，多属脾胃虚寒；呕吐每因情志刺激加重，胸胁胀痛，精神郁闷，易怒易哭，多属肝气犯胃。

（4）既往史　是否存在反复呕吐、疳证等病史。

**2. 望诊**

（1）望神色　气息精神振作，两目有神，表情自然，反应敏捷，多提示病情轻微；精神烦躁，表情痛苦，吐后得舒，多为实证；精神萎靡，面青唇白，双目无神，伴四肢厥冷，多提示病情危重。

（2）望形态　喜俯卧者，多为乳食内积；喜蜷卧者，多为腹痛或里寒；翻滚不安，呼叫哭吵，两手捧腹，多为盘肠气痛。

（3）望舌　舌淡红苔白，多属寒邪犯胃；舌红苔厚腻，多属乳食积滞；舌红苔黄，多属胃热气逆；舌淡苔白，多属脾胃虚寒；舌边红苔薄腻，多属肝气犯胃。

（4）望指纹　指纹红，多属寒邪犯胃；指纹紫滞，多属乳食积滞或胃热气逆；指纹淡，多属脾胃虚寒；指纹紫，多属肝气犯胃。

**3. 闻诊**　呕吐物清冷淡白，多为寒证、虚证；呕吐物酸馊腐败，多为热证、实证。

**4. 切诊**

（1）脉诊　脉浮紧，多属寒邪犯胃；脉滑数，多属乳食积滞或胃热气逆；脉迟缓无力，多属脾胃虚寒；脉弦，多属肝气犯胃。

（2）按诊　腹胀拒按，多属实证；腹胀喜按，多属虚证。

### （二）辅助检查选择

**1. 血常规、C 反应蛋白（CRP）**　白细胞及中性粒细胞计数增高，CRP 增高者提示细菌性感染。

**2. 血液生化**　了解是否存在电解质紊乱及酸中毒的情况。

3. **淀粉酶** 急性胰腺炎可出现血、尿淀粉酶增高。

4. **影像学检查** 腹部 X 线片，协助诊断肠梗阻、肠套叠。

5. **B 超** 胆囊、胰腺 B 超检查，协助诊断胆囊炎、胰腺炎；腹部 B 超，协助诊断肠套叠、肠梗阻、阑尾炎。

6. **头颅 CT 或 MRI** 协助诊断颅内出血、颅内占位性病变、颅内感染。

7. **脑脊液检查** 协助诊断颅内感染。

### （三）诊断标准

1. 有乳食不节、饮食不洁、情志不畅、外邪犯胃等病史。

2. 乳食等从胃中上涌，经口而出，常伴嗳腐食臭、恶心纳呆、胃脘胀闷等症。

### （四）辨证要点

1. **辨病因** 感受外邪，多有寒热表证；食伤则有饮食不节、不洁或暴饮暴食的病史，同时可有呕吐酸馊、胃脘作痛的症状；肝气犯胃则常有情志不畅史，多伴胁痛、嗳气等症状。

2. **辨寒热** 朝食暮吐，暮食朝吐，吐物清冷淡白，伴不消化食物残渣，同时兼有寒证，多属寒吐；食入即吐，吐物酸馊腐败，兼有里热证，多属热吐。

3. **辨虚实** 实证呕吐，其中呕吐突发，伴风寒表证者，多为寒邪犯胃；吐物酸腐，吐后觉舒，伴脘腹胀满者，多为伤食；若食入即吐，气热臭秽者，多属胃热；吐物酸苦，嗳气频频，精神郁闷者，为肝气犯胃。虚证呕吐多见于体弱、久病儿，起病缓，病程长，吐声微弱，吐物量少，时作时止，有体虚、形神不足之见证。

## 三、类病鉴别

1. **溢乳（又称漾乳）** 为小婴儿哺乳后，乳汁自口角溢出，纳食如常，别无他证，此非病态。多因小婴儿胃小且发育不健全，贲门括约肌松弛，哺乳过量、过急，吞咽过多空气所致。以正确方法哺乳，或随小儿年龄增长，可逐渐自愈。

2. **其他疾病** 小儿呕吐可见于多种疾病，需与各种急腹症、颅脑疾病、感染性疾病、药物与食物中毒等鉴别，结合病史、临床症状、腹部体征、实验室检查等明确诊断。

## 四、辨证论治

呕吐的病机关键为胃失和降，气逆于上。本病治疗以和胃降逆为主要法则，同时，应辨明病因，审因论治以治本。诊断不明者，需及时完善相关检查，以明确病因。

**1. 寒邪犯胃**

证候：起病急，突发呕吐，呕吐物清冷，胃脘不适或疼痛，伴发热恶寒，鼻塞流涕，全身不适，舌淡红苔白，脉浮紧或指纹红。

治法：疏风散寒，化湿和中。

主方：藿香正气散加减。

常用药：藿香、紫苏、白芷、桔梗、白术、厚朴、半夏曲、大腹皮、茯苓、甘草、陈皮。

加减：风寒偏重者，加荆芥、防风、羌活；夹有食滞，腹胀嗳腐者，加焦山楂、木香、枳壳；发热口苦咽干者，加柴胡、黄芩。

**2. 乳食积滞**

证候：呕吐酸臭乳块或不消化食物，以吐为快，不思乳食，口气臭秽，脘腹胀满，大便秘结或泻下酸臭，舌质红，苔厚腻，脉滑数有力，指纹紫滞。

治法：消乳化食，和胃降逆。

主方：伤乳用消乳丸加减；伤食用保和丸加减。

常用药：香附、神曲、麦芽、陈皮、砂仁、炙甘草、山楂、连翘、莱菔子、半夏、茯苓。

加减：呕吐较频者，可加少许生姜汁；大便秘结者，加大黄、枳实；食滞化热者，加竹茹、黄连；胃寒者，去连翘，加丁香、藿香、豆蔻；食鱼、蟹而吐者，加紫苏梗；食肉食而吐者，重用焦山楂。若浊气犯胃呕吐而见胸闷恶心，苔浊垢腻者，加玉枢丹。

**3. 胃热气逆**

证候：食入即吐，呕吐频繁，呕哕声宏，吐物酸臭，口渴多饮，面赤唇红，烦躁少寐，舌红苔黄，脉滑数，指纹紫滞。

治法：清热泻火，和胃降逆。

主方：黄连温胆汤加减。

常用药：半夏、陈皮、茯苓、甘草、枳实、竹茹、黄连、大枣。

加减：兼食积者，加六神曲、焦山楂、炒麦芽；大便不通者，加大黄；口渴者，加天花粉、麦冬；吐甚者，加赭石；虚热上犯者，可选橘皮竹茹汤或竹叶石膏汤。

### 4. 脾胃虚寒

证候：食后良久方吐，或朝食暮吐，暮食朝吐，吐出多为清稀痰水，或不消化残余乳食，酸臭味不大，伴面色苍白，精神疲倦，四肢欠温，食少不化，腹痛便溏，舌淡苔白，脉迟缓无力，指纹淡。

治法：温中散寒，和胃降逆。

主方：丁萸理中汤加减。

常用药：丁香、制吴茱萸、党参、白术、干姜、炙甘草。

加减：呕吐清水，大便稀溏，四肢欠温者，加制附子、肉桂、高良姜；腹痛绵绵者，加香附、陈皮、柿蒂。

### 5. 肝气犯胃

证候：呕吐吞酸，或嗳气频作，每因情志刺激加重，胸胁胀痛，精神郁闷，易怒易哭，舌边红，苔薄腻，脉弦，指纹紫。

治法：疏肝理气，和胃降逆。

主方：解肝煎加减。

常用药：陈皮、半夏、厚朴、茯苓、紫苏叶、白芍、砂仁。

加减：肝火内亢，烦躁面赤者，加栀子、黄连；呕吐频急，加旋覆花、赭石；呕吐黄苦水者，加柴胡、黄芩；火郁伤阴，口干舌燥者，加北沙参、石斛。

## 五、西医治疗要点

1. 寻找病因，治疗原发疾病。

2. 有脱水者，按小儿液体疗法补液治疗。

# 第五节　腹　痛

## 一、概述

腹痛为小儿常见的脾系疾病之一，是指胃脘以下、脐之两旁及耻骨以上部位的疼痛。其中发生在胃脘以下，脐部以上部位的疼痛称为大腹痛；发生在脐周部位的疼痛，称为脐腹痛；发生在小腹两侧或一侧部位的疼痛，称为少腹痛；发生在下腹部正中部位的疼痛，称为小腹痛。本病可见于任何年龄与季节。许多疾病均可引起腹痛，年长儿多能自诉，婴幼儿不能诉说或表述不清，多以啼哭为临床表现，因此必须详细检查，以免贻误病情。

腹痛的病因很多，外感风、寒、暑、湿，内伤饮食，虫积，热结，气滞，血瘀，乃至脾胃虚弱等均可导致脾胃气机不畅而致腹痛。病位主要在脾、胃、小肠、大肠，有时与肝有关。

## 二、临床诊断要领

### （一）问诊要点

#### 1. 问诊

（1）疼痛性质　疼痛兼有胀感为胀痛，多因气滞所致；疼痛如针刺之状为刺痛，多因瘀血阻滞、血行不畅所致；疼痛有冷感而喜暖为冷痛，多因寒邪中腹所致；痛势剧烈，如刀绞割为绞痛，多因寒凝气机或结石阻闭气机所致；疼痛不剧烈、绵绵不休为隐痛，喜温喜按者，多因脾胃虚寒所致；抽掣牵引作痛，由一处连及他处，为掣痛，多因筋脉阻滞不通所致。

（2）疼痛部位　大腹痛多属脾胃、大肠、小肠的病证，以胃部疾患、积滞疼痛多见；脐腹痛多为小肠病证，以再发性腹痛、虫积多见；小腹痛多见于膀胱病证；少腹痛多见于肝经、大肠病证。

（3）疼痛诱因　发病前是否有外感寒邪、伤于乳食、脾胃虚寒、情志不畅等病史或诱因。

#### 2. 望诊　观察患儿的神情及舌苔、指纹，有助于初步判断病情的轻重缓急及疾病性质。

（1）望神情　面色荣润或面白少华，神志清晰，思维有序，表情自然，多疼痛较轻；面色苍白，痛甚者额冷汗出，神识昏蒙，痛苦貌，多疼痛较重。

（2）望动态  通过观察动态，可以分析不同姿态显现的疾病。如小儿喜蜷卧者，多为腹痛；若翻滚不安，呼叫哭吵，两手捧腹，多为盘肠气痛所致。

（3）望舌与指纹  舌淡苔白滑，指纹红，多属腹部中寒；舌红，指纹淡紫滞，多属乳食积滞；舌苔黄燥，指纹紫滞，多属胃肠积热；舌淡苔白，指纹淡红，多属脾胃虚寒；舌紫暗有瘀点，指纹紫滞，多属气滞血瘀。

3. **闻诊**  声音高亢有力，多为实证、剧痛；声音低微无力，多为虚证。

4. **切诊**

（1）脉诊  腹痛脉象因患儿哭闹变化较大，仅供参考。脉象方面，常见的异常脉象有沉脉、弦脉、紧脉、滑脉、涩脉等。

（2）按诊  腹痛喜按，按之痛减，得温则舒，腹壁柔软者，以脾胃虚寒多见；腹痛拒按，按之痛甚，伴腹部硬满者，以乳食积滞、胃肠积热多见；按之痛甚，固定不移者，以气滞血瘀多见。

### （二）辅助检查选择

1. **血常规**  白细胞计数、红细胞沉降率、C反应蛋白升高提示感染，血红蛋白及红细胞降低需警惕内出血，镰状细胞提示镰状细胞贫血。

2. **淀粉酶**  血清淀粉酶较正常升高3倍以上可考虑诊断急性胰腺炎，尿液淀粉酶易受尿液稀释或浓缩的影响，故不如血清淀粉酶准确。

3. **尿液分析和尿培养**  尿内有多量红细胞提示有泌尿系结石，较多白细胞或脓细胞提示泌尿系感染。

4. **大便常规、大便培养**  粪便有黏液、脓细胞、巨噬细胞时多为肠道感染，果酱样血便多提示肠套叠。

5. **B超**  对肝胆胰腺疾病、泌尿生殖系统疾病等有重要诊断价值，是急腹症的常规检查。

6. **X线**  胸部X线检查可显示肺、胸膜及心脏病变。腹部X线检查如发现膈下游离气体提示胃肠穿孔、肠内梯形液体平面、肠腔内充气较多提示肠梗阻，疑为溃疡、胃炎、十二指肠炎等时可做钡餐或钡灌肠。

7. **虫卵和寄生虫检查**  有助于肠道寄生虫病的确诊，如蛔虫病、钩虫病、蛲虫病、姜片虫病、绦虫病等。

8. **胃镜**  有助于诊断胃炎、十二指肠炎、溃疡病等。

另可根据临床需要选择胃电图检查、幽门螺杆菌检查、胃动力学检查及腹部CT检查等。

### （三）诊断标准

1. 患儿可有外感寒邪、伤于乳食、脾胃虚寒、情志不畅等病史或诱因。

2. 表现在胃脘部、脐周部位、小腹两侧或一侧部位、下腹部正中部位疼痛。

3. 腹痛时作时止、时轻时重，常有反复发作、发作后自行缓解的特点。

4. 疼痛的性质可有隐痛、钝痛、胀痛、刺痛、掣痛。

5. 伴随腹痛出现的症状不多，可有啼哭不宁、腹胀等。

6. 辅助检查：血、尿、便检查、腹部X线检查、超声检查等有助于临床诊断及鉴别诊断。腹腔穿刺、胃镜、腹腔镜、CT等检查可根据病情及临床需要选择。

### （四）辨证要点

1. **辨病位**  通常脐周疼痛多与虫、积有关；胃脘及脐部以上疼痛多属乳食积滞；右侧少腹痛多为肠痈；脐下腹痛多见脾胃虚寒。

2. **辨寒热**  感受寒邪，或过食生冷，或素体阳虚而腹痛者，得温痛减，遇寒加重，属于寒性腹痛；过食辛辣香燥或膏粱厚味形成积滞，热结阳明而腹痛者，腹满拒按，口渴引饮，属于热性腹痛。

3. **辨虚实**  虚证腹痛，隐隐作痛，反复发作，痛无定处，痛缓喜按；实证腹痛，疼痛剧烈，痛有定处，腹胀拒按，按之痛剧。急性发作腹痛，因寒、热、食、积等损伤所致者，多属实证；慢性发作腹痛，因脏腑虚弱所致者，多属虚证。

4. **分轻重**  隐隐作痛，反复发作，痛无定处，喜揉按，多属轻证；若骤然发作，疼痛剧烈，腹满拒按，伴有意识模糊，则属重证。

## 三、类病鉴别

### 1. 全身性疾病及腹部以外器官疾病产生的腹痛

（1）呼吸系统疾病引起的腹痛常有咳嗽，或扁桃体红肿、肺部有啰音等特征。

（2）心血管系统疾病引起的腹痛常伴有心悸，心脏杂音，心电图异常。

（3）神经系统疾病引起的腹痛常反复发作，脑电图异常，腹型癫痫服抗癫痫药有效。

（4）血液系统疾病引起的腹痛常伴有贫血，血象及骨髓象异常。

（5）代谢性疾病引起的腹痛，如糖尿病有血糖、尿糖增高；铅中毒有指甲、牙齿染黑色；卟啉病有尿呈红色，曝光后色更深等，可助诊断。

### 2. 腹部脏器的器质性病变

（1）胃肠道感染如急性阑尾炎、结肠炎、腹泻、急性坏死性肠炎、肠寄生虫病，除有腹痛外，还有饮食不调史、感染病史，大便及血常规化验有助于诊断。

（2）胃肠道梗阻、肠套叠、嵌顿性腹股沟斜疝，有腹痛及腹胀和梗阻现象，全腹压痛，腹肌紧张，肠鸣音消失，X 线检查可助诊断。

（3）肝胆疾病如胆道蛔虫、肝炎、胆囊炎、胆结石症，常有右上腹阵痛和压痛，肝功能异常及 B 超检查等可助诊断。

（4）泌尿系统疾病如感染、结石、尿路畸形、急性肾炎等，常有腰痛、下腹痛，尿道刺激症状，尿检异常，X 线检查可助诊断。

（5）下腹痛对少女要注意是否卵巢囊肿蒂扭转、痛经等。

（6）内脏肝脾破裂者有外伤史，常伴有休克等。配合实验室及医学影像诊断技术检查，可以做出诊断。

### 3. 腹痛性质的鉴别

（1）绞痛　由空腔脏器的肌肉痉挛、扩张或梗阻引起，多表现为阵发性绞痛，如肠绞痛、胆绞痛、肾绞痛等。

（2）钝痛　由实质脏器牵张或腹膜外刺激所致，多表现为持续性钝痛，如肝、肾、阑尾及腹膜等炎症肿胀所引起的被膜牵扯，疼痛部位多与器官病变所在部位一致。

（3）牵涉痛　指内脏性疼痛牵涉到身体体表部位，即内脏痛觉信号传至相应脊髓节段，引起该节段支配的体表部位疼痛。如肝、胆疾病的疼痛有时可放射到右肩；大叶性肺炎患儿可有较严重的反射性腹痛，脊柱结核及带状疱疹等侵犯腹部脊神经时均可出现较重的腹痛，腹型破伤风及腹型癫痫的腹肌痉挛也可导致剧烈腹痛。

### 4. 不同病因所致腹痛的鉴别

（1）食积腹痛　辨证属食积所致者，有乳食不节史，表现为嗳腐吞酸，呕吐不食，脘腹胀满，大便腐臭。

（2）虫积腹痛　辨证属虫积所致者，有大便排虫史，或镜检有虫卵，表现为脐周疼痛不剧，时作时止，痛无定时。

（3）气滞腹痛　辨证属气滞所致者，有情志失调病史，表现为胀痛时聚时散，痛无定处，气聚则痛而见形，气散则痛而无迹。因肝克脾运，脾胃气滞而腹痛者，表现为脘腹胀痛，或痛引两胁，痛而嗳气吞酸；因气滞于小肠者，表现为脐腹疼痛。

（4）血瘀腹痛　辨证属血瘀所致者，有跌仆损伤手术史，表现为腹部刺痛，痛有定处，按之痛剧，局部满硬。

## 四、辨证论治

腹痛多因脏腑经脉失调，气机运行不畅所致。根据"不通则痛、通则不痛""六腑以通为用"的机制，治疗以调理气机、疏通经脉为主。根据不同病因，分别治以温散寒邪、消食导滞、通腑泄热、温中补虚、活血化瘀。除内服药物外，还常辅以推拿、外治、针灸等以提高疗效。

### 1. 腹部中寒

证候：腹部疼痛，拘急疼痛，得温则舒，遇寒痛甚，痛处喜暖，面色苍白，痛甚者额冷汗出，唇色紫暗，肢冷不温，或兼吐泻，小便清长，舌淡，苔白滑，脉沉弦紧，指纹红。

治法：温中散寒，理气止痛。

主方：养脏汤加减。

常用药：当归、沉香、木香、肉桂、川芎、丁香。

加减：寒痛甚者，加附子；呕吐者，加干姜、姜半夏；泄泻者，加炮姜、煨肉豆蔻；腹胀者，加砂仁、枳壳；拘急疼痛者，加小茴香、延胡索。

### 2. 乳食积滞

证候：脘腹胀满，按之痛甚，嗳腐吞酸，不思乳食，矢气频作或腹痛欲泻，泻后痛减，或有呕吐，吐物酸馊，矢气频作，大便秽臭，夜卧不安，时时啼哭，舌红，苔厚腻，脉沉滑，指纹紫滞。

治法：消食导滞，行气止痛。

主方：香砂平胃散加减。

常用药：香附、砂仁、苍术、陈皮、厚朴、甘草、山楂、神曲、麦芽、枳壳、白芍。

加减：大便不通，或泻下不畅、脘腹胀满者，加槟榔、莱菔子；兼感寒邪者，加藿香；食滞化热，大便秘结者，去苍术，加大黄、黄连。

### 3. 胃肠结热

证候：腹痛胀满，疼痛拒按，大便秘结，烦躁口渴，手足心热，口唇舌红，舌苔黄燥，脉滑数或沉实，指纹紫滞。

治法：通腑泄热，行气止痛。

主方：大承气汤加减。

常用药：大黄、厚朴、枳实、芒硝。

加减：口干，舌红少津者，加玄参、麦冬、生地黄；脘腹胀满者，加升麻、黄连、木香。因肝胆失于疏泄，肝热犯胃而实热腹痛者，用大柴胡汤加减。

### 4. 脾胃虚寒

证候：腹痛绵绵，时作时止，痛处喜按，得温则舒，面色㿠白，精神倦怠，手足清冷，纳食减少，或食后作胀，大便稀溏，舌淡苔白，脉沉细，指纹淡红。

治法：温中理脾，缓急止痛。

主方：小建中汤合理中丸加减。

常用药：桂枝、甘草、大枣、白芍、生姜、胶饴、人参、干姜、白术。

加减：面白唇淡者，去干姜，加黄芪、当归；手足逆冷者，加附子、肉桂。脾虚而兼气滞，纳差腹胀者，用厚朴温中汤加减。

### 5. 气滞血瘀

证候：腹痛经久不愈，痛有定处，痛如针刺，或腹部癥块拒按，肚腹硬胀，青筋显露，舌紫暗或有瘀点，脉涩，指纹紫滞。

治法：活血化瘀，行气止痛。

主方：少腹逐瘀汤加减。

常用药：小茴香、干姜、延胡索、没药、当归、川芎、肉桂、赤芍、蒲黄、五灵脂。

加减：胀痛严重者，加川楝子、乌药、枳壳；有癥块者，加三棱、莪术。

## 五、西医治疗要点

腹痛是腹部诸多脏器疾病的共同症状，也是腹部以外疾病的临床征象。分为功能性腹痛及器质性腹痛两大类。

**1. 功能性腹痛** 因体质因素和环境因素引起的腹痛，90%～95%的复发性腹痛为功能性腹痛，病因一般分为心理和生理两方面因素。功能性腹痛多由内科疾病引起，以内科治疗（对症治疗、认知-行为治疗、药物治疗等）为主。

**2. 器质性腹痛** 常由外科疾病引起，如阑尾炎、肠梗阻、腹膜炎、腹部创伤等，常需手术治疗。

# 第六节　泄　泻

## 一、概述

泄泻是以大便次数增多，粪便稀薄或如水样为特征的小儿常见病，是我国婴幼儿最常见的疾病之一，2岁以下小儿发病率最高。一年四季均可发病，夏秋季发病率高。中医称此病为"泄泻"，并认为"泄泻之本，无不由于脾胃"。小儿泄泻的病因，以感受外邪、内伤饮食、脾胃虚弱、脾肾阳虚多见。其病位主要在脾胃，病机为脾困湿盛。胃主受纳腐熟水谷，脾主运化水湿和水谷精微。小儿"脾常不足"，受邪易困，运化失健，水谷不化，精微不布，升降失职，清浊不分，合污而下，导致泄泻。此外，腹泻迁延日久可发展成疳积，严重泄泻伤阴耗气，可致气阴两伤，重者阴竭阳脱而亡。

## 二、临床诊断要领

### （一）四诊要点

**1. 问诊**

（1）诱因　问清与起病相关的内伤或外感因素，可因伤于饮食（乳食不节、饮食不洁）、脾胃虚弱而发，或因感受外邪而诱发。因脾胃虚弱而发多为正虚，因饮食、外感而发多为邪实，问诊时应根据起病特点全面而有重点地询问。

（2）一般情况　体无消瘦，精神如常，虽有哭叫不安，但无形羸色败虚脱之象，舌苔黄燥或厚腻者，多属"热泻""实泻"；反之，身体消瘦，面色发晦，汗出身凉，昏睡露睛，舌苔薄白或灰黑滑润者，则多属"虚泻""寒泻"，如伴有惊风抽搐，中医谓为"慢惊风"，认为病危。对腹泻患儿必须准确记录大便次、量，以判断病情的进退。便次多且量多，易成伤阴重证，继而阴阳两伤；便次多而且量少，若伴发热腹痛，里急后重，可能为痢疾初起。

（3）伴随症状　①问寒热：小儿腹泻而伴有发热、恶寒、无汗者，一般属于外邪引起，病在表证阶段；发热不恶寒、有汗、口渴、进冷饮后较安者，病属里热；恶寒无发热，口不渴，或口虽渴而欲饮热者，则属于虚寒。②问腹痛：腹泻患儿一般均伴有不同程度之腹痛，不能言述之幼儿，可以其啼哭情况来推测其腹痛程度之重轻，腹痛在先，腹泻之后，疼痛减轻者，腹痛拒按者，腹痛喜冷者，多属热、属实；腹泻之后，疼痛不减，腹痛喜按、喜热者，多属寒、属虚。③问饮食：腹泻小儿乳食如常者病轻，不能饮食者重。朱震亨《幼科全书》谓："凡治泄泻不问轻重，只要乳食如常不生他证者则易愈。"④问下坠与否：腹泻患儿一般多无下坠里急后重情况，如发现小儿有里急后重下坠感觉，则必须从其他各方面仔细检查是否为痢疾。⑤问小便：腹泻而小便多者，多属虚寒；小便不利或短少赤红者，多属实热。⑥问睡眠：躁烦啼叫不能安眠者，多属实热；精神倦怠，疲乏嗜卧者，多属虚寒；昏睡露睛者，则属重笃之候。

**2. 望诊**　观察神志、大便形态、舌苔、指纹，有助于判断患者的病情轻重缓急。

（1）望神志　精神不振伴倦怠乏力、少气懒言，多为脾胃虚弱、脾肾阳虚；精神萎靡、反应迟钝、表情淡漠，多为气阴两伤、阴竭阳脱，见于腹泻患儿的病重状态。

（2）望大便　大便稀薄如水，色黄夹黏液，为湿热泻；大便质稀色清，夹有泡沫，为风寒泻；大便稀溏，夹有凝乳块或食物残渣，为伤食泻；大便稀溏，夹未消化物，食后易泻，为脾虚泻；大便澄澈清冷，完谷不化，滑泻不止，为脾肾阳虚泻。

（3）望舌与指纹　舌苔黄腻，指纹紫，为湿热蕴结，多属湿热泻；舌苔薄白，指纹淡红，为风寒郁阻，多属风寒泻；舌苔厚腻，指纹紫滞，为食滞肠胃，多属伤食泻；舌苔白，指纹淡，为脾虚失运、脾肾阳虚，多属脾虚泻、脾肾阳虚泻；舌红少津，苔少或无苔，为气阴两伤；舌淡无津为阴竭阳脱之危重之象。

**3. 闻诊**

（1）听声音　一般着重听患儿的呼吸与声调，实泻、热泻患儿声亮气粗；虚泻、寒泻患儿声低气微；腹泻患儿见呼吸急促困难者，中医认为乃脾肾败绝之象，属于危候。

（2）嗅气味　腹泻患儿大便气味亦应加以注意，腹泻患儿大便气味臭秽，多为湿热下注；气味酸臭，多为伤于饮食；大便臭味不甚多为风寒、脾虚、脾肾阳虚所致。

**4. 切诊**

（1）脉诊　脉象方面，常见的异常脉象有滑脉、浮脉、紧脉、沉脉、弱脉等。外感、饮食诱发为浮紧、滑数，脾胃虚弱、脾肾阳虚则为缓弱、细弱脉。出现变证，气阴两伤则脉细数，阴竭阳脱则脉沉细欲绝，为病危之象。小儿脉象不似成人恒定，常因其惊叫啼哭而变化甚大，因此对于小儿腹泻必须以证为主，脉象仅为参考。

（2）按诊　腹部切诊方面，腹部皮肤热，胀满拒按者，多属实、属热；腹部皮肤冷，喜热喜按者，则多属寒、属虚。

### （二）辅助检查选择

**1. 血常规**　血象增高提示侵袭性细菌感染，或腹泻，是全身性疾病的一种表现，病毒性肠炎或非侵袭性细菌感染血象常正常。

**2. 粪便常规**　消化不良仅见脂肪球；菌痢等侵袭性细菌感染常见较多白细胞、脓细胞、红细胞、吞噬细胞；病毒性肠炎或非侵袭性细菌性肠炎仅偶见白细胞；真菌性肠炎可见孢子和菌丝；霍乱可见霍乱弧菌；寄生虫感染可见虫卵，查到阿米巴滋养体可确定为阿米巴痢疾；隐血试验强阳性应考虑出血性坏死性肠炎、癌症早期等。

3. **粪便直接电镜检查** 可发现轮状病毒、小圆病毒、冠状病毒等。

4. **粪便细菌培养** 对各种细菌感染可进行细菌培养，以获得相应病原体。

5. **粪便 pH 值及还原物质检查** pH 值＜ 5.5，考虑糖类消化不良；粪便中还原物质检查阳性提示双糖酶缺乏，糖吸收不良。

6. **血清学检查** 酶联免疫吸附试验（ELISA）可检测粪便中的轮状病毒抗原，补体结合试验测双份血清中的轮状病毒抗体（HRV-IgM），如 4 倍或以上增高有诊断意义。疑为伤寒、副伤寒者可查血清肥达反应。

7. **X 线检查、钡灌肠检查** 疑为肠套叠、出血坏死性肠炎、肠穿孔、肠梗阻等可行立位腹部 X 线检查，疑为局限性结肠炎、溃疡性结肠炎、肠吸收不良综合征可行钡灌肠检查。

8. **纤维结肠镜检查** 慢性腹泻、炎症性肠病、肠结核、肠肿瘤、非热带性脂肪泻、牛奶及大豆蛋白不耐受、嗜酸粒细胞性肠炎、克罗恩病等可进行纤维结肠镜检查，取肠黏膜活检确诊。

9. **呼气试验** 诊断乳糖吸收不良可做乳糖氢呼气试验、天然富含 $^{13}$C- 乳糖呼吸试验；确诊原发性蔗糖酶 - 异麦芽糖酶缺乏可做蔗糖氢呼气试验；诊断小肠细菌过度生长可做 $^{14}$C- 甘氨胆酸试验。

### （三）诊断标准

1. 大便次数增多，每日 3 ～ 5 次，多达 10 次以上，呈淡黄色，如蛋花汤样，或色褐而臭，可有少量黏液。或伴有恶心、呕吐、腹痛、发热、口渴等症。

2. 有乳食不节、饮食不洁或感受时邪的病史。

3. 重者腹泻及呕吐较严重者，可见小便短少、体温升高、烦渴神萎、皮肤干瘪、囟门凹陷、目珠下陷、啼哭无泪、口唇樱红、呼吸深长、腹胀等症。

4. 大便镜检可有脂肪球，少量红细胞、白细胞。

5. 大便病原体检查可有致病性大肠埃希菌等生长，或分离轮状病毒等。

6. 重症腹泻有脱水、酸碱平衡失调及电解质紊乱。

### （四）辨证要点

本病以八纲辨证为主，注意辨常证、变证。

1. **辨寒热、虚实、阴阳** 大便清稀如水，臭味不甚者属寒；大便黄褐而臭秽者属热；暴泻起病急，病程短，泻下急迫，夹有不消化物，纳呆，腹胀或痛，泻后痛减，邪气盛正未虚，属实证；久泻，病程迁延，反复不愈，食后易泻，大便澄澈清冷，完谷不化，属虚证或虚中夹实；泻下无度，皮肤干瘪，无泪无尿，唇红少津，精神萎靡，脉细数，属气阴两伤的重症；若暴泻不止，面色苍白，精神淡漠，四肢厥冷，脉沉细欲绝，属阴竭阳脱的危症。

2. **辨常证、变证** 常证轻者表现为便次不多，大便呈糊软或蛋花汤样，微热或不发热，精神尚好；重者表现为大便量多次频，伴发热、恶心、呕吐，口干尿少，或精神萎软，大便稀，久泻不止，面色不华，形寒肢冷。变证表现为泄泻不止，精神萎靡，目眶凹陷，皮肤干瘪，无尿肢厥，口渴唇红；或面色青灰，神情萎靡，四肢厥冷，脉微欲绝。

## 三、类病鉴别

1. **生理性腹泻** 多见于 6 个月以下的小儿，外观虚胖，常有湿疹，生后不久即腹泻，但除大便次数增多外，无其他症状，生长发育不受影响，到添加辅食后，大便逐渐转为正常。

2. **细菌性痢疾** 常有流行病学病史，起病急，全身症状重。便次多，量少，排脓血便伴里急后重，大便镜检有较多脓细胞、红细胞和吞噬细胞，大便细菌培养有志贺菌属生长可确诊。

3. **急性出血性坏死性肠炎** 好发于儿童，起病急骤，主要症状为腹痛、呕吐、腹泻、血便、高热，重症常出现休克。腹部立、卧位 X 线片呈小肠局限性充气扩张，肠间隙增宽，肠壁积气，门静脉充气征等。

4. **吸收功能障碍性疾病（原发或继发乳糖酶缺乏、葡萄糖 – 半乳糖吸收不良、过敏性腹泻等）** 发病早，多为慢性腹泻，调整或改变配方奶，症状缓解，或可找到过敏原（如牛奶、大豆等），粪便酸度、还原糖试验等检查有助于鉴别。

## 四、辨证论治

腹泻以脾虚湿盛为主要病机，治疗主要以运脾化湿为基本法则。实证以祛邪为主，根据不同的证型分别治以清肠化湿、祛风散寒、消食导滞；虚证以扶正为主，分别治以健脾益气、温补脾肾。泄泻变证，总属正气大伤，分别治以益气养阴、酸甘敛阴，护阴回阳、救逆固脱。在辨证论治的同时还可结合辨病治疗，如轮状病毒肠炎，据其发病季节和症状，可从风寒、湿热、寒湿等证型辨证治疗；大肠埃希菌肠炎，因其多发生于夏季，有大便腥臭、发热等临床症状，则常从暑湿、湿热辨证，而非感染性腹泻则多从调理脾肾着手。

### （一）常证

#### 1. 风寒泻

证候：大便清稀，夹有泡沫，臭气不甚，肠鸣腹痛，或伴恶寒发热，咳嗽，流涕。舌质淡，苔薄白，脉浮紧，指纹淡红。

治法：疏风散寒。

主方：藿香正气散加减。

常用药：藿香、紫苏、白芷、桔梗、白术、厚朴、半夏曲、大腹皮、茯苓、甘草、陈皮、大枣。

加减：大便质稀色淡，泡沫多者，加防风炭；腹痛甚，里寒重者，加干姜、木香；夹有食滞者，去甘草、大枣，加焦山楂、鸡内金；小便短少者，加泽泻、车前子；恶寒、鼻塞声重者，加荆芥、防风。

#### 2. 湿热泻

证候：大便水样，或如蛋花样，泻下急迫，量多次频，气味秽臭，或见少许黏液，腹痛时作，恶心呕吐，或发热烦躁，口渴尿黄，舌质红，苔黄腻，脉滑数，指纹紫。

治法：清热利湿。

主方：葛根芩连汤加减。

常用药：葛根、黄芩、黄连、地锦草。

加减：发热口渴者，加生石膏、芦根；热重泻频者，加白头翁、马齿苋；湿重水泻者，加藿香、车前子、苍术；泛恶苔腻者，加佩兰；呕吐者，加竹茹、姜半夏；腹痛者，加木香；纳差者，加焦山楂、焦六神曲；小便短赤者，加六一散。

#### 3. 伤食泻

证候：大便稀溏，夹有乳凝块或食物残渣，气味酸臭，或如败卵，脘腹胀满或有呕吐，不思乳食，腹痛拒按，泻后痛减，夜卧不安，舌苔厚腻，或微黄，脉滑实，指纹紫滞。

治法：消食化滞。

主方：保和丸加减。

常用药：山楂、神曲、陈皮、连翘、莱菔子、半夏、茯苓。

加减：腹痛者，加木香、槟榔；腹胀者，加厚朴、枳壳；呕吐者，加藿香、生姜。

#### 4. 脾虚泻

证候：大便稀溏，色淡不臭，多见食后作泻，时轻时重，面色萎黄，神疲倦怠，食欲不振，形体消瘦，舌淡苔白，脉缓弱，指纹淡。

治法：健脾益气。

主方：七味白术散加减。

常用药：藿香、木香、葛根、党参、白术、茯苓、甘草、山药、白扁豆、薏苡仁。

加减：胃纳呆滞，舌苔腻者，加苍术、陈皮、焦山楂；肢冷倦怠，大便清稀夹不消化食物者，加炮姜、煨益智仁；久泻不止者，加肉豆蔻、石榴皮。

#### 5. 脾肾阳虚泻

证候：久泻不止，食入即泻，澄澈清冷，或见脱肛，形寒肢冷，面色㿠白，精神萎靡，睡时露睛，舌淡苔白，脉细弱，指纹色淡。

治法：温补脾肾。

主方：附子理中汤合四神丸加减。

常用药：附子、人参、干姜、炙甘草、白术、补骨脂、肉豆蔻、吴茱萸、五味子、生姜、大枣。

加减：脱肛者，加炙黄芪、升麻；久泻滑脱不禁者，加诃子、石榴皮、赤石脂。

### （二）变证

#### 1. 气阴两伤

证候：泻下无度，质稀如水，精神萎弱或心烦不安，眼窝及囟门凹陷，皮肤干燥，啼哭无泪，口渴引饮，小便短少，甚至无尿，唇红而干，舌红少津，苔少或无苔，脉细数。

治法：益气敛阴。

主方：人参乌梅汤加减。

常用药：人参、莲子、炙甘草、乌梅、木瓜、山药。

加减：泻下无度者，加山楂炭、诃子、赤石脂；口渴引饮者，加石斛、玉竹、麦冬。

**2. 阴竭阳脱**

证候：泻下不止，次频量多，精神萎靡，表情淡漠，面色青灰或苍白，冷汗自出，哭声微弱，啼哭无泪，尿少或无，四肢厥冷，舌淡无津，脉沉细欲绝。

治法：温阳固脱。

主方：生脉散合参附龙牡救逆汤加减。

常用药：人参、麦冬、五味子、附子、龙骨、牡蛎、白芍、炙甘草。

加减：泄泻不止者，加诃子、石榴皮、罂粟壳。

## 五、西医治疗要点

治疗原则：预防脱水，纠正脱水，调整饮食，合理用药。

**1. 一般治疗** 轻型不禁食，减少脂肪和不易消化食物的摄入，母乳喂养者可缩短每次喂养时间；人工喂养者可由米汤或稀释牛奶开始，逐渐增加量与浓度。呕吐严重者可禁食，一般不超过 8 小时。呕吐好转时，可逐渐恢复正常饮食。

**2. 药物治疗** ①水样便腹泻患儿（约占 70%）多为病毒及非侵袭性细菌所致，一般不用抗生素，应合理应用液体疗法，选用微生态制剂和黏膜保护剂。②黏液、脓血便患者多为侵袭性细菌感染，可选用抗菌药物。③微生态疗法：有助于恢复肠道正常菌群生态平衡，抑制病原菌定植和侵袭，控制腹泻。常用双歧杆菌、乳酸杆菌、粪链球菌制剂。④肠黏膜保护剂：能吸附病原体和毒素，维持肠细胞的吸收和分泌功能，与肠道黏液糖蛋白相互作用可增强其屏障功能，阻止病原微生物的攻击。如蒙脱石粉。

**3. 液体疗法** 出现水电解质紊乱及酸碱失衡需采用液体疗法。

（1）口服补液 早期应用可防止脱水的发生或发展，也适用于轻中度脱水的治疗。

（2）静脉补液 口服补液失败或重度脱水，宜采用静脉补液。可根据脱水情况选用液体补液，原则上应先浓后淡，输液速度应先快后慢。

# 第四章 心肝系病证

## 第一节 注意缺陷多动障碍

### 一、概述

注意缺陷多动障碍又叫儿童多动症，是一种较常见的儿童时期行为障碍性疾病。临床以与年龄不相应的注意缺陷、多动冲动为主要特征。由于患儿智能接近正常或完全正常，但活动过多，思想不易集中而导致学习成绩下降。本病属中医"脏躁""躁动""健忘""失聪"范畴。

本病多见于学龄期儿童，男孩多于女孩。发病与遗传、环境、教育、产伤等有一定关系。本病预后较好，绝大多数患儿到青春期逐渐好转，活动过多的症状消失，但注意力不集中、性格异常可继续存在。

本病的病因较多，主要是先天禀赋不足、后天失于护养、教育不当、环境影响等，其他如外伤瘀滞、情志失调等，均可导致脏腑阴阳失调、阴失内守、阳躁于外而致本病。病位在心、肝、脾、肾。

### 二、临床诊断要领

#### （一）四诊要点

##### 1.问诊

（1）诱因　询问父母有无体质欠佳，肾气不足，或母亲孕期多病，精神调摄失宜，致使患儿先天不足，或有产伤或其他外伤导致患儿气血瘀滞，或有无后天养护不当，饮食失宜，或教育不当，溺爱过度等。

（2）主症情况　①活动过多：大多患儿的多动在幼儿期或学龄前期才引起家长注意，但很早就有睡眠不安，脾气不好，活泼过度。至学龄前期更为明显，多动不宁，坐立不安，活动过多。不听大人指挥，常惹人生气。入学后在课堂上喜欢做小动作，玩铅笔、咬指甲、扭屁股，甚至在课桌底下钻来钻去，在课堂上或在家里很难坐下来按时完成作业，别人说话时好插嘴，易引人厌烦。②注意力不集中：患儿主动注意功能减弱，对无关刺激却给予过分的注意，因此上课不能专心听讲，精力分散，做什么事情都是虎头蛇尾，不能善始善终。③情绪不稳，冲动任性，缺乏克制能力，容易激惹，对愉快或不愉快的刺激，常过度兴奋或异常愤怒。常无故叫喊或哄闹。没有耐心，做什么事都急急匆匆。④学习困难：虽然智力正常或接近正常，但因多动和注意力不集中而给学习带来困难导致学习成绩下降。以上表现可同时出现或单独出现。

（3）既往史　有多动、品行障碍、精神障碍等病史及家族史；有铅中毒、锌缺乏等疾病史。

##### 2.望诊

（1）望神色形态　面赤，急躁易怒，做事莽撞，或好惹扰人、与人打闹，多属心肝火旺；多动多语，烦躁不安，冲动任性，难以制约，兴趣多变，多属痰火内扰；急躁易怒，神思涣散，注意力不集中，难以静坐，记忆力欠佳，腰酸乏力，多属肝肾阴虚；神疲乏力，形体消瘦或虚胖，多动而不暴躁，言语冒失，做事有头无尾，面色无华，多属心脾两虚。

（2）望舌　舌质红或舌尖红，苔薄或薄黄，多属心肝火旺；舌质红，苔黄腻，多属痰火内扰；舌红少苔，多属肝肾阴虚；舌质淡，苔薄白，多属心脾两虚。

##### 3.闻诊　急躁易怒，多动多语，语声高亢者为实证，多属心肝火旺或痰火内扰；多动难静，言语冒失，语声低弱者多为虚证，多属肝肾阴虚或心脾两虚。

##### 4.切诊

（1）脉诊　脉弦或弦数，多属心肝火旺；脉滑数，多属痰火内扰；脉弦细，多属肝肾阴虚；脉虚弱无力，多属心脾两虚。

（2）肌肤　胸腹肌肤灼热，多属心肝火旺或痰火内扰；手足心热，或时有汗出，多属肝肾阴虚；形体消瘦或虚胖，多属心脾两虚。

### （二）辅助检查选择

目前尚无特异性辅助检查，脑电图、脑诱发电位、智能测试、影像学检查等对鉴别诊断有一定帮助，但不能作为本病的诊断依据。体格检查动作不协调，翻手试验、对指试验、指鼻试验、指指试验可呈阳性。注意力测试常呈阳性。

### （三）诊断标准

1. 注意力涣散，上课时思想不集中，坐立不安，喜做小动作，活动过度。
2. 情绪不稳，冲动任性，动作笨拙，学习成绩一般低于同龄同学，但智力一般正常。
3. 多见于学龄儿童，男性多于女性。

### （四）辨证要点

1. **辨脏腑** 在心者，注意力不集中，情绪不稳定，多梦烦躁；在肝者，易于冲动，好动难静，容易发怒，常不能自控；在脾者，兴趣多变，做事有头无尾，记忆力差；在肾者，脑失精明，学习成绩低下，记忆力欠佳，或有遗尿、腰酸乏力等。

2. **辨阴阳** 阴静不足，症见注意力不集中，自我控制差，情绪不稳，神思涣散；阳亢躁动，症见动作过多，冲动任性，急躁易怒。

本病的实质为虚证，亦有标实之状，临床多见虚实夹杂之证。

## 三、类病鉴别

1. **正常顽皮儿童** 虽有时出现注意力不集中，但大部分时间仍能正常学习，功课作业完成迅速。能遵守纪律，上课一旦出现小动作，经指出即能自我制约而停止。

2. **孤独症** 常有活动过多或者注意力集中困难的症状，极似严重的儿童多动障碍，但其特点是不能与周围人建立感情联系，不能与人对视，行为表现重复单一，有严重的社会交往与语言功能障碍。

3. **品行障碍** 品行障碍以反复而持久的反社会性、攻击性或对立违抗行为以及违纪行为等为主要特征，可与本病合并出现。

4. **儿童精神分裂症** 可有活动过多和行为冲动，但有个性改变、情感淡漠、行为怪异、思维离奇等表现。

5. **其他** 应与教学方法不当，致使孩子不注意听课及与年龄相称的好动相区别，以及与智力低下，或因视、听感觉功能障碍所致的注意力涣散与学习困难相区别。

## 四、辨证论治

辨证应以脏腑辨证、阴阳辨证为纲。治疗上以调和阴阳为治疗原则。治以滋阴潜阳、补益心脾、清心平肝、泻火豁痰，并根据痰浊、痰火、瘀血等兼证的不同，佐以化痰、清热、祛瘀等不同治法。由于小儿脏腑娇嫩，易虚易实，治疗时应注意滋阴而不伤脾，祛邪而不伤正，勿过用苦寒之品，同时注意安神益智。

**1. 心肝火旺**

证候：多动不安，冲动任性，急躁易怒，注意力不集中，做事莽撞，或好惹扰人、常与人打闹，或面赤烦躁，大便秘结，小便色黄，舌质红或舌尖红，苔薄或薄黄，脉弦或弦数。

治法：清心平肝，安神定志。

主方：安神定志灵加减。

常用药：柴胡、黄芩、决明子、连翘、天竺黄、石菖蒲、郁金、当归、益智仁、远志、龙齿。

加减：急躁易怒者，加钩藤、珍珠母；冲动任性，烦躁不安者，加栀子、青礞石；大便干结，数日一行者，加大黄、枳实、槟榔。

**2. 痰火内扰**

证候：多动多语，烦躁不安，冲动任性，难以制约，兴趣多变，注意力不集中，胸中烦热，懊恼不眠，纳少口苦，便秘尿赤，舌质红，苔黄腻，脉滑数。

治法：清热泻火，化痰宁心。

主方：黄连温胆汤加减。

常用药：半夏、陈皮、茯苓、甘草、枳实、竹茹、黄连、大枣。

加减：烦躁易怒者，加钩藤、龙胆草；大便秘结者，加大黄、玄明粉。

### 3. 肝肾阴虚

证候：多动难静，急躁易怒，冲动任性，难以自控，神思涣散，注意力不集中，难以静坐，或有记忆力欠佳、学习成绩低下，或有遗尿、腰酸乏力，或有五心烦热、盗汗、大便秘结，舌质红，苔少，脉弦细。

治法：滋养肝肾，平肝潜阳。

主方：杞菊地黄丸加减。

常用药：枸杞子、菊花、熟地黄、山茱萸、牡丹皮、山药、茯苓、泽泻。

加减：夜寐不安者，加酸枣仁、五味子；盗汗者，加浮小麦、煅龙骨、煅牡蛎；急躁易怒者，加龙胆、石决明、钩藤；大便秘结者，加火麻仁、桑椹。

### 4. 心脾两虚

证候：神思涣散，注意力不能集中，神疲乏力，形体消瘦或虚胖，多动而不暴躁，言语冒失，做事有头无尾，睡眠不熟，记忆力差，伴自汗盗汗，偏食纳少，面色无华，舌质淡，苔薄白，脉虚弱无力。

治法：养心安神，健脾益气。

主方：归脾汤合甘麦大枣汤加减。

常用药：白术、当归、茯苓、黄芪、龙眼肉、远志、酸枣仁、木香、甘草、人参、生姜、大枣、小麦。

加减：思想不集中者，加益智仁、龙骨；睡眠不熟者，加五味子、首乌藤；记忆力差，动作笨拙，苔厚腻者，加半夏、陈皮、石菖蒲。

## 五、西医治疗要点

**1. 中枢神经兴奋剂** 哌甲酯等。

**2. 中枢去甲肾上腺素调节药物** 托莫西汀等。

# 第二节　抽动障碍

## 一、概述

抽动障碍是起病于儿童或青少年时期的一种神经精神障碍性疾病。以不自主、反复、突发、快速的，重复、无节律性的一个或多个部位运动抽动和（或）发声抽动为主要特征。抽动障碍属于中医"肝风""抽搐""瘛疭""筋惕肉"等范畴。

本病好发于 5～10 岁儿童，男孩多于女孩，男女比例为（3～5）∶1。少数患儿至青春期可自行缓解，有的可延续至成人。患儿可伴情绪行为症状，亦可共患一种或多种心理行为障碍，但智力一般不受影响。

抽动障碍与先天禀赋不足、感受外邪、情志失调、饮食所伤、疾病影响，以及学习紧张、劳累疲倦、久看电视或久玩游戏机等多种因素有关。病位在肝，亦可涉及心、脾、肺、肾，病机关键为风痰胶结，肝亢风动。

## 二、临床诊断要领

### （一）四诊要点

#### 1. 问诊

（1）诱因　问清与起病相关的因素，多与先天禀赋不足、产伤、窒息、感受外邪、情志失调等因素有关，多由五志过极、风痰内蕴而引发。

（2）抽动表现　抽动的频率，运动抽动涉及的肌群范围、特征性及严重性，是否伴有发声抽动，小舞蹈症无发声抽动，抽动秽语综合征常伴有喉鸣或秽语；抽动是否受意识控制，是否伴有意识丧失，癫痫发作一般不受意识控制，而抽动症可有短时间的意识控制。

（3）伴随症状　①抽动部位以头面部为主，伴鼻塞不通、流涕、喷嚏、咽痒者，多属风邪犯肺。②头面、肢体、躯干抽动有力，伴烦躁易怒、头晕头痛，面红目赤者，多为肝亢风动。③肢体抽动伴发声抽动，喉中有痰，烦躁口渴，睡眠不安，为痰热动风。④抽动伴精神倦怠，面色无华或萎黄，食欲不振，易分心走神，为脾虚肝亢。⑤抽动伴形体偏瘦，性情急躁，两颧潮红，五心烦热，多为阴虚风动。

（4）既往史　有无脑部疾病、全身性疾病、癔症、毒物接触和外伤等病史及相关症状，询问生长发育史、孕母分娩史，既往详细的诊治经过，有无精神病史，有无特殊家族史。

**2. 望诊**　观察抽动部位及性质、面色、舌象，有助于判断患者病情的轻重缓急。

（1）望抽动　面部运动性抽动或发声性抽动伴鼻塞、咽痒，多为风邪犯肺、肺失宣肃；头面、肢体、躯干均有抽动伴声音高亢、多动难静、面红目赤，多为阳热亢盛、肝风内动；抽动无力伴面色无华或萎黄，精神萎靡，多为脾气不足；抽动无力伴两颧潮红多为阴虚风动。

（2）望面色　面红目赤，多为阳热亢盛、肝风内动；面色无华或萎黄，多为脾气足；两颧潮红多为阴虚风动。

（3）望舌　舌淡红，苔薄白，多属风邪上扰化热，引动肝风；舌红苔黄，多属肝阳上亢，化火生风；舌红苔黄腻，多属痰热互结内扰，引动肝风心火；舌质淡，苔薄白或薄腻，多属脾气虚弱，土虚木旺，肝亢风动；舌红苔少或花剥，多属肝肾阴虚，阴虚生风。

3.**闻诊**　患儿发声响亮，抽动有力，烦躁易怒，多属实证，为痰火扰神、外感之邪化热引动肝风；患者发声低微，抽动较弱，倦怠懒言，多属虚证，为脾虚肝亢或阴虚风动。

4.**切诊**　抽动障碍患儿常见的异常脉象有滑脉、浮脉、弦脉、细脉等。外风引动则为浮数，肝亢风动则为弦数，痰火扰神则为滑数，脾虚肝旺则为细弦，阴虚风动则为细数。

**（二）辅助检查选择**

1.**脑电图**　可有非特异性改变，背景慢化或不对称。

2.**头颅 CT 或 MRI 检查**　一般正常，没有器质性病变。少数患儿存在尾状核体积偏小、额叶及枕叶皮质稍薄、脑室轻度扩大、外侧裂加深等非特异性结构改变。

3.**微量元素**　基本正常，没有重金属中毒改变。

4.**血清铜蓝蛋白**　正常。

**（三）诊断标准**

1.起病于 21 岁之前，大多数在 5～10 岁。

2.主要表现为多种抽动动作和一种或多种不自主发声，两者出现于病程某些时候，但不一定同时存在。

3.抽动症状 1 日反复出现多次，几乎天天如此，但在数周或数月内症状的强度有变化，并能受意志克制数分钟至数小时，病程至少持续 1 年，且在 1 年之中症状缓解不超过两个月。

4.不自主抽动或发声，不能用其他疾病来解释。

**（四）辨证要点**

1.**辨虚实**　病程短，抽动频繁有力，发声响亮，伴烦躁易怒，大便干，舌质红，脉实者，多属实证；病程较长，抽动较弱，发声较低，伴面色无华，倦怠懒言，舌淡苔薄，或潮热盗汗，舌红苔少者，多属虚证。

2.**辨脏腑**　眨眼摇头，怪象百出，烦躁易怒者，病在肝；夜眠多梦，心烦不宁，秽语抽动者，病在心；抽动无力，纳呆食少，面黄体倦者，病在脾；肢颤腰扭，手足心热，舌红苔少者，病在肾；时有外感，喉出异声，引发抽动者，病在肺。

## 三、类病鉴别

1.**风湿性舞蹈病**　6 岁以后多见，女孩居多，是风湿热主要表现之一。常表现为面部及四肢各种异常动作，并有不规则舞蹈样动作及肌张力减低等风湿热体征，无发声抽动或秽语症状。抗链球菌溶血素 O 值增高。抗风湿治疗有效。

2.**肌阵挛**　是癫痫发作的一个类型，表现为全身肌肉或某部肌肉突然、短暂、触电样收缩，可一次或多次发作，发作时常伴有意识障碍，脑电图异常。抗癫痫治疗可控制发作。

3.**多动症**　患儿有多动、品行障碍、精神障碍等病史及家族史，或有铅中毒、锌缺乏等病史。临床以活动过多、注意力不集中、情绪不稳、冲动任性、学习困难，但智力正常或接近正常为特征。体格检查动作不协调，翻手试验、对指试验、指鼻试验、指指试验可呈阳性。注意力测试常呈阳性。

## 四、辨证论治

本病病机关键为风痰胶结，肝亢风动，以息风止动为基本治疗原则。应根据疾病的不同阶段，分清正虚与邪实的关系。实证以平肝息风、豁痰解郁为主；虚证以滋肾补脾、柔肝息风为主；虚实夹杂治当标本兼顾，攻补兼施。由于本病具有慢性、波动性的特点，故需要较长时间的药物治疗，并可配合针灸、生物反馈等方法综合治疗。

1.**外风引动**

证候：喉中异声或秽语，挤眉眨眼，每于感冒后症状加重，常伴鼻塞流涕，咽红咽痛，或有发热，舌淡红，苔薄白，脉浮数。

治法：疏风解表，息风止动。

主方：银翘散加减。

常用药：金银花、连翘、竹叶、荆芥、牛蒡子、薄荷、淡豆豉、桔梗、芦根、甘草。

加减：清嗓声明显者，加金果榄、胖大海、玄参；眨眼明显者，加菊花、决明子；吸鼻明显者，加辛夷、苍耳子、白芷；肢体抽动明显，加全蝎、蜈蚣。

### 2. 肝亢风动

证候：摇头耸肩，挤眉眨眼，噘嘴踢腿，抽动频繁有力，不时喊叫，声音高亢，急躁易怒，自控力差，伴头晕头痛，面红目赤，或腹动胁痛，便干尿黄，舌红苔黄，脉弦数。

治法：平肝潜阳，息风止动。

主方：天麻钩藤饮加减。

常用药：天麻、钩藤、石决明、牛膝、栀子、黄芩、杜仲、益母草、桑寄生、首乌藤、朱茯神。

加减：急躁易怒者，加夏枯草、白芍；抽动明显者，加青礞石、羚羊角（研末冲服）；点头摇头者，加葛根、蝉蜕；喊叫声高者，加山豆根、牛蒡子、土牛膝根；大便干结加大黄、决明子。若气郁化火明显者，可改予清肝达郁汤（《重订通俗伤寒论》）化裁。

### 3. 痰火扰神

证候：肌肉抽动有力，喉中痰鸣，异声秽语，偶有眩晕，睡眠多梦，喜食肥甘，烦躁易怒，口苦口干，大便秘结，小便短赤，舌红苔黄腻，脉滑数。

治法：清热化痰，息风止动。

主方：黄连温胆汤加减。

常用药：半夏、陈皮、茯苓、甘草、枳实、竹茹、黄连、大枣。

加减：秽语频出，喉中痰鸣者，加青礞石、木蝴蝶、锦灯笼；眨眼频繁者，加谷精草、青葙子、密蒙花；烦躁胸闷者，加淡竹叶、连翘、瓜蒌皮；腹胀纳呆者，加厚朴、莱菔子、谷芽。

### 4. 脾虚肝旺

证候：抽动无力，时轻时重，眨眼皱眉，噘嘴搐鼻，腹部抽动，喉出怪声，精神倦怠，面色萎黄，食欲不振，形瘦性急，夜卧不安，大便不调，舌质淡，苔薄白或薄腻，脉细或细弦。

治法：扶土抑木，调和肝脾。

主方：缓肝理脾汤加减。

常用药：桂枝、人参、茯苓、炒白芍、炒白术、陈皮、炒山药、炒扁豆、炙甘草。

加减：抽动频数加葛根、天麻；肝气亢旺加钩藤、生龙骨；手足蠕动频繁加木瓜、伸筋草、鸡血藤；腹部抽动明显加木瓜、枳壳，重用白芍、甘草；搐鼻加辛夷、苍耳子；食欲不振加谷芽、焦山楂、鸡内金；睡眠不安加柏子仁、珍珠母，兼心气虚者，合用甘麦大枣汤。

### 5. 阴虚风动

证候：挤眉弄眼，摇头扭腰，肢体抖动，咽干清嗓，形体偏瘦，性情急躁，两颧潮红，五心烦热，睡眠不安，大便偏干，舌质红少津，苔少或花剥，脉细数或弦细无力。

治法：滋水涵木，柔肝息风。

主方：大定风珠加减。

常用药：白芍、阿胶、生地黄、牡蛎、龟甲、鳖甲、五味子、火麻仁、麦冬、炙甘草、鸡子黄。

加减：抽动明显者，加全蝎、蜈蚣；喉发异声者，加青果、玄参、桔梗；五心烦热者，加地骨皮、牡丹皮、青蒿；睡眠不实者，加酸枣仁、百合、首乌藤；心神不定，注意力不集中者，加石菖蒲、益智仁、酸枣仁。

## 五、西医治疗要点

**1. 药物治疗**　硫必利等，服药剂量及时间根据病情制订。

**2. 心理干预**　认知支持疗法；心理转移疗法；行为疗法等。

# 第三节　癫　痫

## 一、概述

癫痫是小儿常见的一种反复发作性的神志异常的疾病，临床以突然仆倒、昏不识人、口吐涎沫、两目上视、肢体抽搐、惊掣啼叫、喉中异声、移时即醒、醒后如常人为特征。本病具有反复性、发作性、自发缓解性的特点，患病率为4‰～7‰，儿童癫痫的发病率约为成人的10倍，50%癫痫患儿在12岁之内发病，其中1岁以内的儿童发病率最高，男多于女。70%的患儿经正规抗痫治疗可获得完全控制，约30%患儿应用抗痫药无效，为难治性癫痫。

## 二、临床诊断要领

### （一）四诊要点

**1. 问诊**　详细询问患儿的发作形式、发作时间、伴随症状、诱发因素等，特别是第一次发病时的情况，以及发作时有无发热或意识障碍以及特殊感觉等，准确的发作史对诊断特别重要。详细追问患儿的家族史、孕母的妊娠史，特别注意询问患儿在生产过程中有无前置胎盘、脐带绕颈、出生窒息、颅内出血以及产后感染等病史；青春期女性患儿还要询问癫痫发作与月经的关系。

（1）诱因　发病前暴受惊恐多属惊痫；暴饮暴食，饱食肥甘厚腻后发作多属痰（食）痫；由外感发热诱发或惊风频发所致，多属风痫；疲劳、睡眠不足、月经前及经期易发作多属虚痫；有外伤或者产伤史，多属瘀血痫。

（2）主症情况　发作时精神症状重，多因于惊；发作以神识异常为主，多因于痰；抽搐动作幅度大，多因于风；抽搐部位固定伴头痛者，多因于瘀；病程短，抽搐有力，或者发作时间短，或一过性发作，多属于阳（实）痫；病程长，病情反复难愈，伴神疲肢倦、生长发育迟缓者，多属阴（虚）痫。

（3）先兆症状　发作前可有恶心、胸闷、腹部不适者，多属痰痫；发作前心神不宁、惊惕不安者，多属惊痫；发作前有头晕、头痛者，多属瘀血痫；发作前发热者，多属风痫。

（4）既往史　惊痫多有胎中受惊或生后暴受惊恐病史；瘀痫多有产伤史或脑外伤史。

**2. 望诊**　通过观察患儿神志、面色、气息等来初步判断其病情的轻重缓急。

（1）望神色　意识恢复快，醒后精神振作，两目有神，表情活泼，面色红润，反应敏捷，多属轻证；意识丧失时间长，目光涣散，醒后精神烦躁或萎靡，哭吵不宁，表情痛苦，面青唇紫或时红时白，反应迟钝，多属重证；意识丧失，抽搐超过30分钟，不能自行停止，甚至陷入昏迷，为癫痫持续状态，属危重症。

（2）望形态　发作时惊惕不安，神昏抽搐，多属惊痫；瞪目直视，口吐涎沫，多属痰痫；颈项强直，频繁抽搐，多属风痫；抽搐部位及动态较为固定，多属瘀痫；反复瘛疭抖动，发作频繁，运动发育迟缓，多属虚痫。

（3）望舌　舌质淡红，苔白，多属惊痫或风痫；舌苔白腻，多属痰痫；舌红少苔或见瘀点，多属瘀痫。

（4）望指纹　指纹青，属惊痫；指纹沉滞，多属瘀痫；指纹淡红，多属虚痫。指纹青紫，达于命关，或透关射甲，多属危重症。

**3. 闻诊**　听发作声音，发作时惊叫啼哭，多属惊痫；喉中痰鸣者，多属痰痫。

**4. 切诊**　脉弦滑，左寸上浮，多因于惊；脉滑，右关尤甚，多因于痰；脉弦滑，左关尤甚，多因于风；脉涩，多因于瘀；脉沉细无力，多因于虚。

### （二）辅助检查选择

**1. 电生理检查**　脑电图（EEG），尤其长程视频脑电图监测或24小时动态脑电图中出现痫性放电对诊断具有重要价值，但脑电图正常亦不能除外癫痫，必须结合临床是否有癫痫反复发作方可诊断。

**2. 影像学检查**　颅脑CT或MRI可协助明确癫痫病因；单光子发射计算机体层摄影（SPECT）和正电子发射体层成像（PET）有利于癫痫病灶的定位。

**3. 血常规检查**　可除外感染或血液系统疾病导致的癫痫发作。

**4. 血液生化检查**　可排除低血糖、糖尿病酮症酸中毒、低血钠，以及慢性肝肾功能不全。

**5. 脑脊液检查**　颅内压增高提示占位性病变或脑脊液循环通路障碍，如较大的肿瘤或深静脉血栓形成。细胞数增高提示脑膜或脑实质炎症，如脑脓肿、脑囊虫、脑膜炎或脑炎继发癫痫；脑脊液蛋白含量增高提示血-脑脊液屏障破坏，见于颅内肿瘤、脑囊虫及各种炎症性疾病导致的癫痫。

**6. 心电图检查**　可排除大面积心肌梗死、各种类型心律失常导致广泛脑缺血、缺氧后发作。

### （三）诊断标准

1. 发作突然，肢体抽搐或猝然仆倒，不省人事，口吐涎沫，牙关紧闭，目睛上视；或表现为发作性愣神，瞪目直视，神志恍惚，头痛，腹痛等。

2. 具有发作性和重复性特征。

3. 提示与脑损伤相关的个人史与既往史，如围产期异常、运动及智力发育落后，颅脑疾病与外伤史等。

4. 病发前常有先兆症状，发病可有诱因。

5. 脑电图异常，神经影像学检查可见异常。

### （四）辨证要点

1. **辨病因** 本病的常见病因有惊、风、痰、瘀等。发病前有惊吓史，多伴有惊叫、恐惧等精神症状，多属于惊；由外感发热诱发，发作时抽搐明显，或伴有发热等症，多属于风；有禀赋不足或脾失健运病史，以神识异常为主，多属于痰；有颅脑外伤史，头部疼痛位置较为固定，多属于瘀。

2. **辨虚实** 癫痫实证主要责之于惊、风、痰、瘀等病理因素，虚证包括脾虚痰盛、脾肾两虚等证。脾虚痰盛证表现为癫痫反复发作，神疲乏力，面色少华，纳差便溏；脾肾两虚证常伴智力减退、腰膝酸软、四肢不温等。

## 三、类病鉴别

1. **晕厥** 晕厥多见于年长儿，无脑损伤史，几乎都在站立时发作，发作前面色苍白、汗出，然后肌肉无力，跌倒，无遗尿，无并发症，脑电图正常可以鉴别。

2. **癔病** 癔病多见于年长儿，发作时意识不完全丧失，慢慢倒下，无摔伤，抽搐动作杂乱无规律，无发作先兆，无神经系统阳性体征，脑电图正常。

3. **其他** 风痫要与急惊风、风热、动风相区别；惊痫要与夜啼心经有热证、急惊风之暴受惊恐证相鉴别；脾虚痰盛证及脾肾两虚证须与慢惊风之脾虚肝旺证及脾肾阳衰证相鉴别。本病与急、慢惊风的主要区别在于其反复发作性，要注意两者的临床特征、临床表现及其演变、实验室检查等方面的区别。

## 四、辨证论治

癫痫的治疗，宜分标本虚实，实证以治标为主，着重豁痰化瘀，息风定痫；虚证以治本为重，宜健脾化痰，补益脾肾。癫痫持续状态应采用中西药配合抢救。癫痫发作基本控制后，可将抗癫痫中药汤剂改为丸剂、散剂或膏剂，以方便服用，也易于长期用药。治疗结局与患者的依从性关系密切。

本病治疗强调早期、长期规律用药。一般认为在临床症状消失后，仍应服药 2 ～ 4 年，如遇青春期，最好持续到青春期后再开始逐渐停药，切忌骤停抗癫痫药，以防病情反复，甚至加重癫痫发作。

1. 惊痫

证候：发作时惊叫，吐舌，急啼，神志恍惚，面色时红时白，惊惕不安，如人将捕之状，四肢抽搐，夜卧不宁，舌淡红，舌苔白，脉弦滑，乍大乍小，指纹色青。

治法：镇惊安神。

主方：镇惊丸加减。

常用药：茯神、麦冬、朱砂、远志、石菖蒲、酸枣仁、牛黄、钩藤、珍珠、胆南星、天竺黄、犀角（水牛角代）、甘草。

加减：抽搐发作频繁者加全蝎、僵蚕、白芍；夜间哭闹者加龙骨（齿）、琥珀；头痛加菊花、石决明。

上方中朱砂用量需慎重，一般以每日 0.3 ～ 0.5g（冲服）为宜，服药时间应控制在 1 个月之内，否则易致汞中毒。

2. 痰痫

证候：发作时痰涎壅盛，喉间痰鸣，瞪目直视，或仆倒于地，手足抽搐不甚明显，或局部肢体抽搐，或头痛、腹痛、呕吐、肢体疼痛，骤发骤止，日久不愈，舌苔白腻，脉弦滑。

治法：豁痰开窍。

主方：涤痰汤加减。

常用药：半夏、陈皮、甘草、竹茹、枳实、生姜、胆南星、人参、石菖蒲。

加减：眨眼、点头，发作频繁者，加天竺黄、琥珀、莲子心；头痛加菊花、苦丁茶；腹痛加白芍、延胡索、川楝子；呕吐加赭石；肢体疼痛，加桑枝、威灵仙、鸡血藤等。

3. 风痫

证候：发作时突然仆倒，神志丧失，颈项及全身强直，继而四肢抽搐，两目上视或斜视，牙关紧闭，口吐白沫，口唇及面部色青，舌苔白，脉弦滑。

治法：息风止痉。

主方：定痫丸加减。

常用药：天麻、川贝母、胆南星、法半夏、陈皮、茯苓、茯神、丹参、麦冬、石菖蒲、远志、全蝎、僵蚕、琥珀、朱砂、竹沥、姜汁、甘草。

加减：高热加生石膏、连翘、黄芩；大便秘结加大黄、芒硝；烦躁不安加黄连、竹叶。若久治不愈，出现肝肾阴虚、虚风内动之象，可加用白芍、龟甲、当归、生地黄滋阴柔肝止痉。

**4. 瘀痫**

证候：发作时头晕眩仆，神识不清，单侧或四肢抽搐，抽搐部位及动态较为固定，头痛，大便干结，舌红苔少或见瘀点，脉涩或指纹沉滞。

治法：化瘀通窍。

主方：通窍活血汤加减。

常用药：赤芍、川芎、桃仁、红花、生姜、红枣、麝香、黄酒、葱白。

加减：抽搐较重加全蝎、地龙；头痛剧烈，肌肤枯燥色紫，加参三七、阿胶、丹参、五灵脂；大便秘结加火麻仁、芦荟。

**5. 虚痫**

证候：发病年久，屡发不止，瘛疭抖动，年长女孩发作常与月经周期相关，时有眩晕，智力迟钝，神疲乏力，少气懒言，腰膝酸软，四肢不温，睡眠不宁，大便稀溏，舌淡红，舌苔白，脉沉细无力。

治法：补益脾肾。

主方：河车八味丸加减。

常用药：紫河车、鹿茸、熟附片、肉桂、地黄、山药、茯苓、牡丹皮、泽泻、五味子、麦冬、大枣。

加减：抽搐频繁加鳖甲、白芍；智力迟钝加益智仁、石菖蒲；大便稀溏加白扁豆、炮姜。若以脾气虚弱为主，症见神疲乏力、纳呆便溏等症者，可改予六君子汤加减。

## 五、西医治疗要点

**1. 快速控制惊厥**　首选安定类药物，如地西泮、氯硝西泮或劳拉西泮。

**2. 维持生命功能，防治并发症**　保持呼吸通畅，吸氧，积极防治过高热、脑水肿、酸中毒、电解质紊乱、呼吸及循环衰竭等。

3. 积极寻找病因，针对病因进行治疗。

4. 发作控制后，立即开始长期、合理的抗癫痫药物治疗。

# 第五章　肾系病证

## 第一节　遗　尿

### 一、概述

遗尿是指 5 岁及以上小儿睡眠中不自主控制排尿，经常睡中小便自遗，醒后方觉的病症。本病多见于 10 岁以下的儿童，男孩多于女孩，约为 1.5 ∶ 1。每年以 15% 的比例自愈，有 1% ～ 2% 的患儿持续到成人。本病大多病程长，或反复发作，重症病例白天睡眠中也会发生遗尿，伤害了孩子的自尊心和自信心，对健康的心理状态和完善人格的形成极为不利，应得到广泛的重视。西医学认为本病有明显的家族倾向，同时部分资料显示与隐性脊柱裂可能有一定的关系。小儿遗尿多系虚寒所致，病位在肾与膀胱。遗尿的病因责之先天禀赋不足，后天久病失调；主要为肾气不足、肺脾气虚、心肾失交，以致三焦气化失司、膀胱失约而成。病位主要在肾与膀胱。

### 二、临床诊断要领

#### （一）四诊要点

**1. 问诊**

（1）诱因和家族史　本病与先天禀赋不足、精神因素及劳累等有关，注意关注家族史。

（2）主症情况　遗尿频率、尿色、尿量等可初步提示患儿病情程度。

（3）伴随症状　①伴有神疲乏力，面色少华，形寒肢冷，腰膝酸软者，多属下元虚寒，闭藏失司。②伴平素易感冒，面色少华，少气懒言，神疲乏力，食欲不振，大便溏薄者，多为肺脾气虚，肺脾宣散、转输功能失调。③伴寐不安宁，烦躁叫扰，白天多动少静，难以自制，或五心烦热，形体较瘦者，多属心肾失交，肾失所藏。④伴性情急躁，夜卧不安或梦语龁齿，甚者目睛红赤，多属肝胆湿热、湿热下注。

**2. 望诊**　观察神志、小便性状、舌苔等，有助于判断患者的病情轻重缓急。

（1）望神志　精神不振伴倦怠乏力、少气懒言，多属下元虚寒或肺脾气虚；精神亢奋伴性情急躁、多动，多属心肾失交或肝胆湿热。

（2）望面色　面色少华，或面色㿠白，多为下元虚寒或肺脾气虚；两颧潮红，多为心肾失交；目睛红赤多为肝胆湿热。

（3）望小便　尿量多次频，小便清长，多为肾气不足，下元虚寒；尿量少次频，多为肺脾气虚，膀胱失约，制水无权；尿量少灼热，尿黄短涩，属虚热；尿量少灼热，尿黄臊臭，属实热。

（4）望舌　舌淡苔薄白，多属下焦虚寒或肺脾气虚；舌质红，苔薄少津，多属心肾不交；舌红苔黄腻，多属肝胆湿热。

**3. 闻诊**　性情急躁，或梦语龁齿，小便气味腥臊，多属肝胆湿热。

**4. 切诊**　脉沉细或沉弱，多属遗尿之下焦虚寒；脉沉无力，多属肺脾气虚；脉沉细而数，多属心肾失交；脉滑数，多属肝胆湿热。

#### （二）辅助检查选择

**1. 尿液检查**　适用于所有初诊儿童。可以初步排除儿童潜在的尿路感染、肾脏、泌尿系统先天性疾病、糖尿病和尿崩症等。

**2. B超检查**　通过检查双肾、膀胱、输尿管，可以初步排除泌尿系先天畸形，通过检测膀胱容量、膀胱壁的厚度及残余尿量，可以协助了解膀胱状态和功能。

**3. X线检查**　对于长期反复的遗尿才考虑 X 线检查，一般情况不建议常规行腰骶部摄片，减少放射带来的影响。对伴有下肢及腰骶疼痛、肛门周围感觉障碍、大便失禁、下肢活动障碍及畸形者，可考虑进行腰骶部磁共振检查，以排除脊髓栓系综合征。

**4. 尿动力学检查**　对伴有明显日间排尿症状及排便异常者，可考虑进行尿动力学检查。

**5. 心理学测试**　伴有明显心理障碍的儿童需进行心理学测试。

**6. 排尿日记**　排尿日记是评估儿童膀胱容量和是否存在夜间多尿的主要依据，同时也是单症状性夜遗尿具体治疗策略的选择依据，有条件的家庭均应积极记录。

### （三）诊断标准

1. 患儿年龄≥5岁（5岁作为判断儿童夜遗尿的年龄标准虽带有一定主观性，但反映了儿童排尿控制能力的发育程度）。

2. 患儿睡眠中不自主排尿，每周≥2次，并持续3个月以上（疲劳或临睡前饮水过多而偶发遗尿的儿童不作病态）。

3. 对于大年龄儿童诊断标准可适当放宽夜遗尿的次数。

### （四）辨证要点

**1. 辨虚实寒热**　本病虚寒者居多，实热者较少。虚寒者病程长，体质弱，尿频清长，舌质淡，苔薄滑，或舌体胖嫩、边有齿痕，兼见形寒肢冷，面白神疲，乏力自汗。实热者病程短，形体壮实，尿黄短涩，量少灼热，舌质红，苔黄，兼见面红唇赤，性情急躁，睡眠不宁，大便干结。

**2. 辨脏腑**　虚寒者多责之于肾虚不固、气虚不摄、膀胱虚寒；实热者多责之于肝经湿热；虚实夹杂者多责之于心肾失交。

## 三、类病鉴别

**1. 白天尿频综合征**　白昼尿频尿急，入睡后尿频消失，不伴有夜间遗尿，尿常规检查正常，多为暂时性和一过性的，注意饮食饮水等生活管理。必要时可以短时间应用补气益肾的中药，严重者可以应用抗胆碱药。

**2. 尿失禁**　尿液自遗，不分昼夜，不分寤寐，尿量少而次数多，多见于先天发育不全及脑病后遗症小儿。

## 四、辨证论治

临证辨治重在辨脏腑虚实寒热，虚寒者多，实热者少。以温补下元、固摄膀胱为基本治则，采用温肾阳、益脾气、补肺气、醒心神、固膀胱等法治疗。

**1. 下元虚寒**

证候：睡中经常遗尿，醒后方觉，天气寒冷时加重，小便清长，神疲乏力，面色少华，形寒肢冷，腰膝酸软，舌淡苔薄白或白滑，脉沉细或沉弱。

治法：温补肾阳，固涩止遗。

主方：桑螵蛸散合菟丝子散加减。

常用药：菟丝子、鸡内金、肉苁蓉、牡蛎、附子、五味子、桑螵蛸、远志、石菖蒲、茯神、山茱萸。

加减：伴有寐深不易唤醒者，加麻黄；兼有郁热者，加栀子、黄柏。

**2. 肺脾气虚**

证候：夜间遗尿，尿频量多，平素易感冒，面色少华，少气懒言，神疲乏力，食欲不振，大便溏薄，舌质淡，苔薄白，脉沉无力。

治法：补肺健脾，益气升清。

主方：补中益气汤合缩泉丸加减。

常用药：黄芪、甘草、人参、当归身、陈皮、升麻、柴胡、白术、乌药、吴茱萸、益智仁。

加减：寐深难以唤醒者，加麻黄、石菖蒲；兼有里热者，加栀子。

**3. 心肾失交**

证候：梦中遗尿，寐不安宁，烦躁叫扰，白天多动少静，难以自制；或五心烦热，形体较瘦；舌质红，苔薄少津，脉沉细而数。

治法：清心滋肾，安神固脬。

主方：导赤散合交泰丸加减。

常用药：生地黄、通草、竹叶、甘草、黄连、肉桂。

加减：五心烦热者，加五味子、酸枣仁、牡丹皮、山茱萸；嗜寐难醒者，加石菖蒲、远志。

**4. 肝经湿热**

证候：睡中遗尿，小便量少色黄，气味腥臊，性情急躁，夜卧不安或梦语龇齿，甚者目睛红赤，舌红苔黄腻，脉滑数。

治法：清利湿热，泻肝止遗。

主方：龙胆泻肝汤加减。

常用药：龙胆、黄芩、栀子、泽泻、木通、车前子、当归、生地黄、柴胡、甘草。

加减：夜卧不安者，龇齿谵语显著者，加黄连、茯神；舌苔黄腻者，加黄柏、滑石；若湿热化火，上犯心神，下迫小肠，开合失司者，用黄连温胆汤。

## 五、西医治疗要点

去氨加压素和遗尿报警器是目前多个国际儿童夜遗尿指南中的一线治疗方法。适用原则如下。

（1）夜间尿量增多但膀胱容量正常的患儿可选用去氨加压素治疗。

（2）膀胱容量偏小的患儿可能出现去氨加压素抵抗，宜选用遗尿报警器治疗。

（3）夜间尿量增多且膀胱容量偏小的患儿可选用去氨加压素联合遗尿报警器治疗。

（4）夜间尿量正常且膀胱容量正常的患儿可选用遗尿报警器或去氨加压素治疗。

药物治疗还可根据不同病因选用抗胆碱药物、三环类抗抑郁药等。此外，心理行为疗法也是常用治疗方法。

# 第二节　性早熟

## 一、概述

性早熟指女孩 8 岁以前、男孩 9 岁以前出现第二性征的内分泌疾病。按发病机制可分为中枢性性早熟、外周性性早熟和不完全性性早熟。中枢性性早熟又称为真性性早熟，经检查未发现有器质性病因者，又称为特发性中枢性性早熟，其中女性患儿占 80%～90%，男性患儿多为器质性病变引起，故男性真性性早熟应特别注意探查原发疾患。外周性性早熟，是因性激素刺激性征发育，又称为假性性早熟。不完全性性早熟又称为变异型青春期，以单纯性乳房早发育、单纯性阴毛早现多见。

性早熟多发于女性，女孩发病率为男孩的 4～5 倍，春夏季节发病的儿童明显多于秋冬季节，经济发达地区的发病率较高。随着社会经济的进步和环境的改变，本病发病率有逐步增高的趋势，目前已经成为儿科临床最常见的内分泌疾病之一。

本病的发生多因社会和环境因素，生活方式的改变，疾病的影响，过食某些营养滋补品，或误服某些药物，或情志因素，使阴阳平衡失调，阴虚火旺，相火妄动，或肝郁化火，导致"天癸"早至。

## 二、临床诊断要领

### （一）四诊要点

**1. 问诊**

（1）主症情况　共存症状为第二性征提前出现，女孩多表现为乳房及内外生殖器发育，阴道分泌物增多，出现阴毛、腋毛，或有月经来潮；男孩多表现为阴茎及睾丸增大，或有阴茎勃起，出现阴毛、腋毛、痤疮以及胡须、喉结、变声，甚至有夜间遗精。

（2）伴随症状　伴潮热、盗汗、头晕、五心烦热，多属阴虚火旺；胸闷不舒或乳房胀痛，心烦易怒，嗳气叹息，多属肝郁化火；形体偏胖、少动懒言、纳呆，多属痰湿壅滞。

（3）既往史　是否有误服含性激素食品或药物病史。

（4）个人史　是否有过早接触"儿童不宜"的影视作品。

**2. 望诊**

（1）望神色　烦躁易怒，两颧潮红，多属阴虚火旺；烦躁易怒，面红目赤，多属肝郁化火；少动懒言，多属痰湿壅滞。

（2）望形态　女孩提前出现乳房发育；男孩可有胡须、喉结。

（3）望舌　舌红绛，少苔或无苔，属阴虚火旺；舌红苔黄，属肝郁化火；舌质红，苔腻，属痰湿壅滞。

（4）望二阴　女孩提前出现阴唇发育，色素沉着。男孩出现阴茎及睾丸增大，阴囊皮肤皱褶增加着色。女孩阴道分泌物增多，属阴虚火旺；阴道分泌物秽浊，属肝郁化火；阴道分泌物色白量多，属痰湿壅滞。

**3. 闻诊**

（1）闻声音　男孩声音变低沉，提前进入变声期。

（2）闻气味　女孩阴道分泌物发出臭味，属痰湿壅滞。

**4. 切诊**　脉细数，属阴虚火旺；脉弦数，属肝郁化火；脉濡或脉滑，属痰湿壅滞。

**（二）辅助检查选择**

**1. 血清激素水平测定**　血清黄体生成素（LH）、卵泡刺激素（FSH）、雌二醇（$E_2$）、催乳素（PRL）、睾酮（T）等性激素水平随着性早熟的进程而明显增高。促性腺激素释放激素（GnRH）激发试验可以帮助鉴别是否为中枢性性早熟。怀疑先天性甲状腺功能减低症伴性早熟应检查血甲状腺功能。

**2. 骨龄（非优势手包括腕关节 X 线摄片）**　中枢性性早熟患儿骨龄往往较实际年龄提前，但是单纯性乳房早发育患儿的骨龄常无增速或呈轻度增速。

**3. 骨密度**　中枢性性早熟患儿骨密度常高于同龄儿童。

**4. 超声检查**　女孩应查子宫、卵巢、乳腺 B 超，男孩应查睾丸 B 超，可判断乳腺、子宫、卵巢、睾丸的发育程度以及排除器质性病变。怀疑肾上腺增生或器质性病变时可行腹部 B 超检查。

**5. MRI**　怀疑中枢神经系统病变时行头颅 MRI 平扫，重点观察下丘脑及垂体部位，必要时行增强扫描。

**6. CT 扫描**　协助排除腹部及盆腔占位性病变。

**7. 颅骨及四肢 X 线片**　怀疑纤维性骨营养不良综合征时行颅骨及四肢长骨 X 线片可协助诊断。

**（三）诊断标准**

**1. 病史**　有误服含性激素食品或药物病史，或过早接触"儿童不宜"的影视作品个人史。

**2. 女孩在 8 岁之前、男孩在 9 岁之前出现性发育征象**　一般女孩先有乳房发育，阴唇发育，色素沉着，接着阴道分泌物增多，出现阴毛、腋毛，最后月经来潮。男孩先睾丸增大，继之阴茎增粗，可有阴茎勃起，阴囊皮肤皱褶增加、着色，出现阴毛、腋毛、痤疮以及胡须、喉结、变声，甚至有夜间遗精。患儿同时伴有线性生长加速。

**3. 辅助检查**

（1）血清激素水平测定　血清黄体生成素（LH）、卵泡刺激素（FSH）、雌二醇（$E_2$）、催乳素（PRL）、睾酮（T）等性激素水平，随着性早熟的进程而明显增高。

（2）骨龄（非优势手包括腕关节 X 线摄片）　中枢性性早熟患儿骨龄往往较实际年龄提前。

（3）盆腔 B 超检查　女孩子宫、卵巢 B 超，显示子宫、卵巢成熟度超过同年龄儿童。

（4）MRI　中枢神经系统器质性病变时，下丘脑及垂体部位可见有异常改变。

**（四）辨证要点**

辨虚实。虚者由于肾阴不足，水不涵木，以致肝阴虚，阴虚则相火偏旺，症见潮热盗汗，五心烦热，舌红少苔，脉细数。实者为肝郁化火，症见心烦易怒，嗳气叹息，舌红苔黄，脉弦细数。部分患儿表现为脾虚痰湿的虚实夹杂证，症见形体肥胖，胸闷泛恶，神疲倦怠，肢体困重，苔腻脉滑。

## 三、类病鉴别

**1. 中枢性性早熟与外周性性早熟的鉴别**　中枢性性早熟是由下丘脑 - 垂体 - 性腺轴提前发动，功能亢进所致，可导致生殖能力提前出现。外周性性早熟是由于内源性或外源性性激素的作用，导致第二性征提前出现，患儿并不具备生殖能力。中枢性患儿促性腺激素水平升高，外周性患儿此水平低下。促黄体生成素释放激素（LHRH）兴奋试验，中枢性患儿 FSH、LH 水平显著升高，外周性患儿无此反应。

**2. 特发性中枢性性早熟与器质性性早熟的鉴别**　特发性者，一般查无原因。器质性者，先天性甲状腺功能减退症骨龄显著落后，甲状腺素低下；性腺肿瘤者性激素增加极甚；先天性肾上腺皮质增生者皮肤色素沉着，肾上腺肥大；颅内肿瘤者头颅 MRI 可见占位性病变。

**3. 单纯乳房早发育**　为女孩不完全性性早熟，起病常 < 2 岁，仅乳房轻度发育，常呈周期性变化，不伴骨龄提前和生长加速。血清 $E_2$ 和 FSH 的基础值常轻度增高。因本病部分患儿可逐步演变为真性性早熟，故应注意随访，争取及时介入治疗。

## 四、辨证论治

本病治疗应分虚实，以平衡肾之阴阳为关键。阴虚火旺者，治以滋阴补肾、清泻相火为主；肝郁化火者，治以疏肝解郁、清泻肝火为主；尚有小部分以脾虚痰湿为主的虚实夹杂证，治以健脾燥湿、化痰散结。

### 1. 阴虚火旺

证候：女孩乳房发育及内外生殖器发育，或有月经提前来潮，男孩生殖器增大，声音变低沉，或有阴茎勃起，伴颧红潮热、盗汗、头晕、五心烦热，舌质红，苔少，脉细数。

治法：滋阴降火。

主方：知柏地黄丸（《医宗金鉴》）加减。

常用药：熟地黄、山茱萸、山药、茯苓、牡丹皮、泽泻、知母、黄柏。

加减：五心烦热者，加淡竹叶、莲子心；潮热盗汗，加地骨皮、白薇、五味子；阴道分泌物多者，加猪苓、芡实；阴道出血者，加墨旱莲、仙鹤草。

### 2. 肝郁化火

证候：女孩乳房及内外生殖器发育，或有月经来潮，男孩阴茎及睾丸增大，声音变低沉，面部痤疮，或有阴茎勃起和射精，伴胸闷不舒或乳房胀痛，心烦易怒，嗳气叹息，舌质红，苔黄或黄腻，脉弦数。

治法：疏肝解郁，清心泻火。

主方：丹栀逍遥散（《内科摘要》）加减。

常用药：牡丹皮、栀子、柴胡、白芍、当归、炒白术、茯苓、煨姜、薄荷、炙甘草。

加减：乳房胀痛者，加香附、郁金、瓜蒌；带下色黄而味秽者，加黄柏、椿皮；热证甚者，加黄连；便秘者，加决明子、火麻仁；肺中积热，面部痤疮者，加金银花、淡豆豉、大黄、黄芩。

### 3. 痰湿壅滞

证候：女孩乳房发育及内外生殖器发育，或有月经提前来潮，男孩生殖器增大，声音变低沉，有胡须、喉结、阴茎勃起，甚至有夜间遗精，伴形体偏胖、胸闷叹息、肢体困重、口中黏腻、多食肥甘，舌质红，苔腻，脉滑数。

治法：健脾燥湿，化痰散结。

主方：二陈汤（《太平惠民和剂局方》）加减。

常用药：陈皮、半夏、茯苓、甘草。

加减：乳房硬结明显者，可加橘核、浙贝母、麦芽、山慈菇、皂角刺；阴道分泌物多者，加椿皮、芡实；外阴瘙痒者，加地肤子、白鲜皮、椿皮。本证日久，郁而化热，可成痰热互结证，湿重于热者，见大便稀溏，喜静懒言，带下清稀色白，舌质淡，加白术、白扁豆健脾渗湿；热重于湿者，见大便秘结，带下黄浊，口苦，面部痤疮，舌质红，加栀子、黄芩、薏苡仁清热燥湿。

## 五、西医治疗要点

中枢性性早熟的治疗目标为抑制过早或过快的性发育，防止或缓释患儿或家长因性早熟所致的相关的社会或心理问题（如早初潮）；改善因骨龄提前而减损的成年身高也是重要的目标。

**1. 促性腺激素释放激素类似物（GnRHa）** 为首选药物，多用长效制剂，剂量遵循个体化原则，根据性腺轴抑制情况及骨龄进展程度调整相应剂量。用药疗程取决于治疗目的，定期随访。以改善成年身高为目的者治疗一般宜持续 2 年以上。

**2. 芳香化酶抑制剂** 可以抑制雄激素向雌激素转换，延缓骨骺的闭合，延长生长年限，改善成年身高。

# 第六章　传染病

## 第一节　麻　疹

### 一、概述

麻疹是常见的小儿急性出疹性时行疾病。临床以发热、咳嗽、鼻塞流涕、泪水汪汪、口腔两颊近臼齿处可见科氏斑（麻疹黏膜斑）、周身皮肤按序泛发麻粒大小的红色斑丘疹、疹退时皮肤有糠麸样脱屑及棕色色素沉着斑为特征。

本病四季均可见，好发于冬春季节。发病以 6 个月至 5 岁的小儿多见。自接种麻疹减毒活疫苗以来，麻疹的发病率显著下降，但发病年龄有向 8 个月以内和 7 岁以上儿童转变的趋势，且症状多不典型，表现为症状较轻，病程较短，重症、逆证少见。本病传染性强，主要为呼吸道传播，患病后一般可获得持久免疫。

本病中医和西医病名相同。本病为麻毒时邪从口鼻而入，侵犯肺脾，肺脾热炽，外发肌肤所致，病位主要在肺脾，可累及心肝。

### 二、临床诊断要领

#### （一）四诊要点

**1. 问诊**

（1）诱因　询问年龄，是否接种过麻疹疫苗，发病前 1～3 周是否有麻疹患者接触史。

（2）前驱期症状　是否发热，热峰情况，是否有流涕、喷嚏、咳嗽、流泪畏光、眼睑水肿等表现。

（3）出疹情况　应重点询问出皮疹时是否发热，出皮疹的部位、顺序，是否有瘙痒等情况。麻疹为热盛疹出，出皮疹有一定顺序，首于耳后发际，沿头面颈项、躯干四肢、手心、鼻准部透发，3～4 天出齐，皮疹无瘙痒。

（4）退疹情况　询问退疹时间，发热、精神、饮食、咳嗽等情况是否好转。麻疹出疹 3～5 天后皮疹透齐后身热渐退，精神、纳食好转，咳嗽改善。

**2. 望诊**　通过观察患儿神志、麻疹黏膜斑、皮疹等来帮助诊断及初步判断其病情的顺逆。

（1）望神志　精神安宁或轻度烦躁，有咳嗽不喘促，微汗出，多提示顺证、病情轻微；精神萎靡、嗜睡或烦躁不安，严重者出现谵妄、昏迷等表现，多提示逆证，病情重。

（2）望麻疹黏膜斑　起病第 2～3 天出现，位于双侧颊黏膜近臼齿处，灰白色小点，周围绕以红晕，是早期诊断麻疹的重要体征，大多于出疹后 1～2 天内消失。

（3）望皮疹　重点检查皮疹颜色、形态，退疹时是否有脱屑、色素沉着。皮疹初呈淡红色斑丘疹，后转为暗红色，疹间皮肤颜色正常，退疹时皮肤有糠麸样脱屑及棕色色素沉着斑。邪毒深重者，皮疹稠密，融合成片，疹色紫暗；邪毒内陷者，可见皮疹骤没，或疹色稀淡；出没无序，或疹出不畅或暴出暴没均为逆证。

（4）望舌与指纹　舌边尖红，苔薄黄，指纹淡紫，多属邪犯肺卫；舌质红绛，苔黄腻，指纹紫，多属邪炽肺脾；舌红少津，苔薄，指纹淡紫，多属肺胃阴伤；舌质红绛，苔黄腻，指纹紫滞，多属邪毒闭肺；舌质红，苔黄腻，指纹紫，多属邪毒攻喉；舌紫绛，苔黄燥起刺，指纹紫、达命关，多属邪陷心肝。

**3. 闻诊**　重在听咳嗽声、语言声。咳嗽气促，鼻翼扇动，多属邪毒闭肺；声音嘶哑，吞咽不利，咳声重浊，状如犬吠，喉间痰鸣，多属邪毒攻喉。

**4. 切诊**　脉浮数，属邪犯肺卫；脉洪数，属邪炽肺脾；脉细数，属肺胃阴伤；脉滑数，属邪毒闭肺或邪毒攻喉；脉弦数，属邪陷心肝。

#### （二）辅助检查选择

**1. 血常规、C 反应蛋白（CRP）**　血白细胞总数正常或稍减低，淋巴细胞相对增多；CRP 大多正常。

**2. 血清抗体检测**　检测麻疹病毒特异性 IgM 抗体，出疹早期即可呈阳性，是麻疹早期的特异性检测。

**3.细胞学检查和病毒抗原检测** 鼻、咽拭子检测多核巨细胞、麻疹病毒抗原。

### （三）诊断标准

**1.易感儿童** 未接种麻疹疫苗，有麻疹接触史。

**2.典型麻疹临床分三期**

（1）初热期 为2～4天，表现为发热，咳嗽，喷嚏，鼻塞流涕，泪水汪汪，畏光羞明，口腔内两颊黏膜近臼齿处可见多个0.5～1mm大小白色斑点，周围有红晕，为麻疹黏膜斑。同时可伴有腹泻、呕吐等症。

（2）见形期 约3～5天，表现为热盛出疹，皮疹按序透发，多起于耳后发际，沿头面颈项、躯干四肢、手足心、鼻准部透发，3～4天出齐；皮疹初为淡红色斑丘疹，后转为暗红色，疹间皮肤颜色正常。

（3）收没期 为3～5天，皮疹透齐后身热渐平，皮疹消退，皮肤留下糠麸样脱屑及棕色色素沉着斑。

### （四）辨证要点

本病首辨顺证、逆证，逆证按在肺、在喉、在心肝进行脏腑辨证，可掌握证情及预后。

**1.辨顺证、逆证** 顺证表现为皮疹按正常顺序出没，疹色红活，分布均匀，身热不甚，微有汗出，神志清楚，咳无气促，二便调和通畅，为正气盛，邪毒轻之表现。逆证表现为疹出先后无序或疹出不畅，或暴出暴收，疹色紫暗，稠稀不匀，并伴高热持续，或身热骤降，精神萎靡，或烦躁不安，或咳剧喘促，或声音嘶哑，状如犬吠，或神昏谵妄、惊厥抽搐等，为邪盛正衰之危候。

**2.逆证辨脏腑** 逆证见形期疹出不畅或疹出即没，或疹色紫暗；高热持续不降，或初热期至见形期体温当升不升，或身热骤降，肢厥身凉者。并见咳剧喘促、痰声辘辘，为邪毒闭肺；或声音嘶哑，咳如犬吠，为邪毒攻喉；或神昏谵语，惊厥抽风，为邪陷心肝。

## 三、类病鉴别

主要与风疹、幼儿急疹、丹痧相鉴别。见表3-6-1。

表3-6-1 麻疹、幼儿急疹、风疹、丹痧鉴别诊断表

| 病名 | 潜伏期 | 初期症状 | 出疹与发热的关系 | 特殊体征 | 皮疹特点 | 血常规 |
|---|---|---|---|---|---|---|
| 麻疹 | 6～21天 | 发热，咳嗽，流涕，泪水汪汪 | 发热3～4天出疹，出疹时发热更高 | 麻疹黏膜斑 | 玫瑰色斑丘疹自耳后发际到额面、颈部，到躯干，到四肢，3天左右出齐。疹退后遗留棕色色素斑，糠麸样脱屑 | 白细胞总数下降，淋巴细胞升高 |
| 幼儿急疹 | 7～17天 | 突然高热，一般情况好 | 发热3～4天出疹，热退疹出 | 无 | 玫瑰色斑疹或斑丘疹，较麻疹细小，发疹无一定顺序，疹出后1～2天消退。疹退后无色素沉着，无脱屑 | 白细胞总数下降，淋巴细胞升高 |
| 风疹 | 14～21天 | 发热，咳嗽，流涕，枕部淋巴结肿大 | 发热1/2～1天出疹 | 无 | 玫瑰色细小斑丘疹自头面到躯干，到四肢，24小时布满全身。疹退后无色素沉着，无脱屑 | 白细胞总数下降，淋巴细胞升高 |
| 丹痧 | 1～12天 | 发热，咽喉红肿化脓疼痛 | 发热数小时至1天出疹，出疹时热高 | 环口苍白圈，草莓舌，贫血性皮肤划痕，帕氏线 | 细小红色丘疹，皮肤猩红，自颈、腋下、腹股沟处开始，2～3天遍布全身。疹退后无色素沉着，有大片脱皮 | 白细胞总数升高，中性粒细胞升高 |

## 四、辨证论治

根据"麻不厌透""麻喜清凉"的特点，麻疹顺证以透、清、养为治疗原则，根据不同阶段分别施治。初热期宣肺透疹为主；见形期清热解毒，佐以透疹；收没期以养阴清热为主。临证需注意透疹不可过用辛温，以免伤津；清热不可过用苦寒，以免透邪无力；养阴不可过用滋腻，以免留邪碍脾运。麻疹逆证以透疹、解毒、扶正为治疗原则，根据不同证候分别采用宣肺开闭、利咽消肿、开窍息风等法，对于逆证的重症患儿，应配合西医治疗。

### （一）顺证

**1.邪犯肺卫（初热期）**

证候：发热，2～3天后在口腔两颊黏膜近臼齿处可见麻疹黏膜斑。伴咳嗽、喷嚏、流涕，咽红肿痛，双

目红赤，泪水汪汪，畏光羞明，精神不振，纳食减少，舌边尖红，苔薄黄，脉浮数，指纹淡紫。

治法：辛凉透表，清宣肺卫。

主方：宣毒发表汤加减。

常用药：升麻、葛根、前胡、桔梗、枳壳（麸炒）、荆芥、防风、薄荷、甘草、木通、连翘、牛蒡子、苦杏仁、竹叶。

加减：恶寒无汗、鼻塞清涕者，加紫苏叶、麻黄；发热烦躁者，加金银花、蝉蜕；咽红肿痛者，加射干、马勃；大便稀溏者，加藿香、佩兰；尿黄短少者，加灯心草。

### 2. 邪炽肺脾（见形期）

证候：发热，3～4天后于耳后、发际、颈项、头面、胸腹、四肢顺序出现红色斑丘疹，稠密、紫红，伴壮热、烦躁、咽红肿痛，咳嗽加重，目赤眵多，纳差，口渴欲饮，大便秘结，小便短黄，舌红绛，苔黄腻，脉洪数，指纹紫。

治法：清热解毒，透疹达邪。

主方：清解透表汤加减。

常用药：西河柳、葛根、蝉蜕、升麻、桑叶、菊花、金银花、连翘、牛蒡子、紫草、甘草。

加减：壮热烦渴者，加生石膏、知母、栀子；咳嗽气促、痰多者，加黄芩、桑白皮；皮疹紫暗成片者，加牡丹皮；身不发热、皮疹未透或疹色稀淡者，加黄芪、太子参。

### 3. 肺胃阴伤（收没期）

证候：皮疹出齐后3～4天，按出疹顺序开始消退，皮肤可见糠麸样脱屑和色素沉着，发热渐退，神宁疲倦，咳嗽减轻，胃纳增加，大便干结，舌红少津，苔薄，脉细数，指纹淡紫。

治法：养阴益气，清解余邪。

主方：沙参麦冬汤加减。

常用药：沙参、麦冬、玉竹、白扁豆、桑叶、天花粉、炙甘草。

加减：潮热盗汗、手足心热者，加银柴胡、地骨皮；神疲自汗、纳差者，加谷芽、麦芽、鸡内金；大便干结者，加瓜蒌子、火麻仁。

## （二）逆证

### 1. 邪毒闭肺

证候：壮热不退，烦躁，精神萎靡，咳嗽气促，鼻翼扇动，喉间痰鸣，口唇发绀，面色青灰，不思进食，皮疹融合、稠密、紫暗或见瘀斑，乍出乍没，大便秘结，小便短赤，舌质红绛，舌苔黄腻，脉滑数，指纹紫滞。

治法：清热解毒，宣肺开闭。

主方：麻杏石甘汤加减。

常用药：麻黄、苦杏仁、石膏、甘草。

加减：咳剧痰多者，加浙贝母、天竺黄、桑白皮；咳嗽喘促者，加葶苈子、紫苏子；皮疹稠密、紫暗者，加紫草、牡丹皮；口唇发绀者，加丹参、桃仁。

### 2. 邪毒攻喉

证候：高热不退，咽喉肿痛或溃烂，声音嘶哑，吞咽不利，饮水呛咳，咳声重浊，声如犬吠，喉间痰鸣，咳嗽气促，喘憋，呼吸困难，胸高胁陷，面唇发绀，烦躁不安，皮疹融合、稠密、紫暗或见瘀斑，舌质红，苔黄腻，脉滑数，指纹紫。

治法：清热解毒，利咽消肿。

主方：清咽下痰汤加减。

常用药：玄参、桔梗、炒牛蒡子、浙贝母、瓜蒌、射干、荆芥、甘草。

加减：咽喉肿痛，加六神丸；大便干结者，加大黄、玄明粉。若出现吸气困难，面色发绀等喉梗阻征象时，应中西医结合治疗，必要时做气管切开。

### 3. 邪陷心肝

证候：高热持续，烦躁不安，神昏谵妄，四肢抽搐，喉间痰鸣，皮疹融合、稠密、紫暗或见瘀斑，大便秘结，小便短赤，舌紫绛，苔黄燥起刺，脉弦数，指纹紫、达命关。

治法：平肝息风，清心开窍。

主方：羚角钩藤汤加减。

常用药：羚羊角粉（冲服）、霜桑叶、川贝母、鲜地黄、钩藤、菊花、茯神、白芍、甘草。

加减：痰涎壅盛者，加胆南星、鲜竹沥；腹胀便秘者，加芒硝、大黄；壮热持续、神昏抽搐者，可选用紫雪丹、安宫牛黄丸。如心阳虚衰、皮疹骤没、面色青灰、汗出肢厥、脉细弱而数者，用参附龙牡救逆汤加味。

## 五、西医治疗要点

**1. 对症治疗** ①体温超过39℃者可予物理降温或酌情给予少量退热剂，初热期和见形初期发热较高者一般不予退热剂，以免影响出疹；②若伴烦躁不安或惊厥者可选用苯巴比妥、地西泮、水合氯醛等；③咳嗽重者可服镇咳祛痰剂，并行雾化吸入治疗。

**2. 并发症治疗** 麻疹肺炎、麻疹喉炎、麻疹脑炎的治疗参考相关西医教材。

# 第二节　丹　痧

## 一、概述

丹痧是因感受痧毒疫疠之邪所引起的急性时行疾病。临床以发热、咽喉肿痛或伴腐烂，全身布发猩红色皮疹、疹后脱屑脱皮为特征。本病一年四季都可发生，但以冬春两季为多。任何年龄都可发病，尤以2～8岁儿童发病率较高。丹痧系时行疫病，属温病范围，具有强烈的传染性，故又称"疫痧""疫疹"；又因本病发生时多伴有咽喉肿痛、腐烂、化脓，全身皮疹细小如沙，其色丹赤猩红，故又称"烂喉痧""烂喉丹痧"。西医学则称为"猩红热"。

丹痧病因为痧毒疫疠之邪，痧毒疫疠之邪乘时令不正，寒暖不调之时，从口鼻、皮肤侵入机体，内蕴肺胃，外泄肌表所致。在病程进展中或恢复期，可因邪毒留心，耗损气阴，余毒流窜筋肉关节，或热毒损伤肺、脾、肾，三焦水液通调失职，膀胱气化不利，水湿内停，外溢肌肤，出现心悸、痹证、水肿病证。病变部位主要在肺、胃，可累及心、肝、肾。

## 二、临床诊断要领

### （一）四诊要点

**1. 问诊**

（1）诱因　发病前是否有与丹痧患者接触史。

（2）主症情况　发热持续时间、热峰情况、皮疹情况、咽部体征等可初步提示患儿病情程度及病情发展的趋势。

（3）伴随症状　高热咳嗽，多因疫火郁阻肺络；神昏惊厥，多因毒热炽盛，邪毒入里，内陷心肝，化火动风。

（4）既往史　是否有乳蛾、丹痧、尿血等病史。

**2. 望诊**

（1）望神色、气息　精神振作，两目有神，表情活泼，面色红润，呼吸调匀，反应敏捷，多提示病情轻微；精神萎靡，面青唇紫，呼吸急促或气息低微，多提示病情危重。

（2）望形态　皮肤潮红，痧疹隐隐，多属邪侵肺卫；皮疹密布，色红如丹，甚则色紫如瘀点，多属毒炽气营。

（3）望舌　舌质红，苔薄白或薄黄，多属邪侵肺卫；舌面光红起刺，状如草莓，多属毒炽气营；舌红少津，苔剥脱，多属肺胃阴伤。

（4）望指纹　指纹浮紫，多属邪侵肺卫；指纹紫滞，多属毒炽气营；指纹淡红，多属肺胃阴伤。

**3. 闻诊**　一般着重听患儿的呼吸与声调，实证患儿声亮气粗，虚证患儿声低气微。

**4. 切诊**

（1）脉诊　脉浮数有力，属邪侵肺卫；脉数有力，属毒炽气营；脉细数，属肺胃阴伤。

（2）肌肤　肌肤灼热无汗，属邪侵肺卫；身热不甚，多属肺胃阴伤。

### （二）辅助检查选择

**1. 血常规**　实验室检查周围血象白细胞总数及中性粒细胞增高。

**2. 病原学检查**　咽拭子培养、呼吸道病毒检测、肺炎支原体抗体、抗链球菌溶血素O等。咽拭子细菌培养可分离出 A 组乙型溶血性链球菌。

### （三）诊断标准

1. 起病急，突发高热，咽峡红肿疼痛，并可化脓。
2. 在起病 12 ～ 36 小时内，开始出现皮疹，先于颈、胸、背及腋下、肘弯等处，迅速蔓延全身，其色鲜红细小，并见环口苍白圈和草莓舌。
3. 皮疹出齐后 1 ～ 2 天，身热、皮疹渐退，伴脱屑或脱皮。
4. 血白细胞总数及中性粒细胞增高。
5. 咽拭子培养有溶血性链球菌。

### （四）辨证要点

1. **辨卫气营血** 可根据病期和症状辨识。疾病早期以发热、恶寒、咽喉肿痛、痧疹隐现为主症，为邪在卫气；出疹期以壮热口渴、咽喉糜烂白腐、皮疹猩红如丹或紫暗如斑、舌光红为主症，为邪在气营；病之后期，以口渴唇燥、皮肤脱屑、舌红少津为主症，为疹后阴伤证。

2. **辨轻证重证、常证变证** 可根据皮疹颜色分布及伴随症状辨识。疹色鲜红，分布均匀，疹点外达，发热有汗者为轻证、常证；若疹隐不透，壮热无汗，伴有神昏、烂喉气秒者为重；若疹虽透，色紫暗夹有瘀点，伴神昏谵语者，为变证。

## 三、类病鉴别

麻疹、幼儿急疹、风疹、丹痧鉴别诊断见本章第一节表 3-6-1。

## 四、辨证论治

丹痧病机为邪侵肺胃，毒炽气营，上蒸咽喉，外透肌肤，内迫营血所致，治疗以清热解毒、清利咽喉为基本法则。病初时邪在表，贵在透表，宜辛凉宣透，清热利咽；出疹期毒在气营，贵在清热解毒，宜清气凉营，泻火解毒；恢复期疹后伤阴，贵在养阴，宜养阴生津。若发生痹证、水肿、心悸等变证，则按照有关病证辨证治疗。

### 1. 邪侵肺卫

证候：发热骤起，头痛畏寒，肌肤无汗，咽喉红肿疼痛，常影响吞咽，皮肤潮红，痧疹隐隐，舌质红，苔薄白或薄黄，脉浮数有力。

治法：辛凉宣透，清热利咽。

主方：银翘散加减。

常用药：金银花、连翘、竹叶、荆芥、牛蒡子、薄荷、淡豆豉、桔梗、芦根、甘草。

加减：乳蛾肿烂者，加野菊花、蒲公英、大青叶；颈部淋巴结肿大者，加浙贝母、夏枯草、紫花地丁。

### 2. 毒炽气营

证候：壮热不解，烦躁口渴，咽喉肿痛，伴有糜烂白腐，皮疹密布，色红如丹，甚则色紫如瘀点。疹由颈、胸开始，继而弥漫全身，压之褪色，见疹后 1 ～ 2 天舌苔黄糙，舌质起红刺，3 ～ 4 天后舌苔剥脱，舌面光红起刺，状如草莓，脉数有力。

治法：清气凉营，泻火解毒。

主方：凉营清气汤加减。

常用药：水牛角、赤芍、牡丹皮、生地黄、玄参、黄连、栀子、生石膏、石斛、竹叶、芦根、白茅根、连翘、薄荷、金汁、甘草。

加减：咽喉红肿腐烂明显者，加重楼、板蓝根、僵蚕、蝉蜕；丹痧布而不透，壮热无汗者，加淡豆豉、浮萍；苔糙便秘，咽喉腐烂者，加大黄、玄明粉。若邪毒内陷心肝，出现神昏、抽搐等症者，可选加紫雪、安宫牛黄丸。

### 3. 肺胃阴伤

证候：丹痧布齐后 1 ～ 2 天，身热渐退，咽部糜烂疼痛减轻，或见低热，唇干口燥，或伴有干咳，食欲不振，舌红少津，苔剥脱，脉细数。约 2 周后可见皮肤脱屑、蜕皮。

治法：养阴生津，清热润喉。

主方：沙参麦冬汤加减。

常用药：沙参、麦冬、玉竹、白扁豆、桑叶、天花粉、炙甘草。

加减：口干咽痛，舌红少津明显者，加玄参、桔梗、芦根；大便秘结难解者，加瓜蒌子、火麻仁；低热不退者，加地骨皮、银柴胡、地黄。

## 五、西医治疗要点

主要是控制感染，消除症状，预防并发症。抗生素治疗是本病首选，早期应用可控制感染，缩短病程，预防急性肾小球肾炎、风湿热等并发症发生。青霉素类为首选药物，根据病情选择肌内注射或静脉给药途径。如青霉素类过敏，可选用红霉素，或选用第一代头孢菌素。

# 第三节　痄　腮

## 一、概述

痄腮是由风热时毒引起的急性传染病。临床以发热、耳下腮部肿胀、疼痛为主要临床特征，中医亦有称"时行腮肿""温毒""蛤蟆瘟""鸬鹚瘟"等。

本病一年四季均可发生，冬春季易于流行。多见于 3 岁以上儿童，尤以学龄儿童高发。预后一般良好，感染后可获终身免疫，少数患儿可因体质虚弱或邪毒炽盛而见邪陷心肝、毒窜睾腹等变证。与西医学所称的流行性腮腺炎相同。

痄腮为风温邪毒从口鼻而入，过肺卫，邪毒壅阻于少阳经脉，与气血相搏，凝结于耳下腮部所致。其病变部位在足少阳胆经和足厥阴肝经。

## 二、临床诊断要领

### （一）四诊要点

**1. 问诊**

（1）诱因　发病前 2～3 周是否有痄腮患者接触史。

（2）主症情况　发热持续时间、热峰情况、精神状态、睾丸是否肿胀等可初步提示患儿病情程度及病情发展的趋势。

（3）伴随症状　轻微发热、微恶风寒，多属温毒外袭；高热，烦躁，头痛，多属热毒蕴结；嗜睡神昏，四肢抽搐，多属邪陷心肝；睾丸肿胀疼痛，或脘腹、少腹疼痛，多属毒窜睾腹。

**2. 望诊**

（1）望神色　气息精神振作，两目有神，表情活泼，面色红润，呼吸调匀，反应敏捷，多提示病情轻微；精神萎靡，面青唇紫，呼吸急促或气息低微，多提示病情危重。

（2）望舌　舌质红，苔薄白或薄黄，多属温毒外袭；舌红，苔黄，多属热毒蕴结；舌质红，苔黄，多属邪陷心肝、毒窜睾腹。

（3）望指纹　指纹浮紫或紫滞，属温毒外袭；指纹紫滞，多属热毒蕴结；指纹青紫，达于命关，或透关射甲，多属变证重症。

**3. 切诊**

（1）脉诊　脉浮数，属温毒外袭；脉滑数，属热毒蕴结；脉弦数，属邪陷心肝、毒窜睾腹。

（2）肌肤　肌肤低热，腮部漫肿疼痛，属温毒外袭；肌肤灼热，腮部肿胀疼痛，坚硬拒按，多属热毒蕴结；睾丸肿胀疼痛，或脘腹、少腹疼痛，属毒窜睾腹。

### （二）辅助检查选择

**1. 血常规**　白细胞总数正常或偏低，淋巴细胞相对较高。继发细菌感染者血白细胞总数及中性粒细胞可增高。

**2. 血清和尿淀粉酶**　发病早期血清及尿淀粉酶增高，2 周左右恢复至正常。

**3. 病原学**　从患儿唾液、脑脊液、尿或血中可分离出腮腺炎病毒。检测抗 V 和抗 S 两种抗体，S 抗体在疾病早期的阳性率为 75%，可作为近期感染的证据，6～12 个月逐渐下降、消失，病后 2 年达最低水平并持续存在。

### （三）诊断标准

1. 起病时可有发热，1～2天后可见以耳垂为中心的漫肿，边缘不清，皮色不红，压之有痛感及弹性感，通常先见于一侧，然后见于另一侧。

2. 腮腺管口或可见红肿。腮腺肿胀持续4～5天开始消退，整个病程1～2周。

3. 病前有痄腮接触史。

4. 血白细胞总数可正常，或稍有增高和降低，淋巴细胞可相对增加。

5. 并发脑膜炎或脑炎者，脑脊液压力增高，细胞数增加，以淋巴细胞为主，氯化物、糖正常，蛋白轻度增高。

6. 尿和血淀粉酶可增高。

### （四）辨证要点

本病辨证当以经络辨证为主，辨其病变部位，同时需辨常证、变证之轻重。

1. **辨常证** 凡发热、耳下腮肿，但无神志障碍、抽搐、睾丸肿痛、腹痛者为常证，病在少阳经为主。

2. **辨变证** 若高热不退、神志不清、反复抽搐，为邪陷心肝之变证；若恶心、呕吐、泄泻、睾丸肿痛、腹胀、脘腹或少腹疼痛，为毒窜睾腹之变证，病在少阳、厥阴二经。

## 三、类病鉴别

1. **发颐** 西医学的化脓性腮腺炎，腮腺肿胀多为一侧；局部红肿，疼痛剧烈，拒按；按压腮部可见腮腺管口有脓液溢出；无传染性；血常规检查白细胞总数及中性粒细胞增高。

2. **其他病毒性腮腺炎** 流感病毒、副流感病毒、巨细胞包涵体病毒、人类免疫缺陷病毒等都可引起腮腺肿大，可依据病毒学检测加以鉴别。

## 四、辨证论治

风热时毒壅阻少阳经脉，凝滞腮部为本病的主要病因病机。本病治疗着重于清热解毒，佐以软坚散结为主。初起病情较轻，温毒在表，以疏风清热为主，消肿散结为辅；腮肿硬结不散，以清热解毒、软坚散结为主。严重患儿在出现各种并发症时，则根据病情随证施治。此外，本病应配合外治法，有助于腮腺局部消肿。

### （一）常证

#### 1. 温毒外袭

证候：轻微发热、恶寒，一侧或两侧耳下腮部漫肿疼痛，咀嚼不便，或有头痛、咽红、纳少，舌质红，苔薄白或薄黄，脉浮数。

治法：疏风清热，消肿散结。

主方：柴胡葛根汤加减。

常用药：柴胡、天花粉、葛根、黄芩、桔梗、连翘、牛蒡子、石膏、甘草、升麻。

加减：热甚者，加知母、蒲公英；咽喉肿痛者，加马勃、玄参；纳少、呕吐者，加竹茹、陈皮；发热、恶寒者，加白芷、紫苏叶。

#### 2. 热毒蕴结

证候：高热，一侧或两侧耳下腮部肿胀疼痛，坚硬拒按，张口咀嚼困难，或有烦躁不安，口渴欲饮，头痛，咽红肿痛，颌下肿块胀痛，纳少，大便秘结，尿少而黄，舌红苔黄，脉滑数。

治法：清热解毒，散结软坚。

主方：普济消毒饮加减。

常用药：黄芩、黄连、人参、橘红、玄参、生甘草、连翘、牛蒡子、板蓝根、马勃、僵蚕、升麻、柴胡、桔梗。

加减：热甚者，加生石膏、知母；腮部肿甚者，加蒲公英、海藻、昆布；腮部肿胀、坚硬拒按者，加牡蛎、赤芍、牡丹皮；呕吐者，加竹茹；便秘者，加大黄、玄明粉；口渴唇燥者，重用玄参，加天花粉。

### （二）变证

#### 1. 邪陷心肝

证候：多在腮肿的同时，出现高热不退，烦躁不安，头痛项强，呕吐，嗜睡神昏，四肢抽搐，舌质红，苔黄，脉弦数。

治法：清热解毒，息风开窍。

主方：清瘟败毒饮加减。

常用药：石膏、地黄、犀角（用水牛角代）、黄连、栀子、桔梗、黄芩、知母、赤芍、玄参、连翘、甘草、牡丹皮、鲜竹叶。

加减：头痛剧烈，恶心呕吐者，加龙胆、天竺黄、车前子；神志昏迷者，加至宝丹；抽搐频作者，加紫雪散。

**2. 毒窜睾腹**

证候：腮部肿胀消退后，一侧或双侧睾丸肿胀疼痛，或脘腹、少腹疼痛，痛时拒按，或有恶心呕吐，腹胀泄泻，舌红苔黄，脉数。

治法：清肝泻火，活血止痛。

主方：龙胆泻肝汤加减。

常用药：龙胆、黄芩、栀子、泽泻、木通、车前子、当归、生地黄、柴胡、甘草。

加减：睾丸肿大明显者，加青皮、莪术；脘腹痛甚伴呕吐者，加郁金、竹茹；少腹痛甚伴腹胀、便秘者，加大黄、枳壳、木香。

## 五、西医治疗要点

**1. 对症治疗** 高热时给予物理降温或解热剂；烦躁时可给予镇静剂；呕吐频繁，不能进食应予输液，保证液体量和电解质平衡。

**2. 并发症治疗** 脑膜（脑）炎出现颅压高时用降颅内高压药物。出现睾丸炎时可用 T 字条带托起阴囊，以减轻疼痛，局部冷湿敷。并发胰腺炎时应禁食，注意水、电解质平衡，加用抗生素预防继发感染。待症状缓解后，逐渐恢复流质或半流质饮食。

**3. 抗病毒治疗** 选用抗病毒药物治疗。

# 第四节　手足口病

## 一、概述

手足口病是由感受手足口病时邪［柯萨奇病毒 A 组 16 型（CoxA16）、肠道病毒 71 型（EV71）］引起的急性发疹性传染病，属于中医"温病""湿温"等范畴，临床以发热，口腔、手掌足跖和臀部出现斑丘疹、疱疹为特征。

本病一年四季均可发病，肠道病毒感染者以 5～7 月多见，非肠道病毒感染全年均可散发。任何年龄均可发病，以婴幼儿发病率最高。本病传染性强，易引起暴发流行。预后一般良好，多在 1 周左右痊愈，少数重症可因邪毒内窜出现邪毒犯心、邪陷心肝等变证，甚或危及生命。

本病由外感手足口病时邪所致。病位主要在肺脾两经。时邪内侵心肝，邪毒蕴郁，气化失司，水湿内停，与毒相搏，外透肌表。

## 二、临床诊断要领

### （一）四诊要点

**1. 问诊**

（1）诱因　发病前是否有与手足口病患者接触史；是否有疲劳等因素。

（2）主症情况　发疹情况，是否有发热、发热持续时间、热峰情况，可初步提示患儿病情程度及病情发展的趋势。

（3）伴随症状　发热轻微，或无发热，或流涕咳嗽，多属邪犯肺脾；持续高热、烦躁、口臭、口渴，小便黄赤，大便秘结，或皮疹稀少，体温不高，精神不振，多属湿热蒸盛；神疲乏力，唇干口燥，或伴低热，多属气阴两伤；高热持续，头痛烦躁，嗜睡易惊，肢体抖动，甚或神昏谵语、肢抽项强、双目上视，多属邪陷厥阴；壮热不退，胸闷心悸，咳频气急，鼻翼扇动，张口抬肩，口唇发绀，咳吐白色或粉红色泡沫样痰，多属邪伤心肺；肢体痿软无力，活动受限，肌肉松弛，甚或瘫痪、吞咽困难及呛咳，多属湿热伤络。

（4）既往史　患儿预防接种史。

**2. 望诊**　观察神志、发疹情况、舌苔、指纹等来初步判断其病情的轻重缓急。

（1）望神态　精神振作，两目有神，面色红润，多提示病情尚浅；头痛烦躁，嗜睡易惊，肢体抖动，甚或神昏谵语、肢搐项强、双目上视，多为邪陷厥阴；胸闷心悸，咳频气急，鼻翼扇动，张口抬肩，口唇发绀，多提示邪伤心肺，病情危重。

（2）望发疹情况　轻症见手足掌心及口腔部疱疹，疹色红润，稀疏散在，根盘红晕著，疱液清亮。重症除见手足掌心、口腔部疱疹外，四肢臀部亦可累及，且疹色紫暗，分布稠密，或成簇出现，根盘红晕显著，疱液混浊。

（3）望舌　舌质红，苔薄黄腻，多属邪犯肺脾证；舌质红绛，苔黄厚腻或黄燥，多属湿热蒸盛证；舌淡红，苔少或薄腻，多属气阴两伤证；舌质红绛，舌苔黄腻或黄燥，多属变证之邪陷厥阴证；舌质紫暗，舌苔白腻，多属变证之邪伤心肺证；舌质红，苔黄腻，多属变证之湿热伤络证。

（4）望指纹　指纹紫滞，多属邪陷厥阴；指纹沉紫，多属邪毒侵心、邪伤心肺证；指纹青紫，达于命关，或透关射甲，多属手足口病重症。

**3.闻诊**　一般着重听患儿的呼吸与声调，病情轻微患儿多声亮气粗，病情较重患儿可出现神昏谵语，咳频气急等。

**4.切诊**　脉浮数，属邪犯肺脾；脉数有力，属心脾积热；脉滑数，属湿热蒸盛；脉细，属气阴两伤；脉弦数有力，属邪陷厥阴；脉沉迟，属邪伤心肺；脉濡数，属湿热伤络。

### （二）辅助检查选择

**1.血常规**　白细胞总数正常或降低，淋巴细胞和单核细胞相对增高。危重病例白细胞计数可明显升高。

**2.病原学检查**　取咽分泌物、疱疹液及粪便，进行肠道病毒（CoxA16、EV71等）特异性核酸检测阳性，或分离出相关肠道病毒。

**3.血清学检查**　急性期与恢复期血清CoxA16、EV71等肠道病毒中和抗体有4倍以上的升高。

**4.重症病例**　可予末梢血糖、血生化检查、血气分析、心肌酶、心电图、胸部X线或CT检查，有神经系统相关症状者予脑脊液、头颅磁共振或CT检查。

### （三）诊断标准

**1.临床诊断病例**

（1）流行病学史　常见于学龄前儿童，婴幼儿多见。流行季节，当地托幼机构及周围人群中有手足口病流行，发病前与手足口病患儿有直接或间接接触史。

（2）起病较急，常见手掌、足跖、口腔、臀部疱疹及发热等症，部分病例可无发热。

（3）病情严重者，可见高热不退、头痛烦躁、嗜睡易惊、肢体抖动，甚至喘憋发绀、昏迷抽搐、汗出肢冷、脉微欲绝等症。

符合上述临床表现者可临床诊断。极少数病例皮疹不典型，部分病例仅表现为脑炎或脑膜炎等，诊断需结合病原学或血清学检查结果。

（4）病原学检查　取咽分泌物、疱疹液及粪便，进行肠道病毒（CoxA16、EV71等）特异性核酸检测阳性，或分离出相关肠道病毒。

（5）血清学检查　急性期与恢复期血清CoxA16、EV71等肠道病毒中和抗体有4倍及以上的升高。

**2.确诊病例**　在临床诊断病例基础上，具有下列之一者即可确诊。

（1）肠道病毒（CoxA16、EV71等）特异性核酸检测阳性。

（2）分离出肠道病毒，并鉴定为CoxA16、EV71或其他可引起手足口病的肠道病毒。

（3）急性期血清相关病毒IgM抗体阳性。

（4）急性期与恢复期血清相关肠道病毒的中和抗体有4倍及以上升高。

### （四）辨证要点

本病以脏腑辨证为主，根据病程、发疹情况及临床伴随症状以区分轻证、重证。

**1.轻证**　为邪犯肺脾、心脾积热，除见手足掌心及口腔部疱疹，疹色红润，稀疏散在，根盘红晕不著，疱液清亮外，属邪犯肺脾者，或伴低热、流涕、咳嗽、口痛、流涎、恶心、呕吐、泄泻等；属心脾积热者，伴心烦躁扰、口舌干燥、口痛拒食、舌尖红、苔薄黄、脉数等。

**2.重证**　为湿热蒸盛，除见手足掌心、口腔部疱疹外，四肢、臀部亦可累及，且疹色紫暗，分布稠密，或成簇出现，根盘红晕显著，疱液混浊，高热持续、烦躁口渴、舌绛苔黄腻、脉滑数等，甚或出现邪毒内陷、邪犯心肺、湿热伤络等变证。需要注意的是，重证患儿也有以全身症状为主，疱疹少见或未见者。

## 三、类病鉴别

本病主要与水痘、疱疹性咽峡炎鉴别，重症患儿还需与其他病毒所致脑炎或脑膜炎、肺炎及暴发性心肌炎等鉴别。

**1. 水痘** 由感受水痘 - 带状疱疹病毒所致。疱疹较手足口病稍大，呈向心性分布，躯干、头面多，四肢少，疱壁薄，疱疹多呈中央凹陷，易破溃结痂，且在同一时期、同一皮损区斑疹、丘疹、疱疹、结痂并见为其特点。

**2. 疱疹性咽峡炎** 由柯萨奇病毒A组感染引起，好发于夏秋季，多见于5岁以下小儿，起病较急，常突发高热、流涕、口腔疼痛甚或拒食，查体可见软腭、悬雍垂、腭咽弓、扁桃体、咽后壁等出现灰白色小疱疹，1～2天内疱疹破溃形成溃疡，颌下淋巴结可肿大，但很少累及颊黏膜、舌、眼以及口腔以外部位皮肤，可资鉴别。

**3. 其他病毒所致脑炎或脑膜炎** 由其他病毒，如单纯疱疹病毒、巨细胞病毒、EB病毒等引起的脑炎或脑膜炎，临床表现与手足口病合并中枢神经系统损害时相似，对于皮疹不典型患儿，应尽快行病原学检查以鉴别。

**4. 肺炎** 重症手足口病可出现神经源性肺水肿，早期表现为呼吸浅促，晚期则出现呼吸困难，可有白色、粉红色或血性泡沫样痰，胸部X线检查为肺水肿表现。肺炎主要表现为发热、咳嗽、呼吸急促等呼吸道症状，一般无皮疹，大多无粉红色或血性泡沫样痰。

**5. 暴发性心肌炎** 重症手足口病伴循环障碍表现者需与暴发性心肌炎鉴别，后者多有严重的心律失常、心源性休克、阿 - 斯综合征等表现，一般无皮疹。可通过病原学和血清学检查进行鉴别。

## 四、辨证论治

本病治疗，以清热祛湿解毒为原则。轻证属邪犯肺脾者，治以宣肺解表，清热化湿；属心脾积热者，治以清热泻脾，泻火解毒。重证宜分清湿重、热重。偏湿盛者，治以利湿化湿为主，佐以清热解毒；偏热重者，治以清热解毒为主，佐以利湿化湿。病程中，如若出现变证，或息风开窍，或温阳扶正，或泻肺逐水，或活血通络，随证治之。疾病后期，宜以益气养阴、扶助正气为主。同时，本病还常结合其他疗法，如药物外治等。对于变证，必要时中西医结合治疗。

### （一）常证

**1. 邪犯肺脾**

证候：发热轻微，或无发热，或流涕咳嗽、纳差恶心、呕吐泄泻，口腔、手掌、足跖部疱疹，分布稀疏，疹色红润，根盘红晕不著，疱液清亮，舌质红，苔薄黄腻，脉浮数。

治法：宣肺解表，清热化湿。

主方：甘露消毒丹加减。

常用药：滑石、黄芩、茵陈、石菖蒲、川贝母、木通、藿香、连翘、豆蔻、薄荷、射干。

加减：恶心呕吐加紫苏梗、竹茹和胃降逆；泄泻加泽泻、薏苡仁祛湿止泻；高热加葛根、柴胡解肌退热；肌肤痒甚加蝉蜕、白鲜皮祛风止痒。

**2. 心脾积热**

证候：心烦躁扰，口舌干燥，疼痛拒食，小便黄赤，大便干结，手掌、足跖、口腔疱疹，分布稀疏，疹色红润，根盘红晕不著，疱液清亮，舌质红，苔薄黄，脉数有力。

治法：清热泻脾，泻火解毒。

主方：清热泻脾散合导赤散加减。

常用药：栀子、生石膏、黄连、黄芩、生地黄、赤茯苓、灯心草、通草、竹叶、甘草。

加减：口渴甚加天花粉、芦根清热生津；大便秘结加大黄、玄明粉通腑泄热；疱疹溃烂不愈加儿茶、五倍子生肌敛疮；高热加柴胡、葛根解肌退热；湿重加藿香、滑石化湿利湿。

**3. 湿热蒸盛**

证候：身热持续，烦躁口渴，小便黄赤，大便秘结，手、足、口部及四肢、臀部疱疹，痛痒剧烈，甚或拒食，疱疹色泽紫暗，分布稠密，或成簇出现，根盘红晕显著，疱液混浊，舌质红绛，苔黄厚腻或黄燥，脉滑数。

治法：清热凉营，解毒祛湿。

主方：清瘟败毒饮加减。

常用药：石膏、地黄、犀角（水牛角代）、黄连、栀子、桔梗、黄芩、知母、赤芍、玄参、连翘、甘草、牡丹皮、鲜竹叶。

加减：偏于湿重者，去知母、地黄，加滑石清热利湿；大便秘结加生大黄、玄明粉泻热通便；口渴喜饮加麦冬、芦根养阴生津；烦躁不安加淡豆豉、莲子心清心除烦。

#### 4.气阴两伤

证候：疱疹渐退，食欲不振，神疲乏力，唇干口燥，或伴低热，舌淡红，苔少或薄腻，脉细。

治法：益气健脾，养阴生津。

主方：生脉散加味。

常用药：人参、麦冬、五味子。

加减：余邪留恋，低热反复加地骨皮、青蒿滋阴退热；食欲不振加焦山楂、焦六神曲、炒麦芽和胃消食。

### （二）变证

#### 1.邪陷厥阴

证候：高热持续，头痛烦躁，嗜睡易惊，肢体抖动，甚或神昏谵语、肢抽项强、双目上视，舌质红绛，苔黄腻或黄燥，脉弦数有力。

治法：解毒清热，息风开窍。

主方：清瘟败毒饮合羚角钩藤汤加减。

常用药：石膏、地黄、犀角（水牛角代）、黄连、栀子、桔梗、黄芩、知母、赤芍、玄参、连翘、牡丹皮、鲜竹叶、羚羊角粉（冲服）、霜桑叶、川贝母、钩藤、菊花、茯神、白芍、甘草。

加减：高热不退加安宫牛黄丸清热解毒、开窍安神；抽搐重加紫雪镇痉息风开窍；昏迷重加至宝丹涤痰开窍安神。

#### 2.邪伤心肺

证候：壮热不退，胸闷心悸，咳频气急，鼻翼扇动，张口抬肩，口唇发绀，咳吐白色或粉红色泡沫样痰，舌紫暗，脉沉迟。

治法：泻肺逐水，温阳扶正。

主方：己椒苈黄丸合参附汤加减。

常用药：防己、椒目、葶苈子、大黄、人参、附子。

加减：咳血重加青黛、栀子、瓜蒌清热凉血，润肺化痰；高热不退加柴胡、青蒿、葛根解肌退热。

#### 3.湿热伤络

证候：肢体痿软无力，活动受限，肌肉松弛，甚或瘫痪、吞咽困难及呛咳，或伴低热，胸脘痞闷，小便赤涩，舌质红，苔黄腻，脉濡数。

治法：清热利湿，疏通经络。

主方：四妙散加减。

常用药：黄柏、苍术、薏苡仁、牛膝。

加减：低热起伏加青蒿、银柴胡清退虚热；胸脘痞闷加藿香、厚朴、法半夏、茯苓化湿和中；小便涩痛加竹叶、栀子、小蓟清热利尿通淋。

病后湿热清而肢体萎软无力，肌肉消削，跛行者，以补阳还五汤加减以补气活血、强筋健骨。常用药：炙黄芪、党参、当归、桂枝、红花、地龙、川芎、熟地黄、枸杞子、牛膝、鸡血藤、锁阳、五加皮、鹿角霜等，同时配合推拿、针灸等法治疗。

## 五、西医治疗要点

1.普通病例　注意隔离，避免交叉感染；清淡饮食；做好口腔和皮肤护理；同时给予退热等对症支持治疗。

2.重症病例

（1）神经系统受累者　①控制颅内高压；②酌情应用糖皮质激素治疗；③酌情静脉注射免疫球蛋白。

（2）对症治疗　降温、镇静、止惊。密切监护，严格观察病情变化。

（3）呼吸、循环衰竭的治疗　①保持呼吸道通畅，吸氧；②监测呼吸、心率、血压和血氧饱和度；③呼吸功能障碍的治疗；④保护重要脏器的功能，维持内环境稳定。

（4）恢复期治疗　①促进各脏器功能恢复；②功能康复治疗；③中西医结合治疗。

# 第七章 其他病证

## 第一节 紫癜

### 一、概述

紫癜亦称"紫斑",是小儿时期常见的出血性疾病之一,以血液溢于皮肤、黏膜之下,出现瘀点瘀斑,压之不褪色为其临床特征,常伴鼻衄、齿衄、呕血、便血、尿血等症状。本病属于中医学血证范畴,包括西医学的过敏性紫癜和免疫性血小板减少性紫癜。

过敏性紫癜好发于学龄期儿童,常见发病年龄为 7～14 岁,男性多于女性,以冬春季发病为多,夏季较少。免疫性血小板减少症多见于婴幼儿,7 岁以后明显减少,春季发病数较高,男女发病无明显差异。

本病外因责之感受风、热、燥、火、疫毒诸邪,内因责之饮食不节、劳倦所伤,导致邪热内伏营血、脏腑气血虚损,以致血液离经外溢。急性期多为阳证、实证,病机重在血热、血瘀;病久者则转阴证、虚证,病机不离气虚、阴虚。

### 二、临床诊断要领

#### (一)四诊要点

**1.问诊**

(1)诱因 起病前是否有上呼吸道感染史,或食物、药物过敏等病史,是否有血液病等基础性疾病。

(2)主症情况 紫癜的颜色、形态、分布情况、好发部位等。过敏性紫癜皮肤分批出现对称分布、大小不等、高出皮面、压之不褪色的斑丘疹样紫癜,以双下肢伸侧及臀部为多。有无关节疼痛,行走不便及腹痛腹泻等症状。免疫性血小板减少性紫癜,临床以各种出血为主要症状,皮肤出血点多散在,呈针尖样大小,一般不高出皮面,可遍及全身,但以四肢及头面部多见。

(3)伴随症状 伴有发热,多为热证、实证。发热兼风热表象,见于风热伤络证;发热兼心烦、口渴等邪热内扰之象,见于血热妄行证。若低热盗汗、手足心热,多见于阴虚火旺证。伴有腹痛,或见便血,多为邪伤肠络,阻滞气机。伴食欲不振、神疲乏力,多为脾虚不运,气不摄血。

**2.望诊** 观察表情、神志,紫癜的颜色、光泽、疏密、多少,有助于判断患者的病情轻重缓急。

(1)望神志 精神振作,两目有神,表情活泼,面色红润,呼吸调匀,反应敏捷,多提示病情轻微;精神委顿,双目无神,面色晦暗,呼吸不匀,反应迟钝,提示病情危重。

(2)望紫癜 紫癜色泽鲜明,多属实证;长期反复出血、紫癜反复出没、色暗淡,多属虚证;若同时见腹痛、关节肿痛、舌质紫,提示夹气滞血瘀。紫癜稀疏而少,除皮肤紫癜外无其他部位出血及腹痛、关节痛等伴随证候,多属轻证;出血量多,出现面色苍白、四肢厥冷、脉微细等证候,则属虚脱危证。

(3)望舌与指纹 舌质红,苔薄黄,指纹浮紫,多属外感风热;舌质红绛,少苔,指纹紫滞,多属实热证;舌淡,苔薄,指纹淡,多属阳虚证;舌红,少苔,指纹淡,多属阴虚证。

**3.闻诊** 患儿声亮气粗为实证、热证;患儿声低气微为虚证。

**4.切诊** 脉浮数,属风热伤络;脉数有力,属血热妄行;脉细无力,属气不摄血;脉细数,属阴虚火旺。

#### (二)辅助检查选择

**1.血常规** 了解有无感染及贫血状况,重点观察血小板计数。免疫性血小板减少性紫癜,血小板计数下降,出血轻重与血小板数量有关。过敏性紫癜急性期可有轻、中度贫血,全身型白细胞计数可明显增多,血小板计数正常。

**2.尿常规、大便常规及隐血** 观察疾病中有无血尿、肾脏的改变及有无消化道出血状况。

**3.出血、凝血时间,血块收缩试验** 了解紫癜的发生对凝血功能的影响。

**4.血沉、C 反应蛋白(CRP)、抗链球菌溶血素、类风湿因子、抗核抗体** 疾病炎症反应的指标。

5. **血小板抗体测定（PAIgG）** 免疫性血小板减少性紫癜其含量明显增高。

6. **免疫全项** 免疫性血小板减少性紫癜及过敏性紫癜皆与免疫有关。

7. **B超** 腹部B超了解肝、脾、胰、腹腔的病变状况；肾脏B超观察疾病对肾脏的损伤程度。

8. **骨髓象** 免疫性血小板减少性紫癜，急性型巨核细胞数正常或轻度增多，慢性型巨核细胞显著增多。

9. **X线检查** 过敏性紫癜早期表现为关节附近软组织肿胀、骨质稀疏和骨膜炎。后期可出现关节面骨破坏，以手腕关节多见。

### （三）诊断标准

#### 1. 免疫性血小板减少性紫癜

（1）本病发病前1～3周常有急性感染史，偶有预防接种史，部分可有家族性遗传因素。

（2）以皮肤和黏膜出血为突出表现，多为针尖大小的皮内或皮下出血点，或为紫癜、瘀斑，少数可见血肿。皮疹分布不均，通常以四肢为多，在易于碰撞的部位更多见。

（3）常伴有鼻衄或齿衄，胃肠道大出血少见，偶见肉眼血尿。青春期女性患儿可有月经过多。少数患儿可有结膜下和视网膜出血。颅内出血少见，一旦发生，则预后不良。一般肝、脾、淋巴结不肿大，出血严重者可致贫血、肝脾轻度肿大。

（4）血常规至少2次提示血小板计数 $< 100 \times 10^9/L$，而血细胞形态无异常。出血时间延长，束臂试验阳性。

（5）骨髓象骨髓巨核细胞正常或增多，伴成熟障碍。血小板相关抗体 IgG（PAIgG）增高。

#### 2. 过敏性紫癜

（1）前期多有上呼吸道感染史，或食物、药物过敏等病史。

（2）皮肤分批出现对称分布、大小不等、高出皮面、压之不褪色的斑丘疹样紫癜，以双下肢伸侧及臀部为多。约2/3患儿出现消化道症状，以脐周或下腹部绞痛伴呕吐为主；部分患者同时伴有关节痛和尿异常改变。

（3）血小板计数正常或升高；出、凝血时间正常，血块收缩试验正常；部分患儿毛细血管脆性试验阳性，血沉轻度增快。肾脏受累者尿液检查与肾小球肾炎类似。便隐血试验可呈阳性。

### （四）辨证要点

小儿紫癜的辨证，以八纲辨证为纲，并应注意辨证与辨病相结合。

1. **辨虚实** 主要根据患儿的起病、病程、紫癜颜色等表现辨虚实。紫癜起病较急，病程短，紫癜颜色鲜明者，多属实证；起病缓慢，病情迁延，长期反复出血、紫癜反复出没、色暗淡，多属虚证。

2. **辨轻重** 以出血量的多少及是否伴有肾脏损害或颅内出血等作为依据。凡出血量少者为轻症；出血严重伴大量便血、血尿、明显蛋白尿者为重症；头痛、昏迷、抽搐等则为危症。

3. **辨证与辨病结合** 过敏性紫癜早期多为风热伤络，血热妄行，常兼见湿热痹阻或热伤胃络，后期多见阴虚火旺或气不摄血。免疫性血小板减少症急性型多为血热妄行，慢性型多为气不摄血或阴虚火旺。

## 三、类病鉴别

1. **继发性免疫性血小板减少症** 多见于急性感染性疾病（如败血症、流行性脑脊髓膜炎、伤寒、麻疹、上呼吸道感染、粟粒型肺结核、疟疾等），因引起血小板破坏增多而致血小板减少，出现紫癜。此类紫癜经治疗原发病后很快消失，且很少反复发作。

2. **再生障碍性贫血** 以贫血为主要表现，除出血及血小板减少外，呈全血减低现象，红细胞、白细胞总数及中性粒细胞都减少，网织红细胞不高。骨髓系统生血功能降低，三系造血细胞均减少，巨核细胞减少或极难查见。

3. **急腹症** 过敏性紫癜在皮疹出现前发生腹痛等症状应与急腹症鉴别。儿童期出现急性腹痛者，要考虑过敏性紫癜的可能，往往腹痛症状较重而腹部体征不明显，此时应仔细寻找典型皮肤紫癜，注意关节、腹部、肾脏的综合表现。

## 四、辨证论治

本病外因为感受风热、异气，内因为正气不足，脏腑虚损。病位在心、肝、脾、肾。一般来说，疾病早期多为风热伤络，血热妄行，属实证；病久由实转虚，或素体亏虚为主者，则多见虚证，或虚实并见，又血为气母，血虚则气亦虚，若出血太多，可导致气随血脱之危证。实证以清热凉血为主，随证配用祛风通络、缓急和中之品；虚证以益气摄血、滋阴降火为主。紫癜为离经之血，皆属瘀血，故常加用活血化瘀之品。临证需注意证候之间的相互转化或同时并见，治疗时要分清主次，统筹兼顾。

### 1. 风热伤络

证候：起病较急，全身皮肤紫癜散发，尤以下肢及臀部居多，呈对称分布，色泽鲜红，大小形态不一，或伴痒感，伴发热、腹痛、关节肿痛、尿血等，舌质红，苔薄黄，脉浮数。

治法：祛风清热，凉血安络。

主方：银翘散加减。

常用药：金银花、连翘、竹叶、荆芥、牛蒡子、薄荷、淡豆豉、桔梗、芦根、甘草。

加减：皮肤瘙痒加白鲜皮、蝉蜕、地肤子；咳嗽者，加桑叶、菊花、前胡；便血者，加苦参、槐花炭；腹痛者加木香、赤芍；尿血者加白茅根、大蓟、小蓟、藕节炭；关节肿痛者加秦艽、防己、牛膝。

### 2. 血热妄行

证候：起病急骤，皮肤出现密集瘀点瘀斑，色泽鲜红，或伴鼻衄、齿衄、便血、尿血，血色鲜红或紫红，同时见心烦、口渴、便秘，或伴腹痛，或有发热，舌质红绛，脉数有力。

治法：清热解毒，凉血止血。

主方：犀角地黄汤加味。

常用药：犀角（水牛角代）、生地黄、牡丹皮、芍药。

加减：皮肤紫斑多者，加丹参、荆芥、忍冬藤；便血者，加地榆、血余炭、槐花炭；腹痛者，加木香、延胡索；尿血者，加大蓟、白茅根；关节肿痛者加忍冬藤、海风藤、牛膝；便秘者，加大黄；目赤者，加青黛、菊花。若出血过多，突然出现面色苍白、四肢厥冷、汗出脉微者，为气阳欲脱，急用独参汤或参附汤回阳固脱；若气阴两衰者，则用生脉散。

### 3. 气不摄血

证候：起病缓慢，病程迁延，紫癜反复出现，瘀斑瘀点色泽淡紫，常有鼻衄、齿衄，面色苍黄，神疲乏力，食欲不振，头晕心慌，舌淡，苔薄，脉细无力。

治法：健脾养心，益气摄血。

主方：归脾汤加减。

常用药：白术、当归、茯苓、黄芪、龙眼肉、远志、酸枣仁、木香、甘草、人参、生姜、大枣。

加减：腹痛便血者，加乌梅、白芍、地榆；出血不止者，加鸡血藤、血余炭、阿胶；兼有风邪表证者，可酌加荆芥、防风、牛蒡子；神疲肢冷，腰膝酸软，面色苍白者，为肾阳亏虚，加鹿茸、肉苁蓉、巴戟天。

### 4. 阴虚火旺

证候：紫癜时发时止，鼻衄、齿衄或尿血，血色鲜红，手足心热，低热盗汗，心烦少寐，大便干燥，小便黄赤，舌质红，苔少，脉细数。

治法：滋阴清热，凉血化瘀。

主方：大补阴丸加减。

常用药：熟地黄、盐知母、盐黄柏、醋龟甲、猪脊髓。

加减：腰膝酸软甚者，加山茱萸、枸杞子、女贞子；鼻衄、齿衄者加白茅根、焦栀子；尿血色红者，可另冲服琥珀粉、三七粉；低热者，加银柴胡、地骨皮；盗汗者，加煅牡蛎、煅龙骨、五味子。

## 五、西医治疗要点

### 1. 免疫性血小板减少症

（1）糖皮质激素　一般用泼尼松，视病情逐渐减量，疗程一般不超过4周。

（2）丙种球蛋白　大剂量静脉注射丙种球蛋白。

（3）输注血小板　免疫性血小板减少症患儿急性期血循环中有大量PAIgG，在发生颅内出血或急性内脏大出血、危及生命时可输注血小板。

（4）脾切除　有脾切除指征。

（5）其他对症治疗　①急性型应卧床休息，限制活动，避免外伤；②有或疑有感染者，酌情合理使用抗生素；③避免使用阿司匹林等影响血小板功能的药物；④有出血倾向者给予大剂量维生素C、卡络柳钠（安络血）和酚磺乙胺（止血敏）等止血剂。

### 2. 过敏性紫癜

（1）对症治疗　有腹痛时予解痉药物；有消化道症状时应限制粗糙饮食，大剂量维生素C、烟酸、钙剂及抗组胺药可降低毛细血管脆性；有大量出血时要考虑禁食或输血，可静脉滴注西咪替丁等。

（2）抗凝治疗　本病常有纤维蛋白原沉积、血小板沉积和血管内凝血的表现，临床应注意抗凝治疗的应用。

（3）糖皮质激素　糖皮质激素可改善腹痛及关节症状，但不能减轻紫癜，不能减少肾脏损害的发生，故腹痛或关节肿痛是应用此类药物的适应症状。

# 第二节　汗　证

## 一、概述

汗证是指小儿在安静状态下，全身或局部较正常儿童汗出过多的一种病证，是儿童时期常见的疾病，同时也是许多疾病的临床表现之一。多属于西医学自主神经功能紊乱症。若是维生素 D 缺乏性佝偻病、结核病、风湿病等患儿有多汗症状者，应以原发病为主结合本病辨证治疗。小儿由于形气未充、腠理疏薄，加之生机旺盛、清阳发越，在日常生活中，比成人容易出汗，不属于病态。小儿汗证有自汗、盗汗之分。睡中出汗，醒时汗止者，称盗汗；不分寤寐，无故汗出者，称自汗。

汗证多见于婴幼儿和学龄前儿童，2～6 岁儿童多发，发病与体质因素、疾病因素、药物因素有一定的关系，亦可见于较大儿童，多见于体质虚弱儿童。

汗为心之液，由阳气蒸化津液外泄而产生。生理状况下，营阴内守，卫阳外护，营卫调和，汗出微微而肤润。若是体虚而阳气失于固护，腠理开阖失司，或体内湿热蒸腾，则营阴外泄而多汗，小儿汗证的发生，多由体虚所致，其产生原因不外为先天禀赋不足、后天调护失宜。

## 二、临床诊断要领

### （一）四诊要点

#### 1. 问诊

（1）诱因　询问是否与炎热、衣被过多、活动、刺激性食物、紧张、恐惧等因素有关，以区别是生理性出汗还是病理性出汗。有无家族倾向，患儿平素体质情况，日常饮食结构，近期是否患病，服药情况。

（2）出汗时间　日间汗出还是夜间汗出，活动后是否出汗加重，与进食有无关系，辨阴虚阳虚。从疾病因素考虑则要注意，活动性佝偻病多为晚上入睡后多汗，深睡后汗逐渐减少；通宵多汗多见于结核病或其他慢性消耗性疾病；空腹时多汗应注意低血糖；进食时多汗多为生理性或体质性。

（3）出汗部位　是头部出汗还是遍身出汗，是手足掌出汗还是半身出汗，是热汗还是冷汗，汗量多少，有助辨虚实寒热。从西医疾病因素考虑，感染性疾病、风湿热、低血糖症、甲状腺功能亢进症等所致汗证为全身性；单侧多汗应注意对侧脑肿瘤、脑出血、脑炎等颅内病变；下半身多汗或一个肢体多汗常为横断性脊髓灰质炎等；手、足掌面多汗可能为体质性；头部多汗多见于佝偻病或正常小儿。

（4）伴随症状　①伴口渴饮冷、大便干、尿黄，多为实热证。②汗出黏腻，烦躁，面部烘热者，为脾胃湿热所致。③平素易感，倦怠乏力者，多为表虚不固。④伴怕风、汗出身体不温者，多为营卫不和。⑤伴潮热、手足心热，多为阴虚。

#### 2. 望诊　观察神态、面色、舌象，有助于判断病情性质，病证虚实情况。

（1）望神态　精神不振伴倦怠乏力、嗜卧懒动，多为表虚不固、气阴亏虚。烦躁多动，多为实热证。

（2）望面色　面色少华，多为气虚；两颧潮红多为阴虚；面色红，多为实热证。

（3）望舌　舌质淡，苔薄白，多属气虚或营卫不和；舌质红，苔黄或黄腻，多为实热证或湿热证；舌质淡红，苔少或花剥，为气阴亏虚。

（4）望指纹　指纹淡，为虚证，为表虚不固，营卫不和，气阴亏虚；指纹紫滞，为实热或积热内蕴。

#### 3. 闻诊　如语声或哭声响亮，烦躁多语，多属实热；如语声或哭声低微、少言懒语，多属虚证，为气阴亏虚，表虚不固。

#### 4. 切诊

（1）脉诊　脉虚无力为表虚不固，脉缓为营卫不和，脉细数为阴虚或气阴两虚。《小儿药证直诀》曰："小儿脉微难见，医为持脉又多惊啼而不得审。"故临证时脉诊可作为参考，以其他四诊资料为主。

（2）肌肤　汗出肌肤不温，多为气虚或营卫不和；汗出肌肤热，为实热或阴虚；手足心热，多为脾胃湿热或心脾积热。

（二）辅助检查选择

1. **甲状腺功能检测**　血清 TSH 降低，血清 $T_4$ 和血清 $T_3$ 浓度升高提示甲状腺功能亢进症。

2. **血清钙、磷、碱性磷酸酶、血维生素 D 检测**　血清钙正常或降低，血磷明显降低，碱性磷酸酶明显升高，血 25-(OH)-D 和 1,25-(OH)$_2$-D$_3$ 水平显著降低，提示维生素 D 缺乏性佝偻病。

3. **血常规、血沉、C 反应蛋白（CRP）、抗链球菌溶血素 O 等**　白细胞计数增高，血沉、CRP 增高，抗链球菌溶血素 O 增高提示风湿热的可能。

4. **血糖**　发作时检查血糖低提示低血糖。

5. **结核抗体或结核菌素试验**　结核菌素试验阳性，结核抗体阳性提示结核病。

6. **X 线腕骨片检查**　长骨干骺端增宽，临时钙化带消失，呈毛刷状或杯口状改变，骨骺软骨盘加厚，骨皮质变薄，骨质疏松，骨密度降低，提示佝偻病。

（三）诊断标准

1. **病史**　先天禀赋不足，后天调护失宜，患儿素体虚弱；或在热性病后，或有久病病史，或长期使用易致汗的药物。

2. **临床表现**

（1）小儿在正常环境和安静状态下，以全身或局部汗出异常为主要表现。寐则汗出，醒后汗止者为盗汗；不分寤寐而时时汗出者为自汗。多汗常湿衣或湿枕。

（2）排除护理不当、气候变化等客观因素及其他疾病因素所引起的出汗。

3. **辅助检查**　可行血常规、血沉、C 反应蛋白（CRP）、抗链球菌溶血素 O、血清钙磷检测、结核菌素试验、甲状腺功能检测等以除外其他疾病。

（四）辨证要点

1. **辨汗出性质**　微汗，多因表虚不固、卫阳不能固摄阴津所致，兼见平素易感、面色淡、舌淡苔白等症；营卫不和可有遍身微微汗出，且肌肤不温。大汗，兼见面赤、口渴饮冷者，属实热证。热汗，兼见汗出黏腻、面赤烘热、烦躁、小便色黄、舌苔薄黄者，多因脾胃湿热或心脾积热所致；兼见两颧红赤、五心烦热、舌红少苔等，多因阴虚内热，迫津外泄所致。

2. **辨出汗时间**　日间汗出，为自汗，以表气虚为主，活动后尤甚，以头颈部汗出明显；营卫不和者，以遍身汗出或局部汗出为主，怕风；实热、积热内蕴者，以头汗、四肢汗多为主，溲黄便干。睡时汗出，醒后则止，为盗汗，多属阴虚，伴手足心热，舌苔花剥。

3. **辨出汗部位**　头部或头颈部汗出，可因表虚不固、津液不藏所致，亦可因中焦湿热蕴结、迫津上越所致；遍身汗出或半身汗出为主，多为营卫不和、阴虚不固所致；手足心汗出量多，多责之于脾，为脾胃湿热、津液郁蒸、旁达外泄所致。

## 三、类病鉴别

1. **疾病鉴别**

（1）营养缺乏和代谢性疾病　如活动性佝偻病、营养不良 Ⅱ～Ⅲ 度、低血糖症、糖尿病等。通过体格测量，查血钙、血磷、碱性磷酸酶、空腹血糖等可以明确。

（2）感染性疾病　如结核病常通过结核菌素试验和结核抗体检查明确。反复呼吸道感染患儿 1 年内反复呼吸道感染的次数超过一定的范围，部分患儿免疫功能低下。

（3）风湿性疾病　如风湿热，通过检查血常规、血沉、C 反应蛋白（CRP）、抗链球菌溶血素 O 可协助诊断。

（4）内分泌疾病　如甲状腺功能亢进症，查甲状腺功能可明确。

2. **出汗性质鉴别**

（1）脱汗　发生于病情危笃之时，出现大汗淋漓，或汗出如油；伴有肢冷、脉微、呼吸微弱，甚至神志不清等。

（2）战汗　在恶寒发热时全身战栗，随之汗出淋漓，或但热不寒，或汗出身凉，常出现在热病病程中。

（3）黄汗　汗色发黄，染衣着色如黄柏色，多见于黄疸及湿热内盛者。

## 四、辨证论治

汗证主要为阴阳失衡所致。有虚实之分，临床亦常虚实夹杂。虚证多为表虚不固、营卫不和、气阴两虚，实证为脾胃湿热，虚实之间易相互转化亦可兼夹。自汗久则伤阴，盗汗久则伤阳，出现阴阳两虚。

治疗多从虚实论治，虚则补之，实则泻之。补法用于虚证，实证当疏利。表虚不固者，治宜益气固表；营卫不和者，治宜调和营卫；阴虚火旺者，治宜滋阴降火；气阴两虚者，治宜益气养阴；补益的同时，结合收敛止汗。脾胃积热者，治宜疏利脏腑，清利湿热，使邪去正安，不可见汗止汗，或过早收敛，或一味收敛，以免留邪。

### 1. 表虚不固

证候：以自汗为主，或伴盗汗，以头部、肩背部汗出明显，动则尤甚，神疲乏力，面色少华，平时易患感冒，舌质淡，苔薄白，脉虚无力，指纹淡。

治法：益气固表敛汗。

主方：玉屏风散合牡蛎散加减。

常用药：黄芪、白术、防风、煅牡蛎、麻黄根、浮小麦。

加减：气短乏力、便溏者加山药、炒扁豆；纳呆者加砂仁、炒麦芽、炒谷芽。

### 2. 营卫不和

证候：以自汗为主，或伴盗汗，汗出遍身，持续性汗出，或半身或局部出汗，怕风，舌质淡红，苔薄白，脉缓。

治法：调和营卫。

主方：黄芪桂枝五物汤加减。

常用药：黄芪、芍药、桂枝、生姜、大枣。

加减：精神倦怠、胃纳不振、面色少华者加党参、怀山药；汗出较多者，加煅龙骨、麻黄根。

### 3. 气阴亏虚

证候：以盗汗为主，也常伴自汗，汗出遍身，汗出较多，神疲乏力，手足心热，舌质淡红，苔少或见剥苔，脉细弱或细数。

治法：益气养阴。

主方：生脉散加减。

常用药：人参、麦冬、五味子。

加减：面色无华、乏力者，去麦冬，加黄芪、白术、浮小麦；低热、心烦、少寐者，加知母、酸枣仁、柏子仁；汗多不止者，加麻黄根、煅龙骨；低热口干、手足心灼热者，加白芍、地骨皮、牡丹皮。

### 4. 脾胃积热

证候：自汗或盗汗，以头部或四肢为多，汗出肤热，汗液黏稠或色黄染衣，口臭或口舌生疮，口渴不欲饮，面赤唇红，小便色黄，舌质红，苔黄或腻，脉滑数，指纹紫滞。

治法：清心泻脾，清利湿热。

主方：导赤散合泻黄散加减。

常用药：生地黄、通草、竹叶、甘草、藿香、山栀仁、石膏、防风。

加减：小便短赤者，加滑石、车前草清利湿热；汗渍色黄酸臭者，加茵陈、佩兰、龙胆，或合用龙胆泻肝汤；烦躁少寐者，加蝉蜕、首乌藤、酸枣仁；自汗、盗汗较甚者，加知母、地骨皮、浮小麦、糯稻根；口臭，舌苔黄腻者，加胡黄连、枳实、槟榔清胃降火。

# 第三节　川崎病

## 一、概述

川崎病，又名皮肤黏膜淋巴结综合征（MCLS），是一种以全身血管炎性病变为主要病理改变的急性发热性出疹性疾病，临床以发热、皮疹、球结膜充血、草莓舌、颈淋巴结肿大、手足硬肿为特征。

本病呈散发或小流行，四季均可发病，以5岁以下婴幼儿为高发群体。多数患儿经积极治疗可以康复，少数重症患儿可遗留冠状动脉病变。本病死亡原因多为心肌炎、动脉瘤破裂及心肌梗死。

根据本病起病急骤、发热及其他临床表现，可将其归属于中医学温病范畴。本病由于感受温热邪毒，从口鼻而入，犯于肺卫，蕴于肌腠，入营扰血，侵犯营血。病变脏腑以肺、胃为主，常累及心、肝、肾诸脏。

## 二、临床诊断要领

### （一）四诊要点

**1. 问诊** 问诊应尤其注重患儿的发病年龄和性别；对持续性高热（7～14天或更久），尤其是5岁以下男性婴幼儿应警惕本病的发生。

（1）诱因 发病前是否有明确病因，是否有感染史、流行病接触史，是否有季节性等因素。

（2）主症情况 发热持续时间、热型特点，皮疹变化，手足改变，臀核肿痛情况，可提示患儿病情程度及发展趋势。若出现心悸、胸闷等症状亦可提示患儿疾病病位。

（3）伴随症状 咳嗽，纳差，多属邪在卫气；烦躁不宁，多属气营两燔；心悸胸闷，神疲乏力，盗汗，多属气阴两伤。

（4）既往史 平素身体是否健康（小儿是否体弱），既往是否有风湿热、幼年类风湿关节炎、肺结核等长期发热性疾病；近期是否接受抗生素治疗。

**2. 望诊** 应注重皮疹、手足改变、目睛颜色、神态、舌象等病症变化，以初步判断其病情的轻重缓急。

（1）望皮疹 皮疹显现，潮红肿胀，肛周皮肤发红，属邪在卫气；斑疹遍布，斑疹多形色红，或融合成片状紫瘀斑，肛周皮肤发红或脱皮，属气营两燔；斑疹消退，属气阴两伤。

（2）望手足 手足微肿稍硬，手掌、足底潮红，属邪在卫气；手足硬肿潮红，指、趾端膜样脱皮，属气营两燔；指、趾端脱皮或脱屑，属气阴两伤。

（3）望目睛与口腔 双目红赤，口唇泛红，口腔黏膜潮红，咽红或痛，属邪在卫气；唇赤干裂，口腔黏膜弥漫充血，双目红赤，口干渴，属气营两燔；眼干口燥，口渴欲饮，属气阴两伤。

（4）望神态 烦躁不宁，甚或嗜睡，属气营两燔；倦怠乏力，动辄汗出，属气阴两伤。

（5）望舌 舌质红，苔薄黄，属邪在卫气；舌质红绛，状如草莓，苔黄，属气营两燔；舌红少津，苔少，属气阴两伤。

（6）望指纹 指纹淡紫，属邪在卫气；指纹紫滞，属气营两燔；指纹淡，属气阴两伤。

**3. 闻诊** 呼吸气粗有力，多为邪在卫气、气营两燔；气短声低，多为气阴两伤。

**4. 切诊**

（1）脉诊 脉浮数，属邪在卫气；脉数而有力，属气营两燔；脉细弱不整，属气阴两伤。

（2）按肌肤与臀核 按肌肤，周身皮肤灼热，多属邪在卫气或气营两燔，后者热势多昼轻夜重；低热留恋或身热已退，仅手足心热，多属气阴两伤。按臀核，颈部臀核肿大，多属邪在卫气；颈部臀核肿痛，多属气营两燔。

### （二）辅助检查选择

**1. 血液学检查** 外周血白细胞增高，以中性粒细胞为主，伴核左移，轻度贫血，血小板第2～3周时增多，血沉明显增快，C反应蛋白（CRP）增高。

**2. 心电图** 早期示非特异性ST-T变化；心包炎时可有广泛ST段抬高或低电压；心肌梗死时ST段明显抬高、T波倒置及异常Q波。

**3. 胸部X线片** 肺部纹理增多、模糊或有片状阴影，心影可扩大。

**4. 超声心动图** 急性期可见心包积液，左室扩张，二尖瓣、主动脉瓣或三尖瓣反流；可有冠状动脉扩张、冠状动脉瘤、冠状动脉狭窄等异常表现。

**5. 免疫学检查** 血清IgG、IgM、IgA、IgE和血循环免疫复合物升高；TH2类细胞因子如IL-6明显增高，总补体和C3正常或增高。

**6. 冠状动脉造影** 超声检查有多发性冠状动脉瘤，或心电图有心肌缺血表现者，应进行冠状动脉造影，以观察冠状动脉病变程度，指导治疗。

**7. 多层螺旋CT** 在检测冠状动脉狭窄、血栓、钙化方面的能力明显优于超声心动图，可部分取代传统的冠状动脉造影。

### （三）诊断标准

1. 发热为最早出现的症状，持续7～14天或更长，体温常达39℃以上，抗生素治疗无效。

2. 双眼球结膜充血，无脓性分泌物。口唇潮红，口腔黏膜弥漫充血，草莓舌。

3. 急性期手足硬性水肿和掌跖红斑；恢复期于甲床皮肤移行处出现特征性指趾端膜样脱皮，指甲可见横沟纹（称 Beau 线）。

4. 发热 2～4 天躯干部出现弥漫性红斑或多形性红斑样皮疹，持续 4～5 天后消退。肛周皮肤发红、脱皮。

5. 一过性颈部淋巴结肿大，单侧或双侧，有触痛，表面不红，为急性非化脓性肿胀。

6. 重症患儿可合并冠状动脉病变、胆囊积液、关节炎、无菌性脑脊髓膜炎、面神经瘫痪、高热惊厥等并发症，偶见肺梗死、虹膜睫状体炎等。

### （四）辨证要点

本病按卫气营血辨证。初起邪在肺卫，症见发热恶风，咽红，多为时短暂；热炽气分，高热持续，口渴喜饮，皮疹显现；继入营血，症见斑疹红紫，草莓舌，烦躁嗜睡；后期气阴两伤，症见疲乏多汗，指、趾脱皮。本病易形成瘀血证，症见斑疹色紫，手足硬肿，舌质红绛，指纹紫滞等，若是瘀血阻塞脉络，还可见心悸、右胁下癥块等多种征象。

## 三、类病鉴别

1. **渗出性多形性红斑**　婴儿少见，皮疹范围广泛，有疱疹及皮肤糜烂出血，有口腔溃疡。

2. **幼年特发性关节炎**　持续低热反复发作，皮疹时隐时现，热退疹退，关节肿痛，但无眼结膜充血，无口唇发红、皲裂，无手足硬肿及指趾端膜状脱皮，无冠状动脉损害。类风湿因子可呈阳性。

3. **猩红热**　多于发热当天或次日出疹，呈粟粒样均匀丘疹，疹间皮肤潮红，有环口苍白圈、帕氏线、贫血性皮肤划痕等特殊体征，无明显指趾肿胀，口唇皲裂不明显，咽拭子细菌培养可分离出 A 组乙型溶血性链球菌，青霉素治疗有效。

## 四、辨证论治

皮肤黏膜淋巴结综合征的病机为温热邪毒，初犯肺卫，蕴于肌腠，郁而化热。本病以清热解毒、活血化瘀为基本治疗原则。因瘀血贯穿始终，故应注意活血化瘀法在疾病各期的灵活应用。温毒之邪多从火化，最易伤阴，治疗中又要分阶段滋养胃津，顾护心阴。

1. **邪在卫气**

证候：持续高热，微恶风，双目红赤，口唇泛红，口腔黏膜潮红，咽红或痛，手足微肿稍硬，手掌、足底潮红，皮疹显现，颈部臖核肿大，肛周皮肤发红，口渴喜饮，或伴咳嗽，纳差，舌质红，苔薄黄，脉浮数，指纹淡紫。

治法：清热解毒，辛凉透表。

主方：银翘散加减。

常用药：金银花、连翘、竹叶、荆芥、牛蒡子、薄荷、淡豆豉、桔梗、芦根、甘草。

加减：高热烦躁者，加石膏、知母；颈部臖核肿大者，加浙贝母、僵蚕；手掌足跖潮红者，加地黄、黄芩、牡丹皮；口渴唇干者，加天花粉、麦冬；关节肿痛者，加桑枝、虎杖。

2. **气营两燔**

证候：壮热不退，昼轻夜重，斑疹遍布，斑疹多形色红，唇赤干裂，口腔黏膜弥漫充血，双目红赤，手足硬肿潮红，指趾端膜样脱皮，肛周皮肤发红或脱皮，颈部臖核肿痛，口干渴，或伴烦躁不宁，舌质红绛，状如草莓，苔黄，脉数，指纹紫滞。

治法：清气凉营，解毒化瘀。

主方：清瘟败毒饮加减。

常用药：石膏、地黄、犀角（水牛角代）、黄连、栀子、桔梗、黄芩、知母、赤芍、玄参、连翘、甘草、牡丹皮、鲜竹叶。

加减：大便干秘结者，加用大黄；热重阴伤者，加麦冬、石斛；腹痛泄泻者，加木香、苍术；颈部臖核肿痛者，加夏枯草、蒲公英。

3. **气阴两伤**

证候：低热留恋或身热已退，指趾端脱皮或脱屑，斑疹消退，倦怠乏力，动辄汗出，手足心发热，咽干口燥，口渴欲饮，或伴心悸，纳少，盗汗，舌红少津，苔少，脉细弱不整，指纹淡。

治法：益气养阴，清解余热。

主方：沙参麦冬汤加减。

常用药：沙参、麦冬、玉竹、白扁豆、桑叶、天花粉、炙甘草。

加减：纳呆者，加茯苓、焦山楂、焦六神曲；低热不退者，加地骨皮、银柴胡；大便硬结者，加瓜蒌子、火麻仁；心悸，脉律不整者，加牡丹皮、黄芪。

## 五、西医治疗要点

1.静脉注射丙种球蛋白，剂量为1～2g/kg，于8～12小时静脉缓慢输入。宜于发病早期（10日以内）应用。可迅速退热，预防冠状动脉病变发生。

2.阿司匹林抗凝疗法，剂量随病情状况调整，维持6～8周。直至血沉、血小板、冠状动脉恢复正常后，一般在发病后2～3个月停药。

3.如有心源性休克、心力衰竭及心律失常，应予相应治疗。若有严重冠状动脉病变，需做冠状动脉搭桥手术。

# 第八章　儿科急症病证

## 第一节　哮喘危重状态

### 一、概述

哮喘危重状态，即哮喘持续状态，是指哮喘发作在合理应用支气管舒张剂和糖皮质激素后仍有严重或进行性呼吸困难，是威胁生命的严重状态，一旦确诊，必须积极迅速、合理有效地进行抢救。

哮喘危重状态是哮喘的重度发作不能缓解，相当于中医学的"喘脱""喘逆"等。最早描述喘脱的是《黄帝内经》，如《素问》云"大骨枯槁，大肉陷下，胸中气满，喘息不便，其气动形，期六月死……"，描述了喘证并见大骨枯槁、大肉陷下等重度营养不良症状时病情危重，易致喘脱。清代之后，"喘脱"之词开始出现在众多医家著作中，如小儿喘脱多在麻疹的失治、误治后发生。《痧疹辑要》云："其一体虚之儿……疹虽出而阳气尽拔，无阴以摄，致喘脱者多矣。"

喘脱是哮喘发作期的危候，核心病机为正气亏虚，邪气盛行。宋代张锐认为五脏气逆，肾水乘克于心，肾不纳气，心阳逆乱，发为喘脱。外感时令之邪，引动体内伏痰，痰随气升，气因痰阻，肺气郁闭，血行无力，痰、热、瘀互结，留滞于肺，气机升降失司而致。实证喘脱为痰、热、瘀壅塞气道，肺气郁闭，升降失司，形成喘逆之证；虚证为反复或持续发作，正气亏虚，邪气郁闭，耗气伤阴，正虚邪愈盛，可进一步伤及真阳，甚或损伤心阳而出现虚脱之危重症候。因此，喘脱多为本虚标实之证，气虚欲脱是其证型基础，在气虚基础上常合并有肾阳欲脱、肝肾阴虚、血虚等，甚至阴阳两虚。

"邪气盛则实，精气夺则虚。"喘脱在发作期应辨虚实，实则祛邪利肺平喘，虚则培补肺脾肾、温补心阳、救逆固脱。急则治标，缓则治本。

### 二、临床诊断要点

#### （一）四诊要点

##### 1.问诊

（1）诱因　与哮喘类似，发病前是否有气候骤变、进食或接触某些过敏物质等，是否有感冒、咳嗽等病史或接触史，是否有情绪波动状况。

（2）主症情况　喘促、咳嗽、气急、胸闷的严重程度与持续时间，且必须有合理应用支气管舒张剂和糖皮质激素的诊疗经过，注意监测生命体征与血氧饱和度。

（3）伴随症状　咳痰黄稠黏腻，痰鸣如拽锯，声高气粗，鼻翼扇动，胸胁胀满，属实证痰热；痰多黏腻或呈泡沫状，咯痰不爽，喉间痰鸣，胸满闷，面色㿠白或晦暗，属实证痰壅；喉间痰鸣，胸胁胀满，动则益甚，面色苍晦，口唇爪甲青紫，神疲倦怠，形寒肢冷，属肺实肾虚；短气不能平卧，汗出肢冷，面色、唇甲青紫，小便短少，属心阳虚脱。

（4）既往史　是否有反复发作史，是否有湿疹、过敏性鼻炎等病史。

（5）家族史　是否有家族哮喘史。

##### 2.望诊

（1）望神色　哮喘持续状态皆有较为严重且长时间的喘促，若见烦躁不安，呼吸浅促，鼻翼扇动，胸胁胀满，口唇青紫，提示实证喘脱；若见精神萎靡，张口抬肩，面色青灰、浮肿，多提示虚证喘脱。

（2）望形态　喘促不能平卧，鼻翼扇动，张口抬肩。

（3）望舌　舌红，苔黄腻，多属痰热壅肺；舌苔白腻，多属痰浊壅肺；舌质淡，苔白或腻，多属肺实肾虚；舌淡苔白，多属心阳虚脱。

（4）望指纹　喘脱属哮喘重症，指纹常可达气或命关，甚至透关射甲。指纹紫滞，多属痰热壅肺；指纹红滞，多属痰浊壅肺；指纹淡，多属喘脱虚证，肺实肾虚或心阳虚脱，心阳虚脱或可见指纹紫黑，透关射甲。

### 3. 闻诊

（1）咳嗽声　咳嗽痰多，喉中哮鸣，多为实证喘脱；咳嗽无力，多属虚证喘脱。

（2）呼吸声　呼吸急迫，喉中哮鸣声，多属实证喘脱；气短，动则喘促，呼吸浅促多属虚证喘脱。

**4. 切诊**　脉滑数者多属痰热壅肺；脉滑者多属痰浊壅肺；脉细弱或沉迟者多属肺实肾虚；脉细、结代者多属心阳虚脱。

### （二）辅助检查选择

**1. 心电监护**　心率、血压、呼吸、血氧饱和度监测。

**2. 血气分析、电解质**　了解是否合并水电解质酸碱平衡紊乱及其严重程度。

**3. 血常规、C反应蛋白（CRP）**　了解是否合并感染以及感染程度。

**4. 胸部X片、CT**　明确是否伴有肺部感染以及严重程度。

### （三）诊断标准

**1. 诱发因素**　接触过敏原、呼吸道感染或治疗失败。

**2. 哮喘严重发作**　经合理应用常规缓解药物治疗后喘息不能缓解。

**3. 临床表现**　吸气性呼吸困难，喘鸣，端坐呼吸，发绀，只能单个字或语言不能连续甚至不能言语，大汗，表情惊恐，面色苍白，烦躁、焦虑，甚至意识障碍或昏迷。

**4. 体征**　呼吸频率增快，胸廓过度膨胀、呼气时间长、费力或辅助呼吸机活动或三凹征；心率增快或心动过缓或不规则奇脉；肺部过度充气，广泛的喘鸣音或呼吸音低、遥远或无喘鸣音，即所谓的"闭锁肺"。

**5. 辅助检查**　①血气分析示低氧血症和/或高碳酸血症，代谢性酸中毒和呼吸性酸中毒。②肺部影像学以肺气肿为主要表现，可有肺纹理增多，伴有感染时可见点片状阴影，严重时可并发气胸、纵隔气肿等。③通气功能PEFR < 50%预计值，PEFR < 30%提示严重气道阻塞。

**6. 危重指征**　出现下列之一者视为危重。①意识障碍。②明显脱水。③严重吸气性三凹征。④血压明显下降。⑤吸入40%氧气仍有发绀。⑥$PaO_2 < 50mmHg$，$PaCO_2 > 45mmHg$，$pH < 7.30$。

本病诊断必须除外毛细支气管炎、支气管异物、心源性哮喘、气胸、室性心动过速等疾病，特别是既往无哮喘发作史的更要考虑其他疾病的可能。

### （四）辨证要点

1. 喘脱是哮喘发作期的危候，核心病机为正气亏虚，邪气盛行，辨证时应首辨虚实。咳喘气急，喉中痰鸣，声高气粗者多为邪实偏盛；呼吸困难，喘促不能平卧，伴见神疲倦怠，汗出肢冷者多为虚证。

2. 实证喘脱需辨痰热痰浊。咳痰黄稠，鼻翼扇动，高热，舌红苔黄腻者热象明显，为痰热壅肺；痰白黏腻，面色㿠白或晦暗，口淡无味，舌苔白腻脉滑者为痰浊壅肺。

3. 虚证喘脱需辨脏腑病位。喉间痰鸣，胸胁胀满，面色苍晦，形寒肢冷，小便清长，舌淡苔白腻，脉细弱或沉迟者为肺实肾虚；呼吸困难，喘促不能平卧，汗出肢冷，胁下痞块，小便短少，舌淡苔白，脉细结代者为心阳虚脱。

## 三、类病鉴别

**1. 毛细支气管炎**　多以呼吸道合胞病毒感染引起，以2～6月龄小婴儿多发，起病急，进行性喘憋，有呼吸困难表现，肺部听诊可闻及湿啰音及喘鸣音；胸片可以有肺气肿表现，憋闷严重时喘息可以持续不缓解，但肾上腺素皮下注射不能缓解喘息。

**2. 支气管异物**　好发于幼儿，有异物吸入史，剧烈呛咳，呼吸困难，主要为吸气性呼吸三凹征，双肺听诊呼吸音不对称，肺部X线可见部分肺段肺不张，纤维支气管镜可以见到异物。

**3. 心源性哮喘**　儿童相对少见，常见于先天性心脏病、心肌病等。

**4. 气胸**　多在原有疾病基础上突然恶化，发病多较急重，突然出现胸痛、持续性咳嗽、憋气和发绀、呼吸动度减弱，胸部叩诊鼓音，肋间饱满，膈肌下移，气管与心脏均被推移至健侧，同时气促加重，严重缺氧，脉甚微、血压降低，发生低心搏出量休克等。

**5. 室性心动过速**　可有烦躁不安、脸色苍白、呼吸急促等表现，年长儿可主诉心悸、心前区疼痛，严重病例可有晕厥、休克、充血性心力衰竭等。心电图是诊断室性心动过速的重要手段。

## 四、辨证论治

哮喘持续状态相当于哮喘的重度发作期，可参照哮喘的发作期进行辨证论治，常分为实证和虚证。

### （一）实证

#### 1.痰热壅肺

证候：喘咳气急，咳痰黄稠黏腻，痰鸣如拽锯，声高气粗，鼻翼扇动，摇身撷肚，张口抬肩，面赤唇紫，焦虑或烦躁不安，双目如脱，胸胁胀满，发热或高热，汗出或少汗，口渴，大便秘结，舌红，苔黄腻，脉滑数。

治法：清肺泻火，涤痰平喘。

主方：麻黄杏仁甘草石膏汤合苏葶丸、定喘汤加减。

常用药：麻黄、苦杏仁、甘草、石膏、紫苏子、葶苈子、白果、款冬花、半夏、桑白皮、黄芩等。

#### 2.痰浊壅肺

证候：喘咳气急，痰多黏腻或呈泡沫状，咯痰不爽，喉间痰鸣，胸满闷，面色㿠白或晦暗，神疲乏力，或烦躁，无发热，恶心少食，口淡无味，舌苔白腻，脉滑。

治法：化痰降气平喘。

主方：二陈汤合三子养亲汤加减。

常用药：半夏、陈皮、茯苓、甘草、莱菔子、紫苏子、白芥子等。

### （二）虚证

#### 1.肺实肾虚（本虚标实或虚实夹杂）

证候：喘促，喉间痰鸣，胸胁胀满，动则益甚，面色苍晦，口唇爪甲青紫，神疲倦怠，形寒肢冷，小便清长，舌质淡，苔白或腻，脉细弱或沉迟。

治法：泻肺平喘，补肾纳气。

主方：偏于肺实者予以苏子降气汤加减；偏于肾虚者予以金匮肾气丸合参蛤散加减。

常用药：紫苏子、半夏、当归、前胡、肉桂、厚朴、甘草、生姜、人参、蛤蚧、熟地黄、山药、山茱萸、泽泻、茯苓、牡丹皮、制附子、知母、桑白皮、川贝母等。

#### 2.心阳虚脱

证候：呼吸困难，喉中痰鸣，喘息气促，短气不能平卧，汗出肢冷，面色、唇甲青紫，胁下痞块，小便短少，舌质淡，苔白，脉细、结代。

治法：温补心阳，救逆固脱。

主方：参附汤加减。

常用药：人参、附子、生姜、大枣等。

## 五、西医治疗要点

哮喘持续状态的治疗关键是早期、快速识别重症状态、开放气道保持气道通畅、持续心电监护、监测血气分析和通气功能、适宜的心肺功能支持和维持内环境的稳定。

#### 1.一般治疗

（1）保持呼吸道通畅及时清理气道分泌物，减少痰液对气道刺激，纠正低氧及二氧化碳潴留；必要时吸痰。

（2）吸氧鼻导管或面罩吸氧，吸氧浓度以40%为宜，流量4～5L/min，保持血氧饱和度维持在95%以上。

（3）镇静可用水合氯醛灌肠，禁用其他镇静剂；插管条件下可考虑使用地西泮。

#### 2.药物治疗

（1）$\beta_2$受体激动剂　是儿童危重哮喘的首要治疗药物。①持续雾化吸入：按需吸入$\beta_2$受体激动剂能快速解除气道平滑肌痉挛。②静脉或皮下给药，必要时可选择皮下注射1:1000肾上腺素、静脉应用沙丁胺醇液等。

（2）糖皮质激素　一旦确诊为哮喘持续状态，静脉快速给予足量糖皮质激素，一般选用甲泼尼龙，待病情控制后改为糖皮质激素雾化吸入。

（3）根据病情状况合理选择氨茶碱、抗胆碱能受体阻滞剂、硫酸镁等药。

#### 3.维持水、电解质及酸碱平衡　哮喘持续状态要注意纠正脱水、电解质紊乱状况，纠正酸中毒。

#### 4.机械通气　指征如下。①持续严重的呼吸困难。②呼吸音降低到听不到哮鸣音及呼吸音时。③因过度通气和呼吸肌疲劳而使胸廓运动受限。④意识障碍、烦躁甚至昏迷。⑤吸入40%氧后仍有低氧血症。

⑥ $PaCO_2 \geqslant 65mmHg$。

5.抗菌药物治疗、对症治疗等。

# 第二节　热性惊厥

## 一、概述

热性惊厥是儿童时期年龄依赖性的疾病，首次发作多见于 6 月龄至 5 岁，是儿童时期常见的神经系统疾病之一，患病率为 3% ～ 5%。根据 2011 年美国儿科学会（AAP）标准，热性惊厥为发热状态下（肛温 ≥ 38.5℃，腋温 ≥ 38℃）出现的惊厥发作，除外中枢神经系统感染证据及导致惊厥的其他原因，既往也没有无热惊厥病史。部分热性惊厥患儿以惊厥起病，发作前可能未察觉到发热，但发作时或发作后立即发现发热，临床上应注意避免误诊为癫痫首次发作。热性惊厥通常发生于发热后 24 小时内，如发热 ≥ 3 天才出现惊厥发作，应注意寻找其他导致惊厥发作的原因。热性惊厥的确切发病机制未明，主要系脑发育未成熟、发热、遗传易感性三方面因素交互作用所致。

热性惊厥属于中医的"急惊风"范畴，是儿科四大要证之一，病情危重，传变迅速。宋代起《太平圣惠方》开始将惊风与痫证区别开，直至《小儿药证直诀》提出急惊风之病因病机及治则治法。其发病特点可总结为四证——痰、热、风、惊；八候——搐、搦、颤、掣、反、引、窜、视。清代龚自璋《家用良方·急惊风方法》："凡急惊有八候，不可不知，搐搦掣颤反引窜视是也。搐者两手伸缩；搦者十指开合；掣者势如相扑；颤者头偏不正；反者身仰向后；引者臂若开弓；窜者目直似怒；视者睛露不活，是谓八候也。"痰、热、惊、风为惊风病机之要，如王大纶《婴童类萃·急慢惊风论》中"其始也，皆由脏腑内虚，失于调理而得之。虚则生热，热则生风。是以风生于肝，痰生于脾，惊出于心，热乘于肺，惊风痰热四证已具，八候生焉"。

## 二、临床诊断要点

### （一）四诊要点

#### 1.问诊

（1）诱因　高热为直接的诱因，常因感染导致，病毒感染尤其多见。急性上呼吸道感染、支气管炎、肺炎多见；急性传染性疾病如手足口病、流感；也常见肠道感染，如轮状病毒感染、伤寒、细菌性痢疾等。需询问流行病学史，是否有不洁饮食史，或起居不慎受凉伤风。本病中感染并非特异性，由感染引起的高热是直接原因。

（2）主症情况　突然起病，意识丧失，双手握拳，眼球固定，牙关紧闭，口吐白沫，抽动不已。严重者可有颈项强直，角弓反张，口唇青紫，二便失禁。

（3）伴随症状　外感风热表证如发热头痛、咳嗽流涕、咽红等属风热上扰；高热不退，头痛项强，面色发青，甚则肢冷脉伏，烦躁口渴者属邪陷心肝；病来急骤，狂躁不安，剧烈头痛，神昏谵妄，口渴者属气营两燔；伴见呕吐腹痛，大便腥臭或夹脓血者属湿热疫毒；受惊后抽搐，面色时青时赤，惊惕不安，四肢厥冷者属暴受惊恐。

（4）既往史　是否曾有过热性惊厥史，是否有其他神经系统疾病导致惊厥史，注意鉴别。

（5）家族史　是否有家族热性惊厥史。

#### 2.望诊

（1）望神色　患儿意识丧失，面色苍白或青紫，双目上翻或无神。

（2）望形态　双手握拳，牙关紧闭，口吐白沫，抽动不已。严重者可有颈项强直，角弓反张。

（3）望舌　舌红苔薄黄属风热上扰；舌红，苔黄腻多属邪陷心肝或湿热疫毒；舌深红或红绛，苔黄燥多属气营两燔；苔薄白，脉乱不齐多属暴受惊恐。

（4）望指纹　指纹浮露，色紫，达风关或气关为风热上扰；邪陷心肝、湿热疫毒及气营两燔多见指纹紫滞，根据病情轻重可达气关或命关；指纹色青，多属暴受惊恐。

#### 3.闻诊　本病闻诊信息较少，风热上扰者可闻咳嗽声，喉中痰鸣声；湿热疫毒者可闻呕吐、干呕声。

#### 4.切诊

（1）切肌肤　肤温较高，干燥，或四肢皮肤湿冷。

（2）切脉　风热上扰脉象浮数；邪陷心肝、气营两燔者脉数；脉滑数者属湿热疫毒；脉乱不齐者属暴受惊恐。

## （二）辅助检查选择

1. **实验室检查** 血常规评估感染状况，尿常规、血电解质（钙、磷、镁）、血糖、血气分析鉴别代谢紊乱等相关病因。

2. **病原学检查** 血培养、痰培养、粪便培养等，明确感染病原体。

3. **腰椎穿刺** 包括脑脊液压力、脑脊液常规、脑脊液培养。任何具有脑膜刺激征或病理征阳性的患儿都需进行腰穿，以便及时明确颅内感染情况并处理。

4. **脑电图** 对于局灶性发作者，伴脑电图局灶性放电与继发癫痫存在相关性。

5. **影像检查** 对于复杂性热性惊厥，或热性惊厥持续状态可进行头颅 CT/MRI 检查，明确是否有颅内结构异常。

## （三）诊断标准

热性惊厥根据临床特征分为单纯性热性惊厥和复杂性热性惊厥。

1. **单纯性热性惊厥**

（1）诱发因素 感染、高热，惊厥多发生于急骤高热开始后的 12 小时内。

（2）临床表现 发作为全身性，持续数秒至数分钟，极少超过 10 分钟，同一疾病过程中惊厥极少发生 2 次以上。

（3）体征 发作前后无神经系统异常。

（4）辅助检查 热退 1 周后脑电图正常，预后良好。

2. **复杂性热性惊厥**

（1）诱发因素 同样为感染、高热。

（2）临床表现 发作呈局部性，持续 15 分钟以上，24 小时内可重复发作。

（3）体征 发作后有暂时性麻痹等神经异常。

（4）辅助检查 热退 1 周后脑电图有异常波形，预后较差，可能转变为癫痫。

本病诊断必须除外癫痫、电解质紊乱等其他疾病导致的抽搐。

## （四）辨证要点

1. **辨表热、里热** 神昏、抽搐为一过性，热退后抽搐自止，为表热；高热持续，反复抽搐，昏迷，为里热。

2. **辨痰热、痰火、痰浊** 神志昏迷，高热痰鸣，为痰热上蒙清窍；妄言谵语，狂躁不宁，为痰火上扰清空；深度昏迷，嗜睡不动，为痰浊内陷心包，蒙蔽心神。

3. **辨外风、内风** 外风邪在肌表，清透宣解即愈，如高热惊厥，为一过性证候，热退惊风可止；内风病在心肝，热、痰、风三证俱全，反复抽搐，神志不清，病情严重。

4. **辨外感惊风，区别时令、季节与原发疾病** 六淫致病，春季以春温为主，兼夹火热，症见高热、抽风、神昏、呕吐、发斑；夏季以暑热为主，暑必夹湿，暑喜归心，其症以高热、神昏为主，兼见抽风，常热、痰、风三证俱全。若夏季高热、抽风、昏迷，伴下痢脓血，则为湿热疫毒，内陷厥阴。

5. **辨轻重** 一般说来，惊风发作次数较少（仅 1 次），持续时间较短（5 分钟以内），发作后无神志障碍者，为轻症；若发作次数较多（2 次以上），或抽搐时间较长，发作后神志不清者，为重症。尤其是高热持续不退，并有抽风反复发作时，应积极查明原发病，尽快早期治疗，控制发作，否则可危及生命。

# 三、类病鉴别

1. **发热寒战** 寒战与惊厥抽搐动作不同，且寒战患儿无意识丧失，易鉴别，但患儿若既往有热性惊厥史则需要注意预防。

2. **癫痫** 癫痫可因感染诱发发作，表现为发热后惊厥发作，但癫痫患儿热退后仍有抽搐，患者常有明确的癫痫病史、部分患儿存在家族遗传史，通过症状、病因及脑电图可与热性惊厥相鉴别。

3. **急性代谢紊乱** 低钙血症、低镁血症、低血糖等是引起婴儿惊厥的常见原因。在诊断热性惊厥时应考虑到这些疾病，进行相应的鉴别。

# 四、辨证论治

高热惊厥主证是热、痰、惊、风，治疗应以清热、豁痰、镇惊、息风为基本原则。

### 1. 风热动风

证候：发热，头痛，咳嗽流涕，咽红，神昏烦躁，惊搐，舌红苔薄黄，脉浮数。

治法：解表清热，息风镇惊。

主方：银翘散加减。

常用药：金银花、连翘、竹叶、荆芥、牛蒡子、淡豆豉、薄荷、桔梗、芦根等。

加减：热甚加石膏；抽搐加钩藤、僵蚕、羚羊角；咽红、乳蛾肿大加玄参、射干；大便干结加大黄。

### 2. 气营两燔

证候：病来急骤，高热，狂躁不安，剧烈头痛，神昏谵妄，抽搐，颈项强直，口渴，舌深红或红绛，苔黄燥，脉数。

治法：清气凉营，息风开窍。

主方：清瘟败毒饮加减。

常用药：生地黄、黄连、黄芩、牡丹皮、石膏、栀子、甘草、竹叶、玄参、犀角（水牛角代）、连翘、芍药、知母、桔梗。

加减：抽搐不已加羚羊角、钩藤、石决明。

### 3. 邪陷心肝

证候：高热不退，头痛项强，恶心呕吐，突然肢体抽搐，神志昏迷，面色发青，甚则肢冷脉伏，烦躁口渴，舌红，苔黄腻，脉数。

治法：平肝息风，清心开窍。

主方：羚角钩藤汤合紫雪丹加减。

常用药：羚羊角、钩藤、磁石、石膏、桑叶、川贝母、生地黄、菊花、茯神等。

加减：吐甚加竹茹、柿蒂；神昏不醒、痰涎壅盛者加胆南星、石菖蒲、郁金。

### 4. 湿热疫毒

证候：突然壮热，神志昏迷，或烦躁谵妄，反复抽搐，惊厥不已，呕吐腹痛，大便腥臭或夹脓血，舌红苔黄腻，脉滑数。

治法：清热化湿，解毒息风。

主方：黄连解毒汤加减。

常用药：黄连、黄柏、黄芩、栀子。

加减：若邪盛正虚，出现内闭外脱，症见面色苍白、呼吸浅促、四肢厥冷、脉微，改予龙牡救逆汤。

### 5. 暴受惊恐

证候：暴受惊恐后突然抽痉，面色时青时赤，惊惕不安，甚则神志不清，四肢厥冷，偶有发热，大便色青，苔薄白，脉乱不齐。

治法：镇惊安神，平肝息风。

主方：琥珀抱龙丸加减。

常用药：山药、朱砂、甘草、琥珀、天竺黄、檀香、枳壳、茯苓、胆南星、枳实、红参等。

加减：风痰入络加茯苓、石菖蒲、远志、龙齿；抽搐频者加全蝎、地龙、天麻。

## 五、西医治疗要点

治疗原则：维持生命体征，药物控制惊厥发作，寻找病因，预防复发。

**1. 急性发作期的治疗**　大多数单纯性热性惊厥呈短暂的单次发作，持续时间一般1～3分钟，不必急于止惊药物治疗。应保持气道通畅、监测生命体征、保证正常心肺功能，必要时吸氧，建立静脉通路。若惊厥发作持续＞5分钟，则需要尽快使用药物止惊。静脉注射地西泮简单快速、安全有效，是一线止惊用药法。如难以立即建立静脉通路，咪达唑仑肌内注射或水合氯醛灌肠也可满意发挥止惊效果。

**2. 间歇性预防治疗**　指征：短时间内频繁惊厥发作（6个月内≥3次或1年内≥4次）；或发生惊厥持续状态，需止惊药物治疗才能终止发作。在发热性疾病初期间断足剂量口服地西泮、氯硝西泮或水合氯醛灌肠，大多可有效防止惊厥发生。

**3. 退热治疗**　热性惊厥应注意设法迅速降温，采用药物降温或物理降温。

**4. 长期预防治疗**　单纯性热性惊厥远期预后良好，不推荐长期抗癫痫药物治疗。复杂性热性惊厥等具有复发或存在继发癫痫高风险的患儿，可考虑长期抗癫痫治疗。

# 第三节　脱　水

## 一、概述

小儿脱水是指因津液摄入不足或大量急剧耗失，以致阴亏脉陷，气阴欲脱，以口渴无尿，皮肤干燥，脉微，血压显著降低为主要表现，是儿科临床急症之一。西医学中的脱水，即失液性休克，以上述症状为主要表现者可参考本病论治。

中医将小儿脱水归纳为"液脱""伤津"的范畴，多见于高热、多汗、呕吐、泄泻、失血、多尿等，以致津液大量丢失，补充不及，引起机体总液体量的减少。婴幼儿喂养不当也会出现脱水。素体肺脾肾三脏功能失调，津液吸收、代谢、输布功能失常，加之热、汗、泄、吐等因素进一步耗竭，可进一步加重脱水表现。病机关键在于津液代谢紊乱，津亏液竭。

西医多见于小儿急性胃肠炎、轮状病毒肠炎、秋季腹泻、中暑、重症感染性疾病及哮喘持续状态等导致体液丢失过多，摄水量不足；婴儿可因配方奶粉比例不当或因其他疾病无法喂养，以致液体摄入不足而致脱水。

## 二、临床诊断要点

### （一）四诊要点

#### 1. 问诊

（1）诱因　发病前是否有饮食不当、接触高温环境、剧烈运动等，是否有重症肺炎、哮喘持续状态等原发病，或是否因其他重症疾病无法进食进水等。

（2）主症情况　腹泻患儿腹泻的次数及起病缓急、粪便性质、呕吐的次数及呕吐物的性质；高热患儿发热持续时间、热峰情况；重症肺炎患儿发热程度、喘憋情况；哮喘持续状态患儿持续时间，可判断是否存在脱水。尿量多少、口唇及皮肤干燥程度、精神状况对于判断脱水的程度、性质有积极意义。

（3）伴随症状　口渴引饮，小便减少，疲乏无力，头晕不甚，提示津气亏虚，病情相对较轻；极度口渴，饮水不解，小便短少或无，四肢无力，汗出不止，头晕较重甚至晕厥，提示阴竭阳脱，病情较重。

#### 2. 望诊

（1）望神色皮肤　精神不振，双目有神，啼哭有泪，面色略白，皮肤稍干燥，提示脱水程度较轻；精神萎靡或烦躁，双目少神，啼哭少泪，面色苍白，皮肤干燥，提示脱水情况较重；精神萎靡，表情淡漠或嗜睡，双目无神，啼哭无泪，面色㿠白，皮肤极干有花纹，提示阴液亏虚至极，阴竭阳脱。

（2）望眼窝、囟门　眼窝、囟门轻度凹陷，提示病情较轻；眼窝、囟门明显凹陷，提示病情进一步发展；若眼窝、囟门深度凹陷，提示病情较重，需紧急处理。

（3）望舌　舌红少津，苔薄干，多为津气亏虚；舌淡无津，为阴竭阳脱之危重之象。

#### 3. 闻诊

呼吸和声调　呼吸调匀，声音洪亮，表示患儿一般状态较好；呼吸急促或不均，语音低微，提示症状较重。

#### 4. 切诊

（1）脉诊　脉细数无力，为津气亏虚；阴竭阳脱则脉沉细欲绝或浮大无根，为病危之象。

（2）按诊　皮肤按之干燥且弹性差，表示有脱水之症；四肢温暖，提示病情轻微；四肢稍凉，为津气亏虚；四肢厥冷，则提示阴竭阳脱。

### （二）辅助检查选择

1. **血常规**　侵袭性细菌感染或高热患儿可见血象增高。

2. **粪便常规**　对于腹泻而脱水的患儿，可明确是否有轮状病毒感染。

3. **电解质检查**　包括钾、钠、氯、钙、镁、磷等，判断是否有电解质紊乱，明确脱水性质，及时补充和纠正酸碱平衡，为脱水患儿首选的检查。

4. **血压测量**　严重脱水患儿可见血压下降，监测血压对判断脱水及休克有重要意义。

### （三）诊断标准

1. 有大吐、大泻、大汗、严重烧伤，或高热不退，或中暑等津液急剧大量耗损的病史或使用利尿剂、脱水药的病史。

2. **临床表现**　口渴引饮或发热，烦躁不宁，或神志淡漠，眼窝或囟门凹陷，少泪或无泪，皮肤干而弹性差，或肤冷汗出，小便短少，唇干齿燥等。

**3. 脱水程度的诊断** ① 轻度脱水：体重减少 < 5%，状态稍差，前囟和眼窝稍凹陷，哭闹时眼泪减少，皮肤弹性稍差。②中度脱水：体重减少 5% ～ 10%，状态较差，前囟和眼窝明显凹陷，哭闹时眼泪明显减少，皮肤弹性明显降低，伴有尿量减少。③重度脱水：体重下降 > 10%，状态极差，伴有精神萎靡或嗜睡，前囟和眼窝极度凹陷，哭闹无泪，皮肤弹性极差，尿量极度减少或无尿。

**4. 脱水性质的诊断** ①等渗性脱水：水和电解质成比例丢失，血清钠浓度为 130 ～ 150mmol/L，临床表现为一般脱水症状。②低渗性脱水：电解质的丢失多于水的丢失，血清钠 < 130mmol/L，除有一般脱水体征外，易出现外周循环衰竭，表现为皮肤发花，四肢厥冷、血压下降、尿少或无尿等休克症状。③高渗性脱水：水的丢失多于电解质的丢失，血清钠 > 150mmol/L，表现为高钠血症，如进行性加重的口渴、高热、烦躁不安，皮肤黏膜干燥，肌张力增高，甚至出现惊厥。

### （四）辨证要点

**1. 辨病因** 明确脱水是由何种原因引起，在补液的基础上针对病因治疗。泄泻呕吐者有饮食不当的病史，高热者可因感受火热瘟疫之邪，大量汗出者有高温接触史、剧烈运动或中暑等。

**2. 辨气血阴阳** 神疲乏力，气短懒言，汗多尿少，为气随津脱；口渴欲饮，面色潮红，乏力，舌红少苔，脉细数，为气阴两伤；有外伤史，大量出血，面色苍白，大汗淋漓，为血脱危证；津液进一步丢失，身冷汗出，四肢厥逆，神昏甚至昏迷，脉微欲绝为阴竭阳脱之危证。

**3. 辨轻重** 轻度脱水者，失水量较少，精神稍差或略烦躁，皮肤稍干有弹性，囟门、眼窝轻度凹陷，啼哭有泪，四肢温暖，尿量稍减少；中度脱水者，失水量较多，精神萎靡或烦躁不宁，皮肤干燥有弹性，囟门、眼窝明显凹陷，啼哭少泪，四肢稍凉，尿量短少；重度脱水者，失水量极多，精神萎靡，表情淡漠，嗜睡或昏迷，皮肤极其干燥弹性极差，可见有花纹，囟门、眼窝深度凹陷，啼哭无泪，四肢厥冷，无尿。轻、中度脱水多为津气亏虚或气阴两虚；重度脱水为阴竭阳脱之危证。

## 三、类病鉴别

本病有津液大量丢失或摄入不足的病史即可诊断，临床主要对脱水的程度、性质进行鉴别，此外还应与以下原发病相鉴别。

**1. 小儿干燥综合征** 为自身免疫性疾病，以眼干燥、口腔干燥为主要表现，饮水不解，皮肤黏膜可见皮疹、红斑，免疫学检查可见异常。

**2. 尿崩症** 尿崩症患儿也可见口渴多饮，皮肤干燥，但尿量增多，与脱水之尿量减少显著不同，主要由抗利尿激素分泌和释放不足，或肾脏对抗利尿激素反应缺陷所致。

## 四、辨证论治

**1. 津气亏虚**
证候：泄泻或呕吐，口渴引饮，神疲乏力，气短懒言，囟门、眼窝凹陷，啼哭少泪，汗多尿少，皮肤干燥弹性差，四肢发凉，口唇干红，舌红少苔，脉细数无力。
治法：益气生津。
主方：生脉散加味。
常用药：人参、黄芪、沙参、麦冬、生地黄、当归、枸杞子、五味子、炙甘草等。
加减：口渴明显者，加石斛、玉竹；泄泻频繁者，加石榴皮、诃子。汗多者，加生龙骨、生牡蛎、山茱萸。

**2. 阴竭阳脱**
证候：频繁泄泻或呕吐，或高热不止，精神萎靡，表情淡漠，面色青灰或苍白，囟门、眼窝深度凹陷，哭声微弱，啼哭无泪，冷汗淋漓，尿少或无，四肢厥冷，血压显著降低，舌淡无津，脉沉细欲绝或浮大无根。
治法：救阴回阳。
主方：生脉散合参附汤加减。
常用药：红参、熟附子、麦冬、生地黄、五味子、炙甘草。
加减：神志昏迷者，加石菖蒲、郁金。

## 五、西医治疗要点

小儿脱水的治疗原则为明确病因，判断脱水程度和性质，及时补液，预防新的脱水、电解质紊乱和酸碱平衡失调。

**1. 一般治疗** 纠正脱水的原因，如高热患儿及时降温，中暑患儿及时脱离高温环境，剧烈运动患儿安静休息等，以避免水分的进一步流失，同时及时补充白开水，缓解相关症状。对于有原发病的患儿，则积极治疗原发病。

**2. 液体疗法** 明确脱水的程度后，对患儿进行液体疗法，包括口服补液和静脉补液。补液原则：先快后慢、先浓后淡、先盐后糖、见酸补碱、见尿补钾、见痉补钙（镁）。

（1）口服补液盐 对于轻、中度脱水无严重呕吐的患儿可采用口服补液盐补液，2002 年 WHO 推荐使用的配方是氯化钠 2.6g、枸橼酸钠 2.9g、氯化钾 1.5g、葡萄糖 13.5g，加水到 1000mL 配成总渗透压 245mOsm/L，张力为 1/2 张的液体。轻度脱水 50mL/kg、中度脱水 100mL/kg，4 小时内饮完，腹泻脱水患儿继续补充量一般为便后 10mL/kg。极度疲劳、昏睡或腹胀患儿不适用。

（2）静脉补液 不宜口服补液或口服补液失败和重度脱水患儿应采用静脉补液。①恢复血容量和组织灌注：有明显血容量和组织灌注不足体征的患儿，应立即静脉输入等渗含钠液，20mL/kg，在 0.5～1 小时内快速输入。②补充生理需要量：静脉滴注 1/4～1/5 张含钠液，同时补充生理需要的钾。③补充累积损失量：根据脱水程度和性质补充，轻度脱水 30～50mL/kg，中度脱水 50～100mL/kg，重度脱水 100～120mL/kg；低渗性脱水补 2/3 张含钠液，等渗性脱水补 1/2 张含钠液，高渗性脱水补 1/3～1/5 张含钠液。不能判断脱水性质者按等渗性脱水处理。同时纠正酸碱平衡紊乱和电解质异常，代谢性酸中毒患儿可输入含 $HCO_3^-$ 及 $NaCl$ 溶液，低钾患儿补充氯化钾。④补充继续丢失量，视原发病而异。此外，静脉补液过程中要密切观察患儿病情变化，每天测体重和随时记录出入量。

# 第四节 心力衰竭

## 一、概述

心力衰竭（简称心衰）指由心室功能、容积或压力过载（单独或者组合存在）引起的临床和病理综合征，是儿童期危重症之一。临床症状和体征主要有肺循环充血（活动性气促喘息、端坐呼吸、夜间发作性喘息、反复肺部感染及肺水肿等）、体循环淤血（心性水肿、肝颈静脉回流征阳性、胸腹水和肝脾肿大等异常体征的发现）、交感神经兴奋和心输出量不足（皮肤、脑、肾等各器官灌注不足）。根据起病急缓分为急性心力衰竭和慢性心力衰竭。

中医学没有与"心力衰竭"相应的特定病名，可与"心痹""痰饮""心悸""怔忡""水肿"等中医病名相关。病因有内外之分：外因为感受六淫之邪，内因为心之气血阴阳不足。外邪由外而入，侵袭血脉，内舍于心，若情绪刺激，或因过劳，进一步损伤心体，耗伤心阳。或他脏及心，如肺病及心，肺为华盖统朝百脉，久患肺病，损伤肺气，肺气不行，失其治节，日久及心，损耗心阳，发为心衰。其病位在心，与肺、肾、脾、肝均有关系。病机关键在于心阳虚衰，气滞血瘀。

## 二、临床诊断要领

### （一）四诊要点

**1. 问诊**

（1）诱因 发病前是否有重症肺炎、哮喘持续状态等病史；是否有严重贫血、心律失常、心肌炎、过度劳累、情绪激动、剧烈运动等或不恰当地使用某些损伤心肌的药物。

（2）主症情况 起病缓急、发病时间、心悸及呼吸困难程度、能否自行缓解、活动水平及耐受力、咳嗽程度、痰液性质、患儿体态等，可提示是急性心衰还是慢性心衰、心衰的程度、病情发展等，如病情轻者，体力活动不受限或轻度受限，病情较重者，体力活动明显受限；咳粉红色泡沫样痰常提示急性左心衰竭；出现端坐呼吸常提示病情晚期或病情较重。

（3）伴随症状 纳食减少，疲乏无力，尿量减少，提示病情较轻；食欲欠佳，腹胀，畏寒肢冷，尿少或无尿，下肢浮肿，体重增加，咳嗽剧烈，提示病情加重，多为水气凌心，需紧急处理。

（4）既往史 是否有先天性心脏病、病毒性心肌炎、感染性心内膜炎、风湿热等基础病史。

**2. 望诊**

（1）望神色 精神不振，两目少神，面色淡红或潮红，多为气阴亏虚；面色青黑，口唇青紫，多为气滞血瘀；烦躁不安，双目无神，面色苍白，大汗淋漓，多提示阳气虚脱，病情危重。

（2）望形态　喘促气短，难以静卧，畏寒蜷卧，下肢浮肿，则提示心阳不足，水气上逆。

（3）望舌　舌青紫苔厚腻，多属气滞血瘀；舌淡胖边有齿痕，苔白腻，多属水气凌心；舌红苔少，多属气阴亏虚；舌淡苔白，多属阳气衰脱。

（4）望指纹　指纹淡紫现于气关，多属气滞血瘀、水气凌心或气阴亏虚；指纹色淡，现于气关，多属阴阳俱虚；指纹紫滞，现于命关，甚至透关射甲，提示阳气衰脱、病情危重。

### 3. 闻诊

呼吸声和语声　多见呼吸急促，语声无力。

### 4. 切诊

（1）脉诊　脉沉数，属气滞血瘀；脉沉细或结代，属水气凌心；脉细数无力，属气阴亏虚；脉微细欲绝或疾数无力，属阳气虚脱。

（2）肌肤　切虚里多动而应手，鼓动疾数，胁下痞块，肢末欠温或四肢湿冷。

## （二）辅助检查选择

**1. 心电图检查**　提示房室肥大，这有助于评估心力衰竭的原因，但不能确定诊断。心电图是评估心律失常（尤其是快速心律失常）的最佳工具，心律失常为心力衰竭的潜在原因。另外可以指导洋地黄的应用。

**2. 超声心动图检查**　可评估心室功能。通过常用参数［例如左心室短轴缩短指数（一维变量）和心脏射血分数］简单可靠地定量评估心室功能。多普勒研究也可用于估计心输出量。多普勒评估二尖瓣跨瓣流速的可用于舒张功能的无创评估。

**3. 影像学检测**

（1）胸部 X 线检查　心影显示心脏扩大，肺部可见肺纹理增多。较大的左向右分流的婴儿和儿童会引起肺动脉段突出。在严重心衰时，肺门模糊提示静脉充血和急性肺水肿。

（2）磁共振血管造影（MRA）检查　在量化左右心室功能、体积和质量以及冠状动脉解剖结构方面也非常有用。如果存在瓣膜反流，MRA 可以量化反流分数。

**4. 血气分析、血清 B 型脑利尿钠肽（BNP）检查**　当肺水肿继发通气 / 血流比失衡时，动脉血氧分压可能会降低。当心力衰竭严重时，可能存在呼吸性酸中毒或代谢性酸中毒或两者兼有。心力衰竭的婴儿由于肾脏水潴留而常出现低钠血症。BNP 是一种依赖心室壁张力增加而释放的心脏神经激素，在心力衰竭患儿中升高。

## （三）诊断标准

1. 发病前可有重症肺炎、心脏病、心肌炎、严重贫血等病史。

2. **临床表现**　具备以下 4 项可考虑为心力衰竭。①呼吸急促：婴儿＞ 60 次 / 分，幼儿＞ 50 次 / 分，儿童＞ 40 次 / 分。②心动过速：婴儿＞ 180 次 / 分，幼儿＞ 160 次 / 分，儿童＞ 140 次 / 分。③心脏扩大：体检、X 线或超声心动图证实。④烦躁、哺喂困难、体重增长不佳、尿少、水肿、多汗、发绀、呛咳、阵发性呼吸困难（2 项以上）。

3. 具备以上 4 项加以下 1 项或以上 2 项加以下 2 项，可确诊心力衰竭。①肝大：婴幼儿达肋下≥ 3cm，儿童＞ 1cm；进行性肝脏增大或伴触痛更有意义。②肺水肿。③奔马律。

4. 婴幼儿可表现为每次喂奶量减少，吸吮时出现呼吸困难、大量出汗等。

## （四）辨证要点

**1. 辨虚实**　实证表现为心悸，胸闷胸痛，身重困倦，面色青白，唇甲青紫，脉沉数或结代，舌青紫苔厚腻；虚证表现为胸闷心悸，喘促气短，头晕目眩，神疲乏力，四肢厥冷，面色㿠白或苍白、舌淡或胖，苔白滑、脉沉细无力或脉微欲绝。

**2. 辨缓急**　病势急者，表现为突然呼吸困难，烦躁不安，端坐呼吸，汗出如珠，体力活动明显受限，面色苍白，口唇紫暗，舌紫暗或瘀点瘀斑，脉沉细或促、结、代或脉微欲绝。病势缓者，虽见心悸气短、疲倦乏力、咳嗽咳痰，但呼吸均匀，汗出较少，体力活动轻微受限，夜间能平卧，面色如常，舌淡红或暗红，脉弦滑或沉细。

**3. 辨心功能分级**　心力衰竭患儿心功能可分为以下四级（对婴儿不适用）。心功能Ⅰ级者，体力活动不受限，症见轻微胸闷憋气、心悸，查体无特殊。心功能Ⅱ级者，体力活动轻度受限，休息时无任何不适，一般活动后出现心悸气短，胸闷憋气，乏力，查体可见心界扩大，或心率偏快。心功能Ⅲ级者，轻微活动后可出现心悸胸闷、呼吸困难、乏力汗出，查体可见心界扩大，心率偏快，肺底湿啰音，下肢轻度浮肿。心功能Ⅳ级者，卧床休息时即可见心悸气短、疲倦乏力、形寒肢冷、咳逆倚息不得卧、便溏尿少等，查体可见心界扩大，心率偏快，肺底湿啰音，下肢中重度浮肿，或胸腹水，病情危重。

## 三、类病鉴别

心力衰竭患儿常发现肺循环充血和体循环淤血的异常表现，临床应与其他疾病合并的循环充血相鉴别，此外，婴幼儿出现不思乳食，精神萎靡或烦躁不安，口唇发绀，应警惕心力衰竭的可能。

**1. 急性肾炎合并循环充血** 急性肾炎急性期，因水钠潴留、血浆容量增加可导致循环充血状态，患儿常见呼吸急促、肺部湿啰音，严重者可表出现端坐呼吸、颈静脉怒张、肝脏肿大、水肿等肺水肿表现。不同的是急性肾炎常由溶血性链球菌感染引起，常伴有血尿、蛋白尿、双下肢浮肿和血压升高，去除诱发因素，积极治疗原发病，可缓解相关症状，与心力衰竭心排血量代偿不足有显著区别。

**2. 心包积液、缩窄性心包炎** 由于静脉回流受阻也可以出现肝脏肿大、下肢水肿等表现，根据病史、心脏及周围血管体征可进行鉴别，超声心电图检查可确诊。

## 四、辨证论治

本病治疗原则为急则治其标，缓则治其本。治标，调和营卫，疏风祛邪；治本，益气温阳为主。兼阴虚者应养阴，兼瘀血者宜祛瘀。基本治法为扶正祛邪，益气温阳，化瘀利水。

**1. 气滞血瘀**

证候：心悸气短，胸部疼痛憋闷，活动后剧烈，常伴有疲乏无力。面色青黑，口唇、爪甲紫暗。语声或哭闹无力，或伴咳嗽喘促，食少，腹胀纳呆，胁下癥块，下肢浮肿，或伴少尿，肢冷，舌青紫，苔厚腻。脉沉数或指纹淡紫现于气关。

治法：活血化瘀，温阳通脉。

主方：补阳还五汤加减。

常用药：赤芍、当归尾、地龙、黄芪、桃仁、红花、川芎等。

**2. 水气凌心**

证候：心悸喘促，动则尤甚，畏寒肢冷，气短乏力，腹胀纳呆，脘痞不舒，或咳吐粉红色泡沫样痰。尿少浮肿，小便不利，舌淡胖边有齿痕，苔白腻，脉沉细或结代，指纹色淡，现于气关。

治法：益气温阳，利水消肿。

主方：真武汤合葶苈大枣泻肺汤加减。

常用药物：附子、白术、茯苓、山药、白芍、生姜、葶苈子、大枣等。

**3. 气阴亏虚**

证候：心悸气短，动则喘甚，甚则喘息不能平卧，神疲乏力，面色淡红，语声低微，哭闹无力，喜静恶动，头晕眼花，双目干涩，少气懒言，五心烦热，潮热盗汗，口干咽燥，失眠多梦，或噩梦频发。舌质红，苔少，脉细数无力，指纹淡紫，现于气关。

治法：益气养阴，清心除烦。

主方：生脉散加减。

常用药：人参、麦冬、五味子等。

**4. 阴阳俱虚**

证候：心悸气喘，胸满憋闷，口干咽燥，形寒肢冷，畏寒喜暖，心烦少寐，五心烦热，自汗盗汗，夜寐梦多或梦中惊醒，倦怠嗜卧。渴而喜热饮，腰痛，两颧潮红，面赤呈戴阳状，口唇红赤。小便不利，大便溏或干燥。舌尖红赤，苔黄白相兼，脉沉细数，或结代，指纹色淡，现于气关。

治法：阴阳双补，益心安神。

主方：炙甘草汤合生脉散加减。

常用药：人参、麦冬、桂枝、炙甘草、生地黄、阿胶、生姜、大枣、五味子等。

**5. 阳气衰脱**

证候：喘悸不休，烦躁不安，大汗淋漓，汗出如雨或如油，两颧潮红，面赤呈戴阳状，四肢厥冷，尿少浮肿，面色苍白，哭声无力，二便闭少或失禁，舌淡苔白，脉微细欲绝或疾数无力，指纹紫滞，现于命关，甚至透关射甲。

治法：回阳救逆，益气固脱。

主方：参附汤合参蛤散。

常用药物：人参、附子、煅龙骨、煅牡蛎、蛤蚧、炙甘草等。

## 五、西医治疗要点

**1. 治疗原则** 去除病因，减轻心脏负荷，改善和保护心脏功能。

**2. 病因治疗** 消除或减轻心力衰竭的根本原因至关重要。如果原因是适合手术的先天性心脏病，积极做好手术准备是主要治疗措施。如果心力衰竭的原因是心肌病，则药物治疗可暂时缓解症状。同时还要积极抗感染、纠正贫血、控制心律失常等，对风湿性心脏病患儿可予以肾上腺皮质激素治疗。

**3. 一般治疗** 注意休息，保证充分的睡眠。必要时可使用镇静剂，采取半卧位减轻心脏负荷，保持气道通畅，并做好护理工作，避免便秘及用力排便。

**4. 药物治疗** 儿童心力衰竭药物治疗以强心、利尿、扩血管为主。

（1）洋地黄类药物 常用地高辛、西地兰、毒毛花苷 K。肝肾功能异常、严重心力衰竭患儿应谨慎使用。

（2）利尿剂 常用呋塞米，通过干扰肾脏对水和钠的重吸收，导致循环血液量减少，从而减少肺液体过载和心室充盈压，是充血性心力衰竭患儿首选的治疗方式，并采用间歇疗法维持治疗，防止电解质紊乱。

（3）血管紧张素转换酶抑制剂 常用卡托普利、依那普利、贝那普利，通过降低外周血管阻力从而改善心肌功能来减少心室后负荷。

（4）血管扩张药 直接扩血管药，如硝普钠、硝酸甘油。

（5）其他药物 慢性心力衰竭患儿经强心剂、利尿剂治疗无好转，可加用 β 受体阻滞剂；出现心律失常的严重心衰患儿可使用抗心律失常药物。

**5. 非药物治疗** 包括心室辅助装置、主动脉内球囊反搏、体外膜肺、心脏移植。

**6. 急性左心衰竭（肺水肿）的紧急处理措施** 急性左心衰竭患儿可见突然发生呼吸困难、咳粉红色泡沫样痰、心动过速、大汗淋漓及口唇青紫，肺部听诊啰音或喘鸣音，动脉血氧饱和度下降。紧急治疗措施如下。①体位：坐位，双下肢下垂，减少静脉回流。②吸氧：动脉血氧分压维持在 60mmHg 以上，严重者机械通气。③镇静：静脉或皮下注射吗啡 0.1～0.2mg/kg，必要时 2～4 小时再用。④利尿：呋塞米每次 1～2mg/kg。⑤扩血管：静脉输注硝酸甘油 1～5μg/（kg·min）。⑥增加心肌收缩力：静脉注射地高辛，心输出量降低及低血压者静脉输入多巴胺，必要时联合用硝普钠。⑦明确病因，积极治疗。

# 第五节　呼吸衰竭

## 一、概述

呼吸衰竭是指由于各种原因导致的呼吸功能异常，使其无法满足机体代谢的气体交换，引发通气和换气功能障碍，出现低氧血症和高碳酸血症，并由此引起的一系列生理功能和代谢紊乱的临床综合征。儿科中导致呼吸衰竭最常见病因是呼吸系统疾病，其次为神经系统，较为少见的是感染性休克、中毒等。

中医认为本病属本虚标实之证，本虚即肺、肾、心、脾、肝虚损，此为产生本病的主要原因，感受外邪是引起本病的主要诱因；痰是其产生变证的主要根源；痰湿、痰热互阻，虚实互患的病理恶性循环最终伤及阴阳气血，累及五脏。中医没有呼吸衰竭的病证阐述，以症统名，根据其临床表现可将其归于"喘证""脱证"等范畴。

呼吸系统病变导致的呼吸衰竭临床主要表现为呼吸困难及呼吸节奏紊乱，出现呼吸急促、吸气三四征、端坐呼吸；早期由于缺氧刺激呼吸中枢使呼吸加快加深，此期虽然呼吸困难但仍可使部分肺功能代偿，只出现轻到中度的呼吸困难和二氧化碳潴留；晚期呼吸肌疲劳，呼吸运动由快变慢，由深变浅，出现严重缺氧和二氧化碳潴留，四肢肌张力下降，面色灰暗甚至意识障碍。中枢性呼吸衰竭表现为呼吸节律紊乱及严重呼吸抑制，可表现为呵欠、潮式呼吸或呼吸深快而均匀，伴昏迷，抽泣样呼吸或叹气样呼吸等。周围神经及肌肉系统病变可出现呼吸幅度减小，潮气量减少，患儿多通过增加呼吸频率来代偿。

## 二、临床诊断要领

### （一）四诊要点

**1. 问诊**

（1）问诱因及疾病史 既往是否有重症肺炎、支气管哮喘、肺栓塞、呼吸窘迫综合征、癫痫、重症肌无力、有机磷中毒等疾病史；是否有溺水、烧伤等外部损伤病史；新生儿是否有鼻、咽、支气管等发育畸形，母孕期间是否使用镇静类药物或者药物中毒病史。

（2）问主症及现在症　起病缓急情况，病程持续时间，呼吸困难情况，是否可以自行缓解以及缓解程度如何，可反映出患儿是否为急性发作以及预后情况，若病情严重伴突然加剧，严重喘息气促多提示急性呼吸衰竭；若病情迁延难愈，可导致多器官功能衰竭，提示预后较差。

### 2. 望诊

（1）望神　喘促乏力，面色晦暗，少动懒言多提示肺肾亏虚，气失摄纳；气短息弱，面色苍白，或神志异常，大汗淋漓多见于疾病危重阶段。

（2）望形态　喘息气促，张口抬肩，无法平卧伴见肢体浮肿多提示气虚。

（3）望舌象　舌淡胖边，苔白腻，多属痰湿；舌红苔黄腻，多属痰热；舌淡苔白，多属阳气衰脱。

（4）望痰液　痰黄黏稠、难以咯出，多见于痰热壅肺证；痰多色白易咯或咳吐泡沫样痰，多属痰湿壅肺证。

（5）望指纹　指纹淡紫现于气关，多见于痰湿、痰热壅盛；指纹色淡，现于气关，多属脏气亏虚；指纹紫滞，现于命关，甚至透关射甲，提示阳气衰脱，病情危重。

### 3. 闻诊

闻呼吸　呼吸频率加快，鼻翼扇动，喘憋，多见于急性发作期，痰湿、痰热壅盛；喘息急促，呼吸微弱，动则加剧，多见于本病虚证，严重者气短息弱，多见于喘脱危证。

### 4. 切诊

脉象　实证多表现为滑数或弦数脉；病久体虚或素体虚弱多表现为沉细弱，重者若达喘脱危证可见脉微细、疾促。

### （二）辅助检查选择

**1. 血气分析（海平面、呼吸室内气体、静息状态、排除发绀）**　婴幼儿$PaO_2 < 6.67kPa$（$50mmHg$），$PaCO_2 > 6kPa$（$45mmHg$）；年龄 ≥ 8 岁儿童 $PaO_2 < 8kPa$（$60mmHg$），$PaCO_2 > 6.67kPa$（$50mmHg$）即可确诊该病；根据血气分析又可具体分为Ⅰ型呼吸衰竭与Ⅱ型呼吸衰竭。Ⅰ型即低氧血症呼吸衰竭，$PaO_2 \leqslant 6.65kPa$（$50mmHg$），$PaCO_2$ 正常。Ⅱ型即高碳酸血症呼吸衰竭，$PaO_2 \leqslant 6.65kPa$（$50mmHg$），$PaCO_2 \geqslant 6.65kPa$（$50mmHg$）；血气指标的临床意义见表 3-8-1。

表 3-8-1　血气指标的临床意义

| 项目 | 正常范围 | 有重要影响临床值 | 病情危重值 |
| --- | --- | --- | --- |
| pH | 7.35 ～ 7.45 | 7.3 ～ 7.5 以外 | 7.20 以下 |
| $PaCO_2$（kPa） | 4.7 ～ 6.0 | 4.0 ～ 6.7 以外 | 急 8.0 以上，慢 10.60 以上 |
| （mmHg） | 35 ～ 45 | 30 ～ 50 以外 | 急 60 以上，慢 80 以上 |
| $PaO_2$（kPa） | 10.6 ～ 13.3 | 8.0 以下 | 5.3 以下 |
| （mmHg） | 80 ～ 100 | 60 以下 | 40 以下 |
| BE（mmol/L） | ±3 | -6 以下 | -15 以下 |

**2. 血电解质检查**　多见血钾升高，血氯降低，血钠或高或低或正常。

**3. 胸部 X 线检查**　了解肺部有无过度通气或肺不张；膈肌运动情况，排除气胸或者膈气肿；排除气道异物；并了解肺部原发疾病情况或者肺部感染情况。

**4. 肺功能测定**　肺功能测定包括肺活量、用力肺活量等，有条件者可以进行肺弥散功能测定，有助于确定患者的原发疾病。

### （三）诊断标准

凡具有引起呼吸衰竭的病因，符合呼吸衰竭的呼吸系统临床表现，同时具有血气分析诊断标准即可确诊本病。

**1. 病因及病史**　> 2岁儿童是否有哮喘持续状态、多发性神经根炎、脑炎等；≤ 2岁儿童是否有支气管肺炎、哮喘持续状态、喉炎、先天性心脏病等；新生儿围产期异常、早产、窒息、呼吸窘迫等。

**2. 临床表现**　除原发疾病表现外，早期常见呼吸急促、鼻翼扇动、胸壁吸气性凹陷、喘息等；可见重要脏器的功能异常，如心律失常、急性呼吸窘迫、神志模糊、嗜睡、激惹、少尿、红细胞增多、代谢性酸中毒等。

**3.快速评估通气状态** 呼吸运动及幅度、呼吸强度、呼吸频率、呼吸节律、是否发绀等。

**4.血气分析** $PaO_2 < 60mmHg$ 和（或）$PaCO_2 > 50mmHg$，即可诊断；Ⅰ型呼吸衰竭与Ⅱ型呼吸衰竭诊断标准详见辅助检查，新生儿此值较低，$PaO_2$ 下降较为明显。氧合指数（$PaCO_2/FiO_2$）可快速评估呼吸衰竭的严重程度和指导治疗。

### （四）辨证要点

本病为本虚标实之病，喘咳气急，喉中痰鸣，胸闷脘痞多属痰浊壅肺之证；兼见鼻翼扇动，发热汗出，口渴者多属热证；神疲乏力，气促自汗，甚则神昏，大汗淋漓等多属虚证。

## 三、类病鉴别

**1.代谢性酸中毒** 多见于肾功能衰竭、糖尿病酮症酸中毒以及某些代谢性疾病，多表现为呼吸深快，$PaO_2$ 正常。

**2.急性呼吸窘迫综合征** 见于卡氏肺孢菌肺炎、弥漫性肺间质纤维化、呼吸道合胞病毒肺炎、创伤、休克等病，早期 $PaO_2$、$PaCO_2$ 均降低，晚期 $PaCO_2$ 升高，吸氧不能使 $PaO_2$ 升高，$PaO_2/FiO_2 \leq 200mmHg$，多与Ⅰ型呼吸衰竭并存，治疗方法相近。

## 四、辨证论治

本病属本虚标实之证，本虚即五脏虚损；标实为痰、湿、热、外邪，虚实互患，伤及阴阳气血，累及五脏。临证以"急则治其标""缓则治其本"为原则，急性发作期以清热、涤痰、宣肺降气、开窍立法而兼固正气，缓则以补肺养心、益肾健脾为主。

**1.心肺气虚**

证候：喘息气短，心悸胸闷，动则加重，咳嗽，自汗，面目虚浮，面唇灰暗，神疲乏力，易感冒，脉沉细弱。

治法：补益心肺。

主方：养心汤加减。

常用药：人参、黄芪、肉桂、茯苓、麦冬、远志、酸枣仁、五味子、当归、川芎、陈皮、炙甘草。

加减：咳嗽痰多、舌苔白腻者，加姜半夏、橘红、苦杏仁；动则喘甚者，加蛤蚧粉；面目虚浮、畏风寒者，加淫羊藿、泽泻、车前子；心悸怔忡、自汗者，加煅龙骨、煅牡蛎、浮小麦。

**2.肺肾气虚**

证候：喘息气短，动则加重，面目虚浮，神疲乏力，腰膝酸软，自汗易感，头昏耳鸣，小便频数，夜尿增多，或咳喘时遗尿，舌淡脉沉细弱。

治法：补肾益肺，纳气定喘。

方药：补肺益肾方。

常用药：党参、黄芪、熟地黄、山茱萸、五味子、淫羊藿、沉香、贝母、薤白、紫苏子、赤芍、地龙、陈皮、炙甘草。

加减：咳嗽明显者，加炙紫菀、苦杏仁；咳嗽痰多、舌苔白腻者，加姜半夏、茯苓；动则喘甚者，加蛤蚧粉；面目虚浮、畏风寒者，加肉桂、泽泻、茯苓；腰膝酸软者，加菟丝子、杜仲；小便频数明显者，加益智仁、金樱子；畏寒，肢体欠温者，加肉桂、干姜。

**3.痰热壅肺**

证候：咳嗽，喘息气急，痰多质黏、色黄或白，咳痰不爽，胸闷，发热，汗出，口渴，面红，大便干结舌质红，舌红苔黄腻，脉滑数。

治法：清肺化痰，降逆平喘。

方药：清气化痰丸合贝母瓜蒌散加减。

常用药：全瓜蒌、法半夏、川贝母、栀子、桑白皮、黄芩、苦杏仁、白头翁、鱼腥草、麦冬、陈皮。

加减：痰鸣喘息而不得平卧者，加葶苈子、射干、苦桔梗；咳痰腥味者，加金荞麦根、生薏苡仁、桃仁、冬瓜仁；痰多质黏稠、咯痰不爽者，减法半夏，加百合；胸闷痛明显者，加延胡索、赤芍、枳壳；大便秘结者，加酒大黄、枳实、厚朴，甚加芒硝；热甚烦躁、面红、大汗出者，加生石膏、知母；热盛伤阴者，加花粉、生地黄、玄参；痰少质黏，口渴，舌红苔剥，脉细数，为气阴两虚，减法半夏，加西洋参、沙参。

**4. 痰湿壅肺**

证候：咳嗽气急，痰多、白黏或呈泡沫，胸闷，胃脘痞满，纳呆食少，舌淡胖苔白腻，脉滑或弦滑。

治法：燥湿化痰，宣降肺气。

方药：半夏厚朴汤合三子养亲汤加减。

常用药：姜半夏、厚朴、橘红、薤白、茯苓、枳壳、白芥子、紫苏子、莱菔子、豆蔻、生姜。

加减：痰多咳喘，胸闷不得卧者，加麻黄、葶苈子；脘腹胀闷，加木香、陈皮；便溏者，减紫苏子、莱菔子，加白术、泽泻、葛根；大便秘结，加焦槟榔、枳实；外感风热者，减薤白，加金银花、连翘、僵蚕；外感风寒者，加麻黄、荆芥、防风。

**5. 痰蒙神窍**

证候：喘息气促，咳嗽痰鸣，神志恍惚、嗜睡、昏迷或谵妄，肢体抽动甚抽搐，舌苔白腻或黄腻，脉滑或弦滑。

治法：豁痰开窍。

方药：涤痰汤加减。

常用药：法半夏、橘红、郁金、天竺黄、茯苓、枳实、丹参、人参、石菖蒲、细辛。

加减：舌苔白腻、脉滑为痰湿者，法半夏易为姜半夏，减天竺黄，加白芥子、莱菔子；痰热内盛，身热谵语，舌红绛苔黄者，加水牛角、胆南星、连翘、黄连、炒栀子；腑气不通者，加大黄、芒硝；抽搐明显者，加钩藤、全蝎、地龙、羚羊角粉。（可选用中成药，偏痰浊蒙窍者，用苏合香丸。偏痰热蒙窍者，用安宫牛黄丸或至宝丹，口服或灌胃或鼻饲；清开灵注射液或醒脑静注射液静脉滴入。）

**6. 正虚喘脱**

证候：喘息急促，气短息弱，面色苍白，甚者神志异常，大汗淋漓，四肢厥冷，脉微细、疾促。

治法：益气救阴，回阳固脱。

方药：生脉散加减。

常用药：西洋参、麦冬、五味子、山茱萸、煅龙骨、煅牡蛎、炙甘草。

加减：气虚阳脱者以四逆加人参汤加味：红参、熟附子、干姜、五味子、山茱萸、煅龙骨、煅牡蛎、炙甘草。（可选用中成药静脉滴入，偏于阴竭者可选用生脉注射液或参麦注射液，偏于阳脱者可选用参附注射液。）

## 五、西医治疗要点

呼吸衰竭的治疗目的在于通过维持呼吸功能，使血气水平保持正常或接近正常，以争取时间对原发病进行治疗或待其自行恢复。由于呼吸衰竭是原发病病程中的一个阶段，针对原发病的治疗比单纯的支持疗法更重要。

**1. 一般治疗** 患儿可取俯卧位以利通气；保持气道通畅，如翻身、拍背、吸痰等；血气监测、心电监护、适当的营养支持、合理的液体平衡和电解质平衡等。

**2. 病因治疗** 是呼吸衰竭患儿治疗的根本。如哮喘持续状态，应用抗炎、解除气道痉挛；肺部感染者，合理应用抗生素等。

**3. 氧疗及呼吸支持疗法** 是治疗呼吸衰竭最主要最有效的方法。

（1）无创性机械通气 采用鼻导管、普通面罩或非再吸面罩，供氧分别高达4L、10L、15L；新生儿及体重<8kg患儿可通过经鼻持续气道正压通气（CPAP），使呼气末气道内仍然保持一定的正压，防止肺泡萎陷，缓解呼吸困难，增加残气量，减少肺内分流。

（2）呼吸机的使用 急性呼吸衰竭$PaCO_2$在60～70mmHg以上，慢性呼吸衰竭在80mmHg以上，pH低于7.20，吸入60%氧$PaCO_2$低于50mmHg，可考虑。

（3）建立人工气道 应用指征：①严重呼吸困难，频繁出现呼吸暂停或暂停时间大于10秒，经面罩吸氧及CPAP发绀不改善者；②呼吸微弱，全肺范围的呼吸音减低，提示呼吸肌疲劳者；③肺部炎症广泛，呼吸道分泌物梗阻，需增加有效通气；④颅内压增高或昏迷患儿；⑤心肺复苏者；⑥$PaCO_2 > 9.3kPa$（70mmHg）或$FiO_2 > 0.4$时$PaO_2$仍低于6.7kPa（50mmHg）。当出现上述指征之一，即应考虑做气管插管或气管切开，建立人工气道，替代自主呼吸。

**4. 特殊的呼吸支持** 包括体外膜氧合、液体通气、高频通气、吸入一氧化氮、经气管插管注入肺泡表面活性物质等。

**5. 呼吸兴奋剂的应用** 中枢性呼吸衰竭呼吸道通畅未用呼吸器时可使用呼吸兴奋剂，除使通气量增加外，可使患者暂时清醒，有利于咳嗽及排痰。

# 第六节　脓毒性休克

## 一、概述

脓毒症是指感染（可疑或证实）引起的全身炎症反应综合征（SIRS）；严重脓毒症是指脓毒症导致的器官功能障碍或组织低灌注；脓毒性休克是脓毒症诱导的组织低灌注和心血管功能障碍。脓毒性休克主要为分布异常性休克，在儿童常伴随有低血容量性休克。儿童脓毒性休克早期可以表现为血压正常，休克晚期呈难治性低血压。

休克在中医文献中并没有记载，根据其临床表现，可归属于"厥脱"范畴，包括厥证、厥逆、脱证。《黄帝内经》将其分为寒厥、热厥、暴厥等，如《素问·厥论篇》指出"厥……或令人暴不知人，或至半日，远至一日乃知人者"；《素问·大奇论篇》亦提到"暴厥者，不知与人言"；而"脱"亦早在《灵枢·决气》中分为气脱、血脱、津脱等；后叶天士又将其分为阴脱、阳脱、内闭外脱等，如《类证治裁》中言"上下俱脱者，类中眩仆，鼻鼾声，绝汗出，遗溺失禁，即阴阳俱脱"。古医集多描述了一种面色苍白，四肢厥冷，大汗淋漓，气息微弱，甚至昏迷，脉微欲绝为主要表现的危重病症。

## 二、临床诊断要领

### （一）四诊要点

**1. 问诊**　厥脱多为疾病变证中的危重证候，其证候特点多复杂，或急骤或隐匿而发。审查病因对厥脱的治疗尤其关键。问有无外感、内伤、高热、出血、吐泻、中毒、过敏等病史。

**2. 望诊**　神志淡漠，但欲寐或烦躁不安，或神志不清，面色苍白或潮红或发绀，汗出不止。

**3. 闻诊**　气息微弱或气促息粗等。

**4. 切诊**　脉沉细无力或脉细微欲绝或不能触及。

### （二）辅助检查选择

**1. 血液学异常**　中性粒细胞计数升高或降低，血小板减少、凝血酶原延长、血清纤维蛋白原水平降低和贫血；中性粒细胞减少症或白细胞减少症可能是严重脓毒症的征兆。

**2. 电解质及生化指标异常**　低钙血症、低白蛋白血症、高血糖、低血糖和代谢性酸中毒；肾和／或肝功能也可能异常；急性呼吸窘迫综合征或肺炎患儿有氧合和通气功能障碍；血乳酸水平升高反映了所有形式休克的组织氧输送障碍。

### （三）诊断标准

根据中华医学会儿科分会急救学组等于 2015 年发布的《儿童脓毒性休克（感染性休克）诊治专家共识》，脓毒症患者出现组织灌注不足和心血管功能障碍即可诊断为脓毒性休克，表现为以下几点。

**1. 低血压**　血压小于该年龄组第 5 百分位，或收缩压小于该年龄组正常值 2 个标准差以下，即 1 个月内＜ 8.0kPa（60mmHg），1 个月至 1 岁＜ 9.33kPa（70mmHg），1～9 岁＜ 9.33kPa（70mmHg）+[2× 年龄（岁）]，≥ 10 岁＜ 12.0kPa（90mmHg）。

**2. 需用血管活性药物才能维持血压在正常范围**　如使用多巴胺＞ 5μg/（kg·min），或任何剂量的多巴酚丁胺、去甲肾上腺素、肾上腺素。

**3. 具备下列组织低灌注表现中的 3 条**　①心率、脉搏变化：外周动脉搏动细弱，心率、脉搏增快。②皮肤改变：面色苍白或苍灰，湿冷，大理石样花纹。如为暖休克可表现为四肢温暖，皮肤干燥。③毛细血管再充盈时间（CRT）延长（＞ 3 秒）（需除外环境温度影响），暖休克时 CRT 可以正常。④意识改变：早期烦躁不安或萎靡，表情淡漠。晚期意识模糊，甚至昏迷、惊厥。⑤液体复苏后尿量仍＜ 0.5mL/（kg·min），持续至少 2 小时。⑥乳酸性酸中毒（除外其他缺血缺氧及代谢因素等），动脉血乳酸大于 2mmol/L。

### （四）辨证要点

**1. 辨厥脱病因**　①外感六淫或疫毒之邪，由表入里，蕴结化火成毒，毒热炽盛，耗气伤阴，而至邪闭正衰，终阴阳互不维系，发为厥脱。②外伤伤及脉络而失血，或食不洁之物而至暴吐暴泻，或热毒壅盛，入血动血而至呕血便血，终至阴液大伤，气随津脱，阳随阴亡发为厥脱。③久病羸弱或暴发重疾，耗气伤阴，气血亏虚，阴阳不相维系，发为厥脱。④剧烈疼痛，可致气机逆乱，阴阳之气不相顺接，发为厥脱。

**2. 辨厥脱分期** 早期多为气阴耗伤，症见面唇苍白，低热烦躁，心悸多汗，口渴喜饮，尿少色黄，肢厥不温，皮肤花斑，舌体偏小，舌绛，舌面少津，纹淡，脉细数或沉微欲绝；中晚期可表现为真阴衰竭或阳气暴脱或阴竭阳脱，症见神情昏迷，瞳孔散大，周身俱冷，面色晦暗无华，气少息促，喉中痰鸣，舌卷囊缩，二便失禁，舌淡或绛，舌面少津，苔厚或少苔，脉细数微欲绝。

## 三、类病鉴别

**1. 中风** 中风是以猝然昏仆、不省人事、半身不遂、口眼㖞斜、语言不利为主症的病证，具有发病突然、起病急骤的特点。

**2. 闭证** 闭证亦以突然昏倒、不省人事为主，然闭证以邪实内闭为主，属实证，多因"风、火、痰、热"或"风痰挟热"上蒙所致。阴闭者可见四肢不温，面白唇暗，而脉沉滑缓；阳闭者可见身热、烦躁、便秘，然脉弦滑而数；临证中见大汗淋漓，四肢厥冷，脉微细欲绝者，可视为因闭致脱的厥脱证。

## 四、辨证论治

厥脱多为疾病变证中的危重证候，其证候特点多复杂，或急骤或隐匿而发。审查病因对厥脱的治疗尤其关键，若热毒内陷者，需清热固脱；若津血亏失者，则益气固摄救逆为法；若中毒所致，则祛秽救逆同用。

**1. 邪毒内闭**

证候：发热，烦渴躁妄，胸腹灼热，溺赤便秘，便下腐臭，气粗息促，汗出如油，周身皮肤花斑，舌质绛，苔黄燥，纹紫，脉数。

治法：泻热解毒，益气固脱。

主方：人参白虎汤或黄连解毒汤加减。

常用药：人参、石膏、知母、黄芩、黄连、黄柏、栀子等。

**2. 气虚阳脱**

证候：手足逆冷，畏寒，身冷如冰，神清淡漠，尿少或遗溺，下利清谷，面色晦暗无华，舌淡苔白，纹淡，脉微欲绝。

治法：益气固脱。

主方：参附汤合四逆汤加减。

常用药：人参、附子、青黛、附子、干姜、炙甘草等。

**3. 气虚阴脱**

证候：面唇苍白，低热烦躁，心悸多汗，口渴喜饮，尿少色黄，肢厥不温，皮肤花斑，舌体偏小，舌绛，舌面少津，纹淡，脉细数或沉微欲绝。

治法：益气养阴固脱。

主方：生脉散或固元煎加减。

常用药：人参、麦冬、五味子、熟地黄、当归、白芍、菟丝子、煅龙骨、鹿角霜、鳖甲、杜仲、蒺藜、益母草等。

**4. 阴阳俱脱**

证候：神情昏迷，瞳孔散大，周身俱冷，面色晦暗无华，气少息促，喉中痰鸣，舌卷囊缩，二便失禁；舌淡或绛，舌面少津，苔厚或少苔，脉细数微欲绝。

治法：挽阴回阳，救逆固脱。

主方：生脉散合参附汤。

常用药：人参、麦冬、五味子、附子、青黛等。

## 五、西医治疗要点

**1. 初期复苏治疗目标** 早期识别、及时诊断、及早治疗，是改善脓毒性休克预后，降低其病死率的关键。一旦诊断，在第 1 个 6 小时内达到：年龄相关的血压正常、脉搏正常、中央和外周动脉搏动无差别、毛细血管再充盈时间 ≤ 2 秒、四肢末梢温暖、意识正常及尿量 > 1mL/（kg·h），血糖、血清离子钙含量正常、血清乳酸水平降低。

**2. 呼吸、循环支持**

（1）供氧与通气支持一旦发生休克，应立即给予吸氧以增加氧输送。

（2）液体复苏大多数休克患儿都存在绝对或相对的血管内容量不足。早期休克（代偿性休克）通过增加心率和心肌收缩力维持心输出量，维持血压正常或稍高，但有灌注不良表现，仍需积极进行液体复苏。

（3）血管活性药物心源性休克、分布性休克及低血容量性休克需辅助用药物刺激心率和心肌收缩力。

### 3. 其他治疗

（1）控制感染和清除病灶。

（2）肾上腺皮质激素。

（3）维持血糖稳定。

（4）维持血钙正常。

（5）镇静、镇痛和药物毒性监测。

（6）利尿剂和肾脏替代疗法。

（7）体外膜氧合（ECMO）或心室辅助装置（VAD）。

# 第九章　中医特色治疗技术

小儿大多服药困难，害怕打针。外治之法，作用迅速，简便易行，相对安全，易为家长和患儿所接受。外治应用得当，亦有较好的疗效，可以单独使用或与内治法配合应用。

## （一）治疗原则

外治诸法，其理与内治诸法相通，也需视病情之寒热虚实进行辨证论治。外治法通常按经络腧穴选择施治部位。

## （二）常用外治疗法

**1. 熏洗法**　熏洗法是将药物煎成药液，熏蒸、浸泡、洗涤、沐浴患者局部或全身的治疗方法。利用煮沸的药液蒸汽熏蒸皮肤是熏蒸法，药液温度降为温热后浸泡、洗涤局部是浸洗法，以多量药液沐浴全身则是药浴法。熏蒸法用于麻疹、感冒的治疗及呼吸道感染的预防等，有疏风散寒、解肌清热、发表透疹、消毒空气等功效；浸洗法用于痹证、痿证、外伤、泄泻、脱肛、冻疮及多种疾病，有疏风通络、舒筋活血、祛寒温阳、祛风止痒等功效，又常与熏法同用，先熏后洗；药浴法用于感冒、麻疹、痹证及荨麻疹、湿疹、银屑病等多种病证，有发汗祛风、解表清热、透疹解毒、活络通痹、祛风止痒等功效。

**2. 涂敷法**　涂敷法是用新鲜的中药捣烂成药糊，或用药物研末加入水或醋调匀成药液，涂敷于体表局部或穴位处的一种外治法。药液用于发热、泄泻、暑疖、湿疹、药疹、烧伤等病证，具有清热解毒、温中止泻、活血消肿、燥湿收敛等功效。

**3. 敷贴法**　敷贴法是用药物制成软膏、药饼，或研粉撒于普通膏药上，敷贴于局部的一种外治法。常用于发热、咳嗽、咳喘、厌食、腹痛、泄泻、痈疽疮疖、跌打损伤、筋骨酸痛、癥瘕瘰疬等病证，具有清热宣肺、止咳化痰、消食化滞、散寒温脾、消痈散结、活血生肌、舒筋活络、化瘀消癥等功效。

**4. 雾化吸入**　又称气溶胶吸入疗法，是把药物制成悬浮于空气中的微小液体或者固体，经雾化吸入的途径直接送入气道。

**5. 推拿疗法**　推拿又称"按摩"，是以中医的脏腑、经络学说为理论基础，结合西医的解剖和病理诊断，用手法作用于人体体表特定部位，以调节机体生理、病理状况，达到理疗目的的方法。从性质上来说，它是一种物理的治疗方法。此法有促进气血运行、通畅经络、安神定气、调和脏腑的作用。儿科常用治疗脾系、肺系病证及杂病。

**6. 捏脊疗法**　捏脊疗法是小儿推拿疗法中的一种特殊方法，通过对督脉和膀胱经的按摩，达到调整阴阳、通理经络、调和气血、恢复脏腑功能的作用。临床常用于治疗小儿疳证、消化不良、厌食、腹泻、呕吐、便秘、咳喘、夜啼等病证，也可作为保健按摩。

捏脊疗法的操作方法：患儿俯卧，医者两手半握拳，两食指抵于背脊之上，再以两手拇指伸向食指前方，合力夹住肌肉提起，而后食指向前，拇指向后退，做翻卷动作，两手同时向前移动，自长强起，一直捏到大椎即可。本疗法一般在空腹时进行，饭后不宜立即捏拿，需休息 2 小时后再进行。每次时间以 3 ～ 5 分钟为宜。对有脊背皮肤感染、紫癜等疾病的患儿禁用此法；伴有高热、心脏病或有出血倾向者慎用。

**7. 拔罐疗法**　拔罐疗法是以罐为工具，利用火力或抽气等不同方法，造成罐内负压，使罐吸附于体表的一种治疗方法。拔罐疗法能促进气血流畅，有祛风散寒止痛的作用。

（1）适应证　适用于呼吸系统、消化系统及外科部分疾病及风寒痹痛、急慢性扭伤所致疼痛等。拔罐时宜根据患儿年龄大小及拔罐部位的不同，分别选用不同大小罐具。

（2）吸拔方法　目前最常用的有火罐法、抽气法、水罐法三种。而使用最广泛的是火罐法。

① 火罐法

闪火法：用镊子夹住 95% 酒精棉球一个，点燃后伸进罐壁内的中、后部位，绕罐画圈样旋转 1 ～ 2 圈后，速退出燃火，随即将罐扣罩于施术部位，使罐吸附于皮肤上。此法适应部位较广，尤其不受体位限制，吸附力也比较强。

投火法：是将适当大小的燃烧棉球或纸片直接投入罐内，稍待片刻（1～2秒）迅速将罐扣于施术处。此法多适用于侧面拔。

滴酒法：是将2～3滴95%酒精，滴入罐内壁中、下部摇匀，点燃后亦稍停片刻（1～2秒）将罐扣罩于施术部位。

贴棉法：取适当大的酒精棉片，贴在罐内壁的上1/3处，点燃之后，将罐转动一周，立即扣罩施术处。

② 抽气法：将瓶扣置于施术部位，用装置将瓶中空气抽出，随抽气瓶口吸拔皮肤，抽气愈多吸拔力愈强。此法主要优点是安全可靠，容易掌握吸拔强度，不受部位限制，如面部和四肢远端也可运用。

③ 水罐法：一般是应用竹罐。先将罐放在锅内加水煮沸，用镊子将罐夹出，马上甩去罐内水液，用折叠干毛巾紧扪罐口，乘热按拔在皮肤上，竹罐即被吸住。

罐具拔于皮肤10～15分钟之后，即可取下。其方法是一手拿住罐身，一手用拇指或食指按压罐口处皮肤，使空气进入罐内则罐具自然脱落。

（3）拔罐法的运用

① 留罐：罐具拔上之后，一般留10～15分钟再将罐取下。

② 闪罐：火罐拔上之后，立即用手强行拔下，反复吸拔多次直至皮肤潮红为止。

③ 走罐：又称之"推罐"，适合在脊柱两侧及大腿等肌肉丰厚处，常用来治疗内脏疾患和皮肤麻木等。其方法是将罐口涂润滑剂，火罐拔紧之后，把所要推进方向的罐口略略向上倾斜，用右手握住罐身，进行左右或上下的往返推动多次，至皮肤潮红甚者红紫为度。

④ 刺络拔罐：先用碘酒和酒精对皮肤进行严格消毒之后，再用粗的毫针或三棱针点刺腧穴或小血管，略见有血渗出，再把火罐迅速拔于点刺处。此法多用于神经性皮炎、急性软组织损伤、丹毒等。

卫生法规与医学伦理学

# 第一章　卫生法基本理论

## 第一节　卫生法概述

### 一、卫生法的概念

#### （一）什么是卫生

卫生是指为增进人体健康，预防疾病，改善和创造合乎生理要求的生产环境、生活条件所采取的个人和社会措施。

#### （二）什么是法律

法律（广义的）就是指法的一切表现形式，是国家命令人人必须遵守的规则及其体系。严格意义上的法律（狭义的），专指立法机关制定的规范性法律文件。

从形式上看，法律具有公平、正直、正义、威严等自然属性；但从本质上看，法律是由一定的物质生活条件决定的统治阶级意志的体现，是由国家制定或认可并由国家强制力保障实施的行为规范的总和。法律规范规定人们可以做什么，应该做什么，禁止做什么，是评价人们行为合法与不合法的标准，并以此来规范人们的行为，调整社会成员之间的相互关系。法律是指引人们行为并预测未来行为及其后果的尺度，也是制裁违法行为的根据。

#### （三）什么是卫生法

卫生法是由国家制定或认可的，由国家强制力保证实施的旨在保护和增进人体健康活动中形成的各种社会关系的法律规范的总和。

卫生法有狭义和广义两种理解。前者仅指由全国人民代表大会及其常务委员会制定的各种卫生法律，如《中华人民共和国传染病防治法》；后者不仅包括上述各种卫生法律，还包括有立法权的其他国家机关制定的、效力低于卫生法律的卫生行政法规、部门卫生规章、地方卫生法规、地方卫生规章等。

规范大致有技术规范和社会规范两类。技术规范是调整人与自然的关系，规定人们如何使用自然力、劳动工具和劳动对象的行为规则，反映着自然科学的成就，也就是通常所说的技术标准、操作规程。社会规范是调整人与人之间关系的行为规则。法律规范、道德规范等属于社会规范。对技术规范的遵守往往也涉及人与人的关系，所以在近代的法律规范中，也有不少要求遵守技术规范的内容，即有不少调整人与自然关系的内容，从而把技术规范转化为法律技术规范，赋予它国家意志性、国家强制性，要求必须遵守。

### 二、卫生法的调整对象

卫生法调整的对象主要包括几点，即卫生组织关系、卫生管理关系、卫生服务关系等。

卫生组织关系是指卫生法将卫生行政部门和卫生组织的法律地位、组织形式、职权范围、权利义务等以法律条文的形式固定下来，规范和保障卫生活动。如《医疗机构管理条例》及《医疗机构管理条例实施细则》规定了医疗机构的设置、审批、登记及运行中应遵守的事项等。

卫生管理关系是指卫生行政机关在进行卫生管理中与医疗机构、企事业单位、社会团体之间形成的权利义务关系，是纵向的行政关系。

卫生服务关系是指医疗机构、预防保健机构等在向社会提供医疗预防保健服务中与接受服务者所形成的权利义务关系，是一种平等主体间的权利义务关系。最常见的就是医患关系。

在调整方法上，卫生法不像其他法律部门，因调整社会关系单一而采取单一的调整方法和调节手段，其既有纵向的调整方法也有横向的调整方法。

### 三、卫生法的特征

卫生法作为我国法律体系的重要组成部分，具有法律的一般属性，即规范性、强制性、普遍约束力等。因生命健康权不仅受到政治、经济、文化等的影响和制约，还受到疾病发生发展规律、医学技术水平的影响，卫生法又有其独有的特征。

### （一）技术性明显

医疗卫生是一项技术性很强的工作，科学技术的发展使医学、卫生的诊断和治疗过程日益复杂，管理也日益复杂、专业。卫生法是调整医疗卫生领域社会关系的法律规则，是维护和保障卫生事业发展的重要基石，防止医学技术的异化，这就要求将医疗卫生的卫生标准、操作规范等大量技术规范上升到强制性的规则层面，即卫生法的层面。卫生标准和卫生规范在我国的卫生法规中大量存在，这些均是技术性规范的法律化，是卫生法的重要特征。

### （二）调解手段具有综合性

卫生法调整卫生领域的社会关系，既涉及医患平等主体之间的民事关系，也涉及行政主体和行政管理相对人之间的行政法律关系，还会因民事行为、行政行为涉及刑事法律责任，如非法行医罪、医疗事故罪等。这就决定了其调整手段的多样性、综合性，涉及民事手段、行政手段、刑事手段，比如用民事手段调整医患之间的权利义务关系，用行政手段调整卫生行政管理之间的权利义务关系，对于医疗卫生服务、管理中的严重违法行为要追究相应的刑事法律责任，则采用刑事法律手段。

### （三）尚未形成统一的法典

卫生健康涉及的范围广泛，内容复杂多样。卫生法调整的医疗卫生领域的社会关系范围广、内容多，特别是医疗领域的事项多，加之随着科学技术发展，技术标准、技术规范不断修订，故在形式上，卫生法是卫生健康领域法律规范的总和，由宪法、卫生法律、法规、规章等众多规范性法律文件及技术标准、操作规范组成，目前难以制定统一的卫生法典。

## 四、卫生法的基本原则

卫生法的基本原则是指贯穿于卫生法律规范中具有普遍指导意义的基本准则，是卫生立法的基础，在卫生司法活动中起着指导和制约作用。卫生法的基本原则包括以下几项。

### （一）保护公民健康原则

保护公民健康的原则是指卫生法的制定和实施要从广大人民群众的健康出发，把维护和保障人民群众的健康作为卫生法的根本出发点和宗旨。《中华人民共和国宪法》（简称《宪法》）第三十三条第三款规定国家尊重和保障人权，第四十五条规定公民享有健康权，《中华人民共和国基本医疗卫生与健康促进法》（简称《基本医疗卫生与健康促进法》）第四条规定国家和社会尊重、保护公民的健康权。健康是促进人的全面发展的必然要求，是社会经济发展的基础。提高公民健康水平，是党和国家卫生工作的目标，是广大人民群众的共同追求。《中华人民共和国民法典》第一四零四条规定，自然人享有健康权。自然人的身心健康受法律保护。任何组织或者个人不得侵害他人的健康权。

### （二）预防为主原则

预防为主是我国卫生工作的根本方针，这是由卫生工作的性质及我国社会经济发展水平决定的，也是卫生法的基本原则。预防为主就要正确处理防病和治病的关系，将健康理念融入卫生工作，把预防工作放在首位，明确防病工作是全社会的共同责任。《基本医疗卫生与健康促进法》第六条也规定了这一原则。

### （三）中西医并重原则

中医药是中华民族的瑰宝，是打开中华文明的钥匙，是我国人民长期同疾病斗争经验的总结。《宪法》第二十一条规定："国家发展医疗卫生事业，发展现代医药和我国传统医药。"《基本医疗卫生与健康促进法》第九条规定："坚持中西医并重。"中西医并重就是要将中医药和西医药摆在同等重要的位置，推动中医药和西医药互相学习、互相补充、发挥各自的优势，共同为人民的健康服务。

### （四）政府主导原则

《宪法》第二十一条规定："鼓励和支持农村集体经济组织、国家企业事业组织和街道组织举办各种医疗卫生设施，开展群众性的卫生活动，保护人民健康。"可见宪法明确规定了政府的基本医疗服务供给义务。《宪法》第四十五条规定："国家发展为公民享受这些权利所需要的社会保险、社会救济和医疗卫生事业。"可见，宪法明确了政府保障公民健康的义务。《基本医疗卫生与健康促进法》第五条规定："公民依法享有从国家和社会获得基本医疗卫生服务的权利。国家建立基本医疗卫生制度，建立健全医疗卫生服务体系，保护和实现公民获得基本医疗卫生服务的权利。"

### （五）国家卫生监督原则

国家卫生监督原则是指卫生行政机关或法律法规授权的组织，对其管辖范围内的企事业单位和个人贯彻执行卫生法律、法规、规章的情况进行检查督导。卫生监督的内容包括医政监督、药政监督及其他卫生监督。

## 五、卫生法的作用

卫生法的作用是指卫生法实施后对公民和社会产生的影响。卫生法作为具有强制效力的规范，具有指引、评价、预测、强制等作用。卫生法对卫生事业和公民健康权益的作用主要有：

### （一）确认和保护公民的健康权益

卫生法以法律的形式确认了公民的健康权，为保护公民的健康提供法律保障和基础。健康权包括：健康权本身，如获得医疗救治的权利；由健康权衍生的其他权利，如损害赔偿请求权、知情权等。

### （二）为卫生事业提供法制保障

医疗卫生事业是我国社会主义事业的重要组成部分。卫生法的制定和实施，明确了医疗卫生领域中各方主体的职责及权利义务，明确了政府及各卫生行政相关部门的职责及分工，明确了医疗卫生机构、药品生产经营企业等权利和义务，使卫生工作有法可依，有章可循，规范卫生事业的管理，保障卫生事业的健康发展。

### （三）规范和促进医疗卫生科学技术的良性发展

医疗卫生科学的发展有利于提高人民的健康水平，卫生法的制定和实施是保证、促进医疗卫生技术发展的重要手段。科学技术具有两面性，既可以保障和促进人类的健康，也会因不恰当的应用带来灾难，卫生法规范可以防止、避免技术的异化和滥用。

## 六、卫生法的渊源

法的渊源就是法的外在表现形态，卫生法的渊源也就是卫生法的表现形态，包括宪法、卫生法律、卫生行政法规、地方性卫生法规、卫生自治条例和单行条例、部门卫生规章、地方性卫生规章、卫生标准、国际卫生条约等。

### （一）宪法

《宪法》是我国的根本法，具有最高的法律效力，是国家立法活动的基础，是卫生法的立法依据，是卫生法的重要渊源。《宪法》中有关卫生的规定主要有：①第二十一条规定："国家发展医疗卫生事业，发展现代医药和我国传统医药，鼓励和支持农村集体经济组织、国家企业事业组织和街道组织举办各种医疗卫生设施，开展群众性的卫生活动，保护人民健康。"②第四十五条规定："中华人民共和国公民在年老、疾病或者丧失劳动能力的情况下，有从国家和社会获得物质帮助的权利。国家发展为公民享受这些权利所需要的社会保险、社会救济和医疗卫生事业。"

### （二）卫生法律

卫生法律是指由全国人民代表大会及其常务委员会制定的有关卫生方面的法律，可见卫生法律分为两种：一是全国人民代表大会制定的卫生基本法，目前我国尚未制定卫生基本法；二是由全国人民代表大会常务委员会制定的普通卫生法律，如《中华人民共和国传染病防治法》《中华人民共和国医师法》。

### （三）卫生行政法规

卫生法规包括卫生行政法规和地方性卫生法规。卫生行政法规是指由国务院制定的有关卫生的规范性法律文件，如《突发公共卫生事件应急条例》《医疗机构管理条例》《医疗纠纷预防和处理条例》。

### （四）地方性卫生法规

地方性卫生法规是指有立法权的地方人大及其常务委员会制定的有关卫生的规范性法律文件，只在该地方的行政区域内有效，如《北京市精神卫生条例》《河北省中医药条例》。

### （五）卫生自治条例和单行条例

卫生自治条例和单行条例是指民族自治地方依法在职权范围内依照当地民族的政治、经济、文化特点，制定发布的有关本地区卫生方面的规范性法律文件。自治条例和单行条例只适用于民族自治地方。

### （六）部门卫生规章

规章分为部门规章和地方规章。部门卫生规章是国务院卫生行政部门单独或与国务院有关部门联合制定发布的规范性法律文件，如《医疗机构管理条例实施细则》《医师执业注册管理办法》《药品不良反应报告和监测管理办法》。

### （七）地方卫生规章

地方卫生规章是指省、自治区、直辖市及设区的市、自治州人民政府制定发布的与卫生相关的规范性法律文件。

### （八）卫生标准

卫生法具有技术控制和法律控制的双重性质。卫生标准、卫生技术规范和操作规范是卫生法渊源的重要组成部分，也是卫生工作中应该遵循的标准和准则。标准、规范可以分为国家和地方两级，国家标准规范由国家卫生行政部门制定，地方标准规范由地方卫生行政部门制定。

### （九）卫生国际条约

卫生国际条约是指我国与外国缔结的或者加入并生效的有关卫生方面的国际法规范性文件。全国人大常务委员会有权决定同外国缔结卫生条约，国务院依照职权也可以同外国缔结卫生条约。按照我国宪法和有关法律的规定，除我国声明保留的条款外，这些条约均对我国产生法律约束力，也是我国卫生法的渊源。如《国际卫生条例》《1961 年麻醉品单一公约》《1971 年精神药物公约》。

---

### 📖 知识链接

**一、卫生法律（15 部）**

1.《中华人民共和国医师法》（简称《医师法》）
2.《中华人民共和国传染病防治法》（简称《传染病防治法》）
3.《中华人民共和国药品管理法》（简称《药品管理法》）
4.《中华人民共和国中医药法》（简称《中医药法》）
5.《中华人民共和国母婴保健法》（简称《母婴保健法》）
6.《中华人民共和国职业病防治法》（简称《职业病防治法》）
7.《中华人民共和国食品安全法》（简称《食品安全法》）
8.《中华人民共和国疫苗管理法》（简称《疫苗管理法》）
9.《中华人民共和国精神卫生法》（简称《精神卫生法》）
10.《中华人民共和国献血法》（简称《献血法》）
11.《中华人民共和国国境卫生检疫法》（简称《国境卫生检疫法》）
12.《中华人民共和国人口与计划生育法》（简称《人口与计划生育法》）
13.《中华人民共和国基本医疗卫生与健康促进法》（简称《基本医疗卫生与健康促进法》）
14.《中华人民共和国红十字会法》（简称《红十字会法》）
15.《中华人民共和国生物安全法》（简称《生物安全法》）

**二、卫生行政法规（37 部）**

1.《中华人民共和国国境口岸卫生监督办法》
2.《公共场所卫生管理条例》
3.《中华人民共和国尘肺病防治条例》
4.《艾滋病防治条例》
5.《女职工劳动保护特别规定》
6.《医疗用毒性药品管理办法》
7.《放射性药品管理办法》
8.《中华人民共和国国境卫生检疫法实施细则》

9.《化妆品监督管理条例》

10.《学校卫生工作条例》

11.《中华人民共和国传染病防治法实施办法》

12.《中药品种保护条例》

13.《医疗机构管理条例》

14.《食盐加碘消除碘缺乏危害管理条例》

15.《中华人民共和国红十字标志使用办法》

16.《血液制品管理条例》

17.《国内交通卫生检疫条例》

18.《医疗器械监督管理条例》

19.《医疗纠纷预防和处理条例》

20.《中华人民共和国母婴保健法实施办法》

21.《医疗事故处理条例》

22.《使用有毒物品作业场所劳动保护条例》

23.《中华人民共和国药品管理法实施条例》

24.《突发公共卫生事件应急条例》

25.《医疗废物管理条例》

26.《乡村医生从业管理条例》

27.《病原微生物实验室生物安全管理条例》

28.《麻醉药品和精神药品管理条例》

29.《乳品质量安全监督管理条例》

30.《放射性同位素与射线装置安全和防护条例》

31.《血吸虫病防治条例》

32.《人体器官移植条例》

33.《护士条例》

34.《国务院关于加强食品等产品安全监督管理的特别规定》

35.《中华人民共和国食品安全法实施条例》

36.《人类遗传资源管理条例》

37.《艾滋病监测管理的若干规定》

# 第二节　卫生法律关系

## 一、概念

卫生法律关系是由卫生法律规范确立、调整和保护的、涉及人体生命和健康的、以权利义务为内容的社会关系。简单地说，卫生法律关系就是由卫生法确认和保护的社会关系。

## 二、种类

根据卫生法律关系双方主体地位的平等与否，卫生法律关系分为纵向和横向法律关系。

纵向卫生法律关系又称卫生行政法律关系，通常是管理与被管理、监督与被监督的关系，双方主体的法律地位是不平等的，双方主体享有的权利和承担的义务是不对等的。

横向卫生法律关系，又称卫生民事法律关系，是卫生服务的提供者与卫生服务的接受者之间形成的法律关系，双方主体的法律地位是平等的，享有的权利和承担的义务是对等的。卫生民事法律关系最主要的体现就是医疗机构及其医务人员为患者提供医疗服务时形成的法律关系，即医疗服务法律关系。

卫生刑事法律关系是国家对医疗卫生活动中犯罪行为予以追究制裁时发生的法律关系。卫生领域的刑事犯罪主要是危害公共卫生罪、生产销售伪劣产品罪、渎职罪、受贿罪。危害公共卫生罪具体有妨害传染病防治罪，传染病菌种、毒种扩散罪等；医疗机构中的国家工作人员可以构成受贿罪，医疗机构中的医务人员可以构成非国家工作人员受贿罪。

### 三、构成要素

卫生法律关系的构成要素是指卫生法律关系必要的构成因素或条件，包括主体、内容和客体。

#### （一）卫生法律关系的主体

卫生法律关系的主体是指卫生法律关系的参加者，亦即在卫生法律关系中享有权利并承担义务的当事人。在我国，卫生法律关系的主体包括国家行政机关、卫生组织、企事业单位、社会团体和自然人。

#### （二）卫生法律关系的内容

卫生法律关系的内容是卫生法律关系主体依法享有的权利和应履行的义务。卫生法律权利是卫生法律规范规定的，卫生法律关系主体以相对自由的作为或不作为的方式可以获得的某种利益，包括权利主体具有行为上的自由性，有要求他人作为或不作为的权利，可以在义务人不履行义务时请求法律和国家权力予以保护。

卫生法律义务是指卫生法律规范规定的、体现或实现于卫生法律关系中的、义务主体以作为或不作为的方式来保障权利主体获得利益的一种责任，包括义务人的积极作为义务，不作为义务，在义务人未按照卫生法规定履行或不适当履行而影响了权利人利益的实现时就要承担相应的法律责任。

#### （三）卫生法律关系的客体

卫生法律关系的客体是卫生权利义务共同指向的对象，一般包括四种。

1. **物**  成为法律关系客体的物应同时满足必须是一种资源，必须具有一定的稀缺性，必须具有可控性。只有受卫生法调整的能够对人民的生命健康产生影响的物才是卫生法律关系的客体，如药品、食品、医疗器械。

2. **行为**  行为是卫生法律关系的主体为达到一定目的所进行的活动，如卫生申请、卫生许可、医疗服务等。行为包括作为和不作为两种形式，作为是积极的行为，不作为是应当做而不做的行为。

3. **人身利益**  人身利益主要包括人格利益和身份利益，是人格权和身份权的客体，如生命、健康、隐私等。

4. **智力成果**  智力成果是主体从事智力活动所取得的成果，智力成果是知识产权的客体，如学术论文、药品专利等。

### 四、产生、变更和消亡

在社会生活中，卫生法律关系处于不断产生、变更与消灭的过程，这一过程是依据一定的医药卫生法律规范的规定，随着一定卫生法律事实的出现而产生、变更和消灭的。

法律事实是指法律规定的，能够引起法律关系产生、变更、消亡的事件和行为，包括法律事件和法律行为。

法律行为是以权利主体的意志为转移，能够引起法律后果的法律事实。法律行为按照其与法律的要求是否一致可以分为合法行为与违法行为。合法行为是指卫生法律关系主体实施的符合卫生法律规范、能够产生行为人预期后果的行为。违法行为是指卫生法律关系主体实施的卫生法律规范禁止的、侵犯他人合法权益的行为，须承担相应的法律责任。

法律事件是指不以人的意志为转移的，能引起法律关系产生、变更、消亡的客观情况或现象，包括自然事件和社会事件，前者如人的出生引起父母与子女的法律关系，后者如战争、法律的重大修改、新型冠状病毒感染疫情等。

卫生法律关系的产生是指在卫生活动中因某种法律事实的存在使得卫生法律主体间形成的权利义务关系，如患者就医引起医疗服务合同法律关系。

卫生法律关系的变更是指因某种法律事实的存在而使原有的法律关系发生变动，如卫生行政机关的变更，会引起卫生管理关系的变更。

卫生法律关系的消亡是指因某种法律事实的存在使原有法律关系中权利义务消失或终止，如法律关系主体的一方或双方不存在了。

## 第三节  我国卫生法律体系的构成

### 一、效力等级层面的卫生法体系

法律体系是一国各部门法所组成的有机整体。我国的法律体系是我国各部门法所组成的有机整体，由不同层级、不同效力的规范性法律文件组成，按照效力从高到低，依次为宪法、法律、行政法规、地方法规、部门规章、地方规章。

卫生法体系是指我国现行的卫生法整体，是由卫生法律、卫生行政法规、地方卫生法规、卫生部门规章、地方卫生规章、卫生标准组成的。

卫生法律目前有《传染病防治法》《药品管理法》《母婴保健法》《红十字会法》《医师法》《职业病防治法》《食品安全法》《精神卫生法》《中医药法》《献血法》《人口与计划生育法》《国境卫生检疫法》《疫苗管理法》《基本医疗卫生与健康促进法》《生物安全法》十五部。

卫生行政法规目前有《中华人民共和国传染病防治法实施办法》《突发公共卫生事件应急条例》《艾滋病防治条例》《中药品种保护条例》《医疗机构管理条例》《医疗事故处理条例》《医疗纠纷预防和处理条例》《医疗器械监督管理条例》《中华人民共和国药品管理法实施条例》《医疗废物管理条例》《乡村医生从业管理条例》《麻醉药品和精神药品管理条例》《医疗用毒性药品管理办法》《人体器官移植条例》《护士条例》等三十七部。

部门卫生规章目前有《医疗机构管理条例实施细则》《中外合资、合作医疗机构管理暂行办法》《医疗事故技术鉴定暂行办法》《医疗事故分级标准（试行）》《医疗卫生机构医疗废物管理办法》《医疗废物管理行政处罚办法》《药品不良反应报告和监测管理办法》《大型医用设备配置与使用管理办法》《人类辅助生殖技术管理办法》《人类精子库管理办法》《医师执业注册管理办法》《传统医学师承和确有专长人员医师资格考核考试办法》《中医医术确有专长人员医师资格考核注册管理暂行办法》等九十多部。

地方卫生法规、地方卫生规章只适用于该地方而非全国有效，故在此不再论述。

## 二、内容层面的卫生法体系

概括来说，我国现行的卫生法主要包括以下几个方面内容。

### （一）规范公共卫生方面的法律制度

规范公共卫生方面的法律制度包括：①传染病预防控制制度。②突发公共卫生事件应急制度。③职业病防治制度。④公共场所和学校卫生管理制度。⑤妇女儿童健康权益和公民生殖健康权益保障制度。⑥国境卫生检疫法律制度。⑦精神卫生法律制度。

### （二）规范医疗机构、人员及医疗救治行为方面的法律制度

**1. 规范医疗机构管理及其行为的制度**　主要包括以下内容：①对医疗机构执业实行许可证制度。②医疗机构必须承担相应的预防保健义务，在特殊情况下医疗机构及其卫生技术人员必须服从县级以上人民政府卫生行政部门的调遣。③对医疗废物的收集、运送、贮存等活动依法实施严格管理，并建立医疗废物无害化处置制度。④为了保证医疗事故技术鉴定的科学性、公正性，实行由医学会负责对医疗事故进行技术鉴定的制度。⑤医疗损害责任赔偿制度、医疗纠纷预防和处理制度、医疗事故赔偿制度。

**2. 规范卫生技术人员管理的制度**　主要包括两方面的内容：①医师资格考试制度和医师执业注册制度；师承和确有专长中医师考核注册制度。②乡村医生注册、培训和考核制度。

### （三）规范健康相关产品方面的法律

规范健康相关产品方面的法律包括：①食品安全管理制度。②药品管理制度。③化妆品管理制度。④医疗器械管理制度。

### （四）规范传统医学保护的法律制度

规范传统医学保护的法律制度包括《中医药法》《中药品种保护条例》和《野生药材资源保护管理条例》。

### （五）规范卫生公益事业的法律制度

规范卫生公益事业的法律制度包括《红十字会法》《献血法》和《红十字标志使用办法》。

### （六）规范基本医疗卫生服务制度

规范基本医疗卫生服务制度确认和规范我国基本医疗卫生服务制度。如《基本医疗卫生与健康促进法》明确了"建立基本医疗卫生制度、推进基本医疗服务实行分级诊疗"等基本制度的同时，又对社会办医、医患纠纷、特种药品需求等现实问题予以规定和明确。

此外，随着卫生法律、法规的不断完善，我国的卫生标准工作也不断地加强和发展，卫生标准的实施数量不断增加、质量不断提高、覆盖范围不断扩大。迄今已发布职业健康、环境健康、放射卫生、学校卫生、传染

病、地方病、血液、临床检验等各类卫生健康标准，初步建立起了以国家标准为主体、行业标准相配套的卫生标准体系，为我国的卫生法律体系提供了坚实的技术基础。

# 第四节　卫生立法和实施

## 一、卫生立法

### （一）概念

卫生立法是指有权的国家机关依照法定的职权和程序，制定、认可、修改、补充或废止规范性卫生法律文件的活动。卫生立法有广义和狭义之分，狭义的卫生立法仅指全国人民代表大会（简称全国人大）及其常务委员会制定卫生法律的活动；广义的卫生立法还包括国家行政机关、地方权力机关、地方政府制定行政法规、地方法规、规章等规范性法律文件的活动。这里讲的立法是指广义的立法。

### （二）卫生立法机关

我国的立法机关及其权限由《宪法》《中华人民共和国立法法》规定，具体说，我国的卫生立法机关如下。

**1.全国人大及其常务委员会**　全国人大制定和修改刑事、民事、国家机构和其他基本法律，全国人大常务委员会制定基本法律以外的法律。目前，卫生法律都是由全国人大常务委员会制定的。

**2.国务院**　国务院根据宪法和法律制定卫生行政法规。卫生行政法规由国务院总理签署国务院令公布。

**3.地方人大及其常务委员会**　省、自治区、直辖市，省会城市、国务院批准的较大的市及经济特区所在的市人民代表大会及其常务委员会根据本行政区域的具体情况和实际需要，在不同宪法、法律、行政法规相抵触的前提下，可以制定地方性卫生法规。

**4.国务院的组成部门和直属机构**　国务院各部、委员会、中国人民银行、审计署和具有行政管理职能的直属机构，可以根据法律和国务院的行政法规、决定、命令，在本部门的权限范围内，制定卫生规章。

**5.地方政府**　省级地方人民政府，省会城市、国务院批准的较大的市及经济特区所在的市人民政府可以制定地方卫生规章。

### （三）卫生立法的原则

卫生立法的基本原则是指卫生立法活动应遵循的基本准则，是卫生立法指导思想在卫生立法实践活动中的重要体现。我国的卫生立法原则概括如下。

**1.遵循宪法基本原则**　是指立法机关制定的卫生法律、法规、规章等规范性法律文件应依据宪法的规定、原则，不得与宪法相抵触、相违背。

**2.科学立法原则**　这一原则是辩证唯物主义的思想路线在我国立法工作中的体现。科学立法的根本在于，一切立法工作必须实事求是，一切从实际出发，从我国的国情出发，总结我国经验，借鉴和吸收国外立法的有益经验。

**3.民主立法原则**　卫生法的创制过程是发扬社会主义民主，是民主讨论、民主决策的过程。在卫生立法工作中，必须坚持民主原则，必须走群众路线是社会主义国家的本质决定的。

**4.维护法制统一原则**　这一原则要求法律之间相互协调、不重复、不冲突、不矛盾。立法机关应从国家的整体利益出发，相互配合，维护社会主义法制的统一和尊严。

### （四）卫生立法的程序

卫生立法程序是指有权的国家机关制定卫生法必须遵守的法定步骤和方式。《立法法》对法律的制定程序做了明确的规定，也对行政法规、地方性法规、地方规章的制定程序做了原则性的规定。卫生法的制定程序须依照法定的程序进行。以卫生法律为例，制定程序如下。

**1.卫生法律议案的提出**　享有法定权限的国家机关或个人向全国人大或常务委员会提出关于制定、修改、废止某项法律的建议。①委员长会议可以向常务委员会提出法律案，由常务委员会会议审议。②国务院、中央军事委员会、最高人民法院、最高人民检察院、全国人大各专门委员会、全国人大常务委员会组成人员10人以上可以向常务委员会提出有关卫生的法律案。由委员长会议决定列入常务委员会会议议程。

**2.卫生法律案的审议**　指全国人大或人大常务委员会对列入议程的法律案正式进行审查、讨论的活动。卫生法律案一般应当经三次常务委员会会议审议后再交付表决。

**3. 法律案的通过**　指全国人大或常务委员会对经过审议的法律案正式表示同意的活动。常务委员会审议的法律案由常务委员会全体组成人员过半数通过。

**4. 法律的公布**　全国人大或人大常务委员会将获得通过的法律用法定的形式公之于众。

《行政法规制定程序条例》规范了行政法规的制定程序；《规章制定程序条例》规范了部门规章和地方政府规章的制定程序。

---

📖 **知识链接**

1. 2021 年 1 月 20 日，十三届全国人大常委会第二十五次会议对医师法草案进行了初次审议。

2. 2021 年 6 月 7 日，十三届全国人大常委会第二十九次会议对医师法草案二审稿进行审议。

3. 2021 年 8 月 20 日，十三届全国人大常委会第三十次会议表决通过《中华人民共和国医师法》。

---

## 二、卫生法实施

卫生法的实施是指通过一定的方式使卫生法律规范在社会实际生活中贯彻与实现的活动，包括卫生法的遵守、适用、卫生行政执法。

### （一）卫生法的遵守

卫生法的遵守是指国家机关、企事业单位、社会团体和公民依照卫生法的规定行使权利、履行义务职责的活动，是卫生法实施的重要形式。

卫生法遵守的主体是指应当遵守卫生法的法人、组织和自然人，包括国家机关、企事业单位、社会团体、公民以及在我国境内的国际组织、外国组织、外国公民、无国籍人。

卫生法遵守的范围是指必须遵守的行为规范的范围。卫生法是广义上的卫生法律，包括宪法、卫生法律、卫生行政法规、卫生规章、地方性卫生法规、地方卫生规章、自治条例和单行条例以及我国签署和加入的国际卫生公约。

卫生法遵守的内容，包括依法行使权利和履行义务两个方面，是两者的有机统一。

### （二）卫生法的适用

卫生法的适用有广义和狭义之分。广义的卫生法的适用是指国家机关及法律法规授权组织依照法定职权和程序，将卫生法律规范运用到具体事项的专门活动，包括卫生行政执法主体依法进行的卫生执法活动和司法机关依法处理卫生案件的司法活动。狭义的卫生法的适用仅指司法机关处理卫生案件的司法活动。这里仅指狭义的卫生法的适用。

### （三）卫生法的效力范围

卫生法的效力范围是指卫生法的适用范围，在什么时间、什么地域、对哪些人适用，即时间效力、空间效力、对人的效力。

时间效力是指卫生法律何时生效、何时终止和有无溯及力。

空间效力是指法律规范生效的地域范围。卫生法律、卫生行政法规、部门卫生规章在全国范围内有效，地方卫生法规、自治条例和单行条例、地方卫生规章仅在该地方行政管辖区域内有效。

对人的效力是指法律规范可以适用的主体范围，即对哪些人有效。卫生法对我国公民有效，对我国境内的外国人、无国籍人有效，但享有外交特权、豁免权的除外。

### （四）卫生法的适用规则

卫生法的适用规则是指卫生法律规范之间发生冲突时，如何选择适用卫生法规的问题。适用规则有：

**1. 上位法优于下位法**　位，是位阶，也就是法的效力等级。效力等级高的是上位法，等级低的是下位法。如《传染病防治法》是法律，属于上位法；《突发公共卫生事件应急条例》是国务院颁布的行政法规，属于下位法。

**2. 特别法优于一般法**　对于同一主体制定的卫生法，特别规定与一般规定不一致的，适用特别规定。

**3. 新法优于旧法**　同一主体按照相同的程序先后就同一领域的问题制定了两个以上的卫生法律规范，后制定的卫生法律规范优先适用，即新旧规定不一致时，优先适用新规定。

### 三、卫生行政执法

#### （一）卫生行政执法的含义

卫生行政执法是指卫生行政主体依法行使卫生行政职权、履行卫生行政职责、处理卫生行政事务的活动。

#### （二）卫生行政执法的原则

卫生行政执法的原则是指在卫生执法活动中所应遵循的基本准则。卫生行政执法应当符合合法性原则、合理性原则、效益原则。

合法性原则是指卫生执法的主体要合法、内容要合法、程序要合法。合理性原则是指在法律规定的种类、幅度内合理使用自由裁量权，处罚力度与违法行为后果情节相适应。效益原则是指在依法行政的前提下，尽可能以低的成本取得尽可能大的执法效益。

#### （三）卫生行政执法的主体

卫生行政执法主体是指以自己的名义实施行政执法行为，并对行为后果独立承担责任的组织，分为卫生行政机关、法律法规授权组织，包括卫生健康委员会、药品监督管理局、卫生监督所等。

#### （四）卫生行政执法的特点

卫生行政执法行为是指卫生行政执法主体在履行其职权过程中，依法做出的具有法律意义和法律效力的行为，如卫生行政许可、卫生行政处罚等。卫生行政执法具有以下特点。

**1. 主体的特定性**　即有权做出卫生执法行为的主体须是法律明确规定的。

**2. 单方面做出**　执法主体根据法律、法规单方面做出决定，不受行政相对人和其他机构的干涉。

**3. 依程序做出**　须严格依照法律、法规、规章规定的程序做出决定。

**4. 具有可救济性**　法律、法规、规章规定了法律救济途径，有卫生行政复议、卫生行政诉讼、卫生行政赔偿。

#### （五）卫生行政执法的手段

卫生行政执法的手段主要有卫生行政许可、卫生行政强制、卫生行政处罚和卫生监督检查。

**1. 卫生行政许可**　卫生行政许可是指卫生行政机关根据公民、法人或者其他组织的申请，经依法审查，准予其从事医疗卫生活动及相关活动的行为。比如设立医院向卫生行政部门申请后，卫生行政部门予以准许并颁发《医疗机构执业许可证》。

**2. 卫生行政强制**　卫生行政强制包括卫生行政强制措施和卫生行政强制执行。如对传染病病人的强制隔离和治疗措施是卫生行政强制措施，《传染病防治法》第三十九条规定：医疗机构发现甲类传染病时，对传染病的病人、病原携带者，予以隔离治疗；对疑似病人，确诊前在指定场所单独隔离治疗；拒绝隔离治疗或者隔离期未满擅自脱离隔离治疗的，可以由公安机关协助医疗机构采取强制隔离治疗措施。

**3. 卫生行政处罚**　卫生行政处罚是指卫生行政主体依照法定职权和程序对违反卫生法律、法规的行为，尚未构成犯罪的相对人给予行政制裁的行政行为。处罚的种类包括警告、罚款、没收违法所得、责令停产停业、吊销许可证等。

**4. 卫生监督检查**　卫生监督检查是指卫生行政执法主体对公民、法人或其他组织遵守卫生法律、法规、规章的情况进行检查、调查、督促、纠正的行为。

# 第五节　卫生法律责任和法律救济

## 一、卫生法律责任

#### （一）卫生法律责任的概念和特征

卫生法律责任是指卫生法律关系主体因违反卫生法律规范规定的义务或约定，应承担的强制性的法律后果。

卫生法律责任有以下特点：①卫生法律责任是违反卫生法律规范的后果。②卫生法律责任须由卫生法律规范明确规定。③卫生法律责任有国家强制性。④卫生法律责任由专门的国家机关依法予以追究。

### （二）卫生法律责任的种类

根据行为人违反法律规范的性质和危害程度不同，可以分为行政责任、民事责任、刑事责任。

**1. 行政责任**　是指行政相对人违反卫生法律法规，但尚未构成犯罪的行为，应承担的不利法律后果，主要包括行政处罚和行政处分。

卫生行政处罚是指卫生行政机关或授权组织对违反卫生法律法规的公民、法人或其他组织所实施的卫生行政制裁。卫生行政处罚的种类主要有警告、罚款、没收非法所得、责令停产停业、暂扣或吊销许可证等。

卫生行政处分是指卫生行政机关对依照隶属关系对有违法失职行为的公务人员所采取的惩罚措施。处分种类有警告、记过、记大过、降级、撤职、开除。

**2. 民事责任**　民事责任一般指民事法律责任，是民事主体对于自己因违反合同，不履行其他民事义务，或者侵害国家的、集体的财产，侵害他人的人身财产、人身权利所引起的法律后果，依法应当承担的民事法律责任。

承担民事责任的方式主要有：①停止侵害。②排除妨碍。③消除危险。④返还财产。⑤恢复原状。⑥修理、重作、更换。⑦继续履行。⑧赔偿损失。⑨支付违约金。⑩消除影响、恢复名誉。⑪赔礼道歉。这些承担民事责任的方式，可以单独适用，也可以合并适用。法律规定惩罚性赔偿的，依照其规定执行。比如《药品管理法》第一四四条的规定。

卫生领域的民事法律责任主要有：赔偿损失，如医疗损害赔偿责任；消除影响、恢复名誉；赔礼道歉等。

**3. 刑事责任**　是指犯罪人因实施犯罪行为而应承担的法律责任。刑事责任的体现是刑罚，刑罚分为主刑和附加刑两大类。主刑包括管制、拘役、有期徒刑、无期徒刑、死刑；附加刑包括罚金、剥夺政治权利、没收财产。对于犯罪的外国人还可以独立或附加适用驱逐出境。我国刑法规定了二十多个与卫生健康相关的罪名，如妨害传染病防治罪、非法行医罪、医疗事故罪。

## 二、卫生法律救济

### （一）卫生法律救济的概念

卫生法律救济是指卫生法律关系主体（包括公民、法人、其他组织等）认为其人身权、健康权、财产权等合法权益受到侵害，依照有关法律的规定向有权受理的机关提出请求予以修正、救济的法律制度。

### （二）卫生法律救济的方式

卫生救济的方式包括卫生行政法律救济、卫生民事法律救济、卫生刑事法律救济。

**1. 卫生行政法律救济**　卫生行政法律救济是指公民、法人或其他组织认为卫生行政主体的行政行为侵犯其合法权益，请求有关国家机关给予纠正、补偿的活动。卫生行政法律救济的主要途径是卫生行政复议、卫生行政诉讼、卫生行政赔偿。

（1）卫生行政复议　卫生行政复议是指卫生行政相对人（包括公民、医疗机构或其他卫生组织等）认为卫生行政主体的行政行为侵犯其合法权益，依法向上级卫生行政机关或本级人民政府提出复核该行为的申请，受理行政机关依法对该行政行为进行审查并做出复议决定的法律制度。

卫生行政复议的申请人为公民、医疗机构法人及其他卫生组织。

卫生行政复议受理机关是做出行政行为的卫生行政机关的上级卫生行政机关或该卫生行政机关所属的本级人民政府。

按照《行政复议法》的规定可以对下列卫生行政行为提起复议：①对卫生行政机关作出的行政处罚决定不服。②对卫生行政机关作出的行政强制措施、行政强制执行决定不服。③申请卫生行政许可，行政机关拒绝或者在法定期限内不予答复，或者对行政机关作出的有关行政许可的其他决定不服。④对行政机关作出的确认自然资源的所有权或者使用权的决定不服。⑤对行政机关作出的征收征用决定及其补偿决定不服。⑥对行政机关作出的赔偿决定或者不予赔偿决定不服。⑦对行政机关作出的不予受理工伤认定申请的决定或者工伤认定结论不服。⑧认为行政机关侵犯其经营自主权或者农村土地承包经营权、农村土地经营权。⑨认为行政机关滥用行政权力排除或者限制竞争。⑩认为行政机关违法集资、摊派费用或者违法要求履行其他义务。⑪申请行政机关履行保护人身权利、财产权利、受教育权利等合法权益的法定职责，行政机关拒绝履行、未依法履行或者不予答复。⑫申请行政机关依法给付抚恤金、社会保险待遇或者最低生活保障等社会保障，行政机关没有依法给付。⑬认为行政机关不依法订立、不依法履行、未按照约定履行或者违法变更、解除政府特许经营协议、土地房屋征收补偿协议等行政协议。⑭认为行政机关在政府信息公开工作中侵犯其合法权益。⑮认为行政机关的其他行政行为侵犯其合法权益。

（2）卫生行政诉讼  公民、法人或者其他组织认为卫生行政机关和卫生行政机关工作人员的行政行为侵犯其合法权益，依法向人民法院提起诉讼，由人民法院审理裁判的活动。

公民、医疗机构法人及其他卫生组织均可提起卫生行政诉讼。

卫生行政诉讼受理机关是人民法院。

按照《行政诉讼法》的规定，公民、法人或者其他组织对下列行政行为不服，均可提起诉讼：①对行政拘留、暂扣或者吊销许可证和执照、责令停产停业、没收违法所得、没收非法财物、罚款、警告等行政处罚不服的。②对限制人身自由或者对财产的查封、扣押、冻结等行政强制措施和行政强制执行不服的。③申请行政许可，行政机关拒绝或者在法定期限内不予答复，或者对行政机关作出的有关行政许可的其他决定不服的。④对行政机关作出的关于确认土地、矿藏、水流、森林、山岭、草原、荒地、滩涂、海域等自然资源的所有权或者使用权的决定不服的。⑤对征收、征用决定及其补偿决定不服的。⑥申请行政机关履行保护人身权、财产权等合法权益的法定职责，行政机关拒绝履行或者不予答复的。⑦认为行政机关侵犯其经营自主权或者农村土地承包经营权、农村土地经营权的。⑧认为行政机关滥用行政权力排除或者限制竞争的。⑨认为行政机关违法集资、摊派费用或者违法要求履行其他义务的。⑩认为行政机关没有依法支付抚恤金、最低生活保障待遇或者社会保险待遇的。⑪认为行政机关不依法履行、未按照约定履行或者违法变更、解除政府特许经营协议、土地房屋征收补偿协议等协议的。⑫认为行政机关侵犯其他人身权、财产权等合法权益的。除前款规定外，人民法院受理法律、法规规定可以提起诉讼的其他行政案件。

（3）卫生行政赔偿  卫生行政赔偿是指卫生行政主体及其工作人员违法行使职权，侵犯公民、法人或其他组织的合法权益造成损害后果，由国家承担赔偿责任的制度。

根据《国家赔偿法》第3条、第4条的规定，卫生行政赔偿的范围包括卫生行政机关及其工作人员、法律法规授权组织及其工作人员违法实施卫生行政处罚、违法采取行政强制措施给行政相对人造成损失的情形。

**2. 卫生民事法律救济**  是指卫生法律关系主体因健康权、财产权等民事权益受到损害时，请求赔偿、补偿的活动。卫生民事法律救济的途径主要是卫生民事诉讼，如公民因就医引起的医疗损害责任纠纷、医疗服务合同纠纷等。此外，还有人民调解，如医疗纠纷人民调解。

**3. 卫生刑事法律救济**  是指卫生法律关系主体的违法行为可能触犯刑法的规定构成犯罪时，由司法机关对涉嫌犯罪的单位或个人予以追究的司法活动。卫生刑事法律救济的途径主要是卫生刑事诉讼。有关卫生领域的犯罪主要见《中华人民共和国刑法》（简称《刑法》）第六章第五节的规定，包括妨害传染病防治罪，传染病菌种、毒种扩散罪，非法组织卖血罪，医疗事故罪等。

# 第二章 传染病防治法律制度

## 第一节 概 述

### 一、传染病概念

传染病是指由各种病原体引起的能在人与人、动物与动物或人与动物之间相互传播的一类疾病。病原体包括微生物（如病毒、衣原体、立克次体、细菌、真菌、螺旋体等）和寄生虫（如原虫、蠕虫等）。传染病的传播必须具备传染源、传播途径和易感人群三个基本环节。

### 二、传染病防治的立法概况

1989 年 2 月 21 日，第七届全国人民代表大会常务委员会第六次会议通过《传染病防治法》，并分别于 2004 年 8 月 28 日、2013 年 6 月 29 日进行了修正。

为完善传染病防治工作，相继制定了一系列行政法规、规章，如《突发公共卫生事件应急条例》《疫苗流通和预防接种管理条例》《病原微生物实验室生物安全管理条例》《医疗废物管理条例》《艾滋病防治条例》《血吸虫病防治条例》《中华人民共和国传染病防治法实施办法》《性病防治管理办法》《结核病防治管理办法》《消毒管理办法》《医院感染管理办法》《传染性非典型肺炎防治管理办法》《突发公共卫生事件与传染病疫情监测信息报告管理办法》等。

### 三、《传染病防治法》概述

《传染病防治法》分为总则，传染病预防，疫情报告、通报和公布，疫情控制，医疗救治，监督管理，保障措施，法律责任，附则共九章，八十条。立法是为了预防、控制和消除传染病的发生与流行，保障人体健康和公众安全。

#### （一）《传染病防治法》的适用范围

在中华人民共和国领域内的一切单位和个人，必须接受疾病预防控制机构、医疗机构有关传染病的调查、检验、采集样本、隔离治疗等预防、控制措施，如实提供有关情况。

#### （二）传染病的防治方针与原则

国家对传染病防治实行预防为主的方针，防治结合、分类管理、依靠科学、依靠群众的原则。

建立传染病监测制度，传染病预警制度，预防接种制度，传染病菌种、毒种管理等一系列制度规范。

疾病预防控制机构、医疗机构和采供血机构及其执行职务的人员发现本法规定的传染病疫情或者发现其他传染病暴发、流行以及突发原因不明的传染病时，应当遵循疫情报告属地管理原则，按照国务院规定的或者国务院卫生行政部门规定的内容、程序、方式和时限报告。军队医疗机构向社会公众提供医疗服务，发现前款规定的传染病疫情时，应当按照国务院卫生行政部门的规定报告。

## 第二节 传染病防治的主要内容

### 一、法定传染病的分类

《传染病防治法》将 41 种急性和慢性传染病列为法定管理的传染病，根据传染病的传播方式、速度及其对人类危害程度，将传染病分为甲类、乙类和丙类三类，对不同类别的传染病采取相应的预防与控制措施。国务院卫生行政部门可根据传染病暴发、流行情况和危害程度，决定增加、减少或者调整乙类、丙类传染病病种并予以公布。具体分类如下。

1. **甲类传染病** 鼠疫、霍乱。
2. **乙类传染病** 新型冠状病毒感染的肺炎、传染性非典型肺炎、艾滋病、病毒性肝炎、脊髓灰质炎、人感染高致病性禽流感、麻疹、流行性出血热、狂犬病、流行性乙型脑炎、人感染 H7N9 禽流感、登革热、炭疽、细菌性和阿米巴性痢疾、肺结核、伤寒和副伤寒、流行性脑脊髓膜炎、百日咳、白喉、新生儿破伤风、猩红热、布鲁氏菌病、淋病、梅毒、钩端螺旋体病、血吸虫病、疟疾、猴痘。

**3. 丙类传染病** 流行性感冒（流感）、流行性腮腺炎、风疹、急性出血性结膜炎、麻风病、流行性和地方性斑疹伤寒、黑热病、包虫病、丝虫病，除霍乱、细菌性和阿米巴性痢疾、伤寒和副伤寒以外的感染性腹泻病、手足口病。

乙类传染病中的传染性非典型肺炎、炭疽中的肺炭疽采取甲类传染病的预防、控制措施。自 2023 年 1 月 8 日起，对新型冠状病毒感染的肺炎采取乙类传染病的预防、控制措施。其他乙类传染病和突发原因不明的传染病需要采取甲类传染病的预防、控制措施的，由国务院卫生行政部门及时报经国务院批准后予以公布、实施，解除时由国务院卫生行政部门报经国务院批准后予以公布。

## 二、传染病防治的管理机构

各级人民政府领导传染病防治工作。县级以上人民政府制定传染病防治规划并组织实施，建立健全传染病防治的疾病预防控制、医疗救治和监督管理体系。

《传染病防治法》规定国务院卫生行政部门主管全国传染病防治及其监督管理工作，县级以上地方人民政府卫生行政部门负责本行政区域内的传染病防治及其监督管理工作。

各级疾病预防控制机构承担传染病监测、预测、流行病学调查、疫情报告以及其他预防、控制工作。

医疗机构承担与医疗救治有关的传染病防治工作和责任区域内的传染病预防工作。城市社区和农村基层医疗机构在疾病预防控制机构的指导下，承担城市社区、农村基层相应的传染病防治工作。

## 三、传染病的预防

我国传染病防治的方针是以预防为主，做好传染病预防对整个传染病防治工作有重大意义。

### （一）传染病的监测

《传染病防治法》规定：国家建立传染病监测制度。国务院卫生行政部门制定国家传染病监测规划和方案。省、自治区、直辖市人民政府卫生行政部门根据国家传染病监测规划和方案，制定本行政区域的传染病监测计划和工作方案。

各级疾病预防控制机构对传染病的发生、流行以及影响其发生、流行的因素，进行监测；对国外发生、国内尚未发生的传染病或者国内新发生的传染病，进行监测。比如 2014 年，在西非发生埃博拉病毒疫情，连续出现大量死亡病例，并出现严重的流行趋势，我国疾病预防控制中心对疫情进行监测并在其官方网站连续发布埃博拉病毒疫情简报。

### （二）传染病预警信息发布

国家建立传染病预警制度。国务院卫生行政部门和省、自治区、直辖市人民政府根据传染病发生、流行趋势的预测，及时发出传染病预警，根据情况予以公布。

2013 年 3 月下旬，全国多地连续出现人感染 H7N9 禽流感病例，4 月 4 日国家卫生和计划生育委员会在已报告确诊病例的省份启动疫情信息日报告制度，对疫情进行监测，制定《人感染 H7N9 禽流感诊疗方案》《人感染 H7N9 禽流感疫情防控方案》《人感染 H7N9 禽流感医院感染预防与控制技术指南》指导疫情防控与诊疗，并在中国疾病预防控制中心官方网站予以信息公布。2020 年初，一种新型冠状病毒感染的肺炎在武汉暴发，并迅速蔓延至全国，从 2020 年 1 月 22 日起，国家预警信息发布中心利用国家突发事件预警信息发布系统开展新型冠状病毒感染的肺炎疫情相关信息发布工作。

### （三）传染病预防与控制预案

《传染病防治法》规定县级以上地方人民政府应当制定传染病预防与控制预案，报上一级人民政府备案。传染病预防与控制预案是指经过一定程序制定的传染病预防与控制的事先工作指导方案。传染病预防与控制预案应当包括以下主要内容。

1. 传染病预防控制指挥部的组成和相关部门的职责。
2. 传染病的监测、信息收集、分析、报告、通报制度。
3. 疾病预防控制机构、医疗机构在发生传染病疫情时的任务与职责。

4. 传染病暴发、流行情况的分级以及相应的应急工作方案。

5. 传染病预防，疫点疫区现场控制，应急设施、设备、救治药品和医疗器械以及其他物资和技术的储备与调用。

地方人民政府和疾病预防控制机构接到国务院卫生行政部门或者省、自治区、直辖市人民政府发出的传染病预警后，应当按照传染病预防、控制预案，采取相应的预防、控制措施。

### （四）预防接种

国家实行有计划的预防接种制度。国务院卫生行政部门和省、自治区、直辖市人民政府卫生行政部门，根据传染病预防、控制的需要，制定传染病预防接种规划并组织实施。用于预防接种的疫苗必须符合国家质量标准。

国家对儿童实行预防接种证制度。国家免疫规划项目的预防接种实行免费。医疗机构、疾病预防控制机构与儿童的监护人应当相互配合，保证儿童及时接受预防接种。

### （五）对实验室病原微生物及血液制品的管理

疾病预防控制机构、医疗机构的实验室和从事病原微生物实验的单位，应当符合国家规定的条件和技术标准，建立严格的监督管理制度，对传染病病原体样本按照规定的措施实行严格监督管理，严防传染病病原体的实验室感染和病原微生物的扩散。2004 年 11 月 12 日国务院发布《病原微生物实验室生物安全管理条例》（2018年 3 月 19 日第二次修订）对病原微生物和微生物实验室进行分类分级管理。

采供血机构、生物制品生产单位必须严格执行国家有关规定，保证血液、血液制品的质量。禁止非法采集血液或者组织他人出卖血液。疾病预防控制机构、医疗机构使用血液和血液制品，必须遵守国家有关规定，防止因输入血液、使用血液制品引起经血液传播疾病的发生。

### （六）对传染病菌种、毒种的管理

国家建立传染病菌种、毒种库，对传染病菌种、毒种和传染病检测样本的采集、保藏、携带、运输和使用实行分类管理，建立健全严格的管理制度。对可能导致甲类传染病传播的以及国务院卫生行政部门规定的菌种、毒种和传染病检测样本，确需采集、保藏、携带、运输和使用的，须经省级以上人民政府卫生行政部门批准。具体办法由国务院制定。

### （七）传染病病人、病原携带者和疑似传染病病人的权利与义务

国家和社会关心、帮助传染病病人、病原携带者和疑似传染病病人，使其得到及时救治。一切单位和个人，必须接受疾病预防控制机构、医疗机构有关传染病的调查、检验、采集样本、隔离治疗等预防、控制措施，如实提供有关情况。疾病预防控制机构、医疗机构不得泄露涉及个人隐私的有关信息、资料。任何单位和个人不得歧视传染病病人、病原携带者和疑似传染病病人。传染病病人、病原携带者和疑似传染病病人，在治愈前或者在排除传染病嫌疑前，不得从事法律、行政法规和国务院卫生行政部门规定禁止从事的易使该传染病扩散的工作。

## 四、传染病疫情报告、通报和公布

### （一）传染病疫情的报告

疾病预防控制机构、医疗机构和采供血机构及其执行职务的人员发现《传染病防治法》规定的传染病疫情或者发现其他传染病暴发、流行以及突发原因不明的传染病时，应当遵循疫情报告属地管理原则，按照国务院规定的或者国务院卫生行政部门规定的内容、程序、方式和时限报告。军队医疗机构向社会公众提供医疗服务，发现《传染病防治法》规定的传染病疫情或者发现其他传染病暴发、流行以及突发原因不明的传染病时，应当按照国务院卫生行政部门的规定报告。任何单位和个人发现传染病病人或者疑似传染病病人时，应当及时向附近的疾病预防控制机构或者医疗机构报告。不得隐瞒、谎报、缓报传染病疫情。

疾病预防控制机构应当主动收集、分析、调查、核实传染病疫情信息。疾病预防控制机构接到甲类、乙类传染病疫情报告或者发现传染病暴发、流行时，应当立即报告当地卫生行政部门，由当地卫生行政部门立即报告当地人民政府，同时报告上级卫生行政部门和国务院卫生行政部门。疾病预防控制机构应当设立或者指定专门的部门、人员负责传染病疫情信息管理工作，及时对疫情报告进行核实、分析。

**1. 责任报告单位及报告人** 根据 2015 年国家卫生计生委发布的《传染病信息报告管理规范（2015 年版）》，各级各类医疗卫生机构为责任报告单位；其执行职务的人员和乡村医生、个体开业医生均为责任疫情报告人，

必须按照传染病防治法的规定进行疫情报告，履行法律规定的义务。

港口、机场、铁路疾病预防控制机构以及国境卫生检疫机关发现甲类传染病病人、病原携带者、疑似传染病病人时，应当按照国家有关规定立即向国境口岸所在地的疾病预防控制机构或者所在地县级以上地方人民政府卫生行政部门报告并互相通报。

**2. 疫情报告的病种**　包括以下 3 类。

（1）法定传染病　《传染病防治法》规定的甲、乙、丙三类传染病以及国家卫生计生委决定列入乙类、丙类传染病管理的其他传染病和按照甲类管理开展应急监测报告的其他传染病。

（2）其他传染病　省级人民政府决定按照乙类、丙类管理的其他地方性传染病和其他暴发、流行或原因不明的传染病。

（3）不明原因肺炎病例和不明原因死亡病例等重点监测疾病。

**3. 诊断与分类**　责任报告人应按照传染病诊断标准（卫生计生行业标准）及时对传染病病人或疑似病人进行诊断。根据不同传染病诊断分类，分为疑似病例、临床诊断病例、确诊病例和病原携带者四类。其中，需报告病原携带者的病种包括霍乱、脊髓灰质炎以及国家卫生计生委规定的其他传染病。

**4. 登记与报告**　责任报告单位或责任报告人在诊疗过程中应规范填写或由电子病历、电子健康档案自动生成规范的门诊日志、入 / 出院登记、检测检验和放射登记。首诊医生在诊疗过程中发现传染病病人、疑似病人和规定报告的病原携带者后应按照要求填写《中华人民共和国传染病报告卡》（简称传染病报告卡）或通过电子病历、电子健康档案自动抽取符合交换文档标准的电子传染病报告卡。省级人民政府决定按照乙类、丙类管理的其他地方性传染病和其他暴发、流行或原因不明的传染病也应填报（或抽取）传染病报告卡信息。传染病报告卡统一格式，按要求填写。

**5. 报告程序与方式**　传染病报告实行属地化管理，首诊负责制。传染病报告卡由首诊医生或其他执行职务的人员负责填写。现场调查时发现的传染病病例，由属地医疗机构诊断并报告。采供血机构发现阳性病例也应填写报告卡。

（1）传染病疫情信息实行网络直报或直接数据交换。不具备网络直报条件的医疗机构，在规定的时限内将传染病报告卡信息报告属地乡镇卫生院、城市社区卫生服务中心或县级疾病预防控制机构进行网络报告，同时传真或寄送传染病报告卡至代报单位。

（2）区域信息平台或医疗机构的电子健康档案、电子病历系统应当具备传染病信息报告管理功能，已具备传染病信息报告管理功能的要逐步实现与传染病报告信息管理系统的数据自动交换功能。

（3）军队医疗卫生机构向社会公众提供医疗服务时，发现传染病疫情，应当按照规定进行传染病网络报告或数据交换。

**6. 疫情报告的时限**　责任报告单位和责任疫情报告人发现甲类传染病和乙类传染病中的肺炭疽、传染性非典型肺炎等按照甲类管理的传染病人或疑似病人时，或发现其他传染病和不明原因疾病暴发时，应于 2 小时内将传染病报告卡通过网络报告。对其他乙、丙类传染病病人、疑似病人和规定报告的传染病病原携带者在诊断后，应于 24 小时内进行网络报告。不具备网络直报条件的医疗机构及时向属地乡镇卫生院、城市社区卫生服务中心或县级疾病预防控制机构报告，并于 24 小时内寄送出传染病报告卡至代报单位。

**（二）传染病疫情的通报**

国务院卫生行政部门应当及时向国务院其他有关部门和各省、自治区、直辖市人民政府卫生行政部门通报全国传染病疫情以及监测、预警的相关信息。毗邻的以及相关的地方人民政府卫生行政部门，应当及时互相通报本行政区域的传染病疫情以及监测、预警的相关信息。县级以上人民政府有关部门发现传染病疫情时，应当及时向同级人民政府卫生行政部门通报。中国人民解放军卫生主管部门发现传染病疫情时，应当向国务院卫生行政部门通报。

县级以上地方人民政府卫生行政部门应当及时向本行政区域内的疾病预防控制机构和医疗机构通报传染病疫情以及监测、预警的相关信息。接到通报的疾病预防控制机构和医疗机构应当及时告知本单位的有关人员。动物防疫机构和疾病预防控制机构，应当及时互相通报动物间和人间发生的人畜共患传染病疫情以及相关信息。

**（三）传染病疫情的信息公布**

传染病疫情事关全国人民的切身利益，《传染病防治法》规定国家建立传染病疫情信息公布制度。国务院卫生行政部门定期公布全国传染病疫情信息。省、自治区、直辖市人民政府卫生行政部门定期公布本行政区域的传染病疫情信息。传染病暴发、流行时，国务院卫生行政部门负责向社会公布传染病疫情信息，并可以授权省、自治区、直辖市人民政府卫生行政部门向社会公布本行政区域的传染病疫情信息。公布传染病疫情信息应当及时、准确。

## 五、传染病疫情控制

### （一）医疗机构应当采取的控制措施

医疗机构发现甲类传染病时，应当及时采取下列措施。

1. 对病人、病原携带者，予以隔离治疗，隔离期限根据医学检查结果确定。

2. 对疑似病人，确诊前在指定场所单独隔离治疗。

3. 对医疗机构内的病人、病原携带者、疑似病人的密切接触者，在指定场所进行医学观察和采取其他必要的预防措施。此外，对于拒绝隔离治疗或者隔离期未满擅自脱离隔离治疗的，可以由公安机关协助医疗机构采取强制隔离治疗措施。

医疗机构发现乙类或者丙类传染病病人，应当根据病情采取必要的治疗和控制传播措施。医疗机构对本单位内被传染病病原体污染的场所、物品以及医疗废物，必须依照法律、法规的规定实施消毒和无害化处置。

### （二）疾病预防控制机构应当采取的控制措施

疾病预防控制机构发现传染病疫情或者接到传染病疫情报告时，应当及时采取下列措施。

1. 对传染病疫情进行流行病学调查，根据调查情况提出划定疫点、疫区的建议；对被污染的场所进行卫生处理；对密切接触者，在指定场所进行医学观察和采取其他必要的预防措施，并向卫生行政部门提出疫情控制方案。

2. 传染病暴发、流行时，对疫点、疫区进行卫生处理，向卫生行政部门提出疫情控制方案，并按照卫生行政部门的要求采取措施。

3. 指导下级疾病预防控制机构实施传染病预防、控制措施，组织、指导有关单位对传染病疫情的处理。

### （三）发生甲类传染病时应当采取的隔离措施

对已经发生甲类传染病病例的场所或者该场所内的特定区域的人员，所在地的县级以上地方人民政府可以实施隔离措施，并同时向上一级人民政府报告；接到报告的上级人民政府应当即时作出是否批准的决定。上级人民政府作出不予批准决定的，实施隔离措施的人民政府应当立即解除隔离措施。隔离措施的解除，由原决定机关决定并宣布。

### （四）传染病暴发、流行时人民政府应当采取的紧急措施

传染病暴发、流行时，县级以上地方人民政府应当立即组织力量，按照预防、控制预案进行防治，切断传染病的传播途径，必要时，报经上一级人民政府决定，可以采取限制或者停止集市、影剧院演出或者其他人群聚集的活动，停工、停业、停课，封闭或者封存被传染病病原体污染的公共饮用水源、食品以及相关物品，控制或者扑杀染疫野生动物、家畜家禽，封闭可能造成传染病扩散的场所等紧急措施并公告。紧急措施的解除由原决定机关决定并宣布。

### （五）人民政府实施宣布疫区与疫区封锁的控制措施

疫区是指传染病在人群中暴发、流行，其病原体向周围播散时所能波及的地区。甲类、乙类传染病暴发、流行时，县级以上地方人民政府报经上一级人民政府决定，可以宣布本行政区域部分或者全部为疫区；国务院可以决定并宣布跨省、自治区、直辖市的疫区。省、自治区、直辖市人民政府可以决定对本行政区域内的甲类传染病疫区实施封锁；封锁大、中城市的疫区或者封锁跨省、自治区、直辖市的疫区以及封锁疫区导致中断干线交通或者封锁国境的由国务院决定。疫区封锁的解除由原决定机关决定并宣布。

### （六）人员物资的紧急调集、临时征用

传染病暴发、流行时，根据传染病疫情控制的需要，国务院有权在全国范围或者跨省、自治区、直辖市范围内，县级以上地方人民政府有权在本行政区域内紧急调集人员或者调用储备物资，临时征用房屋、交通工具以及相关设施、设备。紧急调集人员的，应当按照规定给予合理报酬。临时征用房屋、交通工具以及相关设施、设备的，应当依法给予补偿；能返还的，应当及时返还。

### （七）有关机构单位对尸体处理与解剖查验采取的必要措施

患甲类传染病、炭疽死亡的，应当将尸体立即进行卫生处理，就近火化。患其他传染病死亡的，必要时，

应当将尸体进行卫生处理后火化或者按照规定深埋。为了查找传染病病因，医疗机构在必要时可以按照国务院卫生行政部门的规定，对传染病病人尸体或者疑似传染病病人尸体进行解剖查验，并应当告知死者家属。

## 六、传染病医疗救治及保障措施

### （一）传染病医疗救治

1. **政府**　人民政府应当加强和完善传染病医疗救治服务网络的建设，医疗救治服务网络由医疗救治机构、医疗救治信息网络和医疗救治专业技术人员组成。县级以上人民政府应加强和完善传染病医疗救治服务网络的建设，指定具备传染病救治条件和能力的医疗机构承担传染病救治任务，或者根据传染病救治需要设置传染病医院。

2. **医疗机构**　医疗机构需遵守以下规定。

（1）医疗机构的基本标准、建筑设计和服务流程，需符合预防传染病医院感染的要求。应当按照规定对使用的医疗器械进行消毒；对按照规定一次使用的医疗器具，必须在使用后予以销毁。同时还应当按照国务院卫生行政部门规定的传染病诊断标准和治疗要求，采取相应措施，提高传染病医疗救治能力。

（2）按照传染病诊断标准和治疗要求实行传染病预检、分诊制度；引导传染病病人、疑似传染病病人至相对隔离的分诊点进行初诊；提供医疗救护、现场救援和接诊治疗，书写并妥善保管病历记录以及其他有关资料；不具备相应救治能力的医疗机构，应当将病人及其病历记录复印件一并转至具备相应救治能力的医疗机构。

### （二）传染病保障措施

1. **人员保障**　对从事传染病预防、医疗、科研、教学、现场处理疫情的人员，以及在生产、工作中接触传染病病原体的其他人员，有关单位应当按照国家规定，采取有效的卫生防护措施和医疗保健措施，并给予适当的津贴。

2. **经费保障**　国家将传染病防治工作纳入国民经济和社会发展计划，县级以上地方人民政府将传染病防治工作纳入本行政区域的国民经济和社会发展计划。具体安排和保障如下。

（1）县级以上地方人民政府按照本级政府职责负责本行政区域内传染病预防、控制、监督工作的日常经费。

（2）国务院卫生行政部门会同国务院有关部门，根据传染病流行趋势，确定全国传染病预防、控制、救治、监测、预测、预警、监督检查等项目。中央财政对困难地区实施重大传染病防治项目给予补助。

（3）省、自治区、直辖市人民政府根据本行政区域内传染病流行趋势，在国务院卫生行政部门确定的项目范围内，确定传染病预防、控制、监督等项目，并保障项目的实施经费。

3. **物资保障**　政府建立传染病预防、控制和治疗有关物资储备。县级以上人民政府负责储备防治传染病的药品、医疗器械和其他物资，以备调用。

4. **基层传染病防治体系建设**　国家加强基层传染病防治体系建设，扶持贫困地区和少数民族地区的传染病防治工作。地方各级人民政府应当保障城市社区、农村基层传染病预防工作的经费。

5. **困难救助**　国家对患有特定传染病的困难人群实行医疗救助，减免医疗费用。

## 七、监督管理

### （一）县级以上人民政府卫生行政部门对传染病防治工作履行的监督、检查职责

1. 对下级人民政府卫生行政部门履行《传染病防治法》规定的传染病防治职责进行监督、检查。

2. 对疾病预防控制机构、医疗机构的传染病防治工作进行监督、检查。

3. 对采供血机构的采供血活动进行监督、检查。

4. 对用于传染病防治的消毒产品及其生产单位进行监督检查，并对饮用水供水单位从事生产或者供应活动以及涉及饮用水卫生安全的产品进行监督检查。

5. 对传染病菌种、毒种和传染病检测样本的采集、保藏、携带、运输、使用进行监督、检查。

6. 对公共场所和有关单位的卫生条件和传染病预防、控制措施进行监督、检查。

### （二）县级以上人民政府卫生行政部门在履行监督检查职责时具备的权力

1. 有权进入被检查单位和传染病疫情发生现场调查取证，查阅或者复制有关的资料和采集样本。被检查单位应当予以配合，不得拒绝、阻挠。

2. 发现被传染病病原体污染的公共饮用水源、食品以及相关物品，如不及时采取控制措施可能导致传染病

传播、流行的，可以采取封闭公共饮用水源、封存食品以及相关物品或者暂停销售的临时控制措施，并予以检验或者进行消毒。经检验，属于被污染的食品，应当予以销毁；对未被污染的食品或者经消毒后可以使用的物品，应当解除控制措施。

### （三）卫生行政部门应依法建立、健全监督制度

1. 工作人员依法执行职务时，应当不少于两人，并出示执法证件，填写卫生执法文书。卫生执法文书经核对无误后，应当由卫生执法人员和当事人签名。当事人拒绝签名的，卫生执法人员应当注明情况。

2. 卫生行政部门应当依法建立、健全内部监督制度，对其工作人员依据法定职权和程序履行职责的情况进行监督。

3. 上级卫生行政部门发现下级卫生行政部门不及时处理职责范围内的事项或者不履行职责的，应当责令纠正或者直接予以处理。

4. 卫生行政部门及其工作人员履行职责，应当自觉接受社会和公民的监督。单位和个人有权向上级人民政府及其卫生行政部门举报违反《传染病防治法》的行为。接到举报的有关人民政府或者其卫生行政部门，应当及时调查处理。

## 八、违反《传染病防治法》的法律责任

### （一）地方各级人民政府的法律责任

地方各级人民政府未依照本法的规定履行报告职责，或者隐瞒、谎报、缓报传染病疫情，或者在传染病暴发、流行时，未及时组织救治、采取控制措施的，由上级人民政府责令改正，通报批评；造成传染病传播、流行或者其他严重后果的，对负有责任的主管人员，依法给予行政处分；构成犯罪的，依法追究刑事责任。

### （二）县级以上人民政府卫生行政部门的法律责任

县级以上人民政府卫生行政部门违反本法规定，有下列情形之一的，由本级人民政府、上级人民政府卫生行政部门责令改正，通报批评；造成传染病传播、流行或者其他严重后果的，对负有责任的主管人员和其他直接责任人员，依法给予行政处分；构成犯罪的，依法追究刑事责任。

1. 未依法履行传染病疫情通报、报告或者公布职责，或者隐瞒、谎报、缓报传染病疫情的。
2. 发生或者可能发生传染病传播时未及时采取预防、控制措施的。
3. 未依法履行监督、检查职责，或者发现违法行为不及时查处的。
4. 未及时调查、处理单位和个人对下级卫生行政部门不履行传染病防治职责的举报的。
5. 违反《传染病防治法》的其他失职、渎职行为。

### （三）疾病预防控制机构的法律责任

疾病预防控制机构违反《传染病防治法》规定，有下列情形之一的，由县级以上人民政府卫生行政部门责令限期改正，通报批评，给予警告；对负有责任的主管人员和其他直接责任人员，依法给予降级、撤职、开除的处分，并可以依法吊销有关责任人员的执业证书；构成犯罪的，依法追究刑事责任。

1. 未依法履行传染病监测职责的。
2. 未依法履行传染病疫情报告、通报职责，或者隐瞒、谎报、缓报传染病疫情的。
3. 未主动收集传染病疫情信息，或者对传染病疫情信息和疫情报告未及时进行分析、调查、核实的。
4. 发现传染病疫情时，未依据职责及时采取《传染病防治法》规定的措施的。
5. 故意泄露传染病病人、病原携带者、疑似传染病病人、密切接触者涉及个人隐私的有关信息、资料的。

### （四）医疗机构的法律责任

医疗机构违反本法规定，有下列情形之一的，由县级以上人民政府卫生行政部门责令改正，通报批评，给予警告；造成传染病传播、流行或者其他严重后果的，对负有责任的主管人员和其他直接责任人员，依法给予降级、撤职、开除的处分，并可以依法吊销有关责任人员的执业证书；构成犯罪的，依法追究刑事责任。

1. 未按照规定承担本单位的传染病预防、控制工作、医院感染控制任务和责任区域内的传染病预防工作的。
2. 未按照规定报告传染病疫情，或者隐瞒、谎报、缓报传染病疫情的。
3. 发现传染病疫情时，未按照规定对传染病病人、疑似传染病病人提供医疗救护、现场救援、接诊、转诊的，或者拒绝接受转诊的。

4. 未按照规定对本单位内被传染病病原体污染的场所、物品以及医疗废物实施消毒或者无害化处置的。

5. 未按照规定对医疗器械进行消毒，或者对按照规定一次使用的医疗器具未予销毁，再次使用的。

6. 在医疗救治过程中未按照规定保管医学记录资料的。

7. 故意泄露传染病病人、病原携带者、疑似传染病病人、密切接触者涉及个人隐私的有关信息、资料的。

### （五）其他情形

违反《传染病防治法》规定，有下列情形之一的，由县级以上地方人民政府卫生行政部门责令改正，通报批评，给予警告，已取得许可证的，可以依法暂扣或者吊销许可证；造成传染病传播、流行以及其他严重后果的，对负有责任的主管人员和其他直接责任人员，依法给予降级、撤职、开除的处分，并可以依法吊销有关责任人员的执业证书；构成犯罪的，依法追究刑事责任。

1. 疾病预防控制机构、医疗机构和从事病原微生物实验的单位，不符合国家规定的条件和技术标准，对传染病病原体样本未按照规定进行严格管理，造成实验室感染和病原微生物扩散的。

2. 违反国家有关规定，采集、保藏、携带、运输和使用传染病菌种、毒种和传染病检测样本的。

3. 疾病预防控制机构、医疗机构未执行国家有关规定，导致因输入血液、使用血液制品引起经血液传播疾病发生的。

---

**📖 案例 4-2-1**

#### 传染病防治失职罪案例

被告人赵某在担任某县某乡某卫生院防保组组长期间，不认真履行自己的传染病疫情上报职责，在明知疫情发生的情况下，对 2008 年 11 月份发生在本辖区内的某小学和某幼儿园的甲肝疫情不按《传染病疫情报告制度》及时上报。时任该县疾病预防控制中心学校卫生科科长的被告人张某，负有对全县传染病疫情上报的管理职责，却不认真履行责任，在某乡发生甲肝疫情的情况下，对防保组的疫情上报工作失于监管，导致甲肝疫情在该乡某小学和幼儿园暴发流行。

法院认为，被告人赵某、张某身为从事传染病防治的政府卫生行政部门的工作人员，在工作中严重不负责任，在得知甲肝疫情后缓报疫情，导致甲肝传染病流行，情节严重，其行为均已构成传染病防治失职罪，判处有期徒刑一年，缓刑二年。

分析：

1. 传染病疫情报告和监测工作十分重要，关系到公共卫生安全。

2. 赵某作为乡卫生院防保组组长未及时报告传染病疫情，张某作为县疾病预防控制中心学校卫生科科长对疫情的监管未起到应有的监督责任。

赵某和张某均为疫情责任报告人，由于其工作失职造成甲肝疫情暴发流行，情节严重构成犯罪，故依法追究其刑事责任。依照《刑法》第四百零九条，第七十二条第一款，第七十三条第二款、第三款，第六十一条之规定，判决被告人赵某、张某犯传染病防治失职罪，判处有期徒刑一年，缓刑二年（缓刑考验期限自本判决确定之日起计算）。

---

## 第三节　艾滋病防治的法律规定

艾滋病，是指由人类免疫缺陷病毒（艾滋病病毒）引起的获得性免疫缺陷综合征。

本病主要经性接触、血液及母婴传播。人类免疫缺陷病毒主要侵犯、破坏辅助性 T 淋巴细胞，导致机体细胞免疫功能严重缺陷，最终并发各种严重机会性感染和肿瘤。本病传播迅速、发病缓慢、病死率极高。

为了预防、控制艾滋病的发生与流行，保障人体健康和公共卫生，国务院第 122 次常务会议通过了《艾滋病防治条例》，自 2006 年 3 月 1 日起施行。根据《传染病防治法》和《艾滋病防治条例》的有关规定，《性病防治管理办法》于 2012 年 6 月 29 日经卫生部部务会议通过，自 2013 年 1 月 1 日起施行。2019 年修订的《艾滋病防治条例》分为总则、宣传教育、预防与控制、治疗与救助、保障措施、法律责任和附则 7 章，共 64 条。

根据《传染病防治法》，我国艾滋病防治工作坚持预防为主、防治结合的方针，建立政府组织领导、部门各负其责、全社会共同参与的机制，加强宣传教育，采取行为干预和关怀救助等措施，实行综合防治。

国务院卫生主管部门会同国务院其他有关部门制定国家艾滋病防治规划；县级以上地方人民政府依照本条例规定和国家艾滋病防治规划，制定并组织实施本行政区域的艾滋病防治行动计划；国家鼓励和支持工会、共产主义青年团、妇女联合会、红十字会等团体协助各级人民政府开展艾滋病防治工作；国家鼓励和支持开展与艾滋病预防、诊断、治疗等有关的科学研究，提高艾滋病防治的科学技术水平；鼓励和支持开展传统医药以及传统医药与现代医药相结合防治艾滋病的临床治疗与研究。县级以上人民政府和政府有关部门对在艾滋病防治工作中做出显著成绩和贡献的单位和个人，给予表彰和奖励。

## 一、宣传教育

### （一）地方各级人民政府和政府有关部门

根据《艾滋病防治条例》，地方各级人民政府和政府有关部门应当组织开展艾滋病防治以及关怀和不歧视艾滋病病毒感染者、艾滋病病人及其家属的宣传教育，提倡健康文明的生活方式，营造良好的艾滋病防治的社会环境。

### （二）医疗机构

医疗卫生机构应当组织工作人员学习有关艾滋病防治的法律、法规、政策和知识；医务人员在开展艾滋病、性病等相关疾病咨询、诊断和治疗过程中，应当对就诊者进行艾滋病防治的宣传教育。计划生育技术服务机构向育龄人群提供计划生育技术服务和生殖健康服务时，应当开展艾滋病防治的宣传教育。

### （三）疾病预防控制机构

《性病防治管理办法》明确规定，疾病预防控制机构和开展性病诊疗业务的医疗机构应当根据当地性病流行特点，确定性病宣传和健康教育内容，对大众开展性病防治知识的宣传。

### （四）各级疾病预防控制机构

各级疾病预防控制机构应当通过多种形式在有易感染性病危险行为的人群集中的场所宣传性病防治知识，倡导安全性行为，鼓励有易感染性病危险行为的人群定期到具备性病诊疗资质的医疗机构进行性病检查。

## 二、预防与控制

《艾滋病防治条例》规定，国家建立、健全艾滋病监测网络，实行艾滋病自愿咨询和自愿检测制度。

### （一）艾滋病监测网络

艾滋病监测是指连续、系统地收集各类人群中艾滋病（或者艾滋病病毒感染）及其相关因素的分布资料，对这些资料综合分析，为有关部门制定预防控制策略和措施提供及时可靠的信息和依据，并对预防控制措施进行效果评价。

国务院卫生主管部门制定国家艾滋病监测规划和方案。省、自治区、直辖市人民政府卫生主管部门根据国家艾滋病监测规划和方案，制定本行政区域的艾滋病监测计划和工作方案，组织开展艾滋病监测和专题调查，掌握艾滋病疫情变化情况和流行趋势。疾病预防控制机构负责对艾滋病发生、流行以及影响其发生、流行的因素开展监测活动。出入境检验检疫机构负责对出入境人员进行艾滋病监测，并将监测结果及时向卫生主管部门报告。

### （二）国家实行艾滋病自愿咨询和自愿检测制度

县级以上地方人民政府卫生主管部门指定的医疗卫生机构，应当按照规定制定的艾滋病自愿咨询和检测办法，为自愿接受艾滋病咨询、检测的人员免费提供咨询和初筛检测。

### （三）进口生物制品必须接受出入境检疫

经国务院卫生主管部门批准进口的用以临床急需、捐献配型的特殊血型血液、骨髓造血干细胞、外周血造血干细胞、脐带血造血干细胞，应当依照国境卫生检疫法律、行政法规的有关规定，接受出入境检验检疫机构的检疫。未经检疫或者检疫不合格的，不得进口。

### （四）艾滋病病毒感染者和艾滋病病人的义务

艾滋病病毒感染者和艾滋病病人应当接受疾病预防控制机构或者出入境检验检疫机构的流行病学调查和指导；将感染或者发病的事实及时告知与其有性关系者；就医时，将感染或者发病的事实如实告知接诊医生；采取必要的防护措施，防止感染他人。

### 三、医疗卫生机构和政府机构在艾滋病治疗与救助中的责任

艾滋病是一种对个人、对家庭、对社会产生极大危害的传染病，医疗机构在艾滋病的治疗与救助中起到重要的作用。医疗卫生机构在艾滋病治疗与救助中的责任是：

1. 应当为艾滋病病毒感染者和艾滋病病人提供艾滋病防治咨询、诊断和治疗服务。不得因就诊的病人是艾滋病病毒感染者或者艾滋病病人，推诿或者拒绝对该病人的其他疾病进行治疗。

2. 对确诊的艾滋病病毒感染者和艾滋病病人，医疗卫生机构的工作人员应当将其感染或者发病的事实告知本人。本人为无行为能力人或者限制行为能力人的，应当告知其监护人。

3. 应当按照国务院卫生主管部门制定的预防艾滋病母婴传播技术指导方案的规定，对孕产妇提供艾滋病防治咨询和检测，对感染艾滋病病毒的孕产妇及其婴儿，提供预防艾滋病母婴传播的咨询、产前指导、阻断、治疗、产后访视、婴儿随访和检测等服务。

### 四、政府机构应当采取的艾滋病防治关怀、救助措施

1. 向农村艾滋病病人和城镇经济困难的艾滋病病人免费提供抗艾滋病病毒治疗药品。

2. 对农村和城镇经济困难的艾滋病病毒感染者、艾滋病病人适当减免抗机会性感染治疗药品的费用。

3. 向接受艾滋病咨询、检测的人员免费提供咨询和初筛检测；向感染艾滋病病毒的孕产妇免费提供预防艾滋病母婴传播的治疗和咨询。

### 五、保障措施

《艾滋病防治条例》规定中有关艾滋病的保障措施如下。

1. 县级以上人民政府应当将艾滋病防治工作纳入国民经济和社会发展规划，加强和完善艾滋病预防、检测、控制、治疗和救助服务网络的建设，建立健全艾滋病防治专业队伍。

2. 国务院卫生主管部门会同国务院其他有关部门，根据艾滋病流行趋势，确定全国与艾滋病防治相关的宣传、培训、监测、检测、流行病学调查、医疗救治、应急处置以及监督检查等项目。中央财政对在艾滋病流行严重地区和贫困地区实施的艾滋病防治重大项目给予补助。县级以上地方人民政府按照本级政府的职责，负责艾滋病预防、控制、监督工作所需经费。

3. 省、自治区、直辖市人民政府根据本行政区域的艾滋病防治工作需要和艾滋病流行趋势，确定与艾滋病防治相关的项目，并保障项目的实施经费。

### 六、医疗机构的法律责任

1. 医疗卫生机构未依照规定履行职责，有下列情形之一的，由县级以上人民政府卫生主管部门责令限期改正，通报批评，给予警告；造成艾滋病传播、流行或者其他严重后果的，对负有责任的主管人员和其他直接责任人员依法给予降级、撤职、开除的处分，并可以依法吊销有关机构或者责任人员的执业许可证件；构成犯罪的，依法追究刑事责任。

（1）未履行艾滋病监测职责的。

（2）未按照规定免费提供咨询和初筛检测的。

（3）对临时应急采集的血液未进行艾滋病检测，对临床用血艾滋病检测结果未进行核查，或者将艾滋病检测阳性的血液用于临床的。

（4）未遵守标准防护原则，或者未执行操作规程和消毒管理制度，发生艾滋病医院感染或者医源性感染的。

（5）未采取有效的卫生防护措施和医疗保健措施的。

（6）推诿、拒绝治疗艾滋病病毒感染者或者艾滋病病人的其他疾病，或者对艾滋病病毒感染者、艾滋病病人未提供咨询、诊断和治疗服务的。

（7）未对艾滋病病毒感染者或者艾滋病病人进行医学随访的。

（8）未按照规定对感染艾滋病病毒的孕产妇及其婴儿提供预防艾滋病母婴传播技术指导的。

2. 地方各级人民政府未依照《艾滋病防治条例》规定履行组织、领导、保障艾滋病防治工作职责，或者未采取艾滋病防治和救助措施的，由上级人民政府责令改正，通报批评；造成艾滋病传播、流行或者其他严重后果的，对负有责任的主管人员依法给予行政处分；构成犯罪的，依法追究刑事责任。

3. 县级以上人民政府卫生主管部门违反《艾滋病防治条例》规定，有下列情形之一的，由本级人民政府或者上级人民政府卫生主管部门责令改正，通报批评；造成艾滋病传播、流行或者其他严重后果的，对负有责任的主管人员和其他直接责任人员依法给予行政处分；构成犯罪的，依法追究刑事责任。

（1）未履行艾滋病防治宣传教育职责的。

（2）对有证据证明可能被艾滋病病毒污染的物品，未采取控制措施的。

（3）其他有关失职、渎职行为。

4. 艾滋病病毒感染者或者艾滋病病人故意传播艾滋病的，依法承担民事赔偿责任；构成犯罪的，依法追究刑事责任。

5. 医师在性病诊疗活动中违反《性病防治管理办法》规定，有下列情形之一的，由县级以上卫生行政部门按照《执业医师法》第三十七条的有关规定进行处理。

（1）违反性病诊疗规范，造成严重后果的。

（2）泄露患者隐私，造成严重后果的。

（3）未按照规定报告性病疫情，造成严重后果的。

（4）违反本办法其他规定，造成严重后果的。

---

**案例 4-2-2**

王某经艾滋病性病皮肤病防治中心确诊患有艾滋病，且本人明确知晓这一情况后，仍在某村一出租屋内从事卖淫活动。其间在多名嫖客没有采取安全措施的情况下，王某仍与对方进行性交易。

在这类案件的审判实践中，行为人多以传播性病罪被量刑定罪，除此之外，如果艾滋病患者故意传播艾滋病，造成不同影响后果的，还可能涉嫌构成故意伤害罪和以危险方法危害公共安全罪。2014 年，某市第一人民法院开庭审理该例涉嫌传播性病罪刑事案件，被告人王某对公诉机关指控的犯罪事实供认不讳。

**分析：**

1. **传播性病罪** 根据我国刑法，传播性病罪是指"明知自己患有梅毒、淋病等严重性病卖淫、嫖娼的。"罪名一旦成立，可判处 5 年以下有期徒刑、拘役或者管制，并处罚金。这项罪名包含两个关键条件，一是行为人必须明知自己患有严重性病，二是实施了卖淫嫖娼行为。

2. **故意伤害罪** 我国《艾滋病防治条例》第三十八条规定了艾滋病毒感染者和艾滋病人应当履行的义务，艾滋病病毒感染者和艾滋病病人不得以任何方式故意传播艾滋病。艾滋病病毒感染者或者艾滋病病人故意传播艾滋病的，依法承担民事赔偿责任；构成犯罪的，依法追究刑事责任。

3. **以危险方法危害公共安全罪** 根据我国刑法，以传染病病原体等物质或者以其他危险方法危害公共安全，尚未造成严重后果的，处三年以上十年以下有期徒刑。

---

# 第四节　传染性非典型肺炎防治管理办法

传染性非典型肺炎（SARS）为一种由 SARS 冠状病毒（SARS-CoV）引起的急性呼吸道传染病。本病为呼吸道传染性疾病，临床表现为发热、咳嗽、呼吸困难，肺部炎症改变严重时出现低氧血症、呼吸窘迫综合征或多器官功能衰竭。主要传播方式为近距离飞沫传播或接触患者呼吸道分泌物。轻型患者临床症状较轻，重症患者病情重，易出现呼吸窘迫综合征而死亡。

为了有效预防和控制传染性非典型肺炎（严重急性呼吸综合征）的发生与流行，保障公众的身体健康和生命安全，根据《传染病防治法》和《突发公共卫生事件应急条例》，《传染性非典型肺炎防治管理办法》于2003 年 5 月发布并实施。《传染性非典型肺炎防治管理办法》包括总则、疫情报告、通报和公布、预防与控制、医疗救治、监督管理、罚则、附则七部分，共四十条。

根据《传染性非典型肺炎防治管理办法》，传染性非典型肺炎防治工作坚持预防为主，防治结合，分级负责，依靠科学，依法管理的原则。卫生部对全国传染性非典型肺炎的疾病防治工作实施统一监督管理。

## 一、疫情报告、通报和公布

1. 任何单位和个人发现传染性非典型肺炎病人或者疑似传染性非典型肺炎病人（简称病人或者疑似病人）

时，都应当及时向当地疾病预防控制机构报告，不得隐瞒、缓报、谎报或者授意他人隐瞒、缓报、谎报。

2. 医疗机构及其医务人员、疾病预防控制机构的工作人员发现病人或者疑似病人，必须立即向当地疾病预防控制机构报告。疾病预防控制机构发现疫情或者接到疫情报告，应当立即报告上级疾病预防控制机构和当地卫生行政部门。卫生行政部门接到报告后应当立即报告本级人民政府，同时报告上级卫生行政部门和国务院卫生行政部门。

3. 卫生部根据传染性非典型肺炎疫情情况，及时向国务院有关部门和各省、自治区、直辖市卫生行政部门以及军队卫生主管部门通报，及时、如实向社会公布疫情；省、自治区、直辖市卫生行政部门及时、如实公布本行政区域的疫情。

4. 县级以上卫生行政部门应当加强农村疫情监测和疫情报告体系建设，建立健全县、乡、村三级疫情信息网络。

## 二、预防与控制

1. 疾病预防控制机构发现传染性非典型肺炎疫情或者接到疫情报告时，应当立即采取以下控制措施。

（1）及时到达现场，调查登记病人或者疑似病人的密切接触者。

（2）对密切接触者按照有关规定进行流行病学调查，并根据情况采取集中隔离或者分散隔离的方法进行医学观察。

（3）对医疗机构外被病人或者疑似病人污染的场所、物品进行卫生处理。

2. 疾病预防控制机构、医疗机构、从事传染性非典型肺炎科学研究机构，必须严格执行有关管理制度、操作规程，防止医源性感染、医院内感染、实验室感染和致病性微生物的扩散。对从事传染性非典型肺炎预防控制、医疗救治、科学研究的人员，所在单位应当根据有关规定，采取有效的防护措施和医疗保健措施。

3. 有关单位和个人必须按照疾病预防控制机构的要求，对被传染性非典型肺炎病原体污染的污水、污物、粪便进行严密消毒后处理。病人或者疑似病人以及密切接触者及其他有关单位和人员，应当配合疾病预防控制机构和医疗机构采取预防控制措施。

4. 传染性非典型肺炎病人死亡后，尸体处理按照传染病防治法的有关规定和卫生部、民政部《关于做好传染性非典型肺炎患者遗体处理和丧葬活动的紧急通知》的规定，立即消毒、就地火化。医疗机构、疾病预防控制机构必要时可以对尸体进行解剖查验。

## 三、医疗救治

1. 县级以上地方卫生行政部门应当指定专门的医疗机构负责收治病人或者疑似病人；指定专门机构和车辆负责转运工作，并建立安全的转诊制度。收治病人或者疑似病人的医疗机构应当符合卫生行政部门规定的隔离、消毒条件，配备必要的救治设备；对病人和疑似病人应当分开隔离治疗；采取有效措施，避免交叉感染；设立发热门诊和隔离观察室，负责收治可疑发热病人，实行首诊负责制，发现病人或者疑似病人时，应当采取应急控制措施，并及时报告当地疾病预防控制机构。

2. 各级各类医疗机构应当设立预防保健组织或者人员，承担本单位和责任地段的传染病预防、控制和疫情管理工作。医疗机构收治病人或者疑似病人，实行先收治、后结算的办法，任何医疗机构不得以费用为由拒收病人。对农民（含进城务工农民）和城镇困难群众中的传染性非典型肺炎病人实行免费医疗，所发生救治费用由政府负担，具体办法按国家有关部门规定执行。医疗机构应履行下列职责。

（1）及时、如实报告疫情。

（2）承担责任范围内的传染性非典型肺炎的预防、诊断、治疗任务，改善服务质量，提高治疗水平。

（3）对医疗机构内病人或者疑似病人污染的场所、物品、排泄物进行严格的卫生处理。

（4）负责对医疗机构内死亡的病人或者疑似病人的尸体进行消毒处理。

（5）对医护人员进行专门的业务培训。

（6）宣传疾病防治科学知识。

（7）依据有关规定开展其他防治工作。

3. 医务人员应当增强传染病防治的法律意识，接受专门的业务培训，遵守操作常规，按照有关规定做好个人防护。

4. 对流动人口中的病人、疑似病人应当按照就地隔离、就地观察、就地治疗的原则，及时送当地指定的专门收治病人和疑似病人的医疗机构治疗。

## 四、监督管理

1. 卫生部对全国传染性非典型肺炎防治工作进行督察、指导。卫生部根据需要在全国范围内统筹协调卫生资源，调集医疗卫生人员参加防治工作；县级以上地方卫生行政部门在本行政区域内指定医疗机构承担医疗救治任务，组织医疗卫生人员参加防治工作。各级卫生监督机构在卫生行政部门的领导下，对下列事项进行监督检查。

（1）医疗机构和疾病预防控制机构的疫情报告。

（2）医疗机构、留验站（所）的隔离、消毒、防护和医疗废弃物处理。

（3）公共场所的消毒。

（4）密切接触者的医学观察、疫点的环境消毒。

（5）生产、经营和使用单位的消毒产品、防护用品的质量。

（6）依法开展其他监督检查工作。

2. 设区的市级以上地方卫生行政部门应当组织疾病预防控制人员和医疗救治队伍，加强对农村及传染性非典型肺炎疫情严重地区的疫情控制、业务培训和技术指导，提高农村地区控制疫情的能力和诊断、治疗水平。

3. 疾病预防控制机构和医疗机构及其人员必须服从卫生行政部门的调遣。

## 五、罚则

1. 县级以上地方卫生行政部门有下列行为之一的，由上级卫生行政部门责令改正，通报批评，给予警告，对其主要负责人由有关部门依法给予降级或者撤职的行政处分；造成传染性非典型肺炎传播、流行或者对社会公众健康造成其他严重危害后果的，依法给予开除的行政处分；构成犯罪的，依法追究刑事责任。

（1）未按照规定履行报告职责，隐瞒、缓报、谎报或授意他人隐瞒、缓报、谎报疫情的。

（2）在防治工作中玩忽职守，失职、渎职的。

（3）对上级卫生行政部门的督察、指导不予配合，或者采取其他方式阻碍、干涉的。

2. 疾病预防控制机构和医疗机构及其人员有下列行为之一的，由县级以上卫生行政部门责令改正，通报批评，给予警告；情节严重的，依法吊销医疗机构执业许可证，并由有关部门对主要负责人给予降级或者撤职的行政处分；对有关医疗卫生人员，由其所在单位或者上级机关给予纪律处分，并由县级以上卫生行政部门依法吊销执业证书；造成传染性非典型肺炎传播、流行或者对社会公众健康造成其他严重危害后果，构成犯罪的，依法追究刑事责任。

（1）未依法履行疫情报告职责，隐瞒、缓报或者谎报的。

（2）拒绝服从卫生行政部门调遣的。

（3）未按照规定及时采取预防控制措施的。

（4）拒绝接诊病人或者疑似病人的。

（5）未按照规定履行监测职责的。

3. 有关单位和人员有下列行为之一的，由县级以上卫生行政部门责令改正，可以处五千元以下罚款，情节较严重的，可以处五千元以上、两万元以下的罚款；对主管人员和直接责任人员，由所在单位或有关部门给予行政处分；构成犯罪的，依法追究刑事责任。

（1）对传染性非典型肺炎病原体污染的污水、污物、粪便不按规定进行消毒处理的。

（2）造成传染性非典型肺炎的医源性感染、医院内感染、实验室感染或者致病性微生物扩散的。

（3）生产、经营、使用消毒产品、隔离防护用品等不符合规定与标准，可能造成传染病的传播、扩散或者造成传染病的传播、扩散的。

（4）拒绝、阻碍或者不配合现场调查、资料收集、采样检验以及监督检查的。

（5）拒绝执行疾病预防控制机构提出的预防、控制措施的。

（6）病人或者疑似病人故意传播传染性非典型肺炎，造成他人感染的。

# 第五节　医院感染管理的法律规定

## 一、概述

医院感染是指住院患者在医院内获得的感染，包括在住院期间发生的感染和在医院内获得出院后发生的感染，但不包括入院前已开始或入院时已存在的感染，医院工作人员在医院内获得的感染也属医院感染。医院感染管理是各级卫生行政部门、医疗机构及医务人员针对诊疗活动中存在的医院感染、医源性感染及相关的危险因素进行的预防、诊断和控制活动。

医院感染控制在传染病防控工作中贯穿始终，是影响医疗质量的重要问题。医院环境特殊、病种繁多和病原体的高耐药性，使得医院感染治疗困难，病死率高。为加强医院感染管理，有效预防和控制医院感染，提高医疗质量，保证医疗安全，根据《传染病防治法》，2006年7月6日卫生部发布了《医院感染管理办法》，自2006年9月1日起施行。《医院感染管理办法》分总则、组织管理、预防与控制、人员培训、监督管理、罚则、附则七章，共三十九条。

## 二、组织管理

住院床位总数达100张以上的医院应当设立医院感染管理委员会和独立的医院感染管理部门。住院床位总数在100张以下的医院应当指定分管医院感染管理工作的部门。其他医疗机构应当有医院感染管理专（兼）职人员。

## 三、预防控制

### （一）预防

医疗机构应当按照有关医院感染管理的规章制度和技术规范，加强医院感染的预防与控制工作，严格执行消毒、隔离规范和无菌操作技术，保证医护人员手卫生与诊疗环境条件符合规定要求；严格按照《抗菌药物临床应用指导原则》，加强抗菌药物临床使用和耐药菌监测管理；保证职业卫生防护工作符合规定要求，保障医务人员的职业健康。

### （二）监测与控制

医疗机构应当按照医院感染诊断标准及时诊断医院感染病例，《医院感染暴发控制指南》为医疗机构及时有效地识别和处置医院感染暴发提供技术指导，将医院感染暴发的危害降到最小。建立有效的医院感染监测制度，分析医院感染的危险因素，并针对导致医院感染的危险因素，实施预防与控制措施。医疗机构使用的消毒药械、一次性医疗器械和器具应当符合国家有关规定。医疗机构应当制定具体措施，保证医务人员的手卫生、诊疗环境条件、无菌操作技术和职业卫生防护工作符合规定要求，对医院感染的危险因素进行控制。一次性使用的医疗器械、器具不得重复使用。医疗机构应当按照《消毒管理办法》，严格执行医疗器械、器具的消毒工作技术规范，并达到以下要求。

1. 进入人体组织、无菌器官的医疗器械、器具和物品必须达到灭菌水平。
2. 接触皮肤、黏膜的医疗器械、器具和物品必须达到消毒水平。
3. 各种用于注射、穿刺、采血等有创操作的医疗器具必须一用一灭菌。
4. 医疗机构应当及时发现医院感染病例和医院感染的暴发，分析感染源、感染途径，采取有效的处理和控制措施，积极救治患者。

### （三）报告

医疗机构应当按照卫生部与国家中医药管理局联合发布的《医院感染暴发报告及处置管理规范》就医院感染相关事宜进行报告。医院发生5例以上疑似医院感染暴发或3例以上医院感染暴发，当于12小时内向所在地县级卫生行政部门报告，并同时向所在地疾病预防控制机构报告。县级卫生行政部门接到报告后，应当于24小时内逐级上报至省级卫生行政部门。省级卫生行政部门接到报告后组织专家进行调查，确认5例以上医院感染暴发，或由于医院感染暴发直接导致患者死亡，或由于医院感染暴发导致3人以上人身损害后果，应当于24小时内上报至卫生部。

中医医院（含中西医结合医院、民族医医院）发生医院感染暴发的，省级卫生行政部门应当会同省级中医药管理部门共同组织专家进行调查，确认发生以上情形的，省级中医药管理部门应当向国家中医药管理局报告。

医院发生10例以上的医院感染暴发，或发生特殊病原体或者新发病原体的医院感染，或可能造成重大公共影响或者严重后果的医院感染，应当按照《国家突发公共卫生事件相关信息报告管理工作规范（试行）》的要求，在2小时内向所在地县级卫生行政部门报告，并同时向所在地疾病预防控制机构报告。所在地的县级卫生行政部门确认后，应当在2小时内逐级上报至省级卫生行政部门。省级卫生行政部门进行调查，确认发生以上情形的，应当在2小时内上报至卫生部。中医医院（含中西医结合医院、民族医医院）发生上述情形时，省级中医药管理部门应当向国家中医药管理局报告。医疗机构应当建立医疗质量（安全）不良事件信息采集、记录和报告相关制度，并作为医疗机构持续改进医疗质量的重要基础工作。

医疗机构发生的医院感染属于法定传染病的，应当按照《传染病防治法》和《国家突发公共卫生事件应急预案》的规定进行报告和处理。

## 四、监督管理

相关部门及各机构在进行监督管理工作时应参照《突发公共卫生事件与传染病疫情监测信息报告管理办法》的规定。

1. 国务院卫生行政部门对全国突发公共卫生事件与传染病疫情监测信息报告管理工作进行监督、指导。县级以上地方人民政府卫生行政部门对本行政区域的突发公共卫生事件与传染病疫情监测信息报告管理工作进行监督、指导。

2. 各级卫生监督机构在卫生行政部门的领导下，具体负责本行政区域内的突发公共卫生事件与传染病疫情监测信息报告管理工作的监督检查。

3. 各级疾病预防控制机构在卫生行政部门的领导下，具体负责对本行政区域内的突发公共卫生事件与传染病疫情监测信息报告管理工作的技术指导。

4. 各级各类医疗卫生机构在卫生行政部门的领导下，积极开展突发公共卫生事件与传染病疫情监测信息报告管理工作。任何单位和个人发现责任报告单位或责任疫情报告人有瞒报、缓报、谎报突发公共卫生事件和传染病疫情情况时，应向当地卫生行政部门报告。

## 五、罚则

1. 医疗机构违反《医院感染管理办法》的相关规定，满足下列任意一项的，由县级以上地方人民政府卫生行政部门责令改正，逾期不改的，给予警告并通报批评；情节严重的，对主要负责人和直接责任人给予降级或者撤职的行政处分。

（1）未建立或者未落实医院感染管理的规章制度、工作规范。

（2）未设立医院感染管理部门、分管部门以及指定专（兼）职人员负责医院感染预防与控制工作。

（3）违反对医疗器械、器具的消毒工作技术规范。

（4）违反无菌操作技术规范和隔离技术规范。

（5）未对消毒药械和一次性医疗器械、器具的相关证明进行审核。

（6）未对医务人员职业暴露提供职业卫生防护。

2. 医疗机构未采取预防和控制措施或者发生医院感染未及时采取控制措施，造成医院感染暴发、传染病传播或者其他严重后果的，对负有责任的主管人员和直接责任人员给予降级、撤职、开除的行政处分；情节严重的，可以依法吊销有关责任人员的执业证书；构成犯罪的，依法追究刑事责任。

# 第三章 突发公共卫生事件应急法律制度

## 第一节 概 述

### 一、突发公共卫生事件概念

突发公共卫生事件是一个较为宽泛的概念。《突发公共卫生事件应急条例》将突发公共卫生事件简称"突发事件"，并将其界定为：突然发生，造成或者可能造成社会公众健康严重损害的重大传染病疫情、群体性不明原因疾病、重大食物和职业中毒以及其他严重影响公众健康的事件。其中，重大传染病疫情是指某种传染病在短时间内发生、波及范围广泛，出现大量的病人或死亡病例，其发病率远远超过常年的发病率水平的情况；群体性不明原因疾病是指在短时间内、某个相对集中的区域内同时或者相继出现具有共同临床表现的病人，且病例不断增加，范围不断扩大，又暂时不能明确诊断的疾病；重大食物和职业中毒是指由于食品污染和职业危害而造成的人数众多或者伤亡较重的中毒事件；其他严重影响公众健康的事件，如全球新发现的传染病。

突发公共卫生事件具有的主要特点：突然发生、不易预测性；针对不特定的社会群体，具有公共卫生范围属性；对公众健康的损害和影响达到严重程度。如 2009 年发生的甲型 H1N1 疫情、2014 年发生的埃博拉病毒疫情、2020 年发生的新型冠状病毒感染疫情。

### 二、突发公共卫生事件立法

《突发公共卫生事件应急条例》于 2003 年 5 月 7 日由国务院第 7 次常务会议通过，同年 5 月 9 日发布实施。根据 2010 年 12 月 29 日国务院第 138 次常务会议通过的《国务院关于废止和修改部分行政法规的决定》，《突发公共卫生事件应急条例》中引用的"治安管理处罚条例"修改为"治安管理处罚法"，2011 年 1 月 8 日发布实施。《突发公共卫生事件应急条例》分为总则、预防与应急准备、报告与信息发布、应急处理、法律责任、附则六章，共五十四条。本条例的制定以《传染病防治法》及其实施办法、《中华人民共和国国境卫生检疫法》及其实施细则等法律、行政法规为基础，目的在于有效预防、及时控制和消除突发公共卫生事件的危害，保障公众身体健康与生命安全，维护正常的社会秩序。继《突发公共卫生事件应急条例》后，《突发公共卫生事件与传染病疫情监测信息报告管理办法》《国家突发公共卫生事件应急预案》等相继出台，突发公共卫生事件应急法律制度进一步完善。与突发公共卫生事件有关的国际卫生公约主要有《国际卫生条例》等。

### 三、突发公共卫生事件应急组织体系及职责

突发公共卫生事件发生后，国务院设立全国突发公共卫生事件应急处理指挥部，省、自治区、直辖市人民政府成立地方突发公共卫生事件应急处理指挥部。《国家突发公共卫生事件应急预案》将突发公共卫生事件应急组织体系分为应急指挥机构、日常管理机构、专家咨询委员会、应急处理专业技术机构，并对其职责作出明确规定。

#### （一）应急指挥机构

**1.全国突发公共卫生事件应急指挥部** 全国突发公共卫生事件应急指挥部负责对特别重大突发公共卫生事件的统一领导、统一指挥，作出处理突发公共卫生事件的重大决策。指挥部成员单位根据突发公共卫生事件的性质和应急处理的需要确定。

**2.省级突发公共卫生事件应急指挥部** 省级突发公共卫生事件应急指挥部由省级人民政府有关部门组成，实行属地管理的原则，负责对本行政区域内突发公共卫生事件应急处理的协调和指挥，作出处理本行政区域内突发公共卫生事件的决策，决定要采取的措施。

#### （二）日常管理机构

国务院卫生行政部门设立卫生应急办公室（突发公共卫生事件应急指挥中心），负责全国突发公共卫生事

件应急处理的日常管理工作。

各省、自治区、直辖市人民政府卫生行政部门及军队、武警系统要参照国务院卫生行政部门突发公共卫生事件日常管理机构的设置及职责，结合各自实际情况，指定突发公共卫生事件的日常管理机构，负责本行政区域或本系统内突发公共卫生事件应急的协调、管理工作。

各市（地）级、县级卫生行政部门要指定机构负责本行政区域内突发公共卫生事件应急的日常管理工作。

### （三）专家咨询委员会

国务院卫生行政部门和省级卫生行政部门负责组建突发公共卫生事件专家咨询委员会。市（地）级和县级卫生行政部门可根据本行政区域内突发公共卫生事件应急工作需要，组建突发公共卫生事件应急处理专家咨询委员会。

### （四）应急处理专业技术机构

医疗机构、疾病预防控制机构、卫生监督机构、出入境检验检疫机构是突发公共卫生事件应急处理的专业技术机构。应急处理专业技术机构应当结合本单位职责开展专业技术人员处理突发公共卫生事件能力培训，提高快速应对能力和技术水平，在发生突发公共卫生事件时，应当服从卫生行政部门的统一指挥和安排，开展应急处理工作。

## 四、突发公共卫生事件应急工作原则和处理方针

突发公共卫生事件应急工作，应当遵循预防为主、常备不懈的方针，贯彻统一领导、分级负责、反应及时、措施果断、依靠科学、加强合作的原则。

### （一）预防为主，常备不懈

应对突发公共卫生事件，要提高全社会对突发公共卫生事件的防范意识，落实各项防范措施，做好人员、技术、物资和设备的应急储备工作。对各类可能引发突发公共卫生事件的情况要及时进行分析、预警，做到早发现、早报告、早处理。

### （二）统一领导，分级负责

突发公共卫生事件应急工作应当贯彻统一领导的原则，根据突发公共卫生事件的范围、性质和危害程度，对突发公共卫生事件实行分级管理。各级人民政府负责突发公共卫生事件应急处理的统一领导和指挥，各有关部门按照预案规定，在各自的职责范围内做好突发公共卫生事件应急处理的有关工作。

### （三）反应及时，措施果断

地方各级人民政府和卫生行政部门要按照相关法律、法规和规章的规定，完善突发公共卫生事件应急体系，建立健全系统、规范的突发公共卫生事件应急处理工作制度，对突发公共卫生事件和可能发生的公共卫生事件做出快速反应，及时、有效开展监测、报告和处理工作。

### （四）依靠科学，加强合作

突发公共卫生事件应急工作要充分尊重和依靠科学，要重视开展防范和处理突发公共卫生事件的科研和培训，为突发公共卫生事件应急处理提供科技保障。各有关部门和单位要通力合作、资源共享，有效应对突发公共卫生事件。要广泛组织、动员公众参与突发公共卫生事件的应急处理。

## 五、突发公共卫生事件分类和分级

### （一）突发公共卫生事件的分类

突发公共卫生事件的法定分类包括：重大传染疫情、群体性不明原因疾病、重大食物和职业中毒以及其他严重影响公众健康的事件。

### （二）突发公共卫生事件的分级

根据突发公共卫生事件性质、危害程度、涉及范围，突发公共卫生事件划分为特别重大（Ⅰ级）、重大（Ⅱ级）、较大（Ⅲ级）和一般（Ⅳ级）四级。其中，特别重大突发公共卫生事件主要包括：①肺鼠疫、肺炭疽在大、中城市发生并有扩散趋势，或肺鼠疫、肺炭疽疫情波及2个以上的省份，并有进一步扩散趋势。②发生传染性非典型肺炎、人感染高致病性禽流感病例，并有扩散趋势。③涉及多个省份的群体性不明原因疾病，并有扩散

趋势。④发生新传染病或我国尚未发现的传染病发生或传入，并有扩散趋势，或发现我国已消灭的传染病重新流行。⑤发生烈性病菌株、毒株、致病因子等丢失事件。⑥周边以及与我国通航的国家和地区发生特大传染病疫情，并出现输入性病例，严重危及我国公共卫生安全的事件。⑦国务院卫生行政部门认定的其他特别重大突发公共卫生事件。

# 第二节　突发公共卫生事件预防控制

## 一、预防与应急准备

### （一）突发公共卫生事件应急预案

**1. 突发公共卫生事件应急预案的制定**　突发公共卫生事件应急预案是经一定程序制定的处置突发公共卫生事件的事先方案。突发公共卫生事件应急预案分为全国突发公共卫生事件应急预案和省、自治区、直辖市突发公共卫生事件应急预案。国务院卫生行政主管部门按照分类指导、快速反应的要求，制定全国突发公共卫生事件应急预案，报请国务院批准。省、自治区、直辖市人民政府根据全国突发公共卫生事件应急预案，结合本地实际情况，制定本行政区域的突发公共卫生事件应急预案。突发公共卫生事件应急预案应当根据突发公共卫生事件的变化和实施中发现的问题及时进行修订、补充，以更好地适应新形势，指导应急工作。

**2. 突发公共卫生事件应急预案的内容**　全国突发公共卫生事件应急预案应当包括下列内容：①突发公共卫生事件应急处理指挥部的组成和相关部门的职责。②突发公共卫生事件的监测与预警。③突发公共卫生事件信息的收集、分析、报告、通报制度。④突发公共卫生事件应急处理技术和监测机构及其任务。⑤突发公共卫生事件的分级和应急处理工作方案。⑥突发公共卫生事件预防、现场控制，应急设施、设备、救治药品和医疗器械以及其他物资和技术的储备与调度。⑦突发公共卫生事件应急处理专业队伍的建设和培训。

省、自治区、直辖市人民政府制定突发公共卫生事件应急预案应当依据全国突发公共卫生事件应急预案，将全国突发公共卫生事件应急预案融入本地区的突发公共卫生事件应急预案中，确保其保持正常运行状态；还要根据自己的特点，制定适合当地实际的突发公共卫生事件应急预案。

**3. 突发公共卫生事件的日常防范**　日常传染病预防及其他公共卫生工作是防范突发公共卫生事件和突发公共卫生事件应急处理的基础。地方各级人民政府应当依照法律、行政法规的规定，做好传染病预防和其他公共卫生工作，防范突发公共卫生事件的发生。县级以上各级人民政府卫生行政主管部门和其他有关部门，应当对公众开展突发公共卫生事件应急知识的专门教育，增强全社会对突发公共卫生事件的防范意识和应对能力。

### （二）突发公共卫生事件应急组织体系

**1. 监测和预警**　国家建立统一的突发公共卫生事件预防控制体系。县级以上地方人民政府应当建立和完善突发公共卫生事件监测与预警系统。县级以上各级人民政府卫生行政主管部门，应当指定机构负责开展突发公共卫生事件的日常监测，并确保监测与预警系统的正常运行。监测与预警工作应当根据突发公共卫生事件的类别，制定监测计划，科学分析、综合评价监测数据。对早期发现的潜在隐患以及可能发生的突发公共卫生事件，应当依照《突发公共卫生事件应急条例》规定的报告程序和时限及时报告。

《国家突发公共卫生事件应急预案》对突发公共卫生事件的监测和预警作出了具体规定。国家建立统一的突发公共卫生事件监测、预警与报告网络体系。各级医疗、疾病预防控制、卫生监督和出入境检疫机构负责开展突发公共卫生事件的日常监测工作。省级人民政府卫生行政部门要按照国家统一规定和要求，结合实际，组织开展重点传染病和突发公共卫生事件的主动监测。国务院卫生行政部门和地方各级人民政府卫生行政部门要加强对监测工作的管理和监督，保证监测质量；各级人民政府卫生行政部门根据医疗机构、疾病预防控制机构、卫生监督机构提供的监测信息，按照公共卫生事件的发生、发展规律和特点，及时分析其对公众身心健康的危害程度、可能的发展趋势，及时做出预警。

**2. 应急储备**　国务院有关部门和县级以上地方人民政府及其有关部门，应当根据突发公共卫生事件应急预案的要求，保证应急设施、设备、救治药品和医疗器械等物资储备。县级以上各级人民政府应当组织开展防治突发公共卫生事件相关科学研究，建立突发公共卫生事件应急流行病学调查、传染源隔离、医疗救护、现场处置、监督检查、监测检验、卫生防护等有关物资、设备、设施、技术与人才资源储备，所需经费列入本级政府财政预算。国家对边远贫困地区突发公共卫生事件应急工作给予财政支持。

**3. 急救医疗网络建设**　提高医疗卫生机构应对各类突发公共卫生事件的救治能力，县级以上各级人民政府应当加强急救医疗服务网络的建设，配备相应的医疗救治药物、技术、设备和人员，设区的市级以上地方人民政府应当设置与传染病防治工作需要相适应的传染病专科医院，或者指定具备传染病防治条件和能力的医疗机构承担传染病防治任务。

县级以上地方人民政府卫生行政主管部门，应当定期对医疗卫生机构和人员开展突发公共卫生事件应急处理相关知识、技能的培训，定期组织医疗卫生机构进行突发公共卫生事件应急演练，推广最新知识和先进技术。

## 二、突发公共卫生事件报告与信息发布

### （一）突发公共卫生事件应急报告

**1. 报告主体**　县级以上各级人民政府卫生行政部门指定的突发公共卫生事件监测机构、各级各类医疗卫生机构、卫生行政部门、县级以上地方人民政府和检验检疫机构、食品药品监督管理机构、环境保护监测机构、教育机构等有关单位为突发公共卫生事件的责任报告单位。执行职务的各级各类医疗卫生机构的医疗卫生人员、个体开业医生为突发公共卫生事件的责任报告人。

**2. 报告时限与内容**　国务院卫生行政主管部门制定突发公共卫生事件应急报告规范，建立重大、紧急疫情信息报告系统。有下列情形之一的，省、自治区、直辖市人民政府应当在接到报告1小时内，向国务院卫生行政主管部门报告：①发生或者可能发生传染病暴发、流行的。②发生或者发现不明原因的群体性疾病的。③发生传染病菌种、毒种丢失的。④发生或者可能发生重大食物和职业中毒事件的。

国务院卫生行政主管部门对可能造成重大社会影响的突发公共卫生事件，应当立即向国务院报告。突发公共卫生事件监测机构、医疗卫生机构和有关单位发现有《突发公共卫生事件应急条例》规定的"发生或者可能发生传染病暴发、流行的，发生或者发现不明原因的群体性疾病的，发生传染病菌种、毒种丢失的，发生或者可能发生重大食物和职业中毒事件的"情形之一的，应当在2小时内向所在地县级人民政府卫生行政主管部门报告；接到报告的卫生行政主管部门应当在2小时内向本级人民政府报告，并同时向上级人民政府卫生行政主管部门和国务院卫生行政主管部门报告。

县级人民政府应当在接到报告后2小时内向设区的市级人民政府或者上一级人民政府报告；设区的市级人民政府应当在接到报告后2小时内向省、自治区、直辖市人民政府报告。

任何单位和个人对突发公共卫生事件，不得隐瞒、缓报、谎报或者授意他人隐瞒、缓报、谎报。接到报告的地方人民政府、卫生行政主管部门依照突发公共卫生事件应急条例规定报告的同时，应当立即组织力量对报告事项调查核实、确证，采取必要的控制措施，并及时报告调查情况。

### （二）突发公共卫生事件信息通报

国务院卫生行政主管部门应当根据发生突发公共卫生事件的情况，及时向国务院有关部门和各省、自治区、直辖市人民政府卫生行政主管部门以及军队有关部门通报。突发公共卫生事件发生地的省、自治区、直辖市人民政府卫生行政主管部门，应当及时向毗邻省、自治区、直辖市人民政府卫生行政主管部门通报。

接到通报的省、自治区、直辖市人民政府卫生行政主管部门，必要时应当及时通知本行政区域内的医疗卫生机构。县级以上地方人民政府有关部门，已经发生或者发现可能引起突发公共卫生事件的情形时，应当及时向同级人民政府卫生行政主管部门通报。

### （三）突发公共卫生事件举报

国家建立突发公共卫生事件举报制度，公布统一的突发公共卫生事件报告、举报电话。任何单位和个人有权向人民政府及其有关部门报告突发公共卫生事件隐患，有权向上级人民政府及其有关部门举报地方人民政府及其有关部门不履行突发公共卫生事件应急处理职责，或者不按照规定履行职责的情况。接到报告、举报的有关人民政府及其有关部门，应当立即组织对突发公共卫生事件隐患、不履行或者不按照规定履行突发公共卫生事件应急处理职责的情况进行调查处理。对举报突发公共卫生事件有功的单位和个人，县级以上各级人民政府及其有关部门应当予以奖励。

### （四）突发公共卫生事件信息发布

国家建立突发公共卫生事件的信息发布制度。国务院卫生行政主管部门负责向社会发布突发公共卫生事件的信息。必要时，可以授权省、自治区、直辖市人民政府卫生行政主管部门向社会发布本行政区域内突发公共卫生事件的信息。信息发布应当及时、准确、全面。

# 第三节　突发公共卫生事件应急处理

## 一、突发公共卫生事件应急预案启动与处理措施

### （一）突发应急预案启动

**1. 应急预案启动建议、权限与程序**　突发公共卫生事件发生后，卫生行政主管部门应当组织专家对突发公共卫生事件进行综合评估，初步判断突发公共卫生事件的类型，提出是否启动突发公共卫生事件应急预案的建议。在全国范围内或者跨省、自治区、直辖市范围内启动全国突发公共卫生事件应急预案，由国务院卫生行政主管部门报国务院批准后实施。省、自治区、直辖市启动突发公共卫生事件应急预案，由省、自治区、直辖市人民政府决定，并向国务院报告。全国突发公共卫生事件应急处理指挥部对突发公共卫生事件应急处理工作进行督察和指导，地方各级人民政府及其有关部门应当予以配合。省、自治区、直辖市突发公共卫生事件应急处理指挥部对本行政区域内突发公共卫生事件应急处理工作进行督察和指导。

**2. 突发公共卫生事件的调查、评价与疫情宣布**　省级以上人民政府卫生行政主管部门或者其他有关部门指定的突发公共卫生事件应急处理专业技术机构，负责突发公共卫生事件的技术调查、确证、处置、控制和评价工作。国务院卫生行政主管部门或者其他有关部门指定的专业技术机构，有权进入突发公共卫生事件现场进行调查、采样、技术分析和检验，对地方突发公共卫生事件的应急处理工作进行技术指导，有关单位和个人应当予以配合；任何单位和个人不得以任何理由予以拒绝。对新发现的突发传染病、不明原因的群体性疾病、重大食物和职业中毒事件，国务院卫生行政主管部门应当尽快组织力量制定相关的技术标准、规范和控制措施。国务院卫生行政主管部门对新发现的突发传染病，根据危害程度、流行强度，依照《传染病防治法》的规定及时宣布为法定传染病；宣布为甲类传染病的，由国务院决定。

**3. 应急预案启动前后有关部门职责分工**　应急预案启动前，县级以上各级人民政府有关部门应当根据突发公共卫生事件的实际情况，做好应急处理准备，采取必要的应急措施。应急预案启动后，突发公共卫生事件发生地的人民政府有关部门，应当根据预案规定的职责要求，服从突发公共卫生事件应急处理指挥部的统一指挥，立即到达规定岗位，采取有关的控制措施。医疗卫生机构、监测机构和科学研究机构，应当服从突发公共卫生事件应急处理指挥部的统一指挥，相互配合、协作，集中力量开展相关的科学研究工作。

### （二）应急处理保障措施

**1. 人员、物资、交通工具、设施设备的保障与紧急控制措施**　国务院有关部门和县级以上地方人民政府及其有关部门，应当保证突发公共卫生事件应急处理所需的医疗救护设备、救治药品、医疗器械等物资的生产、供应；铁路、交通、民用航空行政主管部门应当保证及时运送。根据突发公共卫生事件应急处理的需要，突发公共卫生事件应急处理指挥部有权紧急调集人员、储备的物资、交通工具以及相关设施、设备；必要时，对人员进行疏散或者隔离，并可以依法对传染病疫区实行封锁。

**2. 食物、水源与突发公共卫生事件现场控制及防护措施**　突发公共卫生事件应急处理指挥部根据突发公共卫生事件应急处理的需要，可以对食物和水源采取控制措施。县级以上地方人民政府卫生行政主管部门应当对突发公共卫生事件现场等采取控制措施，宣传突发公共卫生事件防治知识，及时对易受感染的人群和其他易受损害的人群采取应急接种、预防性投药、群体防护等措施。参加突发公共卫生事件应急处理的工作人员，应当按照预案的规定，采取卫生防护措施，并在专业人员的指导下进行工作。

**3. 交通控制与实施交通卫生检疫措施**　交通工具上发现根据国务院卫生行政主管部门的规定需要采取应急控制措施的传染病病人、疑似传染病病人，其负责人应当以最快的方式通知前方停靠点，并向交通工具的营运单位报告。交通工具的前方停靠点和营运单位应当立即向交通工具营运单位行政主管部门和县级以上地方人民政府卫生行政主管部门报告。卫生行政主管部门接到报告后，应当立即组织有关人员采取相应的医学处置措施。交通工具上的传染病病人密切接触者，由交通工具停靠点的县级以上各级人民政府卫生行政主管部门或者铁路、交通、民用航空行政主管部门，根据各自的职责，依照传染病防治法律、行政法规的规定，采取控制措施。

涉及国境口岸和入出境的人员、交通工具、货物、集装箱、行李、邮包等需要采取传染病应急控制措施的，依照国境卫生检疫法律、行政法规的规定办理。

## 二、突发公共卫生事件的医疗救护

### （一）医疗机构救治与控制措施

医疗卫生机构应当对因突发公共卫生事件致病的人员提供医疗救护和现场救援，对就诊病人必须接诊治疗，并书写详细、完整的病历记录；对需要转送的病人，应当按照规定将病人及其病历记录的复印件转送至接诊的或者指定的医疗机构。医疗卫生机构内应当采取卫生防护措施，防止交叉感染和污染。医疗卫生机构应当对传染病病人密切接触者采取医学观察措施，传染病病人密切接触者应当予以配合。医疗机构收治传染病病人、疑似传染病病人，应当依法报告所在地的疾病预防控制机构。接到报告的疾病预防控制机构应当立即对可能受到危害的人员进行调查，根据需要采取必要的控制措施。有关部门、医疗卫生机构应当对传染病做到早发现、早报告、早隔离、早治疗，切断传播途径，防止扩散。

### （二）社会力量对疫情的防治及其他协助措施

传染病暴发、流行时，街道、乡镇以及居民委员会、村民委员会应当组织力量，团结协作，群防群治，协助卫生行政主管部门和其他有关部门、医疗卫生机构做好疫情信息的收集和报告、人员的分散隔离、公共卫生措施的落实工作，向居民、村民宣传传染病防治的相关知识。

### （三）县级以上人民政府对有关流动人口、致病与致残人员的控制救治措施

对传染病暴发、流行区域内流动人口，突发公共卫生事件发生地的县级以上地方人民政府应当做好预防工作，落实有关卫生控制措施；对传染病病人和疑似传染病病人，应当采取就地隔离、就地观察、就地治疗的措施。对需要治疗和转诊的，按照《突发公共卫生事件应急条例》有关规定执行。

县级以上各级人民政府应当提供必要资金，保障因突发公共卫生事件致病、致残的人员得到及时、有效的救治。具体办法由国务院财政部门、卫生行政主管部门和劳动保障行政主管部门制定。

### （四）有关部门及医疗机构应当采取的"四早"措施

"四早"措施是根据传染病流行过程的特点，针对传染病流行的传染源、传播途径、易感人群所采取的相应措施。有关部门、医疗卫生机构应当对传染病做到早发现、早报告、早隔离、早治疗，切断传播途径，防止扩散。

### （五）突发公共卫生事件中接受隔离治疗等人员的配合义务

在突发公共卫生事件中需要接受隔离治疗、医学观察措施的病人、疑似病人和传染病病人密切接触者在卫生行政主管部门或者有关机构采取医学措施时应当予以配合；拒绝配合的，由公安机关依法协助强制执行。

## 三、突发公共卫生事件应急状态终止与后续工作处理

### （一）突发公共卫生事件应急状态终止

突发公共卫生事件应急反应的终止需符合以下条件：突发公共卫生事件隐患或相关危险因素消除，或末例传染病病例发生后经过最长潜伏期无新的病例出现。特别重大突发公共卫生事件由国务院卫生行政部门组织有关专家进行分析论证，提出终止应急反应的建议，报国务院或全国突发公共卫生事件应急指挥部批准后实施。特别重大以下突发公共卫生事件由地方各级人民政府卫生行政部门组织专家进行分析论证，提出终止应急反应的建议，报本级人民政府批准后实施，并向上一级人民政府卫生行政部门报告。

上级人民政府卫生行政部门要根据下级人民政府卫生行政部门的请求，及时组织专家对突发公共卫生事件应急反应的终止的分析论证提供技术指导和支持。

### （二）突发公共卫生事件终止后的工作处理

1. **后期评估** 突发公共卫生事件结束后，各级卫生行政部门应在本级人民政府的领导下，组织有关人员对突发公共卫生事件的处理情况进行评估。评估内容主要包括事件概况、现场调查处理概况、病人救治情况、所采取措施的效果评价、应急处理过程中存在的问题和取得的经验及改进建议。评估报告上报本级人民政府和上一级人民政府卫生行政部门。

2. **奖励** 县级以上人民政府人事部门和卫生行政部门对参加突发公共卫生事件应急处理作出贡献的先进集体和个人进行联合表彰；民政部门对在突发公共卫生事件应急处理工作中英勇献身的人员，按有关规定追认为烈士。

3. **责任** 对在突发公共卫生事件的预防、报告、调查、控制和处理过程中，有玩忽职守、失职、渎职等行为的，依据《突发公共卫生事件应急条例》及有关法律、法规追究当事人的责任。

**4. 抚恤和补助**　地方各级人民政府要组织有关部门对因参与应急处理工作致病、致残、死亡的人员，按照国家有关规定，给予相应的补助和抚恤；对参加应急处理一线工作的专业技术人员应根据工作需要制订合理的补助标准，给予补助。

**5. 征用物资、劳务的补偿**　突发公共卫生事件应急工作结束后，地方各级人民政府应组织有关部门对应急处理期间紧急调集、征用有关单位、企业、个人的物资和劳务进行合理评估，给予补偿。

# 第四节　法律责任

## 一、县级以上地方人民政府及其有关部门违法的法律责任

1. 县级以上地方人民政府及其卫生行政主管部门未依照《突发公共卫生事件应急条例》的规定履行报告职责，对突发公共卫生事件隐瞒、缓报、谎报或者授意他人隐瞒、缓报、谎报的，对政府主要领导人及其卫生行政主管部门主要负责人，依法给予降级或者撤职的行政处分；造成传染病传播、流行或者对社会公众健康造成其他严重危害后果的，依法给予开除的行政处分；构成犯罪的，依法追究刑事责任。

2. 国务院有关部门、县级以上地方人民政府及其有关部门未依照《突发公共卫生事件应急条例》的规定完成突发公共卫生事件应急处理所需要的设施、设备、药品和医疗器械等物资的生产、供应、运输和储备的，对政府主要领导人和政府部门主要负责人依法给予降级或者撤职的行政处分；造成传染病传播、流行或者对社会公众健康造成其他严重危害后果的，依法给予开除的行政处分；构成犯罪的，依法追究刑事责任。

3. 突发公共卫生事件发生后，县级以上地方人民政府及其有关部门对上级人民政府有关部门的调查不予配合，或者采取其他方式阻碍、干涉调查的，对政府主要领导人和政府部门主要负责人依法给予降级或者撤职的行政处分；构成犯罪的，依法追究刑事责任。

4. 县级以上各级人民政府卫生行政主管部门和其他有关部门在突发公共卫生事件调查、控制、医疗救治工作中玩忽职守、失职、渎职的，由本级人民政府或者上级人民政府有关部门责令改正、通报批评、给予警告；对主要负责人、负有责任的主管人员和其他责任人员依法给予降级、撤职的行政处分；造成传染病传播、流行或者对社会公众健康造成其他严重危害后果的，依法给予开除的行政处分；构成犯罪的，依法追究刑事责任。

5. 县级以上各级人民政府有关部门拒不履行应急处理职责的，由同级人民政府或者上级人民政府有关部门责令改正、通报批评、给予警告；对主要负责人、负有责任的主管人员和其他责任人员依法给予降级、撤职的行政处分；造成传染病传播、流行或者对社会公众健康造成其他严重危害后果的，依法给予开除的行政处分；构成犯罪的，依法追究刑事责任。

## 二、医疗机构违法的法律责任

医疗卫生机构有下列行为之一的，由卫生行政主管部门责令改正、通报批评、给予警告；情节严重的，吊销《医疗机构执业许可证》；对主要负责人、负有责任的主管人员和其他直接责任人员依法给予降级或者撤职的纪律处分；造成传染病传播、流行或者对社会公众健康造成其他严重危害后果，构成犯罪的，依法追究刑事责任。

1. 未依照《突发公共卫生事件应急条例》的规定履行报告职责，隐瞒、缓报或者谎报的。
2. 未依照《突发公共卫生事件应急条例》的规定及时采取控制措施的。
3. 未依照《突发公共卫生事件应急条例》的规定履行突发公共卫生事件监测职责的。
4. 拒绝接诊病人的。
5. 拒不服从突发公共卫生事件应急处理指挥部调度的。

## 三、有关单位和个人违法的法律责任

在突发公共卫生事件应急处理工作中，有关单位和个人未依照《突发公共卫生事件应急条例》的规定履行报告职责，隐瞒、缓报或者谎报，阻碍突发公共卫生事件应急处理工作人员执行职务，拒绝国务院卫生行政主管部门或者其他有关部门指定的专业技术机构进入突发公共卫生事件现场，或者不配合调查、采样、技术分析和检验的，对有关责任人员依法给予行政处分或者纪律处分；触犯《中华人民共和国治安管理处罚法》，构成违反治安管理行为的，由公安机关依法予以处罚；构成犯罪的，依法追究刑事责任。

在突发公共卫生事件发生期间，散布谣言、哄抬物价、欺骗消费者，扰乱社会秩序、市场秩序的，由公安机关或者工商行政管理部门依法给予行政处罚；构成犯罪的，依法追究刑事责任。

# 第四章 医疗机构管理法律制度

## 第一节 概　述

### 一、医疗机构管理的法律法规

随着依法治国的不断深化，医疗卫生法律制度正在不断完善。不断有新的法律法规出台，需要医务人员加强学习掌握。本章为大家介绍医疗机构管理方面相关法律、法规、规定，其中有：①涉及国家医疗卫生制度方面的《基本医疗卫生与健康促进法》。②涉及医疗机构管理方面的《医疗机构管理条例》《医疗机构管理条例实施细则》和《中医诊所备案管理暂行办法》。③涉及医疗广告发布方面的《医疗广告管理办法》。④涉及药物临床试验方面的《中华人民共和国药品管理法》《药物临床试验机构管理规定》《药物临床试验质量管理规范》。⑤涉及处方管理方面的《处方管理办法》《麻醉药品和精神药品管理条例》《医院处方点评管理规范（试行）》。

### 二、医疗机构的概念

医疗机构是指根据《医疗机构管理条例》和《医疗机构管理条例实施细则》的规定，经登记取得《医疗机构执业许可证》的机构。医疗机构以救死扶伤，防病治病，为公民的健康服务为宗旨，依法开展疾病诊断和治疗活动。

医疗机构的名称由识别名称和通用名称依次组成。①通用名称：医院、中心卫生院、卫生院、疗养院、妇幼保健院、门诊部、诊所、卫生所、卫生站、卫生室、医务室、卫生保健所、急救中心、急救站、临床检验中心、防治院、防治所、防治站、护理院、护理站、中心以及国家卫生健康委员会规定或者认可的其他名称。②识别名称：地名、单位名称、个人姓名、医学学科名称、医学专业和专科名称、诊疗科目名称和核准机关批准使用的名称。

### 三、医疗机构的类别

1. 根据规模、功能不同，医疗机构可分为：①综合医院、中医医院、中西医结合医院、民族医医院、专科医院、康复医院。②妇幼保健院、妇幼保健计划生育服务中心。③社区卫生服务中心、社区卫生服务站。④中心卫生院、乡（镇）卫生院、街道卫生院。⑤疗养院。⑥综合门诊部、专科门诊部、中医门诊部、中西医结合门诊部、民族医门诊部。⑦诊所、中医诊所、民族医诊所、卫生所、医务室、卫生保健所、卫生站。⑧村卫生室（所）。⑨急救中心、急救站。⑩临床检验中心。⑪专科疾病防治院、专科疾病防治所、专科疾病防治站。⑫护理院、护理站。⑬医学检验实验室、病理诊断中心、医学影像诊断中心、血液透析中心、安宁疗护中心。⑭其他诊疗机构。

2. 根据经营性质不同，医疗机构可分为：非营利性医疗机构和营利性医院机构。两者本质区别在于，非营利性医疗机构不得向出资人、举办者分配或者变相分配收益，而营利性医疗机构则可以。《基本医疗卫生与健康促进法》明确规定，我国医疗卫生服务体系坚持以非营利性医疗卫生机构为主体、营利性医疗卫生机构为补充。政府举办非营利性医疗卫生机构，在基本医疗卫生事业中发挥主导作用，保障基本医疗卫生服务公平可及。以政府资金、捐赠资产举办或者参与举办的医疗卫生机构不得设立为营利性医疗卫生机构。

## 第二节　医疗机构的设置与登记

### 一、医疗机构的设置规划

我国属于发展中国家，地域辽阔，各地人口结构、医疗需求、医疗发展水平均不相同，而医疗卫生资源尤其是优质资源相对稀缺。如何合理规划布局设置医疗机构，以满足人民群众医疗服务需求，不但关乎保障人民群众生命健康水平，更关系到社会的长治久安。

2020 年 6 月 1 日起施行的《基本医疗卫生与健康促进法》就医疗机构设置规划提出了总体要求：国家合理规划和配置医疗卫生资源，以基层为重点，采取多种措施优先支持县级以下医疗卫生机构发展，提高其医疗卫生服务能力；建立健全由基层医疗卫生机构、医院、专业公共卫生机构等组成的城乡全覆盖、功能互补、连续协同的医疗卫生服务体系；加强县级医院、乡镇卫生院、村卫生室、社区卫生服务中心（站）和专业公共卫生机构等的建设，建立健全农村医疗卫生服务网络和城市社区卫生服务网络。

县级以上地方人民政府卫生行政部门应当根据《医疗机构管理条例》等法律、法规规定，根据本行政区域内的人口、医疗资源、医疗需求和现有医疗机构的分布状况，制定本行政区域医疗机构设置规划；机关、企业和事业单位可以根据需要设置医疗机构，并纳入当地医疗机构的设置规划。同时，县级以上地方人民政府应当把医疗机构设置规划纳入当地的区域卫生发展规划和城乡建设发展总体规划。设置医疗机构应当符合医疗机构设置规划和由国务院卫生行政部门制定的医疗机构基本标准。

## 二、医疗机构的设置审批

《基本医疗卫生与健康促进法》《医疗机构管理条例》及其实施细则都明确规定，未取得《医疗机构执业许可证》的，任何单位或个人都不得从事诊疗活动。而要取得《医疗机构执业许可证》必须通过设置和登记两个环节的审批批准。

### （一）设置申请的条件

**1. 申请人分类** 根据设置主体不同，申请人分别为：①地方各级人民政府设置医疗机构，由政府指定或者任命的拟设医疗机构的筹建负责人申请。②法人或者其他组织设置医疗机构，由其代表人申请。③个人设置医疗机构，由设置人申请。④两人以上合伙设置医疗机构，由合伙人共同申请。

**2. 普通诊所设置条件** 在城市设置诊所的个人，必须同时具备下列条件：①经医师执业技术考核合格，取得《医师执业证书》。②取得《医师执业证书》或者医师职称后，从事五年以上同一专业的临床工作。③省、自治区、直辖市卫生计生行政部门规定的其他条件。在乡镇和村设置诊所的个人的条件，由省、自治区、直辖市卫生计生行政部门规定。

**3. 中医诊所备案制** 2017 年 7 月 1 日起施行的《中医药法》对中医诊所的设立方式进行了改革创新，实行中医诊所备案制，即举办中医诊所的，报拟举办诊所所在地县级中医药主管部门备案后即可开展执业活动。同年 12 月 1 日起施行的《中医诊所备案管理暂行办法》就备案制作出了具体规定。

（1）诊疗范围 可以开展运用中药和针灸、拔罐、推拿等非药物疗法诊疗服务，以及中药调剂、汤剂煎煮等中药药事服务。不得提供西医、西药服务；不得开展技术存在不可控的医疗安全隐患和风险的中医诊疗服务，如中医微创类技术、中药注射剂、穴位注射等。

（2）举办条件 举办中医诊所应当同时具备下列条件：①个人举办中医诊所的，应当具有中医类别《医师资格证书》并经注册后在医疗、预防、保健机构中执业满三年，或者具有《中医（专长）医师资格证书》；法人或者其他组织举办中医诊所的，诊所主要负责人应当符合上述要求。②符合《中医诊所基本标准》。③中医诊所名称符合《医疗机构管理条例实施细则》的相关规定。④符合环保、消防的相关规定。⑤能够独立承担民事责任。同时，《医疗机构管理条例实施细则》规定不得申请设置医疗机构的单位和个人，不得举办中医诊所。

（3）备案程序 备案人将备案所需提交的材料报拟举办诊所所在地县级中医药主管部门。县级中医药主管部门收到备案材料后，对材料齐全且符合备案要求的予以备案，并当场发放《中医诊所备案证》；材料不全或者不符合备案要求的，应当当场或者在收到备案材料之日起五日内一次告知备案人需要补正的全部内容。备案人在取得《中医诊所备案证》后即可开展执业活动。

**4. 不得申请设置的情形** 有下列情形之一的，不得申请设置医疗机构：①不能独立承担民事责任的单位。②正在服刑或者不具有完全民事行为能力的个人。③发生二级以上医疗事故未满五年的医务人员。④因违反有关法律、法规和规章，已被吊销执业证书的医务人员。⑤被吊销《医疗机构执业许可证》的医疗机构法定代表人或者主要负责人。⑥省、自治区、直辖市政府卫生计生行政部门规定的其他情形。有前述第②、③、④、⑤项所列情形之一者，不得充任医疗机构的法定代表人或者主要负责人。

**郑某与某市卫生和计划生育委员会不履行卫生行政许可职责一案**

原告郑某于 2017 年 1 月 10 日向某市卫生和计划生育委员会申请办理医疗机构设置审批。在审查过程中，某市卫生和计划生育委员会发现郑某于 2016 年 12 月 5 日因被投诉无证行医，正在被立案查处，并被吊销医师执业证书。2017 年 4 月 6 日，某市卫生和计划生育委员会作出《不予许可决定书》。

郑某不服，起诉某市卫生和计划生育委员会。法院经审理认为，某市卫生和计划生育委员会初步审查发现郑某因未取得医疗机构执业许可证擅自开展诊疗活动被立案查处，并被处以吊销医师执业证书的行政处罚。根据相关规定，某市卫生和计划生育委员会作出的《不予许可决定书》，适用法律正确，程序合法。据此，依照《中华人民共和国行政诉讼法》有关规定，判决驳回郑某的诉讼请求。

### （二）设置申请的审批

1. **审批部门**　单位或者个人设置医疗机构，必须经县级以上地方人民政府卫生行政部门审查批准，并取得设置医疗机构批准书。不同类别的医疗机构，设置审批部门有所不同，其中：①不设床位或者床位不满 100 张的医疗机构，向所在地的县级人民政府卫生行政部门申请。②床位在 100 张以上的综合医院、中医医院、中西医结合医院、民族医医院以及专科医院、疗养院、康复医院、妇幼保健院、急救中心、临床检验中心和专科疾病防治机构，根据省、自治区、直辖市卫生行政部门规定的设置审批权限，由相应卫生行政部门设置审批。③医学检验实验室，由省级卫生行政部门设置审批。④病理诊断中心和医学影像诊断中心，由设区的市级及以上卫生行政部门设置审批。⑤血液透析中心，由省级及以上卫生行政部门设置审批。⑥安宁疗护中心的设置审批权限另行规定。⑦国家统一规划的医疗机构的设置，由国务院卫生行政部门决定。⑧机关、企业和事业单位按照国家医疗机构基本标准设置为内部职工服务的门诊部、诊所、卫生所（室），报所在地的县级人民政府卫生行政部门备案。

2. **审批程序**　县级以上地方人民政府卫生行政部门应当自受理设置申请之日起 30 日内，作出批准或者不批准的书面答复；批准设置的，发给设置医疗机构批准书。卫生行政部门应当在核发《设置医疗机构批准书》的同时，向上一级卫生行政部门备案。上级卫生行政部门有权在接到备案报告之日起三十日内纠正或者撤销下级卫生行政部门作出的不符合当地《医疗机构设置规划》的设置审批。申请人如变更《设置医疗机构批准书》中核准的医疗机构的类别、规模、选址和诊疗科目，必须按照《医疗机构管理条例》和《医疗机构管理条例实施细则》的规定，重新申请办理设置审批手续。

法人和其他组织设置的为内部职工服务的门诊部、诊所、卫生所（室），由设置单位在该医疗机构执业登记前，向当地县级卫生计生行政部门备案，并提交下列材料：①设置单位或者其主管部门设置医疗机构的决定。②《设置医疗机构备案书》。卫生计生行政部门应当在接到备案后 15 日内给予《设置医疗机构备案回执》。

3. **不予批准设置申请的情形**　审批部门依据当地《医疗机构设置规划》及《医疗机构管理条例实施细则》进行审查，有下列情形之一的，不予批准设置申请：①不符合当地《医疗机构设置规划》。②设置人不符合规定的条件。③不能提供满足投资总额的资信证明。④投资总额不能满足各项预算开支。⑤医疗机构选址不合理。⑥污水、污物、粪便处理方案不合理。⑦省、自治区、直辖市卫生计生行政部门规定的其他情形。

## 三、医疗机构的执业登记

申请人在申请设置医疗机构获得卫生行政部门批准，取得《设置医疗机构批准书》后，还须向卫生行政部门申请执业登记，并取得《医疗机构执业许可证》后方能开展诊疗活动。

### （一）登记机关

根据医疗机构设置不同，医疗机构的登记机关会有所不同，其中：①医疗机构的执业登记，由批准其设置的人民政府卫生行政部门办理。②根据国家统一规划并经国务院卫生行政部门决定设置的医疗机构的执业登记，由所在地的省、自治区、直辖市人民政府卫生行政部门办理。③机关、企业和事业单位设置的为内部职工服务的门诊部、诊所、卫生所（室）的执业登记，由所在地的县级人民政府卫生行政部门办理。

### （二）申请条件

申请医疗机构执业登记，应当具备下列条件：①按照规定应当办理设置医疗机构批准书的，已取得设置医疗机构批准书。②符合医疗机构的基本标准。③有适合的名称、组织机构和场所。④有与其开展的业务相适应的经费、设施、设备和专业卫生技术人员。⑤有相应的规章制度。⑥能够独立承担民事责任。

### （三）审批程序

相关登记机关在受理医疗机构执业登记申请后，应当按照《医疗机构管理条例》第十六条规定的条件，受理执业登记申请之日起45日内，根据《医疗机构管理条例》和医疗机构基本标准进行审查和实地考察、核实，并对有关执业人员进行消毒、隔离和无菌操作等基本知识和技能的现场抽查考核。经审核合格的，发给《医疗机构执业许可证》；审核不合格的，将审核结果和不予批准的理由以书面形式通知申请人。

### （四）不予登记的情形

申请医疗机构执业登记有下列情形之一的，不予登记：①不符合《设置医疗机构批准书》核准的事项。②不符合《医疗机构基本标准》。③投资不到位。④医疗机构用房不能满足诊疗服务功能。⑤通讯、供电、上下水道等公共设施不能满足医疗机构正常运转。⑥医疗机构规章制度不符合要求。⑦消毒、隔离和无菌操作等基本知识和技能的现场抽查考核不合格。⑧省、自治区、直辖市卫生计生行政部门规定的其他情形。

**案例 4-4-2**

**某医院有限公司与某行政审批局卫生行政许可纠纷一案**

某医院有限公司于2018年9月20日向某行政审批局提出申请，申请地址变更。某行政审批局经初步核查，认为某医院有限公司提交的材料不齐全，于当日作出《行政许可一次性补正材料告知书》，告知了某医院有限公司需要补充提交的材料。2018年9月28日，某医院有限公司再次申请变更地址，提交了《医疗机构申请变更登记注册书》《营业执照》《医疗机构执业许可证》等相关材料。某行政审批局于2018年10月9日到某医院有限公司申请变更医疗机构地址进行了现场踏勘，查明涉案房屋是毛坯房，认为不满足《医疗机构基本标准》中关于设置医院的基本标准，且该用房也不能满足诊疗服务功能，属于《医疗机构管理条例实施细则》第二十七条中不予医疗机构执业登记的情形。遂于2018年10月16日作出不予行政许可决定并于当日送达某医院有限公司。

某医院有限公司不服，起诉某行政审批局。法院经审理认为，在某行政审批局的工作人员进行现场察看时，某医院有限公司申请变更的地址为毛坯房，尚未装修，显然不符合《医疗机构基本标准》相关要求，不能满足诊疗服务功能。某医院有限公司对于涉案房屋为毛坯房并不否认，但主张系因某行政审批局未给其预留足够的装修时间所致。

符合《医疗机构基本标准》的要求是申请人在申请变更登记时就应当具备的条件，《医疗机构管理条例》第十八条规定的45日期限是对行政机关作出行政许可时限的要求，而非给申请人预留的房屋装修时间。据此，依照《中华人民共和国行政诉讼法》有关规定，判决驳回某医院有限公司的诉讼请求。

### （五）执业登记事项

医疗机构执业登记的事项：①类别、名称、地址、法定代表人或者主要负责人。②所有制形式。③注册资金（资本）。④服务方式。⑤诊疗科目。⑥房屋建筑面积、床位（牙椅）。⑦服务对象。⑧职工人数。⑨执业许可证登记号（医疗机构代码）。⑩省、自治区、直辖市卫生计生行政部门规定的其他登记事项。

门诊部、诊所、卫生所、医务室、卫生保健所、卫生站除登记前款所列事项外，还应当核准登记附设药房（柜）的药品种类。

### （六）变更执业登记

1. 医疗机构有以下变更情形，必须向登记机关申请办理变更登记：①医疗机构变更名称。②地址。③法定代表人或者主要负责人。④所有制形式。⑤服务对象。⑥服务方式。⑦注册资金（资本）。⑧诊疗科目。⑨床位（牙椅）。⑩机关、企业和事业单位设置的为内部职工服务的医疗机构向社会开放。⑪因分立或者合并而保留的医疗机构应当申请变更登记。

2. 医疗机构申请变更登记，应向登记机关提交下列材料：①医疗机构法定代表人或者主要负责人签署的《医疗机构申请变更登记注册书》。②申请变更登记的原因和理由。③登记机关规定提交的其他材料。

3. 医疗机构在原登记机关管辖权限范围内变更登记事项的，由原登记机关办理变更登记；因变更登记超出原登记机关管辖权限的，由有管辖权的卫生计生行政部门办理变更登记。医疗机构在原登记机关管辖区域内迁移，由原登记机关办理变更登记；向原登记机关管辖区域外迁移的，应当在取得迁移目的地的卫生计生行政部门发给的《设置医疗机构批准书》，并经原登记机关核准办理注销登记后，再向迁移目的地的卫生计生行政部门申请办理执业登记。

4. 登记机关在受理变更登记申请后，依据《医疗机构管理条例》和《医疗机构管理条例实施细则》的有关规定以及当地《医疗机构设置规划》进行审核，按照登记程序或者简化程序办理变更登记，并作出核准变更登记或者不予变更登记的决定。

# 第三节　医疗机构执业与监督管理

## 一、医疗机构的执业条件

除中医诊所实行备案制，取得《中医诊所备案证》即可开展执业活动外，任何单位或个人未取得《医疗机构执业许可证》，不得开展诊疗活动。医疗机构在被吊销或注销执业许可证后，不得继续开展诊疗活动。为内部职工服务的医疗机构未经许可和变更登记不得向社会开放。

## 二、医疗机构的执业规则

### （一）依法执业方面

医疗机构执业必须遵守法律、法规、规章和医疗技术规范，不得伪造、变造、买卖、出租、出借医疗机构执业许可证。

### （二）制度建设方面

医疗机构应当制定章程，建立和完善法人治理结构，提高医疗卫生服务能力和运行效率；建立健全内部质量管理和控制制度，对医疗卫生服务质量负责；建立健全医疗卫生信息交流和信息安全制度，应用信息技术开展远程医疗服务，构建线上线下一体化医疗服务模式。

### （三）规范管理方面

1. 医疗机构必须将《医疗机构执业许可证》、诊疗科目、诊疗时间和收费标准悬挂于明显处所；必须按照人民政府或者物价部门的有关规定收取医疗费用，详列细项，并出具收据。

2. 医疗机构不得使用非卫生技术人员从事医疗卫生技术工作；不得对外出租、承包医疗科室；非营利性医疗机构不得向出资人、举办者分配或者变相分配收益。

3. 医疗机构的印章、银行账户、牌匾以及医疗文件中使用的名称应当与核准登记的医疗机构名称相同；使用两个以上名称的，应当与第一名称相同。

4. 医疗机构工作人员上岗工作，必须佩戴载有本人姓名、职务或者职称的标牌。

5. 门（急）诊病历由医疗机构保管的，保存时间自患者最后一次就诊之日起不少于 15 年；住院病历保存时间自患者最后一次住院出院之日起不少于 30 年。

6. 标有医疗机构标识的票据和病历本册以及处方笺、各种检查的申请单、报告单、证明文书单、药品分装袋、制剂标签等不得买卖、出借和转让；医疗机构不得冒用标有其他医疗机构标识的票据和病历本册以及处方笺、各种检查的申请单、报告单、证明文书单、药品分装袋、制剂标签等。

7. 医疗机构必须按照有关药品管理的法律、法规，加强药品管理，不得使用假劣药品、过期和失效药品以及违禁药品。

8. 医疗机构发生医疗纠纷和医疗事故，按照国家有关规定处理。

### （四）规范诊疗方面

1. 医疗机构必须按照核准登记的诊疗科目开展诊疗活动。

2. 医疗机构在诊疗活动中，应当对患者实行保护性医疗措施，并取得患者家属和有关人员的配合。

3. 医疗机构对危重病人应当立即抢救。对限于设备或者技术条件不能诊治的病人，应当及时转诊。

4. 医疗机构施行手术、特殊检查或者特殊治疗时，应当及时向患者说明医疗风险、替代医疗方案等情况，并取得其同意；不能或者不宜向患者说明的，应当向患者的近亲属说明，并取得其同意；开展药物、医疗器械临床试验和其他医学研究应当遵守医学伦理规范，依法通过伦理审查，取得知情同意。

5. 因抢救生命垂危的患者等紧急情况，不能取得患者或者近亲属意见的（如：近亲属不明的、不能及时联系到近亲属的、近亲属拒绝发表意见的、近亲属达不成一致意见的，以及法律、法规规定其他属于不能取得近亲属意见情形的），经医疗机构负责人或者授权的负责人批准，可以立即实施相应的医疗措施。

6. 未经医师（士）亲自诊查病人，医疗机构不得出具疾病诊断书、健康证明书或者死亡证明书等证明文件；未经医师（士）、助产人员亲自接产，医疗机构不得出具出生证明书或者死产报告书。

7. 医疗机构为死因不明者出具的《死亡医学证明书》，只作是否死亡的诊断，不作死亡原因的诊断。如有关方面要求进行死亡原因诊断的，医疗机构必须指派医生对尸体进行解剖和有关死因检查后方能作出死因诊断。

8. 医疗机构对传染病、精神病、职业病等患者的特殊诊治和处理，应当按照国家有关法律、法规的规定办理。

### （五）医疗安全质量管理方面

1. 医疗机构应当按照临床诊疗指南、临床技术操作规范和行业标准以及医学伦理规范等有关要求，合理进行检查、用药、诊疗，加强医疗卫生安全风险防范，优化服务流程，持续改进医疗卫生服务质量；开展医疗卫生技术临床应用，应当与其功能任务相适应，遵循科学、安全、规范、有效、经济的原则，并符合伦理。

2. 医疗机构应当严格执行无菌消毒、隔离制度，采取科学有效的措施处理污水和废弃物，预防和减少医院感染。

3. 医疗机构应当按照卫生计生行政部门的有关规定、标准加强医疗质量管理，实施医疗质量保证方案，确保医疗安全和服务质量，不断提高服务水平。

### （六）药物临床试验方面

1. 药物临床试验机构实行备案管理，应当具备以下基本条件：①具有医疗机构执业许可证，具有二级甲等以上资质，试验场地应当符合所在区域卫生健康主管部门对院区（场地）管理规定。开展以患者为受试者的药物临床试验的专业应当与医疗机构执业许可的诊疗科目相一致。开展健康受试者的Ⅰ期药物临床试验、生物等效性试验应当为Ⅰ期临床试验研究室专业。②具有与开展药物临床试验相适应的诊疗技术能力。③具有与药物临床试验相适应的独立的工作场所、独立的临床试验用药房、独立的资料室，以及必要的设备设施。④具有掌握药物临床试验技术与相关法规，能承担药物临床试验的研究人员；其中主要研究者应当具有高级职称并参加过3个以上药物临床试验。⑤开展药物临床试验的专业具有与承担药物临床试验相适应的床位数、门急诊量。⑥具有急危重病症抢救的设施、设备、人员与处置能力。⑦具有承担药物临床试验组织管理的专门部门。⑧具有与开展药物临床试验相适应的医技科室，委托医学检测的承担机构应当具备相应资质。⑨具有负责药物临床试验伦理审查的伦理委员会。⑩具有药物临床试验管理制度和标准操作规程。⑪ 具有防范和处理药物临床试验中突发事件的管理机制与措施。⑫ 卫生健康主管部门规定的医务人员管理、财务管理等其他条件。如药物临床试验机构为疾病预防控制机构的，应当为省级以上疾病预防控制机构，不要求上述第①项、第⑤项、第⑥项条件。

2. 药物临床试验机构备案后，应当按照相关法律、法规和《药物临床试验质量管理规范》要求，在备案地址和相应专业内开展药物临床试验，确保研究的科学性，符合伦理，确保研究资料的真实性、准确性、完整性，确保研究过程可追溯性，并承担相应法律责任。疾病预防控制机构开展疫苗临床试验，应当符合疫苗临床试验质量管理相关指导原则，由备案的省级以上疾病预防控制机构负责药物临床试验的管理，并承担主要法律责任；试验现场单位承担直接法律责任。

3. 开展药物临床试验，应当符合伦理原则，制定临床试验方案，经伦理委员会审查同意。伦理委员会应当建立伦理审查工作制度，保证伦理审查过程独立、客观、公正，监督规范开展药物临床试验，保障受试者合法权益，维护社会公共利益。

4. 实施药物临床试验，应当向受试者或者其监护人如实说明和解释临床试验的目的和风险等详细情况，取得受试者或者其监护人自愿签署的知情同意书，并采取有效措施保护受试者合法权益。

5. 药物临床试验期间，发现存在安全性问题或者其他风险的，临床试验申办者应当及时调整临床试验方案、暂停或者终止临床试验，并向国务院药品监督管理部门报告。必要时，国务院药品监督管理部门可以责令调整临床试验方案、暂停或者终止临床试验。

6. 对正在开展临床试验的用于治疗严重危及生命且尚无有效治疗手段的疾病的药物，经医学观察可能获益，并且符合伦理原则的，经审查、知情同意后可以在开展临床试验的机构内用于其他病情相同的患者。

## （七）医疗广告发布方面

1. 医疗机构发布医疗广告，应当在发布前申请医疗广告审查；未取得《医疗广告审查证明》，不得发布医疗广告；不得利用新闻形式、医疗资讯服务类专题节（栏）目发布或变相发布医疗广告。

2. 医疗机构应当按照《医疗广告审查证明》核准的广告成品样件内容与媒体类别发布医疗广告；医疗广告内容需要改动或者医疗机构的执业情况发生变化，与经审查的医疗广告成品样件内容不符的，医疗机构应当重新提出审查申请。

3. 医疗广告的表现形式不得含有以下情形：①涉及医疗技术、诊疗方法、疾病名称、药物的；②保证治愈或者隐含保证治愈的；③宣传治愈率、有效率等诊疗效果的；④淫秽、迷信、荒诞的；⑤贬低他人的；⑥利用患者、卫生技术人员、医学教育科研机构及人员以及其他社会社团、组织的名义、形象作证明的；⑦使用解放军和武警部队名义的；⑧法律、行政法规规定禁止的其他情形。

## （八）教育培训方面

医疗机构应当加强对医务人员的医德教育，组织医务人员学习医德规范和有关教材，督促医务人员恪守职业道德；应当定期检查、考核各项规章制度和各级各类人员岗位责任制的执行和落实情况；应当经常对医务人员进行"基础理论、基本知识、基本技能"的三基训练与考核，把"严格要求、严密组织、严谨态度"落实到各项工作中。

## （九）服从指挥方面

1. 医疗机构必须承担相应的预防保健工作，承担县级以上人民政府卫生行政部门委托的支援农村、指导基层医疗卫生工作等任务。

2. 发生自然灾害、事故灾难、公共卫生事件和社会安全事件等严重威胁人民群众生命健康的突发事件时，医疗卫生机构、医疗卫生人员应当服从政府部门的调遣，参与卫生应急处置和医疗救治。对致病、致残、死亡的参与人员，按照规定给予工伤或者抚恤、烈士褒扬等相关待遇。

### 案例 4-4-3

**严某与某区卫生局行政处罚一案**

严某系某中医门诊部经营者。2012 年 9 月 20 日，某卫生局对该中医门诊部进行现场检查，发现该门诊部涉嫌使用非卫生技术人员从事医疗卫生技术工作，遂于同日作出立案决定。

立案后，某卫生局向严某及其聘用人员徐某送达了卫生监督意见书，要求对其违法行为立即进行整改。某卫生局并对严某及徐某进行了询问，查明严某自 2011 年起使用无医师执业证书的徐某等四人在其门诊部从事诊疗工作。2012 年 11 月 12 日，某卫生局根据《医疗机构管理条例》第四十八条的规定作出行政处罚决定书，认定严某使用非卫生技术人员从事医疗卫生技术工作，违反了《医疗机构管理条例》第二十七条的规定，决定对严某作出罚款 5000 元，吊销医疗机构执业许可证的行政处罚，同时责令其立即改正违法行为。

## 三、医疗机构的监督管理

各级卫生行政部门负责所辖区域内医疗机构的监督管理工作，行使以下监督管理职权：①负责医疗机构的设置审批、执业登记和校验。②对医疗机构的执业活动进行检查指导。③负责组织对医疗机构的评审。④对违反《医疗机构管理条例》的行为给予处罚。

县级以上卫生行政部门设医疗机构监督员，履行监督管理职责，主要是：①对医疗机构执行有关法律、法规、规章和标准的情况进行监督、检查、指导。②对医疗机构执业活动进行监督、检查、指导。③对医疗机构违反条例和细则的案件进行调查、取证。④对经查证属实的案件向卫生计生行政部门提出处理或者处罚意见。⑤实施职权范围内的处罚。⑥完成卫生行政部门交付的其他监督管理工作。

各级卫生行政部门对医疗机构的执业活动检查、指导主要包括：①执行国家有关法律、法规、规章和标准情况。②执行医疗机构内部各项规章制度和各级各类人员岗位责任制情况。③医德医风情况。④服务质量和服务水平情况。⑤执行医疗收费标准情况。⑥组织管理情况。⑦人员任用情况。⑧省、自治区、直辖市卫生行政部门规定的其他检查、指导项目。

# 第四节　处方管理

## 一、处方的概念及原则

根据《处方管理办法》的规定，处方是指由注册的执业医师和执业助理医师（简称医师）在诊疗活动中为患者开具的、由取得药学专业技术职务任职资格的药学专业技术人员（简称药师）审核、调配、核对，并作为患者用药凭证的医疗文书。处方包括医疗机构病区用药医嘱单。

医师开具处方和药师调剂处方应当遵循安全、有效、经济的原则。处方药应当凭医师处方销售、调剂和使用。

## 二、处方的内容

1. **前记**　包括医疗机构名称、费别、患者姓名、性别、年龄、门诊或住院病历号，科别或病区和床位号、临床诊断、开具日期等，可添列特殊要求的项目。麻醉药品和第一类精神药品处方还应当包括患者身份证明编号，代办人姓名、身份证明编号。

2. **正文**　以 Rp 或 R（拉丁文 Recipe"请取"的缩写）标示，分列药品名称、剂型、规格、数量、用法用量。

3. **后记**　医师签名或者加盖专用签章，药品金额以及审核、调配，核对、发药药师签名或者加盖专用签章。

## 三、书写规则

### （一）处方书写规则

处方书写应当符合下列规则：①患者一般情况、临床诊断填写清晰、完整，并与病历记载相一致。②每张处方限于一名患者的用药。③字迹清楚，不得涂改；如需修改，应当在修改处签名并注明修改日期。④药品名称应当使用规范的中文名称书写，没有中文名称的可以使用规范的英文名称书写；医疗机构或者医师、药师不得自行编制药品缩写名称或者使用代号；书写药品名称、剂量、规格、用法、用量要准确规范，药品用法可用规范的中文、英文、拉丁文或者缩写体书写，但不得使用"遵医嘱""自用"等含糊不清字句。⑤患者年龄应当填写实足年龄，新生儿、婴幼儿写日、月龄，必要时要注明体重。⑥西药和中成药可以分别开具处方，也可以开具一张处方，中药饮片应当单独开具处方。⑦开具西药、中成药处方，每一种药品应当另起一行，每张处方不得超过 5 种药品。⑧中药饮片处方的书写，一般应当按照"君、臣、佐、使"的顺序排列；调剂、煎煮的特殊要求注明在药品右上方，并加括号，如布包、先煎、后下等；对饮片的产地、炮制有特殊要求的，应当在药品名称之前写明。⑨药品用法、用量应当按照药品说明书规定的常规用法、用量使用，特殊情况需要超剂量使用时，应当注明原因并再次签名。⑩除特殊情况外，应当注明临床诊断。⑪ 开具处方后的空白处画一斜线以示处方完毕。⑫ 处方医师的签名式样和专用签章应当与院内药学部门留样备查的式样相一致，不得任意改动，否则应当重新登记留样备案。

### （二）药品剂量与数量的书写

药品剂量与数量用阿拉伯数字书写。剂量应当使用法定剂量单位：重量以克（g）、毫克（mg）、微克（μg）、纳克（ng）为单位；容量以升（L）、毫升（mL）为单位；国际单位（IU）、单位（U）；中药饮片以克（g）为单位。片剂、丸剂、胶囊剂、颗粒剂分别以片、丸、粒、袋为单位；溶液剂以支、瓶为单位；软膏及乳膏剂以支、盒为单位；注射剂以支、瓶为单位，应当注明含量；中药饮片以剂为单位。

## 四、处方权的获得

### （一）处方权的取得方式

1. 经注册的执业医师在执业地点取得相应的处方权。

2. 经注册的执业助理医师在乡、民族乡、镇、村的医疗机构独立从事一般的执业活动，可以在注册的执业地点取得相应的处方权。

3. 医疗机构应当按照有关规定，对本机构执业医师和药师进行麻醉药品和精神药品使用知识和规范化管理的培训，执业医师经考核合格后取得麻醉药品和第一类精神药品的处方权。

4. 进修医师由接收进修的医疗机构对其胜任本专业工作的实际情况进行认定后授予相应的处方权。

### （二）开具处方的条件

医师应当依法取得相应处方权，并在注册的医疗机构签名留样或者专用签章备案后，方可开具处方。同时需注意的几点：①经注册的执业助理医师在医疗机构开具的处方，应当经所在执业地点执业医师签名或加盖专用签章后方有效。②医师取得麻醉药品和第一类精神药品处方权后，方可在本机构开具麻醉药品和第一类精神药品处方，但不得为自己开具该类药品处方。③试用期人员开具处方，应当经所在医疗机构有处方权的执业医师审核并签名或加盖专用签章后方有效。

未取得处方权的人员及被取消处方权的医师不得开具处方。未取得麻醉药品和第一类精神药品处方资格的医师不得开具麻醉药品和第一类精神药品处方。除治疗需要外，医师不得开具麻醉药品、精神药品、医疗用毒性药品和放射性药品处方。

**案例 4-4-4**

**某门诊部与某卫生局卫生行政处罚纠纷一案**

某门诊部原系取得《医疗机构执业许可证》的医疗机构。2009 年 6 月 22 日，某卫生局卫生监督员在日常检查中发现，该门诊部使用两名执业助理医师单独开具处方，当场先行登记保存相关处方，并将案件移送处理。之后，某卫生局再次到原告单位检查核实时，又发现原告使用未取得《护士执业证书》的杨某，从事诊疗技术规定的护理活动。另查明，2008 年 6 月 5 日和 10 月 17 日，该门诊部还因使用非卫生技术人员从事医疗卫生技术工作和诊疗活动超出登记范围两次被处予行政处罚。2009 年 8 月 31 日某卫生局作出《行政处罚决定书》，决定对该门诊部处罚款人民币 5000 元整并吊销《医疗机构执业许可证》的行政处罚，同时责令立即改正违法行为。

该门诊部不服遂向法院提起行政诉讼。法院经审理认为，立法上从保护公民生命健康权角度考虑，对处方权的取得规定了严格条件，执业助理医师无单独开具处方的权利，其所开具的处方必须得到执业医师的签字认可方能有效。因此，某卫生局根据该门诊部违法使用两名执业助理医师开具的处方，使用未取得护士执业证书的人员从事护理活动的违法事实，依据《处方管理办法》《医疗机构管理条例》和《护士条例》的相关规定，合并处罚，作出的行政处罚决定，认定事实清楚，适用法律正确，程序合法，应予支持。

## 五、处方的开具

### （一）开具处方的规则

医师应当根据医疗、预防、保健需要，按照诊疗规范、药品说明书中的药品适应证、药理作用、用法、用量、禁忌、不良反应和注意事项等开具处方。开具医疗用毒性药品、放射性药品的处方应当严格遵守有关法律、法规和规章的规定。

开具麻醉药品、第一类精神药品处方，医师应当按照卫生部制定的麻醉药品和精神药品临床应用指导原则执行。

对于门（急）诊癌症疼痛患者和中、重度慢性疼痛患者需长期使用麻醉药品和第一类精神药品的，首诊医师应当亲自诊查患者，建立相应的病历，要求其签署《知情同意书》。病历中应当留存下列材料复印件：①二级以上医院开具的诊断证明。②患者户籍簿、身份证或者其他相关有效身份证明文件。③为患者代办人员身份证明文件。除需长期使用麻醉药品和第一类精神药品的门（急）诊癌症疼痛患者和中、重度慢性疼痛患者外，麻醉药品注射剂仅限于医疗机构内使用。

医师利用计算机开具、传递普通处方时，应当同时打印出纸质处方，其格式与手写处方一致；打印的纸质处方经签名或者加盖签章后有效。

### （二）开具处方的具体要求

**1. 药物名称使用规则** 医师开具处方应当使用经药品监督管理部门批准并公布的药品通用名称、新活性化合物的专利药品名称和复方制剂药品名称；开具院内制剂处方时应当使用经省级卫生行政部门审核、药品监督管理部门批准的名称；医师也可以使用由卫生部公布的药品习惯名称开具处方。

**2. 处方有效期** 处方开具当日有效。特殊情况下需延长有效期的，由开具处方的医师注明有效期限，但有效期最长不得超过 3 天。

**3. 处方使用限量** ①处方一般不得超过 7 日用量；急诊处方一般不得超过 3 日用量；对于某些慢性病、老年病或特殊情况，处方用量可适当延长，但医师应当注明理由。②医疗用毒性药品、放射性药品的处方用量应当严格按照国家有关规定执行。③为门（急）诊患者开具的麻醉药品注射剂，每张处方为一次常用量；控缓释制剂，每张处方不得超过7日常用量；其他剂型，每张处方不得超过3日常用量。④第一类精神药品注射剂，每张处方为一次常用量；控缓释制剂，每张处方不得超过7日常用量；其他剂型，每张处方不得超过3日常用量。哌甲酯用于治疗儿童多动症时，每张处方不得超过15日常用量。⑤第二类精神药品一般每张处方不得超过7日常用量；对于慢性病或某些特殊情况的患者，处方用量可以适当延长，医师应当注明理由。⑥为门（急）诊癌症疼痛患者和中、重度慢性疼痛患者开具的麻醉药品、第一类精神药品注射剂，每张处方不得超过3日常用量；控缓释制剂，每张处方不得超过15日常用量；其他剂型，每张处方不得超过7日常用量。⑦为住院患者开具的麻醉药品和第一类精神药品处方应当逐日开具，每张处方为1日常用量。⑧对于需要特别加强管制的麻醉药品，盐酸二氢埃托啡处方为一次常用量，仅限于二级以上医院内使用；盐酸哌替啶处方为一次常用量，仅限于医疗机构内使用。⑨医疗机构应当要求长期使用麻醉药品和第一类精神药品的门（急）诊癌症患者和中、重度慢性疼痛患者，每3个月复诊或者随诊一次。

## 六、处方的监督管理

### （一）处方开具的管理

医疗机构应当加强对本机构处方开具的管理，按照《医院处方点评管理规范（试行）》建立健全系统化、标准化和持续改进的处方点评制度，对处方实施动态监测及超常预警，登记并通报不合理处方，对不合理用药及时予以干预。

**1. 处方点评的概念**　处方点评是根据相关法规、技术规范，对处方书写的规范性及药物临床使用的适宜性（用药适应证、药物选择、给药途径、用法用量、药物相互作用、配伍禁忌等）进行评价，发现存在或潜在的问题，制定并实施干预和改进措施，促进临床药物合理应用的过程。

**2. 处方点评的实施**　处方点评工作应坚持科学、公正、务实的原则，有完整、准确的书面记录，并通报临床科室和当事人；处方点评小组在处方点评工作过程中发现不合理处方，应当及时通知医疗管理部门和药学部门。

（1）处方点评方式　医院药学部门应当会同医疗管理部门，根据医院诊疗科目、科室设置、技术水平、诊疗量等实际情况，确定具体抽样方法和抽样率，其中门急诊处方的抽样率不应少于总处方量的1‰，且每月点评处方绝对数不应少于100张；病房（区）医嘱单的抽样率（按出院病历数计）不应少于1%，且每月点评出院病历绝对数不应少于30份。医院处方点评小组应当按照确定的处方抽样方法随机抽取处方，并按照《处方点评工作表》对门急诊处方进行点评；病房（区）用药医嘱的点评应当以患者住院病历为依据，实施综合点评，点评表格由医院根据本院实际情况自行制定。

（2）专项处方点评　三级以上医院应当逐步建立健全专项处方点评制度。专项处方点评是医院根据药事管理和药物临床应用管理的现状和存在的问题，确定点评的范围和内容，对特定的药物或特定疾病的药物（如国家基本药物、血液制品、中药注射剂、肠外营养制剂、抗菌药物、辅助治疗药物、激素等临床使用及超说明书用药，肿瘤患者和围手术期用药等）使用情况进行的处方点评。

**3. 处方点评结果评定**　根据《医院处方点评管理规范（试行）》的规定，处方点评结果分为合理处方和不合理处方，其中不合理处方包括不规范处方、用药不适宜处方及超常处方。

（1）不规范处方是指有下列情形之一者：①处方的前记、正文、后记内容缺项，书写不规范或者字迹难以辨认的。②医师签名、签章不规范或者与签名、签章的留样不一致的。③药师未对处方进行适宜性审核的（处方后记的审核、调配、核对、发药栏目无审核调配药师及核对发药药师签名，或者单人值班调剂未执行双签名规定）。④新生儿、婴幼儿处方未写明日、月龄的。⑤西药、中成药与中药饮片未分别开具处方的。⑥未使用药品规范名称开具处方的。⑦药品的剂量、规格、数量、单位等书写不规范或不清楚的。⑧用法、用量使用"遵医嘱""自用"等含糊不清字句的。⑨处方修改未签名并注明修改日期，或药品超剂量使用未注明原因和再次签名的。⑩开具处方未写临床诊断或临床诊断书写不全的。⑪单张门急诊处方超过五种药品的。⑫无特殊情况下，门诊处方超过7日用量，急诊处方超过3日用量，慢性病、老年病或特殊情况下需要适当延长处方用量未注明理由的。⑬开具麻醉药品、精神药品、医疗用毒性药品、放射性药品等特殊管理药品处方未执行国家有关规定的。⑭医师未按照抗菌药物临床应用管理规定开具抗菌药物处方的。⑮中药饮片处方药物未按照"君、臣、佐、使"的顺序排列，或未按要求标注药物调剂、煎煮等特殊要求的。

（2）用药不适宜处方是指有下列情形之一者：①适应证不适宜的。②遴选的药品不适宜的。③药品剂型或给药途径不适宜的。④无正当理由不首选国家基本药物的。⑤用法、用量不适宜的。⑥联合用药不适宜的。⑦重复给药的。⑧有配伍禁忌或者不良相互作用的。⑨其他用药不适宜情况的。

（3）超常处方是指有下列情形之一者：①无适应证用药。②无正当理由开具高价药的。③无正当理由超说明书用药的。④无正当理由为同一患者同时开具2种以上药理作用相同药物的。

**4. 不合理处方的监督措施**　卫生行政部门和医院应当对开具不合理处方的医师，视情节不同，采取教育培训、批评、警告、限制甚至取消处方权等措施。具体为：①出现超常处方3次以上且无正当理由的，予以警告，限制其处方权。②限制处方权后，仍连续2次以上出现超常处方且无正当理由的，取消其处方权。③一个考核周期内5次以上开具不合理处方的，应当认定为医师定期考核不合格，离岗参加培训。④对患者造成严重损害的，卫生行政部门应当按照相关法律、法规、规章给予相应处罚。

**5. 处方权的取消情形**　医师出现下列情形之一的，处方权由其所在医疗机构予以取消：①被责令暂停执业。②考核不合格离岗培训期间。③被注销、吊销执业证书。④不按照规定开具处方，造成严重后果的。⑤不按照规定使用药品，造成严重后果的。⑥因开具处方牟取私利。

县级以上地方卫生行政部门应当定期对本行政区域内医疗机构处方管理情况进行监督检查，在对医疗机构实施监督管理过程中，发现医师出现存在《处方管理办法》规定的取消处方权情形的，应当责令医疗机构取消医师处方权。

### （二）处方调剂的管理

**1. 处方调剂资格的取得**　药师在执业的医疗机构取得处方调剂资格。具有药师以上专业技术职务任职资格的人员负责处方审核、评估、核对、发药以及安全用药指导；药士从事处方调配工作。未取得药学专业技术职务任职资格的人员不得从事处方调剂工作。

药师经麻醉药品和精神药品使用知识和规范化管理的培训，考核合格后取得麻醉药品和第一类精神药品调剂资格，方可在执业的医疗机构调剂麻醉药品和第一类精神药品。

**2. 处方调剂操作规程**　药师应当按照操作规程调剂处方药品：认真审核处方，准确调配药品，正确书写药袋或粘贴标签，注明患者姓名和药品名称、用法、用量，包装；向患者交付药品时，按照药品说明书或者处方用法，进行用药交代与指导，包括每种药品的用法、用量、注意事项等。

**3. 处方调剂工作基本要求**

（1）药师应当凭医师处方调剂处方药品，非经医师处方不得调剂。

（2）药师应当认真逐项检查处方前记、正文和后记书写是否清晰、完整，并确认处方的合法性。

（3）药师应当对处方用药适宜性进行审核，审核内容包括：①规定必须做皮试的药品，处方医师是否注明过敏试验及结果的判定。②处方用药与临床诊断的相符性。③剂量、用法的正确性。④选用剂型与给药途径的合理性。⑤是否有重复给药现象。⑥是否有潜在临床意义的药物相互作用和配伍禁忌。⑦其他用药不适宜情况。

（4）药师经处方审核后，认为存在用药不适宜时，应当告知处方医师，请其确认或者重新开具处方。

（5）药师发现严重不合理用药或者用药错误，应当拒绝调剂，及时告知处方医师，并应当记录，按照有关规定报告。

（6）药师调剂处方时必须做到"四查十对"：查处方，对科别、姓名、年龄；查药品，对药名、剂型、规格、数量；查配伍禁忌，对药品性状、用法用量；查用药合理性，对临床诊断。

（7）药师在完成处方调剂后，应当在处方上签名或者加盖专用签章。

（8）药师应当对麻醉药品和第一类精神药品处方，按年月日逐日编制顺序号。

（9）药师对于不规范处方或者不能判定其合法性的处方，不得调剂。

（10）药师核发药品时，应当核对打印的纸质处方，无误后发给药品，并将打印的纸质处方与计算机传递处方同时收存备查。

## 七、处方保管的管理

处方由调剂处方药品的医疗机构妥善保存。其中：①普通处方、急诊处方、儿科处方保存期限为1年。②医疗用毒性药品、第二类精神药品处方保存期限为2年。③麻醉药品和第一类精神药品处方保存期限为3年。处方保存期满后，经医疗机构主要负责人批准、登记备案，方可销毁。

医疗机构应当根据麻醉药品和精神药品处方开具情况，按照麻醉药品和精神药品品种、规格对其消耗量进行专册登记，登记内容包括发药日期、患者姓名、用药数量。专册保存期限为3年。

# 第五节　法律责任

## 一、违反医疗机构管理规定的法律责任

2020年6月1日起实施的《基本医疗卫生与健康促进法》中对于违反医疗机构管理制度的行为作出了新的处罚规定。由于《基本医疗卫生与健康促进法》的法律效力高于《医疗机构管理条例》和《医疗机构管理条例实施细则》，因此当前述法律法规之间存在不一致时，以《基本医疗卫生与健康促进法》为准。为此，本节对违反医疗机构管理制度的法律责任重新做了梳理。

### （一）未取得医疗机构执业许可证擅自执业

违反《基本医疗卫生与健康促进法》规定，未取得医疗机构执业许可证擅自执业的，由县级以上人民政府卫生健康主管部门责令停止执业活动，没收违法所得和药品、医疗器械，并处违法所得五倍以上二十倍以下的罚款，违法所得不足一万元的，按一万元计算。

### （二）伪造、变造、买卖、出租、出借医疗机构执业许可证

违反《基本医疗卫生与健康促进法》规定，伪造、变造、买卖、出租、出借《医疗机构执业许可证》的，由县级以上人民政府卫生健康主管部门责令改正，没收违法所得，并处违法所得五倍以上十五倍以下的罚款，违法所得不足一万元的，按一万元计算；情节严重的，吊销医疗机构执业许可证。

### （三）医疗机构违法经营

违反《基本医疗卫生与健康促进法》规定，有下列行为之一的，由县级以上人民政府卫生健康主管部门责令改正，没收违法所得，并处违法所得二倍以上十倍以下的罚款，违法所得不足一万元的，按一万元计算；对直接负责的主管人员和其他直接责任人员依法给予处分。①政府举办的医疗卫生机构与其他组织投资设立非独立法人资格的医疗卫生机构。②医疗卫生机构对外出租、承包医疗科室。③非营利性医疗卫生机构向出资人、举办者分配或者变相分配收益。

### （四）医疗机构违反信息安全和质量安全制度

违反《基本医疗卫生与健康促进法》规定，医疗卫生机构等的医疗信息安全制度、保障措施不健全，导致医疗信息泄露，或者医疗质量管理和医疗技术管理制度、安全措施不健全的，由县级以上人民政府卫生健康等主管部门责令改正，给予警告，并处一万元以上五万元以下的罚款；情节严重的，可以责令停止相应执业活动，对直接负责的主管人员和其他直接责任人员依法追究法律责任。

### （五）医务人员违规执业

违反《基本医疗卫生与健康促进法》规定，医疗卫生人员有下列行为之一的，由县级以上人民政府卫生健康主管部门依照有关执业医师、护士管理和医疗纠纷预防处理等法律、行政法规的规定给予行政处罚。①利用职务之便索要、非法收受财物或者牟取其他不正当利益。②泄露公民个人健康信息。③在开展医学研究或提供医疗卫生服务过程中未按照规定履行告知义务或者违反医学伦理规范。前款规定的人员属于政府举办的医疗卫生机构中的人员的，依法给予处分。

### （六）医疗保险欺诈

违反《基本医疗卫生与健康促进法》规定，以欺诈、伪造证明材料或者其他手段骗取基本医疗保险待遇，或者基本医疗保险经办机构以及医疗机构、药品经营单位等以欺诈、伪造证明材料或者其他手段骗取基本医疗保险基金支出的，由县级以上人民政府医疗保障主管部门依照有关社会保险的法律、行政法规规定给予行政处罚。

### （七）逾期未校验《医疗机构执业许可证》

违反《医疗机构管理条例》规定，逾期不校验《医疗机构执业许可证》仍从事诊疗活动的，由县级以上人民政府卫生行政部门责令其限期补办校验手续；拒不校验的，吊销其《医疗机构执业许可证》。

### （八）超登记范围从事诊疗活动

除急诊和急救外，医疗机构诊疗活动超出登记的诊疗科目范围，情节轻微的，处以警告。有下列情形之一的，责令其限期改正，并可处以三千元以下罚款：①超出登记的诊疗科目范围的诊疗活动累计收入在三千元以下。

②给患者造成伤害。

有下列情形之一的，处以三千元罚款，并吊销《医疗机构执业许可证》：①超出登记的诊疗科目范围的诊疗活动累计收入在三千元以上。②给患者造成伤害。③省、自治区、直辖市卫生计生行政部门规定的其他情形。

### （九）违法任用非卫生技术人员

任用非卫生技术人员从事医疗卫生技术工作的，责令其立即改正，并可处以三千元以下的罚款。有下列情形之一的，处以三千元以上五千元以下罚款，并可以吊销其《医疗机构执业许可证》：①任用两名以上非卫生技术人员从事诊疗活动。②任用的非卫生技术人员给患者造成伤害。医疗机构使用卫生技术人员从事本专业以外的诊疗活动的，按使用非卫生技术人员处理。

### （十）出具虚假证明文件

出具虚假证明文件，情节轻微的，给予警告，并可处以五百元以下的罚款。有下列情形之一的，处以五百元以上一千元以下的罚款：①出具虚假证明文件造成延误诊治的。②出具虚假证明文件给患者精神造成伤害的。③造成其他危害后果的。对直接责任人员由所在单位或者上级机关给予行政处分。

### （十一）违法发布医疗广告

医疗机构违反《医疗广告管理办法》规定发布医疗广告，县级以上地方卫生行政部门、中医药管理部门应责令其限期改正，给予警告；情节严重的，核发《医疗机构执业许可证》的卫生行政部门、中医药管理部门可以责令其停业整顿、吊销有关诊疗科目，直至吊销《医疗机构执业许可证》。未取得《医疗机构执业许可证》发布医疗广告的，按非法行医处罚。

医疗机构篡改《医疗广告审查证明》内容发布医疗广告的，省级卫生行政部门、中医药管理部门应当撤销《医疗广告审查证明》，并在一年内不受理该医疗机构的广告审查申请。省级卫生行政部门、中医药管理部门撤销《医疗广告审查证明》后，应当自作出行政处理决定之日起5个工作日内通知同级工商行政管理机关，工商行政管理机关应当依法予以查处。

## 二、违反处方管理规定的法律责任

### （一）使用无处方权医师开具处方

医疗机构有下列情形之一的，由县级以上卫生行政部门按照《医疗机构管理条例》第四十八条的规定，责令限期改正，并可处以5000元以下的罚款；情节严重的，吊销其《医疗机构执业许可证》。①使用未取得处方权的人员、被取消处方权的医师开具处方的。②使用未取得麻醉药品和第一类精神药品处方资格的医师开具麻醉药品和第一类精神药品处方的。③使用未取得药学专业技术职务任职资格的人员从事处方调剂工作的。

### （二）未依法保管处方

医疗机构未按照规定保管麻醉药品和精神药品处方，或者未依照规定进行专册登记的，按照《麻醉药品和精神药品管理条例》第七十二条的规定，由设区的市级卫生行政部门责令限期改正，给予警告；逾期不改正的，处5000元以上1万元以下的罚款；情节严重的，吊销其印鉴卡；对直接负责的主管人员和其他直接责任人员，依法给予降级、撤职、开除的处分。

《麻醉药品和精神药品管理条例》第七十二条规定，取得印鉴卡的医疗机构违反本条例的规定，有下列情形之一的，由设区的市级人民政府卫生主管部门责令限期改正，给予警告；逾期不改正的，处5000元以上1万元以下的罚款；情节严重的，吊销其印鉴卡；对直接负责的主管人员和其他直接责任人员，依法给予降级、撤职、开除的处分。①未依照规定购买、储存麻醉药品和第一类精神药品的。②未依照规定保存麻醉药品和精神药品专用处方，或者未依照规定进行处方专册登记的。③未依照规定报告麻醉药品和精神药品的进货、库存、使用数量的。④紧急借用麻醉药品和第一类精神药品后未备案的。⑤未依照规定销毁麻醉药品和精神药品的。

# 第五章　执业医师法律制度

## 第一节　概　述

### 一、执业医师的概念

执业医师，是指取得执业医师资格或者执业助理医师资格，经注册在医疗卫生机构中执业的专业医务人员。包括执业医师和执业助理医师。执业医师承担着救死扶伤、防病治病的职责，因此应当坚持人民至上、生命至上，发扬人道主义精神，弘扬敬佑生命、救死扶伤、甘于奉献、大爱无疆的崇高职业精神，恪守职业道德，遵守执业规范，提高执业水平。全社会也应当尊重执业医师，为其创造良好的工作和生活条件，保障其切实履行职责。医师依法执业，受法律保护。医师的人格尊严、人身安全不受侵犯。国家制定相应的法律法规，规范其执业资质和执业行为，保障其依法履行职责。

### 二、执业医师的法律法规

我国是世界上最早对医师进行法律规范的国家之一。早在西周时期，《周礼》中就有关于病历书写、死亡报告以及对医师进行年终考核以确定其报酬的记载。之后我国历史上几部著名的法典，诸如《唐律》《大明会典》等都有关于规范医师执业行为的法律条款。进入民国时期，我国出现了对医师执业管理的单行法律，如国民政府1929年颁布的《医师暂行条例》、1943年颁布的《医师法》等。

中华人民共和国成立之后，国家重视对医师进行规范化管理。1951年经当时的政务院批准，卫生部相继颁布了《医师暂行条例》《中医师暂行条例》等法规。十一届三中全会以后，卫生部制定了一系列的规范性文件，使得我国医师管理逐步走向法制化、规范化，具体如1979年颁布的《卫生技术人员职称及晋升条例（试行）》、1982年颁布的《医院工作人员职责》、1988年颁布的《医师、中医师个体开业暂行管理办法》和1993年实施的《外国医师来华短期行医暂行管理办法》等。

为了加强医师队伍建设，提高医师的执业道德和执业水平，保障医生和患者的合法权益，保护人民健康，1998年6月26日，第九届全国人大常务委员会第三次会议通过了《执业医师法》。这是我国第一部规范执业医师的法律，从而将医师队伍建设和管理工作纳入法制的轨道。该法自1999年5月1日起施行。为了贯彻落实《执业医师法》，卫生行政管理部门又相继颁布了《医师资格考试暂行办法》《医师执业注册暂行办法》（现为《医师执业注册管理办法》）、《医师外出会诊管理暂行规定》《医师定期考核管理办法》《关于医师执业注册中执业范围的暂行规定》《传统医学师承和确有专长人员医师资格考核考试办法》《中医医术确有专长人员医师资格考核注册管理暂行办法》等一系列配套规定。为了应对新形势的发展，全国人大常委会于2021年8月对《执业医师法》进行了再次修订，并于2022年3月施行。为了与《法官法》《律师法》等执业性法律相一致，本次修订将《执业医师法》改名为《医师法》。从内容而言，也是《执业医师法》颁布之后规模最大的一次修订，涉及多个条文。

## 第二节　医师资格考试制度

### 一、医师资格考试的概念

医师资格考试是公民进入医疗、保健等领域，正式开始执业的必要条件。所谓医师资格，是指国家确认、准予个人从事医师执业的资格。医师以救死扶伤为职责，而医师的执业能力和执业素质直接决定着病人的身体健康与生命安全，因此对执业之人进行必要的考察与审核是现代国家医师制度的普遍做法。国家通过医师执业资格考试，考察医师是否具有执业所必需的学时、技术和能力。医师资格考试是评价申请医师资格者是否具备执业所必需的知识与技能的考试，是医师执业的入门考试。

我国《医师法》规定，国家实行医师资格考试制度。医师资格考试分为执业医师资格考试和执业助理医师资格考试。医师资格考试由省级以上人民政府卫生健康主管部门组织实施。医师资格考试的类别和具体办法，由国务院卫生健康主管部门制定。

## 二、考试类别

医师资格考试分为临床、中医（包括中医、民族医和中西医结合）、口腔、公共卫生四个类别。考试方式分为实践技能考试和医学综合笔试两大部分。

## 三、医师资格考试的条件

根据《医师法》的规定，具有下列条件之一的，可以参加执业医师资格考试：①具有高等学校相关医学专业本科以上学历，在执业医师指导下，在医疗卫生机构中参加医学专业实践满一年。②具有高等学校相关医学专科学历，取得执业助理医师执业证书后，在医疗卫生机构中执业满二年的。

对于参加执业助理医师资格考试的必备条件，《医师法》也做了相关规定，要求必须具有高等学校相关医学专业专科以上学历，在执业医师指导下，在医疗卫生机构中参加医学专业工作实践满一年的，才可以参加执业助理医师资格考试。

《医师法》对于以师承方式或多年实践医学确有专长的人取得中医医师资格进行了特别规定：以师承方式学习中医满三年或者经多年实践医术确有专长的，经县级以上人民政府卫生行政健康主管部门确定的中医药专业组织或者医疗卫生机构考核合格并推荐，可以参加中医医师资格考试。以师承方式学习中医或者经多年实践，医术确有专长的，由至少二名中医医师推荐，经省级人民政府中医药主管部门组织实践技能和效果考核合格后，即可取得中医医师资格及相应的资格证书。相关考试和考核办法由国务院中医药主管部门拟订，报国务院卫生健康主管部门审核、发布。对此《传统医学师承和确有专长人员医师资格考核考试办法》（简称《考核考试办法》）做了更为具体的规定。《考核考试办法》要求师承人员应当具有高中以上文化程度或者具有同等学力，并连续跟师学习满3年，且与其指导老师签订统一式样的师承关系合同，并经过国家公证机关公证。此外，《考核考试办法》还对师承人员指导老师的资质做了具体规定，要求师承人员的指导老师应当同时具备下列条件：①具有中医类别中医或者民族医专业执业医师资格。②从事中医或者民族医临床工作15年以上，或者具有中医或者民族医副主任医师以上专业技术职务任职资格。③有丰富的临床经验和独特的技术专长。④遵纪守法，恪守职业道德，信誉良好。⑤在医疗机构中坚持临床实践，能够完成教学任务。

对于确有专长人员，《考核考试办法》要求其应当具备以下条件：①依法从事传统医学临床实践5年以上。②掌握独具特色、安全有效的传统医学诊疗技术。确有专长考核由设区的市级卫生行政部门、中医药管理部门组织实施。

需要注意的是，2017年《中华人民共和国中医药法》（简称《中医药法》）颁布并实施，对于从事中医医疗活动人员做了特别规定。《中医药法》第二条规定：本法所称中医药，是包括汉族和少数民族医药在内的我国各民族医药的统称。因此《中医药法》所规定的中医人员同样包括中医和民族医两部分。依据新法优于旧法的原则，中医确有专长人员取得执业医师资格考试资格或者执业助理医师资格，如《中医药法》与《执业医师法》规定有所差异，依据《中医药法》的规定执行。《医师法》此次修订，继续沿袭了《中医药法》这一做法。

根据《中医药法》的要求，从事中医医疗活动的人员应当按照《医师法》的规定，通过中医医师资格考试取得中医医师资格，并进行执业注册。由于中医本身的学科特点及文化特征与传承，中医医师资格考试的内容应当体现中医药特点。对于以师承方式学习中医或者经多年实践，医术确有专长的人员，《中医药法》与《医师法》的相关规定保持一致，可以不经统一的执业医师资格考试，由至少两名中医医师推荐，经省、自治区、直辖市人民政府中医药主管部门组织实践技能和效果考核合格后，即可取得中医医师资格；按照考核内容进行执业注册后，即可在注册的执业范围内，以个人开业的方式或者在医疗机构内从事中医医疗活动。具体考核办法由国务院中医药主管部门根据中医药技术方法的安全风险拟订，报国务院卫生健康主管部门审核、发布。

此外，《中医医术确有专长人员医师资格考核注册管理暂行办法》（简称《暂行办法》）对《中医药法》有关资格考核及执业注册的内容做了进一步细化。根据《暂行办法》的规定，以师承方式学习中医，必须满足学习年限、诊疗水平、他人推荐三项基础条件，具体包括：①连续跟师学习中医满五年。②对某些病证的诊疗，方法独特、技术安全、疗效明显，经指导老师评议合格。③由至少两名中医类别执业医师推荐，推荐医师不包括其指导老师。此处与《医师法》不同的是，对于以师承方式学习中医的，跟师学习年限从三年变为五年，且明确规定推荐医师不得为其指导老师，在一定程度上加强了对跟师学习人员的管理，有利于提高跟师学习人员的诊疗水平。

《暂行办法》对于确有专长人员参加考核注册也有更为具体的规定，要求确有专长人员具有医术渊源，在中医医师指导下从事中医医术实践活动满五年或者在《中医药法》施行前已经从事中医医术实践活动满五年的，对某些病证的诊疗，方法独特、技术安全、疗效明显，并得到患者的认可，并由至少两名中医类别执业医师推荐，方可申请考核。

有关指导老师和推荐医师的资质，《暂行办法》也做了明确规定，要求指导老师应当具有中医类别执业医师资格，从事中医临床工作十五年以上或者具有中医类副主任医师以上专业技术职务任职资格。指导老师同时带徒不超过四名。推荐医师应当为被推荐者长期临床实践所在的省、自治区、直辖市相关专业中医类别执业医师。

申请医师资格考试人员，还有两类人员比较特殊，一类是西学中人员，一类是军队人员。

根据《医师资格考试报名资格规定（2014版）》，已获得临床执业医师或执业助理医师资格的人员，取得省级以上教育行政部门认可的中医专业学历或者脱产两年以上系统学习中医药专业知识并获得省级中医药管理部门认可，或者参加省级中医药行政部门批准举办的西医学习中医培训班，并完成了规定课程学习，取得相应证书的，或者按照《传统医学师承和确有专长人员医师资格考核考试办法》有关规定跟师学习满3年并取得《传统医学师承出师证书》的，可以申请参加相同级别的中西医结合执业医师或执业助理医师资格考试。

军队人员申请执业医师资格考试的，除了满足基本条件之外，《医师资格考试报名资格规定（2014版）》要求现役军人必须持所在军队医疗、预防、保健机构出具的试用期考核合格证明，方可报考。

## 四、医师资格证书的取得

对参加全国统一的执业医师资格考试或者执业助理医师资格考试，成绩合格的，授予执业医师资格或者执业助理医师资格，由省级卫生健康主管部门颁发统一印制的《医师资格证书》。

# 第三节 医师执业注册制度

医师执业除了取得医师资格证书之外，还应当经注册取得《医师执业证书》。未经注册取得《医师执业证书》者，不得从事医疗、预防、保健活动。根据我国《医师法》的规定，凡取得执业医师资格或执业助理医师资格的，均可申请医师执业注册。国家建立医师管理信息系统，实行医师电子注册管理。

## 一、准予注册

根据《医师法》的规定，取得医师资格的，可以向所在地县级以上人民政府卫生健康主管部门申请注册。医师经注册后，方可按照注册的地点、执业类别、执业范围，从事相应的医疗、预防和保健工作。

执业地点是指执业医师执业的医疗、预防、保健机构所在地的省级行政区划和执业助理医师执业的医疗、预防、保健机构所在地的县级行政区划。

执业类别是指临床、中医（包括中医、民族医和中西医结合）、口腔、公共卫生。医师进行执业注册的类别必须以取得医师资格的类别为依据。医师依法取得两个或两个类别以上医师资格的，除法律规定的特定情况外，只能选择一个类别及其中一个相应的专业作为执业范围进行注册，从事执业活动。医师不得从事执业注册范围以外其他专业的执业活动。

执业范围是指医师在医疗、预防、保健活动中从事的与其执业能力相适应的专业。根据《医师执业注册管理办法》的规定，拟在医疗、保健机构中执业的人员，应当向批准该机构执业的卫生行政部门申请注册。拟在预防机构中执业的人员，应当向该机构同级的卫生行政部门申请注册。申请医师注册，应当向卫生行政部门提交如下材料：①医师执业注册申请审核表。②近6个月2寸白底免冠正面半身照片。③医疗、预防、保健机构的聘用证明。④省级以上卫生计生行政部门规定的其他材料。对于获得医师资格后二年内未注册者、中止医师执业活动二年以上或者不予注册的情形消失的医师申请注册时，还应当提交在省级以上卫生计生行政部门指定的机构接受连续6个月以上的培训，并经考核合格的证明。

除有《医师法》规定不予注册的情形外，卫生健康主管部门应当自受理申请之日起二十个工作日内准予注册，将注册信息录入国家信息平台，并发给医师执业证书。

## 二、不予注册

取得医师资格，向卫生健康主管部门申请注册的，如有法律规定不应予以注册的情形的，卫生健康主管部门可以不予注册。这些情形往往涉及申请注册人本身可能存在一定不足或缺陷，在这些不足和缺陷没有补足或修正的情形下不适宜从事医师工作，或者申请注册人之前曾经受刑事处罚、行政处罚等未满一定年限的，或存在医师有严重不当行为或违法行为，被吊销医师执业证书期限未满等。不予注册的具体情形有以下几种：①无民事行为能力或限制民事行为能力。②因受刑事处罚，刑罚执行完毕不满二年或者被依法禁止从事医师职业的期限未满。③被吊销医师执业证书不满二年。④因医师定期考核不合格被注销注册不满一年。⑤法律、行政法规规定不得从事医疗卫生服务的其他情形。受理申请的注册主管部门对不予注册的，应当自受理申请之日起二十个工作日内书面通知申请人和其所在医疗卫生机构，并说明理由。

## 三、注销注册

医师注册后有下列情形之一的，医师所在医疗卫生机构应当在三十日内报告准予注册的卫生健康主管部门；卫生健康主管部门依职权发现医师有前款规定情形的，应当及时通报准予注册的卫生健康主管部门。准予注册的卫生健康主管部门应当及时注销注册，废止医师执业证书。这些情形包括：①死亡。②受刑事处罚。③被吊销医师执业证书。④医师定期考核不合格，暂停执业活动期满，再次考核仍不合格。⑤中止医师执业活动满二年。⑥法律、行政法规规定不得从事医疗卫生服务或者应当办理注销手续的其他情形。

## 四、变更注册

医师变更执业地点、执业类别、执业范围等注册事项的，应当通过国家医师管理信息系统提交医师变更执业注册申请及省级以上卫生健康主管部门规定的其他材料。

医师变更执业地点可能涉及在同一行政区域内和跨行政区域，后者因为涉及迁出与迁入的问题，通常办理手续时间较长。医师变更执业类别，是指从一个类别转入另一个类别，如从临床转入公共卫生，这要求医生取得两个类别的医师资格方可转换。实务中更为多见的是医师变更执业范围。医师变更执业范围是指在不变动执业类别的前提下，转换至同一类别的另一个专业。四个执业类别中，口腔和公共卫生执业范围较为单一，临床和中医专业较为繁复，其中临床有 17 个专业类别，包括内科、外科、妇产科、儿科等，中医有 7 个专业类别。医师向原注册主管部门申请变更执业范围，需满足以下两个条件之一：①取得注册执业范围以外、同一类别其他专业的高一层次的省级以上教育部门承认的学历，经所在执业机构同意，拟从事新的相应专业的。②在省级以上卫生行政部门指定的业务培训机构，接受同一类别其他专业的系统培训两年或者专业进修满两年或系统培训和专业进修合计满两年，并持有省级以上卫生行政部门指定的业务考核机构出具的考核合格证明，经所在执业机构同意，拟从事所受培训专业的。

医师因工作需要变更注册的，应当办理相关手续。医师变更主要执业机构的，应当重新办理注册。医师从事下列活动的，可以不办理相关变更注册手续：①参加规范化培训、进修、对口支援、会诊、突发事件医疗救援、慈善或者其他公益性医疗、义诊；②承担国家任务或者参加政府组织的重要活动等；③在医疗联合体内的医疗机构中执业。注册主管部门应当自收到变更注册申请之日起二十个工作日内办理变更注册手续。对因不符合变更注册条件不予变更的，应当自收到变更注册申请之日起二十个工作日内书面通知申请人，并说明理由。

## 五、重新注册

根据《医师法》规定，中止医师执业活动二年以上及本法规定不予注册的情形消失的，申请重新执业的，应当由县级以上人民政府卫生健康主管部门或者其委托的医疗卫生机构、行业组织考核合格，并依照本法规定重新注册。根据《医师执业注册管理办法》的规定，重新申请注册的人员，应当提交在省级以上卫生健康主管部门指定的机构接受连续 6 个月以上的培训，并考核合格，方可重新申请执业注册。

## 六、备案

医师注册后有下列情况之一的，其所在的医疗、预防、保健机构应当自办理相关手续之日起 30 日内报注册主管部门，办理备案：①调离、退休、退职。②被辞退、开除。③省级以上卫生计生行政部门规定的其他情形。上述备案满 2 年且未继续执业的予以注销。

# 第四节　医师的执业权利、义务和执业规则

## 一、医师的执业权利

所谓医师执业权利，指的是医师在执业活动中可以为或者不为一定的行为，并为法律所确认和保障。法律上所谓的权利通常包含两个因子：法律上的力和利益，因此医师的权利不仅意味着一种法律保障的行为自由，同样也意味着法律保障的利益。任何人都不得侵犯或者剥夺医师的法定权利。

根据我国《医师法》的规定，医师在执业活动中享有的权利主要包括如下内容。

### （一）人格尊严和人身安全不受侵犯

医师执业权利，首要的是人格尊严权和人身安全权，这是医师执业的基础。近年来，医闹现象时有发生，对于医师的个人尊严和人身安全构成侵扰。因此，《医师法》在第3条就明确规定，医师依法执业，受法律保护。医师的人格尊严、人身安全不受侵犯。这里人格尊严指的是不得侵害医师的精神性人格权，包括姓名、名誉、荣誉等，不得侮辱、诽谤医师等。人身安全包括医师的生命权、健康权、身体权等不受侵犯。医师在执业活动中，如果遇到侮辱、诽谤、威胁、殴打或者以其他方式侵害其人格尊严和人身自由、干扰其正常执业，有权提起民事赔偿，国家行政机关也应当对侵害人依照《治安管理处罚法》进行处罚，情节严重的，可以追究侵害人的刑事责任。

#### 案例 4-5-1

某年12月4日，被告人孙某及亲属将其母魏某送至某医院治疗。因孙某不满医生杨某对其母的治疗，怀恨在心、意图报复。同年12月24日6时许，孙某在急诊抢救室内持事先准备的刀子扎刺值班医生杨某颈部，致杨某死亡。孙某作案后报警投案，被公安机关抓获。孙某故意非法剥夺医生杨某的生命，侵害了医师杨某的生命权，最终被法院判处死刑，剥夺政治权利终身。

### （二）诊疗权

医师在注册的执业范围内，按照有关规范有权进行医学诊查、疾病调查、医学处置、出具相应的医学证明文件，选择合理的医疗、预防、保健方案。诊疗权一般包括如下权利：诊断权、治疗权、医学处置权、疾病调查权、处方权、证明权、紧急干涉权等。医师的紧急干涉权是指在尊重患者自主权的基础上，当患者的自主决定违背国家、社会、他人或自身的根本利益等特殊情况时，赋予医生行使限制患者自主决定权的特殊权利。这里的特殊情况是指患者无法行使知情同意权或者患者或近亲属拒绝进行必要诊疗，从而有可能导致患者生命危险等危急情形。诊疗权是医师执业权利中的基础性权利。医师有权根据自己的专业判断，针对不同的疾病和不同的病人，采取不同的方案。任何人不能非法干涉和剥夺医师的基本权利。

#### 案例 4-5-2

2008年1月11日下午3时，27岁的周某在某县人民医院接受剖宫产手术成功。两小时后，周某出现弥散性血管内凝血症状，必须立即进行手术。医院将病情及时告知其丈夫胡某，但胡某不同意进行手术。医院在向上级部门汇报后，决定由两名主治医生联合签字，并为患者进行手术，成功地挽救了患者的生命。

分析：

本案中，患者周某必须立即进行手术，否则会导致生命危险。在其本人无法行使知情同意权的情形下，其家属拒绝进行手术，也即是拒绝进行后续诊治。为了挽救患者的生命，医师在汇报上级部门后，行使了紧急干涉权，这是属于正当合法的行为。

### （三）执业保障权

医师执业需要一定的执业活动场所、执业活动设备等，这是其进行正常的执业活动的基础。医疗卫生机构有义务为医师提供执业活动所需的基本条件。如果医疗机构等侵犯了医生的该项执业权利，医生可以向法院起诉，要求保障其执业权利。

#### 案例 4-5-3

某医院一位B超科医生因为举报本医院有乱收费的不当行为，被打击报复，虽然医院保留了其工作，但是取消了其办公桌位，且不安排他进行正常的诊疗工作。该医生每日上班，由于没有办公场所只能每天坐在医院走廊的椅子上，且无法开展实际工作。

分析：

医师作为专业人员，其最基本的执业权利之一即是诊疗权。医院不能随意剥夺和侵害医师的基本诊疗权。本案中，该医生是 B 超科医生，医院不仅没有安排其正常工作，而且不给该医生提供正常工作所需的医疗设备和办公场所，侵害了该医生的诊疗权和获得与执业相当的医疗设备基本条件的权利。

### （四）专业研习权

专业研习权是医生作为医学专业技术人员的一项权利，即医师有权根据自己的专业知识和经验进行相关医学科学研究，从事医学教育，有权参加国内外医学学术交流，有权参加医学专业学术团体并参加各类学术活动，参加专业培训，接受医学继续教育等。

### （五）获取报酬和福利的权利

医生有权获得与其执业相当的工资、报酬、津贴，享受国家规定的福利待遇。这是医生执业应当享有的物质性权利。不能要求医生一味奉献，要让医生安心工作，必须给予他们充分的物质保障，使他们留得住，留得下，留得久。

### （六）民主管理的权利

医师有权对所在机构的医疗、预防、保健工作和卫生行政部门的工作提出意见和建议，有权依法参与所在机构的民主管理，实现其民主管理、民主监督和民主决策的权利。如医生可以参加医院的职工代表大会，通过职工代表大会对医院的重大决策进行讨论表决等。

### （七）法律法规规定的其他权利

除此之外，如果其他法律法规对于医师的执业权利有所规定的，也受法律保护。

## 二、医师的执业义务

医师的义务是指医师执业依法履行的职务性义务，即在执业活动中应当为一定行为或不为一定行为的范围和限度。在医患关系中，医师的义务对应患者的权利。鉴于医师与患者之间存在知识与专业的不对等，患者对医师提供的服务通常只能被动接受，如何检查、诊断、治疗和进行医学处置，悉听医师决定，处于弱者和不利地位。为了平衡医患关系，实现社会公平正义，各国医师法一般着重规定甚至专门规定医师的义务，根据我国《医师法》的规定，医师在执业活动中应当履行下列义务。

### （一）依法执业的义务

医师作为公民除应当遵守国家法律以外，还必须遵守有关卫生法律、法规和规章，遵守有关卫生标准和医疗卫生技术操作规范，遵守遵循临床诊疗指南，遵守临床技术操作规范和医学伦理规范等。

### （二）谨守医德的义务

医师在执业活动中，应当树立全心全意为人民服务的意识，坚持和发扬救死扶伤的人道主义原则，树立敬业精神，恪守职业道德，履行医师职责，尽职尽责救治患者，执行疫情防控等公共卫生措施；想患者所想，虑患者所虑，尊重患者的人格与尊严，维护患者的健康，减轻患者的痛苦。

### （三）关心、爱护、尊重患者，保护患者的隐私和个人信息

医师在诊疗过程中获得的患者病情信息及其他相关信息，如果涉及患者隐私或者属于患者个人信息，在未经患者同意的情况下，不得擅自对外泄露。

### 案例 4-5-4

某患者因患有梅毒前去医院就诊。出院后治疗医生将患者的病情以及治疗情况做成 PPT 向外展示，但是未能够充分抹去患者的相关信息，导致患者在该医院治疗梅毒的信息外泄，患者因此精神抑郁。

分析：本案中医师的行为违反了其执业义务，侵害了患者的隐私权。

### （四）勤勉义务

医师应当努力钻研业务，更新知识，提高医学专业技术能力和水平，提升医疗卫生服务质量。为了实现这一目标，医师应当及时参加各种培训、继续教育和学术交流活动，这既是医师的权利，也是医师的义务。

### （五）卫生宣传义务

医师在执业活动中有宣传推广与岗位相适应的健康科普知识，对患者及公众进行健康教育和健康指导的义务。随着人类认识的不断提高，人们逐渐发现，影响人体健康的因素很多，生理的、心理的、社会的因素，都有可能对人体健康产生影响。对这些因素加以控制和改善，单靠卫生健康主管部门是不够的。因此需要医师加入宣传教育中来，通过普及医学卫生知识，教育和引导群众养成良好的卫生习惯，倡导文明健康的生活方式，提高人们的健康意识和自我保健能力。这是医师义不容辞的义务和责任。

### （六）法律法规规定的其他义务

如《民法典》规定的医师对患者的告知义务等。

近年来，医患纠纷增多，原因比较复杂。但不可否认的是医患冲突的焦点之一就是"医患间的权利冲突"。因此明确医师的权利与义务，促使其权利内容清晰化，义务范围明确化，更具有可操作性，这是医师权利义务进一步法制化的需求，也是解决医患冲突的有效途径之一。

## 三、医师执业规则

根据《医师法》的规定，医师在执业活动中应当遵守下列规则：①医师实施医疗、预防、保健措施，签署有关医学证明文件，必须亲自诊查、调查，并按照规定及时填写病历等医学文书，不得隐匿、伪造、篡改或者擅自销毁病历等医学文书及有关资料。医师不得出具虚假医学证明文件以及与自己执业范围无关或者与执业类别不相符的医学证明文件。②对需要紧急救治的患者，医师应当采取紧急措施进行诊治，不得拒绝急救处置。因抢救生命垂危的患者等紧急情况，不能取得患者或者其近亲属意见的，经医疗机构负责人或者授权的负责人批准，可以立即实施相应的医疗措施。国家鼓励医师积极参与公共交通工具等公共场所急救服务；医师因自愿实施急救造成受助人损害的，不承担民事责任。③医师应当使用经依法批准或者备案的药品、消毒药剂、医疗器械，采用合法、合规、科学的诊疗方法。除按照规范用于诊断治疗外，不得使用麻醉药品、医疗用毒性药品、精神药品、放射性药品等。④医师在诊疗活动中应当向患者说明病情、医疗措施和其他需要告知的事项。需要实施手术、特殊检查、特殊治疗的，医师应当及时向患者具体说明医疗风险、替代医疗方案等情况，并取得其明确同意；不能或者不宜向患者说明的，应当向患者的近亲属说明，并取得其明确同意。医师开展药物、医疗器械临床试验和其他医学临床研究应当符合国家有关规定，遵守医学伦理规范，依法通过伦理审查，取得书面知情同意。⑤医师应当坚持安全有效、经济合理的用药原则，遵循药品临床应用指导原则、临床诊疗指南和药品说明书等合理用药。在尚无有效或者更好治疗手段等特殊情况下，医师取得患者明确知情同意后，可以采用药品说明书中未明确但具有循证医学证据的药品用法实施治疗。医疗机构应当建立管理制度，对医师处方、用药医嘱的适宜性进行审核，严格规范医师用药行为。⑥执业医师按照国家有关规定，经所在医疗卫生机构同意，可以通过互联网等信息技术提供部分常见病、慢性病复诊等适宜的医疗卫生服务。国家支持医疗卫生机构之间利用互联网等信息技术开展远程医疗合作。⑦医师不得利用职务之便，索要、非法收受财物或者牟取其他不正当利益；不得对患者实施不必要的检查、治疗。⑧遇有自然灾害、事故灾难、公共卫生事件和社会安全事件等严重威胁人民生命健康的突发事件时，县级以上人民政府卫生健康主管部门根据需要组织医师参与卫生应急处置和医疗救治，医师应当服从调遣。⑨在执业活动中有下列情形之一的，医师应当按照有关规定及时向所在医疗卫生机构或者有关部门、机构报告：发现传染病、突发不明原因疾病或者异常健康事件；发生或者发现医疗事故；发现可能与药品、医疗器械有关的不良反应或者不良事件；发现假药或者劣药；发现患者涉嫌伤害事件或者非正常死亡；法律、法规规定的其他情形。⑩执业助理医师应当在执业医师的指导下，在医疗卫生机构中按照注册的执业类别、执业范围执业。在乡、民族乡、镇和村医疗卫生机构以及艰苦边远地区县级医疗卫生机构中执业的执业助理医师，可以根据医疗卫生服务情况和本人实践经验，独立从事一般的执业活动。

2013年12月，针对医疗卫生方面群众反映强烈的突出问题，国家卫生和计划生育委员会、国家中医药管理局制定了《加强医疗卫生行风建设"九不准"》（简称"九不准"）。国家卫生和计划生育委员会同时发出通知，将执行"九不准"的情况列入医疗卫生机构以及人员年度考核、医德考评和医师定期考核的重要内容，作为职称晋升、评优评先的重要依据。因此"九不准"也是医师执业应当遵循的基本规则。"九不准"包括：①不准将医疗卫生人员个人收入与药品和医学检查收入挂钩。②不准开单提成。③不准违规收费。④不准违规接受社会捐赠资助。⑤不准参与推销活动和违规发布医疗广告。⑥不准为商业目的统方。⑦不准违规私自采购使用医药产品。⑧不准收受回扣。⑨不准收受患者"红包"。

## 四、医师多点执业

医师多点执业是指医师在两个以上医疗机构进行诊疗活动，不包括医师外出会诊。根据《医师执业注册管理办法》和《关于医师多点执业有关问题的通知》，国家对医师实行多点执业分类管理：①医师执行政府指令任务，如卫生支农、支援社区和急救中心（站）、医疗机构对口支援等，由所在医疗机构批准。②多个医院（社区卫生服务中心）以整合医疗资源、方便患者就医和提高医疗技术水平为目的，通过签订协议等形式，开展横向或纵向医疗合作的，相关医院（社区卫生服务中心）经向《医疗机构执业许可证》登记机关备案，医师可以在开展医疗合作的其他医院（社区卫生服务中心）执业。备案内容包括医师姓名、执业类别、职称、工作时间和执业地点。卫生行政部门应当做好备案医师执业注册信息管理，便于查询和监督。③在同一执业地点多个机构执业的医师，应当确定一个机构作为其主要执业机构，并向批准该机构执业的卫生计生行政部门申请注册；对于拟执业的其他机构，应当向批准该机构执业的卫生计生行政部门分别申请备案，注明所在执业机构的名称。医师只有一个执业机构的，视为其主要执业机构。

# 第五节　医师考核与培训

## 一、执业医师的考核

考核意指考定核查。《颜氏家训·省事》有："有一礼官，耻为此让，苦欲留连，强加考核。"医师考核是指医疗机构或者有关组织对医师的考核，是对医师进行规范管理的重要一环。考核的结果将作为卫生主管部门和医疗机构对医师进行奖惩、职称评定、职务晋升、培训等项管理的依据。

《医师法》规定：县级以上地方人民政府卫生健康主管部门或者受其委托的医疗卫生机构或行业组织按照医师执业标准以客观、科学、公平、公正、公开原则对医师的业务水平、工作成绩和职业道德进行定期考核。考核周期为三年。对具有较长年限执业经历、无不良行为记录的医师，可以简化考核程序。受委托的机构或者组织应当将医师考核结果报准予注册的卫生健康主管部门备案。对考核不合格的医师，卫生健康部门可以责令其暂停执业活动 3 个月至 6 个月，并接受相关专业培训。暂停执业活动期满，再次进行考核，对考核合格的，允许其继续执业。但该医师在本考核周期内不得评优和晋升。

根据《医师法》的规定，医师有下列情形之一的，按照国家有关规定给予表彰、奖励：①在执业活动中，医德高尚，事迹突出；②在医学研究、教育中开拓创新，对医学专业技术有重大突破，做出显著贡献；③遇有突发事件时，在预防预警、救死扶伤等工作中表现突出；④长期在艰苦边远地区的县级以下医疗卫生机构努力工作；⑤在疾病预防控制、健康促进工作中做出突出贡献；⑥法律、法规规定的其他情形。

## 二、执业医师的培训

医师的培训，是指以提高医师的业务水平和素质为目的的各种教育和训练活动，包括但不限于学习新的医学理论、新的技术和方法等继续教育活动。医学技术不停发展，人类对于人体的知识也不断地充盈和丰富，新的医疗技术、新的药品被研制和应用，这些均对医师提出了更高、更新的要求。进行医师培训，有助于提高医师的诊疗技术和诊疗水平，提高医疗服务质量。

县级以上人民政府卫生健康主管部门应当制定医师培训计划，对医师进行多种形式的培训，为医师接受继续医学教育提供条件。县级以上人民政府卫生健康主管部门应当采取有力措施，对在农村和少数民族地区从事医疗、预防、保健业务的医务人员实施培训。县级以上人民政府卫生健康主管部门委托的承担医师考核任务的医疗卫生机构，应当为医师的培训和接受继续医学教育提供和创造条件。

## 三、规范化培训

### （一）住院医师规范化培训

住院医师规范化培训是毕业后医学教育的重要组成部分，目的是为各级医疗机构培养具有良好的职业道德、扎实的医学理论知识和临床技能，能独立、规范地承担本专业常见多发疾病诊疗工作的临床医师。

住院医师规范化培训对象为：拟从事临床医疗工作的高等院校医学类相应专业的本科及以上毕业生；已从

事临床医疗工作并获得执业医师资格，需要接受培训的人员；以及其他需要接受培训的人员。

住院医师规范化培训时间一般是 3 年。培训内容通常包括临床实践能力、专业理论知识、人际沟通能力、医德医风、政策法规等。培训考核包括过程考核和结业考核，以过程考核为重点，过程考核合格和通过医师资格考试是参加结业考核的必备条件。结业考核包括理论考核和临床实践能力考核。对通过住院医师规范化培训结合考核的培训对象，颁发统一制式的《住院医师规范化培训合格证书》。

### （二）全科医师规范化培训

全科医师规范化培训对象为高等院校医学专业本科毕业后拟从事社区卫生服务工作的医师。全科医师培训时间一般为 3 年，其中 2 年在临床轮转，1 年在社区实践，并完成一定的理论学习。凡完成规定的培训内容，通过统一组织的理论考试和技能考核者，获得统一颁发的全科培训合格证书。

# 第六节　法律责任

法律责任是公民、法人或者其他组织实施违反法律规定的行为应当承担的不利法律后果。法律责任由国家强制力保证实施。按照违法行为的性质和严重程度，可以将法律责任分为民事责任、行政责任和刑事责任。

## 一、民事责任

医师在医疗、预防、保健工作中造成事故的，根据我国《民法典》的规定，通常由医疗机构等承担责任。《民法典》第一千二百一十八条对此有明确规定："患者在诊疗活动中受到损害，医疗机构或者其医务人员有过错的，由医疗机构承担赔偿责任。"但是仍然不排除这样一个问题，即医疗机构等承担民事赔偿责任之后，是否可以向有过错的医师进行追偿。对此《民法典》在一千一百九十一条在有关用人单位责任中规定，如果用人单位的工作人员因执行工作任务造成他人损害的，由用人单位承担侵权责任。用人单位承担侵权责任后，可以向有故意或者重大过失的工作人员追偿。用人单位相较雇主而言，属于一个较为广泛概念，行政机关、事业单位、企业等均属于用人单位，当然也包括医疗机构。因此如果医疗机构的医师给患者造成损害，医疗机构承担责任后，如果医师有故意或者重大过失，医疗机构可以向医师进行追偿。

如果有关人员未经批准擅自开办医疗机构行医或者非医师行医的，给患者造成损害的，应当依法承担赔偿责任。民事责任的承担以损害赔偿为主，也包括赔礼道歉、恢复名誉、消除影响等。

## 二、行政责任

如果执业医师或者其他人员违反了《医师法》的相关规定，行政机构可以给予行政处罚和行政处分，要求其承担相应的行政责任。

### （一）在医师资格考试中有违反考试纪律等行为或以不正当手段取得医师资格证书等

《医师法》规定：在医师资格考试中有违反考试纪律等行为，情节严重的，一年至三年内禁止参加医师资格考试。以不正当手段取得医师资格证书或者医师执业证书的，由发给证书的卫生健康主管部门予以撤销，三年内不受理其相应申请。伪造、变造、买卖、出租、出借医师执业证书的，由县级以上人民政府卫生健康主管部门责令改正，没收违法所得，并处违法所得二倍以上五倍以下的罚款，违法所得不足一万元的，按一万元计算；情节严重的，吊销医师执业证书。

### （二）违反执业相关法律法规和执业规则的

医师在执业活动中，违反《医师法》规定，有下列行为之一的，由县级以上人民政府卫生健康主管部门责令改正，给予警告；情节严重的，责令暂停六个月以上一年以下执业活动直至吊销医师执业证书：①在提供医疗卫生服务或者开展医学临床研究中，未按照规定履行告知义务或者取得知情同意；②对需要紧急救治的患者，拒绝急救处置，或者由于不负责任延误诊治；③遇有自然灾害、事故灾难、公共卫生事件和社会安全事件等严重威胁人民生命健康的突发事件时，不服从卫生健康主管部门调遣；④未按照规定报告有关情形；⑤违反法律、法规、规章或者执业规范，造成医疗事故或者其他严重后果。

医师在执业活动中，违反《医师法》规定，有下列行为之一的，由县级以上人民政府卫生健康主管部门责令改正，给予警告，没收违法所得，并处一万元以上三万元以下的罚款；情节严重的，责令暂停六个月以上一年以下执业活动直至吊销医师执业证书：①泄露患者隐私或者个人信息；②出具虚假医学证明文件，或者未经亲自诊查、调查，签署诊断、治疗、流行病学等证明文件或者有关出生、死亡等证明文件；③隐匿、伪造、篡改或者擅自销毁病历等医学文书及有关资料；④未按照规定使用麻醉药品、医疗用毒性药品、精神药品、放射性药品等；⑤利用职务之便，索要、非法收受财物或者牟取其他不正当利益，或者违反诊疗规范，对患者实施不必要的检查、治疗造成不良后果；⑥开展禁止类医疗技术临床应用。

### （三）医师未按照注册的执业地点、执业类别、执业范围执业的

违反《医师法》规定，医师未按照注册的执业地点、执业类别、执业范围执业的，由县级以上人民政府卫生健康主管部门或者中医药主管部门责令改正，给予警告，没收违法所得，并处一万元以上三万元以下的罚款；情节严重的，责令暂停六个月以上一年以下执业活动直至吊销医师执业证书。

### （四）严重违反医师职业道德、医学伦理规范，造成恶劣社会影响的

由省级以上人民政府卫生健康主管部门吊销医师执业证书或者责令停止非法执业活动，五年直至终身禁止从事医疗卫生服务或者医学临床研究。

### （五）非医师行医的

由县级以上人民政府卫生健康主管部门责令停止非法执业活动，没收违法所得和药品、医疗器械，并处违法所得二倍以上十倍以下的罚款，违法所得不足一万元的，按一万元计算。

## 三、刑事责任

违反《医师法》规定，构成犯罪的，依法追究刑事责任。违反《医师法》的规定，哪些行为会构成犯罪，要严格依照《刑法》的规定。刑法的基本原则是罪刑法定，法无明文规定不为罪，亦即《刑法》中明确规定为犯罪的才构成犯罪，没有明确规定为犯罪的不构成犯罪。我国《刑法》和医师执业活动相关的罪名主要有：第一百六十三条的非国家工作人员受贿罪、第二百五十三条之一的侵犯公民个人信息罪、第三百三十五条的医疗事故罪、第三百三十六条的非法行医罪、第三百三十六条之一的非法植入基因编辑及克隆胚胎罪、第三百八十五条的受贿罪等。

# 第六章　中医药法律制度

## 案例 4-6-1

　　曾被称为"神医"的胡某，二十世纪七八十年代开始，先后多次入狱服刑。胡某于 2011 年 12 月 11 日刑满释放后，结识了吕某，并授意吕某在网络平台注册名为"自然科学"的博客，称胡某用"五味疗法"可免除吃药打针等传统医疗方式，针对糖尿病、高血压、白血病、艾滋病、心脑血管病、各类癌症等有特殊疗效。

　　2013 年 8 月 30 日和 31 日，吕某与贺某组织身患不同疾病或痴迷中医的云某、黄某等十余人参加"自然大法培训班"，由胡某先后在洛阳市某宾馆对云某等人传授其创造的"五味疗法"和"吐故纳新疗法"，即饮用由咖啡、白糖、盐、酱油、陈醋兑水后调成的"五味汤"，然后大量喝生水，喝到腹胀，再把喝到腹内的水吐出来，再喝生水、呕吐，反复进行，就可以把体内的病毒排出体外。多名学员在饮用"五味汤"后出现上吐下泻的反应，云某于 31 日 19 时出现严重呕吐、抽搐、昏迷等症状，胡某指使吕某等人采取将泥土涂抹到云某身上后浇凉水和向云某口中灌其配制的液体等方法进行医治，学员马某提出拨打 120 急救电话，但遭到贺某阻止。后云某因机体脱水、水电解质平衡紊乱和急性呼吸循环功能障碍，经抢救无效死亡。

　　经法医鉴定，云某服用加芒硝的中药水后，出现反复呕吐、腹泻，引起严重脱水、电解质紊乱，最终死亡。经现场勘查对所提取物品进行检测，在吕某汽车后备厢内提取的 3 瓶液体和案发现场 306 房间提取的两瓶液体内，均检出了硫酸根离子和钠离子成分，且在死者云某的胃内容物中，也检出了这两种离子成分。

　　对于本案，有人认为胡某的行为不构成非法行医，是一种诊疗行为。还有人认为胡某的行为构成非法行医罪。请评析胡某的行为是属于诊疗行为还是非法行医。

## 第一节　概　述

### 一、中医药的概念

　　中医药是包括汉族和少数民族医药在内的我国各民族医药的统称，是反映中华民族对生命、健康和疾病的认识，具有悠久历史传统和独特理论及技术方法的医药学体系。

### 二、中医药立法概况

　　中华人民共和国成立后，党和国家非常重视中医药事业的发展。1982 年通过的《宪法》第二十一条明确规定，"国家发展医药卫生事业，发展现代医药和我国传统医药"。这从根本上确立了中医药的法律地位，为我国中医药的法制体系的构建提供了根本保障。

　　目前，我国已经基本形成了包括中医药专门法律规范、中西医同等适用的医药类法律规范和涉及中医药的其他法律规范在内的中医药法律体系。第一类是专门性的中医药立法，主要有《关于中医医院工作若干问题的规定（试行）》（1980 年）、《野生药材资源保护管理条例》（1987 年）、《中药品种保护条例》（2018 年修订）、《医疗气功管理暂行规定》（2000 年）、《传统医学师承和确有专长人员医师资格考核考试办法》（2006 年）、《中华人民共和国中医药法》（2016 年）、《中医诊所备案管理暂行办法》（2017 年）、《中医医术确有专长人员医师资格考核注册管理暂行办法》（2017 年）、《古代经典名方中药复方制剂简化注册审批管理规定》（2018 年）。第二类是相关的中医药法律法规，主要有《药品管理法》（2019 年修订）、《医疗机构管理条例》（2022 年修订）、《医师法》（2021 年）、《医疗事故处理条例》（2002 年）、《医疗纠纷预防和处理条例》（2018 年）和《民法典·侵权责任编》（2020 年）等。

　　此外，还颁布了促进中医药发展的一系列政策，主要有《国务院关于扶持和促进中医药事业发展的若干意见》《中药材保护和发展规划（2015—2020 年）》《中医药健康服务发展规划（2015—2020 年）》《中医药发展战略规划纲要（2016—2030年）》以及2019年颁布的《中共中央　国务院关于促进中医药传承创新发展的意见》。

## 三、发展中医药事业的方针和基本原则

### （一）中西医并重的方针

中医药事业是我国医药卫生事业的重要组成部分。国家大力发展中医药事业，实行中西医并重的方针，建立符合中医药特点的管理制度，充分发挥中医药在我国医药卫生事业中的作用。

### （二）继承与创新相结合的原则

发展中医药事业应当遵循中医药发展规律，坚持继承和创新相结合，保持和发挥中医药特色和优势，运用现代科学技术，促进中医药理论和实践的发展。国家鼓励中医西医相互学习，相互补充，协调发展，发挥各自优势，促进中西医结合。

## 四、中医药管理体制

国务院中医药主管部门负责全国中医药管理工作。国务院有关部门在各自的职责范围内负责与中医药管理有关的工作。县级以上地方人民政府负责中医药管理的部门负责本行政区域内的中医药管理工作。县级以上地方人民政府有关部门在各自的职责范围内负责与中医药管理有关的工作。

## 五、发展中医药事业的保障措施

### （一）政策支持和条件保障

县级以上人民政府应当为中医药事业发展提供政策支持和条件保障，将中医药事业发展经费纳入本级财政预算。县级以上人民政府及其有关部门制定基本医疗保险支付政策、药物政策等医药卫生政策，应当有中医药主管部门参加，注重发挥中医药的优势，支持提供和利用中医药服务。

2019年12月28日全国人民代表大会常务委员会通过的《基本医疗卫生与健康促进法》规定：基本医疗保险基金支付范围由国务院医疗保障主管部门组织制定，并应当听取国务院卫生健康主管部门、中医药主管部门、药品监督管理部门、财政部门等的意见。

### （二）中医医疗服务收费

县级以上人民政府及其有关部门应当按照法定价格管理权限，合理确定中医医疗服务的收费项目和标准，体现中医医疗服务成本和专业技术价值。

### （三）纳入基本医疗保险

县级以上地方人民政府有关部门应当按照国家规定，将符合条件的中医医疗机构纳入基本医疗保险定点医疗机构范围，将符合条件的中医诊疗项目、中药饮片、中成药和医疗机构中药制剂纳入基本医疗保险基金支付范围。

### （四）中医药标准体系建设

国家加强中医药标准体系建设，根据中医药特点对需要统一的技术要求制定标准并及时修订。中医药国家标准、行业标准由国务院有关部门依据职责制定或者修订，并在其网站上公布，供公众免费查阅。

### （五）与中医药有关的评审等活动的要求

开展法律、行政法规规定的与中医药有关的评审、评估、鉴定活动，应当成立中医药评审、评估、鉴定的专门组织，或者有中医药专家参加。

# 第二节　中医药服务

## 一、中医医疗机构

### （一）中医医疗机构的概念及类别

1. **中医医疗机构的概念**　中医医疗机构是指依法设立的能够提供中医药（含民族医药）医疗服务的医疗机构。

2. **中医医疗机构的类别**　中医医疗机构包括中医类医院（包括中医医院、中西医结合医院、民族医医院）、

中医类门诊部（包括中医门诊部、中西医结合门诊部、民族医门诊部）、中医类诊所（包括中医诊所、民族医诊所）等。

### （二）中医医疗机构设置

**1. 政府在举办中医医疗机构方面的责任**　县级以上人民政府应当将中医医疗机构建设纳入医疗机构设置规划，举办规模适宜的中医医疗机构，扶持有中医药特色和优势的医疗机构发展。合并、撤销政府举办的中医医疗机构或者改变其中医医疗性质，应当征求上一级人民政府中医药主管部门的意见。

**2. 设置中医药科室的要求**　政府举办的综合医院、妇幼保健机构和有条件的专科医院、社区卫生服务中心、乡镇卫生院，应当设置中医药科室；社会力量举办的医疗机构可根据自身情况决定是否设置中医药科室。县级以上人民政府应当采取措施，增强社区卫生服务站和村卫生室提供中医药服务的能力。

### （三）中医医疗机构的举办

举办中医医疗机构应当按照国家有关医疗机构管理的规定办理审批或备案手续，并遵守医疗机构管理的有关规定，方可执业。

**1. 中医医疗机构的审批**　举办中医医疗机构应当按照国家有关医疗机构管理的规定办理审批手续，并遵守医疗机构管理的有关规定。

**2. 中医诊所的备案**　中医诊所，是在中医药理论指导下，运用中药和针灸、拔罐、推拿等非药物疗法开展诊疗服务，以及中药调剂、汤剂煎煮等中药药事服务的诊所。《中医诊所备案管理暂行办法》主要是根据《中医药法》对中医诊所备案管理进行了具体规定。举办中医诊所的，应将诊所的名称、地址、诊疗范围、人员配备情况等报所在地县级人民政府中医药主管部门备案后即可开展执业活动。举办中医诊所应当同时具备下列条件：①个人举办中医诊所的，应当具有中医类别《医师资格证书》并经注册后在医疗、预防、保健机构中执业满三年，或者具有《中医（专长）医师资格证书》；法人或者其他组织举办中医诊所的，诊所主要负责人应当符合上述要求。②符合《中医诊所基本标准》。③中医诊所名称符合《医疗机构管理条例实施细则》的相关规定。④符合环保、消防的相关规定。⑤能够独立承担民事责任。⑥《医疗机构管理条例实施细则》规定不得申请设置医疗机构的单位和个人，不得举办中医诊所。中医诊所应当按照备案的诊疗科目、技术开展诊疗活动，加强对诊疗行为、医疗质量、医疗安全的管理，并符合中医医疗技术相关性感染预防与控制等有关规定。实行备案管理的中医诊所其诊疗范围不能超出《中医诊所备案管理暂行办法》规定的内容，如超出则继续实行审批管理，在审批和校验时按照中医（综合）诊所进行管理。举办中医诊所除遵守《中医药法》第十四条第二款所作的特别规定外，还应当遵守《医疗机构管理条例》及其实施细则的其他有关规定。

**3. 开业申请资料**　中医医疗机构在申请开业时，应按照《医疗机构管理条例》的规定，提交相关材料。

中医诊所备案，应当提交下列材料：①《中医诊所备案信息表》。②中医诊所主要负责人有效身份证明、医师资格证书、医师执业证书。③其他卫生技术人员名录、有效身份证明、执业资格证件。④中医诊所管理规章制度。⑤医疗废物处理方案、诊所周边环境情况说明。⑥消防应急预案。法人或者其他组织举办中医诊所的，还应当提供法人或者其他组织的资质证明、法定代表人身份证明或者其他组织的代表人身份证明。

### （四）开展中医药服务要求

中医医疗机构开展中医药服务，应当以中医药理论为指导，充分发挥中医药特色和优势，遵循中医药自身发展规律，运用传统理论和方法，结合现代科学技术手段，发挥中医药在防治疾病、保健、康复中的作用，为群众提供价格合理、质量优良的中医药服务。

### （五）中医医院管理

中医医院包括县及县以上综合中医医院和专科中医医院。

**1. 医疗业务**　中医医院要办成以中医药为主，体现中医药防治疾病为特点的医疗机构。中医医院必须以医疗工作为中心，结合医疗搞好教学和科学研究，成为继承发扬中医药学，培养中医药人才的基地。

**2. 管理工作**　《中医药法》规定，与中医药有关的评审或者鉴定活动，应当体现中医药特色，遵循中医药自身的发展规律。2012年国家中医药管理局《中医医院评审暂行办法》规定，中医医院评审坚持政府主导、分级负责、公平公正的原则和以评促建、以评促改、评建并举、重在内涵的方针，围绕中医特色、中医疗效、质量、安全、服务、管理，体现以病人为中心的理念。

**3. 科室设置和编制**　业务科室设置和病床分配比例，可根据中医专科的特色和各自的规模、任务、特长及技术发展情况确定，科室设置力求齐全。在医生和药剂人员中，中医、中药人员要占绝对多数。

**4. 药剂管理** 要建立和办好中药房，中药加工炮制、储藏保管、调剂煎熬配方必须严格遵守操作规程和规章制度，保证药品质量；在坚持使用中药为主的前提下，以饮片为主，中成药为辅，重治轻补，并开展中药剂型改革。

### （六）中医医疗广告管理

依据《广告法》以及《中医药法》规定，医疗机构发布中医医疗广告，应当经所在地省、自治区、直辖市人民政府中医药主管部门审查批准；未经审查批准，不得发布。发布的中医医疗广告内容应当与经审查批准的内容相符合，并符合《广告法》的有关规定。

## 二、中医从业人员

### （一）中医从业人员概念

中医从业人员是指具备中医医学专业学历，取得医师资格并经注册，在中医医疗机构、中医院校、中医科研单位、综合医院的中医专科工作的医务人员以及未取得医学专业学历，以师承方式学习传统医学或者经多年实践医术确有专长，并按照《中医药法》的规定经过考核合格和注册取得执业证书的人员。

### （二）中医从业人员资格

从事中医医疗活动的人员，应当通过医师资格考试，取得《医师资格证书》，并经注册取得《医师执业证书》后进行执业注册，方可从事中医服务活动。以师承方式学习传统医学或者经多年传统医学临床实践医术确有专长、不具备医学专业学历的人员，参加医师资格考试，按照《传统医学师承和确有专长人员医师资格考核考试办法》的有关规定执行。中医医师资格考试的内容应当体现中医药特点。

《中医药法》改革创新了以师承方式学习中医和经多年实践、医术确有专长人员的中医医师资格准入和注册制度。《中医医术确有专长人员医师资格考核注册管理暂行办法》根据《中医药法》对中医医术确有专长人员医师资格考核注册作出规定，既体现《中医药法》的统一性和权威性，又做好与《医师法》《医师执业注册管理办法》《传统医学师承和确有专长人员医师资格考核考试办法》等法律及部门规章的衔接。以师承方式学习中医或者经多年实践，医术确有专长的人员，由至少两名中医医师推荐，经省、自治区、直辖市人民政府中医药主管部门组织实践技能和效果考核合格后，即可取得中医医师资格；按照考核内容进行执业注册后，即可在注册的执业范围内，以个人开业的方式或者在医疗机构内从事中医医疗活动。

### （三）中医从业人员的管理

中医医疗机构配备医务人员应当以中医药专业技术人员为主，主要提供中医药服务；经考试取得医师资格的中医医师按照国家有关规定，经培训、考核合格后，可以在执业活动中采用与其专业相关的现代科学技术方法。在医疗活动中采用现代科学技术方法的，应当有利于保持和发挥中医药特色和优势。社区卫生服务中心、乡镇卫生院、社区卫生服务站以及有条件的村卫生室应当合理配备中医药专业技术人员，并运用和推广适宜的中医药技术方法。

## 三、中医药在公共卫生工作中的作用

中医药的独特优势不仅体现在医疗服务中，也同样体现在公共卫生服务中。县级以上人民政府应当发展中医药预防、保健服务，并按照国家有关规定将其纳入基本公共卫生服务项目统筹实施。县级以上人民政府应当发挥中医药在突发公共卫生事件应急工作中的作用，加强中医药应急物资、设备、设施、技术与人才资源储备。医疗卫生机构应当在疾病预防与控制中积极运用中医药理论和技术方法。

## 四、中医医疗服务监管

中医药主管部门作为中医药服务的主要监管部门，对中医药服务进行日常的监督检查是其重要的工作职责。县级以上人民政府中医药主管部门应当加强对中医药服务的监督检查，并将下列事项作为监督检查的重点：①中医医疗机构、中医医师是否超出规定的范围开展医疗活动。②开展中医药服务是否符合国务院中医药主管部门制定的中医药服务基本要求。③中医医疗广告发布行为是否符合规定。中医药主管部门依法开展监督检查，有关单位和个人应当予以配合，不得拒绝或者阻挠。

# 第三节　中药保护与发展

2019年12月28日全国人民代表大会常务委员会通过的《基本医疗卫生与健康促进法》规定：国家加强中药的保护与发展，充分体现中药的特色和优势，发挥其在预防、保健、医疗、康复中的作用。

## 一、中药的研发与注册管理

中药是指在中医理论的指导下，运用传统的独特方法进行加工炮制并用于疾病的预防、诊断和治疗，有明确的适应证和用法、用量的植物、动物和矿物质及其天然加工品等。中药包括中药材、中药饮片、中成药。

### （一）中药新药的研制

国家鼓励和支持中药新药的研制和生产。国家保护传统中药加工技术和工艺，支持传统剂型中成药的生产，鼓励运用现代科学技术研究开发传统中成药。《中医药发展战略规划纲要（2016—2030年）》指出，探索适合中药特点的新药开发模式，推动重大新药创制，鼓励基于经典名方、医疗机构中药制剂等的中药新药研发。

### （二）中药的注册管理

凡是在我国境内申请进行药物临床试验、药品生产或者进口、进行相关的药品注册检验以及监督管理都应适用《药品注册管理办法》。实施批准文号管理的中药材、中药饮片以及进口中药材的注册管理规定由国家药品监督管理局另行制定。

依据《中医药法》规定，生产符合国家规定条件的来源于古代经典名方的中药复方制剂，在申请药品批准文号时，可以仅提供非临床安全性研究资料。前款所称古代经典名方，是指至今仍广泛应用、疗效确切、具有明显特色与优势的古代中医典籍所记载的方剂。具体目录由国务院中医药主管部门会同药品监督管理部门制定。《古代经典名方中药复方制剂简化注册审批管理规定》共二十二条，内容依次涉及经典名方目录、简化审批的条件、申请人资质、物质基准的申报与发布、经典名方制剂的注册程序及管理要求、各相关方责任等。根据《古代经典名方中药复方制剂简化注册审批管理规定》，经典名方制剂的注册申请人应当为在我国境内依法设立，能够独立承担药品质量安全等责任的药品生产企业，并应当符合国家产业政策有关要求。

## 二、中药材生产管理

### （一）药品生产企业的开办

开办生产中药的企业应该遵守《药品管理法》规定。

### （二）中药材生产管理内容

**1.中药材种植养殖**　为确保中药材质量安全，依据《中医药法》的规定，国家制定中药材种植养殖、采集、贮存和初加工的技术规范、标准，加强对中药材生产流通全过程的质量监督管理，保障中药材质量安全。国家鼓励发展中药材规范化种植养殖，严格管理农药、肥料等农业投入品的使用，禁止在中药材种植过程中使用剧毒、高毒农药，支持中药材良种繁育，提高中药材质量。

**2.中药材生产质量管理**　国务院药品监督管理部门应当组织并加强对中药材质量的监测，定期向社会公布监测结果。国务院有关部门应当协助做好中药材质量监测有关工作。采集、贮存中药材以及对中药材进行初加工，应当符合国家有关技术规范、标准和管理规定。2016年3月国家食品药品监督管理总局发布《关于取消中药材生产质量管理规范认证有关事宜的通知》。根据《国务院关于取消13项国务院部门行政许可事项的决定》（国发〔2016〕10号），取消中药材生产质量管理规范（GAP，简称中药材GAP）认证行政许可事项，对中药材GAP实施备案管理。

### （三）道地中药材管理

道地中药材，是指经过中医临床长期应用优选出来的，产在特定地域，与其他地区所产同种中药材相比，品质和疗效更好，且质量稳定，具有较高知名度的中药材。

《中医药法》规定，国家建立道地中药材评价体系，支持道地中药材品种选育，扶持道地中药材生产基地建设，加强道地中药材生产基地生态环境保护，鼓励采取地理标志产品保护等措施保护道地中药材。

### （四）药用野生动植物资源保护

《中医药法》规定，国家保护药用野生动植物资源，对药用野生动植物资源实行动态监测和定期普查，建立药用野生动植物资源种质基因库，鼓励发展人工种植养殖，支持依法开展珍贵、濒危药用野生动植物的保护、繁育及其相关研究。《野生药材资源保护管理条例》也规定，国家对野生药材资源实行保护、采猎相结合的原则，并创造条件开展人工种养。

### （五）规范中药材自种、自采

在村医疗机构执业的中医医师、具备中药材知识和识别能力的乡村医生，按照国家有关规定可以自种、自采地产中药材并在其执业活动中使用。《国家中医药管理局、卫生部关于加强乡村中医药技术人员自种自采自用中草药管理的通知》（2006年）规定乡村中医药技术人员不得自种自采自用下列中草药：①国家规定需特殊管理的医疗用毒性中草药；②国家规定需特殊管理的麻醉药品原植物；③国家规定需特殊管理的濒稀（濒危、稀少）野生植物药材。

### （六）中药饮片的生产、销售管理

中药饮片是指在中医药理论指导下，按照传统加工方法对中药材进行炮制，加工成一定规格的可供中医临床配方或者中成药生产使用的原料药。目前的中药饮片有两种，一是传统的饮片，二是中药配方颗粒。

**1. 中药饮片炮制技术、工艺**　中药炮制是中药行业特有的传统制药技术。《中医药法》规定，国家保护中药饮片传统炮制技术和工艺，支持应用传统工艺炮制中药饮片，鼓励运用现代科学技术开展中药饮片炮制技术研究。

**2. 医疗机构炮制中药饮片**　对市场上没有供应的中药饮片，医疗机构可以根据本医疗机构医师处方的需要，在本医疗机构内炮制、使用。医疗机构应当遵守中药饮片炮制的有关规定，对其炮制的中药饮片的质量负责，保证药品安全。医疗机构炮制中药饮片，应当向所在地设区的市级人民政府药品监督管理部门备案。根据临床用药需要，医疗机构可以凭本医疗机构医师的处方对中药饮片进行再加工。

**3. 中药饮片的生产**　《药品管理法》规定，中药饮片生产企业履行药品上市许可持有人的相关义务，对中药饮片生产、销售实行全过程管理，建立中药饮片追溯体系，保证中药饮片安全、有效、可追溯。

《药品管理法》规定，中药饮片应当按照国家药品标准炮制；国家药品标准没有规定的，应当按照省、自治区、直辖市人民政府药品监督管理部门制定的炮制规范炮制，但该规范应当报国务院药品监督管理部门备案。不符合国家药品标准或者不按照省、自治区、直辖市人民政府药品监督管理部门制定的炮制规范炮制的，不得出厂、销售。对于中药饮片的生产管理，必须按照《药品生产质量管理规范》中有关"中药制剂"的要求进行，如专职负责中药材和中药饮片质量管理的人员需具备的条件，在文件管理和生产管理方面的要求，在质量管理方面的规范等。2018年4月，为加强对中药饮片的管理，规范省级中药饮片炮制规范的修订工作，增强中药饮片质量的可控性，国家药品监督管理局组织制定了《省级中药饮片炮制规范修订的技术指导原则》。

## 三、中药经营管理

### （一）经营中药的资格

《药品管理法》规定，无《药品经营许可证》的，不得经营药品。该法同时规定城乡集市贸易市场可以出售中药材，但国务院另有规定的除外。

### （二）中药经营管理的相关规定

《中医药法》规定，国家鼓励发展中药材现代流通体系，提高中药材包装、仓储等技术水平，建立中药材流通追溯体系。药品生产企业购进中药材应当建立进货查验记录制度。中药材经营者应当建立进货查验和购销记录制度，并标明中药材产地。

《药品管理法》规定，药品上市许可持有人、药品生产企业、药品经营企业和医疗机构应当从药品上市许可持有人或者具有药品生产、经营资格的企业购进药品；但是，购进未实施审批管理的中药材除外。发运中药材应当有包装。在每件包装上，应当注明品名、产地、日期、供货单位，并附有质量合格的标志。

## 四、医疗机构配制中药制剂管理

### （一）医疗机构配制中药制剂

国家鼓励医疗机构根据本医疗机构临床用药需要配制和使用中药制剂，支持应用传统工艺配制中药制剂，支持以中药制剂为基础研制中药新药。医疗机构配制中药制剂，应当依照《药品管理法》的规定取得医疗机构制剂许可证，或者委托取得药品生产许可证的药品生产企业、取得医疗机构制剂许可证的其他医疗机构配制中药制剂。委托配制中药制剂，应当向委托方所在地省、自治区、直辖市人民政府药品监督管理部门备案。《中医药法》要求医疗机构对其配制的中药制剂的质量负责；委托配制中药制剂的，委托方和受托方对所配制的中药制剂的质量分别承担相应责任。

### （二）仅应用传统工艺配置的中药制剂

医疗机构配制的中药制剂品种，应当依法取得制剂批准文号。但是，仅应用传统工艺配制的中药制剂品种，向医疗机构所在地省、自治区、直辖市人民政府药品监督管理部门备案后即可配制，不需要取得制剂批准文号。同样，由于采取的是备案制，所以《中医药法》要求医疗机构应当加强对备案的中药制剂品种的不良反应监测，并按照国家有关规定进行报告。药品监督管理部门应当加强对备案的中药制剂品种配制、使用的监督检查。

## 五、中药品种保护

《药品管理法》规定，国家保护野生药材资源和中药品种，鼓励培育道地中药材。为提高中药品种的质量，保护中药生产企业的合法权益，促进中药事业的发展，《中药品种保护条例》规定，对质量稳定、疗效确切的中药品种实行分级保护制度。该条例适用于中国境内生产制造的中药品种，包括中成药、天然药物的提取物及其制剂和中药人工制成品。申请专利的中药品种，依照专利法的规定办理，不适用该条例。国务院药品监督管理部门负责全国中药品种保护的监督管理工作。依照《中药品种保护条例》受保护的中药品种，必须是列入国家药品标准的品种。经国务院药品监督管理部门认定，列为省、自治区、直辖市药品标准的品种，也可以申请保护，受保护的中药品种分为一、二级。中药一级保护品种的保护期限分别为 30 年、20 年、10 年，中药二级保护品种的保护期限为 7 年。

# 第四节　中医药人才培养

## 一、中医药教育遵循的原则

《中医药法》规定，中医药教育应当遵循中医药人才成长规律，以中医药内容为主，体现中医药文化特色，注重中医药经典理论和中医药临床实践、现代教育方式和传统教育方式相结合。

### （一）中医药教育应当遵循中医药人才成长规律

《国务院关于扶持和促进中医药事业发展的若干意见》指出，"中医药院校教育应坚持以中医药专业为主体，按照中医药人才成长规律施教，强化中医药基础理论教学和基本实践技能培养。"中医药教育要注重传统文化和知识的学习，强调教学的实践性，重视临床技能的培养，因材施教。

### （二）中医药教育应以中医药内容为主，体现中医药文化特色

设置高等中医药院校的核心目标是培养中医药人才，发展中医药学术。因此，中医药教育在教学内容上应以中医学为主，体现中医药文化特色，使学生掌握中医学理论、中医学思维，并掌握一定的中医临床诊治技能。

### （三）中医药教育应注重中医药经典理论和中医药临床实践相结合

加强中医药经典理论教学，保持和发扬中医药特色和优势，是继承和发展中医药事业的关键之一。中医是一门实践性很强的学科，中医专业人才培养必须重视临床实践，必须加强学生临床能力的训练。

### （四）中医药教育应注重现代教育方式和传统教育方式相结合

中医药现代教育方式指中医药院校教育。中医药传统教育方式指中医药师承教育。

## 二、中医药院校教育

中医药院校是培养中医药人才的主要基地，应充分发挥中医药院校在培养中医药人才中的主渠道作用。

### （一）应当完善中医药学校教育体系

国家应当完善中医药学校教育体系，支持专门实施中医药教育的高等学校、中等职业学校和其他教育机构的发展。

### （二）应当体现中医药学科特色，符合中医药学科发展规律

2019 年 10 月，《中共中央　国务院关于促进中医药传承创新发展的意见》指出："强化中医思维培养，改

革中医药院校教育，调整优化学科专业结构，强化中医药专业主体地位，提高中医类专业经典课程比重，开展中医药经典能力等级考试，建立早跟师、早临床学习制度。"中医药学校教育的培养目标、修业年限、教学形式、教学内容、教学评价及学术水平评价标准等方面，应当体现中医药学科特色，符合中医药学科发展规律。

### 三、中医药师承教育

为推进中医药师承教育，《国务院关于扶持和促进中医药事业发展的若干意见》明确规定："总结中医药师承教育经验，制订师承教育标准和相关政策措施，探索不同层次、不同类型的师承教育模式，丰富中医药人才培养方式和途径。"

《中医药发展战略规划纲要（2016—2030 年）》要求："建立中医药师承教育培养体系，将师承教育全面融入院校教育、毕业后教育和继续教育。鼓励医疗机构发展师承教育，实现师承教育常态化和制度化。建立传统中医师管理制度。"《中医药法》规定，国家发展中医药师承教育，支持有丰富临床经验和技术专长的中医医师、中药专业技术人员在执业、业务活动中带徒授业，传授中医药理论和技术方法，培养中医药专业技术人员。加强名老中医药专家传承工作室建设，吸引、鼓励名老中医药专家和长期服务基层的中医药专家通过师承模式培养多层次的中医药骨干人才。

### 四、中医药专业技术人员的培养、培训

中医药人才是中医药事业发展的基础和保障。《中医药法》规定，国家加强对中医医师和城乡基层中医药专业技术人员的培养和培训，国家发展中西医结合教育，培养高层次的中西医结合人才。一方面需要深化医教协同，推进中医药院校综合改革。全面实施中医住院医师规范化培训，健全中医药毕业后教育制度。另一方面需要强化以全科医生为重点的基层中医药人才队伍建设，推进中医类别全科医生、助理全科医生培养，实施农村订单定向免费医学生培养和全科医生特设岗位计划等人才培养、聘用工作。

### 五、中医药继续教育

中医药继续教育是对从事中医药专业技术工作的中医药专业技术人员进行的终身教育活动。《中医药法》规定，县级以上地方人民政府中医药主管部门应当组织开展中医药继续教育，加强对医务人员，特别是城乡基层医务人员中医药基本知识和技能的培训。中医药专业技术人员应当按照规定参加继续教育，所在机构应当为其接受继续教育创造条件。

# 第五节　中医药科学研究

## 一、国家鼓励中医药科学研究

### （一）研究主体

中医药科学研究主体分别是科研机构、高等学校、医疗机构和药品生产企业等机构。《中医药发展战略规划纲要（2016—2030 年）》中明确提出："健全以国家和省级中医药科研机构为核心，以高等院校、医疗机构和企业为主体，以中医科学研究基地（平台）为支撑，多学科、跨部门共同参与的中医药协同创新体制机制，完善中医药领域科技布局。统筹利用相关科技计划（专项、基金等），支持中医药相关科技创新工作。"

### （二）研究方法

运用现代科学技术和传统中医药研究方法，开展中医药科学研究。一是重视运用传统的方法进行中医药科学研究，要遵循中医药自身发展特点和规律，坚持中医药原创优势，注重继承发掘中医理论精髓。二是积极利用现代科学技术方法发展中医药理论与实践，把保持中医药特色与现代科学知识、技术方法的应用协调相统一。三是坚持传统与现代研究相结合，把握中医药传承的方法。

### （三）研究任务

中医科学的研究任务是加强中西医结合研究，促进中医药理论和技术方法的继承和创新。《中医药发展战略规划纲要（2016—2030 年）》明确提出："促进中西医结合。运用现代科学技术，推进中西医资源整合、优势互补、协同创新。"中医药学要遵循中医药自身发展规律，坚持继承与创新相结合。

因此，《中医药法》要求国家鼓励科研机构、高等学校、医疗机构和药品生产企业等，运用现代科学技术和传统中医药研究方法，开展中医药科学研究，加强中西医结合研究，促进中医药理论和技术方法的继承和创新。

## 二、整理、研究、利用中医药古典文献

《中医药法》规定，国家采取措施支持对中医药古籍文献、著名中医药专家的学术思想和诊疗经验以及民间中医药技术方法的整理、研究和利用。国家鼓励组织和个人捐献有科学研究和临床应用价值的中医药文献、秘方、验方、诊疗方法和技术。

## 三、科学技术创新体系、评价体系和管理体制

《中医药法》规定，国家建立和完善符合中医药特点的科学技术创新体系、评价体系和管理体制，推动中医药科学技术进步与创新。

### （一）建立和完善符合中医药特点的科学技术创新体系

中医药科技创新体系建设是建设创新型国家的重要内容，也是提高中医药科技创新能力的必然要求。要发挥创新主体优势，促进协同创新；优化资源配置，加强中医药科技平台与体系建设；完善中医药科技创新机制，优化创新政策与环境；加强政府指导，完善落实保障政策措施。

### （二）建立和完善符合中医药特点的科学评价体系

《中医药发展战略规划纲要（2016—2030年）》指出："建立和完善符合中医药特点的科研评价标准和体系，研究完善有利于中医药创新的激励政策。"一是针对不同创新主体和创新领域，改进科研评价机制。二是建立符合中医药特点的疗效评价体系。三是完善中医药科研人才评价和激励机制。四是组织科学研究，积极参与推进中药审评标准和评价体系改革。

### （三）建立和完善符合中医药特点的管理体制

《中医药发展战略规划纲要（2016—2030年）》指出："通过同行评议和引进第三方评估，提高项目管理效率和研究水平。不断提高中医药科研成果转化效率。"建立中医药咨询专家库，充分发挥专家在科技政策制定与项目管理中的咨询作用，推进科技资源和数据信息开放共享，促进中医药科技中介服务体系建设与成果转化。

## 四、加强中医药重点领域科学研究

《中医药法》要求国家采取措施，加强对中医药基础理论和辨证论治方法，常见病、多发病、慢性病和重大疑难疾病、重大传染病的中医药防治，以及其他对中医药理论和实践发展有重大促进作用的项目的科学研究。

# 第六节　中医药传承与文化传播

## 一、遴选中医药学术传承项目和传承人

### （一）省级以上中医药主管部门的职责

对具有重要学术价值的中医药理论和技术方法，省级以上人民政府中医药主管部门应当公平、公正地组织遴选本行政区域内的中医药学术传承项目和传承人，并为传承活动提供必要的条件，如为传承人的传承活动提供必要的场地、经费资助等。

### （二）中医药学术传承人的义务

中医药学术传承人应当具有使命意识，积极开展中医药学术传承活动，培养后继人才，收集整理并妥善保存相关的学术资料。

### （三）处理好与《非物质文化遗产法》的衔接关系

具有重要学术价值的中医药理论和技术方法的学术传承项目同时属于非物质文化遗产代表性项目的，应当依照《非物质文化遗产法》的有关规定开展传承活动。

## 二、保护中医药传统知识

### （一）中医药传统知识的概念

中医药传统知识是在中华民族发展繁衍过程中，基于中华民族长期实践积累、世代传承并持续发展、具有现实或潜在商业价值的医药卫生知识，包括中医药理论知识、中药方剂、诊疗技术以及与中医药传统知识有关

的药材资源、中药材加工炮制技术、中医药特有标志符号等。

### （二）中医药传统知识保护途径

国家建立中医药传统知识保护数据库、保护名录和保护制度。中医药传统知识持有人对其持有的中医药传统知识享有传承使用的权利，对他人获取、利用其持有的中医药传统知识享有知情同意和利益分享等权利。国家对经依法认定属于国家秘密的传统中药处方组成和生产工艺实行特殊保护。

## 三、加强中医药文化宣传

### （一）政府加强中医药文化宣传的责任

传播中华优秀传统文化，普及中医药知识是政府应承担的重要责任。因此，《中医药法》要求县级以上人民政府应当依法加强中医药文化宣传，普及中医药知识，鼓励组织和个人创作中医药文化和科普作品。

### （二）开展中医药文化宣传和知识普及的要求

开展中医药文化宣传和知识普及活动，应当遵守国家有关规定。任何组织或者个人不得对中医药作虚假、夸大宣传，不得冒用中医药名义牟取不正当利益。广播、电视、报刊、互联网等媒体开展中医药知识宣传，应当聘请中医药专业技术人员进行。

## 四、发展和规范中医养生保健服务

中医养生保健文化历史悠久，理念上注重人与自然、与社会的和谐统一，服务内容丰富，手段方法多样，效果明显，作用独特。《中医药法》规定，国家发展中医养生保健服务，支持社会力量举办规范的中医养生保健机构。中医养生保健服务规范、标准由国务院中医药主管部门制定。

# 第七节　法律责任

## 一、民事责任

中医医疗机构、中医医师及其他中医药专业人员，中药生产经营企业等在从事医药活动中违反《中医药法》规定给患者或者其他人员造成人身、财产损害的，应依法承担民事责任，包括赔偿损失、赔礼道歉等。

## 二、行政责任

### （一）中医诊所超出备案范围开展医疗活动的法律责任

违反《中医药法》规定，中医诊所超出备案范围开展医疗活动的，由所在地县级人民政府中医药主管部门责令改正，没收违法所得，并处 1 万元以上 3 万元以下罚款；情节严重的，责令停止执业活动。

中医诊所被责令停止执业活动的，其直接负责的主管人员自处罚决定作出之日起 5 年内不得在医疗机构内从事管理工作。医疗机构聘用上述不得从事管理工作的人员从事管理工作的，由原发证部门吊销执业许可证或者由原备案部门责令停止执业活动。

### （二）中医医师超出注册的执业范围从事医疗活动的法律责任

违反《中医药法》规定，经考核取得医师资格的中医医师超出注册的执业范围从事医疗活动的，由县级以上人民政府中医药主管部门责令暂停 6 个月以上 1 年以下执业活动，并处 1 万元以上 3 万元以下罚款；情节严重的，吊销执业证书。

### （三）应当备案而未备案，或者备案时提供虚假材料的法律责任

违反《中医药法》规定，举办中医诊所、炮制中药饮片、委托配制中药制剂应当备案而未备案，或者备案时提供虚假材料的，由中医药主管部门和药品监督管理部门按照各自职责分工责令改正，没收违法所得，并处 3 万元以下罚款，向社会公告相关信息；拒不改正的，责令停止执业活动或者责令停止炮制中药饮片、委托配制中药制剂活动，其直接责任人员 5 年内不得从事中医药相关活动。医疗机构应用传统工艺配制中药制剂未依照本法规定备案，或者未按照备案材料载明的要求配制中药制剂的，按生产假药给予处罚。

### （四）在中药材种植过程中使用剧毒、高毒农药的法律责任

违反《中医药法》规定，在中药材种植过程中使用剧毒、高毒农药的，依照有关法律、法规规定给予处罚；

情节严重的，可以由公安机关对其直接负责的主管人员和其他直接责任人员处 5 日以上 15 日以下拘留。

### （五）违法发布中医医疗广告的法律责任

违反《中医药法》规定，发布的中医医疗广告内容与经审查批准的内容不相符的，由原审查部门撤销该广告的审查批准文件，1 年内不受理该医疗机构的广告审查申请。

违反《中医药法》规定，发布中医医疗广告有前款规定以外违法行为的，依照《中华人民共和国广告法》的规定给予处罚。

### （六）中医药主管部门及其他有关部门未履行法定职责的法律责任

县级以上人民政府中医药主管部门及其他有关部门未履行《中医药法》规定的职责的，由本级人民政府或者上级人民政府有关部门责令改正；情节严重的，对直接负责的主管人员和其他直接责任人员，依法给予处分。

## 三、刑事责任

违反《中医药法》规定，构成犯罪的，依法追究刑事责任，违反本法规定的犯罪主要有医疗事故罪、非法行医罪、生产销售假药罪等。

# 第七章　医疗事故与损害法律制度

## 第一节　概　述

### 一、医疗纠纷、医疗事故与医疗损害概述

#### （一）医疗纠纷、医疗事故、医疗损害的概念

医疗纠纷是指医患双方因诊疗活动引发的争议。医疗纠纷具有如下特征：第一，一方必须为医疗机构或医务人员。非医疗机构或医务人员开展诊疗活动，属非法行医，不属于医疗纠纷。第二，因诊疗活动引发。所谓诊疗活动，根据《医疗机构管理条例实施细则》规定，是指通过各种检查，使用药物、器械及手术等方法，对疾病作出判断和消除疾病、缓解病情、减轻痛苦、改善功能、延长生命、帮助患者恢复健康的活动。非诊疗活动导致损害的，应当按照一般人身损害纠纷处理，不属于医疗纠纷。

医疗事故是指医疗机构及其医务人员在医疗活动中，违反医疗卫生管理法律、行政法规、部门规章和诊疗护理规范、常规，过失造成患者人身损害的事故。

医疗损害是指医疗机构及其医务人员在诊疗活动中因过错，对患者造成的人身或财产损害。

#### （二）医疗纠纷、医疗事故与医疗损害的关系

1. 医疗损害可以由医疗事故引起，也可能由非医疗事故的其他医疗过错引起。医疗事故仅仅是造成医疗损害的原因之一。

2. 医疗损害和医疗事故都可以导致医患之间的医疗纠纷，医疗纠纷可因诊疗活动中的医疗损害和医疗事故所引起。

### 二、医疗纠纷、医疗事故与医疗损害责任立法

为了妥善处理和解决医疗纠纷，我国出台了一系列的法律法规。1987 年 6 月 29 日国务院发布《医疗事故处理办法》，这是我国处理医疗事故、解决医疗纠纷的第一个专门立法。2002 年 4 月 4 日国务院公布《医疗事故处理条例》，对医疗事故处理作了新的规定。此后，卫生部、国家中医药管理局等部门陆续颁布《医疗事故分级标准（试行）》《医疗事故技术鉴定暂行办法》《重大医疗过失行为和医疗事故报告制度的规定》《医疗事故技术鉴定专家库学科专业组名录（试行）》《医疗事故争议中尸检机构及专业技术人员资格认定办法》《病历书写基本规范》《医疗机构病历管理规定》等，构建起以《医疗事故处理条例》为主干的处理医疗事故的法规体系。

2009 年 12 月 26 日全国人民代表大会常务委员会通过了《中华人民共和国侵权责任法》，该法第七章专门规定了"医疗损害责任"。最高人民法院 2017 年 12 月 13 日公布了《最高人民法院关于审理医疗损害责任纠纷案件适用法律若干问题的解释》。2018 年 7 月 31 日国务院公布《医疗纠纷预防和处理条例》，对预防和处理医疗纠纷作出全新规定，但诊疗活动中有关医疗事故的行政调查处理，仍依照《医疗事故处理条例》的相关规定执行。2021 年 1 月 1 日，《中华人民共和国民法典》施行，该法第七编侵权责任中第六章规定了"医疗损害责任"。与此同时，为正确审理医疗损害责任纠纷案件，依法维护当事人的合法权益，推动构建和谐医患关系，促进卫生健康事业发展，根据《中华人民共和国民法典》《中华人民共和国民事诉讼法》等法律规定，结合审判实践，对《最高人民法院关于审理医疗损害责任纠纷案件适用法律若干问题的解释》进行了修正并于 2021 年 1 月 1 日施行。

## 第二节　医疗损害责任

### 一、医疗损害责任的构成要件

医疗损害责任是指医疗机构及其医务人员在诊疗活动中因过错，或者在法律规定情况下无论有无过错，造成患者人身或其他损害，应当承担的侵权责任。

医疗损害责任的构成要件包括：①主体要件。医疗损害行为人主要是医疗机构及其医务人员。在医务人员作为行为主体情形下，医疗机构是责任主体，由医疗机构承担赔偿责任。在医疗产品损害纠纷中，医疗产品的生产者、销售者或者血液提供机构、医疗机构均可作为责任主体。②客观行为要件。即医疗机构及其医务人员对患者实施的诊疗行为。③损害事实要件。即患者遭受的人身损害或财产损害。④主观过错要件。医疗机构及其医务人员在对患者的诊疗活动中承担一定的义务。没有尽到这些义务，则构成过错。在特殊情况下推定过错或无过错也应承担责任。⑤因果关系要件。指诊疗行为与患者损害之间的因果关系以及原因力大小。

## 二、医疗损害责任主体

**1.医疗机构及其医务人员** 患者在诊疗活动中受到损害，医疗机构或者其医务人员有过错的，由医疗机构承担赔偿责任。如果两个以上医疗机构的诊疗行为造成患者同一损害，患者请求医疗机构承担赔偿责任的，应当区分不同情况，依照《民法典》第一千一百六十八条、第一千一百七十一条或者第一千一百七十二条的规定，确定各医疗机构承担的赔偿责任。

**2.医疗产品的生产者、销售者或者血液提供机构** 因药品、消毒产品、医疗器械的缺陷，或者输入不合格的血液造成患者损害的，患者可以向药品上市许可持有人、生产者、血液提供机构请求赔偿，也可以向医疗机构请求赔偿。患者向医疗机构请求赔偿的，医疗机构赔偿后，有权向负有责任的药品上市许可持有人、生产者、血液提供机构追偿。

**3.美容医疗机构** 患者在美容医疗机构实施的医疗美容活动中受到人身或者财产损害，可以向美容医疗机构请求赔偿。患者如果在医疗机构的医疗美容科室实施的医疗美容活动中受到人身或者财产损害，开设医疗美容科室的医疗机构应作为责任主体。医疗美容是指使用药物以及手术、物理和其他损伤性或者侵入性的医学技术方法对人的容貌和人体各部位形态进行的修复与再塑。美容医疗机构是以开展医疗美容诊疗业务为主的医疗机构。

## 三、医疗损害责任的归责原则

归责原则是确定侵权行为人承担侵权损害赔偿责任的一般准则。它是在损害事实已经发生的情况下，为确定侵权行为人对自己的行为所造成的损害是否需要承担民事赔偿责任的原则。《民法典》规定了以过错责任原则为主，过错推定原则和无过错责任原则为辅的医疗损害责任归责原则体系。

### （一）过错责任原则

过错责任原则是以过错作为判断标准，判断行为人对其造成的损害应否承担侵权责任的归责原则。《民法典》规定，患者在诊疗活动中受到损害，医疗机构或者其医务人员有过错的，由医疗机构承担赔偿责任。过错责任原则是医疗损害责任的一般归责原则。

### （二）过错推定原则

过错推定原则是指在法律有特别规定的场合，从损害事实的本身推定加害人有过错，并据此确定造成他人损害的行为人赔偿责任的归责原则。《民法典》规定，患者在诊疗活动中受到损害，有下列情形之一的，推定医疗机构有过错：①违反法律、行政法规、规章以及其他有关诊疗规范的规定。②隐匿或者拒绝提供与纠纷有关的病历资料。③遗失、伪造、篡改或者违法销毁病历资料。

### （三）无过错责任原则

无过错责任原则是指在法律有特别规定的情况下，以已经发生的损害结果为价值判断标准，与该损害结果有因果关系的行为人，不论其有无过错，都要承担侵权赔偿责任的归责原则。《民法典》规定：因药品、消毒产品、医疗器械的缺陷，或者输入不合格的血液造成患者损害的，患者可以向药品上市许可持有人、生产者、血液提供机构请求赔偿，也可以向医疗机构请求赔偿。患者向医疗机构请求赔偿的，医疗机构赔偿后，有权向负有责任的药品上市许可持有人、生产者、血液提供机构追偿。也就是说，只要医疗机构使用了缺陷医疗产品致使患者人身受到损害，无论其诊疗行为是否有过错，都应该承担赔偿责任。

## 四、医疗损害责任的免责事由

### （一）医疗损害责任的特殊免责事由

患者在诊疗活动中受到损害，有下列情形之一的，医疗机构不承担赔偿责任。

**1.患者或者其近亲属不配合诊疗** 患者或者其近亲属不配合医疗机构进行符合诊疗规范的诊疗，医疗机构不承担赔偿责任。医疗机构或者其医务人员也有过错的，应当承担相应的赔偿责任。这里的"不配合"指患者主观上具有过错，即故意不配合的情形。如果患者客观上囿于医疗知识水平的局限造成"不配合"，需要根据个案具体情况判断医务人员是否向患者一方履行了相应的说明义务或者存在其他过错情形，否则可能因具有过错而无法免责。

2. **紧急医疗救治**　医务人员在抢救生命垂危的患者等紧急情况下已经尽到合理诊疗义务，医疗机构不承担赔偿责任。医务人员未尽到紧急救治情况下医务人员应尽到的合理诊疗义务，医疗机构仍难以免除其赔偿责任。

3. **医疗水平限制**　限于当时的医疗水平难以诊疗，医疗机构不承担赔偿责任。"当时的医疗水平"指实施诊疗活动时的一般情况下医务人员可以尽到的，通过谨慎的作为或不作为避免患者受到损害的医疗水平。

### （二）免责事由

1. **受害人故意**　所谓故意，指明知自己的行为会发生损害结果，并且希望或者放任这种结果发生。因此，如果受害人故意造成自身损害，医疗机构不承担赔偿责任。

2. **第三人过错**　损害是因第三人造成的，第三人应当承担侵权责任。如果患者的损害是医疗机构外的第三人过错造成的，应由第三人承担赔偿责任，医疗机构不承担赔偿责任。

3. **不可抗力**　不可抗力是指不能预见、不能避免并不能克服的客观情况。不可抗力包括自然灾害（如台风、地震、洪水、冰雹），社会异常事件（如战争、罢工、骚乱）等。

4. **正当防卫**　因正当防卫造成损害的，不承担责任。正当防卫超过必要的限度，造成不应有的损害的，正当防卫人应当承担适当的责任。

5. **紧急避险**　因紧急避险造成损害的，由引起险情发生的人承担责任。如果危险是由自然原因引起的，紧急避险人不承担责任或者给予适当补偿。紧急避险措施采取不当或者超过必要的限度，造成不应有的损害的，紧急避险人应当承担适当的责任。

## 五、医疗损害责任的类型

### （一）医疗技术损害责任

医疗技术损害责任是指医务人员在诊疗活动中未尽到与当时的医疗水平相应的诊疗义务，造成患者损害应承担的损害赔偿责任。

### （二）医疗伦理损害责任

医疗伦理损害责任是指医疗机构和医务人员违背医疗良知和医疗伦理的要求，违背医疗机构和医务人员的告知或者保密义务，具有医疗伦理过失，造成患者人身损害或其他合法权益的损害，应当承担的损害赔偿责任。

医务人员在诊疗活动中应当向患者说明病情和医疗措施。需要实施手术、特殊检查、特殊治疗的，医务人员应当及时向患者说明医疗风险、替代医疗方案等情况，并取得其书面同意；不宜向患者说明的，应当向患者的近亲属说明，并取得其书面同意。医务人员未尽到上述义务，造成患者损害的，医疗机构应当承担赔偿责任。

医疗机构及其医务人员应当对患者的隐私保密。泄露患者隐私或者未经患者同意公开其病历资料，造成患者损害的，应当承担侵权责任。

### （三）医疗产品损害责任

医疗产品损害责任是医疗机构在医疗过程中，使用有缺陷的药品、消毒药剂、医疗器械或者不合格的血液，造成患者人身损害，医疗机构和医疗产品生产者、销售者或者血液提供机构应当承担的损害赔偿责任。

### （四）医疗管理损害责任

医疗管理损害责任是医疗机构及其医务人员违背医政管理规范和医政管理职责的要求，具有医疗管理过失，造成患者人身损害、财产损害，应当承担的损害赔偿责任。医疗管理过失主要表现为违反病历资料管理职责、医务人员不作为或擅离职守、违反安全保障义务等。

## 六、不必要检查的限制

《民法典》规定，医疗机构及其医务人员不得违反诊疗规范实施不必要的检查。"不必要检查"的判断标准为是否违反诊疗规范。不必要检查增加了患者经济负担，也可能给患者造成了人身损害，医疗机构应该承担相应的损害赔偿责任。

## 七、紧急情况下医疗措施的实施

### （一）紧急抢救措施实施权

因抢救生命垂危的患者等紧急情况，不能取得患者或者其近亲属意见的，经医疗机构负责人或者授权的负责人批准，可以立即实施相应的医疗措施。

不能取得患者近亲属意见的情形有：①近亲属不明的。②不能及时联系到近亲属的。③近亲属拒绝发表意见的。④近亲属达不成一致意见的。⑤法律、法规规定的其他情形。存在这五种情形之一，就可以认定为不能取得患者近亲属的意见。

医务人员经医疗机构负责人或者授权的负责人批准立即实施相应医疗措施，患者因此请求医疗机构承担赔偿责任的，不予支持。

### （二）违反紧急抢救义务的责任

医疗机构及其医务人员怠于实施相应医疗措施造成损害，患者请求医疗机构承担赔偿责任的，应予支持。

## 八、医疗损害赔偿项目

### （一）医疗费

医疗费根据医疗机构出具的医药费、住院费等收款凭证，结合病历和诊断证明等相关证据确定。

### （二）误工费

误工费根据受害人的误工时间和收入状况确定。误工时间根据受害人接受治疗的医疗机构出具的证明确定。

### （三）护理费

护理费根据护理人员的收入状况和护理人数、护理期限确定。

### （四）交通费

交通费根据受害人及其必要的陪护人员因就医或者转院治疗实际发生的费用计算。

### （五）住院伙食补助费

住院伙食补助费可以参照当地国家机关一般工作人员的出差伙食补助标准予以确定。

### （六）营养费

营养费根据受害人伤残情况参照医疗机构的意见确定。

### （七）残疾赔偿金

残疾赔偿金根据受害人丧失劳动能力程度或者伤残等级确定。

### （八）残疾辅助器具费

残疾辅助器具费按照普通适用器具的合理费用标准计算。

### （九）丧葬费

丧葬费按照受诉法院所在地上一年度职工月平均工资标准，以六个月总额计算。

### （十）被扶养人生活费

被扶养人生活费根据扶养人丧失劳动能力的程度，按照受诉法院所在地上一年度城镇居民人均消费性支出和农村居民人均年生活消费支出标准计算。

### （十一）死亡赔偿金

死亡赔偿金按照受诉法院所在地上一年度城镇居民人均可支配收入或者农村居民人均纯收入标准，按二十年计算。但六十周岁以上的，年龄每增加一岁减少一年；七十五周岁以上的，按五年计算。

### （十二）精神损害赔偿

侵害他人人身权益，造成他人严重精神损害的，受害人可以请求精神损害抚慰金。

# 第三节 医疗纠纷的预防与处理

## 一、医疗纠纷的预防

### （一）恪守职业道德

医疗机构及医务人员在诊疗活动中应当以患者为中心，加强人文关怀，严格遵守医疗卫生法律、法规、规章和诊疗相关规范、常规，恪守职业道德。以患者为中心，加强人文关怀，这有利于维护医患和谐关系，预防医疗损害发生。

### （二）加强医疗质量安全管理

医疗机构应当制定并实施医疗质量安全管理制度，设置医疗服务质量监控部门或者配备专（兼）职人员，加强对诊断、治疗、护理、药事、检查等工作的规范化管理，优化服务流程，提高服务水平。医疗机构应当按照国务院卫生主管部门制定的医疗技术临床应用管理规定，开展与其技术能力相适应的医疗技术服务，保障临床应用安全，降低医疗风险。医疗机构应当依照有关法律、法规的规定，严格执行药品、医疗器械、消毒药剂、血液等的进货查验、保管等制度。卫生主管部门应当督促医疗机构落实医疗质量安全管理制度，组织开展医疗质量安全评估，分析医疗质量安全信息，针对发现的风险制定防范措施。这些医疗质量管理的强制性规定，能从源头上确保医疗质量，减少因医疗质量引发的医疗损害纠纷。

### （三）保障患者的知情同意权

医务人员在诊疗活动中应当向患者说明病情和医疗措施。需要实施手术，或者开展临床试验等存在一定危险性、可能产生不良后果的特殊检查、特殊治疗的，医务人员应当及时向患者说明医疗风险、替代医疗方案等情况，并取得其书面同意；在患者处于昏迷等无法自主作出决定的状态或者病情不宜向患者说明等情形下，应当向患者的近亲属说明，并取得其书面同意。

### （四）健全病历资料管理制度

医疗机构及其医务人员应当按照国务院卫生主管部门的规定，填写并妥善保管病历资料。患者有权查阅、复制其门诊病历、住院志、体温单、医嘱单、化验单（检验报告）、医学影像检查资料、特殊检查同意书、手术同意书、手术及麻醉记录、病理资料、护理记录、医疗费用以及国务院卫生主管部门规定的其他属于病历的全部资料。这既方便了患者使用病历，也体现出了对患者知情权的维护。

### （五）建立健全医患沟通机制及投诉接待制度

医疗机构应当建立健全医患沟通机制，对患者在诊疗过程中提出的咨询、意见和建议，应当耐心解释、说明，并按照规定进行处理；对患者就诊疗行为提出的疑问，应当及时予以核实、自查，并指定有关人员与患者或者其近亲属沟通，如实说明情况。医疗机构应当建立健全投诉接待制度，设置统一的投诉管理部门或者配备专（兼）职人员，在医疗机构显著位置公布医疗纠纷解决途径、程序和联系方式等，方便患者投诉或者咨询。

### （六）发挥患者和政府的作用

患者应当遵守医疗秩序和医疗机构有关就诊、治疗、检查的规定，如实提供与病情有关的信息，配合医务人员开展诊疗活动。

各级人民政府应当加强健康促进与教育工作，普及健康科学知识，提高公众对疾病治疗等医学科学知识的认知水平。

## 二、医疗纠纷的处理

### （一）医疗纠纷的解决途径

**1. 双方自愿协商** 医患双方选择协商解决医疗纠纷的，应当在专门场所协商，不得影响正常的医疗秩序。医患双方人数较多的，应当推举代表进行协商，每方代表人数不超过5人。

协商解决医疗纠纷应当坚持自愿、合法、平等的原则，尊重当事人的权利，尊重客观事实。医患双方应当文明、理性表达意见和要求，不得有违法行为。

协商确定赔付金额应当以事实为依据，防止畸高或者畸低。对分歧较大或者索赔数额较高的医疗纠纷，鼓励医患双方通过人民调解的途径解决。

医患双方经协商达成一致的，应当签署书面和解协议书。

### 2.申请人民调解

（1）申请与受理　申请医疗纠纷人民调解的，由医患双方共同向医疗纠纷人民调解委员会提出申请；一方申请调解的，医疗纠纷人民调解委员会在征得另一方同意后进行调解。

医疗纠纷人民调解委员会获悉医疗机构内发生重大医疗纠纷，可以主动开展工作，引导医患双方申请调解。

医疗纠纷人民调解委员会应当接受人民法院、行政部门、信访部门的委派或委托进行医疗纠纷人民调解。

当事人已经向人民法院提起诉讼并且已被受理，或者已经申请卫生主管部门调解并且已被受理的，医疗纠纷人民调解委员会不予受理；已经受理的，终止调解。

医疗纠纷人民调解委员会应自收到调解申请之日起3个工作日内，作出是否受理的决定，并通知双方当事人；一方当事人单独申请的，可以延长1至3个工作日。不予受理的，应当书面告知，并说明理由。

（2）调解过程中的医疗损害鉴定　医疗纠纷人民调解委员会调解医疗纠纷，需要进行医疗损害鉴定以明确责任的，由医患双方共同委托医学会或者司法鉴定机构进行鉴定，也可以经医患双方同意，由医疗纠纷人民调解委员会委托鉴定。

医学会或者司法鉴定机构接受委托从事医疗损害鉴定，应当由鉴定事项所涉专业的临床医学、法医学等专业人员进行鉴定；医学会或者司法鉴定机构没有相关专业人员的，应当从设区的市级以上人民政府卫生、司法行政部门共同设立的专家库中抽取相关专业专家进行鉴定。

（3）调解期限　医疗纠纷人民调解委员会应当自受理之日起30个工作日内完成调解。需要鉴定的，鉴定时间不计入调解期限。因特殊情况需要延长调解期限的，医疗纠纷人民调解委员会和医患双方可以约定延长调解期限。超过调解期限未达成调解协议的，视为调解不成。

（4）调解协议　医患双方经人民调解达成一致的，医疗纠纷人民调解委员会应当制作调解协议书。调解协议书经医患双方签字或者盖章，人民调解员签字并加盖医疗纠纷人民调解委员会印章后生效。

达成调解协议的，医疗纠纷人民调解委员会应当告知医患双方可以依法向人民法院申请司法确认。

### 3.申请行政调解　医患双方申请医疗纠纷行政调解的，应当向医疗纠纷发生地县级人民政府卫生主管部门提出申请。

卫生主管部门应当自收到申请之日起5个工作日内作出是否受理的决定。当事人已经向人民法院提起诉讼并且已被受理，或者已经申请医疗纠纷人民调解委员会调解并且已被受理的，卫生主管部门不予受理；已经受理的，终止调解。

卫生主管部门应当自受理之日起30个工作日内完成调解。需要鉴定的，鉴定时间不计入调解期限。超过调解期限未达成调解协议的，视为调解不成。

### 4.向人民法院提起诉讼　发生医疗纠纷，当事人协商、调解不成的，可以依法向人民法院提起诉讼。当事人也可以直接向人民法院提起诉讼。

### 5.法律、法规规定的其他途径。

### （二）病历资料和现场实物封存

发生医疗纠纷需要封存、启封病历资料的，应当在医患双方在场的情况下进行。封存的病历资料可以是原件，也可以是复制件，由医疗机构保管。病历尚未完成需要封存的，对已完成病历先行封存；病历按照规定完成后，再对后续完成部分进行封存。医疗机构应当对封存的病历开列封存清单，由医患双方签字或者盖章，各执一份。

疑似输液、输血、注射、用药等引起不良后果的，医患双方应当共同对现场实物进行封存、启封，封存的现场实物由医疗机构保管。需要检验的，应当由双方共同委托依法具有检验资格的检验机构进行检验；双方无法共同委托的，由医疗机构所在地县级人民政府卫生主管部门指定。疑似输血引起不良后果，需要对血液进行封存保留的，医疗机构应当通知提供该血液的血站派员到场。

### （三）尸检及尸体处理

患者死亡，医患双方对死因有异议的，应当在患者死亡后48小时内进行尸检；具备尸体冻存条件的，可以延长至7日。尸检应当经死者近亲属同意并签字，拒绝签字的，视为死者近亲属不同意进行尸检。不同意或者拖延尸检，超过规定时间，影响对死因判定的，由不同意或者拖延的一方承担责任。尸检应当由按照国家有关规定取得相应资格的机构和专业技术人员进行。医患双方可以委派代表观察尸检过程。

患者在医疗机构内死亡的，尸体应当立即移放太平间或者指定的场所，死者尸体存放时间一般不得超过14日。逾期不处理的尸体，由医疗机构在向所在地县级人民政府卫生主管部门和公安机关报告后，按照规定处理。

### （四）重大医疗纠纷的报告

发生重大医疗纠纷的，医疗机构应当按照规定向所在地县级以上地方人民政府卫生主管部门报告。卫生主管部门接到报告后，应当及时了解掌握情况，引导医患双方通过合法途径解决纠纷。

### （五）医患双方依法维护医疗秩序

医患双方应当依法维护医疗秩序。任何单位和个人不得实施危害患者和医务人员人身安全、扰乱医疗秩序的行为。医疗纠纷中发生涉嫌违反治安管理行为或者犯罪行为的，医疗机构应当立即向所在地公安机关报案。公安机关应当及时采取措施，依法处置，维护医疗秩序。

## 三、法律责任

### （一）医疗机构及其工作人员的法律责任

医疗机构篡改、伪造、隐匿、毁灭病历资料的，对直接负责的主管人员和其他直接责任人员，由县级以上人民政府卫生主管部门给予或者责令给予降低岗位等级或者撤职的处分，对有关医务人员责令暂停6个月以上1年以下执业活动；造成严重后果的，对直接负责的主管人员和其他直接责任人员给予或者责令给予开除的处分，对有关医务人员由原发证部门吊销执业证书；构成犯罪的，依法追究刑事责任。

医疗机构将未通过技术评估和伦理审查的医疗新技术应用于临床的，由县级以上人民政府卫生主管部门没收违法所得，并处5万元以上10万元以下罚款，对直接负责的主管人员和其他直接责任人员给予或者责令给予降低岗位等级或者撤职的处分，对有关医务人员责令暂停6个月以上1年以下执业活动；情节严重的，对直接负责的主管人员和其他直接责任人员给予或者责令给予开除的处分，对有关医务人员由原发证部门吊销执业证书；构成犯罪的，依法追究刑事责任。

医疗机构及其医务人员有下列情形之一的，由县级以上人民政府卫生主管部门责令改正，给予警告，并处1万元以上5万元以下罚款；情节严重的，对直接负责的主管人员和其他直接责任人员给予或者责令给予降低岗位等级或者撤职的处分，对有关医务人员可以责令暂停1个月以上6个月以下执业活动；构成犯罪的，依法追究刑事责任。①未按规定制定和实施医疗质量安全管理制度。②未按规定告知患者病情、医疗措施、医疗风险、替代医疗方案等。③开展具有较高医疗风险的诊疗活动，未提前预备应对方案防范突发风险。④未按规定填写、保管病历资料，或者未按规定补记抢救病历。⑤拒绝为患者提供查阅、复制病历资料服务。⑥未建立投诉接待制度、设置统一投诉管理部门或者配备专（兼）职人员。⑦未按规定封存、保管、启封病历资料和现场实物。⑧未按规定向卫生主管部门报告重大医疗纠纷。⑨其他未履行《医疗纠纷预防和处理条例》规定义务的情形。

### （二）医学会、司法鉴定机构及尸检机构的法律责任

医学会、司法鉴定机构出具虚假医疗损害鉴定意见的，由县级以上人民政府卫生、司法行政部门依据职责没收违法所得，并处5万元以上10万元以下罚款，对该医学会、司法鉴定机构和有关鉴定人员责令暂停3个月以上1年以下医疗损害鉴定业务，对直接负责的主管人员和其他直接责任人员给予或者责令给予降低岗位等级或者撤职的处分；情节严重的，该医学会、司法鉴定机构和有关鉴定人员5年内不得从事医疗损害鉴定业务或者撤销登记，对直接负责的主管人员和其他直接责任人员给予或者责令给予开除的处分；构成犯罪的，依法追究刑事责任。

尸检机构出具虚假尸检报告的，由县级以上人民政府卫生、司法行政部门依据职责没收违法所得，并处5万元以上10万元以下罚款，对该尸检机构和有关尸检专业技术人员责令暂停3个月以上1年以下尸检业务，对直接负责的主管人员和其他直接责任人员给予或者责令给予降低岗位等级或者撤职的处分；情节严重的，撤销该尸检机构和有关尸检专业技术人员的尸检资格，对直接负责的主管人员和其他直接责任人员给予或者责令给予开除的处分；构成犯罪的，依法追究刑事责任。

### （三）医疗纠纷人民调解员的法律责任

医疗纠纷人民调解员有下列行为之一的，由医疗纠纷人民调解委员会给予批评教育、责令改正；情节严重的，

依法予以解聘：①偏袒一方当事人。②侮辱当事人。③索取、收受财物或者牟取其他不正当利益。④泄露医患双方个人隐私等事项。

### （四）新闻媒体的法律责任

新闻媒体编造、散布虚假医疗纠纷信息的，由有关主管部门依法给予处罚；给公民、法人或者其他组织的合法权益造成损害的，依法承担消除影响、恢复名誉、赔偿损失、赔礼道歉等民事责任。

### （五）卫生主管部门和其他有关部门及其工作人员的法律责任

县级以上人民政府卫生主管部门和其他有关部门及其工作人员在医疗纠纷预防和处理工作中，不履行职责或者滥用职权、玩忽职守、徇私舞弊的，由上级人民政府卫生等有关部门或者监察机关责令改正；依法对直接负责的主管人员和其他直接责任人员给予处分；构成犯罪的，依法追究刑事责任。

### （六）医患双方的法律责任

医患双方在医疗纠纷处理中，造成人身、财产或者其他损害的，依法承担民事责任；构成违反治安管理行为的，由公安机关依法给予治安管理处罚；构成犯罪的，依法追究刑事责任。

# 第四节　医疗损害鉴定

## 一、我国医疗损害鉴定的现状

我国存在着两种类型的医疗损害鉴定，一种是司法鉴定机构组织的医疗损害司法鉴定，另外一种是医学会组织的医疗事故技术鉴定。医疗损害司法鉴定按照《全国人民代表大会常务委员会关于司法鉴定管理问题的决定》和《司法鉴定程序通则》的规定开展鉴定。医疗事故技术鉴定依据《医疗事故处理条例》《医疗事故技术鉴定暂行办法》《医疗事故技术鉴定专家库学科专业组名录（试行）》《医疗事故分级标准（试行）》开展鉴定。《医疗纠纷预防和处理条例》对诉讼前医学会和司法鉴定机构的医疗损害鉴定进行了统一规范。

## 二、医疗损害司法鉴定

医疗损害司法鉴定，是指司法鉴定人运用科学技术或者专门知识对诉讼涉及的医疗损害专门性问题进行鉴别和判断并提供鉴定意见的活动。

### （一）鉴定的提起

当事人向人民法院申请对医疗损害责任纠纷中的专门性问题进行鉴定的，人民法院应当准许。当事人未申请鉴定，人民法院对医疗损害责任纠纷中的专门性问题认为需要进行鉴定的，应当依职权委托鉴定。

医疗纠纷人民调解委员会调解医疗纠纷，需要进行医疗损害鉴定以明确责任的，可以经医患双方同意，由医疗纠纷人民调解委员会委托司法鉴定机构进行鉴定。

### （二）鉴定人的确定

当事人申请医疗损害鉴定的，由双方当事人协商确定鉴定人。当事人就鉴定人无法达成一致意见，由人民法院提出确定鉴定人的方法，当事人同意的，按照该方法确定；当事人不同意的，由人民法院指定。鉴定人应当从具备相应鉴定能力、符合鉴定要求的专家中确定。

### （三）鉴定事项

下列专门性问题可以作为申请医疗损害鉴定的事项：①实施诊疗行为有无过错。②诊疗行为与损害后果之间是否存在因果关系以及原因力大小。③医疗机构是否尽到了说明义务、取得患者或者患者近亲属书面同意的义务。④医疗产品是否有缺陷、该缺陷与损害后果之间是否存在因果关系以及原因力的大小。⑤患者损伤残疾程度。⑥患者的护理期、休息期、营养期。⑦其他专门性问题。

### （四）鉴定意见

司法鉴定机构作出的医疗损害鉴定意见应当载明并详细论述下列内容：①是否存在医疗损害以及损害程度。②是否存在医疗过错。③医疗过错与医疗损害是否存在因果关系。④医疗过错在医疗损害中的责任程度。

鉴定意见中表述导致患者损害的原因力大小可以分为全部原因、主要原因、同等原因、次要原因、轻微原因或者与患者损害无因果关系。

### 三、医疗事故技术鉴定

医疗事故技术鉴定，是指由医学会组织有关临床医学专家和法医学专家组成的专家组，依照医疗卫生管理法律、行政法规、部门规章和诊疗护理技术操作规范、常规，运用医学科学原理和专业知识，独立对涉及医疗损害的有关专门性问题进行检验、鉴别和判断并提供鉴定结论的活动。

#### （一）鉴定的提起

卫生行政部门接到医疗机构关于重大医疗过失行为的报告或者医疗事故争议当事人要求处理医疗事故争议的申请后，对需要进行医疗事故技术鉴定的，应当交由负责医疗事故技术鉴定工作的医学会组织鉴定；医患双方协商解决医疗事故争议，需要进行医疗事故技术鉴定的，由双方当事人共同委托负责医疗事故技术鉴定工作的医学会组织鉴定。

#### （二）鉴定组织

医疗事故技术鉴定分为首次鉴定和再次鉴定。设区的市级地方医学会和省、自治区、直辖市直接管辖的县（市）级地方医学会负责组织专家鉴定组进行首次医疗事故技术鉴定。省、自治区、直辖市地方医学会负责组织医疗事故争议的再次鉴定工作。必要时，中华医学会可以组织疑难、复杂并在全国有重大影响的医疗事故争议的技术鉴定工作。

#### （三）鉴定专家库

负责组织医疗事故技术鉴定工作的医学会应当建立专家库，专家库由具备下列条件的医疗卫生专业技术人员组成：①有良好的业务素质和执业品德。②受聘于医疗卫生机构或者医学教学、科研机构并担任相应专业高级技术职务3年以上。③健康状况能够胜任医疗事故技术鉴定工作。符合第①、③项规定条件并具备高级技术任职资格的法医可以受聘进入专家库。

#### （四）专家鉴定组

医疗事故技术鉴定，由负责组织医疗事故技术鉴定工作的医学会组织专家鉴定组进行。专家鉴定组组成人数应为3人以上单数。医疗事故争议涉及多学科专业的，其中主要学科专业的专家不得少于专家鉴定组成员的二分之一；涉及死因、伤残等级鉴定的，并应当从专家库中随机抽取法医参加专家鉴定组。

#### （五）鉴定结论

专家鉴定组应当在事实清楚、证据确凿的基础上，综合分析患者的病情和个体差异，作出鉴定结论，并制作医疗事故技术鉴定书。医疗事故技术鉴定书应当包括下列主要内容：①双方当事人的基本情况及要求。②当事人提交的材料和负责组织医疗事故技术鉴定工作的医学会的调查材料。③对鉴定过程的说明。④医疗行为是否违反医疗卫生管理法律、行政法规、部门规章和诊疗护理规范、常规。⑤医疗过失行为与人身损害后果之间是否存在因果关系。⑥医疗过失行为在医疗事故损害后果中的责任程度。⑦医疗事故等级。⑧对医疗事故患者的医疗护理医学建议。

# 第五节　医疗事故的行政处理

## 一、医疗事故的行政处理依据

卫生行政部门应当依照《医疗事故处理条例》和有关法律、行政法规、部门规章的规定，对发生医疗事故的医疗机构和医务人员作出行政处理。

## 二、重大医疗过失的处理

卫生行政部门接到医疗机构关于重大医疗过失行为的报告后，除责令医疗机构及时采取必要的医疗救治措施，防止损害后果扩大外，应当组织调查，判定是否属于医疗事故；对不能判定是否属于医疗事故的，应当依照《医疗事故处理条例》的有关规定交由负责医疗事故技术鉴定工作的医学会组织鉴定。

### 三、医疗事故争议的行政处理程序

#### （一）申请

发生医疗事故争议，当事人申请卫生行政部门处理的，应当提出书面申请。申请书应当载明申请人的基本情况、有关事实、具体请求及理由等。

当事人自知道或者应当知道其身体健康受到损害之日起 1 年内，可以向卫生行政部门提出医疗事故争议处理申请。

#### （二）管辖权限划分

发生医疗事故争议，当事人申请卫生行政部门处理的，由医疗机构所在地的县级人民政府卫生行政部门受理。医疗机构所在地是直辖市的，由医疗机构所在地的区、县人民政府卫生行政部门受理。

有下列情形之一的，县级人民政府卫生行政部门应当自接到医疗机构的报告或者当事人提出医疗事故争议处理申请之日起 7 日内移送上一级人民政府卫生行政部门处理：①患者死亡。②可能为二级以上的医疗事故。③国务院卫生行政部门和省、自治区、直辖市人民政府卫生行政部门规定的其他情形。

#### （三）申请的审查和受理

卫生行政部门应当自收到医疗事故争议处理申请之日起 10 日内进行审查，作出是否受理的决定。对符合规定的，予以受理，需要进行医疗事故技术鉴定的，应当自作出受理决定之日起 5 日内将有关材料交由负责医疗事故技术鉴定工作的医学会组织鉴定并书面通知申请人；对不符合规定，不予受理的，应当书面通知申请人并说明理由。

当事人对首次医疗事故技术鉴定结论有异议，申请再次鉴定的，卫生行政部门应当自收到申请之日起 7 日内交由省、自治区、直辖市地方医学会组织再次鉴定。

#### （四）行政处理与诉讼

当事人既向卫生行政部门提出医疗事故争议处理申请，又向人民法院提起诉讼的，卫生行政部门不予受理；卫生行政部门已经受理的，应当终止处理。

#### （五）鉴定结论的处理

卫生行政部门收到负责组织医疗事故技术鉴定工作的医学会出具的医疗事故技术鉴定书后，应当对参加鉴定的人员资格和专业类别、鉴定程序进行审核；必要时，可以组织调查，听取医疗事故争议双方当事人的意见。

卫生行政部门经审核，对符合规定作出的医疗事故技术鉴定结论，应当作为对发生医疗事故的医疗机构和医务人员作出行政处理的依据；经审核，发现医疗事故技术鉴定不符合规定的，应当要求重新鉴定。

# 第八章 药品管理法律制度

## 第一节 药品管理法概述

### 一、药品概念

药品，是指用于预防、治疗、诊断人的疾病，有目的地调节人的生理机能并规定有适应证或者功能主治、用法和用量的物质，包括中药、化学药和生物制品等。

在我国，药品具有以下基本特点：①我国《药品管理法》所指的药品仅指人用药品，不同于美国、日本、英国等其他国家所规定的药品概念，不仅包括人用药品还包括兽用药品。②药品的使用目的、适应证、功能主治、用法用量具有严格的规定，不同于保健品、食品。③中药包括中药材、中药饮片、中成药，化学药包括化学原料药及制剂、抗生素，生物制品包括血清、疫苗、血液制品等。④药品包括现代药和传统药，其中中药材、化学原料药等药品制剂及原料药，虽不是直接使用的药品，但作为药品进行管理。

药品作为一种特殊商品，除了具有一般商品的共同属性，还具有以下特殊性。

**1. 药品作用的双重性** 药品主要作用在于人体疾病的预防、诊断和治疗，维持人体健康，与人的生命密切相关，区别于保健品和食品。任何药品都具有双重作用，即在防病治病、维持人体健康过程中，伴有不同程度的毒副作用，因此，正确使用药品，才能发挥治病救人的目的，否则会危害人体健康和生命安全。

**2. 药品质量的重要性** 药品的质量直接关系到防病治病的效果，只有经过严格的审批，符合国家药品标准的药品才能保证疗效，才是合格药品。从事药品的研制、生产、经营、使用活动等各个环节必须严格遵循法律、法规、规章、标准和规范，保证全过程信息真实、准确、完整和可追溯，加强对药品质量的全程监督管理。

**3. 药品特殊时效性与获取的特殊性** 药品具有严格的时效性和获取途径。药品存在有效期，只有在有效期内才能保证疗效，发挥防病治病的效果，对于急救药品及有效期短且量少无利可图的药品，国家保障及时供应。对于药品的获取，非处方药（OTC）可以由消费者自由在药店购买，但处方药需凭借医师处方才能获得，且药店须配备执业药师，以提供专业的用药指导。

### 二、药品管理法律法规体系

#### （一）药品管理法规的制定和发展

中华人民共和国成立后，卫生部先后颁布了《麻醉药品管理暂行办法》《医院工作制度》《医院工作人员职责》《加强药政管理的若干规定》等一系列关于药品生产、经营、医院药品管理和使用等规章，初步奠定了我国药品管理的法律基础。

1984 年 9 月 20 日，第六届全国人大常务委员会第七次会议通过的《中华人民共和国药品管理法》，是我国第一部较为全面的、综合性的药品管理法律。本法于 2001 年 2 月 28 日进行第一次修订，在此基础上，分别于 2013 年 12 月 28 日和 2015 年 4 月 24 日进行两次修正；于 2019 年 8 月 26 日再次进行修订，自 2019 年 12 月 1 日起施行。

#### （二）现行药品管理法律法规体系

我国药品管理法律法规体系根据不同的调整对象和调整领域，分别涉及药品注册管理、药品生产和经营管理、医疗机构药事管理、特殊药品管理、中药管理等法规体系，这些法规体系共同构成我国完整的药品管理法律法规体系。

药品管理法律法规体系是指以宪法为依据，以《药品管理法》为基本法，由一系列药品管理法律、行政法规、部门规章及其他规范性文件所共同构成的一整套法律规范体系，主要涉及以下内容。

**1. 法律** 主要包括《药品管理法》《疫苗管理法》，以及其他相关法律涉及药品管理的内容等。

**2. 行政法规** 行政法规为国务院根据宪法和法律，依法制定和颁布的规范性文件。通常以"条例"或"办法"等形式出现，如《药品管理法实施条例》《麻醉药品和精神药品管理条例》《野生药材资源保护管理条例》《放射性药品管理办法》《医疗用毒性药品管理办法》等。

3. 规章　规章分为部门规章和地方政府规章。部门规章是由国务院药品监督管理部门、卫生健康委员会等单独或联合制定发布的规范性文件。通常以"办法""规范"或"规定"等形式出现，如《药品注册管理办法》《药品生产质量管理规范》等。

地方政府规章是指由省、自治区、直辖市和设区的市、自治州的人民政府，根据法律、行政法规和地方性法规制定的规范性文件。如《深圳市药品零售监督管理办法》《杭州市医疗机构药品使用质量监督管理办法》。

## 三、药品管理法宗旨及适用范围

我国药品管理，以人民健康为中心，坚持风险管理、全程管控、社会共治原则，以全面提升药品质量，保障药品的安全、有效、可及为宗旨，建立科学、严格的监督管理制度，充分发挥现代药和传统药在预防、医疗和保健中的作用。

为了加强药品管理，保证药品质量，保障公众用药安全和合法权益，保护和促进公众健康，制定《药品管理法》。在中华人民共和国境内从事药品研制、生产、经营、使用和监督管理活动，适用本法。

## 四、药品监督管理机关

国务院药品监督管理部门主管全国药品监督管理工作，国务院有关部门在各自职责范围内负责与药品有关的监督管理工作。省、自治区、直辖市人民政府药品监督管理部门负责本行政区域内的药品监督管理工作。设区的市级、县级人民政府承担药品监督管理职责的部门负责本行政区域内的药品监督管理工作。县级以上地方人民政府有关部门在各自职责范围内负责与药品有关的监督管理工作。

# 第二节　药品研制与注册

## 一、药品标准

药品标准，是指国家对药品质量规格及其检验方法所做的技术规范，是药品生产、经营、供应、使用、检验和管理部门必须共同遵循的法定依据。

国务院药品监督管理部门颁布的《中华人民共和国药典》和药品标准为国家药品标准。国务院药品监督管理部门会同国务院卫生健康主管部门组织的药典委员会负责国家药品标准的制定和修订。

列入国家药品标准的药品名称为药品通用名称。已经作为药品通用名称的不得作为药品商标使用。

中药饮片应当按照国家药品标准炮制；国家药品标准没有规定的，应当按照省、自治区、直辖市人民政府药品监督管理部门制定的炮制规范炮制。省、自治区、直辖市人民政府药品监督管理部门制定的炮制规范应当报国务院药品监督管理部门备案。

## 二、药品研制

### （一）药品研制与创新

1. 新药定义　新药，是指未曾在中国境内上市销售的药品。

2. 药物创新　国家鼓励研究创制新药，对儿童用药品予以优先审评审批。国家鼓励运用现代科学技术和传统中药研究方法开展中药科学技术研究和药物开发。

### （二）药物非临床研究与临床试验

1. 药物非临床研究　从事药品研制活动，应当遵守《药物非临床研究质量管理规范》《药物临床试验质量管理规范》。《药物非临床研究质量管理规范》适用于为申请药品注册而进行的药物非临床安全性评价研究。开展药物非临床研究，应当符合国家有关规定，有与研究项目相适应的人员、场地、设备、仪器和管理制度，保证有关数据、资料和样品的真实性。

2. 药物临床试验

（1）药物临床试验的开展和审批　开展药物临床试验，应当按照国务院药品监督管理部门的规定如实报送研制方法、质量指标、药理及毒理试验结果等有关数据、资料和样品，执行《药物临床试验质量管理规范》（GCP），经国务院药品监督管理部门批准。国务院药品监督管理部门应当自受理临床试验申请之日起六十个工作日内决定是否同意并通知临床试验申办者，逾期未通知的，视为同意。

（2）开展临床试验的机构　开展药物临床试验，应当在具备相应条件的临床试验机构进行，药物临床试验机构实行备案管理。

（3）受试者保护　药物临床试验实行伦理委员会审查制度，经伦理委员会审查同意方能开展相关药物临床试验。实施药物临床试验，应当向受试者或者其监护人如实说明和解释临床试验的目的和风险等详细情况，取得受试者或者其监护人自愿签署的知情同意书，并采取有效措施保护受试者的合法权益。

（4）不良事件的报告　在临床试验中如发生严重不良事件，应立即对受试者采取适当的治疗措施，并在24小时内报告药品监督管理部门、临床试验申办者和伦理委员会。药物临床试验期间，发现存在安全性问题或者其他风险的，临床试验申办者应当及时调整临床试验方案、暂停或者终止临床试验，并向国务院药品监督管理部门报告。

## 三、药品注册

### （一）药品注册的概念

药品注册是指国务院药品监督管理部门根据药品注册申请人的申请，依照法定程序，对拟上市销售药品的安全性、有效性、质量可控性等进行审查，并决定是否同意其申请的审批过程。但是，未实施审批管理的中药材和中药饮片除外。实施审批管理的中药材、中药饮片品种目录由国务院药品监督管理部门会同国务院中医药主管部门制定。

### （二）药品上市许可持有人

取得药品注册证书的企业或者药品研制机构为药品上市许可持有人，包括获得国务院药品监督管理部门审查批准的境内药品注册申请人和境外注册申请人。

### （三）药品注册的申请与审评审批

**1. 药品注册申请**　药品注册申请包括新药申请、仿制药申请、进口药品申请、补充申请和再注册申请。境内申请人申请药品注册按照新药申请、仿制药申请的程序和要求办理，境外申请人申请进口药品注册按照药品申请的程序和要求办理。

新药申请，是指未曾在中国境内上市销售的药品的注册申请。对已上市药品改变剂型、改变给药途径、增加新适应证的药品注册按照新药申请的程序申报。

仿制药申请，是指生产国家食品药品监督管理局已批准上市的已有国家标准的药品的注册申请，但是生物制品按照新药申请的程序申报。

进口药品申请，是指境外生产的药品在中国境内上市销售的注册申请。

补充申请，是指新药申请、仿制药申请或者进口药品申请经批准后，改变、增加者取消原批准事项或者内容的注册申请。

再注册申请，是指药品批准证明文件有效期满后申请人拟继续生产或者进口该药品的注册申请。

**2. 药品审评审批**　国务院药品监督管理部门药品审评中心（CDE）负责药物临床试验、药品上市许可申请的受理和技术审评，仿制药质量和疗效一致性评价的技术审评等工作。国务院药品监督管理部门对下列申请实行特殊审批：①未在国内上市销售的从植物、动物、矿物等物质中提取的有效成分及其制剂，新发现的药材及其制剂；②未在国内外获准上市的化学原料药及其制剂、生物制品；③治疗艾滋病、恶性肿瘤、罕见病等疾病且具有明显临床治疗优势的新药；④治疗尚无有效治疗手段的疾病的新药。

📚 **案例 4-8-1**

**瑞德西韦抗击新型冠状病毒感染临床试验的特殊审批**

抗病毒药物瑞德西韦（Remdesivir）为美国吉利德公司的在研药物，在前期的非临床动物试验中显示对SARS 冠状病毒和新型冠状病毒具有较好的抗病毒作用，但缺乏严谨的临床试验数据，无法证明该药物的安全性和有效性。2020 年2 月2 日初，国家药品监督管理局药品审评中心正式受理瑞德西韦的临床试验申请，在科技部、国家卫生健康委员会、国家药品监督管理局等多部门支持下，完成临床试验的注册审批工作，正式进入药物临床试验研究阶段。

根据《药品管理法》第十九条规定，开展药物临床试验，应当如实报送研制方法、质量指标、药理及毒理

### （四）对特殊药品的审批注册

对治疗严重危及生命且尚无有效治疗手段的疾病以及公共卫生方面急需的药品，药物临床试验已有数据显示疗效并能预测其临床价值的，可以附条件批准，并在药品注册证书中载明相关事项。

# 第三节　药品的生产经营

## 一、药品生产

### （一）从事药品生产活动的主体及条件

从事药品生产活动的主体包括药品生产企业或者取得药品注册证书的药品上市许可持有人。

从事药品生产活动，应当经所在地省、自治区、直辖市人民政府药品监督管理部门批准，取得药品生产许可证。

从事药品生产活动，应具备以下条件：①有依法经过资格认定的药学技术人员、工程技术人员及相应的技术工人。②有与药品生产相适应的厂房、设施和卫生环境。③有能对所生产药品进行质量管理和质量检验的机构、人员及必要的仪器设备。④有保证药品质量的规章制度，并符合国务院药品监督管理部门依据《药品管理法》制定的药品生产质量管理规范要求。

凡持有药品注册证书（药品批准文号、进口药品注册证、医药产品注册证）的企业或者药品研制机构为药品上市许可持有人。药品上市许可持有人应当是在中国境内合法登记并能独立承担法律责任的企业或研发机构。药品上市许可持有人为境外企业的，应当由其指定的在中国境内的企业法人履行药品上市许可持有人义务，与药品上市许可持有人承担连带责任。

药品上市许可持有人应当严格履行药品上市许可持有人义务，依法对药品研制、生产、经营、使用全过程中药品的安全性、有效性和质量可控性负责。

药品上市许可持有人不一定是药品生产企业。药品上市许可持有人可以自行生产药品，也可以委托药品生产企业生产。药品生产企业自行生产药品的，应当依据《药品管理法》规定经所在地省、自治区、直辖市人民政府药品监督管理部门批准取得药品生产许可证。无药品生产许可证的。不得生产药品。

### （二）药品生产的质量管理

药品应当按照国家药品标准、经药品监督管理部门核准的生产工艺进行生产，生产、检验等记录应当完整准确，不得编造和篡改。从事药品生产活动，应当遵守药品生产质量管理规范（GMP），建立健全药品生产质量管理体系，保证药品生产全过程持续符合法定要求。

自2019年12月1日起，取消药品GMP、GSP（药品经营质量管理规范）认证，不再受理GMP、GSP认证申请，不再发放药品GMP、GSP证书。2019年12月1日以前受理的认证申请，按照原药品GMP、GSP认证有关规定办理。2019年12月1日前完成现场检查并符合要求的，发放药品GMP、GSP证书。

生产药品所需的原料、辅料，应当符合药用要求以及相应的生产质量管理规范的有关要求。

直接接触药品的包装材料和容器，应当符合药用要求，符合保障人体健康、安全的标准。

药品包装应当按照规定印有或者贴有标签并附有说明书。麻醉药品、精神药品、医疗用毒性药品、放射性药品、外用药品和非处方药品等国家规定有专用标识的，其标签和说明书必须印有规定的标志。

药品生产企业应当对药品进行质量检验，并建立药品出厂放行规程，不符合国家药品标准的，不得出厂。

## 二、药品经营

### （一）从事药品经营活动的主体及条件

从事药品经营活动的主体包括药品经营企业和取得药品注册证书的上市许可持有人。

从事药品批发活动，应当经所在地省、自治区、直辖市人民政府药品监督管理部门批准，取得药品经营许可证。从事药品零售活动，应当经所在地县级以上地方人民政府药品监督管理部门批准，取得药品经营许可证。

药品监督管理部门实施药品经营许可，应当遵循方便群众购药的原则，并应具备以下条件：①有依法经过资格认定的药师或者其他药学技术人员。②有与所经营药品相适应的营业场所、设备、仓储设施和卫生环境。③有与所经营药品相适应的质量管理机构或者人员。④有保证药品质量的规章制度，并符合国务院药品监督管理部门依据本法制定的药品经营质量管理规范要求。

药品上市许可持有人可以自行销售取得药品注册证书的药品，但应当取得药品经营许可证，且不得从事除药品零售活动以外的经营活动。

### （二）药品经营的质量管理

从事药品经营活动，应当遵守药品经营质量管理规范，建立健全药品经营质量管理体系，保证药品经营全过程持续符合法定要求。国家不再实行 GSP 认证制度，但药品经营仍应符合药品经营质量管理规范相关要求，保证药品经营过程药品安全、有效。

国家鼓励、引导药品零售连锁经营。

药品经营企业应当制定和执行药品保管制度，法定代表人、主要负责人对本企业的药品经营活动全面负责。药品经营企业购进药品，应当建立并执行进货检查验收制度，药品经营企业购销药品，应当有真实、完整的购销记录。

药品经营企业销售中药材，应当标明产地。新发现和从境外引种的药材，经国务院药品监督管理部门批准后，方可销售。

### （三）网络销售药品的管理

药品上市许可持有人、药品经营企业通过网络销售药品，应当遵守《药品管理法》中药品经营的有关规定。疫苗、血液制品、麻醉药品、精神药品、医疗用毒性药品、放射性药品、药品类易制毒化学品等国家实行特殊管理的药品不得在网络上销售。

药品网络交易第三方平台提供者应当向所在地省、自治区、直辖市人民政府药品监督管理部门备案。第三方平台提供者应当依法对申请进入平台经营的药品上市许可持有人、药品经营企业的资质等进行审核，保证其符合法定要求，并对发生在平台的药品经营行为进行管理。

### （四）进口药品管理

药品应当从允许药品进口的口岸进口，并由进口药品的企业向口岸所在地药品监督管理部门备案。海关凭药品监督管理部门出具的进口药品通关单办理通关手续。

口岸所在地药品监督管理部门应当通知药品检验机构按照国务院药品监督管理部门的规定对进口药品进行抽查检验。禁止进口疗效不确切、不良反应大或者因其他原因危害人体健康的药品。

医疗机构因临床急需进口少量药品的，经国务院药品监督管理部门或者国务院授权的省、自治区、直辖市人民政府批准，可以进口。进口的药品应当在指定医疗机构内用于特定医疗目的。

进口、出口麻醉药品和国家规定范围内的精神药品，应当持有国务院药品监督管理部门颁发的进口准许证、出口准许证。

国务院药品监督管理部门对下列药品在销售前或者进口时，应当指定药品检验机构进行检验；未经检验或者检验不合格的，不得销售或者进口：①首次在中国境内销售的药品。②国务院药品监督管理部门规定的生物制品。③国务院规定的其他药品。

# 第四节　医疗机构药事管理

## 一、医疗机构药事管理概述

### （一）医疗机构药学技术人员资格条件

医疗机构应当配备依法经过资格认定的药师或者其他药学技术人员，负责本单位的药品管理，处方审核和调配、合理用药指导等工作。非药学技术人员不得直接从事药剂技术工作。

### （二）医疗机构药品进货、保管制度

医疗机构购进药品，应当建立并执行进货检查验收制度，制定和执行药品保管制度，保证药品质量。

### （三）医疗机构临床用药管理

医疗机构应当坚持安全有效、经济合理的用药原则，遵循药品临床应用指导原则、临床诊疗指南和药品说明书等合理用药，对医师处方、用药医嘱的适宜性进行审核。

依法经过资格认定的药师或者其他药学技术人员调配处方，应当进行核对，对处方所列药品不得擅自更改或者代用。对有配伍禁忌或者超剂量的处方，应当拒绝调配，必要时，经处方医师更正或者重新签字，方可调配。

## 二、医疗机构制剂

### （一）医疗机构制剂审批

医疗机构配制制剂，应当经所在地省、自治区、直辖市人民政府药品监督管理部门批准，取得医疗机构制剂许可证。

医疗机构配制的制剂，应当是本单位临床需要而市场上没有供应的品种，并应当经所在地省、自治区、直辖市人民政府药品监督管理部门批准。医疗机构配制的中药制剂品种，应当依法取得制剂批准文号。但是，仅应用传统工艺配制的中药制剂品种，向医疗机构所在地省、自治区、直辖市人民政府药品监督管理部门备案后即可配制，不需要取得制剂批准文号。

### （二）医疗机构配制制剂要求和使用

医疗机构配制制剂，应当按照经核准的工艺进行，并按照规定进行质量检验，合格的，凭医师处方在本单位使用。经国务院药品监督管理部门或者省、自治区、直辖市人民政府药品监督管理部门批准，医疗机构配制的制剂可以在指定的医疗机构之间调剂使用。医疗机构配制的制剂不得在市场上销售。

### （三）医疗机构配制制剂的监测

医疗机构应当加强对备案的中药制剂品种的不良反应监测，并按照国家有关规定进行报告。药品监督管理部门应当加强对备案的中药制剂品种配制、使用的监督检查。

# 第五节　药品上市及监督管理

## 一、药品上市风险管理

药品上市许可持有人是药品上市及监督管理的直接责任人。对药品上市后研究、不良反应监测及报告与处理等承担责任。

药品上市许可持有人应当制定药品上市后风险管理计划，主动开展药品上市后研究，对药品的安全性、有效性和质量可控性进行进一步确证，加强对已上市药品的持续管理。

对附条件批准的药品，药品上市许可持有人应当采取相应风险管理措施，并在规定期限内按照要求完成相关研究；逾期未按照要求完成研究或者不能证明其获益大于风险的，国务院药品监督管理部门应当依法处理，直至注销药品注册证书。

对药品生产过程中的变更，按照其对药品安全性、有效性和质量可控性的风险和产生影响的程度，实行分类管理。属于重大变更的，应当经国务院药品监督管理部门批准，其他变更应当按照国务院药品监督管理部门的规定备案或者报告。

## 二、处方药与非处方药的管理

为了规范药品的使用和管理，保障用药安全有效、使用方便，国家食品药品监督管理局于 1996 年 6 月 18 日颁布《处方药与非处方药分类管理办法（试行）》，于 2000 年 1 月 1 日起实施。根据药品的品种、规格、适应证、剂量及给药途径不同，实行处方药与非处方药分类管理。

### （一）处方药和非处方药的概念

处方药，是指必须凭执业医师或执业助理医师处方才可调配、购买和使用的药品。非处方药（OTC）是

指不需要凭执业医师或执业助理医师处方即可自行判断、购买和使用的药品。其中，根据药品的安全性，非处方药又分为甲、乙两类，乙类更安全。国家药品监督管理部门负责非处方药目录的遴选、审批、公布和调整工作。

### （二）生产

处方药、非处方药生产企业必须具有《药品生产企业许可证》，其生产品种必须取得药品批准文号。

### （三）经营

经营处方药、非处方药的批发企业和经营处方药、甲类非处方药的零售企业必须具有《药品经营企业许可证》。经省级药品监督管理部门或其授权的药品监督管理部门批准的其他商业企业可以零售乙类非处方药。

《处方药与非处方药分类管理办法（试行）》规定，医疗机构根据医疗需要可以决定或推荐使用非处方药，处方药可以在零销药店中销售，但必须凭医生处方才能购买使用。

### （四）标识物及广告

非处方药标签和说明书除符合规定外，用语应当科学、易懂，便于消费者自行判断、选择和使用，且必须经国家药品监督管理局批准。非处方药的包装必须印有国家指定的非处方药专有标识，必须符合质量要求，方便储存、运输和使用。每个销售基本单元包装必须附有标签和说明书。

处方药只准在专业性医药报刊进行广告宣传，非处方药经审批可以在大众传播媒介进行广告宣传。

## 三、禁止生产、配制、销售、使用假药和劣药

### （一）假药

禁止生产、配制、销售、使用假药。有下列情形之一的，为假药：①药品所含成分与国家药品标准规定的成分不符；②以非药品冒充药品或者以他种药品冒充此种药品；③变质的药品；④药品所标明的适应证或者功能主治超出规定范围。

📚 **案例 4-8-2**

#### 代购未经批准进口的药品是否构成销售假药罪？
#### ——由电影《我不是药神》引起的思考

2018 年一部电影《我不是药神》风靡影坛，电影由真实事件改编，电影主人公原型陆勇——一位慢性粒细胞性白血病患者，通过购买以及帮他人代购由印度生产的"格列卫"仿制药被湖南省沅江市检察院以销售假药罪（罪名之一）提起公诉。根据 2001 年的《药品管理法》第四十八条规定，未经批准生产、进口的药品按假药论处。《我不是药神》电影公映后，有关部门就电影引发的舆论热议作出批示，要求相关部门加快落实抗癌药降价保供等相关措施，也间接促使新的《药品管理法》对假药进行重新定义。

代购未经批准进口的药品是否构成销售假药罪呢？依据 2019 年《药品管理法》的规定，未经批准进口的药品并不符合假药的定义，并不构成销售假药罪。为了确保药品的质量及其安全，国家通过严格的药品监管制度保证上市药品的安全有效性，所有药品的生产、进口均需要取得药品批准文件，因此尽管 2019 年新《药品管理法》将未经批准生产、进口的药品按假药论处情形予以删除，但仍然于第九十八条中规定禁止未取得药品批准证明文件生产、进口药品。根据《药品管理法》第一百二十四条规定，未取得药品批准证明文件生产、进口药品的，应没收违法所得，处以罚款；情节严重的，吊销相应许可证并对相关责任人员处以行政拘留的行政处罚。

### （二）劣药

禁止生产、配制、销售、使用劣药。有下列情形之一的，为劣药：①药品成分的含量不符合国家药品标准。②被污染的药品。③未标明或者更改有效期的药品。④未注明或者更改产品批号的药品。⑤超过有效期的药品。⑥擅自添加防腐剂、辅料的药品。⑦其他不符合药品标准的药品。

《药品管理法》规定，禁止未取得药品批准证明文件生产、进口药品；禁止使用未按照规定审评、审批的原料药、包装材料和容器生产药品。

## 四、药品不良反应

### （一）药品不良反应的概念

药品不良反应（ADR），是指合格药品在正常用法、用量下出现的与用药目的无关的或意外的有害反应。

### （二）药品不良反应报告主体

药品不良反应的报告主体为药品上市许可持有人、药品生产企业、药品经营企业和医疗机构，上述主体负责考察本单位所生产、经营、使用的药品质量、疗效和不良反应。发现疑似不良反应的，应当及时向药品监督管理部门和卫生健康主管部门报告。

药品上市许可持有人应当开展药品上市后不良反应监测，主动收集、跟踪分析疑似药品不良反应信息，对已识别风险的药品及时采取风险控制措施。上市许可持有人如将药品委托其他企业生产或经营的，药品上市许可持有人应当对受托药品生产企业、药品经营企业的质量管理体系进行定期考察、审核，监督其持续具备质量保证和控制能力，对药品不良反应监督及报告与处理承担责任。

### （三）对药品不良反应的报告与处理

**1. 个例药品不良反应报告**　新药监测期内的国产药品应当报告该药品的所有不良反应；其他国产药品，报告新的和严重的不良反应。进口药品自首次获准进口之日起5年内，报告该进口药品的所有不良反应；满5年的，报告新的和严重的不良反应。

药品生产、经营企业和医疗机构发现或者获知新的、严重的药品不良反应应当在15日内报告，其中死亡病例须立即报告；其他药品不良反应应当在30日内报告。有随访信息的，应当及时报告。

**2. 药品群体不良事件报告**　药品生产、经营企业和医疗机构获知或者发现药品群体不良事件后，应当立即通过电话或者传真等方式报所在地的县级药品监督管理部门、卫生行政部门和药品不良反应监测机构，必要时可以越级报告。

药品经营企业发现药品群体不良事件应当立即告知药品生产企业，同时迅速开展自查，必要时应当暂停药品的销售，并协助药品生产企业采取相关控制措施。

医疗机构发现药品群体不良事件后应当积极救治患者，迅速开展临床调查，分析事件发生的原因，必要时可采取暂停药品的使用等紧急措施。

**3. 境外严重药品不良反应报告**　进口药品和国产药品在境外发生的严重药品不良反应（包括自发报告系统收集的、上市后临床研究发现的、文献报道的），药品生产企业自获知之日起30日内报送国家药品不良反应监测中心。

**4. 对发生不良反应药品的处理**　对已确认发生严重不良反应的药品，由国务院药品监督管理部门或者省、自治区、直辖市人民政府药品监督管理部门根据实际情况采取停止生产、销售、使用等紧急控制措施。

## 五、药品召回

药品召回是指药品存在质量问题或者其他安全隐患，药品上市许可持有人按照规定的程序召回已销售的药品。

我国《药品管理法》规定，药品上市许可持有人依法对药品研制、生产、经营、使用全过程中药品的安全性、有效性和质量可控性负责。药品上市许可持有人的法定代表人、主要负责人对药品质量全面负责。

药品存在质量问题或者其他安全隐患的，药品上市许可持有人应当立即停止销售，告知相关药品经营企业和医疗机构停止销售和使用，召回已销售的药品，及时公开召回信息，必要时应当立即停止生产，并将药品召回和处理情况向省、自治区、直辖市人民政府药品监督管理部门和卫生健康主管部门报告。药品生产企业、药品经营企业和医疗机构应当配合。

药品上市许可持有人依法应当召回药品而未召回的，省、自治区、直辖市人民政府药品监督管理部门应当责令其召回。

## 六、药品上市后评价

药品上市后评价是指药品上市许可持有人对已上市药品的安全性、有效性和质量可控性定期开展上市后评价，对疗效不确切、不良反应大或者其他原因危害人体健康的药品进行淘汰。

我国《药品管理法》规定，药品上市许可持有人应当对已上市药品的安全性、有效性和质量可控性定期开展上市后评价，必要时，国务院药品监督管理部门可以责令药品上市许可持有人开展上市后评价或者直接组织开展上市后评价。经评价，对疗效不确切、不良反应大或者因其他原因危害人体健康的药品，应当注销药品注册证书。

已被注销药品注册证书的药品，不得生产或者进口、销售和使用。已被注销药品注册证书、超过有效期等的药品，应当由药品监督管理部门监督销毁或者依法采取其他无害化处理等措施。

## 七、药品广告

药品广告，是指利用各种媒体或者形式发布的含有药品名称、药品适应证、功能主治或者与药品有关的其他内容的广告。

### （一）药品广告的审批

我国《药品管理法》规定，药品广告应当经广告主所在地省、自治区、直辖市人民政府确定的广告审查机关批准。

### （二）药品广告的内容

药品广告的内容以国务院药品监督管理部门核准的药品说明书为准，不得含有虚假的内容，且应当真实、合法，并显著标明药品禁忌、不良反应等。

药品广告不得含有表示功效、安全性的断言或者保证；不得利用国家机关、科研单位、学术机构、行业协会或者专家、学者、医师、药师、患者等的名义或者形象作推荐、证明。非药品广告不得有涉及药品的宣传。

处方药只准在专业性医药报刊进行广告宣传，且应当显著标明"本广告仅供医学、药学专业人士阅读"，非处方药经审批可以在大众传播媒介进行广告宣传，且应当显著标明"请按药品说明书或者在药师指导下购买和使用"。

麻醉药品、精神药品、医疗用毒性药品、放射性药品等特殊药品，药品类易制毒化学品，以及戒毒治疗的药品、医疗器械和治疗方法，不得作广告。

## 第六节　特殊药品管理（毒麻精放）

我国《药品管理法》规定，国务院对麻醉药品、精神药品、医疗用毒性药品、放射性药品、药品类易制毒化学品等有其他特殊管理规定的，依照其规定。由于麻醉药品、精神药品、医疗用毒性药品、放射性药品等药品具有独特的毒副作用，如果管理、使用不当将会严重危害患者及公众生命健康安全，并导致严重的社会问题，因此，我国《药品管理法》一直对上述药品实行特殊管理。我国于2005年8月3日发布《麻醉药品和精神药品管理条例》，于2005年11月1日起施行，并于2013年12月7日、2016年2月6日进行两次修订；1988年12月27日国务院发布《医疗用毒性药品管理办法》；1989年1月13日发布《放射性药品管理办法》，并于2011年1月8日、2017年3月1日、2022年3月29日进行三次修订。

## 一、麻醉药品和精神药品的管理

### （一）麻醉药品和精神药品的定义与分类

根据《麻醉药品和精神药品管理条例》规定，麻醉药品和精神药品是指列入麻醉药品目录、精神药品目录的药品和其他物质。由于麻醉药品与精神药品具有成瘾性，容易产生药物的滥用风险等共同特点，因此，通常将其合并一处进行管理。对麻醉药品和精神药品的区分，以2013年国家食品药品监督管理总局、公安部、国家卫生和计划生育委员会联合公布的《麻醉药品品种目录（2013年版）》和《精神药品品种目录（2013年版）》为依据。

其中，精神药品又分为第一类精神药品和第二类精神药品。上市销售但尚未列入目录的药品和其他物质或者第二类精神药品发生滥用，已经造成或者可能造成严重社会危害的，国务院药品监督管理部门会同国务院公安部门、国务院卫生主管部门应当及时进行补充列入目录或将该第二类精神药品调整为第一类精神药品。

### （二）麻醉药品和精神药品的监督管理

**1. 麻醉药品和精神药品的种植管理**　国家根据麻醉药品和精神药品的医疗、国家储备和企业生产所需原料的需要确定需求总量，对麻醉药品药用原植物的种植、麻醉药品和精神药品的生产实行总量控制。

麻醉药品药用原植物种植企业应当向国务院药品监督管理部门和国务院农业主管部门定期报告种植情况。

麻醉药品药用原植物种植企业由国务院药品监督管理部门和国务院农业主管部门共同确定，其他单位和个人不得种植麻醉药品药用原植物。

**2. 麻醉药品和精神药品的实验研究管理** 麻醉药品和第一类精神药品的临床试验，不得以健康人为受试对象。

麻醉药品和精神药品的实验研究单位申请相关药品批准证明文件，应当依照《药品管理法》的规定办理；需要转让研究成果的，应当经国务院药品监督管理部门批准。

开展麻醉药品和精神药品实验研究活动应当具备下列条件，并经国务院药品监督管理部门批准：①以医疗、科学研究或者教学为目的。②有保证实验所需麻醉药品和精神药品安全的措施和管理制度。③单位及其工作人员2年内没有违反有关禁毒的法律、行政法规规定的行为。

**3. 麻醉药品和精神药品的生产管理** 我国对麻醉药品和精神药品实行定点生产制度。国务院药品监督管理部门根据麻醉药品和精神药品的需求总量，确定麻醉药品和精神药品定点生产企业的数量和布局，并根据年度需求总量对数量和布局进行调整、公布。定点生产企业除应具备一定条件，经所在地省、自治区、直辖市人民政府药品监督管理部门批准外，还应取得生产麻醉药品和精神药品相对应的药品批准文号。生产的麻醉药品和精神药品的标签应当印有国务院药品监督管理部门规定的标志。

**4. 麻醉药品和精神药品的经营管理** 国家对麻醉药品和精神药品实行定点经营制度。国务院药品监督管理部门应当根据麻醉药品和第一类精神药品的需求总量，确定麻醉药品和第一类精神药品的定点批发企业布局，并应当根据年度需求总量对布局进行调整、公布。药品经营企业不得经营麻醉药品原料药和第一类精神药品原料药。

跨省、自治区、直辖市从事麻醉药品和第一类精神药品的全国性批发业务企业，应当经国务院药品监督管理部门批准；在本省、自治区、直辖市行政区域内从事麻醉药品和第一类精神药品的区域性批发业务的企业和专门从事第二类精神药品批发业务的企业，应当经所在地省、自治区、直辖市人民政府药品监督管理部门批准。

全国性批发企业和区域性批发企业可以从事第二类精神药品批发业务。全国性批发企业向取得麻醉药品和第一类精神药品使用资格的医疗机构销售麻醉药品和第一类精神药品，应当经医疗机构所在地省、自治区、直辖市人民政府药品监督管理部门批准。国务院药品监督管理部门在批准全国性批发企业时，应当明确其所承担供药责任的区域。

区域性批发企业可以向本省、自治区、直辖市行政区域内取得麻醉药品和第一类精神药品使用资格的医疗机构销售麻醉药品和第一类精神药品。

全国性批发企业应当从定点生产企业购进麻醉药品和第一类精神药品。区域性批发企业可以从全国性批发企业购进麻醉药品和第一类精神药品。第二类精神药品定点批发企业可以向医疗机构、定点批发企业和规定的药品零售企业以及依照相关规定批准的其他单位销售第二类精神药品。

麻醉药品和第一类精神药品不得零售。经所在地设区的市级药品监督管理部门批准，实行统一进货、统一配送、统一管理的药品零售连锁企业可以从事第二类精神药品零售业务。第二类精神药品零售企业应当凭执业医师出具的处方，按规定剂量销售第二类精神药品，且不得向未成年人销售第二类精神药品。

**5. 医疗机构麻醉药品和精神药品的使用管理** 医疗机构需要使用麻醉药品和第一类精神药品的，应当经所在地设区的市级人民政府卫生主管部门批准，取得麻醉药品、第一类精神药品购用印鉴卡（以下称印鉴卡）。

医疗机构对本单位执业医师进行有关麻醉药品和精神药品使用知识的培训、考核，经考核合格后，授予麻醉药品和第一类精神药品处方资格。在医疗机构就诊的癌症疼痛患者和其他危重患者得不到麻醉药品或者第一类精神药品时，患者或者其亲属可以向执业医师提出申请。具有麻醉药品和第一类精神药品处方资格的执业医师认为要求合理的，应当及时为患者提供所需麻醉药品或者第一类精神药品。

执业医师应当使用专用处方开具麻醉药品和精神药品，医疗机构应当对麻醉药品和精神药品处方进行专册登记，加强管理。麻醉药品处方至少保存3年，精神药品处方至少保存2年。

对临床需要而市场无供应的麻醉药品和精神药品，持有医疗机构制剂许可证和印鉴卡的医疗机构需要配制制剂的，应当经所在地省、自治区、直辖市人民政府药品监督管理部门批准。医疗机构配制的麻醉药品和精神药品制剂只能在本医疗机构使用，不得对外销售。

因治疗疾病需要，个人凭医疗机构出具的医疗诊断书、本人身份证明，可以携带单张处方最大用量以内的麻醉药品和第一类精神药品；携带麻醉药品和第一类精神药品出入境的，由海关根据自用、合理的原则放行。

医务人员为了医疗需要携带少量麻醉药品和精神药品出入境的，应当持有省级以上人民政府药品监督管理部门发放的携带麻醉药品和精神药品证明。

## 二、医疗用毒性药品的管理

### （一）医疗用毒性药品的定义

医疗用毒性药品，是指毒性剧烈、治疗剂量与中毒剂量相近，使用不当会致人中毒或死亡的药品。

医疗用毒性药品的管理品种，由国家卫生行政管理部门会同国家药品监督管理部门、国家中医药管理部门规定，分为中药和西药两大类。

### （二）医疗用毒性药品的生产经营管理

医疗用毒性药品年度生产、收购、供应和配制计划，由省、自治区、直辖市药品监督管理部门根据医疗需要制定，经省、自治区、直辖市卫生行政部门审核后，由药品监督管理部门下达给指定的毒性药品生产、收购、供应单位，并抄报国务院卫生行政部门、国务院药品监督管理部门和国务院中医药管理部门。

医疗用毒性药品的收购、经营，由各级药品监督管理部门指定的药品经营单位负责；配方用药由国营药店、医疗单位负责。其他任何单位或者个人均不得从事毒性药品的收购、经营和配方业务。

凡加工炮制毒性中药，必须按照《中华人民共和国药典》或者省、自治区、直辖市卫生行政部门制定的《炮制规范》的规定进行。

### （三）医疗机构使用医疗用毒性药品的管理

医疗单位供应和调配毒性药品，凭医生签名的正式处方。国营药店供应和调配毒性药品，凭盖有医生所在的医疗单位公章的正式处方。每次处方剂量不得超过 2 日用量。

调配处方时，必须认真负责，计量准确，按医嘱注明要求，并由配方人员及具有药师以上技术职称的复核人员签名盖章后方可发出。对处方未注明"生用"的毒性中药，应当付炮制品。如发现处方有疑问时，须经原处方医生重新审定后再行调配。处方一次有效，取药后处方保存 2 年备查。

## 三、放射性药品的管理

放射性药品是指用于临床诊断或者治疗的放射性核素制剂或者其标记药物。

### （一）放射性新药的研制、临床研究和审批

研制单位研制的放射性新药，在进行临床试验或者验证前，应当向国务院药品监督管理部门提出申请，按规定报送资料及样品，经国务院药品监督管理部门审批同意后，在国务院药品监督管理部门指定的药物临床试验机构进行临床研究。研制单位在放射性新药临床研究结束后，向国务院药品监督管理部门提出申请，经国务院药品监督管理部门审核批准，发给新药证书。

放射性新药投入生产，需由生产单位或者取得放射性药品生产许可证的研制单位，凭新药证书（副本）向国务院药品监督管理部门提出生产该药的申请，并提供样品，由国务院药品监督管理部门审核发给批准文号。

### （二）放射性药品的生产和经营

开办放射性药品生产、经营企业，必须具备《药品管理法》规定的条件，符合国家有关放射性同位素安全和防护的规定与标准，并履行环境影响评价文件的审批手续。

开办放射性药品生产企业，经所在省、自治区、直辖市国防科技工业主管部门审查同意，所在省、自治区、直辖市药品监督管理部门审核批准后，由所在省、自治区、直辖市药品监督管理部门发给《放射性药品生产企业许可证》。

开办放射性药品经营企业，经所在省、自治区、直辖市药品监督管理部门审核并征求所在省、自治区、直辖市国防科技工业主管部门意见后批准的，由所在省、自治区、直辖市药品监督管理部门发给《放射性药品经营企业许可证》。

《放射性药品生产企业许可证》《放射性药品经营企业许可证》的有效期为 5 年，期满前 6 个月，放射性药品生产、经营企业应当分别向原发证的药品监督管理部门重新提出申请，按《放射性药品管理办法》第十条审批程序批准后，换发新证。

放射性药品生产企业生产已有国家标准的放射性药品，必须经国务院药品监督管理部门征求国务院国防科技工业主管部门意见后审核批准，并发给批准文号。

放射性药品的生产、经营单位和医疗单位凭省、自治区、直辖市药品监督管理部门发给的《放射性药品生产企业许可证》《放射性药品经营企业许可证》，医疗单位凭省、自治区、直辖市药品监督管理部门发给的《放

射性药品使用许可证》，开展放射性药品的购销活动。

### （三）医疗单位放射性药品的使用

医疗单位设置核医学科、室（同位素室），必须配备与其医疗任务相适应的并经核医学技术培训的技术人员。

所在地的省、自治区、直辖市药品监督管理部门，应当根据医疗单位核医疗技术人员的水平、设备条件，核发相应等级的《放射性药品使用许可证》，《放射性药品使用许可证》有效期为5年，期满前6个月，医疗单位应当向原发证的行政部门重新提出申请，经审核批准后，换发新证。

持有《放射性药品使用许可证》的医疗单位，必须负责对使用的放射性药品进行临床质量检验，收集药品不良反应等项工作，并定期向所在地药品监督管理、卫生行政部门报告。由省、自治区、直辖市药品监督管理部门、卫生行政部门汇总后分别报国务院药品监督管理、卫生行政部门。

医疗单位根据临床需要可以配制、使用放射性制剂。

# 第七节　法律责任

## 一、违反有关药品许可证、药品批准文件的法律责任

未取得药品生产许可证、药品经营许可证或者医疗机构制剂许可证生产、销售药品的，责令关闭，没收违法生产、销售的药品和违法所得，并处违法生产、销售的药品（包括已售出和未售出的药品）货值金额十五倍以上三十倍以下的罚款；货值金额不足十万元的，按十万元计算。

伪造、变造、出租、出借、非法买卖许可证或者药品批准证明文件的，没收违法所得，并处违法所得一倍以上五倍以下的罚款；情节严重的，并处违法所得五倍以上十五倍以下的罚款，吊销药品生产许可证、药品经营许可证、医疗机构制剂许可证或者药品批准证明文件，对法定代表人、主要负责人、直接负责的主管人员和其他责任人员，处二万元以上二十万元以下的罚款，十年内禁止从事药品生产经营活动，并可以由公安机关处五日以上十五日以下的拘留；违法所得不足十万元的，按十万元计算。

提供虚假的证明、数据、资料、样品或者采取其他手段骗取临床试验许可、药品生产许可、药品经营许可、医疗机构制剂许可或者药品注册等许可的，撤销相关许可，十年内不受理其相应申请，并处五十万元以上五百万元以下的罚款；情节严重的，对法定代表人、主要负责人、直接负责的主管人员和其他责任人员，处二万元以上二十万元以下的罚款，十年内禁止从事药品生产经营活动，并可以由公安机关处五日以上十五日以下的拘留。

## 二、有关生产、销售假药和劣药的法律责任

根据《药品管理法》一百一十六规定：生产、销售假药的，没收违法生产、销售的药品和违法所得，责令停产停业整顿，吊销药品批准证明文件，并处违法生产、销售的药品货值金额十五倍以上三十倍以下的罚款；货值金额不足十万元的，按十万元计算；情节严重的，吊销药品生产许可证、药品经营许可证或者医疗机构制剂许可证，十年内不受理其相应申请；药品上市许可持有人为境外企业的，十年内禁止其药品进口。

根据《刑法》一百四十一条规定：生产、销售假药的，处三年以下有期徒刑或者拘役，并处罚金；对人体健康造成严重危害或者其他严重情节的，处三年以上十年以下有期徒刑，并处罚金；致人死亡或者有其他特别严重情节的，处十年以上有期徒刑、无期徒刑或者死刑，并处罚金或者没收财产。

根据《药品管理法》一百一十七规定：生产、销售劣药的，没收违法生产、销售的药品和违法所得，并处违法生产、销售的药品货值金额十倍以上二十倍以下的罚款；违法生产、批发的药品货值金额不足十万元的，按十万元计算，违法零售的药品货值金额不足一万元的，按一万元计算；情节严重的，责令停产停业整顿直至吊销药品批准证明文件、药品生产许可证、药品经营许可证或者医疗机构制剂许可证。

生产、销售的中药饮片不符合药品标准，尚不影响安全性、有效性的，责令限期改正，给予警告；可以处十万元以上五十万元以下的罚款。

根据《刑法》一百四十二条规定：生产、销售劣药，对人体健康造成严重危害的，处三年以上十年以下有期徒刑，并处罚金；后果特别严重的，处十年以上有期徒刑或者无期徒刑，并处罚金或者没收财产。

根据《药品管理法》一百一十八条至一百二十一条的规定：生产、销售假药，或者生产、销售劣药且情节严重的，对法定代表人、主要负责人、直接负责的主管人员和其他责任人员，没收违法行为发生期间自本单位所获收入，并处所获收入百分之三十以上三倍以下的罚款，终身禁止从事药品生产经营活动，并可以由公安机

关处五日以上十五日以下的拘留。对生产者专门用于生产假药、劣药的原料、辅料、包装材料、生产设备予以没收。

药品使用单位使用假药、劣药的，按照销售假药、零售劣药的规定处罚；情节严重的，法定代表人、主要负责人、直接负责的主管人员和其他责任人员有医疗卫生人员执业证书的，还应当吊销执业证书。

知道或者应当知道属于假药、劣药或者以下五种情形规定的药品，而为其提供储存、运输等便利条件的，没收全部储存、运输收入，并处违法收入一倍以上五倍以下的罚款；情节严重的，并处违法收入五倍以上十五倍以下的罚款；违法收入不足五万元的，按五万元计算。①未取得药品批准证明文件生产、进口药品。②使用采取欺骗手段取得的药品批准证明文件生产、进口药品。③使用未经审评审批的原料药生产药品。④应当检验而未检验即销售药品。⑤生产、销售国务院药品监督管理部门禁止使用的药品。

对假药、劣药的处罚决定，应当依法载明药品检验机构的质量检验结论。

### 三、违反药品生产、临床试验、上市等相关规定的法律责任

违反药品生产、进口、经营和上市相关规定的，有下列行为之一，没收违法生产、进口、销售的药品和违法所得以及专门用于违法生产的原料、辅料、包装材料和生产设备，责令停产停业整顿，并处违法生产、进口、销售的药品货值金额十五倍以上三十倍以下的罚款；货值金额不足十万元的，按十万元计算；情节严重的，吊销药品批准证明文件直至吊销药品生产许可证、药品经营许可证或者医疗机构制剂许可证，对法定代表人、主要负责人、直接负责的主管人员和其他责任人员，没收违法行为发生期间自本单位所获收入，并处所获收入百分之三十以上三倍以下的罚款，十年直至终身禁止从事药品生产经营活动，并可以由公安机关处五日以上十五日以下的拘留：①未取得药品批准证明文件生产、进口药品。②使用采取欺骗手段取得的药品批准证明文件生产、进口药品。③使用未经审评审批的原料药生产药品。④应当检验而未经检验即销售药品。⑤生产、销售国务院药品监督管理部门禁止使用的药品。⑥编造生产、检验记录。⑦未经批准在药品生产过程中进行重大变更。

销售前款第一项至第三项规定的药品，或者药品使用单位使用前款第一项至第五项规定的药品的，依照前款规定处罚；情节严重的，药品使用单位的法定代表人、主要负责人、直接负责的主管人员和其他责任人员有医疗卫生人员执业证书的，还应当吊销执业证书。

未经批准进口少量境外已合法上市的药品，情节较轻的，可以依法减轻或者免予处罚。

违反《药品管理法》规定，未经批准开展药物临床试验、使用未经审评的直接接触药品的包装材料或者容器生产药品，或者销售该类药品，或者使用未经核准的标签、说明书的，没收违法生产、销售的药品和违法所得以及包装材料、容器，责令停产停业整顿，并处五十万元以上五百万元以下的罚款；情节严重的，吊销药品批准证明文件、药品生产许可证、药品经营许可证，对法定代表人、主要负责人、直接负责的主管人员和其他责任人员处二万元以上二十万元以下的罚款，十年直至终身禁止从事药品生产经营活动。

### 四、相关主体违反相关质量管理规范的法律责任

药品上市许可持有人、药品生产企业、药品经营企业、药物非临床安全性评价研究机构、药物临床试验机构等未遵守药品生产质量管理规范、药品经营质量管理规范、药物非临床研究质量管理规范、药物临床试验质量管理规范等的，责令限期改正，给予警告；逾期不改正的，处十万元以上五十万元以下的罚款；情节严重的，处五十万元以上二百万元以下的罚款，责令停产停业整顿直至吊销药品批准证明文件、药品生产许可证、药品经营许可证等，药物非临床安全性评价研究机构、药物临床试验机构等五年内不得开展药物非临床安全性评价研究、药物临床试验，对法定代表人、主要负责人、直接负责的主管人员和其他责任人员，没收违法行为发生期间自本单位所获收入，并处所获收入百分之十以上百分之五十以下的罚款，十年直至终身禁止从事药品生产经营等活动。

### 五、违法购进、经营药品的法律责任

药品上市许可持有人、药品生产企业、药品经营企业或者医疗机构未从药品上市许可持有人或者具有药品生产、经营资格的企业购进药品的，责令改正，没收违法购进的药品和违法所得，并处违法购进药品货值金额两倍以上十倍以下的罚款；情节严重的，并处货值金额十倍以上三十倍以下的罚款，吊销药品批准证明文件、药品生产许可证、药品经营许可证或者医疗机构执业许可证；货值金额不足五万元的，按五万元计算。

药品网络交易第三方平台提供者未履行资质审核、报告、停止提供网络交易平台服务等义务的，责令改

正，没收违法所得，并处二十万元以上二百万元以下的罚款；情节严重的，责令停业整顿，并处二百万元以上五百万元以下的罚款。

## 六、医疗机构违法销售制剂的法律责任

医疗机构将其配制的制剂在市场上销售的，责令改正，没收违法销售的制剂和违法所得，并处违法销售制剂货值金额二倍以上五倍以下的罚款；情节严重的，并处货值金额五倍以上十五倍以下的罚款；货值金额不足五万元的，按五万元计算。

## 七、违反药品不良反应报告与召回制度的法律责任

药品上市许可持有人未按照规定开展药品不良反应监测或者报告疑似药品不良反应的，责令限期改正，给予警告；逾期不改正的，责令停产停业整顿，并处十万元以上一百万元以下的罚款。药品经营企业未按照规定报告疑似药品不良反应的，责令限期改正，给予警告；逾期不改正的，责令停产停业整顿，并处五万元以上五十万元以下的罚款。医疗机构未按照规定报告疑似药品不良反应的，责令限期改正，给予警告；逾期不改正的，处五万元以上五十万元以下的罚款。

药品上市许可持有人在省、自治区、直辖市人民政府药品监督管理部门责令其召回后，拒不召回的，处应召回药品货值金额五倍以上十倍以下的罚款；货值金额不足十万元的，按十万元计算；情节严重的，吊销药品批准证明文件、药品生产许可证、药品经营许可证，对法定代表人、主要负责人、直接负责的主管人员和其他责任人员，处二万元以上二十万元以下的罚款。药品生产企业、药品经营企业、医疗机构拒不配合召回的，处十万元以上五十万元以下的罚款。

## 八、出具虚假检验报告的法律责任

药品检验机构出具虚假检验报告的，责令改正，给予警告，对单位并处二十万元以上一百万元以下的罚款；对直接负责的主管人员和其他直接责任人员依法给予降级、撤职、开除处分，没收违法所得，并处五万元以下的罚款；情节严重的，撤销其检验资格。药品检验机构出具的检验结果不实，造成损失的，应当承担相应的赔偿责任。

## 九、药品购销中收受非法利益的法律责任

药品上市许可持有人、药品生产企业、药品经营企业或者医疗机构在药品购销中给予、收受回扣或者其他不正当利益的，药品上市许可持有人、药品生产企业、药品经营企业或者代理人给予使用其药品的医疗机构的负责人、药品采购人员、医师、药师等有关人员财物或者其他不正当利益的，由市场监督管理部门没收违法所得，并处三十万元以上三百万元以下的罚款；情节严重的，吊销药品上市许可持有人、药品生产企业、药品经营企业营业执照，并由药品监督管理部门吊销药品批准证明文件、药品生产许可证、药品经营许可证。

药品上市许可持有人、药品生产企业、药品经营企业在药品研制、生产、经营中向国家工作人员行贿的，对法定代表人、主要负责人、直接负责的主管人员和其他责任人员终身禁止从事药品生产经营活动。

药品上市许可持有人、药品生产企业、药品经营企业的负责人、采购人员等有关人员在药品购销中收受其他药品上市许可持有人、药品生产企业、药品经营企业或者代理人给予的财物或者其他不正当利益的，没收违法所得，依法给予处罚；情节严重的，五年内禁止从事药品生产经营活动。

医疗机构的负责人、药品采购人员、医师、药师等有关人员收受药品上市许可持有人、药品生产企业、药品经营企业或者代理人给予的财物或者其他不正当利益的，由卫生健康主管部门或者本单位给予处分，没收违法所得；情节严重的，还应当吊销其执业证书。

## 十、因药品质量引起的法律责任

药品上市许可持有人、药品生产企业、药品经营企业或者医疗机构违反《药品管理法》规定，给用药者造成损害的，依法承担赔偿责任。因药品质量问题受到损害的，受害人可以向药品上市许可持有人、药品生产企业请求赔偿损失，也可以向药品经营企业、医疗机构请求赔偿损失。接到受害人赔偿请求的，应当实行首负责任制，先行赔付；先行赔付后，可以依法追偿。

生产假药、劣药或者明知是假药、劣药仍然销售、使用的，受害人或者其近亲属除请求赔偿损失外，还可以请求支付价款十倍或者损失三倍的赔偿金；增加赔偿的金额不足一千元的，为一千元。

## 十一、药品监督管理部门违反《药品管理法》相关法律责任

### （一）非法参与生产经营活动

药品监督管理部门或者其设置、指定的药品专业技术机构参与药品生产经营活动的，由其上级主管机关责令改正，没收违法收入；情节严重的，对直接负责的主管人员和其他直接责任人员依法给予处分。药品监督管理部门或者其设置、指定的药品专业技术机构的工作人员参与药品生产经营活动的，依法给予处分。

### （二）违法收取检验费用

药品监督管理部门或者其设置、指定的药品检验机构在药品监督检验中违法收取检验费用的，由政府有关部门责令退还，对直接负责的主管人员和其他直接责任人员依法给予处分；情节严重的，撤销其检验资格。

### （三）违法颁发许可证书等行为

药品监督管理部门有下列行为之一的，应当撤销相关许可，对直接负责的主管人员和其他直接责任人员依法给予处分：①不符合条件而批准进行药物临床试验。②对不符合条件的药品颁发药品注册证书。③对不符合条件的单位颁发药品生产许可证、药品经营许可证或者医疗机构制剂许可证。

### （四）不履行药品监督管理职责行为

药品监督管理等部门有下列行为之一的，对直接负责的主管人员和其他直接责任人员给予记过或者记大过处分；情节较重的，给予降级或者撤职处分；情节严重的，给予开除处分：①瞒报、谎报、缓报、漏报药品安全事件。②对发现的药品安全违法行为未及时查处。③未及时发现药品安全系统性风险，或者未及时消除监督管理区域内药品安全隐患，造成严重影响。④其他不履行药品监督管理职责，造成严重不良影响或者重大损失。

药品监督管理人员滥用职权、徇私舞弊、玩忽职守的，依法给予处分。查处假药、劣药违法行为有失职、渎职行为的，对药品监督管理部门直接负责的主管人员和其他直接责任人员依法从重给予处分。

# 第九章　医学伦理学的理论基础和规范体系

## 第一节　医学伦理学的理论基础

医学伦理学的理论基础包括医学美德论、医学义务论、医学后果论、生命论、医学人道论。此处仅讲医学美德论。

### 一、概述

美德论是美德伦理学的理论体系，又被称为德行论或品德论。它以品德、美德和行为者为中心，研究和探讨人应该具有什么样的品格和品德。美德论认为医生应具有仁爱、同情、耐心、细心、谦虚、谨慎、无私、无畏、诚实、正派等美德。医学美德论是传统的医德学的理论，无论古今中外，均强调医生通过塑造自身的道德修养和自我规范，实现仁爱爱人、济世救人的理想，它表达了古代医者的道德信念，是伦理学最重要的基本理论。

### 二、医德品质的涵义

医德品质，即医学品德，是医务人员在长期的医德行为中形成和表现出来的稳定的心理状态。为了准确地把握医德品质，需要注意以下几点。

#### 1. 医德品质的构成要素

（1）医德认识　所谓医德认识，就是医务人员对医学道德的所得。它包括对社会的医学道德要求，即医学道德规范的所得和对个人的医学道德品德的所得。医德认识与医学伦理实践关系密切。

（2）医德情感　所谓医德情感，就是医务人员具有的或所得的引发医学道德行为的情感。它包括先天具有的和后天习得的情感，后者又包括对社会医学道德要求的情感和对于自己或他人的医学道德行为的情感。

（3）医德意志　所谓医德意志，就是医务人员在医德行为中，克服困难从行为的思想确定到实际实现的整个心理过程。

#### 2. 医德认识、医德情感和医德意志之间的关系

一个人的医德情感形成于他的医德认识等活动；医德意志形成于他的医德情感和医德认识等活动；医德认识则形成于医学道德实践等活动。一个人的医德品质就是医德认识、医德情感、医德意志之和。

### 三、医德品质内容

《千金要方·大医精诚》是中医学典籍中论述医德的一篇非常重要的文献，系统阐述了为医者应具备的素质要求和职业操守。《大医精诚》在要求医者"博极医源，精勤不倦"具有精湛医术的同时，特别强调"医乃仁术"的观点，要求医者以"见彼苦恼，若己有之"感同身受，先发"大慈恻隐之心"，进而发愿立誓"普救含灵之苦"。《大医精诚》医学人文精神是对历代医家医术、医德的高度概括。《大医精诚》既要求医生要有精湛的医术，又要求行医者有高尚良好的医德。精湛的医术是医务工作者的必备条件，中国传统医学的行医准则，也是对医师思想品德和职业技能要求的经典概括。在批判地继承古今中外医德品质的基础上，人们形成了在当今社会和医学背景之下的优良医学品质体系，包括以下五个方面的主要内容：仁慈、忠诚、严谨、公正和节操。

**1. 仁慈**　仁爱慈善，具体说来就是医务人员具有人道精神的品德。"医乃仁术"，仁慈是医者首要的伦理素质。医务人员是仁慈的化身，仁慈是医务人员的人格特征，仁慈最能体现医学人道主义思想和道德要求，仁慈是长期一贯遵守"医学人道"道德要求所形成的医德品质。

**2. 忠诚**　忠于职守，诚实守信。坚持真理、忠于医学科学、诚心诚意对待患者、一诺千金是医务人员必备的职业素养和美德。

**3. 严谨**　严肃、严格、一丝不苟。这是医务人员追求医术、对待患者所应具有的不可或缺的品德。

**4. 公正**　公正无私要求医务人员正直、正派，公平合理地协调医学伦理关系的品德，能够合情合理地对待服务对象、人己关系、公私关系的品德。

**5. 节操**　节操是医务人员扬善抑恶、坚定遵循医学道德规范的品德。

在医学领域，涌现出许多"富贵不能淫，贫贱不能移，威武不能屈"的具有节操的医德典范。如三国时期的名医华佗，不为权贵所屈服，一心为民除疾，宁死不屈；宋代名医何澄医不贪色；明代名医严乐善见利思义，坚决制止利用医学害人。

## 四、医学美德的养成

**1. 进行医学道德教育**　医德品质是医务人员在长期遵守或违背医学道德规范的行为中，形成和表现出来的心理自我。医德品质是在一定的医学道德规范的指导和制约下养成的。对医务人员进行必要的医学道德教育，让他们自觉遵守医学道德规范，是养成良好医学美德的前提和基础。

**2. 加强医学道德修养**　医学道德教育是养成良好医学美德的外在条件，医务人员个人的道德修养在医学美德的养成中起决定作用。只有医务人员自身加强医学道德修养，把外在的医学道德规范转化为内在的医学道德规范，树立医学道德信念、形成医学道德行为习惯后，医学美德才能形成。

## 五、医学美德论的意义和局限性

**1. 医学美德论的意义**　医学美德论在医学伦理学中占有重要地位，对医务人员塑造完美人格具有重要的理论指导意义。

**2. 医学美德论是医学伦理学的重要组成部分**　医学伦理学是关于医学道德的理论体系，由如下三部分组成：①元医学伦理：医学道德制定之方法。②规范医学伦理：优良医学道德之制定。③美德伦理：优良医学道德之实现。这样，医务人员养成良好的医学美德无疑是医学伦理学的归宿和目的，医学美德伦理无疑是医学伦理学的重要组成部分。

**3. 医学美德论有利于医务人员塑造完美人格**　医务人员的完美人格，不仅要具有健康的体魄，更重要的无疑是德才兼备，具有精湛的医术和高尚的医德。"大医精诚""医乃仁术"，古人早已认识到这一点。医学美德论提出的优良美德成为医务人员医德修养的目标和方向，有利于医务人员塑造自己的完美人格。

**4. 医学美德论的局限性**　医学美德论是医学伦理学理论的重要组成部分，但仅仅反映美德医学伦理，它是医学伦理学发展的初始的知识积累阶段，人们首先认识到的是医学美德这样直观的具体的医学道德现象，并对此进行了理论概括。但是，如上所述，医学道德规范是医学美德的前提和基础，对人类医学道德需要进一步认识，需要对医学美德背后的医学道德规范进行揭示和研究，研究医学道德规范的内容，并使之发挥作用。

# 第二节　医学伦理学的基本规范

## 一、医学敬业重道的从业规范

医学敬业的规范应该包括对医学的执着追求，对医学的敬畏两个部分。

首先，医者都应该树立济世救人的职业观，不仅要穷极医源、精勤不倦，还应该把日常工作的细节做到精致，把职业的规范做到位。传统医德认为医家要实现仁爱救人的济世愿望，就要有高超的医术，而高超医术的获得，必须要有虚心好学、刻苦钻研的精神。王士雄在《回春录》中说："医者，生人之术也，医而无术，则不足生人。"徐春甫的《古今医统大全》指出："医本活人，学之不精，反为夭折。"传统医德一直将医业看成是济世救人的事业，行医是在"悬壶济世"，而不仅只是谋生的手段。追求济世的职业理想在传统医学实践中成为医家精进医业、不倦求索的强大动力，因为"夫以利济存心，则其学业必能日造乎高明；若仅为衣食计，则其知识自必终囿于庸俗"。在医学实践的过程中，不少医护人员往往会产生经验主义，缺乏严谨的规范操作意识。而医学是救死扶伤的实践科学，只有对规范的要求和执行采取高度负责和一丝不苟的态度，精益求精，孜孜不倦，对细节近乎苛刻地追求，才有可能做到零缺陷，才有可能将生命的救治做到完美无憾。

另外，医者要长存对医学敬畏之心。这来自对人类自身局限性的认知、对人性的洞察以及对规律和秩序的尊重。医学博大精深，需要医者谦恭待之。在现实中，对医学技术规范的种种漠视、蛮干、浅尝辄止，以及功利主义的表现，都是对医学本质和尊严的伤害。

## 二、重德自律的道德修养规范

医德十分强调医家加强个人道德修养的重要性，认为从医者应首先学会的是道德观念和做人行医的准则，然后才是学习掌握医术。无德不可学医，无德不可为医。这些思想都强调为医者应高度重视道德修养，经常进行自省、自律、克己、自我监督。

传统医德认为良心是医生美德的基础，即医者应具备恻隐之心、羞耻之心、恭敬之心、是非之心。医务工作者应始终将病人的生命和健康利益放在首位，始终将治病救人作为行医的动机和宗旨。"医者，非廉洁纯良，不可信也。"如果将谋利作为行医的目的，那么许多危害患者的事就会出现，就得不到患者信任，医学就会失去其仁学的本性而走向反面，医生也不会是造福人类的白衣天使，而会成为"含灵巨贼"。所以自律规范始终强调医务工作者应该遵从廉洁行医规范，要将仁爱救人放在首位，不得以行医专心经略财物，但做救苦之心。唯有做到这一点，才是一名合格的医师。

医者的修养和自律还表现在其语言、仪表、行为等各个方面。医者的语言、仪表、行为无一不在向患者和家属传达着医师的情感和态度。医师的仪表举止，在一定程度上给患者以信心、依赖感和安全感。仪容端庄，态度和蔼友善的医师在举手投足间更能体现职业的高尚和个人的修养，给人作风严谨的印象。使用合适恰当的语言，称呼患者姓名而不是床号，查房时的嘘寒问暖都会使患者心中感受到温暖。语言、药物和手术刀是医师的三件法宝。医生的语言就像医生的刀子一样，可以救人，也可以伤人。医患的沟通是一门必修课。对患者多使用安慰性的语言，有助于患者点燃战胜疾病的信心，这非常重要。安慰，是一种人性的传递，是在平等基础上的情感表达。安慰也是医学的一种责任，它饱含着深深的情感，决不能敷衍了事。如果医生没有了沟通的责任和愿望，应该也没有了做医生的资格。真正学会沟通，学会使用安慰性的语言，遵从医患沟通的规范需要医师像追求自己高超的医术一样值得不懈努力。"有时是治愈，常常是帮助，总是去安慰"是特鲁多医生的墓志铭，久久地流传在人间，至今仍熠熠生辉。

## 三、以人为本的科研伦理规范

医学的发展和进步，必须部分地依赖于人类受试者的参与和贡献。涉及人的医学研究，其主要目的就在于改进疾病的预防、诊断和治疗方法，了解疾病的病因和治病机制。而在当前的医学研究中，大多数预防、诊断和治疗措施都存在着风险和负担。因此，医学的发展和进步与受试者的安全和利益之间存在着一定程度上的冲突。医生，无论是作为治病救人的医者还是作为验证科学假设的研究者，都应该始终以人为本，以保护并增进患者的健康，保障患者的生命健康权益为己任，遵守医学研究的伦理准则和规范。任何人体的研究，对受试者生命健康尊严等基本权利的保护都是研究者义不容辞的职责，特别是不应该为了某一医学研究的目的或医学知识的获取，忽视甚至故意损害受试者的基本权益。实际上，历史上那些打着探究生命奥秘、促进人类医学发展幌子的臭名昭著的人体试验将永远接受道德审判和法律的惩罚。

医学科研人员在开展涉及人体的科研活动中，应该遵从《大医精诚》或《希波克拉底誓言》中的道德约束，要遵循涉及人的生物医学研究伦理审查办法相关规定，如涉及人的生物医学研究伦理审查办法、赫尔辛基宣言、临床试验质量管理规范指导原则（ICH-GCP）、国际医学科学组织理事会（CIMOS）相关规定等，自觉接受伦理审查和监督，切实保障受试者的合法权益。近20年来，我国的临床试验伦理审查的规范体系建设有了长足的发展。伦理发展的历程和体系建设中不仅包含伦理委员会的建设，同时还要求相关部门继续推动探索和研究，并进一步加强临床试验伦理审查规范的建设和执行。

## 四、实事求是、透明公开的学术研究规范

近年来，生命科学创新研究水平不断提升，成果涌现，然而生物医学领域也日益成为科研诚信问题的多发区。根据2009年《关于加强我国科研诚信建设的意见》，"科研诚信"定义为科技人员在科技活动中弘扬以追求真理、实事求是、崇尚创新、开放协作为核心的科学精神，遵守相关法律法规，恪守科学道德准则，遵循科学共同体公认的行为规范。科研诚信是社会文明进步的一种体现。任何违背科研诚信要求的行为，将损害科技人员个人诚信，动摇公众对科学家群体的信任，甚至导致社会对科学本身的信任危机。科研诚信在世界各国引起高度重视，不仅是基于科研不端造成的资源浪费及其对科学发展的不利影响，更重要的是在全球范围内推进负责任的研究氛围和文化建设，促进科学和社会文明的良序发展，随着中国在科技发展中扮演着越来越重要的角色，科研伦理与科研诚信建设至关重要。

科研诚信问题的表现形式多种多样，违背科研诚信的行为主要表现为抄袭和剽窃他人科研成果，伪造和篡改研究数据、研究结论，违反论文署名规范，论文写作及投稿中投机取巧，虚构同行评议意见，通过弄虚作假方式骗取科技项目、科研经费及奖励、荣誉，擅自或虚假标注科技计划或基金资助等。

造成科研诚信问题的原因也是多方面的，既与现行科研评价制度和评价体系不够完善存在密切关系，同时也与科研人员急功近利的浮躁心态和侥幸心理有关，与其不能严格自律，严格遵守科研学术规范的要求有关。

研究成果一直是评价科研人员的核心指标。因此，准确而恰当地评价研究成果尤为重要。目前，普遍的现象是以发表文章的数量、获得经费资助的总额、文章影响因子等指标来评价科研人员，这些指标易量化易于操作，但也带来负面影响。例如，因文章发表、职称晋升等压力造成科研人员急功近利，科研不端频繁发生，同时也导致大量无法转化的无用研究，造成浪费等。

许多研究人员不懂得、不遵守学术规范，也是造成科研不当行为的重要原因之一。国际上通常把研究行为分为三种：负责任的研究行为（responsible conduct in research）、不当研究行为（questionable research practice）、研究不端行为（misconduct）。负责任的科研行为，包括科研诚信，还包括对纳税人负责，即研究成果要对得起所花费的研究经费，对环境和未来负责，对学生负责，等等。其中最基本和最重要的是科研诚信。学术不端行为国际上主要指伪造（fabrication）、篡改（falsification）和剽窃（plagiarism）三种典型行为。

科学研究是认识客观规律、去伪存真、追求真理的过程，容不得半点儿虚假和欺骗。科研诚信要求开展生命科学研究的医务人员应秉承科研诚信，强调负责任的研究与创新，提高研究透明化。从事医学科学研究的医务人员应该主动参加科研诚信教育与培训，了解和掌握常见的科学研究规范，它们包括：研究导师和学生师生关系中各自的责任、数据保存和数据处理的规范、出版规范、署名准则、申请基金规范、申报奖励规范、同行评议和资料保密规范、合作规范、涉及人体试验的伦理和准则、财务利益冲突的规范，等等。医务工作者和科研人员应严格按照《医学科研诚信和相关行为规范》的要求，从医学科研方案设计、立项申请、开展研究、论文发表、奖励申报等各环节执行诚信行为规范要求，遵守科研伦理原则，保护受试者，尊重实验动物福利要求，并进一步在医学研究样本采集、过程记录、不良事件处理等方面严格落实诚信行为规范。

科研诚信的建设有赖于建立更为系统的科研诚信治理体系。经过十余年的探索与推进，我国科研诚信建设治理体系和治理能力在不断完善和提升。2014年，国家卫生和计划生育委员会印发了《医学科研诚信和相关行为规范》，以加强卫生计生领域的医学科研诚信行为规范和监管体制建设。2016年教育部制订《高等学校预防与处理学术不端行为办法》。2016年科学技术部联合15个部门发布《国家科技计划（专项、基金等）严重失信行为记录暂行规定》，该规定对在国家科技项目从申报、立项、执行到结题验收等全过程的严重失信行为范围进行了界定，对失信行为记录的内容、程序和信息使用等进一步明确，为开展失信行为联合惩戒提供了制度依据。2018年5月30日，中共中央办公厅、国务院办公厅印发了《关于进一步加强科研诚信建设的若干意见》，要求坚持无禁区、全覆盖、零容忍，严肃查处违背科研诚信要求的行为，并建立终身追究制度。2021年1月27日，为进一步加强生物医学科研诚信体制建设，规范医学科研诚信行为，强化医学科研机构科研诚信监管责任，国家卫生健康委、科技部、国家中医药管理局结合相关法律法规修订了《医学科研诚信和相关行为规范》。

生物医学研究与维护人体生命尊严、人民身体健康密切相关。每位生命科学及医务工作者都应牢记科研诚信这一安身立命之本，恪守科学道德，弘扬科学精神，为人类的健康与福祉不懈探索与追求。

# 第十章　医患关系伦理

## 第一节　医患关系概述

### 一、医患关系的概念

医患关系的概念有广义和狭义之分。狭义的医患关系是指医生和患者之间的个体关系，这是传统医学道德研究的内容，是最古老的医疗人际关系。医生和患者之间发生的特定的医疗纠纷即属于此处狭义的医患关系，如各种暴力伤医事件、医疗损害赔偿事件等。广义的医患关系，除狭义医患关系的内容外，还包括以医生为中心的群体与以患者为中心的群体在诊疗或缓解病人疾病过程中所建立的医疗人际关系，是一种群体性关系，这是现代医学伦理学研究的重要内容。这里的"医"不仅指医生、护士、医技人员，还包括行政人员、后勤管理人员等；这里的"患"也由单纯的病人扩展为与之相联系的社会关系，如家属、监护人、相关的社会组织等。广义的医患关系具有更广泛、更宏观的影响力，尤其在立法过程中，应通过考察广义的医患关系来平衡医患两个群体之间的利益。

### 二、医患关系的特点

#### （一）医患信息的不对称性

医患双方基于身份的特殊性不可避免地存在着信息的不对称性。信息不对称是指信息在相互对应的个体之间呈不对称的分布状态。在医患关系中，医生明显处于优势地位，其在理论知识和实践能力上具有优越性；患者则正是由于医学知识和医疗能力的匮乏，才去寻求医生的帮助。现代社会，随着科技的进步尤其互联网的普及，患者逐步拥有了更多的自我健康维护的手段，如患者通过智能设备监控自身状况，但这并未从根本上改变医患双方信息不对称的特征。

#### （二）医患权利义务的统一性

权利和义务是解读医患关系的核心概念。此处的权利义务既包括法律权利义务，也包括道德权利义务。道德权利义务比法律权利义务的调整范围更加宽广、调整手段更加灵活、调整内容更加深入。在医患关系中，医生既享有特定的权利，如疾病诊治权、处方权，也负有特定的义务，如告知义务、保密义务等；同样，患者既享有权利，如隐私保护权、就医保障权等，也负有特定的义务，如配合诊疗的义务、如实告知的义务等。医生的义务和患者的权利相对应，医生的权利和患者的义务相对应，医患权利义务具有高度的统一性。

#### （三）目的的高度一致性

患者到医疗机构的目的是消除疾病、恢复健康，医生进行诊断治疗的目的是治疗患者的疾病、缓解患者的痛苦。双方的目的具有高度的一致性。

#### （四）医患纠纷的不可避免性

虽然医患双方的目的具有一致性，但是由于医患双方的地位、利益、文化、道德修养、法律意识等主观方面的差异及医学技术、医疗体制等客观方面的限制，医患之间难免会发生冲突。

### 三、医患关系的内容

总的来说，医患关系由技术性关系和非技术性关系共同构成，前者是医患关系的基础和核心，后者是医患关系的条件和保障。在医患关系中，技术性关系和非技术性关系紧密交融，相互影响，共同推动医患关系的发展变化。

#### （一）医患技术性关系

医患技术性关系是指医患之间因诊疗方案、措施的制定和实施而产生的基于技术要素的关系，它在很大程度上体现了医患双方在医疗活动中的地位。医患技术性关系是医患之间的核心关系，也具有鲜明的专业性特征，涉及诊断、治疗、康复等医疗环节的各个阶段。医患技术性关系是医患关系的基础，若无法确保医患技术性关系的协调稳定，将从根本上动摇医患关系。

### （二）医患非技术性关系

医患非技术性关系是指医疗过程中医患双方在社会、法律、道德、心理等非技术层面构建起来的医疗人际关系，包括但不限于经济关系、法律关系、道德关系、价值关系等。非技术性关系为医患交流提供重要的支撑和指导。

**1. 经济关系** 是指医患之间基于医疗服务所产生的经济联系。医务人员的经济利益表现在为患者服务中消耗的劳动与物化劳动后得到的经济补偿，如获得工资、奖金及奖励等。患者的经济利益表现为在支付了医疗费用后，满足了解除病痛、身心康复和重返工作岗位或回归社会、家庭的需要。医患双方的经济关系是双向的，是在社会主义物质利益指导原则下的互助、平等人际关系的体现。

**2. 法律关系** 是指医患双方在一定的法律规范调整下所形成的权利义务关系。法律是维系现代医疗秩序、表达医患权益的重要手段，也是构建和谐医患关系的重要保障。医务人员和患者必须遵守《医师法》《医疗机构管理条例》《民法典·侵权责任编》等法律法规的规定，否则将承担不利的法律后果，包括民事责任、行政责任和刑事责任。

**3. 道德关系** 指医患双方在医疗活动中在一定的道德规范调整下所形成的医疗人际关系。从《希波克拉底誓言》《备急千金要方·大医精诚》到《日内瓦宣言》，医患关系的道德规范体系越来越完善，为医务人员和患者的行为提供方向指引。医务人员在医疗救治过程中应遵守职业道德规范，尊重和维护患者权利，履行救死扶伤的义务等；患者也应遵守就医道德，尊重医务人员的劳动，自觉维护正常的医疗秩序，廉洁就医等。

**4. 价值关系** 指医患双方在医疗活动中为实现各自的价值而形成医疗人际关系。医务人员运用医学知识和技能为患者服务，体现了维护人们健康和生命的社会责任，实现了个人价值；患者在获得医疗帮助后，疾病得以痊愈，机体得到恢复，可以重新回到工作岗位，继续为他人和社会做出贡献，同样实现了个人价值。医务人员和患者的人际价值具有服务和被服务的关系，具有价值共性。

## 四、医患关系的模式

医患关系的模式是描述医患关系宏观特征的模型。国际上主要有以下几种医患关系模式理论。

### （一）萨斯·荷伦德模式

萨斯·荷伦德模式由美国医生萨斯·荷伦德提出，他根据医务人员和病人在地位、主动性上的差异将医患关系分为三种。

**1. 主动－被动模式** 在该模式下，医务人员处于绝对主动的地位，病人则处于完全被动的地位。它有利于充分发挥医务人员的能动作用，保证医疗过程由专业人员主导，但不利于病人的主动参与，不利于倾听患者的诉求，易导致误诊、漏诊等。这种关系类似于父母和婴幼儿之间的关系，是一种单向性关系，主要适用于处于麻醉、急性创伤、昏迷状态的患者及难以进行表达的患者。

**2. 指导－合作模式** 在该模式下，患者具有一定的主动性，但以主动配合、执行医嘱为前提条件，医务人员仍具有主动性和权威性。这种关系类似于父母和青少年之间的关系，是一种弱双向的关系，主要适用于急性感染期的患者。

**3. 共同参与模式** 在该模式下，患者主动参与、合作，有自主权利，医务人员主动寻求患者的意见，二者共同参与、良性互动。这类似于成年人之间的关系，是一种双向关系，主要适用于慢性病、心理疾病患者及具有一定医学技术知识的患者。

### （二）萨奇曼模式

萨奇曼模式由社会医学家萨奇曼提出，通过对病人医疗过程的研究，把病人从体验病症到痊愈康复的全过程分成了五个阶段，即体验症状阶段、接受患病角色阶段、接触医疗照顾阶段、依靠医生的患病角色阶段、痊愈或康复阶段。每一阶段，患者都需要进行不同的决策并采取不同的行动。萨奇曼强调，这只是一种理想化的模型，并非每个病人都必然经历这五个阶段，个人的感觉、个人的医学倾向是决定个人对健康和疾病状态做出反应的关键因素。

### （三）维奇模式

维奇模式由美国学者罗伯特·维奇提出，他将医患关系归纳为三种模式。

**1. 纯技术模式** 在这种模式下，医务人员从事医疗工作只负责解决技术问题，为纯科学家的角色。医务人员将所有与疾病、健康有关的事实提供给患者，让患者接受这些事实，进而由医务人员根据这些事实解决技术问题。这种模式将病人当成纯粹的生物体变量，缺乏人文关怀，已被淘汰。

**2. 权威模式** 在这种模式下，医务人员具有极大的权威性，一切决定均由医务人员作出，病人缺乏自主权，不利于调动患者的积极性。

**3. 契约模式** 在这种模式下，医患双方是一种非法律性的关于医患双方责任与利益的约定关系。医患双方共享道德权利、共担道德责任。维奇认为，契约模式是令人满意的模式，较前两种模式更加先进。

### （四）布朗斯坦模式

布朗斯坦模式由美国布朗斯坦教授提出，他将医患关系归纳为两种模式。

**1. 传统模式** 在这种模式下，医务人员所关心的只是疾病的处理、科学知识的解释以及标准技术和常规技能的应用，很少考虑病人的主观感受和期望；病人则被动地服从医务人员的决策和判断。

**2. 人道模式** 在这种模式下，医务人员和患者是合作关系，共同为患者的健康负责，医务人员不仅负责疾病的诊断和治疗，还承担安抚患者情绪、体恤患者情感并给予心理支持的职能。这种模式无论在技术方面还是非技术方面，都为医患之间的相互沟通和相互作用创造了良好的条件。

# 第二节 医患的权利和义务

医生和患者作为医疗关系中的双方当事人，既享有一定的权利，又负有相应的义务。患者的权利和义务与医生的义务和权利具有对应关系，患者权利的实现需要医生履行特定的义务，医生权利的实现也需要患者的积极配合。

## 一、患者的权利

### （一）患者权利的概念和历史

患者的权利是指个体在患病过程中所应该享受的权利和利益。患者既享受法律意义上的权利，还享有伦理意义上的权利。各国都以相应的法律和道德规范规定患者的权利：如我国《宪法》第四十五条明确规定，中华人民共和国公民在年老、疾病或丧失劳动力的情况下，有从国家和社会获得物质帮助的权利；《基本医疗卫生与健康促进法》第四条明确规定，国家和社会尊重、保护公民的健康权。

关于患者权利的讨论最早始于法国大革命时期。大革命时期，法国医院内的每张病床要睡多达8个患者，这严重威胁了患者的健康，引发了该群体的严重不满。1798年法国革命国民大会明确规定，一张病床只能睡1个患者，而且病床之间至少应相隔90厘米。由此在欧洲范围内掀起了一场"患者权利运动"。1946年通过的《纽伦堡法典》明确规定，非经患者或者当事人同意，不得对其进行任何医学试验。后来，知情同意原则逐渐从人体试验领域扩展至一般医疗领域，并成为医疗行为的基本原则。1973年美国医院协会通过了《病人权利法案》，全面规定了患者的知情同意权、保密权等。世界医学会1981年通过的《里斯本患者权利宣言》、1986年通过的《医师专业的独立与自由宣言》也对患者权利进行了全面的规定。

### （二）患者权利的内容

根据《宪法》《基本医疗卫生与健康促进法》《民法典》《医疗机构管理条例》等相关法律文件的规定，患者主要享有以下权利。

**1. 生命健康权** 生命健康权即病人在患病期间所享有的生存权、恢复健康和增进健康的权利。生命健康权是公民所享有的最基本的权利，也是行使其他权利的根本前提。通常情况下，医疗机构和医务人员不得拒绝病人寻求治疗的要求。政府必须创造条件使人人能够尽可能地保持健康，这些条件包括确保公民获得卫生服务、创造健康和安全的工作条件、提供适足的住房和有营养的食物等。

**2. 医疗保障权** 医疗保障权是指当个体的生命健康受到威胁时，有权利获得基本的保障。这是政府的职责所在，源于公民的健康权。《基本医疗卫生与健康促进法》第五条明确规定，公民依法享有从国家和社会获得基本医疗卫生服务的权利。国家建立基本医疗卫生制度，建立健全医疗卫生服务体系，保护和实现公民获得基本医疗卫生服务的权利。获得诊断和治疗的权利是医疗保障权的基本形式。每一位患者都有权要求医务人员对自己的疾病进行详细、及时、客观的检查和诊断，并据此进行正确的治疗。当然，限于国家的发展阶段和经济水平，国家只能为公民提供基本的医疗保障，不能覆盖和满足所有的医疗需求。我国已基本建立起覆盖全民的医疗保障体系，通过城镇职工医疗保险、城乡居民保险等形式保障公民的就医权。

**3. 知情同意权** 知情同意权由知情权和同意权共同构成，知情权是同意权的前提，同意权是知情权的延伸。知情同意权是指患者有权获知诊断结果、治疗决策、病情预后及替代医疗等重要事实，并据此对医务人员推荐的方案作出同意或不同意的选择的权利。医务人员在获得患方的同意后方可采取医疗措施。《民法典》第一千二百一十九条规定，医务人员在诊疗活动中应当向患者说明病情和医疗措施。需要实施手术、特殊检查、特殊治疗的，医务人员应当及时向患者具体说明医疗风险、替代医疗方案等情况，并取得其明确同意；不能或者不宜向患者说明的，应当向患者的近亲属说明，并取得其明确同意。医务人员未尽到前款义务，造成患者损害的，医疗机构应当承担赔偿责任。

知情同意权是现代社会患者所享有的最重要的权利之一，充分体现了患者的自决权。患者知情同意的理想状态是患者或其家属的完全知情并有效同意。但这在很多情况下难以充分实现，尤其在患者紧急就医、意识不清醒或者患者为无行为能力人或限制民事行为能力人时，需要对知情同意规则进行适当变通，如对于欠缺行为能力的患者，由其法定代理人代为行使知情同意权。

**4. 隐私保护权** 隐私保护权是指患者拥有保护自身的隐私部位、病史、身体缺陷、特殊经历等隐私不受侵犯的权利。保护患者隐私包含两个层面：第一，医务人员要对患者的医疗秘密进行保密，不应将患者的病情、诊治方案等信息告知或泄露给不相关人员；第二，医务人员应对患者的个人隐私如生理缺陷等严守秘密，不应以任何方式将其泄露或公开给第三人。《民法典》第一千二百二十六条规定，医疗机构及其医务人员应当对患者的隐私和个人信息保密。泄露患者的隐私和个人信息，或者未经患者同意公开其病历资料的，应当承担侵权责任。

**5. 医疗监督权** 医疗监督权是指患者对医疗活动的监督评价权。患者可以对医院的医疗、护理、管理、保障、医德医风等各个方面进行监督，一旦发现自己的医疗权利受到伤害，有权对医院及施加损害的医务人员提出批评意见。

**6. 医疗求偿权** 医疗求偿权是指遭受医疗侵权的患者有权请求加害人给予赔偿的权利。《民法典》第一千二百一十八条规定，患者在诊疗活动中受到损害，医疗机构或者其医务人员有过错的，由医疗机构承担赔偿责任。

## 二、患者的义务

患者在享有权利的同时，亦应负担相应的义务，这既是对医务人员权利的确认和医务人员执业活动的支持，也是实现医患互动、确保诊疗效果的重要保障。具体来说，患者主要应履行以下义务。

### （一）保持和恢复健康的义务

个人一旦患病，不但将使自身遭受人身和财产损失，也会对他人和社会造成人力、物力、财力等方面的消耗。同时，个人患病后，其承担社会义务的能力也会相应降低。因此，作为社会成员中的每一个个体，都有义务保持健康，减少社会负担，为维系社会稳定和发展做出贡献。

### （二）配合诊疗的义务

患者就医后应积极配合医务人员的诊疗活动，自觉接受检查，如实告知病情，尊重医务人员的劳动和人格。另外，对于一些患特殊疾病的病人，如传染性疾病、遗传性疾病等，如果不配合治疗，将对公共安全造成威胁。因此，配合诊疗既是对医务人员的尊重和保护，也是维护公共秩序和安全的重要内容。

### （三）遵守医疗机构规章制度的义务

医疗机构的规章制度是保证医疗机构正常运作的必要措施。患者在就诊时应自觉遵守相关规章制度，维护医疗机构的正常秩序。尊重医疗机构的规章制度就是对医务人员的尊重，就是对医疗技术和医疗活动的尊重。

### （四）给付医疗费用的义务

医疗费用包括诊疗、处方、检验、药品、手术、住院等各种在医疗过程中产生的费用。医疗服务融入了医务人员的辛勤劳动和医疗机构的精细管理，患者在接受医疗服务时，应支付一定的对价，以补偿医疗机构和医务人员的消耗和支出，确保医疗行为可持续和良性循环。应当指出，支付医疗服务的费用并不以诊疗效果为对价，只要医疗机构和医务人员提供了通常规格的医疗服务，患者便需支付相应的对价。

### （五）支持医学科研的义务

医学科研事业是造福全人类的事业，医学科研活动离不开患者的参与和支持。这就需要患者积极支持和配合符合规程的医学科研活动，当然，这并非患者的法律义务，而仅为患者的道德义务，并不带有国家强制性。科研人员对患者进行科学实验，必须事先进行充分告知并征得患者同意，并且在试验过程中应采取各种措施保障患者的安全和健康。

## 三、医务人员的权利

根据《医师法》第二十二条的规定，为确保医务人员正常开展诊疗活动，医师在执业活动中享有以下权利：①在注册的执业范围内，按照有关规范进行医学诊查、疾病调查、医学处置、出具相应的医学证明文件，选择合理的医疗、预防、保健方案；②获取劳动报酬，享受国家规定的福利待遇，按照规定参加社会保险并享受相应待遇；③获得符合国家规定标准的执业基本条件和职业防护装备；④从事医学教育、研究、学术交流；⑤参加专业培训，接受继续医学教育；⑥对所在医疗卫生机构和卫生健康主管部门的工作提出意见和建议，依法参与所在机构的民主管理；⑦法律、法规规定的其他权利。

此外，医务人员在特殊情况下享有特殊干涉权。所谓特殊干涉权是指在尊重患者自主权的基础上，当患者的决定违背国家、社会、他人或自身根本利益的情况下，赋予医务人员强制实施某些医疗措施的权利。特殊干涉权是在特定条件下为实现特定目的对知情同意原则的部分背离。常见的行使特殊干涉权的情形包括：①精神病人、自杀未遂等病人拒绝治疗时。②对传染病病人的强制隔离，对吸食或注射毒品成瘾人员的强制戒毒。③在进行人体试验性治疗时，虽然病人已知情同意，但有初步证据证明可能会出现高度危险的情形时，必须中止试验以保护病人的生命健康权。④危重病人要求了解自己疾病的真相，但告知其事实真相可能会对诊治活动造成重大障碍或其他不良影响时，医务人员进行"善意"的隐瞒。

## 四、医务人员的义务

根据《医师法》《医疗纠纷预防和处理条例》《民法典·侵权责任编》等的相关规定，医务人员在进行诊断治疗活动的过程中应履行以下义务。

1. 严格遵守规章制度和技术操作规程的义务。医务人员除应遵守国家一般性的法律法规外，还应严格遵守医药卫生相关的法律法规、部门规章和诊疗护理规范、常规。这些规范性文件是提升医疗质量、确保医疗安全的重要制度基础，构筑起防范医疗事故的第一道防线，也是判定医务人员的行为是否构成医疗事故的重要依据。

2. 如实记载和妥善保管病历的义务。病历是医生行医过程的重要记录，是医生进行医学观察、研究和提供医学证明的重要依据，也是医疗纠纷发生后认定责任的重要证据。如实记载并妥善保管病历是医务人员的基本义务。

3. 如实告知和说明的义务。

4. 保守秘密的义务。

5. 抢救和转诊的义务。医务人员对危重患者应当立即抢救，不得以任何借口拒绝救治；对确因技术或设备限制不能有效诊治的患者，应当及时转诊。

# 第三节　医患关系的影响因素

医患关系作为社会关系的重要组成部分，其和谐程度直接关系患者健康权益的实现、医生诊断治疗活动的顺利开展。然而，在快速变动、错综复杂的现代社会，暴力伤医、侵犯医务人员人格尊严等事件时有发生。医患关系受到多种因素的影响，需要全面认识、理性对待。

## 一、医务人员因素

医务人员在医患关系中处于主导地位，其技术能力、服务态度和伦理素养均会对医患关系产生重大影响。

### （一）技术能力

医疗技术能力是医务人员诊治疾病的基础，具备合格的技术能力是患者的合理期待。若医务人员在医疗技术能力上有瑕疵，并因此未能治愈疾病、延误治疗甚至导致病情加重，将从根本上损害患者的生命健康权，动摇医患关系的根基。

### （二）服务态度

造成医患关系紧张甚至冲突的所有因素中，医务人员服务态度差是最为普遍的。实践中，个别医务人员不注重医德修养，态度生硬，不善于移情于患者，甚至出言不逊、恶语相向，使病人遭受身体和心理上的双重伤害。医患纠纷有明显的从医疗技术性纠纷转向非技术性纠纷的趋势。

### （三）伦理素养

在市场经济条件下，部分医务人员受到拜金主义、个人享乐主义等的不良影响，伦理素养缺失，为了个人利益，让患者接受不必要的医疗服务，如开大处方、延长住院时间等，从根本上背离了医患关系的宗旨，导致医患关系的恶化。另外，为了避免纠纷，部分医务人员采取防御性医疗措施，要求患者进行过度检查，这加重了患者的负担，甚至有些医务人员刻意回避高风险医疗措施，不问病人疾苦，只求保全自己，这会进一步加剧医患矛盾。

## 二、患者因素

患者的诊疗预期、道德修养和心理状态也会对医患关系产生较大影响。

### （一）诊疗预期

部分患者缺乏医学知识，对诊疗的预期过高，认为通过医务人员的诊疗行为必然能够恢复健康，且能够迅速见效，不留任何副作用。但是，现实的状况是，医疗行为本身具有很大的不确定性，医生也仅具有有限理性，医疗结果不理想的情况并不罕见。过高的诊疗预期将造成医患关系的紧张、脆弱。

### （二）道德修养

部分患者缺乏道德修养，不尊重医务人员，轻则指责、刁难，重则谩骂甚至有暴力行为，这严重损害了医务人员的人格尊严和人身健康，易对医患关系造成不良影响。

### （三）心理状态

部分患者毫无根据地质疑医务人员，不信任医务人员及其采取的诊疗措施，尤其对于年轻医生，缺乏必要的信任度。患者对医生的不信任主要表现为无端地怀疑医生医疗处置的正确性，不如实进行告知，不遵从医嘱等。信任的缺失直接妨碍了医疗活动的正常进行。

## 三、医院管理因素

医疗机构是患者接受医疗服务、医生开展医疗活动的场所和组织形式，直接连接医患双方。医疗机构的管理会对医患关系产生较大影响。

### （一）医院管理目标

在一段时期内，我国医院管理工作目标出现了部分偏差，医院的逐利性有所增加，医生的诊断治疗行为受到经济因素的干扰，损害了医疗机构和医务人员的声誉。虽然，目前已经大大纠正了这种错误的导向，公立医院重新被定位为公益性而非营利性的机构，但"以药养医"等不正常现象仍然存在。医院管理目标的偏差将严重影响医患关系的平衡，加剧医患之间的不信任。

### （二）医院管理体系

就目前来看，我国医疗机构的管理水平仍有很大的提升空间。医院规章制度不健全、管理不科学、医疗秩序混乱、医疗设备老旧、生活配套设施不完善、医疗环境欠佳等现象依然存在。这直接影响了患者的求医感受和态度，容易诱发医患矛盾。

## 四、社会因素

社会政策环境也会对医患关系产生影响，有时甚至是重大影响。

### （一）政府投入

政府对医疗的投入相对不足，这给医院运营造成了较大困扰，医疗机构自觉不自觉地更加注重创收，逐利性印记较为明显。这显然不利于医患关系的和谐。

## （二）资源配置

我国医疗卫生资源配置失衡的现象依然存在，包括区域配置失衡、城乡配置失衡、群体配置失衡、层级配置失衡等等。这种不公平的资源配置现状更容易诱发医患矛盾。

# 第四节　构建和谐医患关系的伦理要求

构建和谐医患关系需要医患双方及全社会的共同努力，不过，由于在医患关系中，医务人员处于主导地位，对医务人员进行明确的伦理约束对和谐医患关系的构建至关重要。以下就是对医务人员的伦理要求。

## 一、热爱本职、精益求精

这是医务人员处理好医患关系的基础。医学是生命科学，医学伦理学正逐步转变为生命伦理学，医疗技术精湛与否，不仅直接关系到患者的生命，也是医务人员能否获取患者信任、赢得患者尊重的关键。因此，医务人员必须刻苦钻研，精益求精，不断提升自己的业务能力。

## 二、尊重患者、一视同仁

尊重患者就是要尊重患者的生命价值、人格和权利。医务人员应竭尽全力提供优质的医疗服务，一切以患者的健康利益为思维和行动的出发点。此外，医务人员应当一视同仁、平等待患，不论患者的地位、贫富、性别、年龄、民族、职业、相貌、信仰、病种、病情等有何差别，均应以诚相待，不可厚此薄彼。

## 三、认真负责、任劳任怨

医务人员要以严肃的态度、严格的要求和严密的方法对待诊断和治疗过程，要一切以患者的健康为依归，要确保各项医疗措施准确、及时、有效，避免任何医疗过错的发生。医疗工作是一项繁杂、琐碎的工作，对体力和智力都有很高的要求，医务人员应当不计较个人得失，不辞辛苦，不厌其烦，任劳任怨，奉献社会。

## 四、语言贴切、保守秘密

医务人员要善于使用通俗、礼貌、和善的语言，同时注意身体语言的使用，向患者传达正面的积极的讯息。医务人员应当严守医疗秘密，保护患者隐私。

## 五、公正廉洁、遵纪守法

公正廉洁、遵纪守法是医务人员的传统美德，也是医务人员自律的伦理要求和道德品质。医务人员应坚决抵制不正之风，拒绝患者的"红包"及其他酬谢，维护医疗卫生职业的尊严和荣誉。医务人员应维护法纪，恪守职业伦理，维护患者权益。